# 女性泌尿外科学

## Female Urology


名誉主编　张　旭　黄　健

主　　编　潘铁军

副 主 编　牛晓宇　张耀光　白志明



人民卫生出版社

·北　京·

图书在版编目（CIP）数据

女性泌尿外科学 / 潘铁军主编. -- 北京：人民卫生出版社，2025. 12. -- ISBN 978-7-117-38422-3

Ⅰ. R699

中国国家版本馆 CIP 数据核字第 20253WW590 号

| 人卫智网 | www.ipmph.com | 医学教育、学术、考试、健康，购书智慧智能综合服务平台 |
|---|---|---|
| 人卫官网 | www.pmph.com | 人卫官方资讯发布平台 |

女性泌尿外科学

Nüxing Miniao Waikexue

主　　编：潘铁军
出版发行：人民卫生出版社（中继线 010-59780011）
地　　址：北京市朝阳区潘家园南里 19 号
邮　　编：100021
E - mail：pmph @ pmph.com
购书热线：010-59787592　010-59787584　010-65264830
印　　刷：人卫印务（北京）有限公司
经　　销：新华书店
开　　本：787 × 1092　1/16　　印张：32
字　　数：799 千字
版　　次：2025 年 12 月第 1 版
印　　次：2025 年 12 月第 1 次印刷
标准书号：ISBN 978-7-117-38422-3
定　　价：249.00 元
打击盗版举报电话：010-59787491　E-mail：WQ @ pmph.com
质量问题联系电话：010-59787234　E-mail：zhiliang @ pmph.com
数字融合服务电话：4001118166　E-mail：zengzhi @ pmph.com

# 编委会名单

名誉主编　张　旭　黄　健

主　　编　潘铁军

副 主 编　牛晓宇　张耀光　白志明

编　　委（以姓氏笔画为序）

王　敏　中国人民解放军中部战区总医院
王　飚　首都医科大学附属北京朝阳医院
王阳赟　复旦大学附属上海市第五人民医院
牛晓宇　四川大学华西第二医院
文　伟　上海交通大学医学院附属第一人民医院
申吉泓　昆明医科大学第一附属医院
白志明　中南大学湘雅医学院附属海口医院（海口市人民医院）
邢金春　厦门大学附属第一医院
吕坚伟　上海市浦东新区公利医院
吕香君　中国人民解放军总医院
任力娟　山西医科大学第一医院
刘　波　中国人民解放军中部战区总医院
刘智勇　中国人民解放军海军军医大学第一附属医院（上海长海医院）
江　军　中国人民解放军陆军军医大学陆军特色医学中心
江长琴　安徽医科大学第一附属医院
严春晖　中国人民解放军中部战区总医院
苏　宇　哈尔滨医科大学附属第四医院
杜广辉　华中科技大学同济医学院附属同济医院
李旭东　西安交通大学第一附属医院
杨剑辉　宁波大学附属第一医院
吴　芃　南方医科大学南方医院
吴士良　北京大学第一医院
吴莉娜　中国人民解放军中部战区总医院
余燕岚　浙江大学医学院附属邵逸夫医院
汪银锋　浙江大学医学院附属妇产科医院
张丽鹏　中国人民解放军中部战区总医院
张耀光　北京医院

# 序　一

医学的目标，是维护与促进人类健康。《“健康中国 2030”规划纲要》发布，开启了全民健康的新时代，女性健康也成为政府重视、社会关注的重点和热点问题。女性泌尿外科作为泌尿外科和妇科交叉的专业细分领域，是我国外科领域中最为活跃的学科之一。在当今的信息化时代，知识不断更新，现代医学技术的进步助力了女性泌尿外科相关疾病诊治的高速发展，新技术、新理论、新设备如雨后春笋般涌现，新的诊断和治疗方法不断得到推广和应用，持续深化了对女性泌尿外科疾病病因和发展规律的认识。为满足当前临床工作实践的需要，更好地使全国女性泌尿外科医师掌握本专业相关基础知识、基本理论和前沿进展，推动中国女性泌尿外科临床诊疗的规范化，中华医学会泌尿外科学会女性泌尿外科学组的专家通力协作，经过前期准备、反复研讨，将国内外的前沿进展和国内专家的经验进行系统总结，编撰成《女性泌尿外科学》一书。

《女性泌尿外科学》共十五章，参考了近年来国内外大量的有关文献和资料，总结了女性泌尿外科疾病研究的最新学术动态和成果，全面深入地阐述了女性泌尿外科疾病的相关内容。首先介绍了女性泌尿生殖系统的解剖生理特点、常见症状及检查手段，然后针对感染、女性排尿障碍、盆腔脏器脱垂、盆底疼痛、尿道疾病、膀胱肿瘤、生殖整复、性功能、妇科术后相关疾病、妊娠相关疾病及女性泌尿外科疾病护理等内容论述了相关诊疗要点。本书汲取了世界上多本权威著作的编写特点，传承创新，充分体现了规范性、系统性、全面性、前沿性，既涵盖了基本理论、基础知识、基本技能，又展示了当前最新研究进展，知识新颖又全面。本书的编者均是长期工作于女性泌尿外科临床一线的专家，有着扎实的基础知识和丰富的临床实战经验。本书的出版将促进女性泌尿外科临床一线的医务工作者构建全面的知识体系，保障临床工作更好地开展，促进我国女性泌尿外科事业更好地发展。

在《女性泌尿外科学》出版之际，我谨表示祝贺，希望该书能使更多的医师和患者全面了解女性泌尿外科学的知识。

中国科学院院士
中华医学会泌尿外科学分会主任委员
中国人民解放军总医院泌尿外科医学部主任
张旭
2025 年 12 月

# 序　二

女性盆底功能障碍性疾病是指盆底支持结构缺陷、损伤及功能障碍造成的疾患，是一组主要包括盆腔器官脱垂、压力性尿失禁和女性性功能障碍、慢性盆腔痛等的疾病，严重影响患者生活质量，也是一组非致命性但严重影响患者生活质量的疾病。随着时代的发展和健康需求的改变，以生存为核心的医学模式已经转变为以生活质量为核心的医学模式。

女性泌尿外科应运而生，近年来国际上更名为女性盆底医学。女性盆底医学在中国是崭新的亚学科，这个领域在泌尿外科、妇产科、肛肠科和康复医学科等共同努力下，发展更新迅速，推行了国际最先进新理论、新概念、新技术和新方法，提高了临床诊疗水平。

《女性泌尿外科学》全书共十五章，由全国女性泌尿外科学界卓有成就的众多专家学者携手完成。不仅有本领域的新技术、新观点、新成果，还结合了各位专家自己多年的临床实践经验，从女性泌尿外科的解剖、生理、常见症状和诊断方法，到各类女性泌尿外科常见疾病的发病机制、诊断和治疗，系统和全面地介绍了目前最新的诊疗理念和技术。

该丛书既注重理论基础，又全面介绍了新技术和新方法的应用，其内容科学，编写规范，实用性、指导性强，为从事女性泌尿外科专业的医师提供了正确的诊疗思路。为此，将国内外的最新研究成果和国内专家的临床经验进行系统总结编撰成书，无疑能够给国内广大的女性泌尿外科专业及相关专业的学者提供一部有价值的专著和参考书。

本书内容完整，侧重基础，临床实用性和指导性强，对盆底领域专科医师和科研人员具有很大帮助，对妇产科、整形外科、普通外科等相关学科专业的同仁也有很高的参考价值，是不可多得的案头参考好书。

**中国科学院院士**<br>
**中华医学会妇产科学分会候任主任委员**<br>
**北京协和医院妇产科学系主任**<br>
朱兰<br>
2025 年 12 月

# 前　言

近年来，随着现代医学技术的进步和科学研究的不断深入，泌尿外科学的发展迅猛。过去，受传统观念和人们对疾病认识程度不足等因素影响，女性对泌尿系统疾病羞于启齿，导致患者就诊率低，长期以来不为医患双方所重视。随着人民生活水平的迅速提高，越来越多的患者寻求治疗以改善症状、提高生活质量，女性泌尿外科疾病所带来的诸多健康和社会问题也逐渐受到重视。着眼于新形势下患者需求的新变化，为充分发挥亚专科优势，提升学科诊疗水平，实现专病专治，使患者得到更精准、更规范的诊治，作为泌尿外科的亚学科，女性泌尿外科应运而生。女性泌尿外科学是一门涉及泌尿外科、妇科和普通外科等学科的新兴交叉学科，得益于医疗分工日益细化和亚专科的大发展，女性泌尿外科学也得到了长足的发展。为了解决女性泌尿外科疾病诊治过程中存在的困惑，完善基本理论，规范诊疗程序，更新临床进展，我们集国内女性泌尿外科领域的一众专家学者之力，共同编著了《女性泌尿外科学》一书。

本书共十五章，全面介绍了女性泌尿外科疾病的基础与临床相关内容。第一至四章为临床"三基"内容，分别为概述、女性泌尿外科疾病常见症状、实验室和体格检查方法，以及功能学诊断手段，为临床工作的开展奠定基础。第五至十五章重点论述了感染、女性排尿障碍、盆腔脏器脱垂、盆底疼痛、尿道疾病、膀胱肿瘤、生殖整复、性功能、妇科术后相关疾病、妊娠相关疾病及女性泌尿外科疾病护理等内容，从临床实践出发，着重介绍了诊断和治疗原则，同时简要论述了与临床诊治相关的流行病学、病因、发病机制、病理生理特点及预后随访原则等。在现代医学背景下，本书旨在为广大读者搭建女性泌尿外科疾病诊疗体系，深化对女性泌尿外科疾病的认识，重新梳理临床诊疗策略，更好地为广大女性的健康保驾护航。

本书的编写得到了全国女性泌尿外科同仁的鼎力支持，在此表示衷心的感谢。同时，医学技术飞速发展，女性泌尿外科仍有很大的发展空间，受制于时间和专业水平，书中难免存在疏漏和不足，敬请广大同仁和读者批评指正，以臻完善。

中华医学会泌尿外科学分会女性泌尿外科学组组长
全军泌尿外科专业委员会副主任委员

2025 年 12 月

# 目　录

# 第一章　概　　论

## 第一节　女性泌尿生殖系统的组织胚胎学

人类胚胎泌尿系统起源于间介中胚层和尿生殖窦。出生前，尽管胚胎主要通过胎盘与母体进行物质交换，但约从胚胎第 12 周起，胎儿肾开始有泌尿功能，且随胎龄的增大而尿量增多，羊水的约 80% 由胎儿排出的尿液组成。胎儿肾对羊水电解质等成分的恒定有重要意义。

生殖系统发生与泌尿系统的发生关系密切，其主要器官均起源于间介中胚层。胚胎第 6 周之前，男女两性的生殖系统在外观上是相似的，到第 7 周时，生殖腺的形态结构性别差异才开始显现。胚胎的生殖系统发育时期称为性分化阶段。

### 一、肾和输尿管的发育

人类肾脏的胚胎发育先后经历前肾、中肾和后肾 3 个阶段，它们自头端向尾端依次出现。前肾和中肾存在时间短并先后退化，最终仅后肾演变为成体的永久肾。胚胎学上，三代肾都起源于间介中胚层。胚胎第 3 周末，随着配体的卷折，间介中胚层与体节分离，并逐渐移向腹侧，形成左右两条分列在体节外侧的纵行索状结构，称为生肾索（nephrogenic cord）。头端的生肾索（平颈部第 7～14 体节）是前肾的原基。胸腹部的生肾索（平第 14～28 体节）增生，从胚体后壁凸向体腔，形成一对纵行隆起，称为中肾嵴（mesonephric ridge），是中肾的原基。尾端的生肾索演变为生后肾组织（图 1-1-1）。

#### （一）前肾（pronephros）

胚胎第 4 周初，前肾已开始发生。头端的生肾索分节称为生肾节（nephrotome），其中出现 7～10 条横行细胞索，之后演变为前肾小管。前肾小管内端开口于胚内体腔，外端向尾

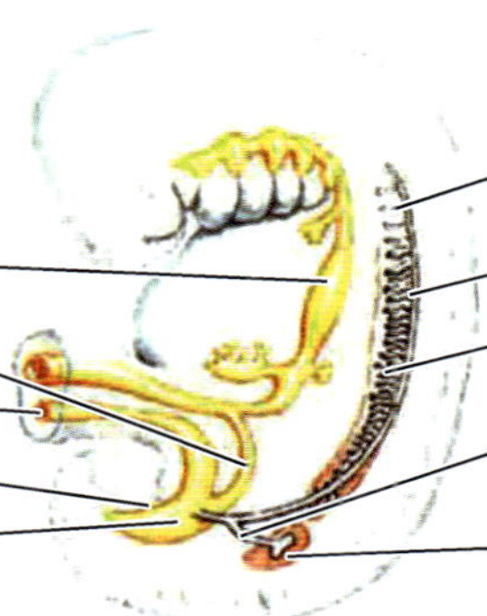


图 1-1-1　前肾、中肾和后肾原基的排布

部延伸，并与相邻小管接通形成一条纵行的前肾管（pronephric duct），沟通同侧各条邻近的前肾小管。前肾于第 4 周末即退化消失，无功能意义。仅前肾管继续向尾侧延伸，其大部分将保留下来成为中肾管，尾端通入泄殖腔。

### （二）中肾（mesonephros）

中肾也为一过性器官，但一般认为它具有一定的排泄功能。胚胎第 4 周末，前肾尚未完全退化时，中肾小管即开始发生。中肾嵴内自 14 体节处开始向尾侧相继形成数十对“S”形的中肾小管。中肾小管内侧端膨大并凹陷形成双层杯状的肾小囊，囊内环绕来自背主动脉分支的毛细血管，构成中肾小体。中肾小管的外侧端通入向尾侧延伸的前肾管，后者于此时改称为中肾管（mesonephric duct）或沃尔夫管（Wolff duct），其末端连通泄殖腔。中肾小管先后发生又先后退化，到胚胎第 9 周时，大部分中肾小管已退化，此时女性中肾管亦退化。女性残留的中肾小管形成卵巢冠和卵巢旁体等结构。胎儿时期，卵巢冠如不继续退化，存在残迹将来可发生卵巢冠囊肿。

### （三）后肾（metanephros）

后肾又称恒肾，是人类出生后的泌尿器官，也就是通称的肾脏。其发生起源于两个原基：输尿管芽和生后肾组织，两者之间存在相互的诱导效应。输尿管芽发育形成集合系统，生后肾组织则生成肾单位。

胚胎第 4 周，在中肾管末端近泄殖腔处向背外侧长出一个小盲管，称为输尿管芽。输尿管芽沿胚体的背侧体壁向头端生长，在其诱导下，中肾嵴尾端的生肾索分化形成生后肾组织。随后，输尿管芽伸入生后肾组织，其末端膨大为原始肾盂，并反复分支达 12 级以上。输尿管芽的第 3 和第 4 级分支形成肾小盏，第 5 级以上的各级分支发育成集合小管。集合小管的末端呈“T”形分支，诱导邻近的生后肾组织分化形成肾小管。肾小管的一端与集合小管相通，另一端膨大并凹陷形成肾小囊，后者包绕来自背主动脉分支的毛细血管球构成肾小体。肾小体与肾小管一起组成肾单位。随着集合小管的不断分支，新的肾单位不断形成。胚胎第 11～12 周，后肾逐渐接替退化的中肾开始产生尿液，尿液排入羊膜腔组成羊水的主要成分。

### （四）肾上升

后肾起初位于盆腔，在胚胎第 6～9 周，由于输尿管芽的生长及胚体弯曲度的减小，腰骶部的距离增大，使后肾逐渐上移至腹后壁。后肾在上升的同时发生旋转，使原居肾腹侧的肾门向内侧旋转 90° 而固定于成体位置。随着后肾的移动，在其周边逐渐形成非永久性的动脉供应，这些动脉依次退化并被新的动脉所取代。最后出现的一对动脉位于上腰部，成为真正意义上的肾动脉。

### （五）输尿管的发育

胚胎第 4 周末，输尿管获得其管腔结构，此时其全长是贯通的。而在胚胎第 37～40 天，输尿管经历了暂时的阻塞，随后才重新通畅。输尿管再通畅的过程从中部开始，向头尾两侧分别进行。到胚胎第 8 周，输尿管基本形成。胚胎第 12 周，输尿管开始自下而上肌化并出现弹力纤维。胚胎第 14 周，变移上皮开始覆盖输尿管管腔。

## 二、膀胱和尿道的发育

### （一）尿生殖窦

胚胎后肠尾段的膨大，称为泄殖腔（cloaca）。在其末端，内胚层与外胚层紧密相贴，形成泄殖腔膜。胚胎第 4～7 周，泄殖腔被尿直肠隔分隔为腹侧的尿生殖窦和背侧的肛直肠管。泄殖腔膜也被分隔为前面的尿生殖膜和后面的肛膜。膀胱和尿道主要由尿生殖窦演变而来。从第 7 周起，尿生殖窦可分为 3 部分：①膀胱部，为尿生殖窦上段膨大部分，发育为膀胱，其顶端最初与尿囊相通，后尿囊闭锁，退化为脐中韧带；②尿道部，为尿生殖窦终端狭窄部分，呈管状，女性演变为尿道；③初阴部，为尿生殖窦下段扁平部分，女性演变为阴道前庭（图 1-1-2）。

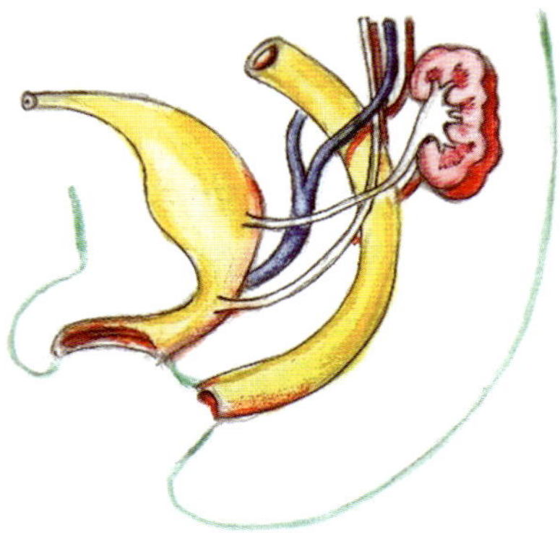

图 1-1-2　尿生殖窦的结构

### （二）膀胱三角

最初左右中肾管分别开口于尿生殖窦。胚胎第 33 天，中肾管中远离输尿管芽起源的部分即共同排泄管被吸收进入尿生殖窦后壁。左右的共同排泄管与中线融合形成一个三角区域，即原始的膀胱三角。此过程使输尿管和中肾管分别开口于膀胱。由于后肾向头侧迁移及中肾管继续向下生长，输尿管开口逐渐移向膀胱外上方，而中肾管开口逐渐下移至尿道部。可见，膀胱体和膀胱三角的胚胎起源不同，前者由尿生殖窦内胚层发育而来，后者则由中肾管末端合并时的中胚层形成。

### （三）膀胱发育

胚胎第 10 周时膀胱仍为单层立方上皮排列的圆管状结构。到胚胎第 21 周，其厚度变为 4 层或 5 层细胞，表现为类似于分化完全的尿路上皮的结构状态。膀胱周边结缔组织在胚胎第 7～12 周时变得致密。此时，平滑肌纤维在膀胱顶出现，随后出现于周围膀胱壁并向膀胱底发展。在膀胱颈部，肌纤维呈更多环形的路径以形成膀胱内括约肌。胶原纤维最初出现于固有层，随后延伸至膀胱壁肌纤维的深层。

## 三、女性生殖系统的发育

生殖系统原基包括来自胚体壁的生殖结节、尿生殖窦的下部和源于间介中胚层的生殖嵴（gonadal ridge）（图 1-1-3）。

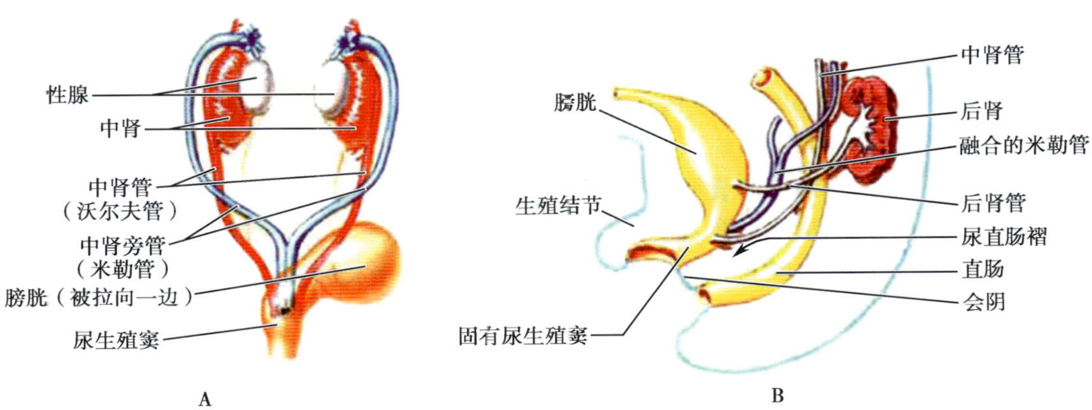


图 1-1-3　生殖系统原基

A. 前面观；B　侧面观。

### （一）卵巢发育与下降

性腺由3种胚胎组织发育形成，即衬于腹后壁的间皮、上皮下方的间充质和原始生殖细胞。胚胎第4周末，在胚体腹后壁两侧形成一对中肾嵴之后不久，在中肾嵴内侧的表面上皮细胞增殖，并向下方的间充质内生长，形成左右一对细而短的隆起，称为生殖嵴。生殖嵴内的许多指状上皮细胞索称为初级性索。此时为未分化性腺，由外部的皮质和内部的髓质构成。女性胚胎未分化腺的皮质分化成为卵巢，髓质退化。胚胎第10周后，初级性索退化消失，如果持久存在，则形成遗迹性的卵巢网。此时性腺表面上皮再次增殖内陷形成次级性索，又称皮质索。胚胎第16周，皮质索分离成许多孤立的细胞团，形成原始卵泡。性腺中的原始生殖细胞由卵黄囊壁迁移而来。

卵巢最初位于后腹壁的上部，在其尾侧有一条由中胚层形成的索状结构，称卵巢引带，下端与阴唇阴囊隆起相连，随着胚体长大，引带相对缩短，致使卵巢下降，胚胎第3个月时已经位于盆腔骨盆缘下方，以后才逐渐下降到骨盆内的正常位置。

### （二）生殖管道发育

胚胎第6周时，男女两性胚胎都有两套生殖管道，即中肾管和中肾旁管（paramesonephric duct）。中肾旁管又称米勒管（Müllerian duct），由腹后壁的体腔上皮内陷卷折而成。它的上段位于中肾管的外侧，两者互相平行；中段弯向内侧，越过中肾管的腹面，位居中肾管的内侧；下段则在中线黏附在一起。

如果未分化性腺分化为卵巢，由于无雄激素与抗米勒管激素的作用，中肾管退化，中肾旁管则分化发育。此时，尿生殖窦的后壁形成了一小的增厚组织，称为窦结节或米勒结节。黏附起来的中肾旁管远端与窦结节接触，并由尾侧开始向头侧融合形成单一管腔的管道，称为子宫阴道管，它形成了子宫和阴道上部。未融合的中肾旁管上部形成输卵管。在子宫阴道管形成时，窦结节持续增厚形成一对隆突称窦阴道球。子宫阴道管的最下部因为阴道板而暂时阻塞。阴道板在胚胎第3～5个月时延长，继而管化形成阴道下部。

### （三）外生殖器的发育

外生殖器的最早原基是生殖结节，它是尿生殖窦尾端背侧壁的一个隆起，于胚胎第5周形成。泄殖腔分隔为尿生殖窦和肛门直肠管时，泄殖腔褶相邻于尿生殖窦开口的部分发育形成尿生殖褶，其内侧为尿生殖沟。随后在尿生殖褶的两侧又形成一对新的隆突，称为阴唇阴囊褶。

胚胎第9～12周为外生殖器分化阶段，女性的生殖结节短小，向尾侧弯曲，形成阴蒂。两侧的尿生殖褶部分合并，形成小阴唇。两侧阴唇阴囊褶在阴蒂前方愈合，形成阴阜，后方愈合形成阴唇厚联合，未愈合的部分形成大阴唇。尿生殖沟扩展，并与尿生殖窦下段共同形成阴道前庭（图1-1-4）。

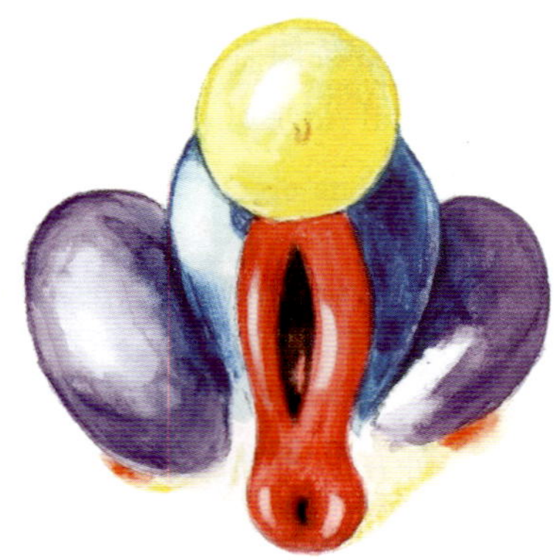

图1-1-4 胚胎第10周时外生殖器原基

（刘智勇）

# 第二节 女性泌尿系统及盆底解剖

## 一、女性泌尿系统解剖

### （一）肾脏

肾脏位于腹膜后，脊柱两侧，为一对实质性器官，形如一对蚕豆。依其位置每肾具有上下两极，前后两面和内外两缘，肾的上下两端大小不一，上端宽而薄，下端窄而厚。肾内缘中部凹陷处称为肾门，肾脏的血管、神经、淋巴管及输尿管均出入于此部。

左肾位置比右肾略高约半个椎体。肾脏上极相当于第 11 或第 12 胸椎处，下极相当于第 2 或第 3 腰椎，位置可随呼吸上下，移动范围在一个椎体内。

肾脏的位置可出现异常，多由于胚胎期的肾胚芽未能随胎儿生长由盆腔上升到正常位置，或在中线联合，或异位到腹侧壁。常见异位肾位于盆腔内，马蹄肾或双肾位于一侧者较少见。有时异位肾在妊娠分娩时可引起难产。临床工作中易将盆腔异位肾误认为卵巢肿瘤或腹膜后肿瘤，亦有误将盆腔异位肾当肿瘤切除后造成无尿的病例报道。

盆腔包块与异位肾脏鉴别有时较困难，在术前应利用静脉肾盂造影，必要时行逆行尿路造影对诊断有指导意义。异位肾脏在形态上常有改变，较正常肾脏略小，表面分叶明显，外形呈三角形、盘形、圆形或椭圆形等。

### （二）输尿管

**1. 输尿管解剖** 输尿管位于腹膜之后，长 25～30cm，上始自肾盂，下止于膀胱，全长分 3 段。①腰段：从肾盂输尿管连接处到髂动脉分叉处。沿腰大肌前方下行，与卵巢血管呈锐角相交后继续下降达真骨盆上口。一般左输尿管经左髂总动脉末端的前方，右输尿管经髂外动脉起始部的前方进入盆腔。②骨盆段：自髂动脉分叉处至膀胱壁。沿骨盆侧壁向下、向后经髂内血管、腰骶神经干、骶髂关节和闭孔神经的前面，于阔韧带基底部，向前内方走行，接近子宫颈约 2cm 处，在子宫动脉后方与之相交，再经阴道侧穹窿的顶端绕向前方，进入膀胱壁。③膀胱壁段斜行入膀胱壁，长约 1.5cm，开口于膀胱三角底的外侧角。

输尿管无病变时，阴道或直肠指诊可以达到输尿管的最下段，但不能触及。输尿管存在炎症或结石时，阴道或直肠指诊可触摸到呈索条状的输尿管或嵌顿的结石。

输尿管壁由 3 层组织构成。外层为筋膜组织，是肾周围筋膜向肾下极的延伸，其包绕整个肾盂及输尿管。中层为肌肉层，内外层均为纵行肌，中间层为环行肌。最内层为黏膜层，与肾盂及膀胱黏膜相连续。

**2. 输尿管周围筋膜** 输尿管被不同量的脂肪和结缔组织所包绕，这层组织包绕整个肾脏并向下延伸包绕肾盂及输尿管，称为肾筋膜（renal fascia，又称 Gerota’s fascia）。该筋膜沿输尿管周围向前走行至结肠动脉附近时，变得不明显。在升结肠或降结肠附近把结肠系膜向中线推移开后，所见到的肾周围筋膜是一层发育完好且明显的组织。在接近于输尿管近端的侧面或腹膜后可见到后层筋膜。输尿管周围的这层肾筋膜是与膀胱及子宫周围的筋膜相联系的。正常情况下，输尿管在腹膜后可在一定范围内自由蠕动，但当疾病浸润了输尿管周围的这些松弛组织时，如腹膜后纤维样变、宫颈或阴道癌所形成的浸润，可固定或牵拉输尿管，引起输尿管功能紊乱及解剖变异。增大的盆腔内器官可使输尿管异位，如子宫肌瘤可将输尿管推向外侧，膀胱憩室可将输尿管向内侧推移，腹主动脉瘤或腹膜后淋巴结肿大，也可使输尿管向前或侧方移位。

输尿管在筋膜内可以相对延长，如严重的膀胱外翻，可使输尿管下移通过盆腔入口处。由于多种原因所致的输尿管肾盂积水时，可见输尿管延长并弯曲，其弯曲部位并不发生阻塞。通过静脉或逆行肾盂造影可观察到这一改变。

**3. 输尿管的血供**

（1）动脉：来源极广，包括肾动脉、腹主动脉、肾囊动脉、骶中动脉、第一腰动脉、卵巢动脉、髂总动脉、髂内动脉、膀胱上动脉和膀胱下动脉、结肠动脉、小肠动脉及子宫动脉。其中来自腹主动脉，髂总动脉和髂内动脉、髂外动脉的分支管径较大，而其他动脉的分支管径较小，这些分支在不同位置分布到输尿管的不同节段。女性输尿管盆部的动脉多来自卵巢动脉和子宫动脉的分支。动脉支从内侧进入输尿管者居多，占 48.63%；从外侧进入的占 40%。一般情况下，髂总动脉、髂内动脉始部的分支（髂腰动脉、髂外侧动脉及臀上动脉）大部分从内侧进入管壁。膀胱上、下动脉大部分从外侧进入管壁，子宫动脉变动较大。

（2）静脉：各段静脉分别汇入上述同名静脉，一般包括肾静脉和其周围的静脉丛、卵巢静脉和在左边的脐静脉以及在右边的下腔静脉。所有这些血管在输尿管近侧端肾筋膜之间由内向外通过。在行腹膜外淋巴结清扫术时可能损伤该区域的血管，导致输尿管因供血减少而抑制蠕动，进而输尿管功能紊乱，甚至坏死。

**4. 输尿管特殊解剖变异** 与临床有关的两种输尿管特殊解剖变异是双输尿管和输尿管口的异位。

（1）双输尿管：这种畸形较常见，可为单侧，也可发生在双侧。双输尿管共同位于一个鞘膜内。从肾盂到膀胱上口时，双输尿管互相缠绕。在子宫动脉水平处，可缠绕扭曲成一明显突起的结节，与子宫和子宫的血管关系十分密切，若在这一区域分离输尿管，可能导致输尿管缺血。该类型的双输尿管易发生膀胱输尿管逆流，因为膀胱黏膜下的输尿管隧道较短，如果双输尿管之一由于逆流而变膨大，另一支就可发生不对称的延长，在尿路造影时可见延长的输尿管呈扁形。

（2）输尿管口的异位：这种解剖变异较少见。输尿管可开口于膀胱之外，女性多开口于阴道、尿道外口附近。在异常开口附近仅有稀少的平滑肌束，没有括约肌控制，造成持续性漏尿。

（3）其他解剖变异：盆腔内邻近器官的肿大可使输尿管向外侧推移，甚至贴到骨盆壁。盆腔淋巴结发生炎症或肿瘤浸润时，也可改变输尿管位置。老年人或多产妇的骨盆韧带、主韧带和尿道阴道膈延长并变薄，使盆段输尿管向前延伸并形成“弓”形。因此，任何解剖变异都可能增加医源性损伤的风险。

## 二、女性盆腔及会阴部解剖

女性泌尿系统疾病与其骨盆解剖特点密切相关。肌肉、筋膜等软组织封闭骨盆之间的间隙形成盆底，托起盆腔器官，尿道、阴道和直肠贯穿其中，一旦盆底结构出现解剖性或神经性缺陷，脏器即会逐渐移位导致相关症状出现。对女性盆底解剖的认识不断加深也带来了治疗理念和手术方式的不断革新。

### （一）女性盆部

盆部（pelvis）由骨盆、盆壁、盆膈及盆腔脏器等组成，前界以耻骨联合上缘、耻骨结节、腹股沟和髂嵴前份的连线与腹部分界；后界以髂嵴后份和髂后上棘至尾骨尖的连线与腰区及骶尾区分界。

1. **骨盆** 骨盆是盆底的骨性结构，作为肌肉附着点对组成盆底的肌肉和筋膜起着极为重要的支持作用。骨盆由两侧的髋骨、后方的骶骨和尾骨借助骨连结围成。由骶骨岬、弓状线、耻骨梳、耻骨结节和耻骨联合上缘共同连成的一个环形界线（terminal line），将骨盆分为前上方的大骨盆（greater pelvis）和后下方的小骨盆（lesser pelvis）。大骨盆又称假骨盆，属于腹部。小骨盆又称真骨盆，其下界为骨盆下口（inferior pelvic aperture），即会阴的菱形周界。骨盆前壁由耻骨、耻骨支和耻骨联合构成，后壁为骶、尾骨前面，两侧为髂骨、坐骨、骶结节韧带及骶棘韧带，后两条韧带分别与坐骨大切迹和坐骨小切迹围成坐骨大孔和坐骨小孔。女性骨盆宽而短，上口近似圆形，下口较宽大。

骨盆的主要骨性标志有耻骨、坐骨棘和骶骨。

（1）耻骨：位于骨盆前壁，耻骨联合下缘是盆筋膜腱弓前部起点，同时也是耻骨阴道肌、耻骨直肠肌和耻尾肌前部起点，是施行压力性尿失禁手术的重要解剖标志和操作位点。各种耻骨后尿道、膀胱颈的悬吊术，均以耻骨作为标记进行相关手术操作。

（2）坐骨棘：两侧坐骨后方向内侧突起的骨性尖端，为盆筋膜腱弓后方的起点和骶棘韧带前方的起始点，是盆腔器官脱垂手术中非常重要的解剖标志。

（3）骶骨：位于骨盆后壁，是耻尾肌和提肛板终止的位置，行骶骨固定术时网片即固定在骶骨前方。

2. **盆壁肌** 闭孔内肌和梨状肌分别覆盖于骨性盆壁内面的前份和后份。闭孔内肌的肌束汇集成腱，出坐骨小孔至臀区。梨状肌则穿经坐骨大孔至臀区，与坐骨大孔之间形成梨状肌上孔和下孔，其内均有神经血管进出盆腔。

3. **盆膈** 盆膈（pelvic diaphragm）由肛提肌和尾骨肌及覆盖其上、下面的盆膈上、下筋膜构成（图 1-2-1）。盆膈在耻骨和尾骨之间像吊床样伸展，封闭骨盆下口大部分，仅在前方两侧肛提肌前内缘侧之间留有一处狭窄裂隙，称为盆膈裂孔。

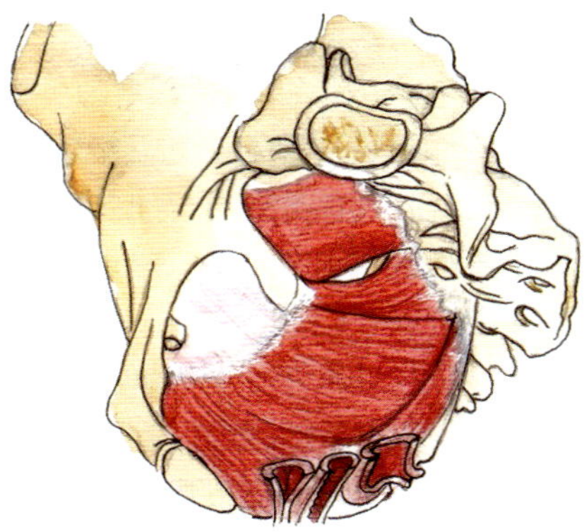

图 1-2-1 壁及盆底肌肉

（1）肛提肌（levator ani muscle）：为一对四边形薄扁肌，起自肛提肌腱弓，肌纤维向内下走行，止于会阴中心腱、直肠壁、尾骨和肛尾韧带，合成漏斗状，是盆底最重要的支持结构。肛提肌腱弓由闭孔筋膜、肛提肌筋膜以及肛提肌起始段退化的纤维组成，呈线状增厚，位于耻骨体后面和坐骨棘的连线上，是肛提肌和盆膈上、下筋膜的起点。

按纤维起止和排列，肛提肌可分为 4 部分。

1）耻骨阴道肌（pubovaginalis）：起自耻尾肌中侧缘，附着到阴道上沟，夹持尿道及阴道两侧，肌纤维植入尿道壁、阴道壁，并与对侧肌纤维构成“U”形袢围绕阴道和尿道，有协助缩小阴道的作用。

2）耻骨直肠肌（puborectalis）：起自耻骨盆面、肛提肌腱弓前份和会阴隔膜，行经阴道侧面，向后绕过直肠肛管交界处两侧和后方，与对侧肌纤维形成围绕肛门直肠结合部的吊带，止于肛管侧壁、后壁及会阴中心腱，是肛提肌中最强大的部分，作用在于控制排便。

3）耻尾肌（pubococcygeus）：肛提肌最靠前内侧的部分，起自耻骨体后面和肛提肌腱弓前部，向后插入尾骨中线，止于骶尾骨和肛尾韧带，在直肠后方中线融合形成提肛板。耻尾肌群被尿道、阴道和直肠穿过，是盆膈最薄弱之处。

4）髂尾肌（iliococcygeus）：位于后外侧部，宽而薄，起自肛提肌腱弓后份和坐骨棘盆面，位于闭孔内肌表面，止于尾骨侧缘及肛尾韧带。两侧髂尾肌和背侧耻尾肌纤维在盆底底部形成一个“蓬架”样平台，称为肛提肌板。盆腔肌肉功能正常时，盆腔器官保持在肛提肌板之上。

（2）尾骨肌（coccygeus）：位于肛提肌的后方，为成对的混有腱纤维的薄弱三角肌，起自坐骨棘盆面和坐骨棘外后方坐骨大孔骨缘，止于尾骨和骶骨下部的侧缘，紧贴骶棘韧带上面。尾骨肌上缘与骶棘韧带上缘不重叠，下部肌纤维则与骶棘韧带内侧面的结缔组织纤维相交织，不易分离。尾骨肌上方为坐骨神经及其神经丛，侧方为阴部管（pudendal canal），有阴部内血管和阴部神经穿过。尾骨肌构成盆底后部，协同肛提肌封闭骨性盆底，支撑盆内脏器和固定骶、尾骨。

**4. 盆底结缔组织** 盆底内有大量的结缔组织，包绕盆腔内脏器、肌肉、肌腱，用于保持器官结构的完整性，同时也给予强大的支持作用。盆底结缔组织的主要成分为胶原蛋白和纤维，雌激素水平的变化对其有很大的影响，因此女性妊娠、分娩和绝经后，盆底结缔组织会发生巨大变化并带来一系列影响。

盆内筋膜可分为盆壁筋膜、盆脏筋膜和盆膈筋膜 3 种。

（1）盆壁筋膜（parietal pelvic fascia）：由具有规则排列的胶原蛋白组成，覆盖盆壁的内表面。是腹内筋膜的延续，为骨骼肌提供骨性骨盆附着点，位于骶骨前方的部分称为骶前筋膜（Waldeyer 筋膜）；覆盖梨状肌和闭孔内肌表面的部分分别称为梨状肌筋膜和闭孔筋膜。肛提肌盆腔面附着处上有肛提肌腱弓（arcus tendineus levator ani，ATLA），女性耻骨体后面的耻骨膀胱韧带（pubovesical ligament）位于耻骨体与膀胱颈和尿道之间，是维持膀胱和尿道位置的重要结构。

（2）盆脏筋膜（visceral pelvic fascia）：是在盆腔脏器穿过盆膈或会阴隔膜时，由盆壁筋膜向上反折呈鞘状包裹盆腔脏器形成。从组织学上看，盆脏筋膜类似一个疏松排列的胶原蛋白和脂肪组织构成的网，内有血管、神经和淋巴管穿行，覆盖在整个骨盆内。盆脏筋膜汇聚组成的结构称为韧带，如子宫主韧带和子宫骶韧带，有维持子宫位置的作用，覆盖于膀胱、直肠等盆腔脏器的筋膜较薄弱，紧贴脏器外表面，不易剥离。

1）具有重要临床意义的骨盆韧带：①骶棘韧带。为一扇形的致密结缔组织，起于第 4 骶椎水平至第 1 尾骨横突外侧缘，纤维向前外走行，附着于坐骨棘。骶棘韧带盆侧面覆盖有尾骨肌，后外侧部与骶结节韧带相重叠，不易分离。骶棘韧带是进行阴道脱垂手术的重要区域之一，位于骶棘韧带中间部分的尾骨内侧表面有分布至肛提肌的神经，盆腔静脉丛和直肠中静脉则在骶棘韧带内侧和头侧附近，如术中损伤，易出现大出血。②直肠侧韧带。平第 3 骶椎水平从盆筋膜腱弓向前内侧发出，与直肠外侧壁筋膜相连，其间有直肠上血管、骶丛和盆内脏神经等结构。韧带后方有盆丛及髂内血管分支。③骶子宫韧带。从第 2～4 骶椎骨面前方经直肠两侧。呈扇形走向中心，附着并环绕宫颈口和阴道上段，与盆膈上筋膜融合，内侧为直肠，外侧为输尿管盆段，是手术中重要的解剖标志。④子宫主韧带。上方与子宫阔韧带的腹膜外组织连续，下方与盆膈上筋膜附着，位于膀胱旁间隙后方，将盆筋膜腱弓与子宫颈及阴道上段连接起来，对子宫起固定作用。⑤耻骨膀胱韧带。位于耻骨后方和盆筋膜腱弓前段与膀胱颈和尿道上部，左右各有一条。每条可分为两部分，内侧较坚韧，位于中线两侧；外部较薄弱，将膀胱颈连于盆筋膜腱弓前部。此韧带发育不良可导致尿失禁。⑥耻骨尿道韧带。由耻骨膀胱韧带向尿道方向延续而成，从尿道外口至尿道内口方向可分为前、中、后3个部分。该韧带损伤或萎缩可导致尿道过度活动。

此外，女性在直肠与阴道间存在一个冠状位结缔组织隔，称为直肠阴道隔（rectovaginal septum），上起直肠子宫凹陷，下至盆底，两侧附着于盆侧壁。子宫和阴道上部前方和膀胱底之间还有膀胱阴道隔（图1-2-2）。

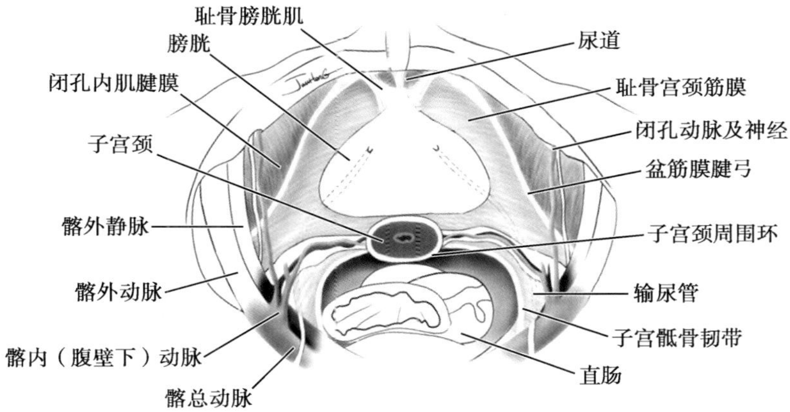


图1-2-2 宫颈周围的支持结缔组织

2）盆筋膜腱弓（arcus tendineus of fascia pelvis，ATFP）：是盆底筋膜曲线状增厚所成，起自闭孔内肌，走行于坐骨棘和耻骨联合下缘之间，前方与膀胱颈和尿道相邻，后方毗邻直肠。该结构为多数前侧盆底筋膜的起源及真性骨盆附着点。其前段与耻尾肌外侧的盆内筋膜相接，中段与阴道旁结缔组织相接，后端与肛提肌腱弓融合。前外侧部接受盆膈上筋膜发出的纤维，后外侧部接受闭孔内肌筋膜发出的纤维。盆筋膜腱弓是将盆腔脏器、盆底肌和盆壁筋膜联系起来的重要结构。在DeLancey提出的“吊床假说”中，它类似于吊桥的承力索，将尿道悬吊于阴道前壁之上，在腹压增加时阻止阴道前壁和近端尿道向尾端移位（图1-2-3）。

3）会阴中心腱（perineal central tendon）：又称会阴体（perineal body），位于肛门与阴道口之间。在矢状位上呈楔形，尖朝上，底朝下，深约3～4cm。附着于此处的肌肉有球海绵

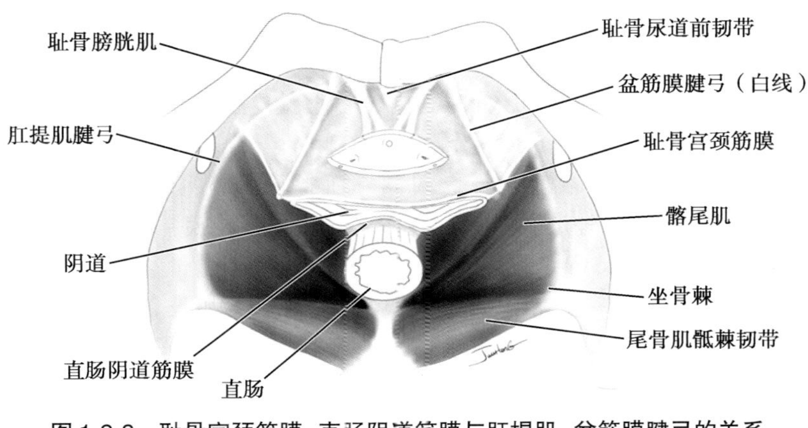


图1-2-3 耻骨宫颈筋膜、直肠阴道筋膜与肛提肌、盆筋膜腱弓的关系

体肌、会阴浅横肌、会阴深横肌、尿道括约肌、肛提肌和肛门外括约肌。会阴体为盆底支持提供了固定阴道后壁和直肠的第二支撑点。

（3）盆膈筋膜：盆膈上筋膜覆盖肛提肌和尾骨肌上表面，前方和两侧附着于肛提肌腱弓，后方与梨状肌筋膜相连，向内下方移行为盆筋膜脏层；盆膈下筋膜贴于肛提肌和尾骨肌下表面，前方附着于肛提肌腱弓，后端与阴道肛门外括约肌筋膜融合，构成坐骨直肠窝内侧壁。

5. **盆筋膜间隙** 盆壁筋膜、盆脏筋膜与覆盖盆腔的腹膜之间构成潜在的盆筋膜间隙，这些间隙有利于手术时分离脏器，血和其他液体也易在此积聚。具有重要临床意义的盆筋膜间隙有：

（1）耻骨后间隙（retropubic space，Retzius' space）：又称膀胱前间隙，位于耻骨联合后方和膀胱之间，两侧为脐内侧韧带，上界为腹膜反折，下界为盆膈和耻骨膀胱韧带。间隙内充填大量疏松结缔组织和静脉丛，耻骨骨折引起的血肿和膀胱前壁损伤导致的尿外渗常聚集于此间隙内，因此，膀胱及子宫下部的手术在通过此间隙时要避免伤及腹膜。

（2）膀胱旁间隙（paravesical space）：顶为膀胱旁窝的腹膜及脐内侧韧带，底为盆膈上筋膜，内侧为膀胱子宫韧带，外侧为闭孔内肌筋膜及髂内血管、神经、淋巴及输尿管等。

（3）直肠旁间隙（pararectal space）：又名骨盆直肠间隙，位于直肠两侧与盆侧壁之间。上界为腹膜，下界为盆膈，内侧界为直肠筋膜鞘，外侧界为髂内血管鞘及盆侧壁，前界为子宫主韧带，后界为直肠与直肠侧韧带。输尿管自直肠侧韧带外侧腹膜下行向内，经此间隙向前，穿子宫主韧带至膀胱前（旁）间隙。此间隙内若有积脓，直肠指诊时可在直肠壶腹下部两侧触及波动感。

（4）直肠后间隙（retrorectal space）：又称骶前间隙，为骶前筋膜和直肠筋膜之间的疏松结缔组织。两侧借直肠侧韧带与直肠旁间隙分开，上界在骶岬处于腹膜后间隙相延续，下界为盆膈上筋膜。间隙里有骶正中动脉、静脉，骶外侧动脉、静脉，骶横动脉，骶交感神经干及神经节，以及盆内脏神经。直肠后间隙炎症或积脓时，感染向上可沿腹膜后间隙蔓延。手术分离直肠后方时，在此间隙作钝性分离可避免损伤骶前静脉丛。

（5）直肠阴道间隙（rectovaginal space）：位于阴道背侧面，起自会阴中心腱顶端，向上延伸至直肠子宫陷凹（又称道格拉斯陷窝），两侧为直肠，通过直肠侧韧带与直肠旁间隙隔开。

6. **盆部血管、淋巴和神经**

（1）动脉

1）髂总动脉（common iliac artery）：腹主动脉在第4腰椎水平分为左、右髂总动脉，循腰大肌内侧行向外下，至骶髂关节前方分为髂内、外动脉。

2）髂外动脉（external iliac artery）：沿腰大肌内侧缘下行，经腹股沟韧带中点深面的腔隙至股前部，移行为股动脉。右侧输尿管跨过髂外血管起始部前方进入骨盆腔。卵巢血管和子宫圆韧带跨过其前方。髂外动脉在靠近腹股沟韧带处发出旋髂深动脉和腹壁下动脉。

3）髂内动脉（internal iliac artery）：长约4cm，斜向内下越过骨盆上口进入盆腔，沿盆后外侧壁下行，至坐骨大孔上缘一般分为前后两干，前干分壁支和脏支，后干则全属壁支。前干壁支有：①闭孔动脉（obturator artery），沿盆侧壁穿闭膜管至股部，有同名静脉、神经和淋巴管伴行；②臀下动脉（inferior gluteal artery），经梨状肌下孔出盆腔至臀部。前干脏支有：①脐动脉（umbilical artery），出生后远侧段闭锁，形成脐内侧韧带，近侧段仍然通畅，自此段发出膀胱上动脉（superior vesical artery），有时可有数支。②膀胱下动脉（inferior vesical artery），有的直接来自髂内动脉，有的通过髂内动脉分出一支动脉干。可有 1～2 支，有时缺如。③子宫动脉（uterine artery）。④直肠下动脉（inferior rectal artery）。⑤阴部内动脉（internal pudendal artery），穿梨状肌下孔，出盆腔进入臀部，再经坐骨小孔入会阴。髂内动脉后干分支有髂腰动脉（iliolumbar artery）、骶外侧动脉和臀上动脉（superior gluteal artery），其中臀上动脉经梨状肌上孔出盆腔至臀部。

（2）静脉

1）髂内静脉（internal iliac vein）：由盆腔内静脉汇聚而成，在骶髂关节前方与髂外静脉汇合成髂总静脉。髂内静脉属支较多，可分为脏支和壁支。壁支与同名动脉伴行，收集动脉分布区的静脉血，脏支起自盆内脏器周围的静脉丛。女性子宫静脉丛和阴道静脉丛位于子宫和阴道两侧，各自汇合成干注入髂内静脉。卵巢和输卵管附近子宫阔韧带内的卵巢静脉丛汇集为卵巢静脉，伴同名静脉上行，左右侧分别注入左肾静脉和下腔静脉。

2）直肠静脉丛分为内外两部分：内静脉丛位于黏膜上皮的外面，外静脉丛位于肌层外面。直肠静脉丛上部主要汇入直肠上静脉，再经肠系膜下静脉注入门静脉；直肠静脉丛下部主要经直肠下静脉和肛静脉回流入髂内静脉。内、外静脉丛之间有广泛吻合，为肝门静脉系和腔静脉系之间的交通之一。

3）骶前静脉丛：是椎外静脉丛的最低部分，位于骶骨前方的疏松结缔组织内，血液经骶外侧静脉回流至髂内静脉。

盆腔内各静脉丛的静脉腔内无瓣膜，各丛之间的吻合丰富，存在广泛的侧支循环途径，有利于血液的回流。

（3）淋巴

盆部主要的淋巴结群有：

1）髂外淋巴结（external iliac lymph node）：沿髂外动脉排列，收纳腹股沟浅、深淋巴结的输出管，以及下肢、脐以下腹前壁、膀胱和子宫等的淋巴。

2）髂内淋巴结（internal iliac lymph node）：沿髂内动脉及分支排列，收纳盆内所有脏器、会阴深部、臀部和股后部的淋巴。

3）骶淋巴结（sacral lymph node）：沿骶正中动脉和骶外侧动脉排列，收纳盆后壁、直肠、子宫颈和阴道上部等的淋巴。

上述 3 组淋巴结的输出管注入髂总淋巴结（common iliac lymph node），此群淋巴结沿髂总动脉排列，其输出管注入左、右腰淋巴结。

（4）神经：盆部的躯体神经来自腰丛和骶丛，自主神经主要来自骶交感干、腹下丛和内脏神经。

1）躯体神经：①闭孔神经。来自腰丛，在腰大肌内侧下行，至骨盆入口处沿盆侧壁经闭膜管至股部。②骶丛。腰骶干和第 1～4 骶神经前支组成骶丛（sacral plexus），位于梨状肌前方，其分支经梨状肌上孔和梨状肌下孔出盆，分布于臀部、会阴及下肢。骶丛主要分支有臀上神经、臀下神经、阴部神经、股后皮神经、坐骨神经等。③尾丛。第 4 骶神经前支降支、第 5 骶神经前支和尾神经前支合成尾丛（coccygeal plexus），位于尾骨肌上方，主要发出肛尾神经，穿骶结节韧带后，分布于邻近的皮肤。④生殖股神经。由第 1 腰神经前支小部分纤维和第 2 腰神经前支大部分纤维组成，穿腰大肌在其前面下行，沿髂总动脉外侧走行，在输尿管后方分为股支与生殖支。生殖支与子宫圆韧带伴行，穿过腹股沟管至大阴唇。

2）自主神经：①骶交感干（sacral sympathetic trunk）。由腰交感干延续而来，沿骶前孔内侧下降，在尾骨前方两侧骶交感干汇合。每条骶交感干上有3～4个神经节，其节后纤维部分参与组成盆丛，部分形成灰交通支，连于骶神经和尾神经。②腹下丛。腹主动脉丛经第5腰椎体向下延续为上腹下丛（superior hypogastric plexus），又称骶前神经。向下发出左、右腹下神经，行至第3骶椎高度，与同侧盆内脏神经和骶交感节的节后纤维共同组成左、右下腹下丛（inferior hypogastric plexus），又称盆丛（pelvic plexus）。盆丛位于直肠、子宫颈和阴道穹窿的两侧，膀胱的后方。其纤维随髂内动脉分支到达盆内脏器，形成膀胱丛、子宫阴道丛和直肠丛等。③盆内脏神经（pelvic splanchnic nerve）。又称盆神经，较为细小，由第2～4骶神经前支中的副交感神经节前纤维组成，共3支。此神经加入盆丛，与交感神经纤维一起走行至盆内脏器，在脏器附近或壁内的副交感神经节交换神经元，节后纤维分布于结肠左曲以下的消化道、盆内脏器及外阴等。

7. **盆腔脏器** 根据现代盆底结构解剖学，盆腔从垂直方向可分为前、中、后3部分，前盆腔脏器为膀胱、尿道、阴道前壁，中盆腔包括子宫、阴道顶部，后盆腔则为阴道后壁和直肠，输尿管盆部沿盆腔后侧由后向前下行至膀胱底（图1-2-4）。

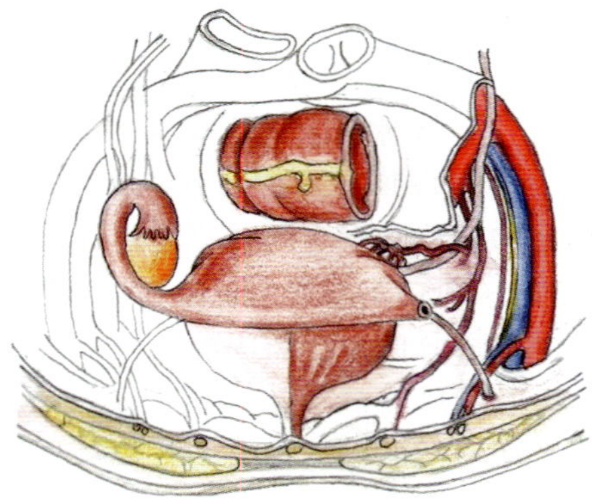

图1-2-4 盆腔器官（前上面观）

（1）膀胱：膀胱是储尿的空腔脏器，可分为尖、体、底、颈4部分，各部分无明显界线。膀胱位置和大小因空虚或充盈状态不同而变化。排空状态时膀胱呈扁平状，为腹膜外位器官，位于小骨盆腔内，耻骨联合及耻骨支后方，充盈时呈球形，尖部上升至耻骨联合上缘以上，成为腹膜间位器官。成年女性膀胱在真骨盆内的位置较男性较深。膀胱后壁受子宫压迫而呈新月形。经产妇膀胱底的位置比未产妇低。小儿由于脐膀胱韧带较紧，膀胱位置较高，即使在空虚时也高于耻骨联合，随着年龄增长，耻骨变长，骨盆变深阔，韧带相应变松弛，膀胱位置渐下降，20岁左右降至真骨盆内。因此，幼儿行下腹部手术时应注意避免损伤膀胱。膀胱颈为膀胱最低点，与尿道相通的出口称为尿道内口，膀胱颈并不是水平位于近段尿道上方，而是在冠状位上向前倾斜。膀胱的前方是耻骨联合和耻骨支，两者之间的间隙即为耻骨后间隙，充满疏松结缔组织、脂肪和静脉丛。膀胱下外侧面与肛提肌、闭孔内肌相邻，其间亦充满结缔组织，称为膀胱旁组织，有至膀胱的动脉、神经以及输尿管盆部穿行。膀胱上面和底的上部有腹膜覆盖。膀胱底后面有子宫颈及阴道前壁，其间隔为膀胱阴道膈。膀胱上面则与子宫相邻。

膀胱三角区是位于膀胱底部的三角形区域，以两侧输尿管口和尿道内口作为3个顶点，上界为位于两个输尿管口之间略微隆起的输尿管间嵴。三角区表面上皮组织光滑，呈扁平状，并与肌肉组织紧密连接，而膀胱其他部分上皮组织和肌肉组织连接疏松。三角区肌层分为浅、深两层。浅肌层是远端输尿管纵行纤维的连续，同时也与近端尿道平滑肌相连续。深肌层为一个紧密的致密层，与逼尿肌纤维有少量融合，也与输尿管膀胱壁段的纤维肌性鞘相连续。深肌层具有丰富的副交感神经和少量交感神经，而浅肌层具有较多的去甲肾上腺素能神经纤维和少量胆碱能神经。三角区平滑肌的均匀结构和膀胱其他部分平滑肌的束状结构截然不同，有学者认为此处的功能不是收缩，而是为膀胱和尿道提供一个坚实的基座。

膀胱内层上皮为变移上皮，下面是疏松结缔组织和固有层。膀胱逼尿肌分为3层：内侧纵行肌层、中间环形肌层及外侧纵行肌层。但这种有规律的排列方式只限于膀胱颈，其他部位则是多方向走行，这种丛状排列使其能够更好地适应收缩状态下膀胱腔所有量度的降低。在膀胱颈附近，肌纤维纵行通过三角区进入尿道的内侧纵向肌层。中间环形肌层主要位于膀胱颈，与深部三角肌融合形成一个肌肉环，并不延伸到尿道。外侧纵行肌层在膀胱颈水平上围绕膀胱壁形成一片肌束，构成耻骨膀胱肌，从前面经过膀胱颈，而后插入耻骨联合后面的组织。耻骨膀胱肌的作用在于排尿时促进膀胱颈的开放。

膀胱颈和近端尿道解剖是下尿路中最复杂的部分，其在尿控中如何发挥作用至今未有定论。比较公认的观点有尿道和膀胱之间的成角倾斜是实现女性尿控的重要因素，而尿道外控尿机制仍有较大争议。

膀胱上动脉发自髂内动脉的脐动脉近侧段，分布于膀胱上、中部，膀胱下动脉发自髂内动脉前干，沿盆侧壁向下走行，分布于膀胱底、输尿管盆部等处。膀胱静脉在膀胱下部和阴道两侧形成膀胱静脉丛，汇入膀胱静脉，再注入髂内静脉。膀胱前部的淋巴注入髂内淋巴结，膀胱三角和后部的淋巴大部分注入髂外淋巴结，少数沿膀胱血管注入髂内淋巴结。膀胱下动脉有的直接来自髂内动脉，有的通过髂内动脉分出一支动脉干，由此动脉干分出的膀胱下动脉，解剖学称为膀胱生殖动脉，分布于膀胱下部及底部，供应尿道上1/3的血液。

膀胱交感神经来自脊髓第11～12胸节和第1～2腰节，经盆丛随血管分布至膀胱；副交感神经来自脊髓第2～4骶节的盆内脏神经，支配膀胱逼尿肌，抑制尿道括约肌。阴部神经（躯体神经）支配与自主控制排尿有关的尿道阴道括约肌。

（2）尿道：女性尿道（female urethra）短且直，长约4cm，平均直径6mm。尿道内口约平耻骨联合后面中央或略上方，经耻骨后间隙，向前下方穿过尿生殖膈，开口于阴道前庭。在排尿时尿道变成近似圆锥形，尿道外口最狭窄，成人膀胱颈部尿道周径为35mm，尿道外口周径为26～30mm。尿道后方即为阴道，两者的壁紧贴在一起。尿道中部及外部黏膜为复层柱状上皮，上部转变为与膀胱颈部相同的变移上皮，尿道口为复层扁平上皮。尿道黏膜具有纵向皱襞和较多开口于尿道的小腺体，尿道腺体其中最大的一些腺体即尿道旁腺（Skene's gland），位于尿道周围的5点及7点位置。它们的腺泡向膀胱颈部延伸，进入尿道阴道隔。尿道黏膜近端与膀胱黏膜相连续，远端则与阴道黏膜相连续。尿道黏膜近膀胱颈处，下方有一层富含弹力纤维的疏松结缔组织构成的固有层，参与尿道关闭机制。尿道黏膜外侧有一层雌激素依赖的海绵状血管组织，外周括约肌对此组织的轻微压迫可产生明显的闭合尿道的作用，因此绝经后此组织关闭尿道的功能显著下降。

尿道固有层外方依次有纵行平滑肌、环行平滑肌和尿道横纹肌。尿道内口有平滑肌构成的尿道内括约肌，尿生殖膈处横纹肌形成的尿道阴道括约肌开始环绕尿道直至尿道外口。近年来大量研究发现尿道外括约肌是一个独立的组织结构，覆盖尿道全长的80%，由“Ω”型横纹肌组成。两侧横纹肌在后壁凭借三角形底板连接形成一个整体，此三角形底板类似于肌腱，如果被切断，括约肌便不能正常发挥作用。尿道外括约肌在尿控过程中起主导作用。研究表明尿失禁的患者尿道横纹肌有明显的肌源性损伤，伴有腹压漏尿点压力明显降低、漏尿症状更加明显。参与尿控的解剖结构是一个复杂的体系，现在将尿道横纹括约肌、尿道平滑肌和尿道黏膜合称为尿道括约肌复合体，而尿道中段是最主要的功能部位。此复合体结构和功能的各种缺陷和受损会导致压力性尿失禁的发生。

尿道同时受躯体神经和内脏神经的支配。尿道横纹肌由来自骶 2～4 阴部神经的躯体神经分布，也受来自盆神经丛的内脏神经支配。尿道平滑肌则有壁内神经节，由 2～30 个神经元组成，含有一氧化氮合酶、血氧化酶活性。尿道内同时存在胆碱能神经纤维和肾上腺能神经纤维，可能起兴奋性调节作用，但以后者作用为主。

尿道的血管主要有膀胱下动脉、子宫动脉及阴部内动脉的分支分布，分为 3 段。在膀胱颈部，膀胱下动脉的分支灌流尿道上 1/3，尿道中 1/3 是接受阴道中动脉的血液供应，尿道下 1/3 是由阴部动脉的分支分布。这些血管彼此吻合，静脉血流入膀胱静脉丛和阴部静脉丛，最后注入髂内静脉。

（3）输尿管盆部和壁内段：输尿管从肾盂经腹膜后下行，在骨盆上口处，左侧输尿管跨过左髂总动脉末段前方，右侧输尿管跨过右髂外动脉起始部前方进入盆腔，与输尿管盆段相延续。输尿管盆段行经髂内血管、腰骶干和骶髂关节前方，在脐动脉起始段和闭孔血管、神经的内侧，至坐骨棘附近，转向前内走向膀胱底，向内下斜穿膀胱壁，开口于膀胱。在坐骨棘水平，输尿管距子宫骶韧带旁 2cm。输尿管远侧端紧靠子宫骶韧带，在子宫动脉下 1cm，距离宫颈旁约 1.5cm。输尿管壁内段长约 1.5cm，是输尿管最狭窄处。膀胱充盈时，逼尿肌压迫输尿管壁内部，可阻止尿液从膀胱反流至输尿管。

（4）子宫：子宫是一个壁厚腔小的中空肌性器官，近似倒置的梨形，分子宫体和子宫颈两部分，位于膀胱和直肠之间，正常位置为前倾前屈位。人体直立时，子宫底伏于膀胱之上，子宫体几乎与地面平行，子宫颈在坐骨棘平面之上。子宫与膀胱之间有膀胱子宫凹陷，子宫颈阴道上部与膀胱底之间有膀胱阴道膈，子宫颈阴道部与尿道之间则有尿道阴道膈。子宫后方即为直肠子宫凹陷，其底部恰好对阴道穹窿后壁，因此直肠指诊可触及子宫颈和子宫体下部。

子宫动脉起自髂内动脉前干，沿盆侧壁向前内下方走行进入子宫阔韧带基底部，然后距离宫颈旁约 1.5cm 处横跨过输尿管盆段上方。子宫动脉在绕到子宫颈侧缘后，向下发出阴道支，主干沿子宫两侧缘上行，在子宫角处分为卵巢支和输卵管支。子宫静脉丛在子宫两侧，汇成子宫静脉后再汇入下腔静脉。子宫体上部和宫底的淋巴管大部分沿卵巢血管注入髂总淋巴结和腰淋巴结，宫底两侧淋巴管一部分伴行于子宫圆韧带，注入腹股沟浅淋巴结，子宫体下部和子宫颈淋巴管一部分沿宫骶韧带注入骶淋巴结，一部分沿子宫血管注入髂内或髂外淋巴结。

子宫韧带较多，共有 5 对：①子宫阔韧带。位于子宫两侧，限制子宫向两侧移动。②子宫圆韧带。起自子宫角，经深环进入腹股沟管，出浅环后附着于阴阜及大阴唇皮下，维持子宫前倾。③子宫主韧带。位于子宫阔韧带基底部，将子宫颈固定于盆侧壁上，维持子宫在坐骨棘平面以上。④宫骶韧带。从子宫颈两侧向后止于骶骨前面，维持子宫前屈，并防止其前移。⑤耻骨子宫韧带。起自子宫颈前方，从外侧绕过膀胱和尿道，止于耻骨后面，限制子宫后屈后倾。

（5）阴道：阴道位于盆腔中央，平时为前后壁相互紧贴的肌性管道，上端包绕子宫颈阴道部，下端开口于阴道前庭。前后壁不等长，前壁较短，约 6cm，后壁较长，约 7.5cm。阴道环绕子宫颈的部分与子宫颈形成阴道穹（fornix of vagina），宫颈前方和后方所形成的凹陷分别称为阴道前穹窿和后穹窿，后者顶部与直肠子宫凹陷接近。阴道下 1/3 在肛提肌之间穿过尿生殖膈，因肛提肌向前的牵引力，阴道向前弯曲成角约 120°。因此女性站立位时，阴道的上 2/3 几乎呈水平位，而下 1/3 几乎垂直。

阴道上 1/3 前方与膀胱和子宫相邻，后方为直肠子宫陷凹；中 1/3 前方为膀胱颈，后方为直肠壶腹，两侧为肛提肌；下 1/3 前方紧贴尿道，后方是会阴中心腱。阴道壁由黏膜层、黏膜下层、肌层和外膜层 4 层构成，后两层紧贴在一起。阴道下 1/3 段，尿道和阴道前壁相融合，两者之间没有明显的外膜层，阴道后壁肌层则与会阴中心腱的结缔组织融合。

（6）闭孔：闭孔是位于髋臼下前方的坐骨和耻骨之间的大孔，绝大部分被闭孔膜覆盖。闭孔膜内、外表面分别覆盖有闭孔内肌和闭孔外肌。闭孔内肌的肌腱向后穿经坐骨小孔，转而向外侧走行止于转子窝；闭孔外肌的肌腱在股方肌深面向后外侧走行，也止于转子窝。闭孔膜外上缘和耻骨上支之间的裂隙称为闭孔管，是一个纤维骨性通道，长 2～3cm，上界为闭孔沟，下界由内向外依次为闭孔内肌、盆筋膜和闭孔膜游离缘。闭孔管内口有腹膜和腹膜外组织覆盖，外口开口于内收长肌、股动脉和耻骨所形成的三角。闭孔血管和神经紧贴骨盆侧壁，经闭孔管内口穿行于闭孔管，最后从外口穿出。闭孔动静脉是髂内血管的分支，在进入闭孔时分为许多直接小于 5mm 的分支供应大腿内收肌群。闭孔神经自腰丛发出，在腰大肌内侧缘穿出，沿小骨盆侧壁前行，穿闭孔管出小骨盆后分为前后两支，分别经短收肌前后方进入大腿内收肌群，肌支支配闭孔外肌和大腿内收肌群，皮质分布于大腿内侧面皮肤。

**（二）女性会阴**

会阴（perineum）指盆膈以下封闭骨盆下口的全部软组织，范围类似菱形，前界为耻骨联合下缘及耻骨弓状韧带，两侧为耻骨弓、坐骨结节和骶结节韧带，后界为尾骨尖，两侧坐骨结节之间的假想连线将会阴分为后方的肛区（anal region）和前方的尿生殖膈区（urogenital region）。

1. **尿生殖膈区** 浅层结构包括覆有阴毛、富含皮脂腺和汗腺的皮肤和其下的浅筋膜，此筋膜延续腹前壁的浅筋膜深层，称会阴浅筋膜或科利斯筋膜（Colles fascia），两侧经耻骨弓和坐骨结节终止于坐骨结节连线上，与尿生殖膈上、下筋膜相互汇合，正中线上与会阴腱汇合。深层结构包括会阴深筋膜和会阴肌等。会阴深筋膜分为深层的尿生殖膈上筋膜和浅层的尿生殖膈下筋膜，这两层筋膜两侧附着于耻骨弓，后缘在两侧坐骨结节连线上与会阴浅筋膜汇合，前缘在耻骨联合下相互汇合并增厚形成会阴横韧带（transverse perineal ligament）。会阴横韧带与耻骨弓状韧带之间有一裂隙，有阴蒂背深静脉穿过。

会阴肌在会阴浅隙内有 3 对：①会阴浅横肌。位于浅隙后份，起自坐骨结节内前份，横行向内止于会阴中心腱。②球海绵体肌。位于浅隙中份，肌纤维呈羽毛状，围绕阴道前庭两侧，覆盖于前庭球和前庭大腺表面，又名阴道括约肌。③坐骨海绵体肌。位于两侧。会阴深隙主要结构为会阴深横肌（deep transverse perineal muscle），为一层扁肌，前面大部分围绕尿道，后面部分起自坐骨支内侧面，向内行走附着于会阴中心腱。传统观点认为尿道括约肌、会阴深横肌和尿生殖膈上、下筋膜共同构成尿生殖膈（urogenital diaphragm），而现代观点则认为尿生殖膈实际上就是一层厚的膜纤维片，称为会阴隔膜（perineal membrane），通过阴道和会阴中心腱附着于耻骨支，提供支托力，防止其下垂（图 1-2-5）。

2. **肛区**

（1）肛管：肛管长约 4cm，上延续直肠，向后下方绕尾骨尖终于肛门。肛门约位于尾骨尖下 4cm 处，会阴中心腱稍后方，肛门周围皮肤呈辐射状皱褶。肛管周围绕以肛门括约肌，由内括约肌和外括约肌构成。

（2）坐骨直肠窝：坐骨直肠窝（ischiorectal fossa）位于肛管两侧，呈楔形，是全盆底重建

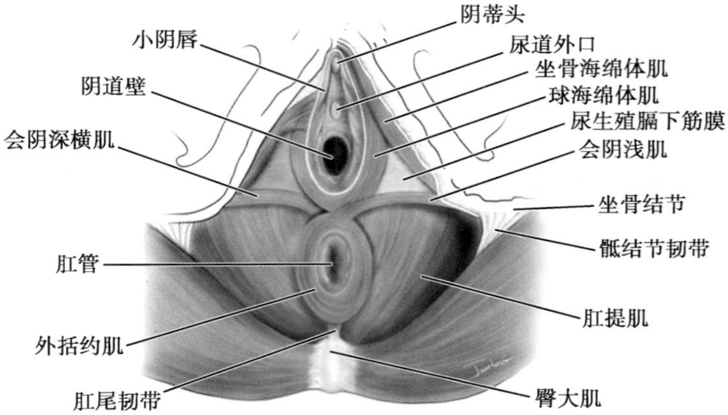


图 1-2-5 尿生殖膈及外生殖器肌肉

术中后路穿刺的必经路径。内侧壁下部为肛门外括约肌，上部为肛提肌、尾骨肌及其表面的盆膈下筋膜；外侧壁下部为坐骨结节内侧面，上部为闭孔内肌及其筋膜；前壁为会阴浅横肌及尿生殖膈；后壁为臀大肌下缘及和骶结节韧带。窝顶由盆膈下筋膜与闭孔筋膜汇合而成，窝底为肛门两侧的浅筋膜及皮肤。坐骨直肠窝外侧壁有一个由闭孔筋膜形成的管状裂隙，称为阴部管（pudendal canal），又称 Alcock 管。管内有阴部内动静脉及其分支穿过，阴部神经与血管相伴行。

坐骨直肠窝向前伸至肛提肌与尿生殖膈之间，形成前隐窝；向后伸至臀大肌、骶结节韧带与尾骨肌之间，形成后隐窝。坐骨肛门窝内除血管、淋巴管、淋巴结及神经外，还有大量脂肪组织，称为坐骨肛门窝脂体，排便时利于肛管扩张，并具有弹性垫的作用。

（刘智勇）

# 第三节 女性泌尿的神经生理学特点

## 一、女性尿控的神经生理学

### （一）下尿路的周围神经控制

女性下尿路（lower urinary tract，LUT）结构主要包括膀胱和尿道，在大脑、脊髓和周围神经节协同调控下，实现储存和定期排尿的功能。尿液的储存和排放高度依赖于中枢神经系统，这有别于其他的内脏器官。排尿是可自主控制的，依赖于神经系统成熟过程中发展的习得行为，而许多其他内脏器官则无法形成自主调节。鉴于 LUT 神经调节机制的复杂性，排尿对各类的损伤、疾病和影响神经系统的化学物质极为敏感。

**1. 下尿路传出神经支配** LUT 接受来自脊髓胸、腰骶段的双侧传出神经支配，其轴突由 3 组周围神经组成：骶副交感神经（盆腔神经）、胸腰交感神经和骶体神经（主要是阴部神经）。节前轴突携带从脊髓到膀胱和尿道突触的信息。具有自主神经节细胞的尿道突触广泛分布于周围神经系统，如盆腔神经丛、椎前交感神经节、椎旁交感神经节、壁内神经节。一侧的神经节由许多纤维束连接，大部分来自同侧脊髓的输入。尿道外括约肌（external urethral sphincter，EUS）的横纹肌直接受脊髓运动神经元轴突的支配。

（1）盆腔和膀胱神经节：自主神经节包含数千个节后神经元，但被位于脊髓中外侧的少量节前神经元支配。所有神经节的突触传递都由乙酰胆碱介导并作用于烟碱样受体发挥作用。不同物种的神经节细胞形态存在明显差异。大鼠盆腔神经节和小鼠胃下神经节的细胞直径为20～30μm，无树突或仅有少量短树突。人类膀胱的壁内神经节包含少量神经元，对乙酰胆碱转运体、血管活性肠肽、一氧化氮合成酶、神经肽Y和甘丙肽表现出免疫反应。

（2）骶副交感神经传出通路：骶部副交感神经冲动的输出是膀胱的主要兴奋性输入来源。位于骶脊髓中外侧的胆碱能神经节前神经元通过盆腔神经将轴突投射到盆丛和膀胱壁的神经节细胞。马尾神经损伤可使传入和传出神经元在壁内神经节水平互连，神经节细胞反过来通过释放胆碱能（乙酰胆碱）和非肾上腺素能、非胆碱能递质（ATP和其他）刺激膀胱平滑肌，也可通过释放一氧化氮抑制尿道平滑肌的收缩。

（3）胸腰椎交感传出神经通路：从胸11到腰2脊髓节段产生的交感神经节前通路通过交感神经节连接到上、下腹和盆丛的椎前神经节及膀胱和尿道的短肾上腺能神经元。交感神经节后的神经元释放去甲肾上腺素向尿道和膀胱基底部平滑肌提供兴奋性输入，向膀胱体平滑肌提供抑制性输入，同时向膀胱副交感神经节输入兴奋性及抑制性信号。α肾上腺素受体主要集中在膀胱基底部和近端尿道，而β肾上腺素受体主要集中在膀胱体。刺激交感神经可产生β肾上腺素受体介导的膀胱体抑制和α肾上腺素受体介导的膀胱基底部、顶部和尿道收缩。

（4）骶躯体传出神经通路：阴部神经的分支以及其他骶部躯体神经将传出冲动传递至盆底肌肉。尿道横纹肌的传出神经起源于侧腹角的一个被称为“Onuf核”的有限区域的细胞。括约肌运动神经元通过阴部神经发送轴突，通过释放乙酰胆碱刺激括约肌。

**2. 下尿路传入神经支配**　下尿路的传入神经通路由3组神经组成。骶背根神经节（dorsal root ganglia，DRG）包含盆腔和阴部神经的初级传入神经元，而传入神经在腹下神经起源于腰背侧。DRG神经元的中枢轴突将感觉信息从LUT传递到脊髓的二级神经元。这些二级神经元提供了脊髓反射的基础，并提供了通往涉及排尿、节制和感觉中介的高级大脑区域的上行通道。与排尿启动高度相关的神经主要是那些通过盆腔神经传递到骶脊髓部位的神经，起着调控膀胱容量及收缩幅度的作用。这些传入神经包括小的有髓纤维（Aδ）和无髓纤维（C），它们将信息从膀胱壁上的受体传递给脊髓中的二级神经元。从储尿期开始，排尿的诱发依赖于感觉信号，这些信号为控制膀胱充盈和排空的反射回路提供输入，也是无痛感的饱腹感和疼痛感的来源。传入信号发生功能障碍可导致多种疾病，如膀胱过度活动症（overactive bladder，OAB）和膀胱超敏性疾病。

（1）膀胱传入神经元的电生理特性：现有研究利用膜片钳技术探究游离膀胱和尿道传入神经元的功能特性发现，将荧光染料注入膀胱或尿道后，发现染料通过逆行轴突运输的方式被这些神经元转运。基于电生理特性和化学性质，膀胱传入神经元可分为两类。70%以上的神经元群体体积小，对辣椒素敏感，表现出高阈值、长时间的动作电位。其他的膀胱传入神经元群体体积较大、对辣椒素不敏感，表现出低阈值、短时间的动作电位，这些动作电位可被河鲀毒素（tetrodotoxin，TTX）可逆性阻断。这些神经元可能是C纤维传入轴突的起源。

（2）膀胱传入神经元的化学特性：免疫组织化学研究显示，膀胱传入神经元包含多种神经肽，如P物质（substance P，SP）、降钙素基因相关肽（calcitonin gene related peptide，CGRP）、垂体腺苷酸环化酶激活多肽（pituitary adenylate cyclase-activating polypeptide，PACAP）和血管活性肠肽（vasoactive intestinal peptide，VIP），以及特定的兴奋性氨基酸递

质，如谷氨酸和天冬氨酸，还有囊状谷氨酸转运体。可释放肽类物质的轴突分布于膀胱各层，在尿路上皮下的固有层尤其密集，这些肽在膀胱壁上的释放会触发炎症反应，包括血浆外渗、血管扩张。

膀胱传入神经元和轴突，尤其是C纤维传入神经元，也可表达多种受体，包括瞬时受体电位香草酸受体1（transient receptor potential vanilloid 1，TRPV1）、瞬时受体电位锚蛋白受体1（transient receptor potential ankyrin 1 receptor，TRPA1）、酪氨酸激酶受体A（tyrosine kinase receptor，TrkA）、α 雌激素受体和 β 雌激素受体、酪氨酸激酶受体B（TrkB），其中TrkA对神经生长因子（nerve growth factor，NGF）起作用，α 雌激素受体和 β 雌激素受体和TrkB对脑源性神经营养因子（brain-derived neurotrophic factor，BDNF）起作用。神经胶质细胞系衍生的神经营养因子（glial cell line-derived neurotrophic factor，GDNF）受体对GDNF有反应，毒蕈碱受体、内皮素受体和嘌呤能受体（P2X2，P2X3，P2Y），可被ATP激活。这些受体不仅在膀胱的轴突中，也可在腰骶脊髓中被检测到，其位置与膀胱传入的轴突投射位置相同。来自膀胱传入神经元的膜片钳记录也表明，这些神经元的高比例不仅来自腰骶区DRG（即盆腔神经传入），也来自胸腰区DRG（即下腹神经传入），且对ATP、质子和/或辣椒素有反应。

轴突追踪研究也显示，一小部分腰骶传入神经元可支配盆腔多个器官。例如，在结肠和膀胱注射不同的示踪剂后，3%～15%的DRG神经元被双标记。双标记的现象在脊髓$L_1$～$L_2$节段比$L_6$～$S_1$的DRG更常见，后者主要负责膀胱和结肠的神经支配。此外，辣椒素对跨器官致敏作用的抑制表明，很大比例的二分化传入是C纤维。

（3）膀胱传入神经元的其他特性：小部分DRG神经元支配膀胱和尿道，其中支配膀胱的神经元为伪单极神经元，中央突起位于脊髓背角，外周轴突终止于膀胱壁的不同位置。来自盆腔和阴部传入的DRG起源于脊髓的胸、腰和骶段，而上腹下神经丛的传入主要来自腰部DRG的喙侧。这些DRG神经元的中枢投射将感觉信息从下尿路传递到脊髓的二级神经元。膀胱DRG细胞的大小与两种传入群体一致，一种连接小的无髓鞘C纤维传入，另一种连接细髓鞘Aδ纤维传入。Aδ膀胱传入神经纤维对膀胱的被动膨胀和主动收缩有分级的反应，这些纤维也会对膀胱产生有害刺激。而C纤维膀胱传入神经具有较强的抗氧化活性，但对机械刺激和膀胱内压力的变化却不敏感。在脊髓损伤或炎症条件下，C纤维可引起急迫性尿失禁和膀胱疼痛。

（4）尿道上皮传入神经：在尿道中，传入神经分布于肌纤维、周围血管、尿路上皮内以及密集的皮下神经丛中。尿路上皮具有感觉功能，并可将机械和化学刺激传导到底层结构，包括平滑肌、成纤维细胞、免疫细胞和膀胱神经。亦有报道指出了骶神经传入具有对尿道血流反应的功能特性。这些研究表明，血流响应性传入神经的特性似乎与皮肤传入神经相似。这对于脊髓损伤后膀胱排空功能的恢复至关重要。

综上所述，C纤维传入神经毒素辣椒素不会阻断猫和大鼠的正常排尿反射，因此认为C纤维传入对正常排尿不是必需的。另外，辣椒素在减少由有害刺激引起的膀胱过度活动方面的功效表明C纤维传入确实在病理条件下的LUT功能障碍中发挥重要作用。

（5）传入神经的敏感性调节：传入神经刺激和反应之间的关系是不固定的，可根据感觉末梢的机械和化学环境而改变。例如，膀胱壁内各种细胞，特别是尿路上皮和固有层细胞释放的化学物质可影响传入神经的放电。在炎症、损伤、局部缺血的情况下，炎症细胞、成纤维细胞、血小板、血管、肌肉以及神经元细胞可释放多种介质。某些局部介质包括神经营养素、胺、嘌呤、前列腺素、蛋白酶和细胞因子等，可直接作用于感觉神经末梢，而另一些介质的作用则是间接的，其作用于周围细胞。这种对机械或化学性刺激的过度敏感，可能会促成机体的慢性疼痛状态。

介质对内脏传入神经产生影响主要包括 3 种途径。一是通过打开神经末梢上的离子通道直接发挥作用；二是在不引起直接刺激的情况下使神经末梢敏感，引起对其他化学或机械刺激的超敏反应；三是与神经营养素的情况一样，通过改变感觉神经元中通道、受体或介质的表达，从而改变传入神经的表型，造成传入神经敏感性的改变。

### （二）下尿路控制的脊髓通路解剖

控制排尿的反射回路由 4 个基本组成部分组成：初级传入神经元、脊髓传出神经元、脊髓中间神经元和大脑中激活或调节脊髓反射通路的神经元。脊髓分别在骶 2～4 节段和 $T_{11}$～$L_2$ 节段通过盆腔神经和下腹神经及背根神经节的传入轴突接收膀胱充血或膀胱疼痛等感觉信息，人体在骶 2～4 节段和 $T_{11}$～$L_2$ 节段包含这些传入神经的体细胞。来自膀胱壁的张力感受器和痛觉感受器的冲动通过传入纤维传递到脊髓背角的神经元。位于背角顶端的背外侧束（dorsolateral fasciculus，又称 Lissaue fasciculusr）接收来自膀胱的盆腔神经传入通路的投射，将它们送到喙尾侧，侧支向外侧和内侧延伸，通过背角的浅层（第Ⅰ层）进入背角基部的更深层（第Ⅴ～Ⅶ层和第Ⅹ层）。最显著突出的侧通路终止于骶副交感神经核所在的区域，并将一些轴突发送到背侧联合。传入神经的分布主要集中于脊髓的同侧，约 20% 向对侧突出。人的阴部神经传入通路，包括尿道外括约肌的传入通路，在骶髓 2～4 节段中央终止，与Ⅰ、Ⅴ～Ⅶ和Ⅹ侧椎板的膀胱传入通路部分重叠。

**1. 脊髓传入投射**　猫、猴和大鼠的动物研究显示，膀胱经盆腔神经的骶神经传入通路在背角顶点处投射到 Lissaue 道，然后将背角周围外侧和内侧的侧支送入背角基部的第Ⅴ～Ⅶ和Ⅹ层。外侧通路终止于骶副交感神经核区域。在背角（第Ⅲ～Ⅳ层）或腹角中心未检测到膀胱传入。从猫的盆腔脏器经交感神经到腰侧吻侧节的传入在椎板第Ⅰ、Ⅴ～Ⅶ和Ⅹ层有类似的终止位置。传入神经主要分布于同侧脊髓，约有 10%～20% 的传入神经向对侧突出。

猫、大鼠和猴子的阴部神经传入通路及来自 EUS 的阴部神经传入通路的中枢终止部分与外侧板Ⅰ、Ⅴ～Ⅶ和Ⅹ层的膀胱传入通路重叠。这些传入神经与支配性器官的其他阴部神经传入神经群明显不同，也与支配会阴部皮肤和皮下组织的阴部神经传入神经群不同，会阴部的皮肤和皮下组织终止于背角的更深层次（第Ⅱ～Ⅳ层）。

**2. 脊髓传出神经元**　副交感神经节前神经元（parasympathetic preganglionic neuron，PGN）位于脊髓骶段的中间外侧灰质（Ⅴ～Ⅵ），而交感神经节前神经元位于腰脊髓中间的内侧（Ⅹ板）和外侧（Ⅴ～Ⅶ板）。PGN 的树突向 4 个主要区域突出：①侧索和背外侧；②背角外侧边缘的Ⅰ层；③背侧灰色连合区；④位于自主核腹侧的灰质和侧索。第Ⅰ层树突接收初级传入投射，侧索树突接收脊髓投射，内侧树突接收来自背侧连合的神经元间投射和来自对侧脊髓的输入。EUS 运动神经元也有类似的树突结构。

**3. 脊髓中间神经元**　在大鼠实验中，将伪狂犬病病毒（pseudorabies virus，PRV）注入膀胱、尿道或 EUS 后，通过逆行跨神经元标记，发现参与 LUT 功能的脊髓中间神经元。PRV 由外周传出神经末梢转运至脊髓传出神经元，经由多个突触转运后，感染整个中枢神经系统的神经元间回路。PRV 标记的脊髓神经元位于脊髓的相同区域，接受来自膀胱的传入，包括膀胱背连、第Ⅰ和Ⅴ层以及位于 PGN 背侧和内侧的第Ⅶ层。其中一些中间神经元与

PGN 形成兴奋性和抑制性突触连接，并参与节段性脊髓反射。而另一些中间神经元则将长投射发送到椎管上的中枢，如周围导水管灰质（periaqueductal gray，PAG）、脑桥排尿中枢（pontine micturition center，PMC），下丘脑和丘脑参与椎管上排尿控制。

**4. 从大脑到脊髓的轴突投射** 跨神经元 PRV 追踪技术也在大鼠大脑中发现了许多参与控制膀胱、尿道和 EUS 的神经元群，包括 PMC、PAG、中缝髓核、蓝斑核（locus coeruleus，LC），其中中缝髓核包含 5- 羟色胺能神经元；LC 包含去甲肾上腺素能神经元以及 A5 去甲肾上腺素能细胞群。脑室周围视前内侧核和脑室旁核、丘脑背侧、初级和次级运动皮质及内嗅皮质和梨状皮质也发现了被病毒感染的细胞。在猫的 PRV 感染实验中，发现了从膀胱或 EUS 追踪到脊髓的传出神经元和中间神经元，以及一簇从 PMC 腹侧延伸到桥脑桥网状结构的神经元。

在结肠注射 PRV 后，大鼠的巴林顿核神经元也被标记。将不同的示踪剂注射到结肠和膀胱的双伪狂犬病毒示踪显示，在巴林顿核中存在 3 个神经元群体：①膀胱标记；②结肠标记；③连接到两个器官的神经元突触。这些实验表明，这个核中的神经元参与了多种排泄功能的控制。

**（三）下尿路中枢神经控制**

**1. 特异性和非特异性棘上上行感觉通路** 来自膀胱颈和尿道的传入信息经阴部和下腹神经传递到脊髓。下尿路传入神经终止于脊髓背角外侧的中间神经元和腰骶脊髓的中间区，大多数中间神经元会形成椎管内连接，但一些脊髓中间神经元会将上行的投射传递到与排尿反射有关的脑桥和中脑的特定区域，这些中间神经元参与膀胱充盈感的传递。信息从膀胱传递到大脑的回路因其解剖特征的物种而有所不同。其他中间神经元将信息从下尿路传递到前脑结构，包括丘脑和下丘脑。脊髓丘脑和脊髓下丘脑束虽然在基本的排尿反射中没有发挥特定的作用，但都与膀胱充盈的意识有关。感觉皮质通过脊髓丘脑束不断得知膀胱的充盈信息。OAB 患者对膀胱充盈有着过多的感觉，可以通过盆底理疗或骶神经调节等疗法加以抑制。

**2. 脑桥排尿中枢（pontine micturition center，PMC）及其下行脊髓运动通路** PMC 位于脑桥背侧，蓝斑核的内侧，因 Barrington 在 1925 年首次描述了猫的脑桥控制排尿中枢，故现在亦被称为巴林顿核。PMC 的下行轴突可投射到骶髓，在支配膀胱壁的节后神经元的副交感节前运动神经元中，这些轴突在中间外侧细胞柱上有兴奋性终端。在大鼠和猫的实验中发现，电刺激或化学刺激 PMC 均可诱发膀胱收缩，尿道括约肌松弛，并模仿出排尿的现象。

排尿反射可分为 3 个阶段，由不同的中枢通路控制：①排尿前期；②尿道外括约肌松弛期；③逼尿肌收缩期。3 个节段序贯发生，最终诱发正常的排尿。第一阶段为排尿前期，通过前脑（下丘脑）通路控制 PAG 和 PMC，由后者诱发排尿；第二阶段为尿道外括约肌松弛期，此阶段通过 PMC 兴奋性下行通路抑制骶中间神经元，从而达到舒张尿道外括约肌的目的；第三阶段为排尿期，通过 PMC 兴奋性下行通路到骶部的节前膀胱运动神经元。

从 PMC 到骶脊髓的尿道外括约肌松弛通路并不直接终止于 Onuf 核内的尿道外括约肌运动神经元，而是终止于中间内侧核细胞柱，也被称为背侧灰质后连合或X层，并与含有 γ- 氨基丁酸（gamma amino butyric acid，GABA）和甘氨酸的抑制性中间神经元接触，这些抑制性中间神经元依次特异地投射到尿道外括约肌的运动神经元上。研究表明，刺激猫的骶中间内侧核细胞柱会导致尿道外括约肌的强烈松弛，模仿排尿时括约肌的松弛。

综上，基于解剖学和生理学研究结果表明，无论是尿道外括约肌的松弛期还是膀胱逼尿肌的收缩期，PMC 都是排尿过程中的指挥中心。

3. **脑桥抑制中心及其下行脊髓运动通路** 膀胱的储尿功能基于逼尿肌松弛和尿道括约肌收缩的协同作用。脑桥抑制中心的神经元特定地指向骶索中的 Onuf 核，其中包含尿道外括约肌运动神经元。刺激这个区域会使排尿停止，刺激盆底肌肉，使尿道括约肌收缩。而双侧脑桥抑制中心病变会引起尿失禁、逼尿肌过度活动、无法储存尿液和使尿道括约肌松弛。然而，目前尚无解剖学证据表明 PMC 和脑桥抑制中心之间的联系，据此推断，PMC 和脑桥抑制中心的功能是相对独立的。

4. **中脑导水管周围灰质** 中脑导水管周围灰质（periaqueductal gray，PAG）是脑干尾部接收膀胱信息的主要区域，因其具有调节疼痛的功能而闻名。这种围绕在中脑导水管（cerebral aqueduct，又称 Sylvius 导水管）周围的密集神经元物质对诸多重要的基本功能起着至关重要的作用，如呼吸、攻击、交配、排便和排尿。前脑控制的 PAG 和 PMC 扮演着开关的角色，诸如排尿这样的复杂行为可以根据个人状态和实际情况实施打开或关闭。此外，刺激膀胱和盆腔神经可激活 PAG。在动物实验中发现，电刺激 PAG 会导致猫的排尿，包括最初的尿道外括约肌松弛和膀胱收缩，侧面印证了 PAG 在排尿过程中的重要性。需要提出的是，基本的排尿反射包括一条从腰骶髓到 PAG 和 PMC 的上行通路和一条从 PMC 到骶髓的下行通路。PAG-PMC 和骶脊髓之间的病变会导致正常的排尿反射中断，并引起膀胱 - 括约肌协同障碍。诸多的动物实验已经证实 PAG 和 PMC 在排尿反射过程中起着至关重要的作用。

5. **下丘脑** 外侧下丘脑参与防御反应，作为防御反应的一个组成部分，下丘脑传入对 PAG 和 PMC 的调节可能在排尿中起作用。运用逆行神经示踪技术，在动物的 LUT 内注射伪狂犬病病毒后，可在下丘脑多个区域发现病毒感染细胞。动态 PET 成像显示在人类排尿过程中下丘脑激活，说明该区域参与了排尿反射的调节。使用示踪剂的免疫组织化学研究也显示 PMC 中的神经元接受来自下丘脑尾侧的输入，下丘脑室旁核非特异性地投射到脊髓中所有自主的节前运动神经元，包括骶部副交感神经和括约肌运动核。对下丘脑不同部位的刺激会引起膀胱活动的兴奋和抑制作用。研究表明，在消除下丘脑以上脑区的影响后，诱导排尿的膀胱容量阈值明显升高。一项对 3 例垂体腺瘤压迫下丘脑的临床研究也表明，下丘脑病变可导致储尿期逼尿肌过度活动和排尿期逼尿肌活动不足。

下丘脑对膀胱功能的影响可能反过来受到膀胱传入的调节，在大鼠的轴突追踪研究已经确定了一条由骶副交感神经核区域的神经元产生的脊髓下丘脑通路，并且经稀释过的醋酸刺激膀胱后，c-Fos 染色呈阳性，约 50% 投射到下丘脑的神经元被膀胱传入激活。同时，对人体的脑成像研究也显示，下丘脑尾侧会对膀胱体积的变化作出反应。

6. **大脑皮质** 大脑皮质区病变最常见的泌尿系症状是尿频和急迫性尿失禁。人体的前额叶皮质和前扣带回在排尿时会被激活。大脑皮质额叶近中央前回的两侧叶上部的有关区域与排尿功能有关，存在着两个中枢：一是位于额叶上部的逼尿肌运动中枢；二是位于感觉运动皮质区的尿道外括约肌的运动中枢。这两个中枢接受来自逼尿肌及尿道括约肌的传入冲动和位于脑干排尿中枢传来的冲动，并传出冲动至脑干排尿中枢，参与膀胱尿道功能的调节。

7. **小脑和基底神经节** 动物研究表明，电刺激小脑顶核可抑制膀胱反射活动，切除小脑蚓前段可导致膀胱反射过度活跃，反射持续时间增加，诸多研究已显示小脑和基底神经节在充盈过程中主要对膀胱起抑制作用。人体小脑病变可导致尿频和急迫性尿失禁的发生。小脑-下丘脑通路被认为是调节排尿和其他自主功能网络的一部分，由于这些区域不存在对PMC的直接投射，抑制作用可能是通过前脑和中脑结构间接产生的。小脑向蓝斑下核、LC核和PAG核的投射也被认为是小脑调节排尿的可能途径。亦有证据表明，小脑通过中脑网状结构的通路对排尿施加强直性抑制影响。基于对去脑猫的研究发现，小脑在排尿周期的储尿期起抑制作用，在排尿期起促进作用。

8. **基底神经节** 基底神经节由尾状核、壳核、屏状核和杏仁核复合体组成。尾状核和壳核被内囊分开，它们是一个核，有相同的组织结构。这两个核团参与锥体外系的构成，具有对逼尿肌收缩活动的控制能力。帕金森患者常伴有逼尿肌收缩亢进和急迫性尿失禁症状。目前对于屏状核及杏仁核复合体的功能尚不完全清楚。

**（四）控制排尿的中枢通路中的神经递质**

1. **谷氨酸** 动物实验证明，向大鼠鞘内或静脉注射谷氨酸能 *N*-甲基-*D*-天冬氨酸（N-methyl-D-aspartate，NMDA）或 α-氨基-3-羟基-5-甲基-4-异噁唑丙酸（α-amino-3-hydroxy-5-methyl-4-isoxazolepropionic acid，AMPA）拮抗剂可抑制反射性膀胱收缩和EUS的肌电图活动，同样的阳性反应可在脊髓损伤的动物中复现。这些结果表明，控制膀胱和括约肌功能的脊髓反射通路利用NMDA和AMPA谷氨酸递质机制。原位杂交技术证实了大鼠骶骨PGN中代谢性谷氨酸受体A（metabotropic glutamate receptor-A，mGluR-A）和mGluR-B AMPA受体亚基和NR1的mRNA表达水平高，而NR2 NMDA受体亚基表达水平低。谷氨酸在排尿反射传入肢体中也扮演兴奋性传递器的角色。NMDA和非NMDA谷氨酸受体拮抗剂均可抑制通过激活膀胱传入诱导的脊髓中间神经元中c-Fos的表达。

与谷氨酸通过离子型谷氨酸受体（ionotropic glutamate receptor，iGluR）、NMDA和AMPA/kainate产生的兴奋效应相反，脊髓中激活代谢型谷氨酸受体（metabotropic glutamate receptor，mGluR）对排尿反射有抑制作用，因为应用于腰骶水平脊髓的Ⅰ/Ⅱ组mGluR激动剂可以抑制大鼠反射性膀胱收缩以及PMC刺激诱导的膀胱收缩。也有报道称mGluR参与抑制EUS的兴奋性通路，因为Ⅰ/Ⅱ组mGluR拮抗剂应用于腰骶鞘内间隙可显著促进大鼠EUS的肌电图活性。在突触传递过程中，突触前神经末梢释放的谷氨酸通过谷氨酸转运体从突触间隙被转运到突触前神经末梢和邻近的星形胶质细胞。

2. **γ-氨基丁酸、甘氨酸和甘氨酸转运体** 鞘内注射$GABA_A$或$GABA_B$受体拮抗剂可增加正常大鼠的膀胱容量，降低排尿压力和排尿效率，也可抑制膀胱内应用加氧酶、一氧化氮（nitric oxide，NO）清除剂或脊髓损伤诱导的逼尿肌过度活动（detrusor overactive，DO）。此外，静脉或鞘内应用GABA再摄取抑制剂（噻加滨）可增加内源性GABA浓度，抑制大鼠正常排尿。脊髓甘氨酸能和γ氨基酸能机制的下调可能是脊髓损伤相关的神经源性DO发生的原因之一。

3. **肾上腺素能神经递质** 膀胱体分布的去甲肾上腺素受体较少，去甲肾上腺素能神经密度在膀胱颈显著增加，去甲肾上腺素能神经也存在于膀胱固有层，其中只有部分与血管供应有关。在人体逼尿肌中，β肾上腺素受体（β-adrenergic receptor，β-AR）多于α肾上腺素受体（α-adrenergic receptor，α-AR），去甲肾上腺素的作用是松弛肌肉。α1-AR的含量极少且在正常膀胱收缩中没有显著作用，但已有证据表明，在膀胱出口梗阻、副交感神经去中心化和膀胱过度活跃后，这种作用可能会发生改变。去甲肾上腺素对逼尿肌的松弛作用可在膜前和膜后同时发挥。α2-AR刺激胆碱能神经元可导致乙酰胆碱释放减少。由于β-AR在膀

胱的连接后支配 α-AR，去甲肾上腺素可通过刺激 β-AR 使逼尿肌放松。

**4. 胆碱能神经递质** 囊泡乙酰胆碱转运体（vesicular acetylcholine transporter，VAChT）被认为是胆碱能神经末梢的特异性标志物。膀胱肌层表具有丰富的胆碱能神经支配，小的 VAChT 免疫反应神经元也可在逼尿肌、上皮下层中找到。毒蕈碱受体包括 5 种亚型，由 5 种不同的基因编码。这 5 个基因产物对应于药理学上定义的受体，$M_1$ 到 $M_5$ 被用来描述分子亚型和药理学亚型。在人体和大多数动物的逼尿肌中均含有 $M_2$ 和 $M_3$ 亚型的毒蕈碱受体。人膀胱中的 $M_3$ 受体被认为是逼尿肌收缩的最重要的受体，并通过磷酸肌醇水解引起收缩。$M_3$ 受体激活逼尿肌毒蕈碱受体的主要途径是 L 型钙通道的钙内流，以及通过激活 Rho 激酶抑制肌球蛋白轻链磷酸酶产生的收缩机制对钙的敏感性增加。

$M_2$ 受体的作用尚未明确，但有研究表明，$M_2$ 受体可能具有对抗 β-AR 介导的交感神经介导的平滑肌舒张的作用。在某些疾病状态下，$M_2$ 受体可促进膀胱收缩。正常逼尿肌收缩是由 $M_3$ 受体亚型介导的，而在神经源性膀胱功能障碍患者中，$M_2$ 受体可以介导收缩。

**5. 非肾上腺素能、非胆碱能神经递质** 在大多数哺乳动物中，电刺激神经引起的部分膀胱收缩对阿托品有抵抗作用。非肾上腺素能、非胆碱能（non-adrenergic non-cholinergic，NANC）神经递质介导的总收缩的比例随刺激种类和频率的不同而不同。NANC 机制在人类膀胱收缩激活中的作用仍有争议。在逼尿肌过度活动的不同情况下，神经诱导反应的 NANC 成分可能负责高达 40%～50% 的膀胱总收缩。

**（五）生理排尿反射控制通路**

膀胱储存尿液，尿道为尿液排空时经过的管道。尿液的储存和排空取决于膀胱和尿道两个下尿路功能单元的协调活动。他们之间的协调是由位于大脑皮质、脑桥排尿中枢、脊髓和周围神经节等组成的复杂神经系统介导的。正常排尿活动包括了储存尿液和随意志将膀胱排空的能力。

**1. 成人生理性排尿的神经控制**

（1）储尿期：在储尿期，自肾脏生成，经输尿管运输到膀胱的尿液持续积累，膀胱壁内的机械感受器受到刺激并释放化学递质，对附近的传入神经具有兴奋作用，感觉冲动由此产生并经盆神经传导而进入骶髓后根（$S_2$～$S_4$）。此时兴奋的交感神经通路反射性激活膀胱 β 受体，抑制逼尿肌收缩，同时可激活尿道 α 受体促进尿道平滑肌收缩。交感神经通路活化对维持储尿功能至关重要，阻断交感神经通路可明显降低膀胱流出道阻力，减小膀胱容量，并明显增大等容收缩状态下膀胱收缩的幅度和频率。此时的反射并未引起大脑皮质中枢兴奋。随着尿液继续积累，膀胱容量增加，膀胱壁不断伸展并渐变薄，但其腔内压力始终保持在较低水平，此种功能称为膀胱的顺应性或调节能力（compliance）。当膀胱容量继续增加，感觉冲动可进一步放大并传至大脑皮质，由皮质下中枢对膀胱逼尿肌的抑制反射转为皮质有意识控制，即为膀胱测压阶段时产生的第一次排尿感。

大脑皮质可以整合、平衡来自不同脑区的各种促进和抑制排尿的作用，并且其传出途径需要经过脑桥网状结构中的 PMC（图 1-3-1）。这个中心对于正常协调排尿至关重要。其下游的低级中枢为位于 $S_2$～$S_4$ 的骶髓排尿中枢，在此发出神经冲动，最终支配并整合膀胱和尿道的活动。当膀胱充盈，容积达到 400～500ml 时，在合理时间、地点和体位情况下大脑皮质消除其对 PAG 及 PMC 抑制，继而排尿冲动传递至骶髓排尿中枢，发出传出冲动经盆神经至膀胱逼尿肌，使逼尿肌收缩。同时骶索前外侧部分的 Onuf 核（$S_2$～$S_4$）兴奋，冲动经盆神经和阴部神经传递到盆底肌肉群，协助排尿活动的开始。

储尿期的形成依赖于正常的尿道闭合机制，即尿道能保持稳定闭合的状态。正常的尿道闭合机制的控制主要在膀胱颈处。在排尿期，腹内压力升高，膀胱颈可被压缩。通常尿道闭合压力在排尿开始时或排尿之前会降低，膀胱基底同步下降。尿道外括约肌、盆底或肛门外括约肌的横纹肌放电活动减弱。排尿通常发生在排尿压力小于最大静息尿道内压力的情况下，部分压力下降可归因于盆底横纹肌的松弛，另一部分压力下降是尿道内括约肌主动抑制收缩的结果，而这可以通过刺激骶神经(特别是 $S_4$)来诱发。许多女性排尿过程中只是放松和开放尿道，不需要逼尿肌压力升高。因此女性的尿道阻力很低，内部纵向平滑肌可能通过收缩来减少阻力，使尿道更短更宽，进而促进排尿。

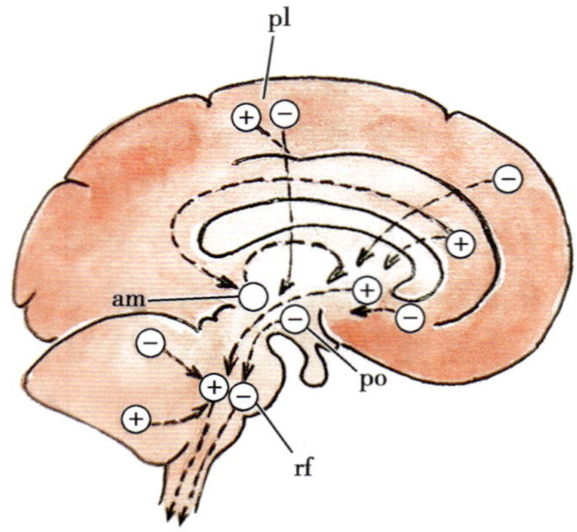


+. 促进；–. 抑制；am. 杏仁核；pl. 中央旁小叶；po. 视前核；rf. 脑桥网状结构。

**图 1-3-1 排尿涉及的中枢区域**

(2)自主排尿期：自主排尿反射依赖脑桥和大脑皮质。目前多数观点认为排尿信号源于脑桥排尿中枢，电刺激该部位可产生类似排尿反射的膀胱收缩与尿道舒张。

当膀胱内储尿量超过 400ml，且处在合理地点、时间和体位的情况下，大脑皮质解除对 PAG 区的抑制作用，PAG 区进而激活 PMC 启动排尿，此时排尿中枢传出运动冲动至膀胱引起逼尿肌强烈收缩。由于膀胱和尿道的肌纤维在解剖结构上是相连的，膀胱颈部及尿道上段的纵行走向的肌肉同时收缩，可以克服内括约肌收缩的阻力，使膀胱颈部被拉开并缩短，与尿道上段呈漏斗状，整个尿道亦变短。盆底肌肉及外括约肌随之放松，尿道内压迅速下降。女性排尿过程中常见腹部肌肉的参与，腹部肌肉收缩或横膈下降可使腹压升高，继而增加了膀胱内压力，有助于尿液排出。当排尿终了时，膀胱内压下降至正常，膀胱底部上升，颈部缩回原来的状态，尿道亦恢复原长度。尿道外括约肌和盆底肌肉恢复其原有张力，腹肌放松，皮质对排尿中枢的抑制作用恢复，进入下一个储尿期。

逼尿肌的传出神经来自盆神经丛中的副交感神经(胆碱能)神经节细胞。神经节前纤维在骶髓 $S_2$～$S_4$ 中运行，大多数情况下 $S_3$ 是主要神经。副交感神经介导的冲动是兴奋性的。节前副交感神经纤维和节后交感神经纤维均与靠近膀胱壁以及膀胱壁内的神经节细胞突触连接。

交感神经纤维在储尿期起到抑制副交感神经的作用，在排尿开始时被“关闭”。既往研究表明，刺激盆底或肛周区域后可抑制逼尿肌收缩，这可能是一些神经刺激方法治疗逼尿肌过度活动的起效机制，而这种抑制可能是由交感神经系统介导的。盆腔的交感神经节在 $T_{10}$～$T_{12}$ 水平，并在骶前神经和下腹神经丛中走行。女性膀胱颈周围的肌肉与膀胱其余部分相似，大多数为胆碱能神经末梢，几乎没有去甲肾上腺素能末梢，很少有交感神经支配到达膀胱顶。膀胱和尿道的神经支配总结在图 1-3-2 中。

**2. 小儿生理性排尿的神经控制** 既往观点认为，新生儿或婴儿膀胱没有抑制排尿能力。只要膀胱被充满，通过简单脊髓反射就会自动发生排尿，极少或不通过高级神经中枢调节。而目前研究认为，即使是足月胎儿和婴儿，排尿过程中也有高级中枢参与。利用动态膀胱压监测技术联合多导睡眠描记，发现处于睡眠状态的婴儿总是在排尿发生之前短暂地苏醒。表现为婴儿在排尿前的短暂时间里出现哭闹或肢体活动，后又重新睡眠。这提示

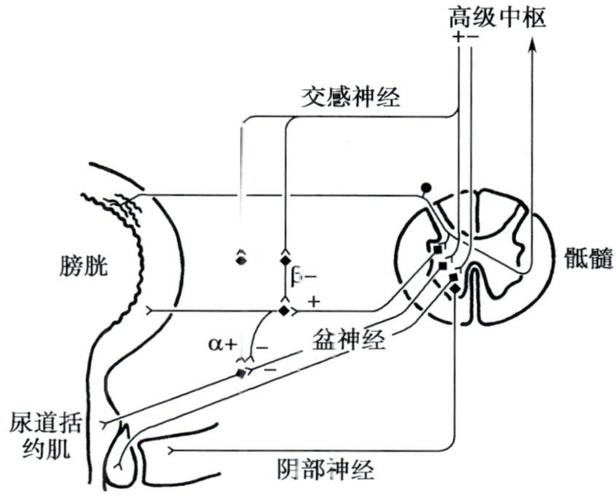


图 1-3-2 排尿涉及的下尿路周围神经

节前副交感神经纤维和节后交感神经纤维均与膀胱壁内的神经节细胞以突触连接。尿道周围横纹肌(即盆底肌肉群)由阴部神经支配。尿道内括约肌受盆腔神经支配,在盆腔手术期间易受伤害。

即使在婴儿期,排尿控制已涉及复杂神经通路和高级神经中枢。

在 2～3 岁时,通过有效学习,当环境不方便排尿时,儿童能自主抑制和延迟排尿。当环境允许排尿时,即使膀胱未完全充满也能启动排尿,并可以完全排空。这种排尿模式受排尿训练影响的同时,还依赖 3 个因素:功能性膀胱容量的逐渐增加、逼尿肌-括约肌协同能力的成熟,以及对膀胱-括约肌-会阴联合体自主控制能力的进行性发育。往往要到 3～4 岁时,大多数儿童才具备成人的排尿模式(图 1-3-3),白天、夜晚均不出现遗尿现象。

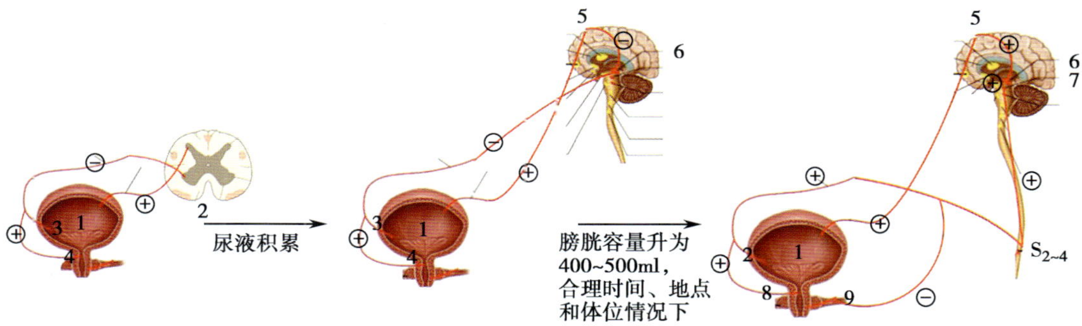


1. 膀胱;2. 骶髓后根 $S_2$～$S_4$ 节段;3. 逼尿肌;4. 尿道横向平滑肌;5. 大脑皮质;6. 中脑导水管周围灰质;7. 脑桥排尿中枢;8. 膀胱颈部及尿道上段的纵行走向的肌肉;9. 盆底肌肉及外括约肌。

图 1-3-3 成人生理性排尿的神经控制

## 二、女性下尿路功能的药理机制

### (一)膀胱药理学

中枢神经系统(central nervous system,CNS)、周围神经系统和局部调节因子之间产生的相互作用影响着下尿路(lower urinary tract,LUT)的生理功能。三者之间不同程度的功能紊乱可导致下尿路症状(lower urinary tract symptom,LUTS)的发生,可分为储尿期症状、排尿期症状及排尿后症状。其中储尿期症状与膀胱功能紊乱密切相关。储尿期症状的出现主要导致膀胱过度活动症(overactive bladder,OAB),其被定义为一种以尿急为特征的,常伴有尿频和夜尿的症状，伴或不伴有急迫性尿失禁，尿动力学检查提示这可能与膀胱逼尿肌的过度活动（detrusor overactive，DO）有关。临床诊疗过程中，主要采取药物治疗 LUTS，主要目的是控制并缓解尿频、尿急和急迫性尿失禁等严重影响生活质量的症状。因此，为了能够优化现有的治疗方法和确定合适的治疗靶点，对其解剖生理及与之对应的药理机制的深入了解是必要的。

LUT 的药理知识与该部位有关的神经解剖生理密切结合，故又称神经药理学（neuropharmacology）。此部分主要针对膀胱相关的周围神经系统和中枢神经系统中药物干预的靶点进行介绍。

**（二）周围神经系统常用药物的使用和机制**

在外周，药物干预的靶点可能有如下 3 个方面：①传出神经传导过程；②平滑肌本身，包括离子通道和细胞内第二信使；③传入神经传导过程。尽管许多有治疗疗效的药物可作用于这些靶点，但由于缺乏针对 LUT 的特异性，在临床诊疗过程中的意义不大，并可能导致更具危害性的副作用。因此，发现作用于 LUT 中存在的特异性通路，且不影响其他系统的正常生理功能、副作用较低的药物是目前的主要任务。

**1. 毒蕈碱受体** 毒蕈碱受体（muscarinic receptor），简称 M 受体。包括 5 个亚型，由 5 个不同的基因编码。M 受体为 G 蛋白耦联受体，根据基因编码和氨基酸序列的差异分为 5 种（$M_1$～$M_5$）亚型。在人膀胱中，所有 M 受体亚型的 mRNA 已被证实，其中占主导地位的是编码 $M_2$ 和 $M_3$ 受体的 mRNA。这些受体在功能上与 G 蛋白耦联，但下游信号转导通路不同。逼尿肌中与膀胱含有同样的 $M_2$ 和 $M_3$ 受体亚型，而膀胱中的 $M_3$ 受体被认为是促使逼尿肌收缩的最重要因素。除此之外，逼尿肌中 M 受体的激活同样受到非选择性阳离子通道和 RHO 激酶的调控。通过动物研究已证实，RHO 激酶对大鼠逼尿肌的收缩和张力具有调节作用，发现 RHO 激酶抑制剂（Y-27632，HA1077）可以抑制卡巴胆碱引起的收缩，但不影响逼尿肌对 KCl 的收缩反应，并发现膀胱中有高水平的 RHO 激酶亚型（Ⅰ型和Ⅱ型）。进一步实验发现，卡巴胆碱诱导的膀胱收缩是由 $M_3$ 受体介导的，而这很大程度上取决于 $Ca^{2+}$ 通过硝苯地平敏感通道进入胞内和激活的 RHO 激酶途径。因此，胆碱能神经通过 $M_3$ 受体是激活逼尿肌的主要途径，其机制可能是通过 L 型钙通道的钙内流和通过 RHO 激酶抑制肌球蛋白轻链磷酸酶的产生，进而导致对钙的敏感性增加所诱发的。

$M_2$ 受体的功能作用尚未阐明，但有学者提出 $M_2$ 受体可能对抗由 β 肾上腺素受体介导的平滑肌松弛。$M_2$ 受体刺激还可激活非特异性阳离子通道，并通过激活蛋白激酶 C 抑制 ATP 敏感型的 $K^+$ 通道（ATP-sensitive potassium channel，KATP）。在某些疾病状态下，$M_2$ 受体可能导致膀胱收缩。在去神经支配的大鼠膀胱中发现，单纯的 $M_2$ 受体激活或 $M_2$ 和 $M_3$ 受体同时激活可诱导膀胱的收缩，并发现这两种受体似乎以同种方式介导收缩。在膀胱出口梗阻（bladder outlet obstruction，BOO）的大鼠膀胱中，$M_2$ 受体密度增加，而 $M_3$ 受体密度降低，但这一变化对排尿功能的功能意义尚未明确。由此，为确定在人体中介导收缩的 M 受体亚型是否像去神经支配的大鼠膀胱中发现的那样从 $M_3$ 受体转变为 $M_2$ 受体亚型，研究者开展了一项对神经源性膀胱功能障碍患者的膀胱组织标本研究，得出的结论是，正常逼尿肌收缩是由 $M_3$ 受体亚型介导的，而在神经源性膀胱功能障碍患者中，$M_2$ 受体同样可以介导收缩。M 受体也可能位于突触前神经末梢，参与递质释放的调节。在人膀胱中，突触前膜抑制性的 M 受体被归类为 $M_4$，兴奋性的 M 受体被归类为 $M_1$。

因此，常使用 M 受体阻滞剂改善 OAB 症状。国内目前常用的 M 受体阻滞剂为托特罗定、索利那新和丙哌维林。这些药物主要通过阻断膀胱及尿路上皮中的 $M_2$ 及 $M_3$ 受体，进行改善膀胱功能紊乱。托特罗定为膀胱高选择性 M 受体阻滞剂，能够同时阻断 $M_2$ 及 $M_3$ 受体，且在膀胱中的亲和性要高于唾液腺，有效减轻了 M 受体阻滞后出现的口干等副作用。索利那新对膀胱 $M_3$ 受体的亲和性较高，并能显著降低 OAB 患者的排尿次数，缓解尿频及急迫性尿失禁症状。丙哌维林同时能够发挥 M 受体阻滞剂和钙离子拮抗作用，副作用较少，可在其他 M 受体阻滞剂不耐受的患者中使用。在国外，奥昔布宁的使用较为广泛，其具有较强的抗 M 受体胆碱能神经的作用，除能够减轻尿痛症状，并可解除平滑肌痉挛和发挥局麻、镇痛疗效，且耐受性好，戒断症状较轻。但该药选择性较低，作用于膀胱逼尿肌的同时又对颌下腺具有较强的作用，口服时容易出现口干、嗜睡、视角模糊和便秘等副作用，限制了其临床应用。值得注意的是，闭角型青光眼患者不能使用 M 受体阻滞剂。

**2. 肾上腺素受体**

（1）α 肾上腺素受体：α 受体可作用于膀胱的不同部位：逼尿肌、逼尿肌血管、传入和传出神经末梢和壁内神经节。α 受体可分 $\alpha_1$ 和 $\alpha_2$ 两型，存在于突触前膜的 $\alpha_2$ 受体的兴奋能阻止末梢神经释放递质，而位于突触后膜的 $\alpha_1$ 受体主要介导平滑肌收缩。大多数研究者认为逼尿肌中的 $\alpha_1$ 受体的表达较低，而其中的 2/3 的 $\alpha_1$ 受体 mRNA 表达为 $\alpha_{1D}$，1/3 的为 $\alpha_{1A}$，不存在 $\alpha_{1B}$。在出现梗阻时，尚未发现肾上腺素受体出现明显上调。但在应激状态时，交感神经兴奋，可激活后尿道 α 受体，使膀胱出口阻力增大，导致排尿困难加重，甚至发生急性尿潴留，而 α 受体阻滞剂具有较好的缓解作用。

α 受体的所有亚型均可在血管的不同部位发现，发挥介导收缩的效应。其表达随血管床的变化而变化，随年龄的增长而增加。在膀胱中，逼尿肌的功能依赖于脉管系统和灌注。部分出口梗阻引起的缺氧被认为在膀胱梗阻部位出现肥厚和退行性病变中起主要作用。研究发现多沙唑嗪治疗出口梗阻引起的膀胱功能障碍的大鼠 4 周后，健康大鼠和梗阻大鼠的膀胱血流量均有所增加，可改善缺氧。此外，多沙唑嗪治疗降低了逼尿肌因部分出口梗阻的不良反应。多沙唑嗪可以减少梗阻动物膀胱重量的增加，这可能是对梗阻引起的 DO 产生积极作用的机制之一。在膀胱出口梗阻患者中，$\alpha_1$ 受体拮抗剂可以有效改善 LUTS。目前使用的 $\alpha_1$ 受体拮抗剂被认为可以有效治疗与 BOO 相关或提示 BOO 的 LUTS 患者的储尿期和排尿期症状。

（2）β 肾上腺素受体：异丙肾上腺素是一种非亚型选择性 β 受体激动剂，可使膀胱平滑肌松弛，这一事实早已为人们所知。虽然目前 β 受体对人类膀胱功能的重要性仍有待证实，但并不能否认它们可以成为有效的治疗靶点。β 受体分为 3 种亚型（$\beta_1$、$\beta_2$ 和 $\beta_3$），均可在包括人类在内的大多数物种的逼尿肌中发现，同时也可在人类尿路上皮中发现。有研究利用实时荧光定量逆转录聚合酶链式反应（real-time quantitative reverse transcription polymerase chain reaction，RT-PCR）分析膀胱中 3 种 β 受体亚型 mRNA 的表达量，发现正常和病理状态下的膀胱中 $\beta_3$ 受体 mRNA 表达量明显高于其他两型。目前普遍认为，β 受体诱导逼尿肌松弛是通过腺苷酸环化酶的激活和环磷酸腺苷（cyclic adenosine monophosphate，cAMP）的上调来介导的。然而，有证据表明，膀胱中的 $K^+$ 通道，特别是钙激活的 $K^+$（$BK_{Ca}$）通道，可能参与了 β 受体介导的非依赖 cAMP 的膀胱松弛。其中 $\beta_2$ 受体与 $\beta_3$ 受体可能共同参与了去甲肾上腺素所发挥的松弛膀胱的生理作用。如图 1-3-4 所示，储尿期所需的逼尿

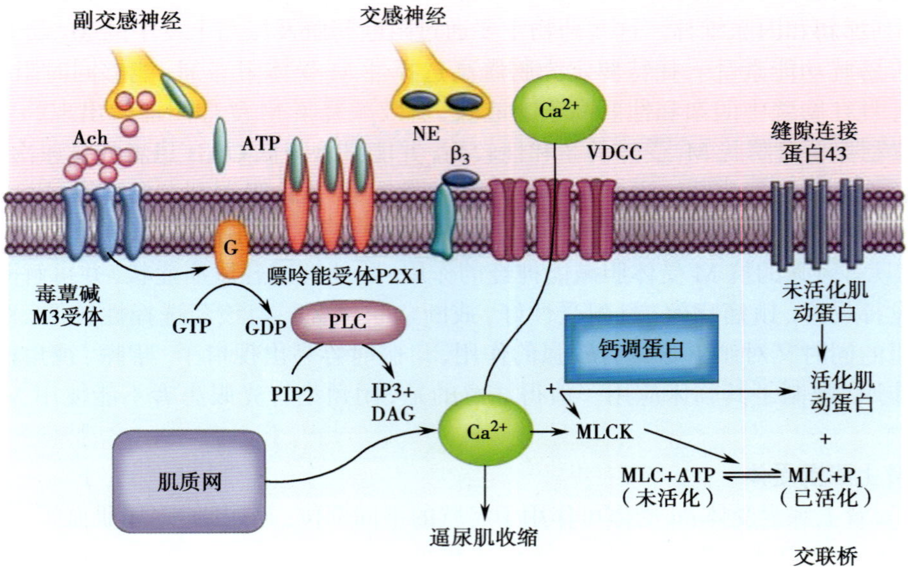


图 1-3-4 逼尿肌收缩的生化过程

排尿时，逼尿肌收缩由副交感神经释放的乙酰胆碱（Ach）与逼尿肌神经肌肉突触的三磷酸腺苷（ATP）共同介导。ATP 通过激活逼尿肌平滑肌上的兴奋性嘌呤能 P2X1 受体发挥相互拮抗的作用，作用于抑制性 P2Y1 受体控制胆碱能神经末梢释放 Ach。储尿期中逼尿肌松弛由交感神经释放的去甲肾上腺素（NE）作用于逼尿肌的 $\beta_3$ 受体。在储尿期，扩张的尿路上皮释放的 Ach 和 ATP 维持尿路上皮质下传入的激活状态。缝隙连接蛋白促进膀胱的传入和传出信号。

肌松弛由交感神经释放的去甲肾上腺素（norepinephrine，NE）作用于逼尿肌中表达的 $\beta_3$ 受体介导，$\beta_3$ 受体的表达和功能证据表明，该受体在正常和神经源性膀胱中均发挥着主导作用。$\beta_3$ 受体激动剂对离体逼尿肌自发收缩有显著抑制作用，这可能是其治疗 OAB/DO 的基础。

$\beta_3$ 受体激动剂是含有羟基团的化合物，可分为 4 大类：芳基乙醇胺类、芳氧基丙醇胺类、苯并吡喃类和四氢异喹啉类，其中研究最多的是前两类。目前已进入临床试验阶段的治疗 OAB 的 $\beta_3$ 受体激动剂有米拉贝隆、利托贝隆和索拉贝隆。到目前为止，米拉贝隆是唯一批准用于治疗 OAB 的 $\beta_3$ 受体选择性激动剂。传统观点认为，$\beta_3$ 受体激动剂抑制自主性收缩的分子机制是通过激活第二信使 cAMP，cAMP 再激活 PKA 进而磷酸化细胞内关键的靶蛋白，最终导致平滑肌松弛。但有学者发现，cAMP 在介导膀胱舒张中的作用远不如 $K^+$ 通道的作用，同时 $\beta_3$ 受体激动剂也能直接作用于尿路上皮和传入神经的 $\beta_3$ 受体，抑制储尿期逼尿肌的自主收缩，从而延迟排尿反射的启动，最终缓解 OAB。目前，广泛接受 $\beta_3$ 受体激动剂主要是通过作用于储尿期逼尿肌上的 $\beta_3$ 受体来抑制自主收缩，从而介导增加膀胱顺应性和延迟排尿反射。在多种动物模型中，关于 $\beta_3$ 受体激动剂对膀胱功能的体内作用的结果表明，$\beta_3$ 受体激动剂可增加膀胱容量，而不改变排尿压力和残余尿量。如在使用选择性 $\beta_3$ 受体激动剂 GW427353 对犬的膀胱功能的研究发现，该药物在诱发 OAB 模型的情况下，可引起膀胱容量的增加，而不影响排尿。这也提示，与 M 受体阻滞剂不同，$\beta_3$ 受体激动剂在增加膀胱容量和减少排尿次数的同时并不影响排尿期的压力和残余尿量。除此之外 $\beta_3$ 受体激动剂米拉贝隆可以抑制 OAB 大鼠膀胱中的 A 类 δ 纤维和 C 类纤维的神经活性。

当前使用 $\beta_3$ 受体激动剂的一个问题是可能对心血管系统产生负面效应。在 OAB 的研究中，与安慰剂组相比，患者在使用治疗剂量的米拉贝隆每天 1 次后收缩压/舒张压的平均升高，约为 0.5～1mmHg，停药后可逆转。在一项对健康志愿者的研究中，米拉贝隆以剂量依赖的方式增加心率。在健康志愿者中，50mg、100mg 和 200mg 剂量组与安慰剂组相比，心率的最大平均增幅分别为每分钟 6.7 次、每分钟 11 次和每分钟 17 次。在临床疗效和安全性研究中，50mg 的米拉贝隆的平均脉搏率与基线相比的变化约为每分钟 1 次，且在停止治疗后是可逆的。即便如此，在予以米拉贝隆治疗心血管疾病患者时，仍需要监测该药物对心率和血压的影响。

3. **离子通道** 离子通道是行使细胞功能的重要调节因子。它们位于细胞膜内，控制不同离子的通透性。目前，在 LUT 的离子通道中研究最为广泛的两类是钙离子通道和钾离子通道。

（1）钙离子通道：$Ca^{2+}$ 是许多细胞发挥功能的关键组分之一。在平滑肌中，细胞内 $Ca^{2+}$ 浓度增加参与调节收缩机制，并在人类逼尿肌的收缩活动中起着关键作用（图 1-3-5），而在神经末梢中，由动作电位引起的 $Ca^{2+}$ 内流是神经递质释放的重要机制。$Ca^{2+}$ 通道可分为至少 4 种不同的亚型：L 型、N 型、P 型和 Q 型。膀胱平滑肌中的钙通道主要是 L 型 $Ca^{2+}$ 通道，这可能参与人体膀胱的收缩过程，而与收缩的激活无关。极化状态下的膜电位降低可增加 $Ca^{2+}$ 通道的开放，进而增加 $Ca^{2+}$ 的内流。因此，这些通道的开放依赖于膜电位的水平，被称为电压门控钙通道（voltage-gated calcium channel，VGCC）。同样存在另一种模式，当进入细胞内 $Ca^{2+}$ 水平升高的同时能诱导细胞内储存的 $Ca^{2+}$ 释放，而这被称为钙诱导的钙释放机制。因此，调节膀胱平滑肌细胞内 $Ca^{2+}$ 浓度可能是调节膀胱收缩的一种方法。临床常见的

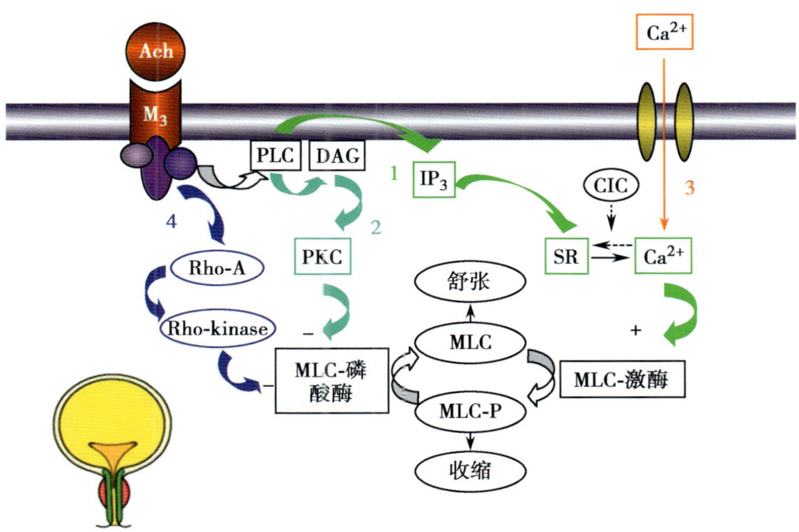


Ach. 乙酰胆碱；PLC. 磷脂酶 C；DAG. 二酰甘油；PKC. 蛋白激酶 C；MLC. 肌球蛋白轻链；$IP_3$. 肌醇三磷酸；SR. 肌浆网；CIC. 钙诱导的钙释放。

**图 1-3-5 M 受体激活逼尿肌收缩的机制图**

一种二氢吡啶类钙拮抗剂药物硝苯地平，对离体逼尿肌有强效抑制作用。对 OAB 大鼠模型的膀胱收缩和临床上 DO 患者的收缩也有抑制作用。然而，目前在治疗上，没有足够的证据表明 $Ca^{2+}$ 拮抗剂在对 OAB/DO 患者有明显疗效。

（2）钾离子通道：钾离子通道是调节平滑肌细胞兴奋性的另一种机制。在正常情况下，平滑肌细胞的静息膜电位主要由钾离子的平衡电位决定。细胞膜对钾离子的透通性增加时，增加钾离子向外扩散进而导致超极化。因此，这将抬高 VGCC 的动作电位阈值和膀胱收缩的起始电位。相反，钾离子进而与尿路上皮、传入神经以及间质细胞上的 VR1 结合，刺激逼尿肌收缩（图 1-3-6）。

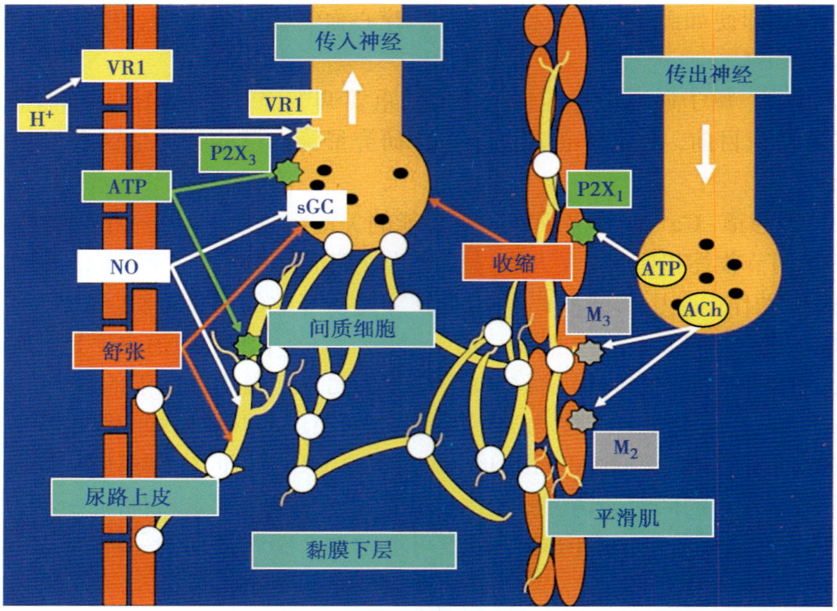


**图 1-3-6 尿路上皮信号和间质细胞影响逼尿肌活动的机制示意图**

膀胱的充盈延展可以直接或通过间质细胞引起传入神经的活动。间质细胞也可能介导由尿路上皮产生和释放的其他物质（ATP：三磷酸腺苷；$P2X_3$：嘌呤能受体；NO：一氧化氮；sGC：可溶性鸟苷酸环化酶）发出的信号。钾离子结合尿路上皮、传入神经和间质细胞上的香草酸受体（VR1），刺激逼尿肌收缩。

$K^+$ 通道有几种不同的类型，在人膀胱逼尿肌中至少发现了两种亚型：ATP 依赖性 $K^+$ 通道（$K_{ATP}$）和钙激活的 $K^+$ 通道（$BK_{Ca}$）。对离体的人逼尿肌和动物膀胱组织的研究表明，$K^+$ 通道激活剂可以减少膀胱的自发性收缩，以及由卡巴胆碱和电刺激引起的收缩。然而，目前可用的 $K^+$ 通道激活剂对膀胱和血管的选择性较差，限制了这些药物的使用。对于脊髓损伤或逼尿肌不稳定继发流出道梗阻的患者，$K^+$ 通道激活剂，如克罗卡林或吡那地尔均未发现对膀胱功能产生影响。虽然市面上存在声称对膀胱中的 $K^+$ 通道具有选择性的激活剂，但仍没有充分证据表明其可作为 OAB/DO 的治疗手段。

4. **雌激素** 尽管目前临床数据中很少有通过队列研究来证实雌激素的疗效，但其已被用于治疗尿急和急迫性尿失禁，其作用机制主要有肌源性假说和尿路上皮假说。雌激素可增加阴道和尿道上皮细胞的成熟，增加尿道平滑肌 α 肾上腺素受体的敏感性，增加尿道闭合压，从而明显缓解 OAB 症状。阴道局部使用雌激素时，可在局部形成一个高浓度的雌激素环境，使得治疗疗效更为明显，同时还能减少全身用药所产生的不良反应。

雌激素受体（estrogen receptor，ER）在女性膀胱三角区、膀胱黏膜及尿道黏膜上皮的细胞表面或核内有表达，这也间接提示雌激素在治疗 LUTS 中具有重要作用。然而，考虑到口服雌激素可能会对全身多系统，尤其是乳房和子宫，产生副作用，因此阴道途径给药可能是一个更好的治疗方案。局部雌激素治疗可改善下尿路症状，并且经阴道雌激素给药的妇女不会增加患乳腺癌的风险，也不需要子宫内膜监测。在绝经女性 OAB 患者中，雌激素治疗能够获得更佳的疗效。在一项 12 周的前瞻性随机试验研究中，报道了 59 名绝经后 OAB 妇女，比较阴道给药雌二醇和口服奥昔布宁 5mg，b.i.d. 的疗效。结果发现，接受奥昔布宁的女性平均每天排尿次数减少 3 次，而使用雌二醇的女性平均每天排尿次数减少 4.5 次。并且两组的生活质量也有显著改善。在动物模型研究中发现，卵巢切除的大鼠膀胱容积明显减少，并且膀胱平滑肌牵张诱发的乙酰胆碱释放在 24 小时内出现增加，神经纤维释放的乙酰胆碱减少。相反，通过对卵巢切除的大鼠补充雌激素发现，其能逆转尿路上皮损伤、炎症细胞浸润并改善 OAB。这可能用来解释为什么绝经后逼尿肌的收缩力下降且相应的 OAB 症状加重。

**（三）中枢神经系统常用药物的使用和机制**

中枢控制系统的结构十分复杂，参与排尿控制的中枢神经系统包括大脑皮质、间脑、中脑、髓质及脊髓。这几种信号传导神经及其受体共同参与排尿反射，并可作为控制排尿反射的潜在药物治疗靶点。目前市面上已有多种作用于中枢神经系统的药物，并由此对排尿功能产生影响。

1. **阿片受体**　内源性阿片肽和相应的受体广泛分布于对排尿控制具有重要意义的中枢神经系统中的许多区域，如 PAG，PMC，脊髓副交感神经核和 Onuf 核（图 1-3-7）。目前已证实，无论从动物或是人体，多种途径给予吗啡治疗可以增加膀胱容量并最终导致尿潴留。相反，给予麻醉大鼠鞘内注射或者给人体静脉注射 μ- 阿片受体拮抗剂纳洛酮，已被证明可刺激排尿，表明 μ- 阿片受体的激活对排尿反射有抑制作用。在脊髓损伤患者中，通过鞘内注射吗啡可治疗 DO，但伴有恶心和瘙痒等副作用。阿片受体激动剂的进一步的副作用包括呼吸抑制、便秘和成瘾。因此，已开展尝试通过增加对不同类型的阿片受体的选择性来减少这些副作用的试验。至少有 3 种不同的阿片受体与可以与吗啡特异性结合，包括 μ、δ、κ 型，并已证实参与排尿过程。理论上，选择性受体作用或由特定阿片受体介导的作用可能对排尿控制具有显著的治疗效果。

曲马多是一种临床常用的镇痛药。其本身是一种弱 μ- 阿片受体激动剂，但它被代谢成多种不同的化合物，其中部分化合物几乎与 μ- 阿片受体上的吗啡疗效相近。然而，曲马多（或其代谢物）也抑制 5- 羟色胺（5-hydroxytryptamine，5-HT）和去甲肾上腺素的再摄取。这一特点引人深思，因为 μ- 阿片受体激动和抑制胺类物质的再摄取可能是治疗 OAB/DO 的机制之一。在大鼠实验中，曲马多有效缓解了由脑梗死引起的实验诱导的 DO 模型。研究者通过硬膜外给予曲马多，发现该药物可增加膀胱容量和顺应性，延缓充盈感，而不会对排尿产生不良影响。同样在一项双盲、安慰剂对照的随机研究中评估了曲马多在特发性 DO 患者中的疗效和安全性。共有 76 名 18 岁或以上的患者每 12 小时给予 100mg 曲马多持续 12 周。在基线和治疗期间每 2 周进行临床评估。结果提示曲马多显著减少了尿失禁的次数，并通过尿动力学检查发现多项参数得到显著改善。然而，即使曲马多可对 LUTS/

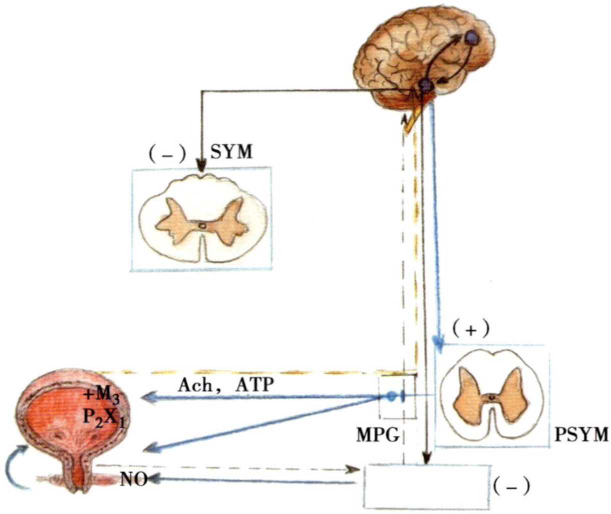


Ach. 乙酰胆碱；NEPI. 去甲肾上腺素；NO. 一氧化氮；(+). 兴奋性；(-). 抑制性。

**图 1-3-7 排尿反射示意图**

逼尿肌传入神经（黄色虚线）激活脊髓反射机制，诱导躯体胆碱能神经至尿道外括约肌（EUS）、交感神经肾上腺素能神经至尿道平滑肌以及胆碱能神经和氮能神经至尿道平滑肌放电。尿道传入神经（黑色虚线）被流经尿道的尿液激活，促进副交感神经传出流出至逼尿肌，通过经 PMC 的脊髓上通路以及脊髓反射通路完成排尿。

DO/OAB 具有改善作用，但由于其副作用如恶心、便秘、成瘾性，它可能不是合适的治疗药物。

在人体中，μ- 阿片受体拮抗剂纳布啡和 κ- 阿片受体激动剂可增加膀胱容量。丁丙诺啡（一种部分 μ- 阿片受体激动剂和 κ- 阿片受体拮抗剂）比吗啡降低排尿时压力并增加膀胱容量的效果更为显著。由此，进一步探索这些非 μ- 阿片受体介导的排尿功能似乎更具有临床指导意义。

2. 5-HT　5-HT 又称为血清素，是一种重要的神经递质，在神经细胞之间传递信息，是一种内源性的活性物质，参与调节人类的情感和各种行为，包括人类的饮食、睡眠、体温、精神和情绪的调节，在精神系统疾病中有着广泛的应用。腰骶段自主神经以及躯体运动核（Onuf 核）从中缝核获得大量的 5- 羟色胺能神经的输入，这种神经支配不会随着年龄的增长而受到腰骶段脊髓神经支配普遍下降的情况。在 LUT 中处理传入和传出神经冲动发生的部位发现了多个 5-HT 受体。虽然，在大鼠实验中存在证据表明 5-HT 能促进排尿，但此下行通路本质上是一种抑制性的神经回路，5-HT 是一种关键的神经递质。因此，电刺激中缝尾核中含有 5-HT 的神经元会抑制膀胱收缩。大鼠和猫动物的实验提示，5-HT 再摄取抑制剂以及 $5\text{-HT}_{1A}$ 和 $5\text{-HT}_2$ 受体激动剂能够激活中枢 5-HT 能系统，并可抑制膀胱反射性收缩并增加膀胱容积阈值以抑制排尿。$5\text{-HT}_{1A}$ 受体参与控制脊髓延髓排尿反射通路的多种抑制机制。调节膀胱收缩的频率可能是通过抑制在脑桥排尿转换器的传入神经，而膀胱收缩的调节可能与脑桥输出的抑制副交感神经核有关。不同浓度下，5-HT 产生不同效应。低浓度时，5-HT 能增加膀胱收缩，可能是通过 5-$HT_3$ 受体完成的；而在高浓度下，5-HT 通过 5-$HT_1$ 抑制膀胱逼尿肌收缩。

在关于对抑郁症和 OAB 是否都存在 5-HT 缺失进行讨论时提出，如果存在缺失，那么是选择性 5-羟色胺再摄取抑制剂（selective serotonin reuptake inhibitor，SSRI）是否只对抑郁患者的排尿控制有效，或者选择性 5-HT 摄取抑制是否可以作为治疗 OAB 的一般原则。然而，目前临床还没有随机对照试验（randomized controlled trial，RCT）表明 SSRI 对治疗 OAB/DO 有用。相反，有报告表明，SSRI 在没有尿失禁的患者中可能会导致尿失禁，特别是在老年人中，且暴露于 SSRI 的患者发生尿失禁的风险增加。这引起了关于 SSRI 可能被用于 OAB 一般治疗的怀疑。另一方面，在一项随机对照试验中，5-HT 和去甲肾上腺素再摄取抑制剂度洛西汀对 OAB 患者有效。

3. **肾上腺素受体** 脑干中的去甲肾上腺素能神经元投射至腰骶段脊髓中的交感神经、副交感神经和体细胞核。这些通过去甲肾上腺素神经元的通路，在激活膀胱收缩时可能涉及兴奋性 $\alpha_1$ 肾上腺素受体。在进行连续膀胱测压的大鼠中，鞘内注射多沙唑嗪显著降低了正常和梗阻后膀胱扩张后的排尿压力。同样，给予出现膀胱过度活动症的自发性高血压大鼠销内注射多沙唑嗪，膀胱功能得到改善。相反，通过血管内给药则无明显疗效。这一结果提示，多沙唑嗪改善膀胱功能的作用部位在脊髓和神经节水平。然而，临床研究中尚无 RCT 证明 α 肾上腺素受体拮抗剂在 OAB/DO 中的治疗作用。

4. **多巴胺受体** 许多帕金森病患者存在神经源性 DO 和逼尿肌功能障碍，可能是黑质纹状体多巴胺消耗和抑制性 $D_1$ 受体未激活的结果。研究表明，阿扑吗啡通过激活 $D_1$ 和 $D_2$ 受体，能刺激由中枢多巴胺能受体诱导的麻醉大鼠出现 OAB。而在对大脑进行结下横断和腹腔内注射中枢多巴胺受体阻滞剂预处理，则可消除上述作用，提示阿扑吗啡诱导的大鼠 OAB 是由脑干和脊髓排尿中枢同步刺激引起的，这种反应是由多巴胺 $D_1$ 和 $D_2$ 受体同时刺激引起。然而也有研究结果发现，多巴胺能药物治疗帕金森病对排尿的影响是不稳定的。在帕金森病的早期阶段，单剂量的左旋多巴会加重 DO。相比之下，在疾病进展的晚期，该药物则可能改善膀胱储尿功能。由此，在不同的精神疾病所诱发的膀胱功能障碍中，不同的多巴胺能受体药物对排尿过程的影响不容忽视。

**（四）总结**

近年来，随着神经泌尿外科学的发展，对下尿路神经控制和下尿路功能障碍研究的深入，促使临床研究者们不断发掘新的治疗 LUTS 的方案。除了以平滑肌的 M 受体和肾上腺素受体为靶点的传统药物外，对其他新的靶点如外周传入神经、传出神经、尿路上皮细胞和中枢神经系统的药物开发也同样重要。而对于目前主要以尿失禁和 OAB 为主的女性盆底泌尿功能紊乱，虽有多种药物可供选择，但并不具有普适性。原因在于，排尿是由分布在中枢和外周神经系统的复杂神经回路控制的，这些神经回路传导各种各样的神经递质，最终可能会有许多不同类别的药物被用于治疗 LUTS。因此需要以患者的临床表现和具体情况，并结合以尿动力学为代表的功能学检查为基础，来制定与之对应的个性化用药方案以获得最佳效果，必要时可能需要采取联合治疗措施。

（吴 芃）

## 参考文献

[1] DE GROAT W C, RYALL R W. Reflexes to sacral parasympathetic neurones concerned with micturition in the cat[J]. J Physiol, 1969, 200(1): 87-108.

[2] ALDSKOGIUS H, ELFVIN L G. Demonstration of preganglionic fibers in the inferior mesenteric ganglion, pelvic ganglia and related nerves of the guinea pig by anterogradely transported wheat germ agglutinin-horseradish peroxidase conjugate[J]. J Auton Nerv Syst, 1987, 18(2): 105-109.

[3] TABATAI M, BOOTH A M, DE GROAT W C. Morphological and electrophysiological properties of pelvic ganglion cells in the rat[J]. Brain Res, 1986, 382(1): 61-70.

[4] ROGERS H, KENNEDY C, HENDERSON G. Characterization of the neurons of the mouse hypogastric ganglion: morphology and electrophysiology[J]. J Auton Nerv Syst, 1990, 29(3): 255-270.

[5] DIXON J S, JEN P Y, GOSLING J A. The distribution of vesicular acetylcholine transporter in the human male genitourinary organs and its co-localization with neuropeptide Y and nitric oxide synthase[J]. Neurourol Urodyn, 2000, 19(2): 185-194.

[6] NADELHAFT I, DEGROAT W C, MORGAN C. Location and morphology of parasympathetic preganglionic neurons in the sacral spinal cord of the cat revealed by retrograde axonal transport of horseradish peroxidase[J]. J Comp Neurol, 1980, 193(1): 265-281.

[7] THOR K B, DE GROAT W C. Neural control of the female urethral and anal rhabdosphincters and pelvic floor muscles[J]. Am J Physiol Regul Integr Comp Physiol, 2010, 299(2): R416-R438.

[8] KANAI A, WYNDAELE J J, ANDERSSON K E, et al. Researching bladder afferents-determining the effects of $\beta_3$-adrenergic receptor agonists and botulinum toxin type-A[J]. Neurourol Urodyn, 2011, 30(5): 684-691.

[9] DANG K, LAMB K, COHEN M, et al. Cyclophosphamide-induced bladder inflammation sensitizes and enhances P2X receptor function in rat bladder sensory neurons[J]. J Neurophysiol, 2008, 99(1): 49-59.

[10] SCULPTOREANU A, DE GROAT W C, BUFFINGTON C A, et al. Protein kinase C contributes to abnormal capsaicin responses in DRG neurons from cats with feline interstitial cystitis[J]. Neurosci Lett, 2005, 381(1-2): 42-46.

[11] DANG K, BIELEFELDT K, GEBHART G F. Differential responses of bladder lumbosacral and thoracolumbar dorsal root ganglion neurons to purinergic agonists, protons, and capsaicin[J]. J Neurosci, 2005, 25(15): 3973-3984.

[12] PEZZONE M A, LIANG R, FRASER M O. A model of neural cross-talk and irritation in the pelvis: implications for the overlap of chronic pelvic pain disorders[J]. Gastroenterology, 2005, 128(7): 1953-1964.

[13] FAHRENKRUG J, HANNIBAL J. Pituitary adenylate cyclase activating polypeptide immunoreactivity in capsaicin-sensitive nerve fibres supplying the rat urinary tract[J]. Neuroscience, 1998, 83(4): 1261-1272.

[14] SNELLINGS A E, YOO P B, GRILL W M. Urethral flow-responsive afferents in the cat sacral dorsal root ganglia[J]. Neurosci Lett, 2012, 516(1): 34-38.

[15] BIRDER L, ANDERSSON K E. Urothelial signaling[J]. Physiol Rev, 2013, 93(2): 653-680.

[16] MORGAN C, NADELHAFT I, DE GROAT W C. The distribution of visceral primary afferents from the pelvic nerve to Lissauer's tract and the spinal gray matter and its relationship to the sacral parasympathetic nucleus[J]. J Comp Neurol, 1981, 201(3): 415-440.

[17] NADELHAFT I, ROPPOLO J, MORGAN C, et al. Parasympathetic preganglionic neurons and visceral primary afferents in monkey sacral spinal cord revealed following application of horseradish peroxidase to pelvic nerve[J]. J Comp Neurol, 1983, 216(1): 36-52.

[18] MUTOH S, UEDA S, FUKUMOTO Y, et al. Effect of adrenergic and cholinergic drugs on the noradrenergic transmission in bladder neck smooth muscle[J]. J Urol, 1987, 138(1): 212-215.

[19] MCKENNA K E, NADELHAFT I. The organization of the pudendal nerve in the male and female rat[J]. J Comp Neurol, 1986, 248(4): 532-549.

[20] NADELHAFT I, VERA P L. Separate urinary bladder and external urethral sphincter neurons in the central nervous system of the rat: simultaneous labeling with two immunohistochemically distinguishable pseudorabies viruses[J]. Brain Res, 2001, 903(1-2): 33-44.

[21] ARAKI I, DE GROAT W C. Unitary excitatory synaptic currents in preganglionic neuron mediated by two distinct groups of interneurons in neonatal rat sacral parasympathetic nucleus[J]. J Neurophysiol, 1996, 76(1): 215-226.

[22] BLOK B F, VAN MAARSEVEEN J T, HOLSTEGE G. Electrical stimulation of the sacral dorsal gray commissure evokes relaxation of the external urethral sphincter in the cat[J]. Neurosci Lett, 1998, 249(1): 68-70.

[23] BLOK B F, HOLSTEGE G. Direct projections from the periaqueductal gray to the pontine micturition center (M-region). An anterograde and retrograde tracing study in the cat[J]. Neurosci Lett, 1994, 166(1): 93-96.

[24] BRADLEY W E, TEAGUE C T. Cerebellar regulation of the micturition reflex[J]. J Urol, 1969, 101(3): 396-399.

[25] YOSHIYAMA M, DE GROAT W C. Supraspinal and spinal α-amino-3-hydroxy-5-methylisoxazole-4-propionic acid and *N*-methyl-D-aspartate glutamatergic control of the micturition reflex in the urethane-anesthetized rat[J]. Neuroscience, 2005, 132(4): 1017-1026.

[26] YOSHIYAMA M, DE GROAT W C. Role of spinal metabotropic glutamate receptors in regulation of lower urinary tract function in the decerebrate unanesthetized rat[J]. Neurosci Lett, 2007, 420(1): 18-22.

[27] KRUSE A C, KOBILKA B K, GAUTAM D, et al. Muscarinic acetylcholine receptors: novel opportunities for drug development[J]. Nat Rev Drug Discov, 2014, 13(7): 549-560.

[28] ANDERSSON K E, WEIN A J. Pharmacology of the lower urinary tract: basis for current and future treatments of urinary incontinence[J]. Pharmacol Rev, 2004, 56(4): 581-631.

[29] DE GROAT W C, GRIFFITHS D, YOSHIMURA N. Neural control of the lower urinary tract[J]. Compr Physiol, 2015, 5(1): 327-396.

[30] GRIFFITHS D, TADIC S D, SCHAEFER W, et al. Cerebral control of the bladder in normal and urge-incontinent women[J]. Neuroimage, 2007, 37(1): 1-7.

[31] YEUNG C K, GODLEY M L, DHILLON H K, et al. Urodynamic patterns in infants with normal lower urinary tracts or primary vesico-ureteric reflux[J]. Br J Urol, 1998, 81(3): 461-467.

[32] SIGALA S, MIRABELLA G, PERONI A, et al. Differential gene expression of cholinergic muscarinic receptor subtypes in male and female normal human urinary bladder[J]. Urology, 2002, 60(4): 719-725.

[33] PONTARI M A, BRAVERMAN A S, RUGGIERI M R. The $M_2$ muscarinic receptor mediates in vitro bladder contractions from patients with neurogenic bladder dysfunction[J]. Am J Physiol Regul Integr Comp Physiol, 2004, 286(5): R874-R880.

[34] MICHEL M C, VRYDAG W. α1-, α2-and β-adrenoceptors in the urinary bladder, urethra and prostate[J]. Br J Pharmacol, 2006, 147 Suppl 2(Suppl 2): S88-S119.

[35] OTSUKA A, SHINBO H, MATSUMOTO R, et al. Expression and functional role of β-adrenoceptors in the human urinary bladder urothelium[J]. Naunyn Schmiedebergs Arch Pharmacol, 2008, 377(4-6): 473-481.

[36] MALIK M, VAN GELDEREN E M, LEE J H, et al. Proarrhythmic safety of repeat doses of mirabegron in healthy subjects: a randomized, double-blind, placebo-, and active-controlled thorough QT study[J]. Clin Pharmacol Ther, 2012, 92(6): 696-706.

[37] ANDERSSON K E, ARNER A. Urinary bladder contraction and relaxation: physiology and pathophysiology[J]. Physiol Rev, 2004, 84(3): 935-986.

[38] ROBINSON D, CARDOZO L, MILSOM I, et al. Oestrogens and overactive bladder[J]. Neurourol Urodyn, 2014, 33(7): 1086-1091.

[39] NELKEN R S, OZEL B Z, LEEGANT A R, et al. Randomized trial of estradiol vaginal ring versus oral oxybutynin for the treatment of overactive bladder[J]. Menopause, 2011, 18(9): 962-966.
[40] KIEFFER B L. Opioids: first lessons from knockout mice[J]. Trends Pharmacol Sci, 1999, 20(1): 19-26.
[41] STEERS W D, HERSCHORN S, KREDER K J, et al. Duloxetine compared with placebo for treating women with symptoms of overactive bladder[J]. BJU Int, 2007, 100(2): 337-345.
[42] SAKAKIBARA R, TATENO F, KISHI M, et al. Pathophysiology of bladder dysfunction in Parkinson's disease[J]. Neurobiol Dis, 2012, 46(3): 565-571.

# 第二章　女性泌尿系统常见临床症状

女性泌尿系统的解剖结构和生理功能，与男性泌尿系统存在某些共性。又因女性自身特有的形态结构及其与毗邻组织、器官、系统相互关联的特点，从而在泌尿系统常见临床症状上与男性不尽相同，在罹患某些泌尿系统疾病方面较男性具有更多的特殊性。从这种角度出发，准确地把握认识女性泌尿外科常见的临床症状，再结合相关辅助检查资料进行综合判断，是对女性泌尿系统疾病合理诊治的重要基础。

## 第一节　血　尿

### 一、概述

血尿（hematuria）即所排尿液中含有数量异常的红细胞。离心沉淀尿液显微镜下检查红细胞≥3 个 / 高倍视野为镜下血尿；当尿液中出血量＞1ml/L 时可呈肉眼血尿。引发血尿的诸多原因中，泌尿系统本身疾病占绝大多数，仅少数情况系全身疾病或邻近泌尿系统的脏器病变所致。生理状态下的剧烈运动偶可导致程度不同的血尿表现。泌尿外科接诊血尿的疾病主要为泌尿系结石、肿瘤、创伤，包括特异性感染（如泌尿系统结核）在内的泌尿系感染，以及因放 / 化疗导致的泌尿系统损伤等。泌尿系统特别是肾血管畸形和左肾静脉受压（胡桃夹综合征）甚至内科系统肾脏各种免疫性炎症，以及因长期服用抗凝药物等引发的血尿也会见到。

### 二、血尿来源相关疾病症状学

女性患者首先要排除不规则月经史或病理性阴道出血对尿液的污染，也要排除食用含色素果蔬（如甜菜根、火龙果）及药物（如利福平、苯妥英钠）等引起的尿液色泽改变。全身性疾病及相关肿瘤全身化疗（如环磷酰胺）和膀胱内灌注药物（如卡介苗、丝裂霉素）及盆腔放疗史均可引发泌尿系统脏器，特别是膀胱的损伤而出现血尿。因此，完整详细的病史采集至关重要。

无痛性肉眼全程血尿，可为持续性或间歇性。应高度警惕泌尿系统恶性肿瘤，特别是膀胱癌的可能性。血尿伴有血凝块者，在上尿路肿瘤常呈条索样或蚓状，而下尿路肿瘤的血凝块常不定形。要注意当泌尿系肿瘤进展到一定程度后，随出血量的增加，可导致膀胱血凝块填塞而出现尿潴留。

血尿伴有肾绞痛，多见于上尿路病变，如泌尿系结石、先天性梗阻（肾盂输尿管连接处狭窄）或肿瘤出血后血凝块的梗阻。这种疼痛多为剧烈绞痛，常需要急诊处理。而女性患者中较为常见的血尿伴尿频、尿急、尿痛和下腹部疼痛则以下尿路感染为主。若此类症状呈持续性，经一般抗生素治疗效果不佳，须注意泌尿系结核病变。

血尿成分的多样性与疾病相关。血尿作为一种临床征象，当尿液分析显示含有除红细胞以外的其他成分，如发现蛋白尿、管型尿、白细胞尿，须注意肾实质病变。当伴有水肿、高血压等全身症状时，注意各类肾炎、肾病综合征等内科情况。泌尿系结核在伴有血尿基础上常有其他问题，如：反常酸性尿（新鲜尿液标本）及尿中多量的白细胞、尿沉渣涂片染色抗酸杆菌阳性，虽然特异度不高，但有一定参考作用。肾脏内血管性病变（包括动脉瘤、动静脉瘘、血管瘤以及肾梗死等）可出现反复的镜下血尿或肉眼血尿，须结合进一步检查明确诊断。肾实质病变引发的血尿（多为镜下血尿），尿液中红细胞多呈异型性，即红细胞大小不等、形态多样、细胞内血红蛋白分布不均匀，可用相差显微镜观察与定量加以区别。而全身性疾病中的糖尿病、血友病、白血病等亦可出现血尿，常伴有其他成分（如蛋白、管型）。后腹腔或女性盆腔恶性肿瘤及炎症肿块压迫、刺激、浸润泌尿系统亦可出现血尿。此外，血尿尚需与血红蛋白尿和肌红蛋白尿加以区别，后两者尿色也呈棕红色，尿潜血试验呈阳性但尿中无红细胞成分，多由溶血或组织严重损伤等所致。

对于血尿时段与尿三杯试验，在临床诊断方法与技术设备不断更新与丰富的今天，尿三杯试验依然是传统经典的方法。尽管可能会被临床医师忽视，但其在判断血尿来源相关病变上可有所提示。初始血尿反映尿道病变（如尿道炎症或尿道内器质性病变）；终末血尿是排尿终末期膀胱颈部收缩挤出膀胱的剩余尿液，反映膀胱颈部及膀胱三角区的炎症等。临床上最常见的还是全程血尿，病变来源于上尿路和膀胱，其中以膀胱肿瘤居多。

## 三、特殊类型的血尿

1. **运动性血尿** 仅在运动后出现的血尿。常见于剧烈运动后，一般认为是剧烈运动后尿液反复冲击膀胱壁引起毛细血管损伤出血，以肉眼血尿居多。

2. **直立性血尿** 以胡桃夹现象（nutcracker phenomenon）为代表，多见于身材瘦高的青少年。系左肾静脉受肠系膜上动脉和腹主动脉卡压，静脉回流受阻致压力升高，肾盂内静脉曲张渗血。影像学手段可显示受压的左肾静脉及狭窄后扩张现象，矢状位的腹主动脉与肠系膜上动脉夹角变小（图 2-1-1）。当患者在运动等诱因下出现典型的左侧腰腹疼痛，肉眼血尿及蛋白尿，伴恶心呕吐等消化道症状时，称为胡桃夹综合征（nutcracker syndrome），女性患者还可出现左侧卵巢静脉的曲张。另外，体质量指数（body mass index，BMI）偏低的女性可因肾下垂（nephroptosia）而出现血尿。肾下垂者右侧较左侧多见（80% vs. 15%），双侧下垂者占 5%，体格检查可扪及游离活动的肾脏，严重的肾下垂可引发上尿路积水并损伤肾脏功能。

3. **子宫内膜异位症（endometriosis）与血尿** 尿路子宫内膜异位症见于育龄期女性，以周期性肉眼血尿为特点，同时伴有腹痛、尿急和排尿困难等，病灶多数位于膀胱（图 2-1-2）。而位于输尿管者，可在血尿基础上引发同侧上尿路梗阻，损害肾脏功能。

4. **腰痛血尿综合征（loin pain and hematuria syndrome，LPHS）** 以单侧或双侧剧烈腰痛伴肉眼血尿（少数为镜下血尿）为特征，多见于年轻女性。从 20 世纪 60 年代首次报道以来，逐渐引起临床关注。明显的症状促使临床医师尽可能应用相关专科手段寻找出血原因或来源。当排除了肾内动脉瘤、动 - 静脉瘘、肾毛细血管瘤或肾梗死等器质性病变后，常以此综合征命名。以往认为与口服避孕药等有关联性，未能进一步证实；亦有学说将患者

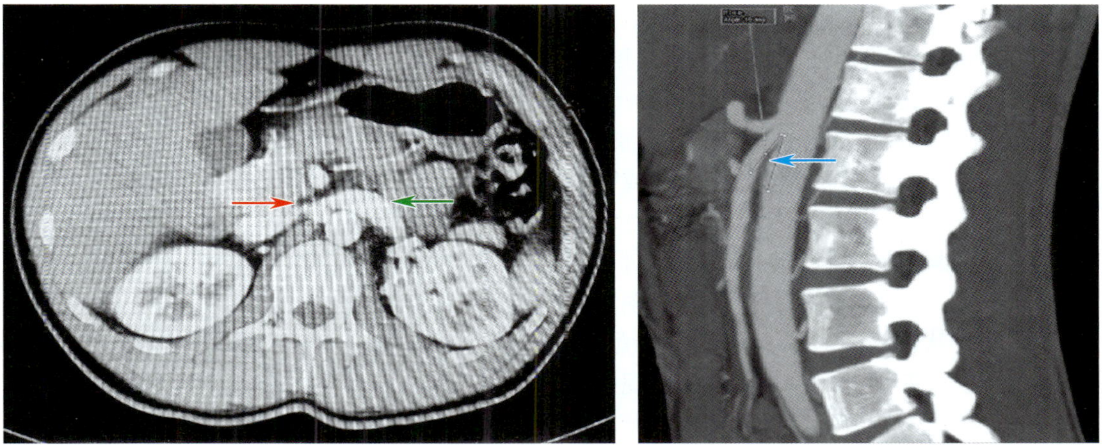

图 2-1-1　胡桃夹现象的影像学表现

CT 横断位（左图）可见左肾静脉通过肠系膜上动脉与腹主动脉夹角处明显狭窄（红色箭头），而靠近左肾的一段左肾静脉异常扩张（绿色箭头）；矢状位（右图）可见肠系膜上动脉与腹主动脉夹角（蓝色箭头）呈 19°，左肾静脉受压明显。

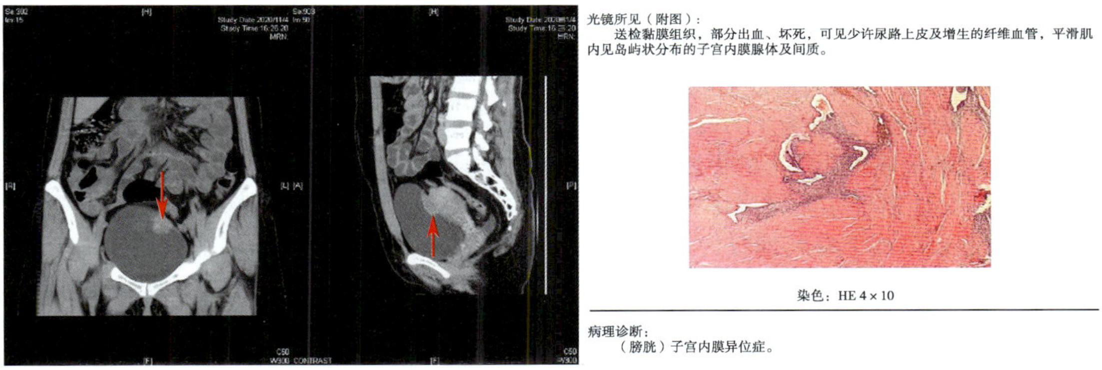


图 2-1-2　子宫内膜异位症的影像学表现和术后病理报告

CT 冠状位（左图）及矢状位（中图）可见子宫内膜异位处（红色箭头）；右图为术后病理报告。

因症状严重促使的强烈治疗意愿归为心理或精神障碍，目前仍无定论。

5. **妊娠期血尿**　作为育龄女性特殊时期症状，妊娠期血尿与该阶段身体发生的解剖、生理、内分泌、血液系统的变化及妊娠引发的全身系统性的病理生理改变相关。除内科、产科相关疾病外，泌尿外科则多因肉眼血尿接诊。肾脏体积增大、肾血浆流量增加和泌尿集合系统扩张甚至积水是该阶段形态学变化的特征，而肾脏的高滤及血液的高凝状态是功能性变化特征，其间因急性肾盂肾炎、间质性肾炎甚至肾皮质坏死导致血尿，肾功能负荷加重诱发以往潜在的肾动静脉畸形及肾血管瘤破裂等血尿病例均有报道。泌尿系结石的发作也有血尿症状。妊娠合并常染色体显性多囊肾病（autosomal dominant polycystic kidney disease，ADPKD）患者在血尿基础上可进一步加重肾脏功能损害。此类患者常伴有脏器多囊化倾向，二尖瓣脱垂及颅内动脉瘤等多发性异常。妊娠期特异性相关病因，如子痫前期和前置胎盘的穿透性胎盘植入膀胱等，均可出现肉眼血尿。血尿同时伴发的其他相关症状对病因的分析有提示性作用，无痛性肉眼血尿则依然要警惕肿瘤的可能。

6. **Youssef 综合征** 20 世纪 50 年代首次报道，本质上是膀胱子宫瘘（vesicouterine fistula，VUF），占泌尿生殖系统瘘的 1%～4%。其发生与子宫下段剖宫产引起的膀胱损伤有关，典型症状包括周期性血尿、闭经和尿失禁。近年来随着报道病例的增多，发现部分患者并无尿失禁，其机制可能与子宫内膜或宫颈的括约作用有关，我国也有相关病例报告。针对典型症状的变异，有学者提出应进行诊断的分型，但目前尚无共识。面对全球范围剖宫产比例依然偏高的现状，临床应提高对剖宫产术后周期性血尿患者的识别，影像与内镜技术的配合可以提高对该综合征的诊断率。

7. **无症状性镜下血尿** 无症状性镜下血尿（asymptonatic microscopic hematuria，AMH）作为一种令患者忧虑的问题，经常出现于泌尿外科门诊，并以女性居多。其实质与潜在的泌尿系肿瘤相关。由于以往 AMH 的定义与相关指南的数据多基于男性群体，在实践中美国泌尿妇科学会（American Urogynecologic Society，AUGS）提出 AMH 的诊断路径应有性别差异。泌尿系统肿瘤的发病率经性别分层后显示女性明显低于男性，而经过对镜下血尿进行的检查随访与损伤/获益比较性研究也显示女性镜下血尿的诊断应在进一步分层后实施。低风险组：年龄＜50 岁；无吸烟史或少量吸烟者（＜10 包/年），镜下红细胞 3～10/高倍视野，应行 6～12 个月之间的尿液复查随访，不做进一步检查；中风险组：年龄 50～59 岁，吸烟量 10～30 包/年，镜下红细胞 11～25/高倍视野，伴有其他肿瘤相关症状，建议行膀胱镜或泌尿系超声检查；高危组：年龄＞60 岁，吸烟量＞30 包/年，镜下红细胞＞25/高倍视野或出现过肉眼血尿，建议行膀胱镜及泌尿系 CT 检查。随访结果也显示出现泌尿系肿瘤者，均发生于中、高危组，分别为 1.37% 和 1.96%。2020 年美国泌尿学会/尿动力学、女性盆底医学及泌尿生殖重建协会指南的更新中推荐了这种分层方法。

总之，女性患者在年轻群体中，急性细菌性膀胱炎或下尿路感染是常见病种；当出现无痛性肉眼血尿或伴有其他较为复杂的状况时，应在翔实采集病史的基础上，进一步行泌尿系统的检查，特别是进行膀胱镜检查，以快速明确病变部位。对于特殊类型的血尿要认真全面仔细地分析。需要强调的是，血尿病因和来源的分析应该是综合全面的评价，不应片面地注重某一症状或强调某项检查的作用，要遵循临床注重证据的客观性与实践第一的原则。

（白志明）

## 第二节 女性排尿相关症状

### 一、概述

人体排尿功能的实现，是以膀胱、尿道为主体，在逼尿肌/括约肌的收缩松弛协同作用下，与相关结构互为关联，功能相互协调并通过神经系统作用，完成低压状态下储/控尿及尿液的完全排空。女性泌尿、生殖系统结构功能关系紧密，在某些生理状态（妊娠、分娩）的过程中或病理状态（感染、损伤等）下，加之尿液生成因素异常或神经系统功能障碍及老龄化等，会导致与排尿过程相关的诸多症状。国际尿控学会（International Continence Society，ICS）等组织将这一系列症状归类为下尿路症状（lower urinary tract symptom，LUTS），并将之分为储尿期、排尿期、排尿后症状及感觉性症状，已在国际上普遍采用。此外，女性泌尿、生殖系统结构功能的相互影响，在病理生理上也互为因果关系。在对排尿功能异常发病机制认识进一步深化的今天，也促进了泌尿妇科（urogynecology）亚专科发展。因此，需要以更广阔视野认识与排尿相关的症状学。

## 二、女性下尿路症状（female lower urinary tract symptoms，FLUTS）

### （一）储尿期症状

1. **尿频** 指排尿次数的增加。成年女性日间排尿≥8 次，夜间排尿≥1 次。

2. **尿急** 指突发而且难以抑制的排尿冲动。值得注意的是，当尿急伴有尿频和夜尿症状，伴或不伴有急迫性尿失禁，又缺乏泌尿系感染证据或其他明确的病理状况时，通常称之为膀胱过度活动症（overactive bladder，OAB）。

3. **夜尿** 指患者不得不中断睡眠起来排尿。夜尿次数超过 2 次也称作夜尿。应注意区别其原因是尿量生成增加还是膀胱容量降低。前者常见于老龄人群因肾脏浓缩功能降低，夜间平卧后肾血流量增加而使尿液生成量增加；当膀胱容量或顺应性降低时，则在夜尿基础上伴有其他下尿路症状。而全身疾病（如心功能衰竭）引发的夜尿则不伴有日间尿频。

4. **尿失禁**

（1）真性尿失禁：完全失去控制排尿能力，尿液在任何时间、体位下持续不自主地从尿道口流出。

（2）压力性尿失禁：只有在咳嗽、大笑、负重、奔跑/跳等腹压增加时，少量尿液从尿道口流出。

（3）急迫性尿失禁：急迫尿意冲动下的尿液不自主地从尿道口流出。

（4）充盈性尿失禁：由膀胱内大量剩余尿导致膀胱内压力超过正常尿道括约肌的阻力时，尿液不自主地从尿道口流出。

（5）混合性尿失禁：表现为既有尿急又有排尿费力，或者用力及喷嚏、咳嗽时的尿液从尿道口不自主流出。

5. **膀胱感觉** 一般分为正常、增加、减退、缺失几个层次。对排尿的影响表现为从尿频到尿潴留的变化。感觉增加时多表现为尿频、尿急；感觉减退或缺失则表现为排尿费力甚至尿潴留。

### （二）排尿期症状

1. **排尿等待** 指排尿开始前等待时间延长（≥1 秒）。

2. **排尿费力** 指在排尿时需增加腹肌的助力完成排尿。

3. **尿线变细** 指排尿过程中尿流与之前排尿尿流相比明显变细。

4. **尿流中断** 指排尿过程中尿流出现非自主性中断，随后再度开始排尿，若同时伴有明显短暂的尿痛，则须注意膀胱结石的存在。

5. **排尿终末滴沥** 指排尿后期时间延长使尿流不成线而呈滴沥状。

### （三）排尿后症状

1. **尿不尽** 指排尿过程结束后主观上感觉膀胱仍有尿液。

2. **排尿后滴沥** 指排尿过程结束后（通常为女性排尿结束拟站立时）有少量尿液由尿道口不自主滴沥状流出。

女性下尿路症状表现与相关病变见表 2-2-1。

表 2-2-1 女性下尿路症状表现与相关病变

| 相关病变的部位 | 储尿期相关症状 | 排尿期相关症状 |
|---|---|---|
| 膀胱 | 膀胱炎<br>膀胱结石<br>膀胱肿瘤<br>间质性膀胱炎<br>膀胱过度活动症<br>低顺应性膀胱，萎缩性膀胱 | 膀胱颈梗阻<br>年龄相关的逼尿肌活动减少<br>膀胱憩室<br>膀胱结石 |
| 尿道 | 尿道炎 | 尿道狭窄<br>尿道憩室 |
| 其他部位 | 压力性尿失禁<br>盆腔脏器脱垂<br>子宫肌瘤<br>神经系统疾病<br>雌激素缺乏症<br>精神因素相关疾病<br>药物导致相关疾病<br>其他 | 盆腔脏器脱垂，子宫肌瘤<br>神经系统疾病<br>精神因素相关疾病<br>尿失禁手术术后<br>药物导致相关疾病<br>其他 |

## 三、排尿相关症状其他表现

### （一）尿痛与膀胱刺激征

尿痛指排尿过程中尿道全程或耻骨上区出现疼痛，为下尿路炎症或因异物（如结石）对局部产生刺激或突发梗阻引发下尿路感觉异常或痉挛所致。膀胱炎症明显时疼痛会涉及耻骨上区，以排尿后期明显。当尿痛与尿频、尿急一同出现时称之为膀胱刺激征，是女性下尿路感染的常见症状，长期或反复发作者，也见于膀胱结核、间质性膀胱炎等。

### （二）膀胱剩余尿与尿潴留

膀胱剩余尿反映了膀胱排尿效率。排尿后膀胱剩余尿量的确定应在排尿后 1 分钟内进行，以免受肾脏再产生尿液（1～14ml/min）的影响。目前认为膀胱剩余尿量正常不超过 30ml。当膀胱剩余尿量超过 50ml，不能有效排出并随时间延长而尿量逐渐增加，引起下腹胀痛或隆起包块时称之为尿潴留。

尿潴留按发病时间分为急性尿潴留和慢性尿潴留。前者起病进程急，常伴下腹胀痛与包块；后者进程缓慢，随膀胱内剩余尿量逐渐增加而出现下腹部包块，会有充盈性尿失禁和膀胱憩室并累及上尿路，引发肾、输尿管积水，损害肾脏功能。常见于神经源性膀胱功能障碍及逼尿肌受损导致的膀胱活动低下。

女性妊娠过程，尤其是分娩阶段，当第二产程延长或各类产伤致膀胱颈口移位受压或撕裂时，会出现尿潴留；外阴、尿道和骨盆创伤，以及盆腔、盆底手术等均会因尿道结构破坏、疼痛刺激或神经受损引发尿潴留；尿道外口、盆腔脏器占位性病变对尿道及膀胱颈部产生挤压时也会出现尿潴留。中老年女性常见的膀胱颈口原发性梗阻及导致逼尿肌或膀胱收缩力低下的各种因素也常出现尿潴留。全身代谢性疾病、神经系统疾病导致的尿潴留则无性别差异，而神经源性膀胱功能障碍则需进一步检查分类并综合评价，以便针对性治疗。

有关药物引起排尿困难所致尿潴留要注意病史采集。

**（三）遗尿与漏尿**

1. **遗尿**　指发生于睡眠期间的尿失禁，也称夜间遗尿症（nocturnal enuresis）。在幼儿期（1～3 岁），由于中枢神经系统发育与膀胱排尿反射之间的协调尚不完善，可有遗尿现象；当儿童超过 6 岁仍然有频繁遗尿时称为遗尿症。包括运动量、饮水量及时段、睡眠节奏与程度在内的生活习惯对其有一定影响。儿童腰骶椎发育缺陷也常会伴有遗尿症且合并膀胱逼尿肌过度活动或潜在尿路感染等。对女性儿童，应注意与尿道发育异常及尿路重复畸形的输尿管开口异位造成的漏尿相鉴别。

成年女性遗尿则常为急迫性和混合性尿失禁伴随发生。当膀胱功能异常致膀胱内尿量增多或顺应性低下，储/排尿功能协同失调时可在遗尿基础上引起充盈性尿失禁或白天活动时出现"湿裤"现象，尿流动力学检查等专科检查可以明确相关病因。

2. **漏尿**　指尿液不经尿道排出而从其他邻近组织器官的异常通道（阴道、肠道、输尿管、膀胱之间）持续流出。除输尿管开口异位、脐尿管瘘、膀胱外翻等畸形外，成年女性有腹/盆腔手术史、盆腔脏器严重感染、肿瘤晚期放疗及一些医源性损伤，可因异常破损、肿瘤侵蚀或组织坏死而引起膀胱-阴道、尿道-阴道、输尿管-阴道、直肠-膀胱之间的瘘并出现漏尿。须强调，瘘是在两个或更多的与上皮相关、在正常结构以外的异常通道，同时明确漏出的液体是尿液。进一步的专科检查（如影像学、内镜），了解瘘的位置、走行途径、周边组织的状态等，可为治疗方案的决策提供准确信息（图 2-2-1）。

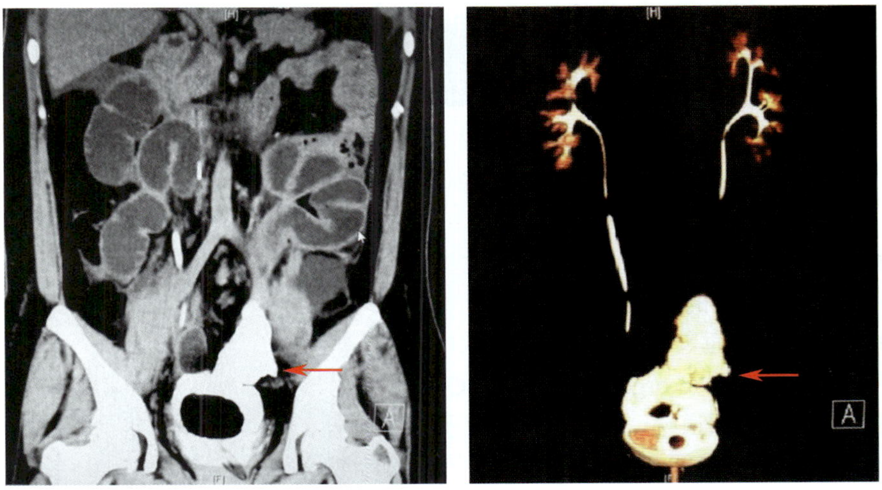

图 2-2-1　输尿管阴道瘘

红色箭头即瘘的位置。

对于女性漏尿患者，还须注意尿道憩室。较小憩室可无临床表现。排尿后尿液滴沥不尽因症状缺乏特异性而常被忽视，容易造成漏诊。当尿道憩室增大后，可因体位变动或活动挤压憩室出现尿道漏尿，在伴发其他下尿路症状的同时，排尿后尿滴沥症状明显，尿道或阴道前壁出现囊性包块，挤压时有尿液自尿道口外溢。影像学检查有助于诊断（图 2-2-2）。

需要强调，应促进使女性下尿路症状从患者提供的相对主观的描述转变为相对量化的描述。临床上应重视排尿日记和经临床验证的各种症状问卷调查表的使用，从中整理出症

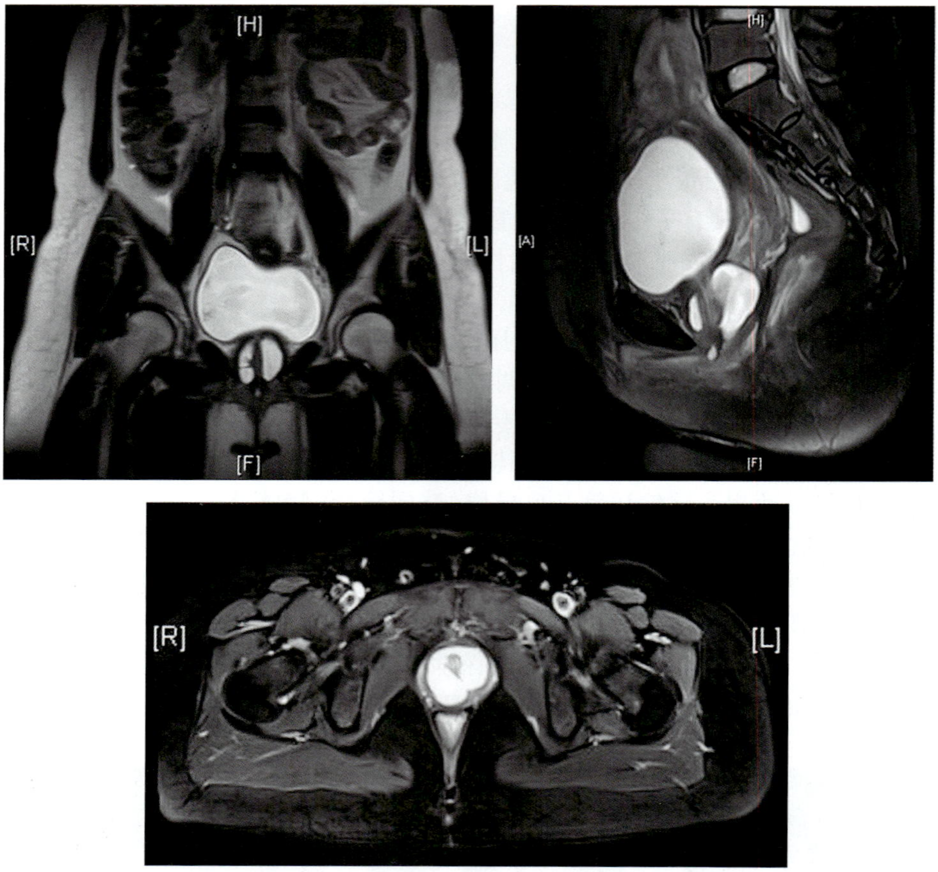


图 2-2-2 尿道憩室

冠状位(左上图)、矢状位(右上图)及横断位(下图)。

状表现的特点与规律,并注重仔细的专科检查,从而保证诊断的准确性及诊疗流程的合理性。

**(四)盆腔脏器脱垂与排尿相关症状**

盆腔脏器脱垂(pelvic organ prolapse,POP)可产生与排尿相关联的症状。除阴道壁、直肠壁膨出及子宫脱垂外,患者在盆腔压力或沉重感、腰骶部疼痛及阴道分泌物异常等表现基础上,常需手法回纳脱垂部分才能正常排尿是其特征。值得注意的是部分患者在手术纠正脱垂后则出现压力性尿失禁,也称作隐匿性尿失禁(occult urinary incontinence),系膀胱脱垂后改变膀胱-尿道角度使早已存在的失禁机制因脱垂而被掩盖(图 2-2-3)。反之,穹窿部的修复可因膀胱尿道角度的改变而出现排尿困难。为避免患者在纠正脱垂后出现尿失禁或排尿困难,对患者的术前整体化评价是关键。

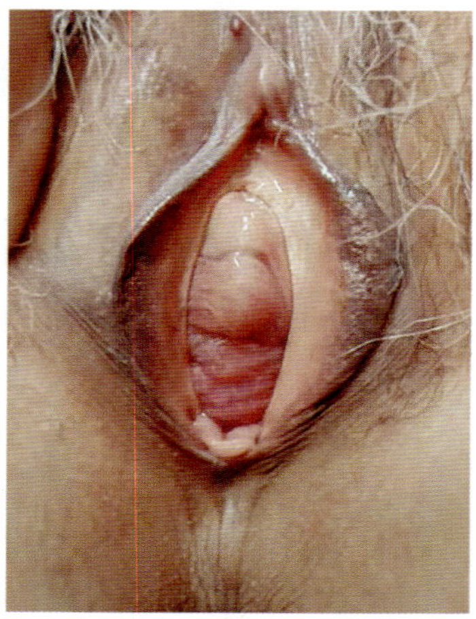

图 2-2-3 膀胱脱垂

(白志明)

# 第三节 肿 块

## 一、概述

女性泌尿系统疾病以相关部位肿块就诊者较为常见，如腰腹部、盆腔及外阴肿块。不同区域肿块伴随不同症状，有不同临床表现。尽管当前影像学技术手段在肿块诊断方面占主导地位，但根据不同部位肿块特点结合相应临床表现作出分析判断，再采取有针对性的影像学或其他检查方法明确肿块的来源与性质，依然是临床诊疗过程的基本要求。结合女性泌尿，包括生殖系统结构与功能的特殊性与特定的症状学特点，适当地综合评价是正确诊疗决策的保障。

## 二、女性泌尿系统肿块相关的症状学

### （一）腰腹部肿块

对女性体型瘦长者，侧腹或腰部发现肿块多为肾下垂，坐位或立位时可触及肾脏，表面光滑，移动度大，可伴有镜下或肉眼血尿甚至蛋白尿、疼痛等；当突发急性肾绞痛伴呕吐、脉速时，要注意因肾蒂牵拉出现的迪特尔危象（Dietl's crisis）；腰腹部肿块伴肉眼血尿者，多为肾肿瘤晚期患者；上尿路梗阻（结石及肾盂输尿管连接处狭窄等）可因肾脏重度积水表现为腰腹部囊性肿块；合并感染出现肾积脓或肾周感染以及全身感染导致急性肾脓肿时则有明显的腰腹部触痛，叩击痛及发热甚至感染性休克的重症表现；肾脏囊肿性疾病（多发性肾囊肿、多囊肾）、重度肾积水及肾脏血管平滑肌脂肪瘤等则多为慢性经过，肿块多为囊性或质地较软的实性包块。

### （二）下腹部（盆腔）肿块

下腹部囊性肿块伴排尿困难，须注意尿潴留，而较大的膀胱肿瘤在下腹部包块同时常伴肉眼血尿。女性生殖器官（子宫、卵巢）的肿瘤则视肿瘤性质和分期在下腹部或盆腔肿块的基础上伴有排尿困难、疼痛、腹水等不同表现。卵巢囊肿在缓慢生长中可出现以千克计量的巨大囊性肿物。发育异常的异位肾（ectopic kidney）也是盆腔包块的表现之一。

### （三）外阴肿块

胚胎时期女性泌尿生殖系统发育中，当胚基涉及尿生殖窦和米勒管（副中肾管）系统分化异常，会导致泌尿生殖器官发育畸形，从而在出生后及后续的成长阶段中出现以外阴肿块为特征的病变，如膀胱外翻、异位输尿管疝、尿道旁腺（Skene's gland）及前庭大腺囊肿等，表现为耻骨会阴区域，阴道内外及阴唇部位的实/囊性或皮下的肿块。组织分化不良时可发生膀胱、阴道的横纹肌肉瘤或阴唇血管瘤等恶性病变，生长迅速并突出于阴道外口，常见于女性儿童。成年女性的外阴肿块，子宫脱垂（中、重度）是表现之一，多在阴道外口处女膜以下水平，常伴阴道前壁或直肠前壁的膨出，出现排尿、排便困难及脱出器官表面的继发感染（图 2-3-1）。在尿道疾病中，外阴肿块主要

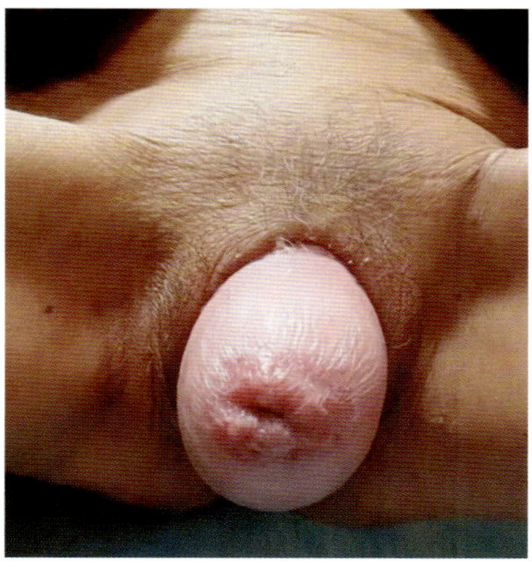

图 2-3-1 子宫脱垂

包括尿道肉阜，是生长于尿道外口的暗红色小肿块，常伴尿道外口疼痛，排尿刺痛及肿块滴血；尿道外口环形肿物脱出尿道口是尿道黏膜脱垂的典型表现，伴有尿路刺激征（图 2-3-2）；而尿道囊肿则以尿道壁的囊性肿物为表现（图 2-3-3）尿道良性肿瘤以尿道息肉为主，质软而蒂细长，可由病理活检定性；尿道原发恶性肿瘤则病灶质硬，形态不规则并伴溃疡出血与继发感染，表面多有脓性分泌物，中晚期患者常伴腹股沟淋巴结肿大，须经活检行定性诊断，全面的检查可确定肿瘤分期。

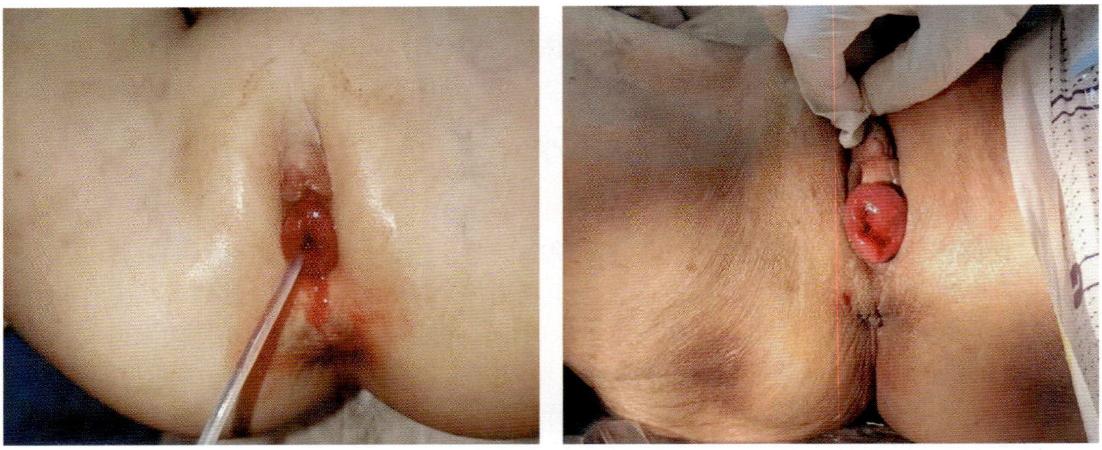

**图 2-3-2 尿道黏膜脱垂**

女童（左图）；老年女性（右图）。

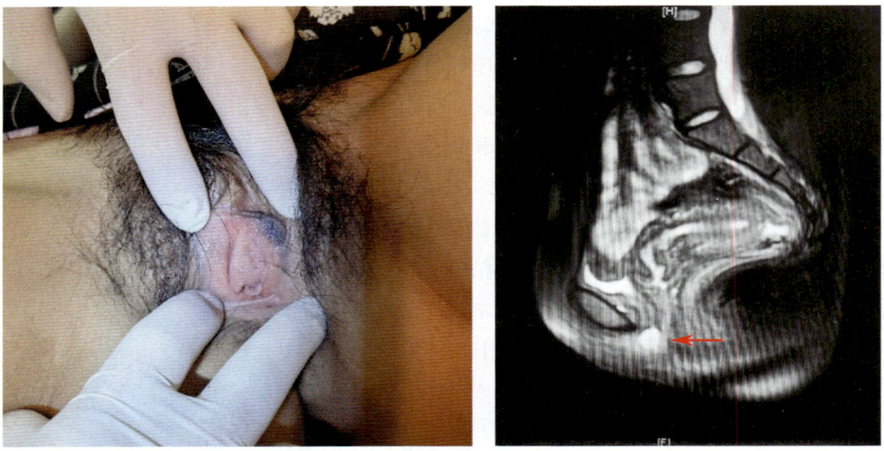

**图 2-3-3 尿道囊肿**

红色箭头所指即囊肿。

（白志明）

# 第四节　盆腔(底)疼痛及其他

## 一、概述

女性盆腔(底)疼痛指患者感知到的与盆腔脏器、盆底及外生殖区域相关的疼痛，伴有排尿、排便或性生活功能的异常，症状多为慢性经过或达6个月以上。由于疼痛及伴随症状的困扰，易出现多种心理障碍(如抑郁、焦虑等)，从而导致生活质量下降。值得注意的是这类患者群体中常出现盆腔以外部位的疼痛及多系统相关的症状(肠易激综合征、干燥综合征、偏头痛等)。与病因明确的病种不同，盆腔疼痛作为一种综合征，涉及的发病机制环节多，范围广，又具有不确定性。为促进其诊治的相对规范，国际上对盆腔(底)疼痛的系列症状进行了较为系统的命名及分类，并不断修订。因此，面对较为复杂的盆腔(底)疼痛这一群体，深化认知、规范诊疗并达到多层面综合评估下的适宜性个性化治疗，从而使患者受益，既是功能泌尿外科的重要组成部分，也是泌尿科医师面临的挑战之一。

## 二、盆腔(底)疼痛相关症状学

### (一)慢性盆腔疼痛及其综合征

指被感知到的与盆腔内结构相关的持续性或慢性疼痛，常在认知、行为、情感方面带来负面影响，伴有下尿路、盆底及性生活功能紊乱。由于其症状学定义的高度概括性，在概念性定义下，临床实践中应在此层面上结合具体结构功能的相关性而进一步细化分类。当这种慢性疼痛不能被具体明确的病因(如感染结石、肿瘤等)解释时，即称作慢性盆腔疼痛综合征(chronic pelvic pain syndrome，CPPS)。

### (二)膀胱疼痛综合征与间质性膀胱炎

膀胱疼痛综合征与间质性膀胱炎(bladder pain syndrome/interstitial cystitis，BPS/IC)临床并非少见，属于慢性盆腔疼痛及其综合征的亚型。感知的疼痛或压迫不适感与膀胱相关，至少伴其他一种症状，如膀胱充盈时的疼痛加重或昼夜间的尿频。在严重影响生活质量前提下，以膀胱镜下特征性变化洪纳病变(Hunner lesion)的存在与否，归类为间质性膀胱炎与膀胱疼痛综合征。前者有明显的下尿路储尿期症状，多见于老年女性；而后者则在疼痛基础上伴有多系统表现，如焦虑、感觉过敏、腰筋膜疼痛等，膀胱镜下可无异常所见或见到膀胱水扩张后的血管集簇性小球样病灶(glomerulation)，以年轻女性居多(图2-4-1)。另外，值得注意的是BPS/IC与OAB的症状区别，前者是膀胱因尿液充盈致疼痛加剧而尿频，后者则是因逼尿肌过度活动而引发对漏尿的恐惧而尿频。

需要提及的是，欧美针对这一综合征以疼痛为主线的多样性表现，从2008年以后，展开了系列化研究。欧洲间质性膀胱炎研究协会提出了BPS/IC诊断分型并沿用至今。美国则组建了多学科研究网络，分别从临床表征分型、与非泌尿性相关疾病的关系、相关症状的表现、与综合征相关的心理社会因素、神经生物及影像学表现、分子生物学和微生物组学标志物、动物模型转化等多层面探索诊治该综合征的方法，陆续发表的阶段性成果依然反映出该综合征的异质性特征，目前尚无突破性进展，该领域仍需进一步深化研究。

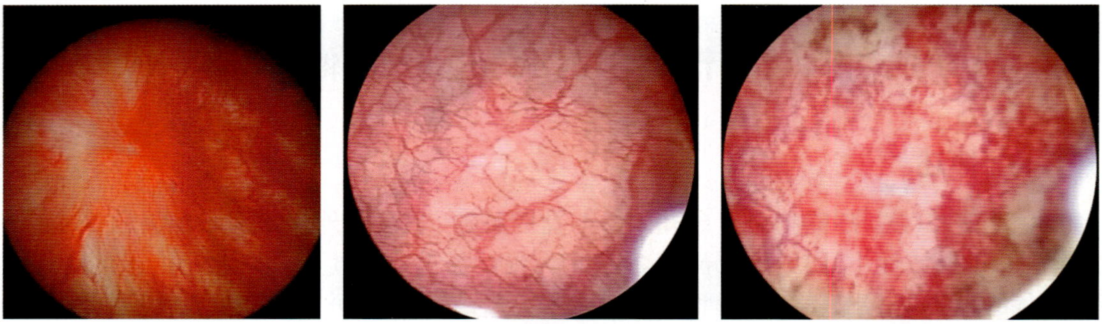

图 2-4-1 膀胱镜下水扩张试验后的膀胱黏膜表现

洪纳病变（左图）；水扩张试验前膀胱黏膜（中图）；水扩张试验后见血管集簇性小球样病灶（右图）。

### （三）慢性盆腔疼痛与妇科疾病

1. **子宫内膜异位症（endometriosis）** 病灶多分布于盆腔内直肠子宫陷凹、卵巢宫骶韧带等处，疼痛可为持续性或周期性（痛经或排卵期疼痛），部分患者可表现为性交时的疼痛。

2. **盆腔淤血综合征（pelvic congestion syndrome，PCS）** 在有静脉曲张家族史及多产妇中见到。呈持续性盆腔疼痛伴盆腔沉重感。常可见到外阴部皮下静脉血管的曲张，疼痛在长期站立时明显加重，平卧休息后有所缓解，影像学检查是明确诊断的有效手段（图 2-4-2）。

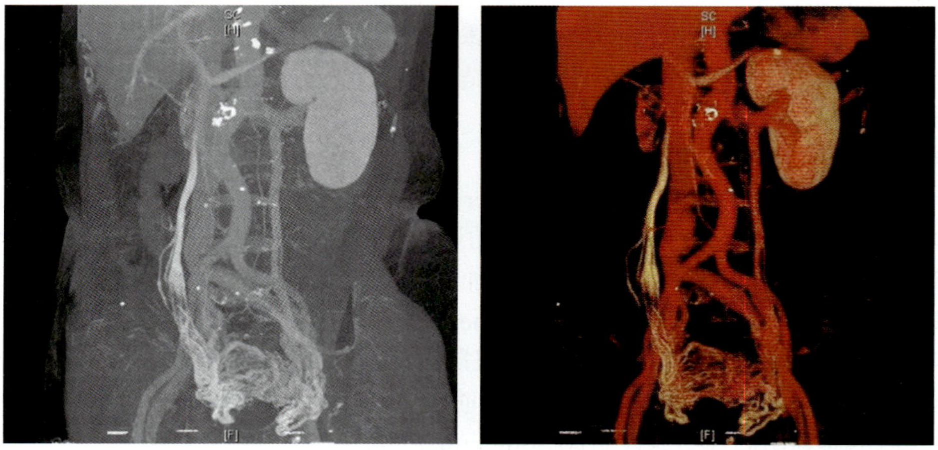

图 2-4-2 CTA 提示盆腔淤血综合征

3. **盆腔炎性疼痛** 指致病性微生物逆行侵及女性生殖系统（如子宫、输卵管）引发盆腔的感染性疾病。在下腹及盆腔疼痛的同时，常见阴道有气味异常的分泌物。临床表现依感染程度而不同，急性严重感染可出现发热、白细胞及中性粒细胞升高等全身症状。阴道分泌物的微生物学检查有助于治疗。

4. **盆腔粘连** 在女性慢性盆腔疼痛群体中，不乏盆腔感染、盆腔手术、盆腔放疗等既往史患者。疼痛的表现因粘连的部位、器官和性质不同而不尽相同。由于盆腔内脏器来自多个不同系统，相互的关联性可导致症状的多样性，如盆腔手术创伤粘连与子宫内膜异位症共同存在。而长期的疼痛在导致生活质量降低的同时，常伴有严重心理障碍。须注意因重视功能性异常而忽视器质性病变的存在。腹腔镜检查是盆腔粘连诊断的主要方法（图 2-4-3）。

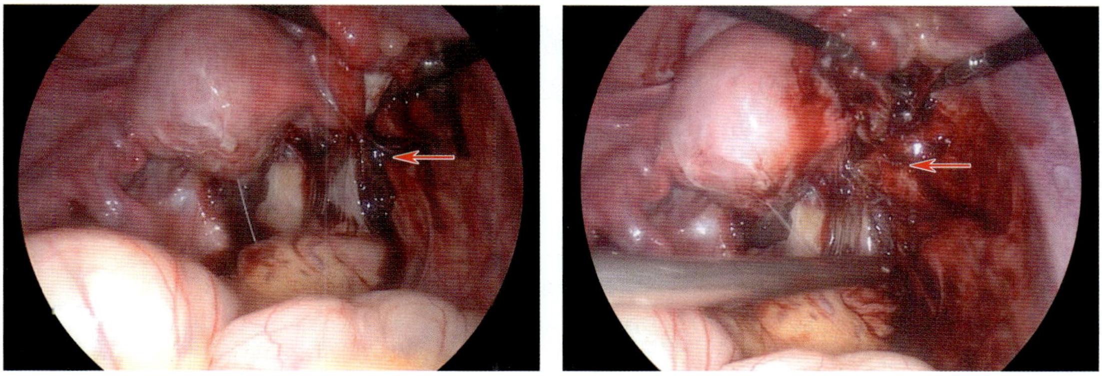

**图 2-4-3　腹腔镜下的盆腔粘连和子宫内膜异位症并存**

红色箭头所指即为粘连处。

5. **外阴疼痛综合征**　涵盖了女性外阴、前庭及阴蒂区域的疼痛，可表现为局部区域或整个范围的疼痛，缺乏明确的病因。伴有多发的下尿路症状表现和性生活功能障碍症状（如性交困难），同时伴有情感、认知、行为的负面影响而出现焦虑、抑郁，甚至对性生活的恐惧等。女童时期的性侵事件可能与之相关。国际各相关学会也提出应以“器官为中心”的模式向生物-心理-社会医学模式来多维度地认识这类疼痛综合征的表现。类似的情况还包括盆底疼痛综合征等。

**（四）慢性盆腔疼痛与其他相关疾病**

1. **阴部神经痛（pudendal neuralgia）**　也称阴部神经卡压综合征（pudendal nerve entrapment，PNE）。是阴部神经受压或病变导致其所支配区域（阴道、阴唇、阴蒂、肛门）呈烧灼样疼痛（图 2-4-4），在坐位时明显加重，但无夜间的疼痛觉醒，诊断性阴部神经封闭可缓解症状，是病因明确的器质性疾病。

2. **肠易激综合征（irritable bowel syndrome，IBS）**　为下消化道功能紊乱。以盆腔疼痛伴腹胀及排便习惯改变为特点。常有与排便相关的腹痛，有排便频率改变，有粪便性状的改变。此类综合征常伴多器官、多系统功能紊乱，如出现下尿路症状、肌筋膜疼痛、偏头痛。但应注意在诊断为 IBS 之前，需要与感染性肠道疾病和结直肠肿瘤相鉴别。

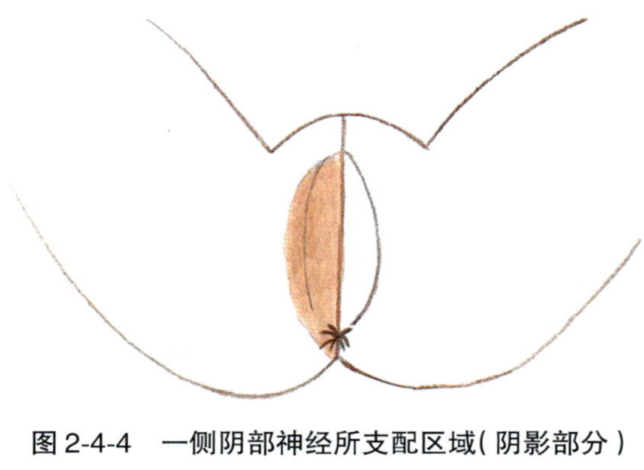

**图 2-4-4　一侧阴部神经所支配区域（阴影部分）**

3. **肌筋膜性盆腔疼痛（myofascial pelvic pain，MPP）**　是临床上并非少见但易被忽视的一种非关节性肌肉骨骼疾病，以下腹壁和/或盆腔（盆底）肌肉出现的以“扳机点”触发盆腔（底）疼痛为特征。它可以是独立的症状，也可与阴道痉挛、痛经及子宫内膜异位症及心理、精神障碍等并存。而性交时疼痛或性交困难是本病的就诊的常见原因。

4. **女性性功能障碍** 女性性功能障碍涉及面广，国际上各相关学会进行的分类命名有不同侧重点。而实践中，女性泌尿外科主要面对的是与下尿路、肛直肠功能障碍及盆腔脏器脱垂相关联的患者群体。此类患者常出现性生活过程中强烈的尿/便意、大小便失禁、性交困难和性交疼痛等，长期的困扰引发焦虑、恐惧等心理障碍。患者常难以启齿来阐述其表现，临床上也常被忽视。但重视女性功能有关症状病史采集，并将性功能改善作为临床治疗效果的评价标准，已成为女性泌尿外科（泌尿妇科）有效诊疗不可或缺的内容和趋势。

（白志明）

## 参考文献


[1] 孙颖浩. 吴阶平泌尿外科学[M]. 北京：人民卫生出版社，2019：2447-2452.

[2] AVELLINO G J, BOSE S, WANG D S. Diagnosis and management of hematuria[J]. Surg Clin North Am, 2016, 96(3): 503-515.

[3] 王海燕. 肾脏病学[M]. 3版. 北京：人民卫生出版社，2008：413-422.

[4] ZUBAIR A S, SALAMEH H, ERICKSON S B, et al. Loin pain hematuria syndrome[J]. Clin Kidney J, 2016, 9(1): 128-134.

[5] SANDHU K S, LACOMBE J A, FLEISCHMANN N, et al. Gross and microscopic hematuria: guidelines for obstetricians and gynecologists[J]. Obstet Gynecol Surv, 2009, 64(1): 39-49.

[6] RAJAMAHESWARI N, CHHIKARA A B. Vesicouterine fistulae: our experience of 17 cases and literature review[J]. Int Urogynecol J, 2013, 24(2): 275-279.

[7] 章节城，黄海超，邢金春，等. 典型Youssef's综合征表现的膀胱子宫瘘1例报告[J]. 现代泌尿外科杂志，2018，23(11)：881-882.

[8] WHITESIDE J L, YUEN H T H. Asymptomatic microscopic hematuria in women[J]. Curr Opin Obstet Gynevol, 2019, 31(6): 471-476.

[9] SANCI A, OKTAR A, GOKCE M I, et al. Comparison of microscopic hematuria guidelines as applied in 1018 patients with microscopic hematuria[J]. Urology, 2021, 154: 28-32.

[10] HAYLEN B T, DE RIDDER D, FREEMAN R M, et al. An International Urogynecological Association (IUGA)/International Continence Society (ICS) joint report on the terminology for female pelvic floor dysfunction[J]. Neurourol Urodyn, 2010, 29(1): 4-20.

[11] ROGERS R G, PAULS R N, THAKAR R, et al. An International Urogynecological Association (IUGA)/International Continence Society (ICS) joint report on the terminology for the assessment of sexual health of women with pelvic floor dysfunction[J]. Int Urogynecol J, 2018, 29(5): 647-666.

[12] TAKAHASHI S, TAKEI M, ASAKURA H, et al. Clinical Guidelines for Female Lower Urinary Tract Symptoms (second edition)[J]. Int J Urol, 2021, 28(5): 474-492.

[13] 朱兰，郎景和. 女性盆底学[M]. 2版. 北京：人民卫生出版社，2014：237-268.

[14] KIRSCH C H, GOODMAN M, ESIASHVILI N. Outcome of female pediatric patients diagnosed with genital tract rhabdomyosarcoma based on analysis of cases registered in SEER database between 1973 and 2006[J]. Am J Clin Oncol, 2014, 37(1): 47-50.

[15] LAMVU G, CARRILLO J, OUYANG C, et al. Chronic pelvic pain in women: a review[J]. JAMA, 2021, 325(23): 2381-2391.

[16] 飞利浦·M·汉诺. 膀胱疼痛综合征[M]. 白志明，吕坚伟，译. 北京：人民卫生出版社，2020：44-67.

[17] HARRIS L A, UMAR S B, BAFFY N, et al. Irritable bowel syndrome and female patients[J]. Gastroenterol Clin North Am, 2016, 45(2): 179-204.

[18] WEIN A J, KAVOUSSI L R, PARTIN A W，等. 坎贝尔-沃尔什泌尿外科学：第5卷[M]. 11版. 王东文，廖利民，史本康，译. 郑州：河南科学技术出版社，2020：188-291.

[19] LAI H H, NEWCOMB C, HARTE S, et al. Comparison of deep phenotyping features of UCPPS with and without Hunner lesion: a MAPP-Ⅱ Research Network Study[J]. Neurourol Urodyn, 2021, 40(3): 810-818.

[20] CLEMENS J Q, KUTCH J J, MAYER E A, et al. The Multidisciplinary Approach to the Study of Chronic Pelvic Pain (MAPP) Research Network*: design and implementation of the Symptom Patterns Study (SPS)[J]. Neurourol Urodyn, 2020, 39(6): 1803-1814.

# 第三章　女性泌尿生殖系统检查

## 第一节　女性泌尿生殖系统体格检查

### 一、全面查体

全面体格检查有助于了解全身各系统的状况及与女性泌尿生殖系统疾病相关的信息，在女性泌尿生殖系统疾病的诊断与鉴别诊断中非常重要，除急诊、抢救患者外，检查不能遗漏且应按顺序进行。主要包括一般情况及生命体征的测定、皮肤及各组浅表淋巴结检查、胸部胸廓发育情况、肺部及心脏检查、腰腹部检查、脊柱四肢检查及神经系统检查。神经系统专科的检查包括相关生理反射和病理反射。这些基本检查方法在各类专著中都有详细描述，这里主要叙述与女性泌尿生殖系统疾病有关的异常情况。

### 二、女性泌尿生殖系统常规检查

女性外生殖器包括阴阜、大阴唇、小阴唇、阴蒂、阴道前庭、前庭球、前庭大腺、尿道口、阴道口及处女膜，它们与泌尿道解剖关系密切，检查时一并检查可以更全面地了解病情并鉴别诊断。检查体位以截石位为宜，当体格检查与症状不相符时，可以在站立位再次检查。男性泌尿外科医师给女患者进行检查时，必须有女医师或护士陪伴。

检查前应让患者了解检查的目的和检查可能引起的不适，排解患者的紧张情绪和可能的担忧。未婚尤其无性生活者，一般不做阴道检查，可以做肛门检查来了解直肠和盆腔情况。病情需要者应告知患者及家属检查的必要性和后果，征得同意后方可进行，必要时须在麻醉下进行。为避免感染，月经期不做检查，阴道流血患者检查前应消毒外阴。盆腔检查前均应排尽小便，对于不能排空膀胱者可行导尿。

检查方法及内容：检查主要通过视诊和触诊完成。

#### （一）肾的体格检查

患者站立位或坐位，检查者从正面或背部观察，两侧对比。肾肿大、肾周围炎、肾巨大肿块的最早、最明显的体征是向同侧腰部膨出，导致髂肋区的正常凹陷曲线消失。但不适用于腹壁脂肪较多、体形较肥胖的患者。检查时站在患者右侧，将左手放在肋脊角，右手在肋缘下，嘱患者深呼吸，当吸气时肾向下移动，用双手向相对方向进行触诊。也可采取侧卧位、立位或坐位检查。正常情况下，一般不能触及肾，较瘦患者有时可触及右肾下缘。肾压痛点，前肾点在前腹壁，腹直肌外侧缘与肋下缘交角处，右侧稍低。此点相当于肾盂部位。叩诊时检查者用掌内侧缘直接叩击肾区，也可用左手垫于肾区处，用右手握拳叩击左手背。肾脏为腹部空腔脏器，当有炎症时叩击肾区有叩击痛，常见于肾脓肿、肾梗死、肾周围炎、肾结核、肾结石等疾病。

**（二）膀胱及输尿管的体格检查**

正常的膀胱，在膀胱尿量<150ml 时，体表一般不能触及。当膀胱充盈时（如尿量>500ml），膨胀的膀胱可抬高至下腹部，表现为下腹部正中局限性隆起的包块，易被观察到。对于较瘦的患者或小儿可使用触诊检查膀胱，急性膀胱炎患者下腹中部可有触痛或压痛，合并较大的膀胱憩室时也可在下腹部触及异常包块，边界一般较清，叩诊浊音，且按压包块时可有尿意。

叩诊检查膀胱是否有膨胀比触诊要准确得多，从紧邻耻骨联合上缘开始叩诊，逐渐向上，直到叩诊音由浊音变为鼓音为止，此时即为膀胱的上缘。根据膀胱充盈度的不同，在耻骨联合以上可叩到不同平面的浊音改变。

膀胱双合诊对于确定膀胱肿瘤或盆腔肿瘤的范围很有意义，可以了解肿物的大小、浸润的范围、膀胱的活动度及判断手术切除病灶的可能性，双合诊最好在麻醉下进行，女性在腹部和阴道之间进行。

正常输尿管位于腹后壁深处，一般不能触及，只有当输尿管有肿瘤、结石或盆腔结核扩散致输尿管硬化时，在瘦弱而腹壁薄的患者，有时偶尔能触及条索状肿物。输尿管下端的疾病可通过阴道双合诊或直肠指检触及。

**（三）外阴检查**

观察外阴阴毛分布、疏密情况，注意阴毛有无寄生虫附着；观察外阴大小及阴唇发育情况、皮肤黏膜的色泽，有无色素及质地改变，有无皮肤黏膜糜烂、溃疡、赘生物及包块。还要注意有无泌尿生殖道的畸形、尿瘘和其他女性尿道疾患。注意观察阴唇是否有异常、阴蒂大小、尿道外口大小、尿道外口位置及有无肿物、处女膜有无闭锁、尿道有无膨出。

检查尿道口须分开两侧小阴唇，注意有无红肿、赘生物、尿道黏膜外翻或脱垂、畸形。对疑有压力性尿失禁的患者，可嘱在膀胱充盈时咳嗽，观察患者有无尿液溢出。尿道肉阜是女性尿道常见疾患，位于尿道口后壁，呈息肉状，鲜红色，表面较光亮，柔软质脆。而尿道黏膜脱出时形如玫瑰花样，鲜红，可阻塞尿道口的一部分或全部。尿道憩室及尿道旁腺炎可使阴道前壁膨隆。二者都与尿道相通，检查时用手指在阴道前壁按摩肿物，可见尿道口有脓性分泌物溢出而肿块缩小，由此可鉴别阴道前壁膨出及阴道壁囊肿。

对外阴赘生物、包块应触扪其大小、质地、活动度及与邻近器官的关系。观察会阴体有无陈旧性裂伤，触诊会阴体厚度，并进行测量。必要时通过肛门检查了解会阴体及肛门括约肌收缩能力，特别留意腰骶神经病变后导致的会阴感觉异常，肌力异常。

对外阴性别不明的患者，应仔细视诊分辨阴蒂或阴茎，阴蒂常有黏膜皱褶向两侧后方与小阴唇相连，阴茎则常在其腹侧正中有系带。并注意观察有无阴道或其他畸形。

**（四）阴道检查**

首先，观察阴道壁有无膨出，嘱患者做屏气向下动作观察有无阴道壁或者宫颈向下移位情况。阴道内部检查需要窥阴器辅助完成。将窥阴器前后叶闭合，以倾斜 45° 沿阴道后壁置入阴道口，再旋转为前后位，缓慢张开两叶逐渐推进，暴露阴道全程、阴道穹窿及宫颈，通过旋转可观察阴道各壁。取出窥器前应先退离阴道穹窿，闭合两叶后缓慢退出。阴道视诊应观察阴道分泌物的量、颜色、性质、有无异味；了解有无阴道结构异常，如阴道隔、阴道粘连、窦道或瘘管；注意阴道黏膜颜色、皱襞，阴道有无糜烂、损伤、溃疡、黏膜变薄及萎缩，有无赘生物、包块等，还可同时采集阴道分泌物或阴道壁细胞标本。触诊应了解阴道深度、弹性、通畅情况及阴道壁的质地、赘生物和包块的性质，以及有无触痛。如触诊阴道前壁和尿道引出尿道分泌物或伴疼痛，提示可能存在尿道憩室、癌肿或尿路感染。

**（五）宫颈检查**

在窥阴器暴露下，观察宫颈大小、形状、色泽，有无裂伤、糜烂、出血、息肉、赘生物，以及宫颈管内分泌物的性状，可采集宫颈脱落细胞及宫颈分泌物标本。触诊宫颈了解宫颈大小、质地、活动度，宫颈病变是否累及阴道和宫旁、膀胱、直肠及受累的程度。上抬或摆动宫颈有无疼痛（称为宫颈举痛或摇摆痛），有无接触出血。

**（六）阴道双合诊**

检查时，检查者一手的示指、中指置于阴道内，另一手四指合并掌心朝下置于下腹部，两手配合对盆腔脏器进行检查，称双合诊。是泌尿妇科检查的重要步骤。通过两手的协调配合，可触扪子宫的大小、形态、质地、活动度、有无压痛等。扪清子宫后，将阴道内的手指先后移至左右侧穹窿，腹壁手移至相应侧下腹，自上而下按压腹部，两手配合触扪同侧子宫附件区有无增厚、触痛及包块等，若有包块应确定包块的位置，与子宫、膀胱和直肠的关系，大小，形状，质地，活动度，有无压痛等。正常卵巢、输卵管通常不能扪及，少数可扪及卵巢，约 3cm 直径大小，有酸胀感。膀胱位于盆腔内，空虚时不易触及。

三合诊指腹部、阴道、直肠联合检查。三合诊检查有助弥补双合诊的不足，可以更好地触诊后屈子宫，了解子宫后壁、直肠子宫陷凹、阴道直肠间隔、子宫骶、主韧带、直肠腔、盆腔后壁和侧壁的情况，对确立盆腔肿瘤、子宫内膜异位症及盆腔炎症侵犯的范围和估计手术的难易性都有重要意义。

## 三、女性泌尿生殖系统特殊查体

**（一）检查盆腔脏器松弛的程度**

静息状态、屏气或用力咳嗽时，观察评估阴道壁松弛程度和近端尿道分离及活动。同时注意伴发的盆腔支持异常，如直肠膨出、小肠膨出和子宫阴道脱垂。对于有阴道后壁膨出的患者，需要做阴道直肠指诊，特别注意阴道后穹窿有无脱垂，以及阴道后壁与直肠之间是否有组织嵌入。这对于盆底脏器脱垂的手术治疗方案的选择尤为重要。

**（二）POP-Q 脱垂分度测量**

发现患者存在阴道壁膨出现象后，需要仔细评价脱垂的程度，目前均采用 POP-Q 分度法来评价。此分度系统是分别利用阴道前壁、阴道顶端、阴道后壁上的两个解剖指示点与处女膜的关系来界定盆腔器官的脱垂程度。与处女膜平行以 0 表示，位于处女膜以上用负数表示，处女膜以下则用正数表示。阴道前壁上的两个点分别为 Aa 和 Ba 点。阴道顶端的两个点分别为 C 和 D 点。阴道后壁的 Ap、Bp 两点与阴道前壁 Aa、Ba 点是对应的。另外包括生殖器孔长度、会阴体长度，以及阴道总长度，测量值均用厘米表示（图 3-1-1，表 3-1-1，表 3-1-2）。

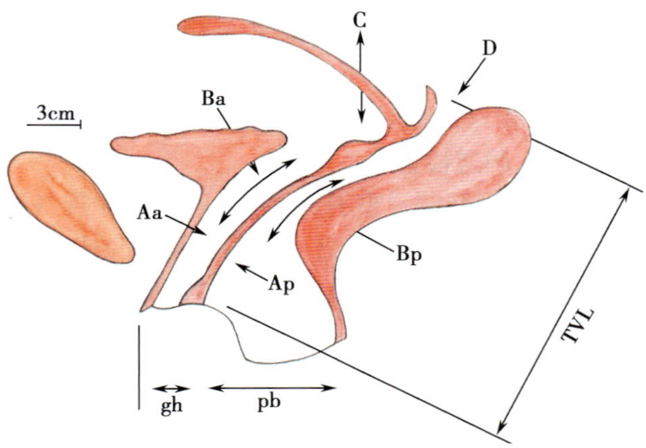


图 3-1-1 POP-Q 系统描述膨出的不同点

表 3-1-1 POP-Q 系统描述膨出的不同点 单位：cm

| 指示点 | 定义 |
|---|---|
| A 点 | 阴道中线近处女膜或处女膜缘之上 3，范围 –3（无脱垂）～+3（最大程度脱垂） |
| Aa | 前壁，相当于尿道膀胱沟处 |
| Ap | 后壁，阴道最下端的部分，位于阴道顶端和 A 点之间，范围 –3～TVL。如果点 A 突出到最大程度（没有严重膨出的大多数妇女的情况），那么 B 点 =A 点 |
| B 点 | |
| Ba | 前壁 |
| Bp | 后壁 |
| C | 宫颈或子宫切除后阴道顶端部分的最远端 |
| D | 后穹窿，子宫未切除患者 |
| GH（生殖器孔） | 尿道外口中点到后壁中线处女膜缘之间的距离 |
| PB（会阴体） | 后壁中线处女膜缘至肛门开口中点的距离 |
| TVL（阴道总长度） | 在膨出充分复位，避免增加压力或拉长情况下阴道的最大深度 |

表 3-1-2 基于 POP-Q 检查系统的盆腔器官脱垂分度 单位：cm

| 分度 | 内容 |
|---|---|
| 0 | 在用力时无盆腔结构脱垂，Aa、Ap、Ba、Bp=–3，C 或 D≤–（TVL-2） |
| Ⅰ | 脱垂的最远端在处女膜缘内平面上 1（即脱垂状态不是 0 度，但各点的值＜–1） |
| Ⅱ | 脱垂最远端超过处女膜平面下 1，但未到处女膜平面下 1（即脱垂最远点在 –1～+1） |
| Ⅲ | 脱垂最远端超过处女膜平面下 1 处，但未完全翻出阴道［即最远点＞+1，但＜（TVL-2）］ |
| Ⅳ | 脱垂最远端呈全长外翻［即最远点＞（TVL-2）］ |

### （三）尿道旁指压试验

如患者有咳嗽后溢尿现象，为了评估是否可以通过尿道悬吊带手术改善溢尿情况，可以进行此项检查。患者取膀胱截石位，检查者用中指和示指插入阴道，指腹面向阴道前壁，向耻骨联合方向抬压，再次嘱患者做咳嗽动作，若溢尿情况得到控制，则表明患者可以通过尿道中段悬吊手术得以改善。

### （四）判断尿道活动性的 Q-tip 棉签试验

患者取膀胱截石位，消毒外阴和尿道口，将消毒好的棉签一头蘸取润滑剂后置入尿道，轻轻插入尿道内约 4cm 或到达有阻力部位，即膀胱颈部，观察和测量棉签外露部分与水平线的夹角。再嘱患者做屏气向下动作，再观察棉签外露部分与水平线的夹角，并与屏气前比较。结果判定：①棉签与水平线的夹角约 –5°～+10°，表示正常；②屏气后棉签露出部分比原来上翘 10°，表示尿道膀胱后角已消失，但无尿道下垂；③屏气后棉签上翘超过原来 20°，表示尿道已向下向后移位；④屏气后棉签上翘与水平线的夹角＞45°，表示尿道支持组织已严重削弱，后尿道显著下垂。角度越大，表示后尿道下垂的程度越严重。

**（五）判断支配膀胱-尿道的神经的功能[骶髓反射功能（$S_2 \sim S_4$）]**

可检查阴蒂-肛门反射（球海绵体肌反射）（图3-1-2）、肛门-肛门反射。以手指插入肛门，同时按压阴蒂（或同时在肛门内活动），观察肛门括约肌收缩情况。此检查在判断女性神经源性下尿路功能障碍时经常用到。

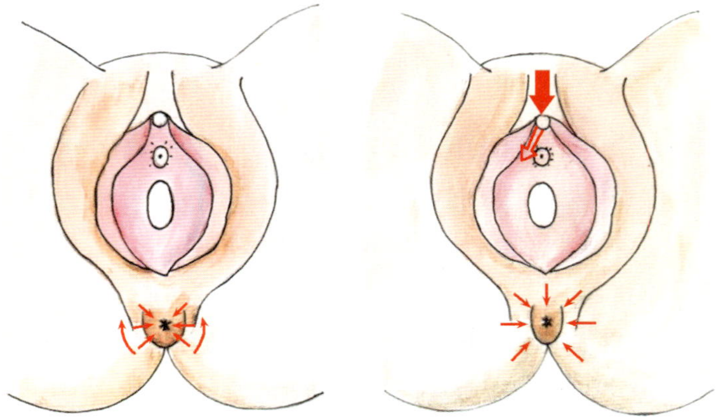

**图3-1-2 阴蒂-肛门反射（球海绵体肌反射）和肛门-肛门反射的检查示意图**

肛门-肛门反射（左图）：仰卧位下将下肢抬高伸直，用钝硬物划过会阴处，肛门外括约肌会收缩；阴蒂-肛门反射（右图）：刺激女性阴蒂，球体海绵体肌和肛门外括约肌会收缩。

（曾健文）

## 第二节 女性泌尿生殖系统实验室检查

### 一、尿液检查

尿液检查是泌尿系统疾病的基本检查，完整的尿液分析应包括物理、化学和显微镜检查，对诊断有重要意义。

**（一）标本的采集与保存**

女性很难获得未受污染的中段尿。收集尿液前应认真冲洗外阴，收集标本时要将阴唇翻开，避免白带等分泌物混入污染，避开月经期。留中段尿送检。

细菌培养时，消毒外阴后留中段尿，必要时可行导尿或耻骨上膀胱穿刺。尿液培养应在取出后1小时内进行。否则会有细菌的再次生长、pH变化，以及红细胞、白细胞被破坏。

取出的尿液标本如不能及时进行检查，应放置在5℃冰箱存放。

**（二）一般性状检查**

1. **尿量** 正常人每天排出尿量为1 000～2 000ml，与饮水及出汗多少有关。无尿和少尿是由肾排出量减少引起的，而导致尿量减少可有肾前性、肾性和肾后性因素。因此，必须首先了解是否存在心源性因素、输尿管或尿道梗阻。

（1）多尿：每天尿液总量持续超过3 000～5 000ml称为多尿。生理性多尿见于大量饮水及服用利尿食物或药物。病理性多尿见于糖尿病、尿崩症、肾性肾炎出现浓缩功能障碍时等。

（2）尿量减少：24 小时尿量小于 400ml 称为少尿，突然尿量减少可能发生急性肾损伤，多见于高热、严重脱水、急性肾炎、休克及各种原因所致的急性肾衰竭。24 小时尿量小于 100ml 称为无尿，持续性无尿多见于器质性肾损伤，表现为氮质血症或尿毒症。

（3）尿闭：尿闭是指完全性无尿，多见于孤立肾结石引起的完全性尿路梗阻，可在肾绞痛后突然发生。须注意，尿闭时膀胱空虚无尿排出，而尿潴留时膀胱充满尿液但无法排出。

**2. 颜色与透明度**

（1）尿液的颜色：正常尿的颜色是淡黄色，这是由于在尿中有尿色素存在。尿的颜色受浓度变化的影响，但有些食物、药物、体内代谢产物及感染都会对尿的颜色有所影响。有时患者主要因尿的颜色异常来就诊。下表列出的是尿色异常的种类及其相关的原因（表 3-2-1）。

表 3-2-1　尿色异常的种类和原因

| 尿色异常 | 原因 |
|---|---|
| 无色 | 尿液稀释、饮水过多 |
| 浑浊尿 | 磷酸盐尿、菌尿、乳糜尿 |
| 红色 | 血尿、血红蛋白尿、肌红蛋白尿、慢性汞或铅中毒、服用酚酞、吩噻嗪、利福平等药物 |
| 橙色 | 脱水、服用吡啶姆、磺胺吡啶等药物 |
| 黄色 | 正常、非那西汀、维生素 $B_2$ |
| 蓝绿色 | 胆绿色、蓝姆尿、靛洋红、甲基蓝 |
| 棕色 | 尿胆原、卟啉症 |
| 深棕色 | 黑酸尿、出血、黑色素 |

（2）尿液的透明度：新排出的尿应是清亮的。浑浊尿的最常见原因为磷酸盐尿，是由于磷酸盐结晶沉淀在碱性的尿液中。磷酸盐尿通常是间断性排出，一般是在餐后，尤其是饮用了较多的牛奶制品之后。其诊断方法是在尿中加入醋酸，尿液会立即转清。在显微镜下也可见到大量无定形的磷酸盐结晶。脓尿常伴有尿路感染，同时尿液的颜色也发生变化。大量的白细胞可使尿液浑浊。菌尿和脓尿通过嗅尿液的气味和显微镜检可以加以区别。乳糜尿也表现为浑浊，静置后可以分为 3 层。

（3）气尿：排尿时同时有气体与尿液一起排出，提示有泌尿道 - 胃肠道瘘存在，或有泌尿道的产气细菌感染。常见的原因有憩室炎、乙状结肠癌、肠炎和克罗恩病（Crohn disease）等。亦见于泌尿系器械检查或留置导尿管所致肠道损伤。

**（三）尿液的物理学检查**

**1. 尿液比重和渗透压**　尿比重的波动范围在 1.001～1.035。尿比重一般可以反映出人体的水化状况，但也受肾功能的影响。当尿的比重低于 1.008 时，被视为稀释尿。而大于 1.020 时称为浓缩尿。肾功能不全患者的尿比重一般固定在 1.010。造成尿比重较低的情况包括液体进入过多、利尿、肾的浓缩能力降低、尿崩症等。造成尿比重增加的情况包括进水不足、脱水（如发热、出汗、呕吐、腹泻等）、糖尿病和抗利尿激素分泌过多。当人体接受了碘化造影剂后，尿比重可能超过 1.035。

尿的渗透压通常在 50～1 200mOsm/L（1mOsm/L=1mmol/L $H_2O$）。一般影响尿比重的因素对渗透压也有影响。

**2. 尿 pH** 尿的 pH 通常在 4.5～8.0，平均 5.5～6.5。如果尿液的 pH 为 4.5～5.5，则尿液呈酸性，反之，若为 6.5～8.0，尿液显碱性。尿的 pH 通常可反映血清的 pH。当发生代谢性或呼吸性酸中毒时，其尿液呈酸性。同样，当发生代谢性或呼吸性碱中毒时，尿液则呈碱性。发生肾小管性酸中毒（renal tubular acidosis，RTA）的患者例外。无论是Ⅰ型还是Ⅱ型肾小管性酸中毒，患者都表现为血清呈酸性，但其尿液呈碱性，原因是患者的尿液中有大量的碳酸氢根丢失。发生Ⅱ型肾小管性酸中毒的患者在合并严重的代谢性酸中毒时，其尿液也可呈酸性。但是，对于Ⅰ型肾小管性酸中毒者，无论合并多么严重的代谢性酸中毒，其尿液均为碱性。肾小管性酸中毒的诊断就是依赖于尿液 pH 的测定结果。当给予酸负荷制剂后，受检者尿液的 pH 仍不能低于 5.5。

尿液 pH 的测定在诊断和治疗泌尿系感染和结石病中也有一定的帮助。肾结核患者尿呈酸性。如果泌尿系感染患者的尿液 pH 大于 7.5，其感染病菌可能是尿素分解类细菌，如变形杆菌、假单胞菌、葡萄球菌等。产尿素酶的细菌使氨转换为铵，大大提高了尿液的 pH，磷酸钙镁铵结晶沉积，大量的结晶导致肾盂出现“鹿角”形结石。尿酸结石和胱氨酸结石患者的尿液 pH 一般为酸性。碱化尿液是治疗这两种结石病的重要方法之一。但在治疗过程中，还应监测尿液的 pH。

### （四）尿液的化学检查

**1. 血尿** 正常情况下，每高倍视野的红细胞不能超过 3 个。血尿和血红蛋白尿、肌红蛋白尿可以通过镜检加以区别。后两种蛋白尿在镜检中是见不到红细胞的。血红蛋白尿和肌红蛋白尿的鉴别要经过检测血清颜色来判断。血红蛋白尿患者的血清呈粉色。这是因为游离血红蛋白可与血清中亲血色球蛋白结合，这种结合球蛋白不溶于水，分子量大，而停留在血清中使其呈粉色。只有当血清中亲血色球蛋白到饱和状态，游离血红蛋白才在尿液中出现。肌红蛋白从肌肉中释放出来，分子量小，并且是水溶性，不能与血清中亲血色球蛋白结合，故一旦从肌肉中释放出来，就很快进入尿液中。因此，这种患者的血清为清亮的。这种方法检查血尿的灵敏度达 90% 以上，但其特异度要低于显微镜检查，有较高的假阳性率。血尿的假阳性检查结果还可由于女性的月经血、脱水状态、剧烈运动后、服用大量的维生素 C 等导致。

关于血尿的临床意义有不同的报告。在儿童和年轻人，血尿的临床意义尚不如老年人的临床意义大。梅奥诊所（Mayo Clinic）的医师对 2 000 名无症状性血尿进行跟踪检查，结果仅有 0.5% 发生了泌尿系肿瘤。然而，在进行长达 3 年的随访中，发生严重泌尿系疾病者约 1.8%。

血尿的鉴别诊断和评价：

（1）血尿能够反映肾脏和泌尿系统其他部位的疾病。来源于肾脏的血尿往往伴有管型和明显的蛋白尿，其尿蛋白一般为 1.0～3.0g/L（++）～（+++）。这种程度的尿蛋白表示蛋白来自肾小球和肾小管间质病变。

（2）尿红细胞位相：离心后尿液的红细胞形态也有助于鉴别血尿的来源。源于肾小球血尿的红细胞变形明显，而源于肾小管间质或其他部位血尿的红细胞形态基本无变化。这些红细胞可能已经没有血红蛋白的成分了（也称“镜影细胞”），但其外形仍为圆形。红细胞形态的观察最好用相差显微镜，但普通光学显微镜也能检查。

2. **蛋白尿** 虽然健康人每天也要有约 80～150mg 蛋白从尿液中排出体外，但尿检查中发现有蛋白尿仍要警惕泌尿系疾病。蛋白尿可以是肾血管病、肾小球疾病、肾小管间质等疾病的第一表现。还有一些疾病是因为异常蛋白产生过多而进入尿液，如骨髓瘤。剧烈运动也可导致蛋白尿。尿中蛋白的含量受体内液体的含量影响，但一般很少超过 200mg/L。正常情况下，尿蛋白中的白蛋白占 30%，血清球蛋白占 30%，组织蛋白占 40%。

生理性蛋白尿多为暂时性，见于剧烈的体力劳动、严重受寒或高热后，也可由于阴道分泌物或大量红细胞、脓液混入尿内而呈阳性反应。病理性蛋白尿多见于急性与慢性肾小球肾炎、肾盂肾炎、肾病综合征、肾结核、肾肿瘤等。

按蛋白尿出现的时间分为一过性蛋白尿、间断性蛋白尿和持续性蛋白尿。儿童的一过性蛋白尿一般在几天内可自行消失。发热、运动和紧张等可导致儿童一过性蛋白尿。老年人的心功能不全也可出现一过性蛋白尿。长时间站立可导致间断性血尿，24 小时总尿蛋白很少超过 1g。休息后蛋白尿可以自动消失。体位性蛋白尿是由于站立使肾静脉的压力增加所致。持续性蛋白尿往往需要进一步检查。最常见的病变部位是肾小球。其特点是 24 小时尿蛋白超过 2g，并为大分子量蛋白。

3. **葡萄糖和酮体** 检查尿液中葡萄糖和酮体有助于筛选和发现糖尿病。正常情况下，由肾小球滤出的葡萄糖在近曲小管几乎全部被重新吸收。即使有少量的葡萄糖在尿液中出现，也没有临床意义。如糖摄入过多、强烈的精神刺激、全身麻醉、哺乳期、寒冷、脑部创伤时，尿中含糖量可暂时性增高。糖尿病、胰腺病或肾上腺皮质及脑垂体前叶机能亢进等，可出现经常性尿糖增高。

正常情况下，尿液中检查不到酮体。只有体内糖类耗尽或发生大量的脂肪分解时，尿液中酮体才变成阳性。常见于糖尿病酮症酸中毒的患者，或饥饿、快速减肥者的尿液。酮症酸中毒患者的酮体最先在尿液中出现，其次是血清中。

4. **胆红素和尿胆原** 正常尿液不含胆红素，可含少量的尿胆原。只有在发生肝脏疾病或胆道梗阻，胆红素浓度＞6.8μmol/L（0.4mg/dl）时方能检测到胆红素。

5. **白细胞酯酶和亚硝酸盐试验** 白细胞产生白细胞酯酶，白细胞酯酶活性阳性表明尿液中有白细胞。许多革兰氏阴性菌能使硝酸盐转化为亚硝酸盐。尿液检测发现亚硝酸盐，要满足细菌数量要足够多（$10^5$/ml），同时尿液中必须存在硝酸盐，细菌和尿液接触时间要充分（一般 4 小时）。因此，尿液检测最好取清晨第一次尿标本。尿液中有亚硝酸盐应高度怀疑有细菌的存在。国外提倡患者应用这两种检验浸条自我检查尿液，如检测发现尿路感染，尿液送医院复查的同时，患者开始服药治疗。因此，这两项指标被公认为是尿路感染的标志物，这种检测是初筛，无特异度，假阴性率达到 22%。泌尿外科医师应更重视尿沉渣的白细胞检查。

**（五）尿沉渣分析**

尿沉渣分析的显微镜检应当分为低倍镜检（100 倍放大）和高倍镜检（400 倍放大）。低倍镜下可以观察到红细胞、白细胞、胱氨酸结晶、巨噬细胞和寄生虫（如阴道毛滴虫、埃及血吸虫）等。

1. **细胞** 正常尿中一般无红细胞或仅有少许，如尿离心后每高倍视野平均可见 1 个红细胞，即为异常表现，多见于泌尿道病变或全身出血性疾病。女性容易受外阴分泌物的影响，每高倍视野发现 5 个白细胞也属正常。白细胞数量过高表示有尿路感染或炎症。尿沉渣中通常可以见到上皮细胞，多来自泌尿道及阴道黏膜上皮，无临床意义。女性尿标本中见到的扁平上皮细胞主要来自尿道的下部、三角区和阴道等处。

2. **管型** 正常尿中几乎无管型或很少见到，故只要出现管型，均应加以重视。当肾脏有轻度或暂时性功能改变时，尿中可见少量透明管型，而在肾脏有急性病变时，尿中可出现细胞管型。

3. **结晶** 结晶成分的确定对于患有尿路结石的患者来说极为重要，这有助于病因诊断。虽然在正常情况下也有其他类型的结晶存在，但是胱氨酸结晶是诊断胱氨酸尿的主要依据。胆固醇结晶在尿液中很难见到，与尿液的 pH 无关。服用磺胺类药物时，应经常检查尿内结晶，积极预防肾小管或输尿管被结晶堵塞。

4. **细菌** 正常尿液不应当含有细菌，找到细菌表明有尿路感染。每高倍视野可以看到 0.02～0.05μl，因此在每高倍视野见到 1 个细菌就预示着细菌的浓度超过 20 000 个 /ml。每高倍视野中见到 5 个细菌，那么细菌的浓度约 100 000 个 /ml。这个数字是诊断尿路感染的参考浓度，但只适用于女性。

5. **真菌** 尿液中最常见的真菌是白念珠菌。常见于糖尿病和念珠菌性阴道炎患者的尿液中。

6. **寄生虫** 阴道毛滴虫是女性阴道炎的常见原因。毛滴虫在低倍视野下就很易鉴别。它的体形较大，有鞭毛，能快速移动。埃及血吸虫是尿道的病原菌，在美国少见，但在中东和北非地区多见。

#### （六）尿液膀胱肿瘤标志物检测

应用传统的尿液和膀胱冲洗液的细胞学检查诊断膀胱癌，取材方便，可重复检查。其缺点是对Ⅰ级膀胱癌诊断阳性率较低，造成假阳性的因素也很多，假阳性和假阴性率均大于 10%。通过检测尿液的膀胱肿瘤标志物，结合尿液细胞学检查，可以提高膀胱癌诊断的阳性率。BTA 和 NMP 已有用于临床的检测盒，其余尚处于临床研究阶段。基因诊断有望成为可靠的、重要的检测手段。

#### （七）尿脱落细胞学检查

尿脱落细胞学检查标本来源于尿沉渣。尿液中脱落细胞主要来自肾盂、输尿管、膀胱和尿道黏膜的上皮细胞。因肾脏属实质性器官，肾小管上皮细胞一般较少脱落。尿脱落细胞学检查的适应证有：①高分级尿路上皮癌的诊断，特别是平坦型原位癌及其相关病变；②对尿路上皮肿瘤患者的随访，无论肿瘤的分级如何均适用；③对正在进行或即将进行治疗的尿路上皮肿瘤患者的监测，以判断疗效；④肾移植术后排异反应的监测；⑤判断有毒化工制剂、致癌因子、化疗药物对尿路系统的影响。

尿脱落细胞学检查对诊断早期低分级肿瘤的灵敏度差，对高分级肿瘤和原位癌阳性率高。冲洗尿路后收集尿液检查可提高阳性率，另外，亦可采用荧光显微镜对尿脱落细胞进行吖啶橙染色检查和尿流式细胞测定，有较高的灵敏度，尤适用于低级别膀胱肿瘤。

## 二、肾功能测定

肾脏是人体重要的生命器官，它通过多种功能来维持机体内环境的稳定。这些功能包括排泄代谢产物、调节细胞外液的容量和成分、调节酸碱平衡，以及产生和分泌激素。正常肾脏有较强的储备能力，部分肾脏病患者可无任何临床表现，而一旦出现临床症状时，肾功能往往已严重减退。因此，肾功能检查对了解女性有无肾脏疾病，病变的严重程度，治疗的选择及判断预后均有重要意义。本部分主要从肾小球滤过功能、肾小管功能、肾血流量检查3个方面来了解肾功能及其临床意义，并简单介绍肾脏的内分泌功能。

**（一）肾小球滤过功能检查**

**1. 肾脏清除率测定** 肾脏清除率是指某一种物质在一定时间内（常以分钟为单位）由尿液排出的量相当于血浆含该物质的量（以毫升为单位），以公式表示为：$G=U\times\frac{V}{P}$，其中$G$为清除率（ml/min），$V$为每分钟排尿量（ml），$U$和$P$分别为尿中和血浆中待测定的物质浓度。肾脏对各种物质的清除方式各有不同，有从肾小球滤过的，如菊糖（又称菊粉）；有主要从肾小管分泌的（在一定血浓度范围内），如酚红（phenolsulfonphthalein，PSP）和对4-氨基马尿酸（*p*-aminohippuric acid，PAH）；有二者兼有的，如肌酐和尿素。尿素又可由肾小管重吸收，而肌酐不可以。不管什么方式，其肾脏清除率总是为前述的公式。如被清除的物质仅从肾小球滤过，肾小管不分泌也不重吸收，则该物质（如菊糖）的清除率即代表单位时间内从肾小球滤过的血浆超滤液量，也即等于肾小球滤过率（glomerular filtration rate，GFR）。如某物质经肾循环几乎全部被清除，则物质（如PAH）的清除率即代表有效血浆流量。因此，用于测量GFR的物质必须具备以下特点：首先，该物质必须能够自由通过肾小球，它通过肾小球时不受物质分子大小、电荷的限制，不与血浆蛋白结合；其次，它从肾单位通过时，不被肾小管重吸收、分泌、合成或代谢；最后，它不会影响肾功能。

检测肾脏对某种物质清除率的方法可分为两大类：一类是外源性物质的清除率；另一类则为内源性物质的清除率。测定外源性物质清除率时，因为必须以恒定速率将该物质由静脉输入血液循环中，在整个测定过程都需要维持该物质的血浓度不变，故操作烦琐，不适合临床开展，如常用的菊粉清除率（Cin）反映GFR等，便是测定外源性物质的清除率。测定内源性物质的清除率较为方便，临床上较为实用，如内生肌酐清除率（Ccr）等。

（1）菊粉清除率（Cin）：Cin是目前测定肾小球滤过功能最准确的方法，可作为测GRF的金标准。Cin虽然精确，但它需要在清晨空腹进行，插导尿管精确收集尿液，持续静脉输注菊糖，饮水刺激利尿，反复同时抽血留尿，测定程序繁杂反复。此外，菊糖难以溶解，测定困难，且不易获得，因此不适于在临床推广应用。

（2）内生肌酐清除率（Ccr）：Ccr可代替菜粉清除率作为临床测定GFR的方法。内生肌酐清除率的检测方法连续无肌酐饮食3天（禁肉类，每天蛋白质摄入量＜40g，此间避免剧烈运动），第4天时将尿排尽弃去，然后准确留取24小时尿液（加入5ml甲苯防腐），同时取抗凝血2～3ml，与尿标本一起送检。测定血肌酐及尿肌酐浓度，并测量24小时总尿量，然后按下列公式计算。

每分钟肌酐清除率：

$$\text{Ccr}=\text{尿肌酐浓度(mg/dl)}\times\text{每分钟尿量(ml/min)}/\text{血肌酐浓度(mg/dl)}$$

24小时肌酐清除率：

$$\text{Ccr}=\text{尿肌酐浓度(mg/L)}\times 24\text{小时尿量(L)}/\text{血肌酐浓度(mg/L)}$$

近年，应用放射性核素方法检测GRF，被认为同检测菊粉清除率一样，是一种准确反映肾小球滤过功能的方法。目前，临床上基本用放射性核素方法代替上述两种方法检测GRF。

2. **血中含氮代谢废物的测定**

（1）尿素氮（blood urea nitrogen，BUN）测定：尿素为人体蛋白代谢的主要终末产物。氨基酸脱去氨基产生 $NH_3$ 和酮酸，$NH_3$ 和 $CO_2$ 在肝脏合成尿素，尿素的生成量取决于饮食中蛋白质摄入量、组织蛋白分解代谢以及肝功能情况。尿素可出现于各种分泌液中，正常时约 25% 分泌入肠腔，尿毒症时可增至 80%，通常肾脏为排泄尿素的主要器官，每天由肾排出的尿素约 10～30g。血液中尿素全部从肾小球滤过，正常情况下约 30%～40% 被肾小管重吸收，肾小管也可排出和分泌少量尿素，严重肾衰竭时排出和分泌量增加。血中尿素氮的测定虽可反映肾小球的滤过功能，但肾小球滤过功能必须下降至正常的一半或更差时，BUN 才会升高，故 BUN 的测定并非反映肾小球滤过功能的敏感指标。BUN 正常值为 3.2～7.1mmol/L（9～20mg/dl）。除受肾功能影响外，BUN 还受某些肾外因素的影响，如高蛋白饮食、消化道出血以及高代谢，所以，BUN 升高不一定是肾小球滤过功能受损的结果。

（2）血清肌酐（serum creatinine，Scr）测定：血清肌酐浓度主要取决于肾小球滤过功能，基本上不受饮食、高分解代谢等肾外因素影响，因此，Scr 比 BUN 能够更准确地反映肾小球功能，但与 BUN 一样，它也不是反映肾小球功能的敏感指标。Scr 正常值在女性为 44.2～97.2μmol/L（0.5～1.1mg/dl）。

当肾小球重度损害，GFR 降至正常的 50% 以下时，Scr 和 BUN 才开始迅速上升。因此，当 Scr 和 BUN 都明显高于正常时，常表示肾功能已发生严重损害。

3. **放射性核素测定** GFR　运用单光子发射计算机断层仪肾脏动态显像测定 GFR。静脉内一次性注射放射性核素标记物，通过测定血浆清除率评估 GFR，方法简便，可靠，无创伤，可观察肾脏损害程度，因而应用日益广泛。

数字成像的优点在于不仅可以测肾清除率，还可以了解肾脏的结构，将肾功能变化与其结构变化相联系。特别是它能测定分肾功能，并了解每一侧肾脏在总的肾小球滤过率中所起的作用。这对于有肾血管疾病的患者至关重要，因为它决定了是否需进行单侧肾切除。此方法与菊粉清除率一样能准确地反映 GFR，且具有无须收集尿液及连续静脉滴注药物的优点，缺点是须把放射性物质引入体内，对妊娠和哺乳期妇女不宜应用。GFR 正常值为 95～110ml/min。

### （二）肾小管功能检查

肾小管的功能包括许多方面，为方便起见，将其分为近端肾小管功能和远端肾小管功能。但事实上肾小管许多功能是由这两部分共同完成的。如钠的吸收几乎在肾单位中肾小球后的所有部位中进行；尿浓缩功能依赖于整个肾单位在髓质建立的溶质浓度梯度，即将溶质从近端小管转运至远端肾单位。同样，酸化功能依赖于近端肾单位重吸收 $HCO_3^-$，远端肾单位在小管液和血浆之间建立氢离子梯度。

目前主要用于检测近端小管的指标包括肾小管对葡萄糖的最大再吸收量（TmG）测定、肾小管对对氨基马尿酸最大排泌量（TmPAH）测定、尿氨基酸测定、尿溶菌酶及 *N*-乙酰-β-葡萄糖苷酶（*N*-acetyl-β-glucosaminidase，NAG）等尿酶测定，以及尿微球蛋白、尿视黄醇结合蛋白的测定、金属锂清除率测定等。检测远端小管及间质功能的指标主要包括尿比重测定、尿渗量测定、自由水清除率测定、尿浓缩稀释试验等。此外，肾脏对尿液的酸化功能及对尿酸的排泌等，既涉及近端小管的功能，也涉及远端小管的功能，临床上可进行肾小管酸化尿液功能的检测及相应的负荷试验（氯化氨负荷试验及碳酸氢盐再吸收排泌碱负荷试验），以了解不同部位肾小管的功能。

### （三）肾血流量测定

双肾重仅约 250g，但流经双肾的血流量约占心输出量的 1/5。虽然流经肾脏的血流量很大，但肾脏耗氧却不大，平均从每 100ml 的血液中仅摄取 1.7ml 的氧。其耗氧量主要与肾血流量和钠重吸收有关，血流中的水分一般是自由地从肾小球滤出，伴随溶质的重吸收而被动重吸收，不消耗能量。肾血流量（renal blood flow，RBF）或肾血浆流量（renal plasma flow，RPF）是指单位时间内流经肾脏的全血量或血浆流量。目前，检测肾血流量的常用方法有对氨基马尿酸的清除率和放射性核素标记法。

目前多采用单光子发射计算机断层扫描肾脏动态显像测定肾有效血浆流量，该法操作简便，可多次重复，适于临床应用。

### （四）肾脏内分泌功能

肾脏不仅是一排泄器官，除每天排出大量代谢废物，维持机体水、电解质和酸碱平衡，同时它也能分泌许多激素，对机体的正常生理活动起重要的影响。如肾素 - 血管紧张素、促红细胞生成素、前列腺素、1，25-（OH）$_2$ $VitD_3$。

## 三、基因检测

随着对多种疾病在细胞遗传学和分子生物学方面的深入研究，遗传学检测和基因检测被逐步应用到泌尿生殖系统疾病的诊断和治疗。

### （一）基因检测与疾病诊断

在泌尿生殖系统中，基因检测最初应用于遗传性疾病的诊断，主要包括遗传性肾癌[如希佩尔 - 林道病（von Hippel-Lindau disease）、结节性硬化症肾癌、伯特 - 霍格 - 迪贝综合征（Birt-Hogg-Dubé syndrome，BHD）]、遗传型多囊肾（如常染色体隐性遗传多囊肾、常染色体显性遗传多囊肾）等。此外，尿脱落细胞荧光原位杂交（fluorescent *in situ* hybridization，FISH）可以识别染色体异常信号，从而对尿路上皮癌进行早期诊断。近年来，多项研究发现通过对尿液中的游离 DNA 和 RNA 进行检测分析可以早期识别尿路上皮癌，有望在未来实现临床转化。

### （二）基因检测与精准治疗

现已证实多种泌尿生殖系统肿瘤的发生发展与基因突变密切相关。通过基因检测检出突变基因，可以指导选择针对特定基因突变有效的化疗、靶向治疗和免疫治疗等，从而实现个体化精准治疗方案。

（曾健文）

# 第三节　女性泌尿生殖系统常规物理检查

## 一、泌尿生殖系统 X 线检查

女性泌尿生殖系统常规 X 线检查包括腹部平片、静脉尿路造影（intravenous urography，IVU）、逆行尿路造影、顺行尿路造影（antegrade urography）、膀胱造影（cystography）、尿道造影（urethrography）等。虽然超声、CT 和 MRI 检查在女性泌尿生殖系统疾病的诊断中发挥着很大作用，但泌尿生殖系统常规 X 线检查仍是诊断泌尿生殖系结石、肿瘤、感染、梗阻、畸形等疾病的重要手段。本节重点介绍常用的腹部平片、静脉尿路造影及逆行肾盂造影。

（一）腹部平片

腹部平片为不用任何对比剂（造影剂）的全泌尿系X线摄片，应该包括肾脏、输尿管、膀胱，必要时包括尿道。腹部平片一般分普通腹部平片和输尿管插管后腹部平片，前者常与静脉尿路造影检查结合，后者多接着作逆行尿路造影检查。腹部平片是一种简单而常用的检查方法。

1. **摄片前准备** 为减少肠腔内气体或内容物而影响平片的质量，摄片前应该做好肠道准备。肠道准备方法：检查前禁止作胃钡剂检查，禁止服用X线无法透射的药物，如含碘和铋的药物等；检查前晚多采用中药番泻叶10～20g开水泡饮，不同患者对番泻叶的敏感程度不同，剂量可适当调整，对于导泻效果差的患者也可以采用煎服。另外，也可口服蓖麻油或石蜡油25～30ml，或者50%硫酸镁50ml。必要时先作腹部透视，如果肠道内有过多气体，肌内注射新斯的明0.5～1mg，以促进肠蠕动。摄片日空腹检查。

2. **正常腹部平片表现**

（1）骨骼：脊椎排列整齐、规则。

（2）软组织阴影：两侧腰大肌影对称。

（3）肾轮廓：一般情况下，平静呼吸屏息时右肾门与$L_1$横突平齐。左肾较右肾高1～2cm，也有人两肾等高。两肾位置高低差异很少超过1个椎体高度。性别对双肾位置影响不大，儿童的肾脏位置较成人低。若由卧位改为立位，肾脏可下降1～5cm，以右肾为甚，瘦长体型者也可使肾脏下移，但是一般不应超过1个腰椎椎体的高度。肾脏长径约10～12cm，宽径5～6cm，女性略小于男性。肾影外缘隆凸，其轮廓光滑，无局限性突出或凹陷。肾内缘常与腰大肌影平行。肾影内密度大致均匀一致，正常肾影内无钙化结石等高密影像。由于婴儿缺乏肾周脂肪，平片上难以显示出肾影。

（4）输尿管：正常输尿管在腹部平片上不显影。

（5）膀胱：膀胱在平片上一般不显影。有些腹部平片上可见周边一薄层低密度带环绕的膀胱影。一些女子因为子宫压迫，膀胱上缘可显示为凹面向下的影像，两者间有一薄层透明脂肪线。

3. **腹部平片中泌尿系异常表现**

（1）骨骼：肿瘤侵犯时，可见脊椎排列不整齐、不规则，有的可见骨质破坏等。少数人第12肋缺如。

（2）软组织阴影：两侧腰大肌影不对称，肾周围感染时腰大肌外缘影消失，脊柱因椎旁肌肉痉挛而弯向患侧。

（3）肾脏的异常改变：肾脏位置异常或无肾影，肾脏可发生向上、下、内、外或前的位置变化，引起肾脏移位的原因可为肾脏本身的病变，也可为肾脏周围病变、腹膜后肿瘤、腹腔内肿瘤、邻近器官增大推移及肾下垂等原因。肾外形的改变多伴有肾脏增大或缩小，各种能引起肾脏增大或缩小的病因均可使肾外形产生改变。

肾区钙化见于肾结核、肾包囊虫病、肾肿瘤、肾囊肿、肾动脉瘤、髓质海绵肾（图3-3-1）、肾小管酸中毒、肾梗死及淀粉样变等。肾结核钙化形态多不规则，可以呈局灶性，也可见大部分钙化、全肾钙化（图3-3-2）。

（4）输尿管的异常改变：钙化是最常见的原因，多见于输尿管结核，多伴有同侧肾区的钙化，少数输尿管肿瘤也可出现钙化。

（5）膀胱的异常改变：膀胱钙化表现少见，主要原因为肿瘤、炎症及其他病变。0.5%膀

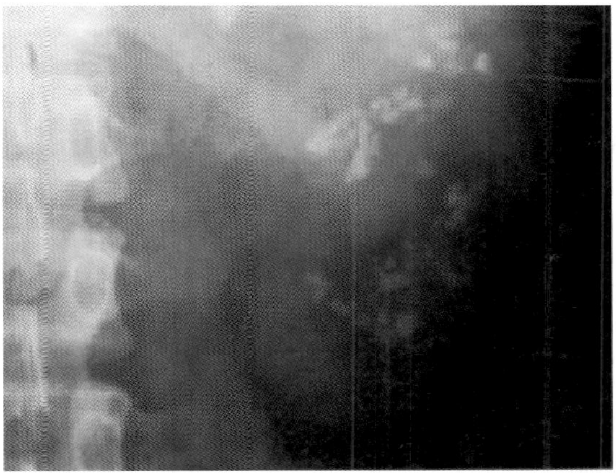

**图 3-3-1 左侧髓质海绵肾 X 线平片**

可见左侧肾影增大，肾区内散在的钙化斑点，多集中在肾乳头部位。

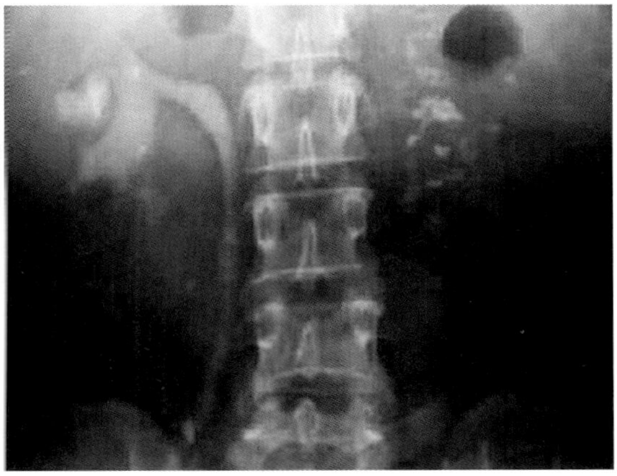

**图 3-3-2 肾脏结核性病变**

左侧肾脏可见形态不规则钙化(呈云朵状或斑点状)，功能消失；右侧肾脏也为结核性病变，可见上盏、中盏结构变形、破坏、边缘不整齐呈虫蚀状，右侧输尿管僵硬、增粗。

胱肿瘤可在平片上见到钙化，多见于鳞状细胞癌和移行细胞癌。50% 膀胱血吸虫病可引起膀胱钙化。

**4. 腹部平片中的尿路结石** X 线腹部平片中尿路结石可见于肾脏、输尿管、膀胱和尿道。约 90% 为含钙的阳性结石。单纯尿酸和黄嘌呤结石则为阴性结石，平片上不显影。胱氨酸结石密度低，大多也不显示。尿路结石形态各异，但均可归入两类：①铸形结石(图 3-3-3)。包括肾乳头铸形(肾乳头)、鹿角形(肾盂肾盏)、哑铃形(骑跨在肾盏颈、肾盂输尿管、憩室口、膀胱颈)、长条形(停留在输尿管及尿道)，其形成的前提是与尿路壁固定，生长速度是接触尿液面快、接触尿路壁慢。②滚动性结石。包括圆形、类圆形及星状结石，其形成的前提是在积水尿路腔(扩张积水的肾盏、输尿管、肾盂源性囊肿、输尿管膨出、尿道憩室)或自然的尿路腔(肾盂、膀胱)内自由滚动，生长方式是周边生长。

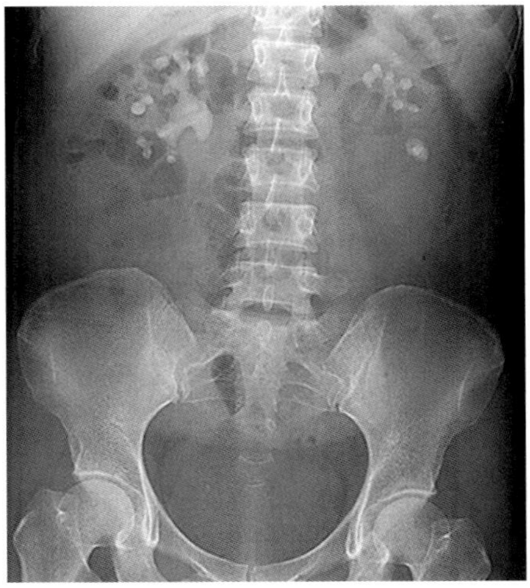

**图 3-3-3 腹部平片示双侧肾区多发大小不一结石**

右侧肾区可见铸形结石。

侧位片上肾结石阴影位于椎体前缘之后，胆结石及钙化肠系膜淋巴结位于椎体前缘之前。输尿管结石形状变化也较大，膀胱结石常随体位改变而移动。静脉结石多呈规则圆形，多见于骨盆部，结石内部有两个以上不同心圆形低密度区为其特征。腹腔内钙化淋巴结多散在分布、多发，透明度不均匀，位置变化。

### (二) 静脉尿路造影

静脉尿路造影(intravenous urography, IVU)，即排泄性尿路造影。系经静脉注射 X 线不能透射的含碘对比剂，对比剂经肾脏排泄，X 线照射下显示出肾外形、轮廓及肾盏、肾盂、输尿管、膀胱和尿道的检查(图 3-3-4，图 3-3-5)。IVU 既可提供尿路的解剖学结构、通畅程

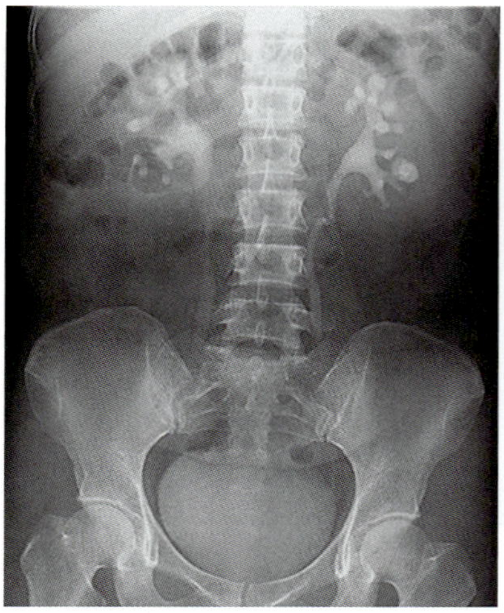

图 3-3-4 IVU 示双侧肾小盏扩张，杯口消失，高密度结石被造影剂掩盖

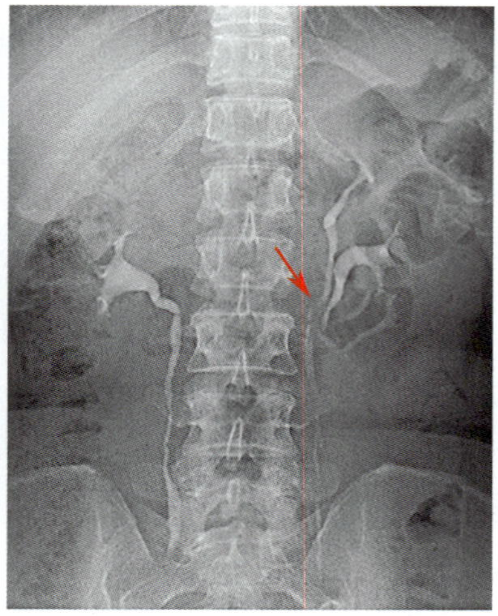

图 3-3-5 IVU 显示左侧双肾盂和双输尿管畸形，双侧输尿管开口于膀胱

度，也提供了肾脏生理、功能情况。这种检查的优点是不受年龄限制，无膀胱镜检查的不适与痛苦。其缺点是肾脏、输尿管和膀胱的充盈受肾功能影响，对比剂存在肾毒性。目前临床上常用的对比剂有复方泛影葡胺注射液（泛影酸钠 1 份与泛影葡胺 6.6 份的灭菌水溶液）、碘海醇注射液、碘普罗胺注射液等。对比剂进入血液后，经肾小球滤过排出，在 X 线视屏或照片上显影。IVU 包括两期：第一期为肾显影期，对比剂在肾小管内，所以可提供肾实质的信息，这一期肾脏呈单一性的高密度（白色）；第二期为肾盂期，对比剂进入肾盏、肾盂系统。注射对比剂约 3 分钟后，输尿管显影。注药前应该先行对比剂过敏试验，阴性者才可做静脉尿路造影。对比剂过敏者可考虑用其他检查，如同位素肾图来了解分侧肾脏功能，逆行尿路造影了解上尿路形态。

1. **静脉尿路造影适应证** 凡是怀疑泌尿系患有结石、感染、畸形、梗阻、肿瘤等疾病，泌尿系邻近器官疾病可能累及泌尿系，以及需要了解肾功能者均是 IVU 的适应证。IVU 适应证主要由医师对该检查的熟悉程度、患者的状况、其他造影方法的方便程度及临床病情等决定。临床上已越来越多采用 CT 尿路成像（CT uropgraphy，CTU）代替 IVU。

2. **静脉尿路造影禁忌证** ①对碘剂过敏、总肾功能严重受损、妊娠早期（3 个月内）、全身状况衰竭者为 IVU 的绝对禁忌证；②肝功能不全、心功能不全、活动性肺结核、甲状腺功能亢进、有哮喘史及其他药物过敏史者慎用；③总肾功能中度受损者仅在必要时接受该检查。糖尿病和多发性骨髓瘤患者当出现肾功能不全时亦尽量避免接受静脉尿路造影。造影期间应充分水化，并且尽可能少量注射对比剂，可减轻对肾脏的损害。

3. **造影前准备**

（1）肠道准备同泌尿系平片。

（2）造影前常规行对比剂过敏试验：对比剂可能发生迟发型超敏反应，故一般应于造影检查前 1 天行过敏试验。造影时准备 1：1 000 比例稀释的肾上腺素 1ml，以备发生过敏反应时抢救使用。

4. **静脉尿路造影表现** IVU 结合腹部平片可显示泌尿系结石，阴性结石表现为对比剂的充盈缺损。另一方面，IVU 片上显示的对比剂也反映肾脏功能情况。当肾脏出现占位性病变（如肾肿瘤、肾囊肿）时，可见肾盂、肾盏受压、变形。肾盂肿瘤、输尿管肿瘤及膀胱肿瘤患者的静脉尿路造影片上可见充盈缺损（图 3-3-6～图 3-3-8）。

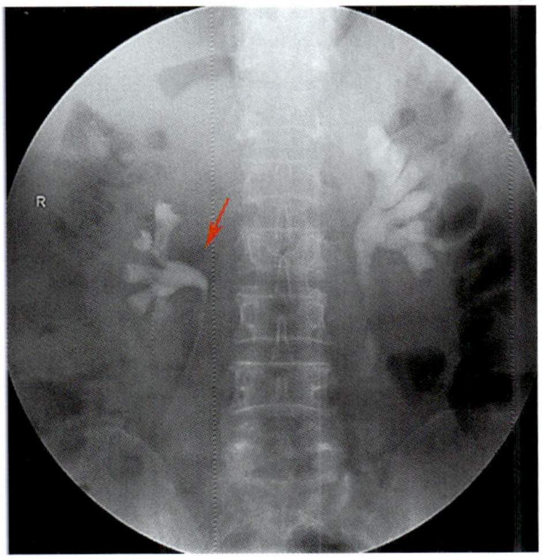

图 3-3-6　IVU 示肾上极软组织增大，右肾上极肾大盏推压移位，右肾输尿管和肾盂连接部受压角度变小，术后证实右肾嫌色细胞癌

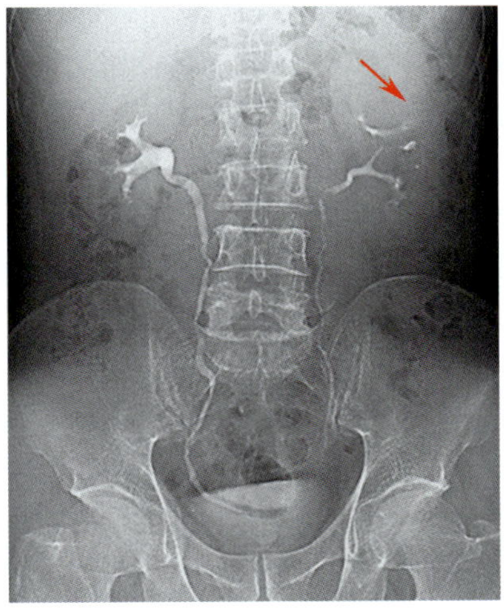

图 3-3-7　IVU 示左肾上极肾囊肿，对肾盏的推压

## （三）逆行性尿路造影

经尿道在膀胱镜下将输尿管导管插入输尿管、肾盂，经导管将对比剂直接注入肾盂、肾盏内行造影的方法，称逆行性尿路造影，亦称上行性尿路造影。

逆行性尿路造影具有以下特点：直接将对比剂注入肾盂、肾盏或输尿管，显影不受肾功能的影响，肾盂、肾盏或输尿管各部均可良好充盈，比经静脉尿路造影显影更清晰，更容易显示尿路结石、肾盂、肾盏内肿瘤或其他充盈缺损，以及左输尿管高位开口于左肾盂、输尿管膀胱交界处梗阻、狭窄和其他原因导致的输尿管狭窄或受压迫；对对比剂过敏试验出现毒副反应的患者，逆行性尿路造影常能发挥作用；一些特殊患者，如肾动脉栓塞或肾动脉血栓形成后及肾衰竭后的无尿患者，静脉尿路造影很难显影，而逆行尿路造影即可显示泌尿系统（图 3-3-9）。

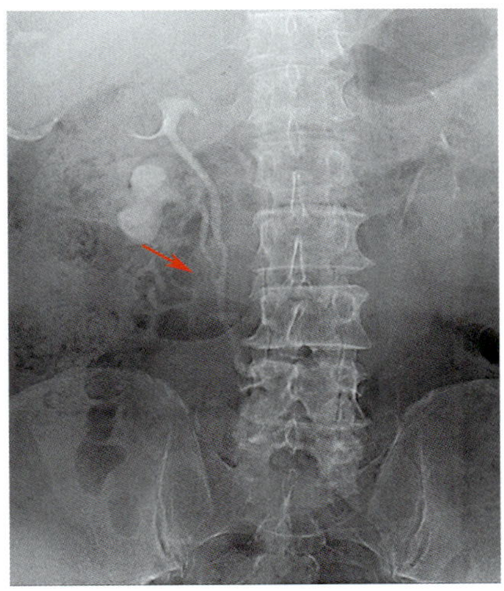

图 3-3-8　IVU 示右侧双肾盂双输尿管，输尿管在 $L_2/L_3$ 椎体间平面呈“Y”形连接

逆行尿路造影的主要缺点在于它不能显示肾脏实质，并需要膀胱镜等设备，医师须经过一定技术训练，患者痛苦比排泄性尿路造影大，有感染的可能；若遇膀胱病变，如膀胱炎症、出血，常无法找到输尿管口，输尿管膀胱再植后输尿管导管插管也很困难者，也无法进行此检查。

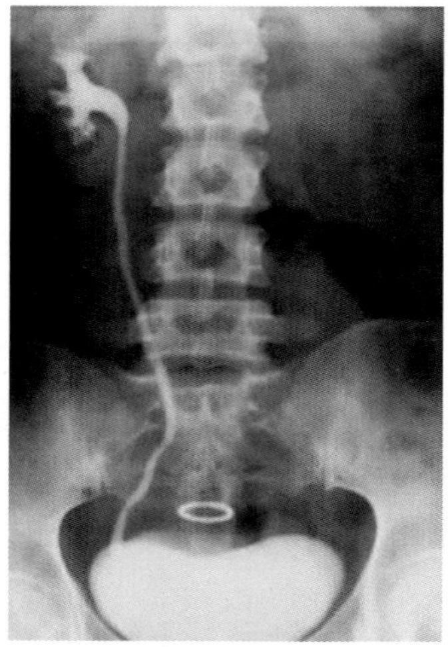

图 3-3-9 右侧上尿路逆行造影 可见右肾盏、肾盂和输尿管形态正常。

1. **逆行尿路造影适应证** 凡要了解上尿路形态、结构及其内部和邻近器官病变时均可作逆行尿路造影，满意的 IVU 有时可免除逆行尿路造影；肾衰竭不宜行静脉尿路造影或 IVU 显示不满意者；心肺功能严重不全，不宜行 IVU 者；需要观察输尿管全程者；对比剂毒副作用严重，不宜行静脉注射者。由于 CT、MRI（如 MRU）和超声等医学影像学的进步，有时逆行尿路造影可以被无创检查替代。

2. **逆行尿路造影禁忌证** 急性下尿路感染、膀胱内大出血及膀胱容量小于 50ml 者；心血管功能严重不全或全身衰竭者为绝对禁忌证。尿道狭窄或良性前列腺增生、肿瘤导致膀胱镜插管插入困难者为相对禁忌证。

3. **逆行尿路造影并发症** ①逆行尿路造影后可出现腰痛，少数患者出现恶心、呕吐和绞痛，甚至发热。当注射对比剂压力过大、速度过快时容易出现疼痛，上述疼痛一般可在 24 小时内消失。解痉止痛剂和利尿抗感染治疗常有效。②少尿、无尿多见于双侧逆行造影时，应予重视。少尿、无尿发生的原因不十分清楚，可能与对比剂对输尿管的直接刺激引起黏膜水肿，对比剂注射时的压力对集合管、远曲小管、近曲小管甚至肾小球的影响，以及神经反射等有关。发生少尿、无尿时可适当用些抗过敏药物与糖皮质激素（如地塞米松等），利尿剂（如呋塞米等）也是必要的。③逆行造影后 1～2 天内，多数患者出现肉眼血尿。极少数患者由于血块而引起肾输尿管绞痛。血尿多由于尿道膀胱镜检查及插管损伤造成，治疗可让患者多饮水或输液，并止血、抗感染。④器械消毒不严，插管时无菌观念不强等均可引起感染。现在多要求检查前明确受检者是否为肝炎病毒和人类免疫缺陷病毒等携带或感染者，若这些病毒为阳性，则器械消毒应特殊处理。对尿路有梗阻的患者，检查前后使用抗生素或对比剂中加入适量抗生素均有效。出现肾积脓者，全身抗感染的同时，可作肾穿刺引流。⑤对比剂逆流：可分为对比剂经肾小管逆流、静脉逆流、间质逆流和淋巴管逆流 4 种。逆流的发生与注射对比剂时压力过高、速度过快等有关，也与肾内某些病变有关。对比剂逆流可能影响对造影的观察。⑥输尿管、肾盂穿孔：输尿管导管有时会穿破输尿管或肾盂，对比剂注射到输尿管或肾脏周围。该并发症多与输尿管或肾盂本身炎症、肿瘤等有关，偶尔也与导管太硬、操作不当有关。

## 二、超声检查

超声诊断在泌尿外科的应用极为广泛，可用于肾上腺、肾脏、膀胱和女性盆腔脏器等各种疾病。超声检查对患者无损害、无痛苦，能迅速而简易地确定肾脏轮廓、位置、结构及肿块大小及物理性质。对充盈的膀胱可探得其结构和形态及测量残余尿量。盆底超声可以了解盆底的结构与功能状态（见第四章）。

### （一）肾脏疾病

肾脏疾病超声诊断的应用极为广泛，几乎适用于所有的肾脏疾病。目前已可检出 3mm 结石和 5mm 血管平滑肌脂肪瘤，区分肾皮质、肾髓质和显示肾内血管直到小叶间动脉，了解肾皮质血液灌注情况。肾脏探测常规采用仰卧位经腰部冠状切面，辅以俯卧位经背部纵切面或横切面探测。必要时也可经腹壁行纵切面扫查。检查前一般无须作准备，但在检查肾血管时须空腹，肾盂探测时有时饮水或禁水后检查，或充盈膀胱。

1. **正常肾脏**　正常肾脏呈豆形。轮廓线和中央部肾窦回声均为明亮的高回声。在二者之间为肾实质低回声区，其中肾髓质回声更低，呈椭圆形或三角形，放射形排列在肾窦回声周围。肾皮质回声略高于肾髓质，位于表层和各肾锥体之间。肾轮廓线是肾周围脂肪的回声，其宽度可代表肾周围脂肪的厚度。肾窦回声的宽度约占肾的1/2～2/3，因人而异，两肾可不对称。肾内血管可用彩色多普勒血流显示（color doppler flow imaging，CDFI）或彩色多普勒能量图（color doppler energy，CDE）显示。识别正常肾声像图的意义在于：①确定肾脏位置，诊断异位肾和肾外肿块；②测定肾活动度；③鉴别有无肾脏和肾脏是否正常（图3-3-10，图3-3-11）。

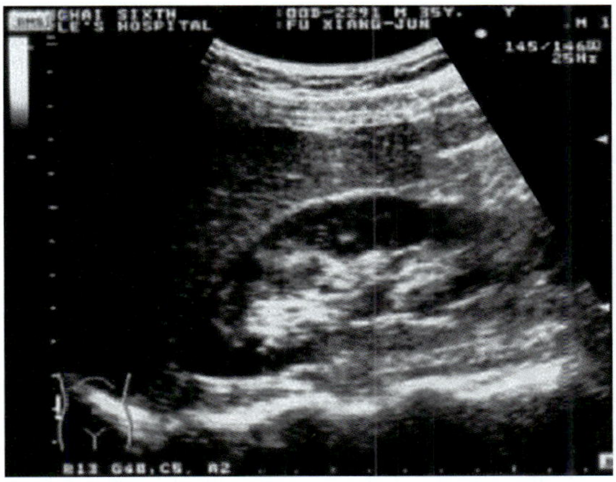

图3-3-10　正常肾声像图，右肾冠状切

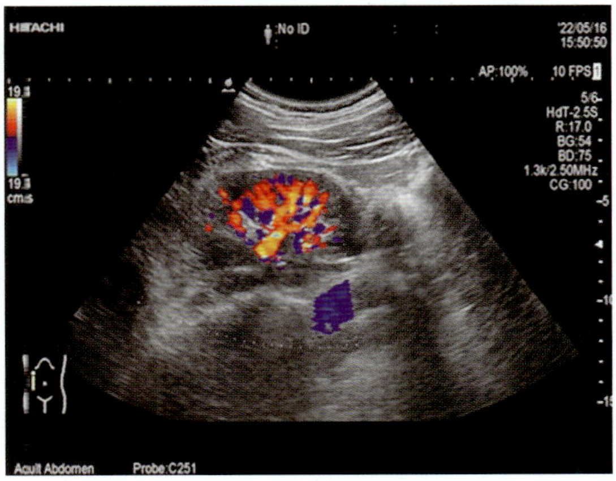

图3-3-11　正常肾血管树声像图

2. **肾积水声像图**　肾窦回声分离、肾形增大和肾实质变薄是肾积水声像图的3个特点。其形态随积水程度和肾盂类型有多种变化，或呈“菱角”形，或为“花朵”形，或为“调色碟”形，或呈巨大囊腔。肾积水往下追踪探测，往往可找到梗阻部位和梗阻原因。正常肾盂回声分离不超过15mm，分离达到20mm者，可确定为肾积水。急性尿路梗阻时，肾窦回声分离不多，往往仅有8mm，但与对侧肾比较并结合病史，可以做出诊断（图3-3-12，图3-3-13）。

3. **肾细胞癌声像图**　肾细胞癌具有一切肾肿瘤的3个共同声像图改变：①肿块处肾结构不清；②局部隆起；③向内生长者，压迫肾窦回声，使之残缺、移位。此外，其形态呈圆形或椭圆形，有包膜。其内部回声多变，多数肾细胞癌呈中等回声或低回声，少数呈高回声，往往见于3cm左右的肾细胞癌。出现不均匀回声者也少，仅见于5～6cm以上的大肿瘤，为内部出血或液化的声像图表现。极少数病例的肾细胞癌局部钙化，出现强回声伴后方声影。肿瘤内部出现多个中等强度的结节回声者，是肾细胞癌的特征，诊断可以肯定（图3-3-14）。

4. **肾结核声像图**　肾结核声像图变化多端，根据肾结核病理类型不同，可有较大差别。有的肾窦回声分离，似肾积水的无回声区，但肾盂壁欠光滑，且内部有低回声；有的出现圆球形液性区，似肾囊肿，但囊壁厚；有的出现声影，似肾结石，但病灶位置接近肾表面，而非位于肾窦回声区内；有的肾外形扩大，出现实质性肿块样回声，似肾肿瘤，但形态不呈球体形；有的肾外形缩小，内部结构不清，似萎缩肾，但其内部回声增强不均匀。总之，当肾脏声像图不够典型时，要考虑肾结核的可能（图3-3-15）。

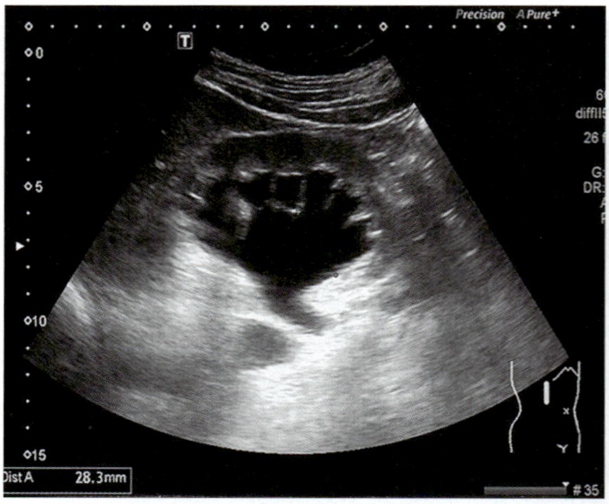


图 3-3-12 肾积水声像图，呈“花朵”形

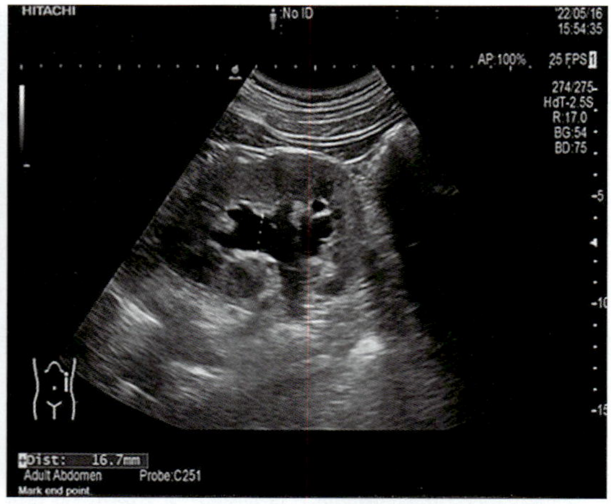


图 3-3-13 肾积水声像图，呈“调色碟”形

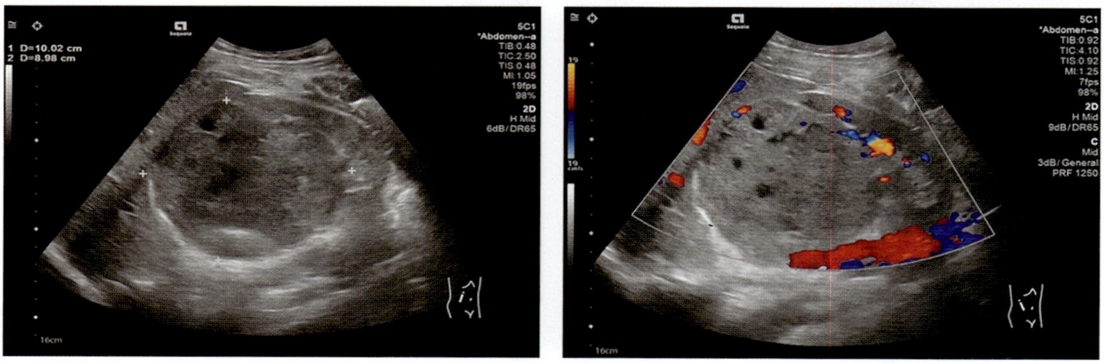


图 3-3-14 肾癌声像图

右肾上极可见类圆形混合回声灶，边界清，形态规则，内见不规则无回声液区，肿块内可见血流信号不均匀，内可见斑片状高密度影。

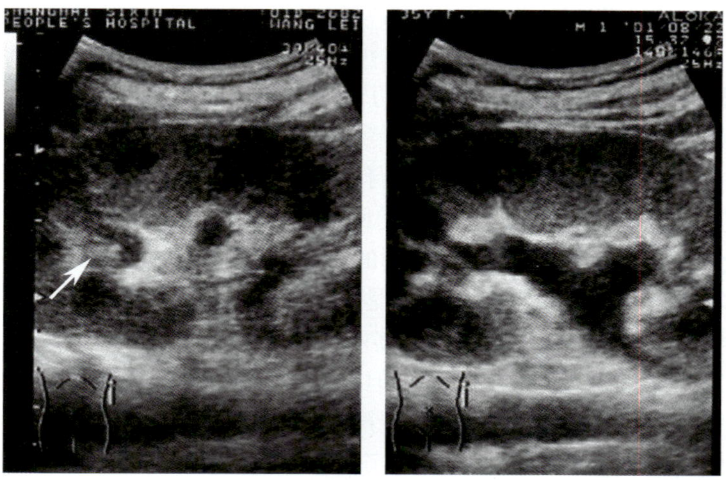


图 3-3-15 肾结核声像图

肾盂积脓（右图），上盏充满干酪样物（左图）。

5. **肾结石声像图**　在肾窦回声内和/或其周边部的强回声伴有声影是肾结石的典型声像图，具有特征性。根据强回声出现部位，可判定结石的位置。强回声的大小、形态与结石的大小、形态、成分有密切关系。表面毛糙的疏松尿酸结石显示为圆形或椭圆形团状强回声，伴有后方声影。表面光滑的致密草酸钙结石，仅显示其表面一条强回声，伴后方明显的声影。鹿角形结石容易显示为几个弧形强回声伴有后方声影，易误认为多发性结石。≤3mm 的微小结石，常不出现声影，须多方向探测证实，才可认定为结石（图 3-3-16）。

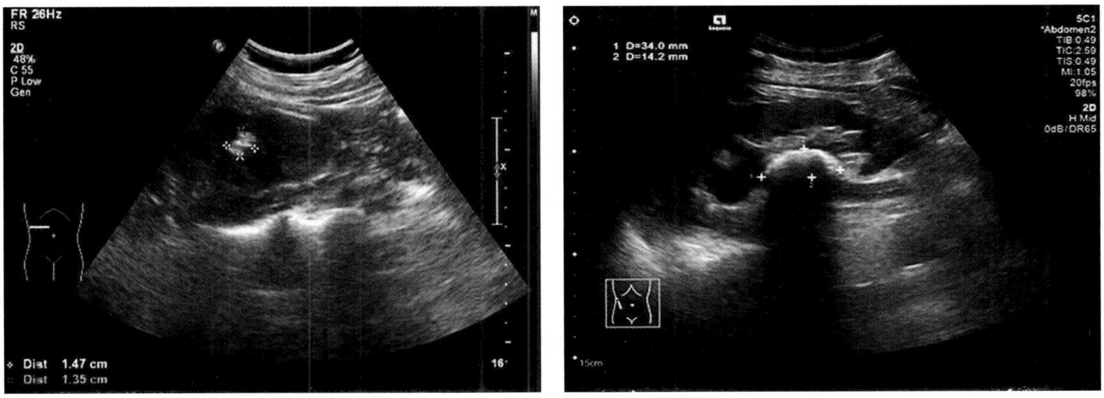


**图 3-3-16　肾结石声像图**

肾结石后方常伴有明显声影（左图），微小结石常不出现声影（右图）

### （二）输尿管疾病

正常输尿管与周围软组织缺乏声学对比，不易被超声检出，仅输尿管出口及其膀胱壁段可通过充盈的膀胱被探测到。但当输尿管梗阻、积水时，采取一定方法也能显示。输尿管探测应做准备，减少肠内气体和粪便。检查需分段进行。肾下极水平以上的输尿管，可采取仰卧位行腰部冠状切面显示。上段输尿管其余部分，可采取俯卧位背部纵切面或侧卧位背、腹联合探测法显示。髂血管交叉处输尿管可采取仰卧位显示。应排空膀胱，探头加压，先找到髂血管，然后放松压力，以便显示髂血管前方的积水输尿管，然后转动探头，显示盆腔段输尿管。膀胱后方的输尿管和壁段输尿管可通过充盈的膀胱显示。

正常输尿管出口和喷尿的显示有以下 4 个意义：①可以排除多种输尿管出口病变；②三角区定位；③测定膀胱肿瘤与输尿管出口的相对位置关系；④证明该侧肾脏的存在，并有分泌尿液的功能。

通过超声可以了解输尿管积水及程度、输尿管结石、输尿管肿瘤及输尿管膨出、腔静脉后输尿管等情况。

### （三）膀胱疾病

膀胱的超声探测需要适度充盈的膀胱，使黏膜充分舒展，以利观察。探测途径有经腹壁、经尿道和经直肠 3 种。经腹壁法为探头在耻骨上区扫查，可得到纵、横、斜各种切面图。经尿道法需要专用仪器，把细长的探头插入尿道行径向扫查，以得到膀胱的横切面图。由于超声不经过皮肤，声衰减小，可用高频超声提高分辨力。其不足之处为操作麻烦，一般在膀胱镜检查的同时进行。经直肠法须在排便后检查，把直肠探头插入肛门。超声通过直肠前壁探测膀胱，获得纵切面图和/或横切面图. 可用高频超声，图像也清晰，但所见局限，仅可检查三角区和膀胱颈部病变。

利用超声可以测定膀胱容量与残余尿量，以及了解膀胱肿瘤情况。膀胱肿瘤声像图表现为膀胱壁出现肿块回声，呈高回声或中等回声；其大小、形态、数量和生长部位各异。还可以了解膀胱结石、膀胱憩室、膀胱异物等情况（图 3-3-17）。

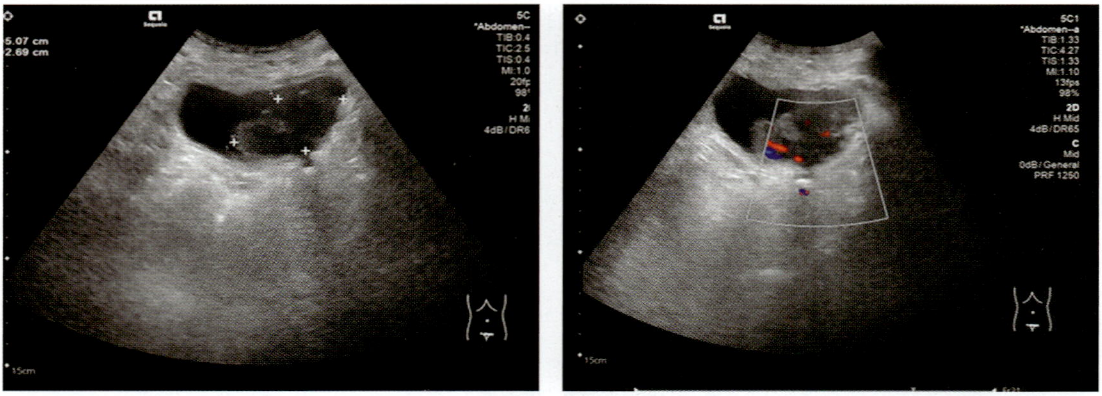


**图 3-3-17 膀胱声像图**

膀胱左后壁见一约 51mm×27mm×34mm 低回声实性占位灶，边界消失，形态不规则，内见点状血液信号，考虑膀胱癌。

### （四）肾上腺疾病

成人正常肾上腺声像图：右侧肾上腺经肋间，以肝作声窗，显示为带状或三角形低回声区，周边为高回声的脂肪组织，其腰部冠状切；以左肾作声窗时，显示为位于左肾前上方及内侧的新月形较薄低回声，周边为高回声的脂肪。正常肾上腺经背部切面显示不清。右侧肾上腺肿瘤以肝作声窗容易找到。左侧肾上腺肿瘤因受脾门和胃肠道气体干扰，小肿瘤可能会遗漏。

肾上腺嗜铬细胞瘤声像图表现为圆形或椭圆形的中等回声，边界为明亮的高回声，内部回声一般分布均匀，但约有 20% 的肿瘤内部有囊性变。典型的肾上腺皮质增生的声像图表现为肾上腺部位出现“Y”形、“V”形或“新月”形低回声，周边有脂肪回声环绕。肾上腺皮质癌形体较大，以往在发现时已经达到 6～8cm。超声偶然发现的皮质癌，如属早期，瘤体可以较小。肿瘤的边界回声明亮（高回声），圆形或类圆形，或呈分叶状，内部回声中等，常欠均匀。

## 三、CT 检查

CT 是一种快速、无创、准确度高的检查方法，由于具有高于 X 线片 10～20 倍的密度分辨率，且有横断面等 3 种不同切面图像，还可三维成像，可清楚显示腹部及腹膜后的各器官，现已广泛应用于女性泌尿生殖系统疾病的检查。其优点是密度分辨率高，能显示 X 线片不能显示的“等密度”结石、病变；增强扫描能了解病变的供血特点，定性价值高；动态扫描能了解肾的灌注功能和排泄能力。值得注意的是，碘过敏者不可行增强 CT 检查。

将检测器测得的 X 线衰减系数通过一定的数学变换得到相对的密度度量标准称为 CT 值，其单位为 HU（Hounsfield unit）。目前通用 CT 值概念是将水的 CT 值定为 0HU，骨皮质的 CT 值定为 +1 000HU，空气 CT 值定为 –1 000HU。其他各种组织的 CT 值则介

于 -1 000～+1 000HU，如软组织多位于 +20～+50HU，肾平扫的 CT 值为 +25～+45HU，脂肪组织多位于 -90～-70HU。根据 CT 值一般能确认脂肪的存在，亦能区别脂肪组织与空气。增强后 CT 值增加几倍，则可能是恶性病变。

CT 尿路成像（CT uropgraphy，CTU）是在静脉内注射对比剂前后，通过多层螺旋 CT 对肾盏、肾盂、输尿管及膀胱进行连续的扫描，从而获得整个泌尿系统立体图像的成像技术。是一种快速、简单、全面的尿路检查方法，可提供明显优于 IVU 的图像，有取代 IVU 的趋势。

扫描前作腹部平面扫描图定位。肾部扫描：从肾上腺开始，5mm 层厚，5mm 间隔。肾长度 10～12cm，横径 5～6cm，肾的大小可以光标画出肾的边缘，由计算机即可测出肾的面积，再乘以层厚，可得该层肾容积。所有个别层容积相加为肾总容积。

多数患者肾动脉与主动脉、肾静脉与下腔静脉相接，肾动脉在肾静脉后方。肾静脉比肾动脉稍粗，左肾静脉稍长，跨过腹主动脉前方，进入下腔静脉，主动脉及肠系膜上动脉后位的左肾静脉，比右肾静脉稍大。辨认主动脉后位左肾静脉，腹主动脉后静脉或下腔静脉畸形对泌尿外科手术十分重要。副静脉圆形可误为淋巴肿，须作增强 CT 扫描确诊。

肾实质于团注后表现增强，动脉期扫描示肾动静脉。30～50 秒时，肾皮髓质均显影，后者密度低。肾皮质厚 45mm，随年龄老化而变小。团注 65 秒肾髓质密度与皮质一致。时间密度曲线及皮髓质交界可反映肾小球功能。肾柱先天变异于团注后可见，密度与肾皮质相同。1～5 分钟肾髓质密度增加，肾实质密度均匀，肾盂肾盏充盈。

多层螺旋 CT 优于普通 CT 处为在对比增强高峰时，可显示全肾而不至于因呼吸肾位置移动而漏诊；此外，还可以进行三维重建。如可疑肾结石，可作平扫。可疑移形上皮癌、肾结石、梗阻，须作分泌期延缓片以显示收集系统。三维螺旋 CT 血管造影可评估肾动脉是否狭窄及其与肾肿瘤的关系，为手术方式选择及方案设计提供参考。螺旋 CT 有助于发现 1cm 以下较小的肾肿物。

女性泌尿生殖系统典型 CT 检查如下。

1. **肾结石** 结石病一般应用超声、泌尿系平片及 IVU 可以诊断，但以下情况考虑用 CT：①急性肾绞痛、无功能肾、碘过敏患者，可作 CT 平扫以除外尿路梗阻，并检查有无尿酸结石。胱氨酸及尿酸结石一般为 X 线透过不显影结石，但 CT 可以很好显影；②测量结石大小及 CT 值；③鉴别肾盂造影发现的肾盂内充盈缺损是否是透 X 线结石、血肿、肿瘤或乳头坏死、霉菌球等；④发现结石堵塞的漏斗部内继发肾盏积水，因肾盂造影及超声可能不显影；⑤结石治疗后随访。

对＞2～3mm 直径结石，用标准窗位、窗宽检查，均能发现尿路结石，密度高于 100HU，比软组织为高，可与肿瘤鉴别（20～60HU）。对直径＞2mm 结石准确率为 100%，测量 CT 值可预测结石成分（图 3-3-18）。

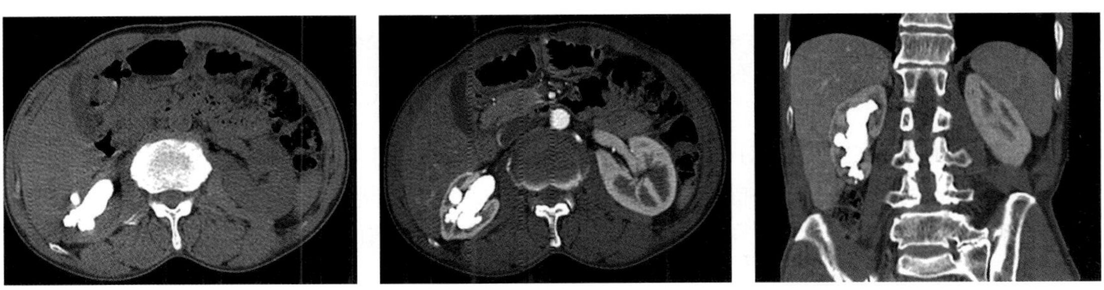

图 3-3-18 右肾铸形结石（平扫、增强、矢状位）

**2. 肾细胞癌** CT检查为首选，诊断小肾癌灵敏度为94%，CT分期准确率为90%。CT平扫发现肾实质肿块，突出于肾轮廓，边界清楚或模糊，肿块为不规则形、分叶或类圆形，密度不均匀，略高于肾实质，少数密度类似或低；内部不均匀由出血、坏死所致；钙化为无定形斑块、点状，罕见为线状、壳状。增强扫描肿块呈典型的"快进快出"特点（图3-3-19）。

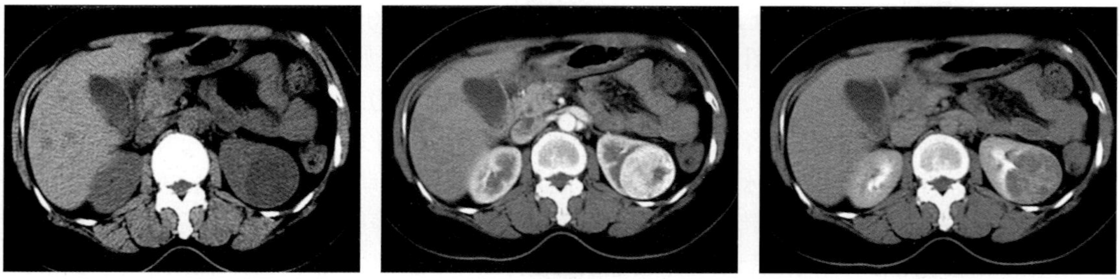

图3-3-19 左肾上极透明细胞癌的CT影像

患者，女性，45岁，左肾上极透明细胞癌，增强见肿物明显强化。

**3. 肾盂肾盏肿瘤** CT扫描平扫时可见到肾盂内的软组织肿物，CT值为20～46HU，呈同心圆性生长，肾脏外形轮廓一般无变化。肿物内偶然可见弧状或点、片状钙化。增强扫描后肿物可轻度强化，CT值可增加35HU左右。增强动态扫描时肿物密度均匀，较髓质略低，是其典型的强化后的特征，与肾细胞癌不均匀明显增强不同。肿瘤阻塞集合系统后其近端的肾盂（盏）可扩张，甚至可引起肾盂积水。位于肾盏漏斗部的肿瘤可仅显示为增厚的漏斗及扩张的肾盏。偶然由于肿瘤阻塞尿路，静脉流出受阻或肾实质浸润，显示阻塞性肾实质延迟显影。CT可检出肾盂或输尿管增厚，有时可呈局部浸润、增厚及凹陷。肾盂癌位于肾脏的中央，同心圆性增大，肾脏的轮廓一般无大变化。分泌期三维成像可显示充盈缺损（图3-3-20）。

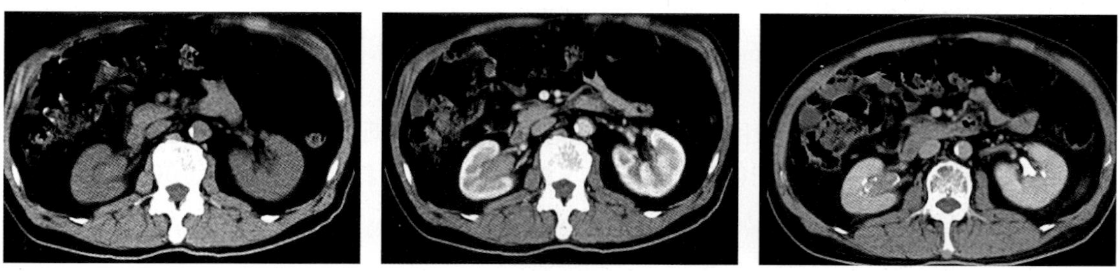

图3-3-20 右侧肾盂浸润性尿路上皮癌的CT影像

患者，女性，65岁，右侧肾盂浸润性尿路上皮癌，高级别，累及右肾及输尿管。

**4. 膀胱肿瘤** CT扫描对确定肿瘤分期有较高的准确性。运用高分辨率扫描技术，可发现小于1cm的早期膀胱肿瘤。膀胱肿瘤的CT表现为局部膀胱壁增厚或一乳头状肿物突出膀胱腔，钙化罕见。此外，可显示有无膀胱外或输尿管周围扩散及转移淋巴结。由于未能分辨出膀胱壁各层，CT对分期的价值不如MRI；对于膀胱顶或膀胱颈的细小病变易漏诊（图3-3-21）。

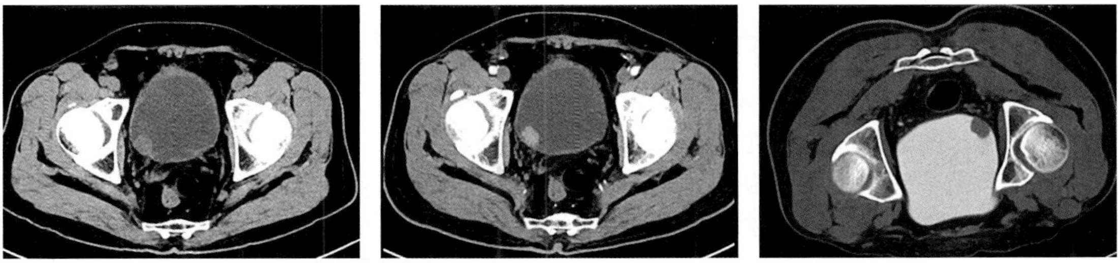

图 3-3-21 膀胱右侧壁尿路上皮癌的 CT 影像

患者，女性，77 岁，膀胱右侧壁尿路上皮癌，高级别。

## 四、MRI 检查

MRI 是利用原子核在磁场内共振产生的信号经重建成像的一种成像方法，无外磁场时，人体内无数小磁场排列无序，因此不能形成磁矩。当有外加一个强磁场，小磁体自旋轴将按外磁场磁感应线方向重新排列，这时用与自旋质子共振频率一致的射频脉冲进行激励，质子吸收其能量而共振并发生能量跳跃，宏观磁矩偏向横向，这一现象称为磁共振。人体内不同的组织因其质子密度、$T_1$ 或 $T_2$ 时间不同而产生不同的信号强度，此即 MRI 成像的基础。

除检查前的常规准备外，泌尿系 MRI 检查前应禁食 4～6 小时，检查输尿管或膀胱时，于检查前 2 小时饮水适量，使检查时尿路处于充盈状态。肾 MRI 检查常规取横断位 $T_1$WI 和 $T_2$WI 对应扫描，以及冠状位 $T_2$WI，有时为了鉴别病变也可用矢状位扫描。膀胱 MRI 检查常规取矢状位和横断位 $T_1$WI、$T_2$WI 对应扫描，并辅以冠状位 $T_1$WI。先用快速扫描技术采集冠状位、横断位和矢状位定位像，再选用相应的序列和扫描方法做各方位扫描。

适应证包括：①肾上腺、肾的良恶性肿瘤，如肾上腺嗜铬细胞瘤、肾上腺癌、肾癌、肾错构瘤等。②肾囊肿和肾上腺、肾的囊性病变。③肾先天性畸形。④肾脓肿、肾结核和其他肾炎性肉肿等。⑤肾移植后排斥反应。⑥磁共振血管成像是一种无创的血管三维成像技术，可应用于肾动脉瘤、肾动静脉瘘等肾血管病变检查者。也可用于肾癌分期，特别是了解侵犯肾血管的情况以及肾移植术后血管通畅情况。⑦磁共振尿路成像是一种磁共振水成像，它不依赖于肾功能，无需对比剂和插管即可显示肾盏、肾盂、输尿管的形态和结构，是了解上尿路梗阻的无创检查，应用于静脉尿路造影不显影时尿路积水检查。⑧膀胱癌的分期及侵犯范围。⑨盆腔占位病变的性质、部位和范围。

禁忌证主要是体内有动脉支架、心脏起搏器等金属置入物或需要心肺监护者，以及烦躁、多动不能配合或病情危急需要临床监护者。此外，妊娠早期慎做 MRI 检查。

MRI 的优点包括：①直接横断面、矢状面、冠状面成像，观察角度多，定位准确。②优良的软组织对比，利用皮髓质界线（CMD），平扫也能初步判定肾功能。结合增强扫描，定性价值更高。③无碘过敏危险，无射线损伤，对比剂型安全。④利用流空效应，平扫就可直接观察大、中血管。MRA 能清晰显示肾动脉、肾静脉及其主要分支，已可部分替代血管造影。⑤对液体高度敏感，能显示数毫米的小囊肿。⑥磁共振尿路成像能直接显示尿路全貌，且不受肾功能限制。而缺点则主要是对钙化、结石显示能力弱，以及解剖分辨率不及 CT。

## 五、PET/CT检查

正电子发射断层显像（positron emission tomography，PET）是利用 $^{11}C$、$^{13}N$、$^{15}O$、$^{18}F$ 等正电子核素标记的显影剂显示机体及病灶组织细胞的代谢、功能、血流、细胞增殖和受体分布状况等。目前临床最常用的显影剂为氟化脱氧葡萄糖（$^{18}$F-fluorodeoxyglucose，$^{18}$F-FDG）。$^{18}$F-FDG 是一种葡萄糖类似物，通过 PET 显像能够定量地测量病变组织对 $^{18}$F-FDG 的摄取速率和摄取量，准确地判断病变的葡萄糖代谢异常程度和变化情况。PET/CT 是将 PET 与 CT 两种影像技术同机融合，可以同时反映病灶的病理生理变化和形态结构，既能准确对病灶进行定性，又能准确定位。由于 PET 能够反映组织病变的功能代谢变化，而疾病的功能代谢变化早于形态结构变化，因此 PET/CT 可用于女性泌尿生殖系统肿瘤疾病的早期诊断、良恶性鉴别以及疗效评价等。

### （一）肿瘤的良恶性鉴别

恶性肿瘤的葡萄糖代谢程度高、$^{18}$F-FDG 摄取量大，而多数良性病灶不摄取 $^{18}$F-FDG 或轻度摄取 $^{18}$F-FDG，因此 PET/CT 可用于泌尿生殖系统异常肿块的良恶性鉴别，尤其是复杂性肾囊肿、恶性肿瘤患者合并的肾上腺肿物等一些其他影像学检查难以明确性质的病变。

### （二）肿瘤的临床分期

恶性肿瘤的转移灶与原发灶为组织学同源性，因此具有相似的代谢特点，PET/CT 通过全身扫描可以显示远隔脏器及淋巴结的转移情况，尤其是对解剖结构复杂部位的淋巴结转移灶及 CT 和 MRI 难以显示的小淋巴结转移灶的检出具有明显优势，从而了解肿瘤的全身累及范围，准确地进行临床分期。

### （三）肿瘤的疗效评估

对肿瘤的治疗效果，尤其是放疗和化疗等非手术治疗的反应性进行早期评估有助于正确地选择和调整治疗方案，减少不必要的不良反应。肿瘤对放化疗的有效反应首先表现为代谢降低，随后才表现为肿瘤体积缩小，因此利用 PET/CT 可以早期评价疗效以指导临床决策。

### （四）肿瘤的复发监测

恶性肿瘤治疗后常会出现复发和转移，早期发现复发和转移病灶可以及时采取治疗措施，延长患者生存时间。PET/CT 可以检出较小的复发转移病灶，同时又可以鉴别瘢痕组织和肿瘤病变，因此具有重要价值。

## 六、膀胱镜检查

膀胱镜检查是女性泌尿生殖系统重要的检查手段之一。

### （一）膀胱镜检查的适应证与禁忌证

1. **适应证** ①常规检查、超声检查及 X 线检查等仍不能明确诊断的膀胱、尿道及上尿路疾病；②血尿原因及出血部位的确定；③膀胱肿瘤部位、数目、大小及性质确定；④膀胱异物、结石的确诊及取出；⑤逆行输尿管插管行造影或引流；⑥了解泌尿系统外疾病对泌尿系统的影响。

2. **禁忌证** ①尿道狭窄；②膀胱容量过小（＜50ml）；③1 周内曾做过膀胱镜；④急性炎症期间原则上不做；⑤全身出血性疾病。

（二）检查方法

**1. 患者体位与麻醉**　患者仰卧位托起双腿，但腿不能托得太高，否则可使会阴部出现紧张状况，患者易感不适，应高低适度使会阴部放松。覆盖的消毒单应露出外生殖器，且利于冲洗液及尿液引流。设有小袋，其中准备收集尿的小瓶。单纯做膀胱尿道镜检查时女性患者可不用麻醉。活检、电灼、切除及碎石等治疗时宜用硬膜外麻醉。

**2. 检查步骤**

（1）插放镜鞘：是膀胱尿道镜检查的重要步骤。取已装好闭孔器的镜鞘，将冲水通道开关打开，准备检查。女性患者比较容易放进尿道口，轻轻内插即可达膀胱，此时会有少许尿液从冲水开关外溢。插放过程有两点须重视：①防止滑入阴道，特别是老年患者尿道口常较紧且靠近阴道口，甚至缩至阴道边缘，检查时稍有疏忽镜鞘即滑入阴道。因此检查时必须仔细看清尿道口位置，并慢慢将镜鞘插入尿道；②膀胱基底部多被子宫顶起，插放时易于造成该处损伤，故操作时除注重轻巧外，进尿道后镜体应稍向上挑即可避免。

（2）收集尿液：取出闭孔器，用玻璃量杯收集尿液以测量有无残余尿并观察尿的颜色及是否浑浊。正常时无残余尿且尿色较清亮。尿色浑浊时应进行膀胱冲洗，否则即可安放观察镜，边灌水边观察。灌水时应避免向膀胱内较多地注入空气，其他应注意的包括：①灌水皮管内空气须排空；②膀胱镜末端稍抬高，则镜体腔内之空气可通过另一开关处排出。看到膀胱黏膜皱褶变平即可停止灌注，注水太多也会引起不适。

当插入观察镜看不到膀胱内容时应考虑到以下原因：①未接通光源；②接物镜面紧贴于尿道或膀胱黏膜；③观察镜装错方向，镜面朝向镜体而未向膀胱腔。

（3）观察顺序：检查尿道时用0°或5°镜，可清楚看到所在尿道段的尿道腔全貌，如采用边插管边观察，则外尿道呈光滑的管腔，外括约肌处呈放射状皱褶环，通过膀胱颈即进入膀胱。做女性尿道检查最好用电切镜代替膀胱镜，可以更好地观察尿道。

检查膀胱时要求必须看全，不能有遗漏。方法是利用镜体的进退、旋转及角度变化使视野达到每个部位。为了避免遗漏，检查时一定要有固定的顺序，一般先从里开始顺时针方向旋转检查一圈，看清楚后再逐渐向外退并重复上述旋转动作，最后查膀胱颈以减少不适感，这样可看到膀胱腔内的全貌。双侧输尿管口位于4点、8点处，在输尿管间襞（三角区的底边）的两端，一般呈裂隙状，也有呈点状，不能确认时可多观察片刻，当输尿管口张开喷尿时即可确定。

正常膀胱黏膜有光泽，可清晰看到细的血管走行，观察时须注意以下内容：①识别气泡。由于空气和水对光线的折射率不同，气泡处发暗，经验不足时易误认为病变，或被气泡掩盖了真正的病变。气泡位于膀胱内最高部位，即正常体位时它漂浮于12点处，如有怀疑则可按压患者下腹部使该处膀胱壁下陷，则气泡可向旁边移去，而清晰地看该处状况。②观察镜观察远处时物像缩小，靠近时物像放大。一般镜面与观察物相距2.5cm时成像与实物大小相似，紧贴时放大4倍，远离时缩小，故三角区的病变易被看大，而膀胱顶部的病变常被估小。为了纠正此偏差，可借助输尿管导管上的刻度进行测量，即将导管插至病变处，从刻度上看病变的真正大小。③观察时间不宜延长，以减少检查带来的不适，同时还可避免由于检查时间过长，引起黏膜充血甚至出血而致视野不清，影响检查结果。遇到膀胱肿瘤时更应重视。检查时在正常部位很快过去，集中精力检查病变部位，可做到检查仔细节约时间。

（4）插放输尿管导管：输尿管导管插放也是一种重要的方法，它不但可以收集双侧肾的尿液，并行逆行造影，也是做输尿管镜检查前进行输尿管扩张的基本技巧，泌尿外科专业医师必须熟练掌握。

插放前必须看清楚欲插放侧输尿管口，再开始试插，不能在未看清楚前就开始试插而造成黏膜出血。看清输尿管口后要使镜端靠近它再进行插放，一般均可顺利插入，调节杆只有在插放有困难时通过稍加变换导管方向起到协助作用，而不能使镜体远离输尿管口。试图完全靠调节杆达到插管目的，不但成功率低，而且也容易损坏操作部件。完成后调节杆即应复位，以防止划破黏膜。现已有用弹簧控制调节杆的设备，用毕即自动复位，从而避免了上述危险。

成年人输尿管导管一般插入 25～27cm 即可，进入肾盂后导管末端即有尿液滴出，如滴出不畅时注入少许无菌水多可使之通畅。

（5）取出镜体：先将膀胱排空，然后轻轻向外退出镜体。如果已行输尿管插管，则应先将膀胱镜取出以减少不适。方法是边向外退边向膀胱送导管，以防止导管同时被带出，但向内送导管的长度应与退出的镜体相似，过多的送入反会使导管在膀胱内弯曲，有时也会使导管从输尿管内退出。当膀胱镜全部退出时即应用左手在尿道口处固定导管，将膀胱镜去除，保留导管做上述留尿、观测肾功能及逆行造影等操作。

### （三）并发症及防治

（1）血尿：一般不严重，无须处理，多饮水可自愈。

（2）发热：多见于检查前已有泌尿系感染，检查又不顺利时；插管逆行造影可能引发急性感染；尿道操作也偶有“尿道热”发生；罕见器械消毒不彻底导致的发热，一般及时给予抗生素治疗可控制。

（3）腰痛：常发生在逆行造影时，多可自行缓解，部分患者伴发热需对症处理。

（4）尿道损伤：多见于有尿道狭窄时，或进镜时动作粗暴，以及不熟悉尿道解剖特点，盲目进镜导致。可先做尿道扩张或改在直视下进镜，一旦发生应及时留置尿管做膀胱引流，十余天多可自愈。

（5）膀胱损伤：主要发生于膀胱容量明显缩小时，检查前未考虑到，按常规插入时造成膀胱穿孔，给予及时留置尿管引流即可，对于出现严重尿外渗（如腹膜内型）者，则须手术修补膀胱及伤口引流。

**（曾健文）**

## 参考文献

[1] 孙颖浩. 吴阶平泌尿外科学[M]. 北京：人民卫生出版社，2019.

[2] 瓦萨瓦达. 女性泌尿外科学[M]. 杨勇，译. 北京：人民卫生出版社，2007.

[3] 小柳知彦，村井胜，大岛伸一. 小儿及女性泌尿外科学[M]. 吕家驹，译. 济南：山东科学技术出版社，2006.

[4] 骆毅，于兰馥，骆曼林. 女性泌尿外科学[M]. 北京：人民卫生出版社，1985.

[5] HAYLEN B T, DE RIDDER D, FREEMAN R M, et al. An International Urogynecological Association (IUGA)/International Continence Society (ICS) joint report on the terminology for female pelvic floor dysfunction[J]. Neurourol Urodyn, 2010, 29(1): 4-20.
[6] ROGERS R G, PAULS R N, THAKAR R, et al. An International Urogynecological Association (IUGA)/International Continence Society (ICS) joint report on the terminology for the assessment of sexual health of women with pelvic floor dysfunction[J]. Neurourol Urodyn, 2018, 37(4): 1220-1240.
[7] WEIN A J, KAVOUSSI L R, PARTIN A W, 等. 坎贝尔-沃尔什泌尿外科学: 第1卷[M].11版. 袁建林, 许传亮, 魏强, 译. 郑州: 河南科学技术出版社, 2020.

# 第四章　女性泌尿及盆底功能检测

## 第一节　下尿路尿动力学

在现代医学中，人们更注重去探讨疾病发展过程中的功能性改变。大多数医学分科越来越依赖于功能性检查进行最后诊断，如呼吸疾病中呼吸功能的检查、心脏手术前心导管检查、胃肠疾病中胃肠动力学的检查。同样，下尿路功能障碍诊断率的增加就依赖于功能性的检查——尿动力学。

女性因其生理特点和不同年龄段复杂的泌尿生殖系结构变化，注定比男性存在更多更复杂的泌尿系症状及下尿路功能障碍性疾病。对就医的女性患者进行以排尿功能为主的功能学评价，可能会使疾病的诊治更精确。下面对临床上最广泛使用的几种下尿路功能检查手段及临床使用进行分别阐述。

### 一、尿流率

评估下尿路功能的最简便易行且无创的检查是自由排尿状态下的尿流率，因此对于所有具有下尿路症状的女性患者都推荐进行此检查。对于有经验的功能泌尿外科医师，通过尿流率及残余尿检查便可对患者的下尿路功能有初步判断。尿流率测定最初是用于男性膀胱出口梗阻（bladder outlet obstruction，BOO）的筛选，是唯一无创性的尿动力学检查方法。目前广泛用于男性及女性的排尿活动评价，可以将患者的某一次排尿过程图形化和数字化。尿流率的定义是单位时间内经尿道排出的液体量，以毫升/秒（ml/s）计算。

尿流率是通过尿流计获得的。虽然在19世纪末已经出现了尿流记录的雏形，但那时以手绘为主。1956年，Bodo Von Garrelts使用电子技术使操作和记录变得更为容易，使该检查手段真正进入了现代尿流率测定时代。目前临床上存在3种类型尿流计尿流测定法：①重力法，即通过测量收集的尿液重量或测量收集器底部的静水压，输出信号与收集到的尿液重量成比例；②转盘法，即直接向一转动的圆盘排尿，液体增加了转盘的惰性，通过测量保持转盘以均匀速度旋转增加的电量，就能测出成比例的液体流率；③电容测量法，为将电容安装于收集槽边，容器内尿液增加会改变电容量，输出信号与收集的尿量成比例。目前国内最常用的是重量法尿流计。

尿流率检查应尽量保持私密性，鼓励患者尽可能以其日常的方式向收集器内排尿，过度用力排尿会使结果可信度下降。女性患者对检查室的私密性要求更高，另外鉴于设备和环境的限制，很多女性患者在尿流率检查时的排尿体位与日常习惯不一致，可能导致排尿状态的变化，因此在尿流率检查前对女性患者的宣教及鼓励尤为重要。

国际排尿控制协会（International Continence Society，ICS）推荐的定义使用以下4项主

要参数来评价尿流率：①排尿量，指经尿道排出尿液的总量；②最大尿流率（maximum flow rate，$Q_{max}$），是指测量到的最大流率值（图 4-1-1）；③平均尿流率，是由排尿量除以排尿时间所得的数据；④尿流时间，是指可测得的尿流实际发生的持续时间。其中最大尿流率是最重要的参数，最大尿流率随年龄、性别、排尿量和昼夜生物节律不同而变化。正常成人尿动力学的研究表明，在一定的排尿量范围内，$Q_{max}$ 随排尿量增加而增加（图 4-1-2）。当膀胱容量进一步增加时，由于逼尿肌纤维被过度牵拉而超出了收缩前最佳长度范围，尿流率反而会降低。正常成人排尿量在 200～400ml，这时的尿流率结果可信度与可重复性最好。另外，腹部加压常常造成女性 $Q_{max}$ 增加（男性变化不明显）。因此，女性患者更需要嘱咐其在合适的憋尿状况下放松排尿，且常需要重复测定，以便获得满意结果。

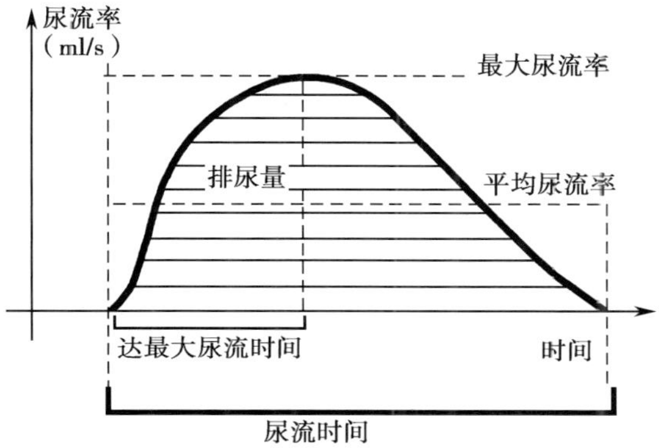


图 4-1-1　国际排尿控制协会关于尿流率的标准化描述术语

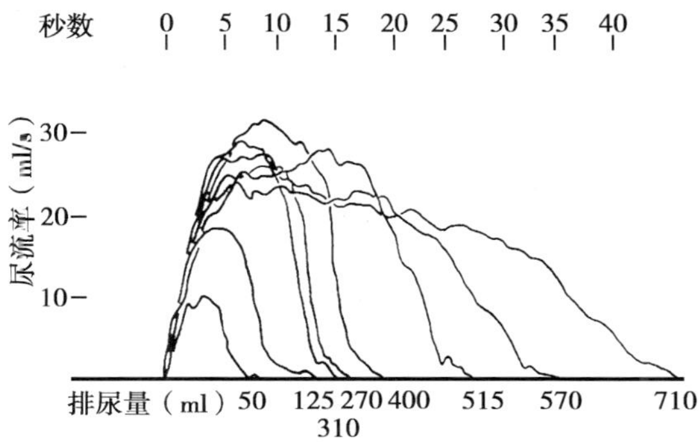


图 4-1-2　不同尿量下的尿流率图形比较

女性 $Q_{max}$ 正常值在 20～36ml/s。当 $Q_{max}$ 小于 15ml/s 时，表明排尿压力和尿道阻力之间的平衡被破坏，最常见的原因是膀胱排尿压力不足。当 $Q_{max}$ 介于 15～20ml/s 时，尿流率的分析判断比较困难。此时最好重复检查，并结合其他临床检查进行综合判断。

尿流率不能作为一项诊断性检查，尿流率低并不一定意味着存在膀胱逼尿肌压力不足或 BOO，尿流率正常也不能除外 BOO，这是由于尿流率受许多因素的影响，如逼尿肌收缩是否有效、括约肌舒张是否完全、尿道是否无梗阻地开放、排尿环境等。但结合残余尿测定就可提供一种有效的排尿活动的初步评价，是临床上经济便捷的筛选工具。ICS 将 $Q_{max}$、排尿量和残余尿量 3 个参数的组合称为基本排尿功能，推荐在临床上常规使用，以便将尿流率检查的优势和作用最大化。

另外，在两类特殊人群中，应重视合理的尿流率检查：①经尿道膀胱肿瘤切除术后需要膀胱灌注的患者，在灌注前或灌注后膀胱刺激症状明显时须进行尿流率和残余尿量等检查，以避免因严重梗阻而导致严重的灌注并发症，这在男性患者中几乎成为临床常规。考虑到排尿困难在中国女性人群中存在不低的发生率，女性患者面临此类情况时也应重视尿流率的评价。②严重的盆底脱垂患者，出现排尿障碍时应在复位状况下行尿流率测定，甚至结合进一步的完全膀胱测压检查，以便选择合适的手术重建时机和方式。

## 二、压力-流率测定

尿流率和残余尿测定可以发现排尿是否有异常，但不能明确异常的原因。尿流率的异常可能源于膀胱、尿道，也可以两者兼而有之。因尿流率结合残余尿用来评价排尿异常存在诸多限制，所以排尿周期内同时监测膀胱压力和尿流率就成为精确诊断的更重要手段。压力-流率测定是人为浓缩的一次排尿周期，将充盈期及排尿期的压力变化及流率变化同步图形化及数字化。

膀胱测压最常用途径是经尿道插管，有时也经耻骨上膀胱造瘘管。测压管一般采用双腔即可。一般认为测压管的管径最好为 8F 或以下，若测压管大于 8F，会对出口有一定程度的阻塞并影响测量结果。腹腔内压力测定最常用气囊导管经直肠测得，有时也经阴道测量，当直肠切除时可经回肠或结肠造口进行插管测量。

由于许多患者在尿动力学检查室的陌生环境中感到害羞及检查导管造成的不适，排尿启动常常很困难。应尽可能营造正常的排尿环境，女性患者应尽量坐于马桶，在常规的检查床上，经常很难获得满意的排尿期参数。在进行影像尿动力学检查时尤其如此，判读尿动力学检查结果时应充分考虑上述因素。

膀胱压力用膀胱内压（pressure of vesicle，$P_{ves}$）或逼尿肌压力（pressure of detrusor，$P_{det}$）来描述。$P_{ves}$ 代表膀胱内总压力，是膀胱内压力和膀胱外压力的总和。$P_{det}$ 更加精确地描述膀胱壁收缩的压力，因而是压力监测的最重要指标。但 $P_{det}$ 不能直接测量，而是通过膀胱内总压力减去腹腔压力（pressure of abdomen，$P_{abd}$）得到（$P_{det}=P_{ves}-P_{abd}$）。$P_{ves}$ 则由膀胱内测压管测得，$P_{abd}$ 通过直肠内测压管测量，$P_{det}$ 运算通过计算机自动进行。图 4-1-3 为正常女性的压力流率测压图。

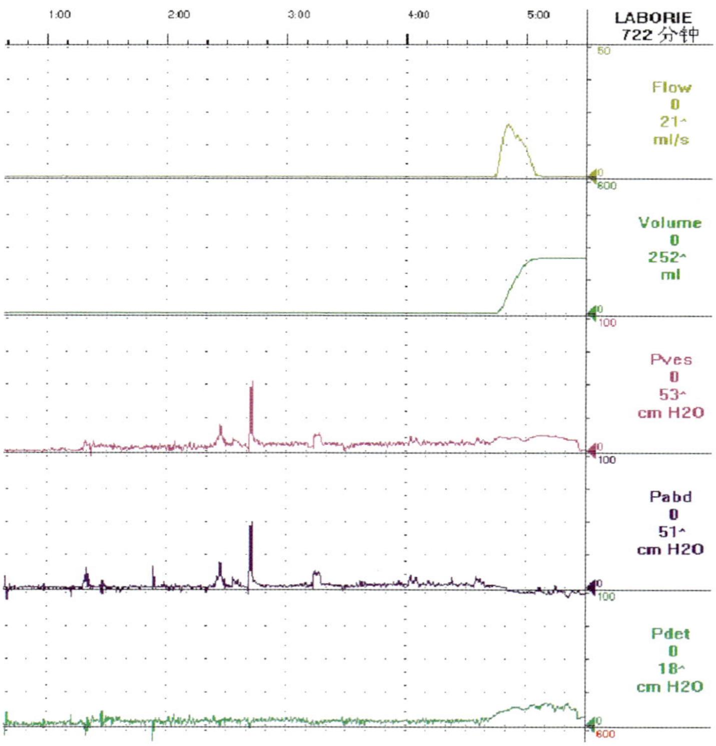


**图 4-1-3 正常女性压力流率曲线**

充盈期逼尿肌压力接近于零，排尿期最大尿流率为 21ml/s，最大尿流率时的逼尿肌压力为 10cmH$_2$O（0.98kPa），尿量为 252ml。

在压力-流率测定时，保持测压导管的通畅性极为重要，不管是在测压检查的充盈期还是排尿期，均应监测膀胱内压和腹腔压力传导的一致性，这样才能获得可信的逼尿肌压力。在尿动力学检查过程中，其实是用直肠壶腹部内的压力间接反映腹腔内压，因此尽量让直肠内没有较多的粪便和直肠没有频繁的蠕动是获得满意的 $P_{abd}$ 的重要保障。相对于男性患者，女性更容易出现肠功能的紊乱，因此女性患者在尿动力学检查前的肠道准备工作显得尤为重要。

在女性压力性尿失禁患者的术前评估中有时还涉及两种特殊的尿动力学测定方法：屏气漏尿点压力（Valsalva leak point pressure，VLPP）测定和尿道压力描记（urethral pressure profilometry，UPP）。

VLPP 测定是在尿动力学测压过程中，当患者的膀胱充盈达到半量（即 200～250ml）时进行的，测定时嘱患者增加腹压或屏气，患者在膀胱不收缩情况下出现尿道口漏尿所需的腹压即为 VLPP。目前此项参数成为尿道功能的选择性评价方法之一。VLPP 的重复性较好，与尿失禁程度有较好的相关性，内括约肌功能缺陷的严重尿失禁患者（女性Ⅲ型尿失禁）VLPP 值很低。正常女性不论腹压大小均不会出现尿失禁，因此 VLPP 值应为无穷大，若小于 60cm$H_2O$ 应视为严重的内括约肌功能缺陷存在的证据。VLPP 在 60～90cm$H_2O$（5.88～8.63kPa）为两种可能均存在，但可提示存在部分缺陷，而 VLPP 大于 90cm$H_2O$（8.63kPa）则极少诊断内括约肌功能缺損。

另外，部分学者认为在压力性尿失禁患者中进行尿道压力描记（UPP）有助于诊断。UPP 测定是指沿尿道长度走行的腔内压力的连续记录，通过沿尿道缓慢牵拉带侧孔的导管并同时灌注液体来描记压力。自动牵出器使导管以 0.5mm/s 的速率抽出，同时应监测膀胱内压力以排除逼尿肌收缩的相关影响。UPP 分为静态性和应力性两种类型，常用的还是静态性 UPP。本项检查主要用来协助诊断Ⅲ型女性压力性尿失禁及神经源性膀胱。多数学者认为 20cm$H_2O$（1.96kPa）的 UPP 压力等同于 60cm$H_2O$（5.88kPa）的 VLPP 压力。

## 三、影像尿流动力学检查

影像尿流动力学检查（video-urodynamics study，VUDS）常作为膀胱尿道功能失常且合并异常解剖的复杂患者的补充检查技术，在获得尿动力学各种参数同时显示下尿路的 X 线影像。20 世纪 50 年代后期，von Garrelts 最早开始影像尿流动力学检查的研究。近几年来，影像尿流动力学检查技术成为评价复杂泌尿道功能异常的重要手段。常见排尿功能异常原因包括输尿管反流、膀胱憩室、尿道憩室、泌尿系统瘘、膀胱结石等，影像尿流动力学检查均可发现并定性。图 4-1-4 是 VUDS 时尿动力学界面展示图。

影像尿流动力学检查时压力-流率测定方法和前述介绍的相同。唯一不同之处是检查在 X 线透视台上进行，灌注介质为 15% 浓度的放射学对比剂。检查过程中间断透视。检查台应该可以随意倾斜，以便于患者仰卧位插管，直立位进行膀胱测压或排尿功能监测。女性患者检查时最好配备有系统自带的排尿椅，这样既方便女性患者排尿，同时也能获得更好的排尿期尿道影像。近年来，随着数字化影像设备的问世，VUDS 的操作更加简化，图像的清晰度更加满意。

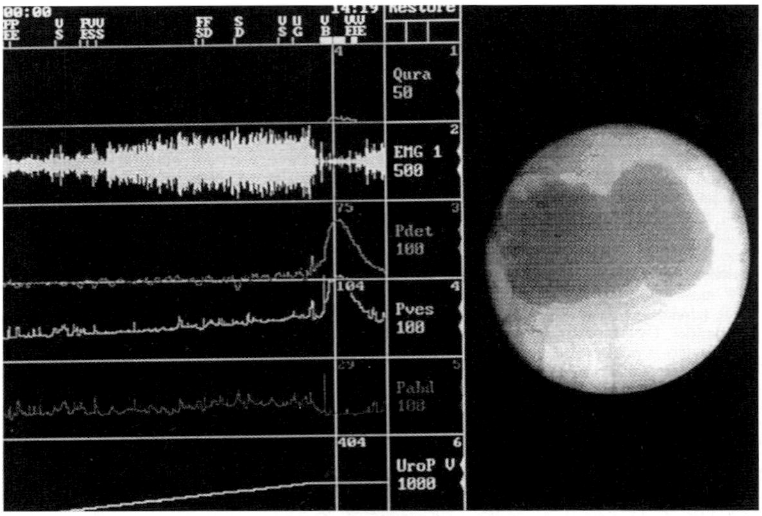


图 4-1-4 VUDS 时尿动力学界面

左侧曲线图中在尿流率接近最大值时有一条竖线，此时患者的膀胱尿道影像图同步显示在右侧。

## 四、下尿路尿动力学的临床应用

### （一）压力性尿失禁

尿动力学检查在压力性尿失禁（stress urinary incontinence，SUI）的诊断中并不是必需的。但正如前面所述，在压力性尿失禁的精细分型时可以借助 VLPP 或 UPP 的测定来确认是否存在尿道内括约肌功能的缺陷。

在功能性泌尿领域，对于尿动力学作为尿失禁患者诊断和预后工具的作用和效用一直存在争论。针对是否需要进行侵入性检查来评估下尿路功能以预测手术的效果，目前的证据表明，对于无相关妇科并发症和残余尿量少的患者，术前可以免去进行尿动力学检查。笔者认为，在压力性尿失禁初始保守治疗不满意时应该考虑进行基本排尿功能的评价，即进行尿流率和残余尿量的测定。当在患者的诊治过程中出现以下情况时建议进一步进行压力-流率测定：①尿流率结果不正常和/或存在残余尿量时；②患者的压力性尿失禁症状复杂时，如合并明显的尿频、尿急或排尿困难等相关症状；③患者存在明确的可能影响排尿的神经系统疾病时，如糖尿病、脑血管意外等；④患者曾接受过复杂的盆腔手术或盆腔放疗时；⑤侵入性治疗失败时，如 TVT 术后。应该强调的是，所谓尿流率结果不正常并不单纯指最大尿流率不正常，应同时包括尿量不足、尿流图形异常等情况。

### （二）膀胱过度活动症

女性患者单纯的膀胱过度活动症（overactive bladder，OAB）临床上并不常见，更多患者的 OAB 继发于或相伴于其他疾病，如下尿路梗阻、神经源性膀胱、压力性尿失禁、盆底脱垂、逼尿肌功能低下等。研究报道，23% 的女性 OAB 患者合并存在排尿功能障碍，其中膀胱出口梗阻比例（19.7%）高于逼尿肌收缩力弱（3.3%）者。因此即使在初诊和一线治疗阶段，也建议 OAB 患者应至少进行尿流率检查。同时考虑到膀胱过度活动症的一线药物 M 受体阻滞剂存在尿潴留的风险，治疗前了解患者的基本排尿情况也有助于规避风险。

在一线治疗失败后或须采用外科干预时建议进行系统的检查，其中包括自由尿流率、残余尿量和压力-流率测定。

**（三）膀胱出口梗阻**

中老年男性出现排尿困难时，在诊治初期常直接采用经验治疗。但女性患者存在排尿困难时常需要全面的排尿功能评估，才能采取合理的治疗。

既往认为女性排尿困难，绝大多数源于膀胱功能的减退，尿道因素占比很低。但越来越多的研究报道，女性膀胱出口梗阻（female bladder outlet obstruction，FBOO）的发生率并不低。笔者研究发现，在非神经源性膀胱的女性排尿困难患者中，膀胱出口梗阻的比例最高。因此有些学者认为此病的发生率被低估了。

如何评价女性膀胱出口梗阻一直存在争议，因为不管是尿流率还是压力-流率测定结果的判读标准都是基于男性的研究结果，而女性的尿道长度短、直径宽、走行直，排尿时所需的逼尿肌压力明显低于男性，部分女性仅靠松弛盆底肌和腹压即可通畅排尿。如图 4-1-3 中所示，患者仅需 10cm$H_2O$（0.98kPa）的逼尿肌收缩压力就可出现良好的尿流率。

单独就尿流率而言，在尿量大于 150ml 情况下，女性患者 $Q_{max}$ 低于 20ml/s，应当警惕膀胱出口梗阻或逼尿肌收缩乏力。笔者认为用 15ml/s 作为判断的临界值更有临床参考价值。

压力-流率测定是判断膀胱出口梗阻的金标准。在男性中广泛使用 A-G 图（Abrams and Griffiths，1979 年）、Schaefer 图（Schaefer，1985 年）、ICS 图（Griffiths 等，1989 年）来评判，这些图不适合女性。如果女性的压力流率关系达到男性的标准，梗阻的诊断肯定成立，并且是重度梗阻。

目前比较公认的 FBOO 判断标准有两种。①Chassagne 提出的标准：最大尿流率（$Q_{max}$）<15ml/s，最大尿流率时逼尿肌压（$P_{det.Qmax}$）>20cm$H_2O$（1.96kPa）；②Blaivas 和 Groutz 提出的标准：最大逼尿肌压>20cm$H_2O$（1.96kPa），$Q_{max}$<12ml/s。Massey 和 Abrams 提出：$Q_{max}$<12ml/s 且 $Q_{max}$ 时逼尿肌压（$P_{det.Qmax}$）>50cm$H_2O$（4.90kPa）。Nitti 等建议：影像尿动力证实 BOO 的存在，同时存在高压力、低流率、大量残余尿量。目前基于第二种诊断标准绘制的 Blaivas 列线图应用相对普遍。部分单位尝试用尿道压力描记进行梗阻的辅助评价，目前尚无公认的诊断标准，处于摸索阶段。近期发表的 Solonmon-Greenwell（S-G）列线图，提出了女性膀胱出口梗阻指数（bladder outlet obstrustion index in femals，*BOOIf*）的定义（$BOOIf=P_{det.Qmax}-2.2\times Q_{max}$）。$BOOIf<0$ 具有排除女性 BOO 的良好诊断价值。$BOOIf>18$ 对诊断女性 BOO 有很好的特异度。然而，S-G 列线图诊断女性 BOO 的灵敏度较差。

在明确存在 FBOO 后，应该对梗阻的部位进行进一步评价，尿道造影是最直观的评价手段。但女性尿道造影需要专业的检查床及检查座椅，普及推广比较困难。传统的尿道镜检查发现解剖性梗阻的概率并不很高。随着数字化影像技术的不断改进，影像尿流动力学检查在判断梗阻部位的优势越来越明显。图 4-1-5 和图 4-1-6 是两位症状类似的女性排尿困难患者，除了第一位患者充盈期逼尿肌过度活动明显以外，其他动力学参数相似，梗阻的程度也几乎一致。最重要的区别是来自同步的膀胱尿道影像图，判断尿道梗阻部位的最佳时机是捕获尿流达到峰值的阶段。图 4-1-5 是典型的原发性膀胱颈梗阻表现；而图 4-1-6 是典型的尿道中远段梗阻表现。判断梗阻的部位有助于选择针对性的治疗手段。

**（四）膀胱活动低下**

从尿动力学角度看，膀胱活动低下（underactive bladder，UAB）是指排尿期逼尿肌收缩

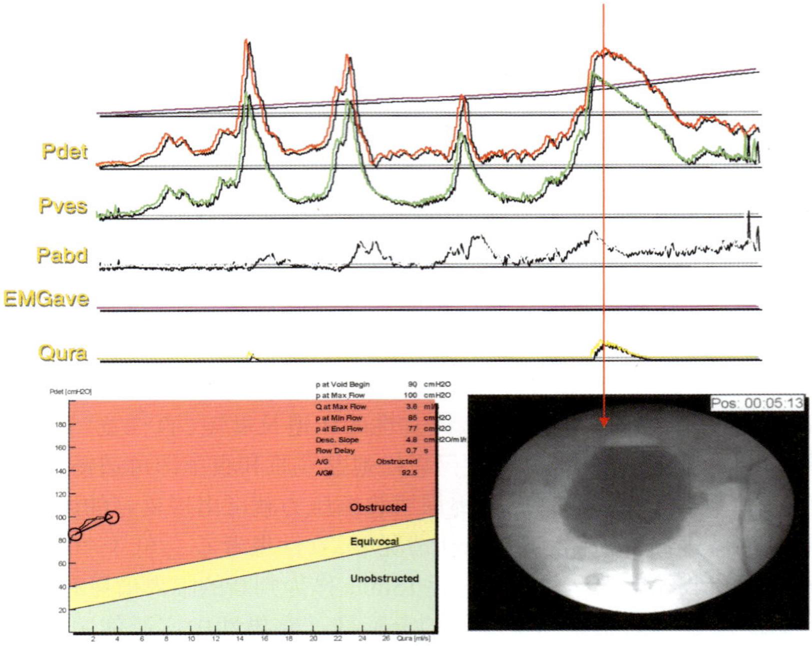


图 4-1-5 女性膀胱颈梗阻图示

患者的梗阻程度达到男性专用的 P-Q 图标准，排尿时膀胱颈未见开放。

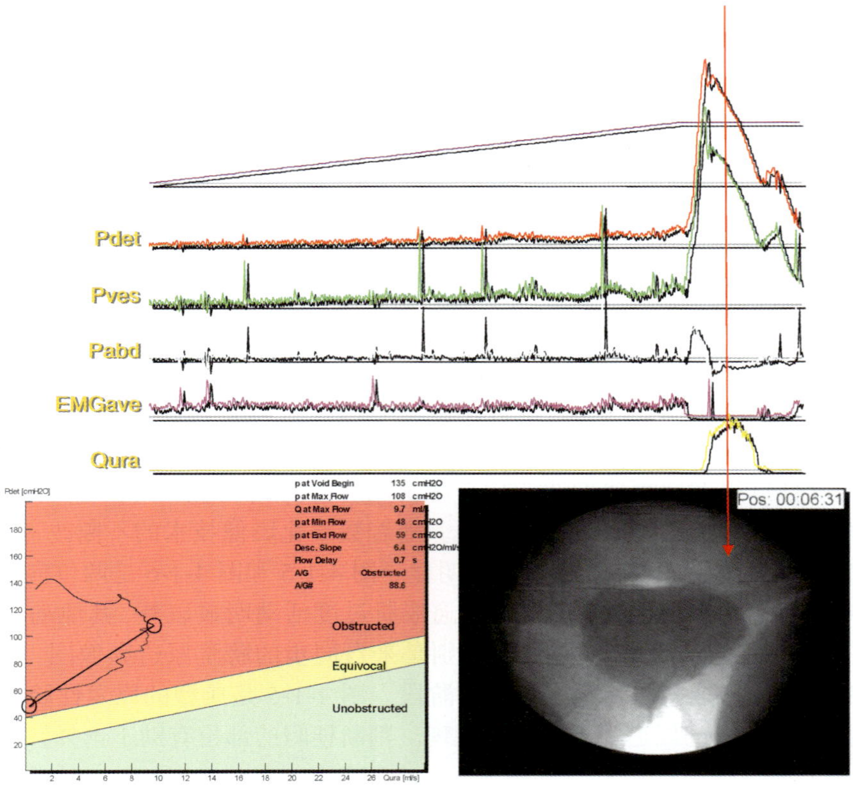


图 4-1-6 女性尿道中段梗阻图示

非神经源性患者，P-Q 图中显示梗阻，排尿时膀胱颈及后尿道明显扩张，提示梗阻位于尿道中远段。

力减弱。但正常女性在排尿时本身并不需要要太高的逼尿肌收缩压力，甚至部分患者在尿动力学检查时没有看到逼尿肌的收缩，此时的尿流率很正常。因此尚没有统一的判断 UAB 的标准。

目前的共识是：低逼尿肌压力 - 低尿流率即为逼尿肌收缩力受损。逼尿肌收缩力减弱常见于老年妇女，而老年妇女压力性尿失禁的发生率也很高，这更增加了 UAB 患者症状的多样性，尿动力学的评判会更困难。常常需要结合图形，结合残余尿量等综合判断。

Blaivas 等认为：女性患者最大尿流率低于 12ml/s 时，$Q_{max}$ 时逼尿肌压力（$P_{det.Qmax}$）不足 20cmH$_2$O（1.96kPa）应考虑逼尿肌肌力受损。也有标准定为 $Q_{max} \leqslant 15$ml/s，$P_{det.Qmax} \leqslant 20$cmH$_2$O（1.96kPa）。

笔者认为 UAB 的诊断除达到 Blaivas 标准外，还应考虑以下情况：①存在长期排尿费力，常需要辅助腹压排尿；②常伴有便秘；③多次尿流率检测，曲线低平或呈波浪状，并存在一定量的残余尿；④可能存在盆腔手术史；⑤年轻时有经常过度憋尿病史；⑥尿动力学检查时发现存在腹压参与排尿。若患者存在以上情况，UAB 的诊断更可靠。

（吴士良　吴莉娜）

## 参考文献


[1] ABRAMS P, BLAIVAS J G, STATON S L, et al. The standardisation of terminology of lower urinary tract function. The International Continence Society Committee on Standardisation of Terminology[J]. Scand J Urol Nephrol Suppl, 1988, 114: 5-19.

[2] JENSEN K M, JØRGENSEN J B, MOGENSEN P. Reproducibility of uroflowmetry variables in elderly males[J]. Urol Res, 1985, 13(5): 237-239.

[3] USUI A, MCGUIRE E J, O'CONNELL H E, et al. Abdominal leak point pressures in stress incontinence[J]. J Urol, 1995, 153: 493A

[4] 果宏峰，段继宏，肖云翔，等. 女性排尿困难患者的尿动力学分析[J]. 中华外科杂志，2008(20): 1539-1541.

[5] PADILLA-FERNÁNDEZ B, RAMÍREZ-CASTILLO G M, HERNÁNDEZ-HERNÁNDEZ D, et al. Urodynamics before stress urinary incontinence surgery in modern functional urology[J]. Eur Urol Focus, 2019, 5(3): 319-321.

[6] RUBILOTTA E, BALZARRO M, GUBBIOTTI M, et al. Urodynamics criteria of detrusor underactivity in women underwent middle urethral sling for stress urinary incontinence: what is the clinical role? [J]. Neurourol Urodyn, 2021, 40(8): 1955-1965.

[7] LEMACK G E, KRAUSS S, LITMAN H, et al. Normal preoperative urodynamic testing does not predict voiding dysfunction after Burch colposuspension versus pubovaginal sling[J]. J Urol, 2008, 180(5): 2076-2080.

[8] TRAN H, RUTMAN M. Female outlet obstruction after anti-incontinence surgery[J]. Urology, 2018, 112: 1-5.

[9] MAI H C, WU R C, LIN V C, et al. External validation of Solomon-Greenwell nomogram for female bladder outlet obstruction[J]. Neurourol Urodyn, 2022, 41(2): 626-632.

[10] SANTIS-MOYA F, CALVO C I, ROJAS T, et al. Urodynamic and clinical features in women with overactive bladder: when to suspect concomitant voiding dysfunction? [J]. Neurourol Urodyn, 2021, 40(6): 1509-1514.

[11] ARLANDIS S, BØ K, COBUSSEN-BOEKHORST H, et al. European Association of Urology Guidelines

on the management of female non-neurogenic lower urinary tract symptoms. Part 2: underactive bladder, bladder outlet obstruction, and nocturia[J]. Eur Urol, 2022, 82(1): 60-70.

[12] UREN A D, COTTERILL N, HARDING C, et al. Qualitative exploration of the patient experience of underactive bladder[J]. Eur Urol, 2017, 72(3): 402-407.

# 第二节 神经电生理检测技术

盆底是一个由多器官组成的，其内在有着各种相互关联的系统。正常的盆底功能依赖于几乎一致的结缔组织、神经、肌肉及血管功能。盆底器官执行的功能是一系列复杂的生理过程，不是简单的力学功能，而是将膀胱尿道、直肠、盆底肌、周围神经系、脊髓相关神经结构及脑部高级神经中枢结构相互紧密结合，协调一致地完成各种复杂的生理活动。很多盆底脏器功能的异常与其各自的神经功能出现异常有着密切的关系，同时很多的盆底疾病使用了电技术进行治疗。因此盆底电生理检测技术在盆底疾病的诊断及治疗中有着非常重要的作用。

下尿路的传入通路源自下腹下神经、盆神经和阴部神经。下腹下神经是交感神经，起自脊髓的高腰段；盆神经是副交感神经，阴部神经是躯体神经，此二者均起自骶段神经。骶 2～4 是膀胱收缩的初级反射中枢，脑桥是膀胱逼尿肌收缩 - 尿道括约肌协同放松的协调中心，而这些反射受到高级排尿中枢（大脑皮质，尤其是前扣带回）的调控，决定何时何地启动排尿。正常人在储尿期，膀胱充盈产生的感觉通过膀胱传入通路，以及通过旁路刺激交感传出通路（下腹下神经）兴奋膀胱出口产生张力，并还有抑制逼尿肌的作用。同时刺激躯体传出通路（阴部神经）兴奋尿道外括约肌。这些过程主要是通过脊髓发生的。与此同时，脑桥的排尿调控中枢兴奋尿道外括约肌。排尿过程中，强烈的膀胱传入神经刺激脑桥的脊髓 - 延髓 - 脊髓反射通路，刺激副交感神经传出通路（盆神经）兴奋膀胱和尿道内括约肌，同时抑制交感和躯体传出神经通路以松弛膀胱出口。与此同时，大脑额叶的皮质抑制作用也得以解除，使膀胱逼尿肌的收缩增加，尿道括约肌得以放松。

盆底肌由阴部神经和骶神经分支直接支配，骶 2～4 脊髓神经终止于脊髓圆锥，这些神经的下行支向前进入骶孔，形成马尾神经。阴部神经在盆腔内通过坐骨大孔穿过骶棘韧带，再穿过坐骨小孔，沿着盆侧壁进入阴部管，形成痔下神经、会阴神经、阴蒂背神经。从骶 3～4 发出的内脏神经直接支配肛提肌。自主神经的感觉和运动神经形成盆丛前支，支配盆腔脏器和盆底肌。

由于盆底器官及盆底肌的位置较深，无法精准地测定其标准神经位置。因此，测定盆底器官及盆底肌的神经系统有一定的难度。尿动力学或者肛肠动力学虽然可以检测出器官的功能异常，但是无法检测出器官的神经系统异常。此时，神经电生理可作为诊断器官神经系统异常的唯一依据。

## 一、阴部神经体感诱发电位

体感诱发电位可以有效反映感觉传导通路的情况，这是评价马尾神经及脊髓传导功能的临床检测手段，在体感通路上的病变可以在体感诱发电位上表现出来，临床上可以应用此特性定位病变部位。阴部神经体感诱发电位（pudendal somatosensory evoked potential,

PSEP）的传导通路是刺激阴茎/阴蒂背神经，经过脊髓后角至脊髓背侧，沿着脊丘索上行达到大脑皮质。从阴部神经刺激点到大脑皮质的整个传导通路上任何一点的损伤，都可以导致检测波波峰潜伏期及波幅的变化，由此可以判定病变程度，判断预后。但是无法辨别损伤部分是在外周神经、脊髓还是皮质，需要和其他检查配合定位。

PSEP 是点刺激阴茎/阴蒂背神经后在皮质记录到的体感诱发电位，表示神经冲动从阴部神经刺激点到大脑皮质通过感觉轴索传导的时间。PSEP 一般应用于脊髓损伤、糖尿病、多发性硬化等疾病导致的神经源性膀胱，用于判断从阴部神经刺激点—阴茎/阴蒂背神经—阴部神经—脊髓—大脑皮质整个传导通路的完整性。神经完全损伤时，诱发电位一般表现为一条直线或有少许干扰波。神经部分损伤时，诱发电位表现为不同程度的波形改变、振幅降低、潜伏期延长、传导速度减慢等。

有研究表明，失神经支配的膀胱和 PSEP 有一定的相关性，出现膀胱失神经越严重，PSEP 潜伏期越长。且在一些疾病中，PSEP 异常会早于尿动力学异常。完全失神经则不能诱发出 PSEP 及肛门反射。

## 二、阴部神经传导速率

评估肢体神经电生理的常规方法是记录运动神经受到电刺激时候的肌肉反应。通过在两个水平刺激神经，可以计算出运动神经的传导速度，区分运动无力的髓鞘和轴突的病变。由于解剖较复杂，在盆底测定的运动传导电生理参数就是阴部神经的终末运动神经潜伏期（pudendal nerve terminal motor latency，PNTML）。潜伏期测定的是神经纤维的传导功能，潜伏期很少依赖于不相关的生物学因素和技术因素，因此与诱发电位或反射研究相比较，它是一种更可靠的方法。

阴部神经运动终末潜伏期是评价阴部神经运动传导速率的唯一方法，是指从运动神经受到刺激的瞬间，到第一个可测量的肌肉反应出现的时间。这一数值可以反映支配该肌肉传导最快的运动纤维的传导速度。通常是通过固定在示指上的指套表面特殊电极来测量终末运动神经潜伏期，手指放置于直肠内，刺激接近于坐骨棘出的阴部神经，同时从肛门括约肌进行记录，终末运动神经潜伏期是从阴部神经接受刺激起，至肛门外括约肌开始收缩的时间，正常值为（2.0±0.2）ms，左侧与右侧可以略有差异。

阴部神经纤维的传导速率和肛门外括约肌的功能都可以影响阴部神经运动终末潜伏期，阴部神经受损可以导致运动终末潜伏期延长，但此结果没有特异性，并不能将 PNTML 延长等同于盆底去神经化。

## 三、阴部背感觉神经传导

阴部背神经电记录主要用于评估低位骶髓段感觉神经的传导，可以区分出近端的中枢通路、马尾神经还是远端的骶丛、阴部神经受到损害。这一诊断对感觉性神经病变引起的性功能障碍有帮助。

## 四、肌电图

肌肉运动功能的基本单位是运动单位，包括脊髓前角细胞、神经轴突、神经肌肉连接和由这些神经纤维支配的肌肉纤维。前角细胞去极化后产生神经动作电位，沿着神经轴突传递到运动单位，激活后产生肌纤维的收缩。动作电位到达神经肌肉接头后释放乙酰胆碱，乙酰胆碱使运动终板去极化，去极化电流沿着肌纤维传播形成运动单位电位。肌电图所测定的就是肌纤维上传导的运动单位电流。

运动单位的任何一个部分出现病变都可以导致肌电图的异常，临床上常用表面电极和针刺电极，表面电极的优点在于放置方便、无创，但是其测定的是所有放置区域里的电信号的总和，而不是单一肌电活动。肌电图的测定可以明确两类情况：①神经所支配的肌纤维本身病变；②支配肌肉的神经本身传导功能的变化，可以起源于肌肉疾病，也可以来源于直接的损伤。神经源性的改变可以源于任何水平的支配盆底肌，包括肛门外括约肌的下运动神经损伤，其中有运动神经元、运动神经元延伸的神经和骶神经根到达外括约肌的分支。

尿流动力学中对盆底肌肉和肛门括约肌进行肌电图检查有两个目的：①检查膀胱储尿期及排尿期的尿道功能情况；②在神经电生理检查中，评估肌肉的神经支配的完整性。

由于肛门外括约肌与尿道外括约肌同受阴部神经支配，故肛门外括约肌肌电图一般用来反映尿道外括约肌的活动情况。检查时须将一电极放置在括约肌表面（表面电极）或刺入该括约肌内（针形电极）。一般前者操作简便，患者痛苦小；后者操作较繁，患者有一定痛苦，但结果较为精确。正常情况下，尿道外括约肌维持一定张力，参与控制排尿，故肌电图可见持续肌电活动，在咳嗽用力时为对抗膀胱内压增高，可见肌电活动增强；排尿时由于尿道外括约肌松弛，肌电图呈电静止。一旦尿毕，肌电活动重新恢复。本项检查很少单独进行，常与前述某些检查联合使用。膀胱测压过程中进行肌电图检查，尤其是对于有排尿期症状的患者（尿流速慢、尿流中断、腹压排尿等），常见的肌电图类型是逼尿肌收缩伴有尿道和尿道周围肌肉收缩，这个现象称之为逼尿肌-括约肌协同失调，多发生于骶上神经损伤者。

## 五、骶反射检查

骶反射是用电生理学方法记录刺激会阴或者外生殖器区域出现的盆底横纹肌结构反射性收缩，用于评价骶髓排尿中枢及骶下周围神经传导功能，其反射中枢在骶 2～4，传出纤维部位于阴部神经中。对于判断骶髓中枢病变引起的神经性泌尿道疾病或者神经性肛肠疾病有重要的意义。骶反射包括：①肛门括约肌反射，通过刺激会阴部皮肤引起肛门括约肌收缩；②球海绵体肌反射，刺激阴蒂或者牵拉气囊导尿管引起的球-海绵体肌和肛门括约肌收缩。

肛门括约肌反射指刺激肛门黏膜或者皮肤诱发肛门括约肌的反射性收缩。现在一般采用肌电图记录其产生的电位，可使观察更为精准。电刺激肛门周围皮肤，可以记录到不同潜伏期的反应。

球海绵体肌反射：指用电刺激阴茎/阴蒂背神经皮肤，神经冲动沿着阴部神经达到骶髓同侧的后角细胞，经过中枢神经整合后，神经冲动再沿着阴部神经传出纤维到达球海绵体肌，可以记录到球海绵体肌的收缩。同时也可以记录到尿道括约肌、肛门括约肌及盆底肌的反射性收缩，它反映了骶髓阴部神经反射弧（阴部传入、传出神经、骶 2～4）传导功能的完整性。主要用于下运动神经元损伤患者 $S_2$～$S_4$ 阴部神经反射弧完整性的评估、合并圆锥/马尾损伤的尿失禁患者下尿路排尿反射弧完整性的评估、神经源性膀胱患者下尿路排尿反射弧完整性的评估，还能协助脊髓损伤后逼尿肌-括约肌协同失调的诊断。

骶反射检查是评估盆底肌功能系列的一部分，并且是最为重要的一部分，是评估骶

2～4 反射弧的定量、灵敏、易重复的一种方法。但是和其他神经电生理结果评估一样，也应该更客观更全面地分析问题，而不是过度解读。

（文　伟）

## 第三节　盆底超声评估

### 一、概述

盆底功能障碍性疾病涉及多个系统、多学科，病因复杂且检测繁多，需要借助影像学进行评估，其中超声是目前应用最广泛的技术。女性盆底功能障碍性疾病（pelvic floor dysfunction，PFD）是一组由盆腔支持结构的损伤、退化或功能缺陷所引起的疾病，主要包括盆底器官脱垂（pelvic organ prolapse，POP）、压力性尿失禁（stress urinary incontinence，SUI）及性功能障碍（sexual dysfunction）等，其中以 POP 和 SUI 最为常见，多发于中老年女性。POP 是由于盆底肌肉和筋膜组织薄弱造成的盆腔器官下降引发器官位置及功能异常，包括子宫脱垂、阴道前壁膨出、阴道后壁膨出等为主的一组妇科疾病。SUI 指在膀胱逼尿肌松弛状态下，由于喷嚏、咳嗽、用力及运动等导致腹压增加时，尿液不自主地自尿道溢出。研究资料显示，我国中老年妇女人群中 POP 患病率约为 30%，另一项针对我国成年女性尿失禁患病状况的流行病学研究结果显示，成年女性尿失禁的患病率达 30.9%，说明在中国约 1/3 的女性受到盆底功能障碍疾病的困扰和影响。虽然 PFD 的发病率如此之高，但是由于种种原因，过去很长时间直至当下，国内相关疾病的患者就诊率不高，同时由于妇科泌尿学发展的相对滞后，仍有不少临床医师对该疾病的认识不足，不能提供正确合理的咨询意见和治疗建议。另外，临床中缺乏对疾病的客观准确评估的方法。近 10 年来，随着女性患者及临床医师对 PFD 的逐渐重视，以及治疗技术的不断发展，准确诊断该类疾病成为目前的研究热点，这也提高了对影像学检查及诊断的要求。与此同时，盆底影像学的快速发展也促进了临床诊疗水平的提高。随着超声成像检查技术的发展，盆底超声可以通过二维、三维、四维超声提供更多的诊断信息，同时超声还可以实时、动态、无创地观察评估盆底结构和功能的变化。此外，还可以对术后手术效果进行评估和长期随访。这些优势使得超声成像检查逐渐成为盆底功能障碍疾病检查的首选检查方法。

### 二、正常女性盆底解剖

盆底由一系列软组织组成，并由一组与骨盆的骨性结构相连的肌肉支撑。这些软组织相互叠加，并通过筋膜和纤维肌肉组织的聚集与骨性结构连接。

#### （一）骨性骨盆

骨性骨盆由髂骨、坐骨、耻骨及骶骨 4 个部分组成，通过耻骨联合、两侧骶髂关节及骶尾关节相连，并由骶棘韧带、骶结节韧带、骶尾后韧带及骶髂韧带进一步固定。站立时，骨盆口是倾斜的，耻骨下支与地面平行。

#### （二）肌性骨盆

骨性骨盆内有覆盖两侧闭孔的闭孔内肌，闭孔内肌连接上下耻骨支，从骨盆后方近骶棘韧带处连接两侧股骨大粗隆，并连接骶棘韧带至双侧股骨大粗隆。闭孔内肌中间覆盖闭孔内筋膜。肛提肌由耻骨内脏肌、耻骨直肠肌、髂尾肌构成，呈空间分布不规则状的薄层纹状肌，是支撑盆腔脏器最主要的盆底肌。

**（三）骨盆软组织**

女性盆底器官包括膀胱、尿道、阴道、直肠和子宫。女性盆底可分为前、中、后盆腔 3 个部分。前盆腔主要为膀胱、尿道和阴道前壁；中盆腔为子宫、宫颈、阴道顶部，两侧为输卵管和卵巢；后盆腔则为阴道后壁、直肠。

## 三、盆底超声检查技术

20 世纪 80 年代早期，人们开始应用腹部超声对尿道和盆底功能不良进行评估，后来陆续发展出了经会阴超声、经直肠超声及经阴道超声检查。经会阴超声于 1986 年首次开始应用，是目前容积超声成像的检查方法。经会阴超声检查是应用最广泛的检查方法，因为这种超声仪器非常普及且这种检查是非侵入性的。与经阴道超声相比，前者不会引起组织结构变形。经会阴盆底超声检查可以用腹部超声检查的凸阵探头（3.5～5.0Hz），这种探头可以完整显示盆底的 3 个部分。

进行经会阴盆底超声检查时，首先在探头上涂抹足够的超声耦合剂，再用手套或塑料薄膜包裹探头以避免感染，然后在表面再涂抹一层超声耦合剂并将探头置于会阴部（为了获得盆底正中矢状切面的图像，尽量将探头放置于两侧大阴唇之间）。超声检查时，患者取膀胱截石位或站立位，膀胱截石位时臀部稍屈曲、外展。站立位是当有些患者无法有效完成瓦尔萨尔瓦动作（Valsalva maneuver）时采用的。在临床应用中，一般需要患者尽量排空膀胱。

标准的盆底正中指状切面图像中应包括：位于前面的耻骨联合、尿道、膀胱颈、阴道、子宫颈、直肠和肛管，以及后面的直肠肛管连接，高回声区是肛提肌群的中心部分（耻骨直肠肌/耻尾肌或耻骨内脏肌）。盆底的旁矢状切面或横切面也可辅助诊断，例如，能够来评估耻骨直肠肌及其肌腱弓，或显示植入闭孔肌的部分。

随着三维容积探头的出现，三维/四维超声容积数据可以通过 3 个轴所在的二维平面显示，即 3 个正交叉平面：A 平面（正中矢状切面）、B 平面（冠状平面）和 C 平面（横切面）。在三维/四维超声盆底显像中，其最主要的优势就是能够显示二维超声无法显示的盆底横切面图像（三维图片）。

## 四、盆底超声检查的适应证

女性盆底功能障碍性疾病（pelvic floor dysfunction，PFD）主要包括盆底器官脱垂（pelvic organ prolapse，POP）、压力性尿失禁（stress urinary incontinence，SUI）及性功能障碍（sexual dysfunction）等，其中以 POP 和 SUI 最为常见。在西方国家，诊断与治疗尿失禁的花费与糖尿病相仿。它虽然不是威胁生命的疾病，但难言之隐却严重影响患者正常的社交活动、体育锻炼和性生活，是影响不同种族、不同文化背景所有年龄阶段妇女的一个全世界卫生问题。据报道，此病患病率为 10%～60%。在国内的多区域调查显示，中国女性尿失禁发生率为 30.9%，绝经后的中老年女性患病率更高。随着年龄的增长，女性尿失禁患病率也逐渐升高，受其困扰的女性也将会逐年增加。而盆腔脏器脱垂同样也是困扰女性的另一个常见病，发生率在 18.0%～36.8%。除了外阴部脱出物之外，还常伴有排尿、排便异常、外阴部出血、炎症，以及盆腔的慢性疼痛、盆腔下坠不适及性生活质量下降等，严重影响患者日常生活及工作。如果能够早期对疾病进行诊断，那么多数患者可以通过盆底肌肉功能训练等达到早期预防及治疗的目的。由于国内人群对该疾病的认识不足及长期不重视，以及缺乏早期诊断的有效检查方法等原因，往往患者就诊时病情已经比较严重，多数需要手术治疗才能改变。因此，早期、合理、有效的诊断方法就显得尤为重要，早期诊断才能使得患者可以得到有效的早期治疗及预防。

超声以其实时、无创、可重复、费用低廉、操作简便等优点，在诊断及疗效评估方便具有明显的优势，尤其近年来三维/四维超声技术的出现及广泛应用，其可实时动态、无创、真实地观察评估盆底结构及其功能变化，更有效地为临床医师提供帮助。盆底超声在评估逼尿肌厚度、膀胱颈活动度、盆腔脏器脱垂、肛提肌解剖及其功能方面，以及在诊断尿道周围疾病（如憩室、囊肿）、直肠相关疾病等方面都具有非常有意义的临床价值。

目前，盆底超声几乎可以用于所有与尿失禁及盆腔脏器脱垂相关的患者，主要适应证：①妊娠及分娩后盆底功能评估；②女性压力性尿失禁或无意识漏尿、粪失禁者；③反复泌尿系感染、尿急、尿频、夜尿和/或急迫性尿失禁，以及与膀胱相关联的疼痛者；④持续性排尿困难，或具有其他泌尿系症状者；⑤有梗阻性排便障碍、便意不尽、慢性便秘、阴道和会阴指状突起伴肠道排空异常感者；⑥临床检查有阴道前壁和/或阴道后壁膨出及子宫脱垂者；⑦各类脏器脱垂和/或尿失禁手术前盆底结构及功能评估；⑧各类脏器脱垂和/或尿失禁手术后的检查及手术疗效评估（阴道前壁修补术，吊带及补片等手术前后）；⑨盆底协调功能异常者。

实际上，任何怀疑或具有盆底异常的患者及具有与其发病相关高发因素的患者，均可进行盆底超声检查。即使没有盆底功能障碍相关疾病，有时通过盆底超声检查还可发现常规妇科超声发现不了的其他疾病，如膀胱阴道间隔、阴道直肠间隔及膀胱壁的肿瘤性病变。

## 五、盆底超声的临床应用

### （一）前盆腔

1. **膀胱颈的位置和移动度**　膀胱颈的移动度是经会阴超声应用最早的参数之一，膀胱颈移动度的增加已被认为是女性压力性尿失禁一个重要的病因学因素。膀胱颈位置和移动度的评估具有高度可靠性。参考点是耻骨联合的中轴线或耻骨联合后下缘，前者可能更准确，因为测量不受探头位置和运动的影响。通常，在静息状态和最大瓦尔萨尔瓦动作（Valsalva maneuver）时测量膀胱颈相对于耻骨联合的位移，两者的差值得到膀胱颈下降（bladder neck descent，BND）距离。尽管15、20和25mm等截断值已被用于界定膀胱颈是否活动度增加，但目前仍然没有正常膀胱颈下降距离的参考值。为了研究膀胱颈是否过度活动，一些研究者还测量近端尿道与膀胱三角区之间的膀胱后角（retrovesical angle，RVA）或膀胱尿道后角（posterior urethrovesical angle，PUA）及尿道旋转角。国内外多个研究显示，在这些判断膀胱颈活动度的超声参数中，BND与压力性尿失禁的相关性最密切，随着尿失禁程度的加重，膀胱颈下降距离明显增加。

2. **尿道漏斗形**　在压力性尿失禁患者中，包括无症状的女性，尿道内扣呈漏斗形，可以在瓦尔萨尔瓦动作时甚至在静息状态时被观察到。尿道漏斗形常与漏尿相关。然而，尿道漏斗形也可以在急迫性尿失禁的患者中观察到，因此其是否是压力性尿失禁的一个指标还有待研究。目前它的解剖基础尚不清楚。但已证实明显的尿道漏斗形与低的尿道关闭压相关。

3. **膀胱壁厚度/逼尿肌厚度**　膀胱排空后（当膀胱充盈至50ml以上时，逼尿肌的厚度开始变薄，因此妇科泌尿学中要求在膀胱排空后测量），超声声束垂直于膀胱黏膜，首先通过尿道和膀胱颈确定膀胱中线的部位，然后从膀胱壁的内缘到外缘进行测量。测量3个点取其平均值，正常值一般小于5mm，逼尿肌厚度超过5mm时可能与逼尿肌的过度活动有关。虽然膀胱逼尿肌厚度增加似乎只是逼尿肌过度活动的一个预测指标，但是如果结合膀胱过度活动的症状综合评估，在临床上可能会具有应用价值。

**4. 膀胱膨出** 膀胱膨出是泌尿妇科学常见疾病之一。妊娠和分娩是导致膀胱膨出的重要因素，而更年期的妇女由于盆底支持结构萎缩及膀胱周围筋膜薄弱也可导致膀胱膨出。经典膀胱膨出的影像学分型方法最初由Green提出。根据膀胱颈的活动度、膀胱后角及尿道旋转角3个指标对膀胱膨出进行分型，共分为3种类型。

（1）Green Type Ⅰ型：瓦尔萨尔瓦动作时，膀胱颈的移动度大，膀胱颈位于耻骨联合水平线以下，膀胱后角开放≥140°，尿道旋转角＜45°。

（2）Green Type Ⅱ型（膀胱脱垂伴膀胱后角开放）：在瓦尔萨尔瓦动作时，膀胱脱垂，膀胱后角开放≥140°，尿道旋转角为45°～120°。

（3）Green Type Ⅲ型（膀胱脱垂）：膀胱后角完整，尿道旋转角≥45°。

Ⅱ型膀胱膨出和Ⅲ型膀胱膨出有着不同的病因病理基础及临床表现：Ⅱ型膀胱膨出患者常有压力性尿失禁但肛提肌完整，而Ⅲ型膀胱膨出患者常有排泄功能障碍及分娩所致的肛提肌损伤及断裂。

**5. 尿道及其周围病变** 在经会阴超声成像图上，尿道显示为一纵向的低回声区。这一区域包括黏膜、血管丛和尿道平滑肌。尿道低回声表现是由于黏膜层和平滑肌层正好与入射波束平行。虽然很早一些研究已经证实压力性尿失禁的妇女中，超声显示尿道横纹肌常有缺损，包括尿道收缩性的下降以及尿道回声和完整性的改变。然而由于目前超声探头的分辨率局限性，尿道的具体结构难以被清晰显示，临床中亦很难开展尿道结构的超声检查。但是有些异常通过盆底超声仍然可以被发现。如：①尿道内钙化，表现为尿道内的高回声，可能是钙化的尿道腺体，可为单发或多发，它的存在与临床症状或下尿道的病变似乎没有相关性；②尿道囊肿，分为先天性和后天性两种可为单发或多发，超声在尿道周围可见圆形或类圆形的无回声区/低回声区，边界清晰，与尿道不相通，可发生在尿道的任何区域，后方回声增强；③尿道憩室，在泌尿外科并不常见，发病率为0.6%～6%，是局限性的尿道囊状或管状扩张，并与正常尿道相通，分为先天性和后天性，女性多见，多为单发，常位于尿道与阴道之间。超声表现为尿道周围的不规则无回声区或低回声区，与尿道相通，边界清晰，后方回声增强。

### （二）中盆腔和后盆腔

女性的中盆腔包括子宫和阴道顶部，后盆腔包括阴道后壁、会阴体、直肠壶腹部和肛管。直肠阴道隔将直肠与阴道分开，防止直肠壶腹部进入阴道形成疝。会阴体由皮肤、肌肉及筋膜组成，主要功能为固定肛门直肠和阴道远端组织，限制泌尿生殖膈孔的扩张和维持尿、大便的自禁状态。这些结构的功能异常或损伤都会导致中盆腔与后盆腔的功能障碍，而分娩损伤则是引起这些功能障碍的主要因素。

**脱垂评估** 2001年，美国国立卫生研究院（National Institutes of Health，NIH）将盆腔器官脱垂（pelvic organ prolapse，POP）定义为任何阴道节段的前缘达到或超过处女膜缘1cm，包括子宫脱垂、阴道前壁（膀胱）脱垂和阴道后壁（直肠脱垂）。经会阴超声已经被用来定量评估盆腔脏器的脱垂，它不仅用于前盆腔，也用于中盆腔与后盆腔的评估。膀胱颈或膀胱膨出的前缘常用于定量判断阴道前壁的下移；宫颈或直肠子宫陷凹用于定量判断中盆腔的下移；直肠壶腹的最尾侧或直肠膨出内容物的前缘用于定量判断后盆腔的下移。通过耻骨联合下缘作水平线，测量下移脏器距离此线的距离。虽然研究表明后盆腔的下移程度与脱垂的症状也有相关性，但没有前盆腔脱垂的相关性大，故在只有后盆腔脱垂的女性患者中，当直肠壶腹或者直肠膨出的内容物下移至耻骨联合以下 15mm 以上的时候，其脱垂程度与脱垂的症状似乎才有相关性。

（1）直肠前壁膨出：超声表现为直肠阴道隔真性缺损，致使直肠壶腹部明显下降，并向前突出于阴道内，形成囊袋状。超声可对直肠膨出的程度矢量化。但目前超声对于直肠膨出的分度尚无统一定论。多项研究表明直肠壶腹部下移距离和/或膨出高度大于 15mm 时，可引起明显的临床症状。

后盆腔临床脱垂分级与超声的脱垂分级相关性没有膀胱膨出或者子宫脱垂的相关性好，但是超声可以分辨出“真性”和“假性”直肠膨出，即是直肠阴道隔的缺陷还是会阴体过度运动，这对其治疗方案的选择至关重要。

（2）会阴体过度运动：会阴体组织缺陷所导致的会阴体下降，超声表现为直肠壶腹部位于耻骨联合后下缘水平线以下，与该参考线的垂直距离≥15mm，肛门内括约肌回声连续。

（3）直肠后壁膨出：常发生在患有便秘或排便功能不良的儿童中，在成年人中罕见。缺损的区域往往紧邻肛门直肠连接处，向后或向背侧膨出。

（4）肠疝、直肠肠套叠和直肠脱垂：肠疝是腹膜、小肠、乙状结肠或者肛门直肠连接部前面的网膜等结构通过先天或后天形成的薄弱点、缺损部位或孔隙进入直肠壶腹部与阴道之间。超声主要表现为疝出物位于直肠壶腹部与阴道之间，由此不难将直肠膨出和肠疝区别开来，也是经会阴超声成像的主要优势之一。

在盆底功能成像时，直肠套叠或“隐性”直肠脱垂偶尔也会发生在没有任何排便功能障碍症状的女性中。对于不明显的直肠套叠或“隐性”直肠脱垂患者，直肠壁和小肠进入近端肛管，在瓦尔萨尔瓦动作时使近端肛管开放并产生一个箭头状的扩张。明显的直肠脱垂可以看到肠疝“流过”肛管，使直肠黏膜反转，直到通过肛门外括约肌脱垂到肛门外。

### （三）盆底肌损伤

**1. 肛提肌损伤**　肛提肌由耻骨内脏肌、耻骨直肠肌、髂尾肌构成，呈空间分布不规则状的薄层纹状肌，是支撑盆腔脏器最主要的盆底肌。两侧的肛提肌与耻骨联合下缘共同围成肛提肌裂孔，内有尿道、阴道、直肠通过，因此肛提肌的损伤将破坏盆底器官的支持结构及控尿系统，导致脱垂和尿失禁等。

肛提肌损伤的最常见原因是分娩，特别是经阴道分娩。近年来，国内外影像学研究均证实，耻骨内脏肌耻骨支内侧面的附着处是最常见的损伤部位。因此，对妊娠分娩后出现盆腔脏器脱垂的患者，要详细评估肛提肌的完整性。目前临床上评估肛提肌损伤的影像学方法有多种，但超声成像检查技术凭借其安全、便捷及经济等特点，在临床上得到广泛应用，尤其是三维/四维超声可以多平面成像，可以有效地评估肛提肌的完整性。

肛提肌的正常超声声像图表现为肛提肌分为左右两支，分别起于两侧耻骨下支背面，绕过直肠，在直肠后方汇合形成“V”形吊带。肛提肌在两侧耻骨支的附着处回声连续，无异常回声插入。肛提肌损伤患者在缩肛状态下，轴平面可显示一侧或双侧肛提肌连续性中断或完全中断。

**2. 肛门括约肌损伤**　临床中经阴道分娩及采用会阴侧切助产的产妇有可能患有肛门

括约肌损伤。虽然这种情况不常见，但是一旦发生肛门括约肌损伤并处理不当，就可能导致大便失禁，给患者带来困扰，因此临床上对肛门括约肌损伤的诊断意义重大。

目前临床上，一般采用三维/四维超声对肛门括约肌进行轴平面观察，并可多平面对其进行观察评估，避免漏诊。肛门括约肌包括肛门内括约肌和肛门外括约肌，在直肠排空、肛管闭合的状态下，超声表现肛门内括约肌为环形低回声区，肛门外括约肌则表现为包绕着内括约肌的高回声结构，内部星形高回声区为肛管黏膜。一般在缩肛状态下肛门括约肌显色更加清晰，有利于缺损的观察。

**（四）植入材料的超声成像**

**1. 尿道下悬吊带术后吊带的超声评估** 十余年来，采用人工合成材料的尿道下悬吊带术发展迅速，如阴道无张力尿道中段悬吊带术、耻骨弓上悬吊带术、经闭孔阴道无张力尿道中段悬吊带术等，吊带/网片的植入已经成为许多发达国家治疗尿失禁的首选方式。目前临床工作中使用X线或磁共振检查难以发现吊带或网片，而且CT检查又具有电离辐射，而经会阴超声检查尤其是三维/四维超声检查却可以清晰地将吊带或网片显示出来。因此盆底超声在植入材料成像方面有着独特的优势。盆底超声成像可用于了解体内吊带的位置和功能，还可以评估术后体内吊带的生物力学特点。临床上一些并发症如压力性尿失禁复发、排便功能障碍、吊带侵蚀、吊带移位及断裂等都可应用盆底超声进行评估。虽然不同植入材料的回声不同，但是目前大部分的植入材料超声成像表现为高回声。可通过观察吊带与尿道之间的距离，以及腹压增加（瓦尔萨尔瓦动作）时吊带形态的变化情况来判断手术疗效。

**2. 植入材料在盆底重建术中的应用超声评估** 随着网片植入体在全球应用的增加，尤其是在器官脱垂及其复发患者中应用的展开，其手术并发症如网片侵蚀也变得常见。这就显示出了影像学检查在确定植入体的功能和位置方面的重要意义。一些研究表明，对于治疗炎症或复发性的膀胱膨出修补术的评估，三维盆底超声是一种非常有用的方法。

（文 伟）

## 第四节 阴道触觉成像

### 一、触觉成像的定义

触觉成像，同时也被称作为“机械成像”或“应力成像”。作为医学成像模式的触觉成像将触摸感转换为数字图像。触觉图像是$P(x,y,z)$的函数，其中$P$是施加变形下物体表面上的压力，$x$、$y$、$z$是测量压力$P$的坐标。触觉图像是必须指定物体变形方向的压力图。

在医疗应用中，触觉成像紧密模拟手动触诊，安装在其表面上的压力传感器阵列装置的探针在临床检查期间与人的手指相似，在探针中使软组织变形并检测压力的变化，可视化地以压力映射图的形式输出。

目前可用于评估盆底的检查方式有传统的身体检查、超声检查、磁共振成像及生物反馈等，与检查方式相比，触觉成像技术具有无可替代的优势。传统的手指触诊无法提供定量的组织表征，亦无法和阴道壁正常弹性进行比较，因此灵敏度差且具有高度主观性。超声检查具有无辐射、无创伤、经济快捷、可重复性高、患者易于接受等优点，亦可动态观察盆底变化。但传统超声检查无法提供盆底组织的弹性表征，缺少对盆底肌肌力的评估。磁共振成像技术具有无法动态观察、价格昂贵、无法显示补片或吊带的形态和位置、有金属移植物和幽闭恐惧症患者无法接受检查等缺点。生物反馈只能对盆底肌整体肌力进行粗略地评估，无法在空间上提供精准诊断。

目前的超声技术和磁共振成像技术也具有弹性成像功能，但触觉成像相较于前两者而言有明显的不同。触觉成像使用压缩组织上的应力模式的数据重建组织的内部机械结构，而超声和磁共振弹性成像基于通过各种静态或动态方式检测组织中引起的应变。另外，触觉成像使用相对较大的组织变形来收集施加负载下的应力数据。

## 二、阴道触觉成像

触觉成像又称机械成像或者压力成像，阴道触觉成像（vaginal tactile imaging，VTI）是可以获得和绘制阴道内弹性值、深度及精确压力数据的检查方法，其特点是传感器直接在被检测阴道壁施加压力，并随着探头的位置采集可视化的阴道和骨盆底支撑结构，并记录盆底肌肉收缩情况以客观数据反映阴道特性，重建阴道内结构。VTI 软件可以提供测量和记录报告的工具。VTI 软件提供的收集数据和分析结果可以被医师用来对患者的阴道和骨盆底状况进行定量评估。

VTI 探头配有 96 个压力（触觉）传感器，一个方向传感器（加速计）和微型加热器。在临床检查过程中，探头用来获取阴道壁在外施荷载下对压力的反应。VTI 检查流程包括阴道所有部分的数据收集。实时数据通过探头传感器上的交流电收集。VTI 软件显示所收集的实时数据。阴道压力图（触觉像）整合了所有从压力传感器元件上获得的压力和位置数据。VTI 可以记录盆底肌肉的收缩动态。探头表面触碰阴道壁的部分会预先加热至人体温度。

VTI 软件具有数据分析和报告功能，可将阴道内的空间测量、压力水平、压力梯度等数据可视化。这些数据关系到决定组织弹性的解剖结构，并可用于评估盆底肌肉的力量。

作为最新的盆底检测技术，VTI 被报告可用于盆底功能障碍性疾病（尿失禁、盆底器官脱垂、松弛症等）的评价，也可以用于盆底疾病治疗前后的评估与对照。其优点是替代了传统的手指触诊，且可以量化图形化检测结果，比医师的主观判断更具有客观性。

## 三、VTI 的检查步骤

完整的 VTI 检查过程包括 8 个检查步骤（test），分别为：探头插入、探头高度、旋转探头、瓦尔萨尔瓦动作、主动肌肉收缩（前、后）、主动肌肉收缩（左、右）、被动肌肉放松（前、后）、被动肌肉收缩（前、后）。

步骤 1：探头插入　自阴道口缓慢将探头插入阴道，此时探针压力传感器定位于阴道前后壁。此过程应注意探针插入应顺应阴道自然解剖走向，不应由外界对探针施加任何在阴道前壁后壁或左右侧壁的压力。探头插入至深处后，应在探头尖端触觉传感器观察子宫外观，不要用力撞击子宫。在此步骤中，理想的压力图像应是从代表低压力值的蓝色到代表高压力值的红色，以及两者之间的过渡色均有出现。如果所观察的压力图像只有蓝色，可在压力刻度面板上进行适当调节，减少压力范围，以便适当的可视化。相反，如果所观察的压力图像中红色部分过多，同样可在压力刻度面板上进行适当调节，增加压力范围，以便适当的可视化。

在临床检查期间，在探针插入之前，当患者处于背部放松状态时，阴道前壁和阴道壁几乎相互接触。沿着阴道的内部压力接近于零。在 VTI 探针插入期间，操作者应使探针沿着阴道自身解剖走向插入，尽量保持最小的阻力。探头插入可以在 10 秒内完成，操作者可实时观察获取的触觉图像。如果合成图像出现明显的扭曲或不完整，则必须重复插入测试以获得正确一致的图案。

步骤 2：探头高度　此时探针压力传感器是定位于阴道前后壁。将探头的头部向上和向下的方向缓慢升高，同时对探针手柄施加载荷，将内侧和顶端的前后阴道间隙进行成像，可观察到光栅的触觉成像图。在步骤向上抬高和向下压探针的过程中，应时刻留意患者的疼痛感受，不应过度施加载荷到探头。

步骤 3：旋转探头　缓慢旋转探头，此时探针压力传感器应从原本定位于阴道前后壁，旋转至定位于阴道左右壁。应对阴道壁不施加任何负荷，在此步骤中，可观察到阴道左、右侧壁的压力成像图。应注意的是，此步骤中，在探头旋转期间不要改变探头插入阴道内的深度。

旋转的阴道探针可从阴道壁获取圆周触觉反馈。探头具有测量其旋转角度的方位传感器，使得压力反馈可以沿着旋转角度被映射。为了得到更好的步骤 3 图像，建议将 VTI 探头缓慢旋转。VTI 探头旋转过程中，阴道壁变形可达 7mm。

步骤 4：瓦尔萨尔瓦动作　在开始此步骤前，应先将探针压力传感器恢复到步骤 1 的状态，即压力传感器定位于阴道前后壁。嘱患者进行瓦尔萨尔瓦动作，观察肌肉收缩。在此过程中，应注意不要移动探针的位置，并尽量保持探头在阴道内的稳定。

步骤 5：主动肌肉收缩（前、后）　此时探针压力传感器是定位于阴道前后壁。在此步骤中，要求患者主动收缩盆底肌肉，至少 3 次，每次间隔 3～5 秒，观察肌肉收缩。在此过程中，应注意不要移动探针的位置，并尽量保持探头在阴道内的稳定。

步骤 6：主动肌肉收缩（左、右）　此时探针压力传感器是定位于阴道左右壁。在此步骤中，要求患者主动收缩盆底肌肉，至少 3 次，每次间隔 3～5 秒，观察肌肉收缩。在此过程中，应注意不要移动探针的位置，并尽量保持探头在阴道内的稳定。

步骤 7：被动肌肉放松（前、后）　此时探针压力传感器是定位于阴道前后壁。在此步骤中，要求患者主动收缩盆底肌肉或做凯格尔运动，并尽可能长时间地保持，至少持续 5 秒。上述过程需完成至少 2 次，每次间隔 3～5 秒，观察肌肉张力。在此过程中，应注意不要移动探针的位置，并尽量保持探头在阴道内的稳定。

步骤 8：被动肌肉收缩（前、后）　此时探针压力传感器是定位于阴道前后壁。在此步骤中，要求患者咳嗽，至少 3 次，每次间隔 3～5 秒，观察肌肉收缩。

## 四、结果分析

VTI 提供了评估阴道组织弹性、盆底支持和功能的数据。盆底功能可以通过从 8 个检查步骤所得到的至少 35 个 VTI 参数来描述。测量结果可用来评估盆底支撑组织结构的各种缺陷，鉴定患者盆底组织性质和肌肉功能缺陷的精确标记。

步骤 1：探头插入　①沿阴道前后隔室所测量的阴道组织弹性分布（$\partial P/\partial y$），该弹性值所测量的范围包括阴道壁后面深度约 2～10mm 以及组成阴道壁的多层组织结构；②阴道前壁远端尿道（U）的强度（$P$）和弹性值（$\partial P/\partial y$）；③阴道前壁中部关键弹性区（zone of critical elasticity，ZCE）的强度（$P$）和弹性值（$\partial P/\partial y$）；④阴道前后壁顶端子宫骶韧带（uterosacral ligament，USL）和主韧带（cardinal ligament，CL）的强度（$P$）和弹性值（$\partial P/\partial y$）；⑤阴道后壁远端会阴体（perineal body，PB）的强度（$P$）和弹性值（$\partial P/\partial y$）；⑥阴道后壁中部肛提肌和耻骨直肠肌（puborectal muscle，PRM）的强度（$P$）和弹性值（$\partial P/\partial y$）；⑦阴道后壁顶端提肌板（levator plate，LP）的强度（$P$）。

步骤 2：探头高度　①沿阴道后隔室测量盆底支撑结构的强度（$P$）；②阴道前壁远端尿道（U）的弹性值（$\partial P/\partial y$）；③阴道前壁顶端 USL/CL 的弹性值（$\partial P/\partial y$）；④耻骨肛门肌（puboanal muscle，PAM）、耻骨阴道肌（pubovaginal muscle，PVM）和髂骨肌（iliococcygeal muscle，ICM）的弹性值（$\partial P/\partial y$）；⑤LP 的弹性值（$\partial P/\partial y$）。

步骤 3：旋转探头　①检测沿整个阴道的阴道壁上不规则点的压力峰值（$P$）和大小；②阴道壁后盆底结构的不对称性。

步骤 4：瓦尔萨尔瓦动作　①尿道（U）收缩力（$P$）；②尿道（U）活动度；③沿阴道前后隔室测得均匀的压力增加（$P$）；④宫颈通过 USL/CL 的固定情况；⑤肛提肌的宽度和收缩强度；⑥阴道后隔室双相或单相反应；⑦通过非常规压力波形检出不规则结构。

步骤 5 和步骤 6：主动肌肉收缩（前、后、左、右）　①PPM、PRM、PVM 和 ICM 的强度；②尿道（U）的收缩力（$P$）；③肛提肌的不同步或不完全同步收缩；④肛提肌的左右不对称性（肌力下降或肌组织撕裂）；⑤阴道后隔室中部肌肉的活动度；⑥肛提肌的收缩宽度；⑦肌肉收缩的多相性。

步骤 7：被动肌肉放松（前、后）　①通过 PVM、PRM 和 ICM 保持负荷状态，检测肌肉放松速率（mmHg/s）；②肌肉放松的一致性和非一致性；③肌肉放松的多个等级。

步骤 8：被动肌肉收缩（前、后）　①尿道（U）的收缩力；②尿道（U）的活动度；③沿阴道前后隔室测得均匀的压力增加（$P$）；④肛提肌不自主收缩部分。

## 五、临床意义

### （一）步骤 1：探头插入

从步骤 1 获得图像中可以发现，阴道前壁从左至右的高压力区域分别代表耻骨、尿道、ZCE 和宫颈。而阴道后壁从左至右的高压力区域分别代表 PB、肛提肌群和 LP。一般而言，PRM 是所观察到的最主要的肛提肌之一。

压力梯度值代表离阴道壁 10～15mm 内的阴道组织的弹性，因此可反映阴道组织的硬度和弹性。通过图像，可观察到手术瘢痕或阴道萎缩所导致阴道组织的变化。阴道前壁顶端，也就是宫颈位置的压力值偏低往往代表了 USL/CL 功能的薄弱和松弛。

步骤 1 临床意义：①检测阴道壁及其下层结构、PB、PRM、LP 和 USL/CL 等的结构缺陷；②比较分析不同治疗方式（如手术、理疗、射频和激光）后，阴道组织弹性变化情况；③检测 ZCE 的属性特征及瘢痕情况，可用于尿失禁的诊断；④产后盆底重塑的评估。

### （二）步骤 2：探头高度

从步骤 2 获得的图像中可以发现，阴道前壁从左至右的高压力区域分别代表耻骨、尿道和宫颈。而阴道后壁从左至右的高压力区域分别代表 PPM、PRM、PAM、PVM、ICM 和 LP。

阴道后壁的梯度值可反映盆底支撑状态和功能。在探针下压的过程中，盆底支撑结构对外力所造成的组织变形具有一定的反抗力，这种反抗力被认为是盆底结构的支撑能力。

步骤 2 临床意义：①检测盆底支撑结构 PRM、PAM、PVM、ICM 和 USL/CL 等的结构缺陷；②比较分析不同方式治疗后盆底支撑能力的变化情况，例如手术、理疗、射频和激光等；

③产后盆底重塑的评估。

### （三）步骤3：旋转探头

步骤3获得的图像远端部分的左侧和右侧中心的压力值大小和盆底结构支撑能力相关。在阴道左右侧的任何局部压力峰值可被认为其在阴道壁上或其后面0～7mm深度处存在不规则的硬度或肿块。当探头水平取向时，右侧成像应该和左侧成像完全一致。如果出现一侧与另一侧压力成像不对称，表明阴道壁后面盆底支撑结构的不对称。

步骤3临床意义：①检测阴道壁上不规则部位；②监测各种治疗前后阴道壁的变化；③产后阴道壁的变化。

### （四）步骤4：瓦尔萨尔瓦动作

阴道前壁尿道（U）的收缩力和活动度，与盆底功能密切相关。当盆底功能减弱，发生盆腔脏器脱垂时，尿道（U）的收缩力减弱、活动度下降。

盆底功能正常时，步骤4获得的图像可观察到阴道前后隔室在瓦尔萨尔瓦动作时，压力增加相对均匀。而在盆腔脏器脱垂时，虽然仍可观察到阴道前后隔室在瓦尔萨尔瓦动作时，压力增加相对均匀，但不同的是，正常情况下，大部分压力增加由阴道远端区域携带，与支持骨盆底肌肉一致。而在盆腔脏器脱垂时，在中至上阴道观察到的压力分布变宽，这些区域的压力比正常情况下的压力明显增加。

正常情况下，USL/CL固定宫颈是强有力的，此时除了压力均匀地增加之外没有检测到额外的压力信号。而在脱垂情况下，USL/CL强度变弱，宫颈可检测到额外的压力信号，高于均匀的压力增加。

步骤4临床意义：①检测出尿道（U）的缺陷；②USL/CL的状态和强度；③肛提肌的收缩时间、强度以及肌肉宽度；④在阴道后隔室检测不规则结构。

### （五）步骤5和步骤6：主动肌肉收缩（前、后、左、右）

阴道前壁尿道（U）和阴道后壁PPM、PRM、PVM和ICM的收缩力与盆底功能密切相关。

步骤5和步骤6①检测盆底肌PPM、PRM、PVM和ICM的缺陷；②尿道（U）的收缩力；③比较分析经各种治疗后盆底肌的强度；④产后盆底重塑的肌肉特征；⑤受生活模式，例如运动、军事负荷等影响的盆底肌结构和功能的改变；⑥随着年龄增长，盆底肌结构和功能的改变。

### （六）步骤7：被动肌肉放松（前、后）

PVM、PRM和ICM等肌肉的放松情况与盆底功能密切相关。

步骤7的临床意义：①检测PVM、PRM和ICM肌肉放松的缺陷；②比较分析经各种治疗后盆底肌的强度；③产后盆底重塑的肌肉特征；④受生活模式（如运动、军事负荷）影响的盆底肌结构和功能的改变；⑤随着年龄增长，盆底肌结构和功能的改变。

### （七）步骤8：被动肌肉收缩（前、后）

盆底功能正常时，Test 8图像可显示咳嗽时来自前方尿道的强烈信号和后隔室肛提肌的明显收缩。

步骤8的临床意义：①检测尿道（U）的结构和功能缺陷；②检测肛提肌的不自主收缩；③检测随着年龄增长，尿道（U）和肛提肌结构和功能的改变。

（文　伟）

# 参考文献


[1] 王建六，廖利民，任东林. 盆底医学[M]. 北京：北京大学医学出版社，2021.

[2] 文建国. 小儿尿动力学[M]. 北京：人民卫生出版社，2021.

[3] ESCALONA-VARGAS D, OLIPHANT S, SIEGEL E R, et al. Characterizing pelvic floor muscles activities using magnetomyography[J]. Neurourol Urodyn, 2019, 38(1): 151-157.

[4] VAN RAALTE H, LUCENTE V, EPHRAIN S, et al. Intra-and inter-observer reproducibility of vaginal tactile imaging[J]. Female Pelvic Med Reconstr Surg, 2016, 22(5S): S130-S131.

[5] HOYTE L, DAMASER M. Biomechanics of the Female Pelvic Floor[M]. London: Academic Press, 2016: 13-51.

[6] 帕帕皮托斯. 盆底超声学图谱[M]. 王慧芳，谢红宁，译. 北京：人民卫生出版社，2011.

[7] DIETZ H P, HOYTE L P J, STEENSMA A B. Atlas of Pelvic Floor Ultrasound[M]. London: Springer-Verlag London Limited, 2008.

[8] EGOROV V, VAN RAALTE H, SARVAZYAN A P. Vaginal tactile imaging[J]. IEEE Trans Biomed Eng, 2010, 57(7): 1736-1744.

# 第五章　女性泌尿系统感染

## 第一节　女性肾盂肾炎（急性与慢性）

### 一、定义及流行病学

#### （一）定义

女性尿路感染（urinary tract infection，UTI）是指发生在女性，由病原微生物在肾脏、输尿管、膀胱和尿道异常繁殖所致的急性或慢性炎症。UTI 是女性的一种常见疾病，在性生活活跃及绝经期的女性中更易出现。目前对于 UTI 有多种分类方式。按照女性的特有状态分为：非妊娠绝经前尿路感染、妊娠尿路感染和绝经后尿路感染；按照临床表现分为：单纯性尿路感染、复杂性尿路感染、反复发作的尿路感染、无症状性菌尿和尿道综合征；按照解剖部位分为：上尿路感染（肾盂肾炎）和下尿路感染（膀胱炎和尿道炎）等。

#### （二）发病率

女性肾盂肾炎是指由各种病原微生物引起的肾实质和肾盂肾盏部位的上尿路感染。其发病率大约为 1.2‰～1.3‰，其中 15～34 岁年龄段的女性肾盂肾炎发病率可高达 2.5‰。如果同时合并菌血症，肾盂肾炎的病死率可达 10%～20%。值得注意的是，发生于女婴的肾盂肾炎常被误诊为感冒，而儿童期发生的肾盂肾炎几乎都是女性（女性占 98%，男性占 2%），已婚妇女感染率比未婚妇女多 4 倍。

妊娠期尿路感染是指妊娠期各种微生物侵入尿路引起的炎症，主要表现为无症状性菌尿、急性膀胱炎和急性肾盂肾炎。各地区妊娠期妇女合并尿路感染的发病率不同，发展中国家的发病率明显高于发达国家。妊娠期妇女无症状性菌尿发病率 2%～13%，但 20%～40% 的无症状性菌尿可发展为急性肾盂肾炎，妊娠期尿路感染的住院率为 2.9%。

绝经期是女性的特殊生理阶段，同时也是泌尿系感染的高危时期。其发病率随女性年龄增长而不断增加，约每 10 年增加 1%，尤其是 65 岁以后泌尿系感染的发病率可增加到 20%，70 岁以上女性约 10% 患有泌尿系感染。此期发病率增加和与女性绝经期间体内性激素水平下降密切相关。女性绝经期泌尿系感染的主要症状有尿频、尿急、尿痛、尿不尽、夜尿、排尿困难等。近年来，女性绝经期泌尿系感染得到了更多的重视，随着泌尿系解剖及病理生理基础理论和临床研究的深入，更合理和更加具有针对性的诊疗方案被提出。

### 二、病因及发病机制

#### （一）病因

引起女性泌尿系上尿路非特异性感染的病原微生物最常见为来自肠道的细菌，以革兰氏阴性杆菌为主，60%～80% 为大肠埃希菌，其他为副大肠埃希菌、克雷伯菌、变形杆菌等。革兰氏阳性菌引起的非特异性感染约占 20%，包括葡萄球菌、链球菌等。而对于支原体（mycoplasma）和衣原体（chlamydia）引起的非特异性感染，多性伴侣是其感染的最主要高危因素，患病人群集中在 20～40 岁。支原体和衣原体感染后的临床表现、诊断和治疗有较大的相似性，且都主要通过性接触感染，故两者也可归类于性传播疾病（sexually transmitted disease，STD）。支原体、衣原体感染后常无明显症状，易被患者忽视从而延误病情造成慢性感染。感染反复发作导致的宫颈炎、盆腔炎、尿道炎也是造成女性继发性不孕的重要因素之一，同时也可通过胎盘感染造成胎儿流产、早产、死胎等严重后果。

**（二）发病机制**

人体泌尿生殖系统在解剖生理方面有一特点，即排尿时尿液能冲刷尿路的坏死上皮细胞、微小结石、细菌、炎症产生的絮状物等，一般情况下不会出现泌尿系非特异性感染。但女性尿道与男性尿道相比更短、更宽，尿道口更加邻近阴道和肛门，常被阴道分泌物或粪便所污染。故女性比男性更易出现泌尿系的各种感染。此外，女性的月经血对于细菌也是一种良好的培养基，所以月经期女性泌尿系的各种感染更易发生。性生活时摩擦动作可以损伤阴道，把尿道远端 1/3 的细菌通过机械性推挤动作推进后尿道和膀胱，从而造成逆行性感染。

大多数尿路感染的病原菌从肠道进入尿道，再由尿道上行进入膀胱，病原菌对肠内和尿路上皮黏膜的黏附能力在上行感染的过程中发挥重要作用。这种感染途径在会阴附着粪便或使用涂有杀精子避孕套性交的妇女和间歇或长期留置导尿管的尿路感染患者中更为常见。膀胱炎不仅可局限于膀胱，约 50% 的感染可以上行至上尿路。临床和实验的证据强烈表明，大多数肾盂肾炎是病原菌由膀胱经输尿管到肾盂和肾实质的逆行入侵感染引起的。膀胱炎引起的水肿会导致输尿管膀胱连接处发生严重改变，从而产生膀胱输尿管反流。一旦细菌进入输尿管，它们可以畅通无阻地上行到肾脏。病原菌到达肾盂后通过肾乳头尖端的集合管进入肾实质，然后通过集合小管继续上行。革兰氏阴性菌及其内毒素、妊娠和输尿管梗阻等影响正常输尿管蠕动功能的因素都会大大增加这种上行感染的发生率。病原菌通过血行途径感染肾脏在正常个体中是较少见的。然而，源自口腔的金黄色葡萄球菌菌血症或合并念珠菌感染时，偶尔会导致肾脏的感染。研究表明，上尿路梗阻会增加血行途径感染的发生率。少数情况下，病原菌可以通过淋巴管从邻近器官直接延伸到尿路，如严重肠道感染或腹膜后脓肿，但很少有证据表明淋巴途径在尿路感染中起着重要的作用。

妊娠期泌尿系感染的发生率高达 10.2%。此期发病率增加的原因在于妊娠期体内生理代谢、激素分泌的变化。首先在女性妊娠期需要合成和分泌大量的孕激素，以此提升受精卵在子宫内膜的植入率，并刺激子宫平滑肌兴奋，保持受精卵或胎儿的稳定。另外，孕激素还具有升高体温的作用，可为胎儿提供更舒适的发育环境。但孕激素、雌激素等物质分泌过多时也会对肾盂、尿道等产生刺激，导致局部平滑肌增厚，进而造成尿道、肾盂等蠕动效率降低，更易被细菌着床。其次，随着妊娠时间的延长，子宫内胎儿体积也会逐渐增大，这就给盆腔内各器官、组织等带来了持续增加的压迫，其中上尿路更易因长期外力挤压而产生梗阻症状，以由子宫右旋导致的右侧输尿管梗阻最为明显，为细菌的滋生创造了条件。另外，妊娠中后期胎儿体积增加，胎头位置挤压膀胱导致其向上偏移，使尿液外排相对困难，产生尿潴留，也为细菌滋生提供了便利条件。妊娠期尿液中的糖类、氨基酸类等营养物质含量会异常增高，这与妊娠阶段女性进补有关，也为细菌的生长提供了基础，使得该阶段上尿路感染发生率要高于非妊娠阶段。另外，在分娩前需要为孕妇进行导尿，意在排空膀胱，以避免使用腹压分娩时损伤膀胱组织，也增加了医源性尿路感染的概率。

老年女性由于年龄大，器官功能逐渐衰退，性激素水平下降，机体免疫力逐渐下降，且相当一部分的老年女性伴有高血压、糖尿病等慢性病，以及其他心脑血管疾病、呼吸系统疾病、慢性妇科病等，以上因素不仅进一步增加了泌尿系各种感染的风险，还可造成泌尿系感染反复发作。女性在绝经后膀胱颈口会开始硬化，以及泌尿系结石、肿瘤、息肉、憩室、尿道狭窄等造成的尿路梗阻也是老年女性发生下尿路感染的重要因素。上尿路梗阻使细菌容易在肾内停留、生长、繁殖而感染。下尿路梗阻使膀胱残尿量增加会进一步滋生膀胱内细菌的生长繁殖，反复长期的感染并发感染性结石更进一步加重尿路梗阻。所以老年女性也更容易出现泌尿系感染。

**（三）致病病原体**

泌尿系尿路主要由变移上皮和扁平上皮组成，扁平上皮位于尿道远端，对女性分泌的雌激素敏感性较高，因此绝经前后其受雌激素水平影响差异较大。

主要表现：①尿道黏膜的改变。绝经前尿道黏膜柔软、富有皱褶结构，有利于闭合尿道外口及控制排尿。而绝经后因雌激素水平下降使尿道黏膜柔软度下降、皱褶消失，影响了尿道口闭合功能。②尿道黏膜下血管丛的改变。尿道黏膜下有两个血管丛，一个为尿道黏膜远端血管丛，位于尿道外口上方，不随年龄增长而改变；另一个为尿道黏膜近端血管丛，位于膀胱颈的下方，受血管情况影响，对尿道口的闭合功能起一定作用。女性绝经后尿道黏膜近端血管丛因受雌激素水平下降的影响而萎缩，进而影响对排尿的控制。此外，绝经后阴道内 pH 上升导致阴道内乳酸杆菌减少，而且女性尿道与阴道较近，阴道易被肠道细菌寄居，这在一定程度上增加了绝经期女性泌尿系感染的发病率。女性绝经期泌尿系感染的致病菌主要为大肠埃希菌、葡萄球菌、链球菌等常见的非特异性致病菌。

此外，条件致病菌支原体、衣原体所致的特异性感染亦可导致肾盂肾炎。从人类泌尿生殖道中可分离出 7 种支原体，其中与泌尿生殖系统疾病密切相关的支原体有人型支原体（Mh）、解脲支原体（Uu）和生殖支原体（Mg）3 种。支原体在无症状的人群中分离率很高，是人类泌尿生殖道的正常菌群。正常人群有 1.0%～3.3% 的人也能够检测出生殖支原体。与人类泌尿生殖道疾病相关的衣原体种类主要为沙眼衣原体（CT）。沙眼衣原体可感染眼、直肠、泌尿生殖道等多个脏器。与泌尿生殖道感染有关的血清型主要是 D～K 型。沙眼衣原体和支原体引起的尿道炎被称为非淋菌性尿道炎，近年来我国总体非淋球菌性尿道炎的发病率已超过淋病，是我国目前感染率最高的性传播疾病。其中沙眼衣原体所引起的非淋球菌性尿道炎占 50%，其次为解脲支原体。不同地区的支原体、衣原体感染的种类及发病率有所不同。

支原体属于柔膜体纲支原体科的一类能够自由生活的最小的原核细胞型微生物。其结构和大小介于细菌和病毒之间，且无细胞壁、形态上易变，呈多形性。因能形成有分支的长丝故被称为支原体。支原体能在体外无生命培养基中以二分裂方式独立生长繁殖。当人体抵抗力下降，支原体超过一定量时，便可成为条件致病菌并可出现感染相关症状。支原体黏附于女性生殖细胞表面，分泌磷脂酶水解女性生殖细胞膜上的磷脂双分子层，同时也能分泌精氨酸酶水解精氨酸产生 $NH_3$，破坏女性泌尿生殖道的正常 pH，并对生殖细胞产生毒性作用。此外，支原体还能产生神经氨酸酶样物质干扰精子与卵子结合，也能黏附于精子表面阻碍精子运动。以上病理生理变化均可引起泌尿生殖道炎症及女性不孕。

衣原体是革兰氏阴性的原核细胞生物，同样以二分裂方式繁殖。衣原体自身无法合成三磷酸腺苷，需宿主细胞提供能量，故只能寄生于细胞内，与支原体不同的是衣原体含有细胞壁结构。沙眼衣原体具有强免疫原性，感染后产生沙眼衣原体热激蛋白诱导 T 细胞产生迟发性变态反应破坏宿主细胞。有研究指出沙眼衣原体感染的发生与 IL-10 的过度表达密切相关。在泌尿生殖道，沙眼衣原体主要感染宫颈、输卵管上皮细胞。沙眼衣原体外膜上存在脂多糖，可诱导产生 TNF-α 并激活吞噬细胞，加重输卵管损害，形成瘢痕、输卵管积水，导致女性不孕、输卵管妊娠。且沙眼衣原体可经过母婴传播造成新生儿感染。

### （四）病理变化

急性肾盂肾炎的病理变化主要为肉眼观肾脏体积增大，表面充血，有散在、稍隆起的黄白色小脓肿，周围见紫红色充血带。病灶可弥漫分布，也可局限于某一区域。多个病灶可相互融合，形成大脓肿。肾脏切面肾髓质内见黄色条纹，并向皮质延伸。肾盂黏膜充血水肿，表面有脓性渗出物。严重时肾盂内有脓液蓄积。急性肾盂肾炎的组织学特征为灶状间质性化脓性炎或脓肿形成、肾小管腔内中性粒细胞聚集和肾小管坏死。上行感染引起的病变首先累及肾盂，导致局部黏膜充血，组织水肿并有大量中性粒细胞浸润。早期中性粒细胞局限于肾间质，随后累及肾小管，导致肾小管结构破坏，脓肿形成。肾小管炎症扩散形成的通道，管腔内可出现中性粒细胞管型。下行性感染引起的肾盂肾炎常先累及肾皮质，病变发生于肾小球及其周围的间质，逐渐扩展，破坏邻近组织，并向肾盂蔓延。

而慢性肾盂肾炎大体改变的特征是一侧或双侧肾脏体积缩小，出现不规则的瘢痕。如病变为双侧，则两侧改变不对称。肾脏切面皮质与髓质界限不清，肾乳头萎缩，肾盏和肾盂因瘢痕收缩而变性，肾盂黏膜粗糙。肾脏瘢痕数量多少不等，分布不均，多见于肾的上、下极。镜下表现为局灶性的淋巴细胞、浆细胞浸润和间质纤维化。部分区域肾小管萎缩，部分区域肾小管扩张。扩张的肾小管内可出现均质红染的胶样管型，形似甲状腺滤泡。肾盂肾盏黏膜及黏膜下组织出现慢性炎细胞浸润及纤维化。肾内细动脉和小动脉因继发性高血压发生玻璃样变性和硬化。早期很少累及肾小球，肾球囊周围可发生纤维化。后期部分肾小球发生玻璃样变和纤维化。慢性肾盂肾炎急性发作时出现大量中性粒细胞，并有小脓肿形成。

## 三、诊断

### （一）急性肾盂肾炎临床表现

急性肾盂肾炎（acute pyelonephritis）是肾盂和肾实质的急性细菌性炎症。发病急，临床常表现突然恶寒，高热达 39～40℃，可有寒战、头痛、恶心及呕吐。肋脊角压痛及叩击痛，可为单侧或双侧腰痛，可出现镜下血尿甚至肉眼血尿。严重者可有腰肌紧张，这是由于肾肿胀，肾被膜紧张或尿路阻塞引起。疼痛可沿输尿管、膀胱方向放射至下腹、腹内侧、大阴唇及阴道内。如为上行感染者，发病初期常有明显的膀胱刺激症状。病理表现为肾脏肿胀、充血，黏膜及固有膜充血、水肿，大量中性粒细胞浸润。严重者可见黏膜糜烂出血，以致形成浅表溃疡。局灶性小脓肿常见于化脓菌感染。

妊娠期急性肾盂肾炎也是较为常见的妊娠期并发症之一。发病后，患者常会出现明显的腰部酸痛，且伴有发热、寒战、头晕头痛、呕吐等症状，同时轻压肾区会感到明显疼痛，在刺激后还会出现尿频、尿痛等症状。血液检查可发现白细胞计数异常升高；尿液样本通常呈浑浊状，肉眼直视下可见血丝，在对尿液样本进行显微镜观察后可发现大量白细胞、脓液等，也可发现少量红细胞、蛋白质。如妊娠阶段对此并发症不够重视，或未完全根治，就有极大可能引发流产、早产，严重时还会导致胎儿罹患先天性神经功能发育异常等疾病。

复杂性急性肾盂肾炎主要指伴有泌尿生殖道结构或功能异常或其他潜在疾病的急性肾盂肾炎。潜在因素主要包括：留置导尿管、支架管、间歇性膀胱导尿；残余尿＞100ml；任何原因引起的梗阻性尿路疾病，如膀胱出口梗阻、神经源性膀胱、结石和肿瘤；膀胱输尿管反流、其他功能异常；尿流改道；化疗或放疗损伤尿路上皮；围手术期；肾功能不全、移植肾、糖尿病、免疫缺陷等。由于存在各种基础疾病，复杂性急性肾盂肾炎患者易出现脓毒症、肾脏皮髓质脓肿、肾周脓肿及肾乳头坏死等严重并发症。

**（二）慢性肾盂肾炎临床表现**

慢性肾盂肾炎的症状差别很大，大致分为以下 3 种类型：①潜袭型。除有轻度尿常规改变及菌尿外，无任何症状。②肾内慢性感染型。无明显泌尿系感染症状，仅有间歇性低热，伴有消瘦、乏力、腰酸，并可有贫血、白细胞增多、血沉快。长期慢性感染会造成肾脏损害，晚期出现肾衰竭，青中年出现恶性高血压，伴有眼底变化及心肾功能损害。③慢性尿路感染型。反复发作的低热及尿路感染症状，有脓尿、血尿，反复急性发作的肾盂肾炎症状。

**（三）诊断方法**

急性期的女性非特异性上尿路感染一般症状典型，诊断并不困难，但须鉴别上尿路感染与下尿路感染。泌尿系上尿路感染可出现尿频、尿急、尿痛等下尿路症状，泌尿系下尿路感染也可上行累及肾，不易区分。明确泌尿系感染首先取决于尿液中找到细菌或白细胞。

清洁中段尿细菌培养是目前公认的金标准，对于女性患者可采用导尿取得清洁中段尿进行培养，所需要的时间较长（2～3 天），在一定程度上会耽误患者的最佳治疗时间。膀胱穿刺尿培养结果最可靠但为有创检查，临床应用受到很大限制。清洁中段尿细菌定量培养 $\geq 10^5$ 个/ml 称为真性菌尿，可确诊泌尿系感染；尿细菌定量培养（$10^4$～$10^5$）个/ml 为可疑阳性，需复查；如 $<10^4$ 个/ml 则可能为污染。清洁中段尿培养对病情的确诊及治疗方法的选择有决定性作用。所有的尿标本应在 2 小时内处理，避免污染和杂菌生长。

尿液镜检最简单的方法是亚甲蓝染色一滴新鲜尿液，显微镜下可观察到革兰氏阴性杆菌或革兰氏阳性球菌。尿沉渣检查高倍视野下白细胞超过 5 个（＞5 个/HP）为脓尿，提示泌尿系感染。尿沉渣分析和尿干化学分析目前已广泛用于尿常规检查，检测指标主要有白细胞计数、细菌计数、白细胞酯酶（leukocyte esterase，LEU）和亚硝酸盐（nitrite，NIT）等。LEU 在泌尿系感染时阳性，而 NIT 阳性见于大肠埃希菌为代表的革兰氏阴性杆菌所致的感染。在上尿路感染的尿标本中还可出现白细胞管型，但尿检白细胞阴性不能完全除外泌尿系感染。此外，尿检白细胞阳性也可见于非感染性肾疾病。肾盂肾炎致肾小管损伤时，肾小管细胞内的某些酶将释入尿中，故测定这些尿酶浓度能帮助诊断肾盂肾炎。临床可用的尿酶检查有如下几类：①氧化还原酶类，如乳酸脱氢酶（LDH）；②水解酶类，如碱性磷酸酶（ALP）；③转换酶类，如 γ- 谷氨酰转移酶（γ-GT）；④裂解酶类，如醛缩酶。此外，肾小管功能检查慢性肾盂肾炎常致肾小管功能损伤，故肾小管功能检查对其诊断有帮助。由于肾盂肾炎多为逆行感染，故远端肾小管功能异常更多见。常用检查如下：肾小管重吸收功能检查常用的有尿 $\beta_2$- 微球蛋白（$\beta_2$-MG）测定、尿 $\alpha_1$- 微球蛋白（$\alpha_1$-MG）测定、尿溶菌酶测定及尿视黄醇结合蛋白（RBP）测定等。这些小分子蛋白质（相对分子质量均小于 35 000Da）能在肾小球自由滤过，然后近乎全部被近端肾小管重吸收，若这些蛋白质血浓度正常而尿中含量增加，则提示近端肾小管重吸收功能受损。肾小管浓缩功能检查测定尿比重的试验有尿浓缩试验（Fishberg 浓缩试验）及昼夜尿比重试验（Mosenthal 试验）等；测定尿渗透压的试验有禁水 10～12 小时尿渗透压测定及自由水清除率（$C_{H_2O}$）测定等。这些检查都能提示肾小管浓缩功能是否有改变。

对疑似泌尿系感染或伴有其他泌尿系疾病患者可行泌尿系超声、X 线、泌尿系 CTU、核素肾图等检查以便排除肾结核、泌尿系结石、肾积水、尿路畸形、肾囊肿及肾肿瘤等。多层螺旋 CT 增强扫描慢性肾盂肾炎表现为肾盏变形，肾盂扩张积水，肾脏实质凹陷征，肾盂壁增厚、强化，肾功能减退等征象。多层螺旋 CT 增强扫描不仅能清晰地显示肾实质、肾盂、肾盏的结构，还一定程度反映分肾的功能。泌尿系感染反复发作、迁延不愈者应定期检查肾功能。但对于妊娠期女性患者，应禁止 X 线及 CT 检查，其他非放射线类的影像学检查也应慎用。

支原体、衣原体感染的诊断，须结合患者现病史、既往史（主要为妇科病史）、性行为史，查体后结合实验室检查结果进行判断。因支原体、衣原体感染后的症状、实验室检查相似，故仅从临床表现上相互鉴别较困难，主要通过实验室检查区别。两者同属于性传播疾病，主要感染泌尿生殖道，故也需要同淋球菌所致性病、滴虫性阴道病、大肠埃希菌等所致泌尿系非特异性感染相鉴别。

**（四）鉴别诊断**

**1. 急性肾盂肾炎与急性肾周围炎的鉴别** 急性肾周围炎主要是由肾内感染向外蔓延引起肾筋膜内的感染。症状为高热、肾区疼痛、肌肉痉挛、压痛明显，往往易与急性肾盂肾炎相混淆，具体鉴别如表 5-1-1。

表 5-1-1 急性肾盂肾炎与急性肾周炎的鉴别

| 鉴别项目 | 急性肾盂肾炎 | 急性肾周炎 |
|---|---|---|
| 全身症状及局部腰痛 | 有 | 有，且腰痛更严重 |
| 泌尿系症状 | 膀胱刺激症状明显 | 无症状或症状轻微 |
| 尿常规 | 有白细胞、红细胞、细菌、少量蛋白 | 大多无尿内变化，或尿内改变与临床症状的严重程度不相符 |
| 腰大肌刺激征 | 无 | 明显 |
| 肾周围穿刺 | 无脓 | 有脓液抽出 |

**2. 肾盂肾炎与单纯性膀胱炎的鉴别** 急性肾盂肾炎易与急性单纯性膀胱炎相混淆，虽然膀胱炎可上行感染到肾脏，肾盂肾炎也可下行蔓延至膀胱，但治疗上仍须区别对待，具体鉴别如表 5-1-2。

**3. 慢性肾盂肾炎与肾结核的鉴别** 肾结核常伴有尿频、尿急、尿痛等膀胱刺激症状。虽然原发病灶在肾脏，所表现为膀胱症状比肾本身的症状严重得多。肾结核与慢性肾盂肾炎具体鉴别如表 5-1-3。

在诊断肾盂肾炎时应注意以下方面：①确定是慢性还是急性尿路感染；②致病菌种类及药敏试验；③肾盂肾炎是单侧还是双侧；④寻找发病诱因。同时，急性肾盂肾炎还应注意与急性膀胱炎、下段肺炎，尤其是胸膜炎型、急性阑尾炎、急性肠憩室炎、带状疱疹位于肾区（$T_1$、$L_1$）者相鉴别。仔细检查各有其不同的临床特征，尿常规检查是鉴别诊断的主要依据。

表 5-1-2 急性肾盂肾炎与单纯性膀胱炎的鉴别

| 鉴别项目 | 急性肾盂肾炎 | 单纯性膀胱炎 |
|---|---|---|
| 全身症状 | 常有高热、寒战、畏寒 | 无 |
| 腰痛 | 有 | 无 |
| 肋脊角压痛 | 有 | 无 |
| 肾区叩痛 | 有 | 无 |
| 耻骨上区压痛 | 无 | 有 |
| 管型尿 | 可有 | 无 |
| 尿路造影 | 可有改变 | 无改变 |
| 肾功能 | 可发生减退 | 正常 |
| 肾图 | 可发生异常 | 正常 |
| 血尿 | 有全血尿 | 终末血尿 |

表 5-1-3 急性肾盂肾炎与肾结核的鉴别

| 鉴别项目 | 慢性肾盂肾炎 | 肾结核 |
|---|---|---|
| 病史 | 有急性肾盂肾炎发作史 | 起病缓慢 |
| 尿频 | 间歇性 | 持续性、进行性加重 |
| 尿中抗酸杆菌 | 阴性 | 常可找到 |
| 细菌培养 | 非特异性细菌 | 结核菌 |
| 尿路造影 | 肾盂肾盏有瘢痕改变 | 肾盂肾盏有破坏病灶 |

## 四、治疗

肾盂肾炎治疗的目的在于消灭病原菌，缓解症状，防止肾功能损害和感染的扩散。寻找并去除导致肾盂肾炎发病的易感因素，解除尿路梗阻，纠正尿路畸形，提高机体免疫功能。已有肾功能损害的患者，要注意维持水电解质平衡。有高血压的患者要降压治疗。

### （一）急性肾盂肾炎的治疗

**1. 抗菌药物的治疗** 及早选用有效的抗菌药物是治疗急性肾盂肾炎的关键。尽早使用抗菌药物进行抗感染治疗，尽可能在使用抗菌药物前留取尿液标本，进行尿培养检测以提高尿培养阳性率。明确感染细菌种类以后，根据药敏结果选用敏感的抗菌药物进行治疗。对于有症状的复杂性尿路感染的经验治疗需要考虑可能的病原菌谱和当地抗菌药物的耐药情况，还要对伴随疾病的严重程度进行评估（包括对肾功能的评估）。抗菌药物的经验性治疗需要根据临床效果和尿培养结果随时进行调整（表 5-1-4），肾盂肾炎治疗疗程要足，一般持续 1～2 周；静脉用药可在体温正常、临床症状改善、尿细菌培养转阴后改口服维持。

抗菌药物的选择应注意以下几点。

（1）严格掌握各种抗菌药物的应用指征：对于肾盂肾炎伴有肾功能不全者在选用药物时应注意以下问题：①大部分磺胺类药物皆不宜应用，仅磺胺二甲嘧啶（SMZ）可用。②氨苄青霉素每天 4 次，每次 0.25～1g；头孢氨苄每天 0.25～0.5g，分 4 次口服；羧苄西林每天

表 5-1-4　经验性抗菌药物治疗的抗菌药物选择（基于 2022 EAU 指南调整）

| |
|---|
| **初始经验治疗的抗菌药物选择** |
| 氟喹诺酮 |
| 头孢菌素（2 代或 3a 代） |
| 氨基青霉素+β- 内酰胺抑制剂 |
| 氨基糖苷类 |
| **推荐用于初始治疗失败后或严重病例经验治疗的抗菌药物** |
| 氟喹诺酮（如果未被用于初始治疗） |
| 脲基青霉素（哌拉西林）+β- 内酰胺抑制剂 |
| 头孢菌素（3b 代） |
| 碳青霉烯类抗菌药物 |
| **联合治疗** |
| 氨基糖苷类+β- 内酰胺抑制剂 |
| 氨基糖苷类+氟喹诺酮 |
| **不推荐用于经验治疗的抗菌药物** |
| 氨基青霉素，如阿莫西林、氨苄西林 |
| 甲氧苄啶 - 磺胺甲基异噁唑（仅用于病原体的药敏已知时） |
| 磷霉素氨丁三醇 |

注：第 2 代或 3a 代头孢菌素相比第 1 代头孢菌素，第 2 代头孢菌素（如头孢替安、头孢呋辛、头孢孟多等）显著增加了对革兰氏阴性菌的杀菌活性，同时保持了对革兰氏阳性菌如葡萄球菌属较高的杀菌活性。3a 代头孢菌素进一步提高了对革兰氏阴性菌的杀菌活性，但对葡萄球菌杀菌活性较弱，药代动力学特征与第 2 代头孢菌素相比区别不大。

0.5～2g，肌内注射，一日 4 次。上述 3 类药物均禁用或慎用于肾功能不全患者。③庆大霉素及卡那霉素对肾功能不全而有铜绿假单胞菌感染时，非绝对禁忌，但用药间隔时间应根据肾功能情况而有所改变（表 5-1-5）。

表 5-1-5　庆大霉素和卡那霉素用药间隔时间表　单位：h

| 抗生素种类 | 肾功能正常时用药间隔时间 | 轻度肾功能不全用药间隔时间 | 中度肾功能不全用药间隔时间 | 重度肾功能不全用药间隔时间 |
|---|---|---|---|---|
| 卡那霉素 | 8～12 | 24 | 24～72 | 72～96 |
| 庆大霉素 | 6～8 | 8～12 | 12～24 | 48 |

抗生素对肾脏毒性作用依据其对肾脏损害程度的轻重按次序表示如下：

杆菌肽＞多黏菌素 E＞新霉素＞卡那霉素＞庆大霉素＞多黏菌素 B＞链霉素＞万古霉素。

（2）及早分离致病菌，测定药物敏感试验：因为引起尿路感染的致病菌种类繁多，对各种药物的反应不同，容易产生耐药，所以应尽早根据药敏试验，选择敏感抗菌药物，必要时可重复做尿培养及药敏试验，随时调整敏感抗菌药物。在细菌检查结果未获得之前，应早期经验性应用抗菌药物（表 5-1-1）。以后再根据细菌检查及药敏结果调整抗菌药物。

（3）抗菌药物使用剂量要适量，疗程要足，以免细菌耐药及复发：一定要使用至体温恢复正常，症状消失及尿检查正常后再继续用药1～2周以上，方可停药。

（4）使用抗菌药物的注意事项：抗菌药物的使用过程中应注意药物副作用、毒性反应、过敏及耐药性等问题，对于延长用药时间以巩固疗效者，应低剂量，并应经常调整抗生素，以免产生耐药菌株。

（5）应重视综合整体治疗：在治疗尿路感染的同时寻找病因，并加以治疗根除。如因尿路结石等梗阻因素所致感染者，应在控制感染后手术取石或中药排石及消除其他梗阻因素。

（6）选用抗菌药物时应注意该药物在血浆及尿液中的浓度差异及疗效：一般病程短，肾实质损伤较轻、病灶上局限于肾盂者，可用高尿浓度药物，如青霉素、SMZ、四环素类；如以肾实质病变为主，可用高血浓度或血、尿浓度相等的药物，如氯霉素、链霉素、庆大霉素、多黏菌素、氨苄青霉素等。其中庆大霉素对肾组织亲和力好，毒性稍低，效果较好，尤其对耐药的铜绿假单胞菌、变形杆菌宜选用。磺胺类药物如复方磺胺甲基异噁唑、磺胺异噁唑治疗尿路感染效果较好。

（7）复杂性尿路感染的治疗经验：推荐应用主要经过肾脏排泄的喹诺酮类，如左氧氟沙星0.5g，每天1次；也可以选择β-内酰胺酶抑制剂复合制剂，如头孢哌酮2g+舒巴坦1g，每8小时1次或每6小时1次，静脉滴注；或者2代头孢菌素，如头孢呋辛1.5g，每天2次和头孢菌素3a代，如头孢唑肟钠2g，每天2次；或者氨基糖苷类：异帕米星对多重耐药菌的抗菌活性优于阿米卡星。国外推荐阿米卡星或异帕米星每天15mg/kg，国内常用0.6g，每天1次给药，对于严重感染且肾功能正常者，可加量至0.8g，每天一次，静脉滴注。注意定期复查肾功能及尿常规，磷霉素氨丁三醇对尿路感染常见病原菌如大肠埃希菌、肺炎克雷伯菌、铜绿假单胞菌、粪肠球菌、屎肠球菌及表皮葡萄球菌等均有很好的抗菌活性，可用于非发热性尿路感染的经验治疗。对于严重感染的初始治疗或者初始经验治疗失败的患者，微生物学检查结果尚未回报时，可使用酰胺基青霉素加β-内酰胺酶抑制剂复合制剂，如哌拉西林-他唑巴坦等，头孢菌素加用β-内酰胺酶抑制剂复合制剂类或者碳青霉烯类抗菌药物（亚胺培南0.5g，每6小时1次或1g，每6小时1次或每8小时1次，美罗培南0.5～1g，每8小时1次），最后联合应用氨基糖苷类。如果抗杆菌治疗无效应考虑到存在肠球菌感染，则需要应用万古霉素或替考拉宁。尿路的真菌感染也比较常见，血、尿培养发现真菌感染的证据时，要考虑应用抗真菌药物。疗程与潜在疾病的治疗密切相关。一般治疗疗程为7～14天，下尿路感染患者疗程通常为7天，上尿路感染或脓毒症患者治疗疗程通常为14天。对于反复发作者可能需要长期抗菌药物治疗。对于长期留置导尿管或者尿路支架管的患者，为了避免抗菌药物长期应用引起细菌耐药，应尽量缩短抗菌药物应用的疗程。

（8）支原体、衣原体感染治疗的主要原则为早诊断、早治疗：及时、足量、规范治疗；根据不同病情、实验室检查及药敏试验结果选择敏感抗菌药物，个性化治疗。须注意性伴侣须同治，治疗期间禁止同房；待临床症状转为阴性后应进一步进行相应疗效判定和随访。对成人支原体、衣原体感染患者常用大环内酯类药物、四环素类或喹诺酮类单药口服。

阿奇霉素是半合成大环内酯类抗菌药物，口服后吸收快，半衰期长可达68小时。阿奇霉素治疗生殖道支原体感染的效果优于多西环素，治疗生殖道沙眼衣原体感染，其疗效和副作用与多西环素相似，但优点是只需单次口服，适用于依从性差的患者。近年来，阿奇霉素的耐药增加，一定程度上降低了患者治愈率。有临床研究发现延长疗程会有更高的治愈率。用阿奇霉素治疗者7日内应禁止性行为，因为此期间仍有传播的可能。第一代的红霉素常因其明显的胃肠道反应，导致患者不能坚持服药，因此其疗效要弱于阿奇霉素或多西环素。

四环素类药物均有较好的疗效，多西环素、交沙霉素、米诺环素对支原体感染的敏感率均大于 90%，可作为治疗支原体感染的一线药物。多西环素与四环素相比，耐受性稍好，但有更长的半衰期，可减少每天服药次数，即使漏服一次也有疗效。米诺环素是第二代半合成的四环素类药物，因其脂溶性高且更易透过细胞膜，在泌尿生殖道的浓度可高于有效治疗浓度，因此疗效较好。

喹诺酮类药物如新型的氧氟沙星、左氧氟沙星、环丙沙星、莫西沙星、司帕沙星等药物的疗效与阿奇霉素或多西环素相当。司帕沙星和莫西沙星半衰期长，每天仅需 1 次服用，故患者依从性好。左氧氟沙星是氧氟沙星的左旋体，疗效比氧氟沙星强 1 倍且不良反应更少。其他氟喹诺酮类药物的疗效则有待进一步研究。

（9）妊娠期抗生素的选择应慎重：妊娠期相对禁忌的药物有喹诺酮类、甲氧苄啶（TMP）、氯霉素、红霉素、四环素、磺胺类、呋喃妥因等。喹诺酮类对未成熟软骨有影响，可影响软骨发育，孕妇、未成年儿童应慎用。TMP 有致畸作用，特别是妊娠前 3 个月，孕妇禁用，早产儿、新生儿避免使用。早产儿和新生儿肝脏缺乏葡糖醛酸转移酶，肾排泄功能不完善，缺乏葡糖醛酸转移酶，对氯霉素解毒能力差，可致“灰婴综合征”，表现为循环衰竭、呼吸困难、进行性血压下降，皮肤苍白和发绀，故早产儿、新生儿禁用氯霉素。红霉素可致母体胆汁淤积性黄疸，可透过胎盘屏障和进入母乳，孕妇和哺乳妇女宜慎用。四环素可以导致胎儿畸形和母体肝代偿失调。磺胺类药物对先天缺乏 6- 磷酸葡萄糖脱氢酶者可引起溶血性贫血，还可通过母体进入胎儿循环，与游离胆红素竞争血浆蛋白结合部位，使游离胆红素浓度升高，引起胆红素脑病，对孕妇、新生儿尤其早产儿不宜使用。因呋喃妥因可透过胎盘，而胎儿酶系尚未发育完全，孕妇不宜服用，以避免胎儿发生溶血性贫血的可能。

美国食品药品管理局（Food and Drug Administration，FDA）对妊娠期应用抗感染药物的危险度进行了分类，将抗菌药 β- 内酰胺类、美罗培南、厄他培南、多利培南、克林霉素、达托霉素、磷霉素、红霉素类/阿奇霉素、甲硝唑、呋喃妥因、多黏菌素 B、quinupristin-dalfopristin 划分为 B 类（动物实验无危险，但人体实验不充分；或动物研究有毒性但人体研究无危险）；将抗菌药亚胺培南西司他丁、氯霉素、喹诺酮类、多黏菌素 E、利奈唑胺、克拉霉素、利福昔明、复方磺胺甲噁唑（TMP-SMX）、替拉凡星、telithromycin、替硝唑、万古霉素划分为 C 类（动物研究有毒性，人体研究不充分，但用药可能利多弊少）；将抗菌药氨基糖苷类、四环素、替加环素划分为 D 类（有危害人体证据，但可能还是利多弊少）。

**2. 化学治疗剂**

（1）乌洛托品：常与氯化铵合用以酸化尿液，当尿酸酸性时分解为甲醛及氨。甲醛有抗菌作用，可有效抑制革兰氏阴性菌。乌洛托品为尿道消毒剂，主要作用于膀胱，故对肾实质的感染无效，但对慢性肾盂肾炎长期抑菌有一定价值，成人每天 4 次，每次 1g。

（2）呋喃妥因（呋喃坦啶）：成人每天 4 次，每次 0.1g，对革兰氏阴性菌（如变形杆菌、大肠杆菌、产气杆菌）及革兰氏阳性菌如链球菌等都有效。但肾功能减退者忌用，因其排泄慢，有时可致周围神经炎，故经常与维生素 $B_6$ 及维生素 $B_1$ 同时服，最好于饭后服用，以减轻此药对消化道的恶心、呕吐反应。

（3）萘啶酸：对革兰氏阴性菌，特别是对大肠杆菌、变形杆菌效果好，成人剂量 0.5g，每天 3～4 次，7～14 天为一疗程。对肝肾功能不全者有积蓄作用，如用药时间长，剂量应减半，并作肾功能检查。此药易产生耐药性，不宜长期服用。孕妇慎用，一月内小儿忌用。

**3. 改变尿液 pH 的药物**

改变尿液的 pH 可影响细菌的繁殖。例如大肠杆菌在尿液 pH 过高或过低时生长都会受到抑制，而 pH 在 6～7 时则生长旺盛。另外，如使尿液酸化或碱化可使某些抗菌药物的抗菌作用加强。

（1）尿液酸化：可应用甲硫氨酸，200～500mg，1～3 次/d 或氯化铵，1g，2 或 3 次/d。

（2）尿液碱化：常用的碱化尿液的药物包括枸橼酸氢钾钠、枸橼酸钾及碳酸氢钠。

**4. 其他辅助治疗**

（1）雌激素辅助治疗：对于老年女性患者，小剂量雌激素口服或经阴道局部给药可改善宫颈上皮营养，促进阴道上皮损伤愈合及阴道黏膜血管新生，同时增强子宫颈细胞功能，使子宫颈肌纤维增生，恢复宫颈和阴道的弹性与柔软性，增加尿道黏膜的局部抵抗力，维持阴道 pH 稳定，从而预防和治疗反复发作的下尿路感染。因此使用抗菌药物联合小剂量雌激素治疗可明显提高老年女性患者下尿路感染的治愈率，减少复发。

（2）中医中药治疗：由于目前抗菌药物的滥用导致细菌产生耐药，单用抗生素治疗下尿路感染有时候效果并不理想。国内近年来使用中西医结合治疗下尿路感染相关研究取得了不错的疗效，尤其是对耐药菌，中西医联合抗菌药物治疗明显增强了治疗效果，明显优于单用抗菌药物治疗。

### （二）慢性肾盂肾炎的治疗

**1. 一般治疗** 增强机体抵抗力，多饮水，治疗基础疾病，如控制好血压、血糖，维持水电解质平衡，注意进食易消化、富含热量和维生素的食物。早诊早治是慢性肾盂肾炎疾病的基本诊治原则，在疾病治疗中，除一般治疗外，药物治疗、手术治疗是慢性肾盂肾炎疾病治疗的主要方式。需要注意的是，当患者慢性肾盂肾炎为初次发作时，其治疗周期多保持在 4～6 周，然而该疾病具有反复发作的特征，因此在治疗中应考虑延长治疗疗程。

**2. 抗菌药物治疗** 慢性肾盂肾炎选用的抗菌药物与急性肾盂肾炎相似，但治疗较急性期困难，一旦处理不当，不仅疗效不佳，而且因肾功能受损而影响预后。

慢性肾盂肾炎的抗菌治疗原则为：

（1）常需两类药物联合应用，必要时可中西医结合治疗：联合中医治疗可更好改善症状，有助于保护患者肾功能，促使疾病进展延迟。中医认为慢性肾盂肾炎在治疗上需要坚持调和气血、养阴益气、健脾益气治疗。可选用的中药方剂如杜仲、黑豆、牛膝补肾强腰，黄芪健脾益气；丹参活血化瘀；山药补脾益肾；白茅根、车前草和白花蛇舌草清热利湿；忍冬藤清热解毒；茯苓利水健脾。

（2）疗程可适当延长：通常治疗 2～4 周，若无效或复查中再发，可选用敏感药物分为 2～4 组轮换应用，每组药用 1 个疗程，疗程结束后停药 3～5 天，共 2～4 个月。如上述长程抗菌治疗仍无效或反复发作，可采用低剂量长期抑菌治疗。临床常用磺胺甲噁唑/甲氧苄啶（复方磺胺甲基异噁唑）、呋喃妥因、头孢氨苄、阿莫西林、诺氟沙星等单药治疗，于每晚排尿后入睡前服用，可长期服至 6～12 个月，多可防止再发，尤其对再感染的慢性肾盂肾炎更为有效。

（3）抗菌治疗注意事项：治疗的同时，特别是在疗效不佳或频繁复发时，必须寻找并去除易感因素。

（4）急性发作期用药：在急性发作期的用药方法与治疗急性肾盂肾炎相同。

### （三）妊娠期肾盂肾炎的治疗

妊娠期间患肾盂肾炎的治疗原则为：卧床休息，保持泌尿道通畅及抗感染治疗。

1. **全身治疗**　急性期应卧床休息，鼓励患者多饮水，入量不足时可输液，补充水分，使尿量保持在 2 000ml 以上，对尿路可起到冲洗及引流作用。

2. **杀灭细菌**　妊娠期间使用抗菌药物应慎重，考虑各种药物对母胎特别是胎儿发育的影响，以及母亲肾功能情况。

妊娠期妇女应该接受抗菌药物治疗（如阿莫西林、头孢呋辛、头孢氨苄、头孢哌酮等）并定期复查。持续抗菌治疗并不能使妊娠妇女获益更多，一般应持续用药 10～14 天。疗程结束后每周或定期尿培养。

（1）对于无症状菌尿的妊娠患者推荐在妊娠早期行尿培养并根据培养结果选择敏感药物抗菌治疗 5～7 天，治疗后 1～4 周应复查尿培养了解治疗效果。

（2）对于急性膀胱炎的妊娠患者推荐尿培养并根据培养结果选择敏感药物抗菌治疗 7 天，等待尿培养结果期间或暂无条件行尿培养患者，可使用青霉素、二代头孢、三代头孢、呋喃妥因、磷霉素。治疗结束 1 周后复查尿培养了解治疗效果。妊娠期患者若症状反复发作，可预防性服用头孢呋辛 125～250mg 或呋喃妥因 50mg，每晚一次直至产褥期。

（3）对于急性肾盂肾炎的妊娠患者推荐行尿培养并根据培养结果选择敏感药物静脉滴注，等待尿培养结果期间或暂无条件行尿培养患者，可使用二代头孢、三代头孢或氨基青霉素 +β 内酰胺酶抑制剂静脉滴注，症状好转后仍需要治疗 2 周，此时药物可改为口服维持。适当延长治疗时间可在一定程度上防止此类患者急性肾盂肾炎复发。妊娠期患者选择抗菌药物时应充分考虑药物对母婴两者的影响：①对胎儿有致畸作用或毒副作用明显的药物，如四环素类药物、喹诺酮类药物等应避免使用；②对母婴两者均有毒性的药物，如氨基糖苷类药物、万古霉素等应避免使用，确有用药指征的情况下须监测血药浓度用药，以保证母婴安全；③青霉素、头孢菌素等 β 内酰胺类药物和磷霉素药物毒性低，对母婴两者均无致畸作用，妊娠期感染时可选用。具体需用药时可参考 FDA 分级中的 B 级药物。

妊娠期合并急性肾盂肾炎者，应在治疗后多次复查小便，多次尿培养阴性才能认为已根治。妊娠期合并慢性肾盂肾炎者，应密切关注肾功能的变化，注意血压变化，积极防治妊娠高血压综合征，一旦发现肾功能减退或血压上升达 160/110mmHg 以上，眼底检查发现改变或急性发作频繁者，经积极治疗而不易控制时，须立即终止妊娠。

### （四）绝经期肾盂肾炎的治疗

1. **常规治疗**　保持个人卫生，加强运动，增加免疫力，绝经后妇女雌激素替代治疗能有效防止复发性泌尿系感染。

2. **抗菌药物治疗**　治疗女性绝经期泌尿系感染时抗生素的选择原则与一般泌尿系感染基本相同。

（1）选择敏感药物：有明确的尿液细菌培养和药物敏感结果时选择敏感药物；没有尿液细菌培养和药物敏感结果或结果未回报时可暂时选用针对革兰氏阴性菌的抗菌药物，如连续治疗 72 小时后感染症状仍未见明显缓解时则选择药敏药物。

（2）选用肾毒性小的抗菌药物：绝经期女性的肾功能会随着年龄的增长而减退，因此选择抗生素时应尽可能地采用肾毒性小的抗菌药物，并根据患者肌酐水平而酌情减量。

（3）耐药菌株：抗生素应用不规范导致细菌的耐药性不断增强，耐药菌株也不断增多，因此实际应用中更应选择适合的抗生素，并根据患者的病情严重程度、感染部位、身体情况等指标选择抗菌药物，并制定其疗程和用药方法。此外，如存在中毒症状严重、高龄、身体状态欠佳、营养不良、合并糖尿病、肾结石、尿路梗阻、长期服用免疫抑制剂等情况，应选用二代头孢、三代头孢或喹诺酮类药物静脉给药，疗程不少于2周。

3. **特殊治疗** 抗菌药物联合雌激素治疗绝经后妇女的复发性泌尿系感染仍有争议。不少研究表明联合雌激素治疗可以明显提高绝经后妇女泌尿系感染的治愈率，并减少其复发率。但也有学者认为短程应用雌激素不能降低泌尿系感染的复发率。在应用雌激素制剂之前，还须明确是否存在禁忌证。同时需要注意的是雌激素治疗存在潜在危险，包括可能诱发子宫内膜癌、乳腺癌等。此外，雌激素影响脂类代谢，可导致子宫出血、全身水肿等。因此不能盲目联合雌激素治疗女性绝经期泌尿系感染，应在有效抗生素治疗的同时联用雌激素，同时兼顾其用量，加强随访及延长随访时间，以达到患者最大有益化的目的。

## 五、预后及预防

肾盂肾炎的预后在很大程度上取决于患者是否有导致发病的易感因素，且与是否及时、有效地治疗有关。若无明显的易感因素，急性期易被治愈，慢性期也可获得较好疗效而不易再发；反之，如有明显的易感因素，急性期则难以治愈，慢性期疗效更差，且常再发，影响肾功能而预后不良。适当的治疗和密切的随访观察也可改善预后。

上行性感染是泌尿系非特异性感染的主要途径，因此可采取下列措施预防：①多饮水、定时排尿、减少憋尿。②月经期、妊娠期和产褥期更加注意个人卫生，保持会阴部清洁。③使用尿路器械进行操作时，医务人员务必要严格无菌操作。④反复发作的泌尿系感染且明显与性活动关联者，性生活后立即排尿，可预防性常规剂量临时口服二代头孢、三代头孢或呋喃妥因。⑤加强自身锻炼，从整体上提高机体的抗病能力。⑥妊娠期妇女应注意外阴及会阴部卫生，勤饮水，不憋尿，妊娠中期以后可尽量采取左侧卧位，可相应减少泌尿系感染概率。对部分妊娠期妇女可预防性小剂量服用二代头孢、三代头孢、阿莫西林、呋喃妥因。⑦妊娠期肾盂肾炎、妊娠期菌尿经治疗后复发者，以及妊娠前有复发性泌尿系感染史患者应定期孕检。尿检发现白细胞增多应进一步行尿培养，如有症状应及时就诊，患病后及时治疗能在最大程度上减少对母体及胎儿的影响。

（江长琴）

## 参考文献

[1] GUPTA K, GRIGORYAN L, TRAUTNER B. Urinary tract infection[J]. Ann Intern Med, 2017, 167(7): ITC49-ITC64.

[2] 张明，齐进春. 2019版中国泌尿外科前列腺癌诊断治疗指南更新要点解读[J]. 河北医科大学学报，2021, 42(10): 1117-1122, 1154.

[3] HISANO M, BRUSCHINI H, NICODEMO A C, et al. The bacterial spectrum and antimicrobial susceptibility in female recurrent urinary tract infection: how different they are from sporadic single episodes? [J]. Urology, 2015, 86(3): 492-497.

[4] BRUNS T, PIECHOTA H, SCHNEEDE P. Rezidivierende harnweginfektion der frau: diagnostik[J]. Urologe A, 2006, 45(4): 421-427.

[5] TALAN D A, TAKHAR S S, KRISHNADASAN A, et al. Fluoroquinolone-resistant and extended-spectrum β-lactamase-producing *Escherichia coli* infections in patients with pyelonephritis, United States[J]. Emerg Infect Dis, 2016, 22(9): 1594-1603.

[6] STAMM W E, HOOTON T M, JOHNSON J R, et al. Urinary tract infections: from pathogenesis to treatment[J]. J Infect Dis, 1989, 159(3): 400-406.
[7] JOHNSON J R, PORTER S, THURAS P, et al. The pandemic *H*30 subclone of sequence Type 131 ($ST_{131}$) as the leading cause of multidrug-resistant *Escherichia coli* infections in the United States (2011-2012)[J]. Open Forum Infect Dis, 2017, 4(2): ofx089.
[8] LE J, BRIGGS G G, MCKEOWN A, et al. Urinary tract infections during pregnancy[J]. Ann Pharmacother, 2004, 38(10): 1692-1701.
[9] JUNG C, BRUBAKER L. The etiology and management of recurrent urinary tract infections in postmenopausal women[J]. Climacteric, 2019, 22(3): 242-249.
[10] MODY L, JUTHANI-MEHTA M. Urinary tract infections in older women: a clinical review[J]. JAMA, 2014, 311(8): 844-854.
[11] RAHN D D, CARBERRY C, SANSES T V, et al. Vaginal estrogen for genitourinary syndrome of menopause: a systematic review[J]. Obstet Gynecol, 2014, 124(6): 1147-1156.
[12] PERROTTA C, AZNAR M, MEJIA R, et al. Oestrogens for preventing recurrent urinary tract infection in postmenopausal women[J]. Cochrane Database Syst Rev, 2008(2): CD005131.
[13] 柳清梅. 妊娠期生殖支原体、衣原体感染对妊娠结局的影响[J]. 河南科技大学学报(医学版), 2014, 32(2): 125-127.
[14] BISSESSOR M, TABRIZI S N, TWIN J, et al. Macrolide resistance and azithromycin failure in a *Mycoplasma genitalium*-infected cohort and response of azithromycin failures to alternative antibiotic regimens[J]. Clin Infect Dis, 2015, 60(8): 1228-1236.
[15] UPHOFF C C, DREXLER H G. Detection of mycoplasma contamination in cell cultures[J]. Curr Protoc Mol Biol, 2014, 106: 28.4.1-28.4.14.
[16] HUPPERT J S, BIRO F M, MEHRABI J, et al. Urinary tract infection and chlamydia infection in adolescent females[J]. J Pediatr Adolesc Gynecol, 2003, 16(3): 133-137.
[17] GRIGORYAN L, TRAUTNER B W, GUPTA K. Diagnosis and management of urinary tract infections in the outpatient setting: a review[J]. JAMA, 2014, 312(16): 1677-1684.
[18] MANHART L E, GILLESPIE C W, LOWENS M S, et al. Standard treatment regimens for nongonococcal urethritis have similar but declining cure rates: a randomized controlled trial[J]. Clin Infect Dis, 2013, 56(7): 934-942.
[19] NICOLLE L E, BRADLEY S, COLGAN R, et al. Infectious Diseases Society of America guidelines for the diagnosis and treatment of asymptomatic bacteriuria in adults[J]. Clin Infect Dis, 2005, 40(5): 643-654.
[20] CARSON C, NABER K G. Role of fluoroquinolones in the treatment of serious bacterial urinary tract infections[J]. Drugs, 2004, 64(12): 1359-1373.
[21] GREEN H, RAHAMIMOV R, GOLDBERG E, et al. Consequences of treated versus untreated asymptomatic bacteriuria in the first year following kidney transplantation: retrospective observational study[J]. Eur J Clin Microbiol Infect Dis, 2013, 32(1): 127-131.
[22] IPE D S, SUNDAC L, BENJAMIN W H Jr, et al. Asymptomatic bacteriuria: prevalence rates of causal microorganisms, etiology of infection in different patient populations, and recent advances in molecular detection[J]. FEMS Microbiol Lett, 2013, 346(1): 1-10.
[23] SALVADOR E, WAGENLEHNER F, KÖHLER C D, et al. Comparison of asymptomatic bacteriuria Escherichia coli isolates from healthy individuals versus those from hospital patients shows that long-term bladder colonization selects for attenuated virulence phenotypes[J]. Infect Immun, 2012, 80(2): 668-678.
[24] NABER K G, WULLT B, WAGENLEHNER F M. Antibiotic treatment of uncomplicated urinary tract infection in premenopausal women[J]. Int J Antimicrob Agents, 2011, 38 Suppl: 21-35.
[25] LINSENMEYER K, STRYMISH J, GUPTA K. Two simple rules for improving the accuracy of empiric treatment of multidrug-resistant urinary tract infections[J]. Antimicrob Agents Chemother, 2015, 59(12): 7593-7596.

[26] GUPTA K, HOOTON T M, NABER K G, et al. International Clinical Practice Guidelines for the treatment of acute uncomplicated cystitis and pyelonephritis in women: a 2010 update by the Infectious Diseases Society of America and the European Society for Microbiology and Infectious Diseases[J]. Clin Infect Dis, 2011, 52(5): e103-e120.
[27] WALKER E, LYMAN A, GUPTA K, et al. Clinical management of an increasing threat: outpatient urinary tract infections due to multidrug-resistant uropathogens[J]. Clin Infect Dis, 2016, 63(7): 960-965.
[28] ALBERT X, HUERTAS I, PEREIRÓ I, et al. Antibiotics for preventing recurrent urinary tract infection in non-pregnant women[J]. Cochrane Database Syst Rev, 2004, 2004(3): CD001209.
[29] WOLFE A J, TOH E, SHIBATA N, et al. Evidence of uncultivated bacteria in the adult female bladder[J]. J Clin Microbiol, 2012, 50(4): 1376-1383.
[30] COOREVITS L, TRAEN A, BINGÉ L, et al. Macrolide resistance in *Mycoplasma genitalium* from female sex workers in Belgium[J]. J Glob Antimicrob Resist, 2018, 12: 149-152.
[31] FOUTS D E, PIEPER R, SZPAKOWSKI S, et al. Integrated next-generation sequencing of 16S rDNA and metaproteomics differentiate the healthy urine microbiome from asymptomatic bacteriuria in neuropathic bladder associated with spinal cord injury[J]. J Transl Med, 2012, 10: 174.
[32] BEEREPOOT M A, GEERLINGS S E, VAN HAARST E P, et al. Nonantibiotic prophylaxis for recurrent urinary tract infections: a systematic review and meta-analysis of randomized controlled trials[J]. J Urol, 2013, 190(6): 1981-1989.
[33] HEYDARI F, MOTAGHED Z, ABBASZADEH F. Could urinary tract infection cause female stress urinary incontinence? A clinical study[J]. Nephrourol Mon, 2016, 8(1): e33571.
[34] DULL R B, FRIEDMAN S K, RISOLDI Z M, et al. Antimicrobial treatment of asymptomatic bacteriuria in noncatheterized adults: a systematic review[J]. Pharmacotherapy, 2014, 34(9): 941-960.
[35] GRÖNBERG-HERNÁNDEZ J, SUNDÉN F, CONNOLLY J, et al. Genetic control of the variable innate immune response to asymptomatic bacteriuria[J]. PLoS One, 2011, 6(11): e28289.
[36] JENSEN J S, BJÖRNELIUS E, DOHN B, et al. Comparison of first void urine and urogenital swab specimens for detection of *Mycoplasma genitalium* and *Chlamydia trachomatis* by polymerase chain reaction in patients attending a sexually transmitted disease clinic[J]. Sex Transm Dis, 2004, 31(8): 499-507.
[37] MILLER J L, KRIEGER J N. Urinary tract infections cranberry juice, underwear, and probiotics in the 21st century[J]. Urol Clin North Am, 2002, 29(3): 695-699.
[38] CODY J D, JACOBS M L, RICHARDSON K, et al. Oestrogen therapy for urinary incontinence in post-menopausal women[J]. Cochrane Database Syst Rev, 2009(4): CD001405.
[39] 蒲翔，张丽艳，张俊华. 三金片治疗单纯性尿路感染随机对照试验的系统评价[J]. 时珍国医国药，2016, 27(4): 1012-1014.
[40] TAN C K, ULETT K B, STEELE M, et al. Prognostic value of semi-quantitative bacteruria counts in the diagnosis of group B streptococcus urinary tract infection: a 4-year retrospective study in adult patients[J]. BMC Infect Dis, 2012, 12: 273.

# 第二节 女性下尿路炎症与感染

## 一、定义及流行病学

### （一）定义

女性下尿路炎症与感染是指发生于下尿路的，尿路上皮对细菌侵入的炎症反应，通常伴有细菌尿和脓尿。尿路感染是成年女性患病率较高的疾病。下尿路感染根据有无原发疾病分为单纯性下尿路感染及复杂性下尿路感染，还有急性和慢性两型。在欧美，近半数的成年女性一生中都会发生一次尿路感染。单纯性尿路感染多见，妊娠时尿路感染的发病率也在增加。

**（二）发病率**

人类从新生儿到老年均可发生尿路感染。研究发现学龄前女孩细菌尿的发生率为1.2%，女性细菌尿的发生率随着年龄的增长逐渐增高，每10年约增加1%，60～70岁女性患者发病率高达10%，在进入生育期后，因为性行为导致的女性尿路感染的发病率明显增高。学龄前有感染时，妊娠后细菌尿的发生率可高达63.8%。

## 二、病因及发病机制

正常机体的尿道外口和远端尿道正常菌群对病原菌起到抑制及平衡作用，使机体对感染具有一定的防御功能。尿路感染是尿路病原体和宿主相互作用的结果，尿路感染在一定程度上是由细菌的毒力、接种量和宿主的防御机制不完全造成的，这些因素在最终决定细菌定植水平及对尿路损伤的程度方面也起到一定的作用。

**（一）细菌感染**

细菌的数量和毒力对感染的形成也有重要作用。一般认为尿内细菌浓度超过$10^5$CFU/ml时即可导致尿路感染。病原菌的毒力因子在决定病原菌能否侵入尿路过程中发挥关键的作用，并与感染的严重程度密切相关。通常认为，起源于肠道的致病菌，比如尿路致病性大肠埃希菌，不但可以引起偶然尿路感染，还可以通过表达具有黏附功能的毒力因子引起尿路感染。病原菌黏附于阴道和尿路上皮细胞是引起尿路感染的关键步骤，黏附作用与病原菌的黏附特性和上皮细胞的接受特性相关。尿路致病性大肠埃希菌能表达大量黏附到尿路组织的黏附素，其中最主要的一种黏附素就是菌毛。上皮细胞的接受性同样在尿路感染发病机制中有重要作用，经常复发尿路感染的女性患者阴道上皮细胞接受性更高，大肠埃希菌更容易与之结合。

病原菌通过淋巴管从邻近器官直接延伸到尿路一般仅发生在少数情况，如严重肠道感染或腹膜后脓肿，但很少有证据表明淋巴途径在尿路感染中起着重要的作用。

临床常见感染性疾病的致病病原微生物包括病毒、细菌、真菌和寄生虫4种，其中细菌为原核细胞微生物，按革兰氏染色分为革兰氏阳性细菌和革兰氏阴性细菌，再按细菌的球状和杆状形态分为革兰氏阳性球菌、革兰氏阳性杆菌、革兰氏阴性球菌和革兰氏阴性杆菌4大类。革兰氏阳性球菌常见致病菌有微球菌科葡萄球菌属的金黄色葡萄球菌、链球菌科链球菌属的溶血性链球菌、肠球菌属的粪肠球菌和屎肠球菌等；革兰氏阳性杆菌常见的致病菌有厌氧杆菌梭菌属的破伤风梭菌等及需氧的棒状杆菌属白喉棒状杆菌、分枝杆菌属的结核分枝杆菌等；革兰氏阴性球菌常见的有奈瑟菌科奈瑟菌属的淋病奈瑟球菌和脑膜炎奈瑟菌；革兰氏阴性杆菌常见的有肠杆菌科埃希菌属的大肠埃希菌、假单胞菌属的铜绿假单胞菌及克雷伯菌属的肺炎克雷伯菌等。另外，原核细胞微生物还包括了放线菌、螺旋体及多形性的支原体科支原体属的肺炎支原体、脲原体属的解脲支原体及衣原体科衣原体属的沙眼衣原体等。

大多数下尿路感染是由来源于肠道菌群的兼性厌氧菌感染引起，所以下尿路感染本质上是一种内源性感染。此外，下尿路感染也可由来源于阴道菌群和会阴部皮肤的表皮葡萄球菌和白念珠菌等引起。在所有这些病原菌中，大肠埃希菌导致了85%的社区获得性下尿路感染和50%的医院获得性下尿路感染。其余的社区获得性下尿路感染则主要由革兰氏阴性变形杆菌和克雷伯菌，以及革兰氏阳性粪肠球菌引起。医院内感染主要由大肠埃希菌、肺炎克雷伯菌、肠球菌、变形杆菌、铜绿假单胞菌、屎肠球菌和粪肠球菌等引起。较罕见的病原菌如阴道加德纳菌、支原体和解脲支原体则可能会感染需要间歇或长期留置导尿的患者。国内尿路感染病原菌特点为大肠埃希菌感染比例下降，而产超广谱 β 内酰胺酶肠杆菌比例增加，另一个特点是肠球菌感染比例增加。

### （二）生理结构异常

人体泌尿生殖系统在解剖生理方面有一特点，即排尿时尿液能冲刷掉尿路的坏死变移上皮、微小结石、细菌、炎症产生的絮状物等，一般情况下不会出现泌尿系感染。女性尿道跟男性尿道相比更短、更宽，部分存在尿道口的解剖异常，如处女膜伞、处女膜融合等，会阴部常有大量细菌存在，女性尿道邻近阴道和肛门，常被阴道和肛门的内容物所污染。因此，只要有感染的诱因存在，如性生活、导尿、个人卫生不洁及个体多细菌抵抗力降低，都可导致上行感染，而很少由血行感染及淋巴感染所致，也可继发于邻近器官感染如阑尾脓肿。女性幼婴泌尿系感染多与输尿管膀胱壁内段发育不全有关，此外，贪玩、憋尿等因素亦可诱发感染。

### （三）激素水平异常

尿路感染是所有年龄段女性下尿路症状的常见原因。尿路感染也是绝经后老年女性的一个特殊问题，膀胱排空障碍、会阴卫生条件差、大便失禁和尿失禁等病理状况可能与高发病率有关。女性的激素水平可影响生殖系统，也可影响尿道下段，这与泌尿系统和生殖系统在胚胎发育中的同源性和解剖上毗邻关系密切相关，目前已有研究发现尿道及膀胱三角区也存在雌激素受体和孕激素受体，意味着泌尿系，尤其是下尿路同样对女性雌激素和孕激素敏感。随着女性年龄的增长，其泌尿生殖道微生物群发生变化，通常会减弱女性对尿路感染的自然防御机制。雌激素可以维持阴道上皮内适当的糖原贮存，并供应乳酸杆菌的生长。乳酸杆菌可发酵糖原并产生乳酸，以维持正常的阴道 pH 在 4.5 或更低，从而减少或抑制尿道口周围致病菌，降低女性尿路感染频率。在绝经后妇女中，雌激素水平降低可引起尿道和膀胱黏膜周期性更替减少，黏膜组织萎缩，血管密度减少，导致上皮糖原生成减少，随后乳酸菌和乳酸生成减少，pH 升高，为泌尿生殖道内机会致病菌繁殖提供了条件，使泌尿生殖道更易受到病原体的感染，从而增加了尿路感染发生率。雌激素替代疗法可以降低尿路病原菌的定植和尿路感染的发生率。一些女性会定期复发尿路感染，也可能与体内激素水平周期性改变影响上皮细胞接受性有关。

妊娠期泌尿系感染的发生率高达 10.2%。妊娠期雌激素和孕激素分泌增加，孕酮可使输尿管及膀胱的尿路平滑肌松弛、蠕动减弱、黏膜增厚、尿流缓慢、卵巢静脉扩张，妊娠中期膨大的子宫右旋压迫输尿管尤其是压迫右侧输尿管，造成妊娠期肾脏解剖结构改变，更容易出现输尿管和肾盂积水。妊娠期会阴部 pH 变化使此处的正常菌群改变，造成局部机体抵抗力低下。妊娠期可能出现的生理性糖尿、氨基酸尿及尿中水溶性维生素等营养物质增多也会有利于细菌生长。上述妊娠期的女性泌尿生殖系统解剖及生理改变会进一步增加妊娠期泌尿系感染的风险。

### （四）梗阻

任何原因引起的梗阻性尿路疾病都增加泌尿系感染的风险，如膀胱出口梗阻、尿道狭窄等导致残余尿过多、泌尿系统结石和肾盂输尿管肿瘤等，或泌尿系统之外的疾病导致的输尿管受压积水，如妇科肿瘤、腹膜后纤维化等。

膀胱内在的因素，如膀胱内有结石、异物、肿瘤、留置导尿管、尿道扩张、膀胱镜检查等，可破坏膀胱黏膜的防御能力，有利于细菌侵犯。

膀胱颈部以下梗阻引起排尿障碍，如狭窄等，引起尿液潴留，降低尿路上皮防御细菌的能力。

**（五）免疫力水平异常**

反复发作尿路感染的患者常可出现外周血 $CD4^+/CD8^+$T 淋巴细胞比值异常，提示机体免疫功能紊乱。$CD4^+$ 细胞数量减少导致机体特异性抗体产生降低，抑制性 $CD8^+$ T 细胞能抑制机体免疫应答，降低机体对病原菌的反应能力。

与其他黏膜免疫系统类似，尿分泌型免疫球蛋白 A（SIgA）由泌尿生殖道黏膜上皮内及黏膜下的免疫细胞合成分泌。SIgA 具有中和细菌毒素、酶类及病毒的作用。SIgA 的生物学效应包括：干扰细菌表面受体，包裹细菌，阻止病原微生物与黏膜上皮直接接触和黏附；促进抗原凝集，形成颗粒，以利于巨噬细胞吞噬；中和毒素、细菌酶，阻止微生物及其代谢产物对局部组织的穿透；增强单核细胞依赖的杀菌活性等。

**（六）遗传因素**

国内外相关研究表明，母亲有反复发作尿路感染病史的女性患者，尿路感染反复发作的风险是正常人群的 2～4 倍。

**（七）其他**

化疗或放疗损伤尿路上皮或合并有全身免疫力低下的疾病，如糖尿病、长期应用免疫抑制剂、肾功能不全、移植肾等。

## 三、诊断

女性发生下尿路非特异性感染大多与性行为相关，发病突然，最常见的症状依次为尿痛、尿急和尿频，可有肉眼血尿。有时会伴有膀胱会阴部位不适感、尿道烧灼感等。尿频出现的程度个体差异明显，严重者可出现急迫性尿失禁。感染后尿液可变浑浊，尿检能发现白细胞，终末血尿较常见，有时也可见全程血尿，甚至能见小血块。女性下尿路非特异性感染一般无发热、乏力等全身症状，体温一般正常或偶有低热。约 1/3 仅有膀胱炎症状的患者经进一步检查发现同时存在上尿路病变。盆腔和直肠检查对鉴别是否同时存在的合并疾病有意义。女性慢性、复发性、难治性尿路感染必须行盆腔检查。

**（一）单纯性下尿路感染**

女性急性膀胱炎多数无基础病变，为单纯性下尿路感染，诊断比较容易，治疗效果好（抗菌化学疗法）。单纯性下尿路感染中分离出的细菌 90% 为革兰氏阴性菌，其中大肠埃希菌的比例较高，其次为肺炎克雷伯菌、奇异变形杆菌。另一方面，慢性复杂性感染时与男性病例一样治疗困难的病例不少。与单纯性下尿路感染不同，革兰氏阴性菌的分布改变，大肠埃希菌等强毒菌检出率低，铜绿假单胞菌等弱毒菌的比例增加，另外革兰氏阳性菌的检出率也较高。这些倾向在复杂性下尿路感染也比留置尿管的病例增加。在下尿路感染中病原细菌的分离状况，对进行抗菌治疗的时机有重要意义。

典型的病例自觉症状明显，表现为尿痛、尿频、排尿时（后）不适感、下腹部不适。有上述的症状伴脓尿及菌尿，诊断比较容易。通常不伴有体温超过 38℃的发热，当伴有发热时急性肾盂肾炎的可能性大。

**（二）复杂性下尿路感染**

复杂性尿路感染是指尿路感染并伴有增加获得感染或者治疗失败风险的疾病，如泌尿生殖道的结构或功能异常，或其他潜在疾病。

复杂性下尿路感染常伴泌尿系结构、功能异常，或留置导尿管、支架管等，以及其他任何因素所致尿路梗阻、尿流改道及尿液反流，甚至伴糖尿病、肾功能不全和免疫缺陷等能增加感染风险或导致治疗失败风险的疾病。其最严重、致命的并发症是尿脓毒血症和肾衰竭。

通常按伴随疾病将复杂性下尿路感染分为两类：并发因素能通过治疗而得以去除的患者，如结石的去除，留置导尿管的拔除；并发因素通过治疗不能或者不能完全去除的患者，如永久性留置导管，治疗后结石残留或神经源性膀胱。

复杂性下尿路感染在去除结石等尿路梗阻因素或拔出尿管后尿路感染仍会持续较长的时间。由于复杂性尿路感染的特殊性，其临床表现个体差异很大，临床表现除了典型的尿路感染症状，如排尿困难、膀胱会阴部不适感、尿道烧灼感，或伴有发热等以外，主要还包括原发疾病所引起的临床症状。泌尿生殖道解剖、功能异常或者其他存在感染易发因素的原发病所引起的临床症状多种多样，如糖尿病可以有多饮多尿，肾功能不全者可有恶心、呕吐等消化道症状。但部分患者也可以无任何症状。

菌尿在诊断复杂性尿路感染时有重要的作用，对于复杂性尿路感染，取患者清洁中段尿行细菌培养，细菌数＞$10^5$CFU/ml 有重要的诊断意义。当然临床工作中可能会遇到无症状菌尿患者，该类患者需要取 2 次间隔 24 小时的尿液，2 次尿液培养细菌数均＞$10^5$CFU/ml 并且为同种细菌，对于复杂性尿路感染也有诊断意义。

影像学检查如泌尿系统超声、肾输尿管膀胱 X 线片、静脉尿路造影、膀胱尿道造影和泌尿系统 CT、MR 等，以及尿路侵入性检查如膀胱镜检查等，可以帮助寻找尿路解剖、功能异常或者其他存在感染易发因素的疾病。

复杂性尿路感染的诊断主要包括两个条件：①上述提示有尿路感染的尿液分析结果；②存在泌尿生殖道结构、功能异常或者其他存在易发感染的原发病，即前文所述的易发因素。

#### （三）妊娠合并下尿路感染

妊娠中，尤其在妊娠后期泌尿系的形态或功能有所变化，有时也会出现轻度的尿路梗阻，因此下尿路感染的发病率在妊娠后期较高。由于白细胞酯酶和亚硝酸盐检测对诊断妊娠妇女菌尿的灵敏度较低，所以需要采用尿培养来进行筛选。建议在妊娠前 3 个月应每个月都行一次尿培养检查。

#### （四）尿道综合征

虽有尿频、尿痛（不适感）等自觉症状，但缺乏其他尿路感染症状的状态统称为尿道综合征。这种综合征本身不明确，原因不同而包含多种疾病。因此，在尿道综合征中合并何种病理改变的疾病尚无定论。机械性、物理性或化学性刺激也是更年期障碍所致尿道综合征的原因。

#### （五）特异性感染

支原体、衣原体主要侵袭女性泌尿生殖系统，是引起女性泌尿系特异性感染的常见病原体。多性伴侣是支原体、衣原体感染的最主要因素，患者群集中在 20～40 岁。支原体、衣原体感染的临床表现类似，大多数女性患者在感染后症状不明显，多呈隐匿性。支原体感染的女性患者 40%～75% 无症状，而沙眼衣原体女性患者漏诊率更可高达 70%～80%。症状主要与泌尿生殖道感染部位有关。长期的慢性感染及感染反复发作导致宫颈炎、盆腔炎和尿道炎。支原体感染者还可有肾盂肾炎、绒毛膜炎、产后或流产后发热。衣原体感染者少数可出现下肢大关节及骶关节非对称、非侵袭性关节炎。若合并眼（结膜炎、葡萄膜炎）、皮肤（掌跖角化病）、黏膜（上颚、舌头及口腔黏膜溃疡）损害，又叫赖特综合征（Reiter syndrome）。妊娠期感染可出现严重危害母婴安全的并发症，如胎膜早破、前置胎盘、产褥感染、羊水过少等。同时还可通过母婴垂直传播影响新生儿，出现低体质量新生儿、新生儿肺炎、新生儿结膜炎等，还可导致胎儿生长发育受限。

支原体、衣原体主要通过性接触进行传播，故存在以下高危因素：①拥有一个固定性伴侣并出现上述任何一种症状；②拥有高危性行为（年龄<40 岁并且在过去的一年里有 3 个以上性伴侣）；③与患有性传播疾病的人进行性接触，特别是支原体、衣原体携带者；④既往有终止妊娠史或其他需要突破宫颈屏障的手术史。

**（六）实验室检查**

**1. 尿常规检查** 包括尿液理学检查、尿生化检查和尿沉渣检查。

（1）尿液的理学检查：尿液外观浑浊对诊断症状性菌尿的灵敏度为 90.4%，特异度为 66.4%。镜下血尿见于 40%～60% 的膀胱炎患者，对诊断下尿路感染灵敏度较低。

（2）尿生化检查：现今最常用的是半自动或全自动的尿干化学分析仪，使用多联试剂带浸入一次尿液可同时测定多个项目。尿液生化检查用于诊断下尿路感染的灵敏度较低，阴性结果对除外下尿路感染的特异度较高。尿液生化检查包含有 8～11 项检查，其中与下尿路感染相关的常用指标包括：①亚硝酸盐（NIT），正常值为阴性。阳性见于大肠埃希菌等革兰氏阴性杆菌引起的下尿路感染，尿液中细菌数>$10^5$/ml 时多数为阳性，阳性反应程度与尿液中细菌数成正比。应注意尿中有大量淋巴细胞时该结果为阴性。②白细胞酯酶（LEU）：正常值为阴性，下尿路感染时为阳性。③尿蛋白：正常定性为阴性，定量<100mg/24h。

（3）尿沉渣检查：常用方法有尿沉渣显微镜检和尿有形成分分析仪检查。

1）尿沉渣显微镜检查：离心尿尿沉渣中白细胞 1～2 个 /HP 表示非离心尿中白细胞为 10 个 /$mm^3$。配合革兰氏染色可以作为感染的确定性诊断。有症状的女性患者尿沉渣显微镜检诊断细菌感染的灵敏度为 60%～100%，特异度为 49%～100%。

2）尿有形成分分析仪检查：尿有形成分分析仪会自动进行标本的定时、定速离心，留取定量的尿沉渣，在相差显微镜下，数码摄像系统对每个层流经过的标本摄像，计算机进行图像分析，提取尿有形成分特征，运用形态识别软件自动识别和分类尿液有形成分。与普通光学显微镜法相比，具有简便、高效、精确度高等优点。目前的尿有形成分分析仪主要有两大类，分别是尿有形成分直接镜检影像分析仪与流式细胞术和电阻抗检测相结合的全自动尿有形成分分析仪。在严格质量控制的前提下，对尿路感染诊断的灵敏度达 94.4%～100%，特异度达 49.8%～73.4%，可以使 38.5%～58.2% 的患者免于尿培养检查。临床应结合尿液干化学分析结果进行综合判断可提高尿沉渣检验结果的精确度和可靠性。此方法不能完全替代显微镜检，可作为显微镜检的补充。

**2. 尿培养** 治疗前的中段尿标本培养是诊断尿路感染最可靠的指标。指导患者分开阴唇，使用清水及湿纱布清洗尿道周围区域后再收集中段尿标本。不推荐使用消毒剂消毒尿道口。如果排尿标本检测到阴道上皮细胞和乳酸杆菌则考虑存在污染，此时应使用导尿标本。导尿后收集导管中段尿比排尿标本更精确，但有医源性感染的可能，抗菌药物预防此类感染仅限于针对有感染高危因素的患者。如果患者无法自行排尿，应行导尿留取标本。耻骨上穿刺抽吸尿标本是最精确的留取标本的方法，但仅限于不能按要求排尿（如脊髓损伤）的患者，对截瘫患者也可以使用。美国感染疾病学会（IDSA）和欧洲临床微生物学和感染疾病学会（ESCMID）规定的尿路感染细菌培养标准为急性非复杂性膀胱炎中段尿培养≥$10^3$CFU/ml；中段尿培养≥$10^5$CFU/ml；复杂性尿路感染导尿标本≥$10^4$CFU/ml。

3. **影像学检查** 因为阳性发现极少，故不推荐对女性非复杂性膀胱炎施行静脉尿路造影（IVU）或膀胱镜检查。反复发作尿路感染合并无痛血尿或怀疑合并有泌尿系结石或梗阻时，推荐进行进一步的影像学检查。泌尿系统超声作为首选项目，可以发现合并的尿路梗阻、积脓、结石等病变。在超声有阳性发现时，CT是进一步明确病变的有效检查。

4. **侵入性检查** 根据疾病具体情况可以考虑选择膀胱镜等相关检查。

5. **特殊检查** 支原体、衣原体感染的诊断主要通过实验室检查明确。将通过盆腔检查或宫颈拭子取得的宫颈分泌物进行分离培养是支原体、衣原体诊断的金标准。聚合酶链反应法（PCR）较传统的培养法更为灵敏、特异、快速，对临床诊断也更有价值。在无条件进行PCR检测及细胞培养的医疗机构，可用酶联免疫吸附试验法（ELISA）进行检测，ELISA法灵敏度及特异度均较高，操作简便，可用于检测大分子抗原和特异性抗体且可分开检测IgM、IgG，是国内目前诊断衣原体、支原体感染血清学试验中常用的方法。

#### （七）鉴别诊断

1. **无症状菌尿** 是一种隐匿性尿路感染，即指患者具有真性细菌尿而无任何尿路感染的症状，多见于老年女性以及妊娠期女性，通常无明显症状，偶有轻度发热、乏力等轻微症状。一般认为一个没有任何尿路感染症状或体征的患者，以标准方式收集中段尿液标本，培养检测出定量的细菌，连续2次≥$10^5$CFU/ml，且2次菌种相同，即为无症状菌尿。对于经导尿留取的尿标本，如培养的细菌菌落计数≥$10^2$CFU/ml时亦可诊断为真性细菌尿。

2. 女性有尿路感染症状时应考虑是否存在阴道炎、生殖器溃疡或淋病，通过妇科检查可以明确，如果患者同时存在阴道分泌物或外阴炎症常可鉴别，盆腔双合诊可以除外盆腔肿块和盆腔炎。

3. **有下尿路症状并存在脓尿** 尿培养阴性的患者应考虑有无淋病奈瑟球菌感染或解脲支原体感染。对有下尿路症状但没有感染证据的女性患者，应与引起下尿路症状的其他疾病如膀胱过度活动等相鉴别。缺乏充分感染依据的膀胱刺激征患者应明确有无膀胱原位癌的存在。对一般抗菌药物治疗无效的尿路感染应明确有无泌尿系统结核。

## 四、治疗

#### （一）一般治疗

急性期有高热者应卧床休息、物理降温，鼓励患者多饮水、勤排尿，促使细菌及炎性渗出物迅速排出。尝试行膀胱区热敷、热水坐浴等，可减轻膀胱痉挛，缓解患者痛苦。

#### （二）抗菌药物治疗

抗菌药物治疗是尿路感染的主要治疗方法，推荐根据药敏试验选择用药。药敏试验之前，可以对有尿路感染的患者首先施行经验性抗菌药物治疗。

1. **单纯性下尿路感染** 急性膀胱炎的治疗中，选择对革兰氏阴性菌，特别是大肠埃希菌具有抗菌效力的口服药。这种疾病对口服抗菌药治疗有效。药物给予时间约7天以内即有效。以上的治疗必须考虑确无原发病存在。

2. **复杂性下尿路感染** 复杂性下尿路感染的治疗中原发病的治疗是首要的。充分认识抗菌药物治疗的重要性是非常重要的。在复杂性尿路感染中，对于未留置尿管、全身状态良好、感染症状较轻者，选择口服抗菌药（头孢烯类、新喹诺酮）或注射用抗菌药（第二代头孢烯类等)。疗程需 7～10 天。重症者应用注射用青霉素族、第二或第三代头孢烯类、单环 β- 内酰胺类、碳青霉烯类、氨基糖苷类等。疗程给药 10～14 天。临床效果不佳的情况下应参考分离细菌，根据药物敏感性试验的结果考虑更换抗菌药。留置尿管的病例中，如无急性发作而出现全身症状者，通常不需要抗菌药物治疗，作为预防感染给予抗菌药是无意义的。对有全身症状的复杂性下尿路感染的严重病例应及时治疗。

对于再感染患者，在感染急性发作治愈后，持续预防性使用抗菌药物、性交后 2 小时内单次使用抗菌药物是国外文献及指南中比较推荐的预防反复发作尿路感染的方法。

关于低剂量、长疗程抗菌药物治疗，疑问最多的是药物是否会诱导耐药。首先推荐的药物是经尿液排泄的药物，尿药浓度是远远高于血药浓度的。其次要明确“低剂量”的概念：低剂量是相对每天治疗总剂量而言的。以头孢克洛为例，治疗尿路感染的标准剂量是 250mg，口服，每 8 小时 1 次，每天总剂量为 750mg，而在预防复发中使用的剂量是 250mg，口服，每 24 小时 1 次，单次剂量仍然是标准的治疗剂量 250mg，只是每天总剂量低于常规治疗剂量。服用方法上通常建议患者每晚睡前服用，这样经过一夜的尿液蓄积，无论尿中抗菌药物浓度(浓度依赖型抗菌药物)，还是和细菌接触的时间(时间依赖型抗菌药物)都足够杀灭尿液中的细菌。从病原菌角度去考虑，患者并不是一个急性感染的状态，而只是一个少量细菌的污染状态，单次标准浓度的抗菌药物足以清除这些污染病原菌而且不会诱导细菌耐药。国内尿路病原菌对头孢菌素耐药率很高，因此在临床上使用较多的是呋喃妥因和磷霉素氨丁三醇，需要注意的是长期应用呋喃妥因(6 个月以上)者，有发生弥漫性间质性肺炎或肺纤维化的可能，此外，肾功能不全患者禁用呋喃妥因。无论预防性使用抗菌药物治疗多长时间，一旦停用，感染再次发作的风险是不变的。

**3. 妊娠合并下尿路感染**　大肠埃希菌是妊娠合并下尿路感染常见的病原体，其约占整体的 70%～80%。在确认菌尿时可考虑给予抗生素治疗。妊娠期患者选择抗菌药物时应充分考虑药物对母婴两者的影响：对胎儿有致畸作用或毒副作用明显的药物如四环素类药物、喹诺酮类药物等应避免使用；对母婴两者均有毒性的药物如氨基糖苷类药物、万古霉素等应避免使用，确有用药指征的情况下须监测血药浓度用药，以保证母婴安全；青霉素、头孢菌素等 β 内酰胺类药物和磷霉素药物毒性低，对母婴均无致畸作用，妊娠期感染时可选用。具体需用药时可参考 FDA 分级中的 B 级药物。

(1) 氨苄西林：属于青霉素类抗生素，对母体和胎儿毒性低，因母体体液总量的增加、药物分布在胎儿、肾血流和肾小球滤过率增加这些特点，可能降低药物的血浆浓度。这些特点决定了药物的剂量和治疗时间的长短。避免选用那些对尿路感染很有效而对胎儿不利的药物(如喹诺酮类药物、庆大霉素、卡那霉素、氯霉素等)。

(2) 头孢类药物：第一、二代头孢菌素可用于产酶葡萄球菌感染。第二、第三代头孢菌素对严重革兰氏阴性杆菌感染作用显著，与氨基糖苷类合用有协同作用。哌拉西林、头孢哌酮、头孢他啶、头孢克肟、阿米卡星、妥布霉素等对铜绿假单胞菌及其他假单胞菌等感染有效。

**4. 尿道综合征**　尿道综合征本身无定论，治疗方法也不确定。在无感染所见的情况下，原则上不适用于抗菌化学疗法。脓尿 - 排尿困难综合征中，30% 的病例尿中细菌数增加在 100 000 个 /ml 以上时为急性膀胱炎的“前驱阶段”。这种情况可采用抗菌化学疗法。

**5. 特异性感染**　支原体、衣原体感染治疗的主要原则为早诊断、早治疗。及时、足量、规范治疗；根据不同临床表现、实验室检查及药敏试验结果选择敏感抗生素，个体化治疗。

须注意的是性伴侣须同治，治疗期间禁止同房；待临床症状消失后应进一步进行相应疗效判定和随访。对成人支原体、衣原体感染患者常用大环内酯类药物、四环素类或喹诺酮类单药口服（表 5-2-1、表 5-2-2）。对妊娠患者，因四环素及喹诺酮类药物对胎儿的影响应避免使用。因此，对于妊娠妇女这类特殊患者，建议使用大环内酯类药物。患者出现症状或确诊 2 月内，性伴侣也应接受检查和治疗，治疗期间避免性行为。

表 5-2-1 支原体感染药物治疗方案

| 药物种类 | 剂量/mg | 用法/（次·$d^{-1}$） | 用药时间/d |
|---|---|---|---|
| 多西环素 | 100 | 2 | 10～14 |
| 米诺环素 | 100 | 2 | 10～14 |
| 交沙霉素 | 200 | 4 | 10～14 |
| 红霉素 | 500 | 2 | 10～14 |
| 阿奇霉素 | 1 000 | 1 | 1 |
| 克林霉素 | 150～300 | 3 | 10～14 |
| 氧氟沙星 | 300 | 2 | 10～14 |
| 司帕沙星 | 200 | 1 | 10～14 |

表 5-2-2 衣原体感染药物治疗方案

| 药物种类 | 剂量/mg | 用法/（次·$d^{-1}$） | 用药时间/d |
|---|---|---|---|
| **推荐方案** | | | |
| 阿奇霉素 | 1 000 | 1 | 1 |
| 多西环素 | 100 | 2 | 7～10 |
| **替代方案** | | | |
| 米诺环素 | 100 | 2 | 10 |
| 四环素 | 500 | 4 | 14～21 |
| 红霉素 | 500 | 4 | 7 |
| 罗红霉素 | 150 | 2 | 10 |
| 克拉霉素 | 250 | 2 | 10 |
| 氧氟沙星 | 300 | 2 | 7 |
| 左氧氟沙星 | 500 | 1 | 7 |
| 司帕沙星 | 200 | 1 | 10 |
| 莫西沙星 | 400 | 1 | 7 |

### （三）雌激素辅助治疗

Perrotta 等总结了关于雌激素用于减少尿路感染复发的文献，已经发表的 4 个口服雌激素和安慰剂的对照研究，共 2 798 位女性患者参加，结果显示口服雌激素没有减少尿路感染复发的作用。而局部应用雌激素对比安慰剂的研究中却取得了很好的结果。Raz 等应用 0.5g 雌激素软膏涂抹阴道，每晚 1 次，连续 2 周，以后每周 2 次，连续 8 个月，与安慰剂组进行对照研究显示，治疗组有效地将尿路感染发生频率减少到每年 0.5 次，而安慰剂组为每年 5.9 次，而且治疗组重新恢复阴道乳酸菌群，副作用发生率为 28%（安慰剂组为 17%）；另一个研究中，Eriksen 等使用 2mg 雌激素环放置阴道内，每 12 周更换一次，共治疗 36 周，与无治疗对照组比较，结果显示治疗组 45% 的患者没有尿路感染复发，对照组仅 20% 没有尿路感染复发，而且治疗组复发间隔时间明显延长，阴道 pH 下降，也无副作用发生。从以上研究看，局部应用雌激素确实对减少尿路感染发作有效，因此使用抗生素联合小剂量雌激素治疗可明显提高老年女性患者下尿路感染的治愈率，减少复发。在应用雌激素制剂之前，应排除其禁忌证。同时需要注意的是雌激素治疗存在潜在危险，可能诱发子宫内膜癌、乳腺癌等。此外，使用雌激素也影响脂类代谢，可导致子宫出血、全身水肿等。

**（四）手术治疗**

当患者存在尿路解剖或功能异常引起的从肾盂到尿道外口任何一处尿路梗阻（如泌尿系统结石、肿瘤、狭窄、先天性畸形等）时，均可导致单纯抗菌药物治疗的失败。因此，在适当时机针对感染病灶或引起感染的病因实施相应的手术治疗是必要的，如体外冲击波碎石术、经皮肾取石术、输尿管镜取石术、膀胱碎石术等，而且很多泌尿外科感染性疾病，如不通过手术去除病因则感染难以控制。术前和在使用抗菌药物前应常规行尿常规及尿培养加药敏试验检查。结合尿常规、尿培养及药敏试验结果给予敏感抗菌药物行抗感染治疗，预防和控制感染。为减少女性患者在术后出现尿源性脓毒血症的风险，应动态观察患者尿液分析结果，并在尿液分析结果恢复正常后，适当延长抗菌药物的使用时间 1～2 天。术前尿路感染诊断不明确时，可在术前 1 天开始预防性使用抗菌药物。发生感染性休克可导致较高的病死率，在预防性使用抗菌药物时可选择 β- 内酰胺酶抑制剂类或第三代头孢菌素等抗菌药物，及时控制感染。

**（五）中医治疗**

尿路感染属中医“淋证”的一部分。经过对我国历代中医的不断研究和发扬，在中医学上对淋证已具有了大量的护理经验和方式，如中草药、中成药、外治方式等（如针灸、推拿、灌肠等），并积累了大量的饮食调整和养护经验。而经过对中医“淋病综合征”病因病机的认识，对淋病综合征的常见诊断方法按临床应用分式为湿热下注证、肝郁血瘀证、脾肾两虚证等，从而形成了平肝风利湿通淋、疏肝活血通淋、健脾益肝通淋等疗效，此外，针灸治疗可以减少膀胱炎的复发。

## 五、预后及预防

急性非复杂性膀胱炎患者经治疗和采取一定的预防措施后，总体预后较好。未经治疗的急性膀胱炎患者进展至上尿路感染的情况较少，症状可能持续数月，但可以逐渐自发缓解。

上行性感染是泌尿系感染的主要途径，因此可采取下列措施预防：①加强身体锻炼，提高机体抵抗力。②注意外阴部的卫生，保持外阴部清洁，勤更换衣裤并做到勤清洗等。③在月经期期间尤其要注意外生殖器部位的卫生，避免受凉、辛辣刺激饮食或者长时间憋尿等，避免在月经期期间进行性生活，都可以有效预防尿路感染。④平时需要适当多饮水、多排尿，每天的饮水量大约为 1 500ml，如果出汗较多，需要适当多补充水分，多饮水多生成尿液可以维持尿路的清洁，减少尿路感染发生的概率。⑤如果性生活过频，对泌尿系统健康会产生不良的影响，所以要预防尿路感染，性生活应适度。男性阴茎包皮下容易藏污纳垢，性生活过频繁也可能会引起细菌感染，对夫妻双方的身体健康都会产生不良的影响，所以要注意合理的性生活，性生活之前最好应该进行局部清洗，对尿路感染有一定的预防效果。⑥在围绝经期要注意预防尿路感染，此时激素水平紊乱，需要定时到医院进行激素系列的检查，必要时需要适当补充雌激素治疗，以减少反复发生的尿路感染的风险。⑦如果存在基础疾病，如膀胱脱垂或者泌尿系统结石等病变，需要进行及早治疗，以免造成反复的感染，如盆底肌功能锻炼或者进行体外冲击波碎石等，以去除相关的诱因。⑧使用尿路器械进行操作时，医务人员务必要严格无菌操作。

（江长琴）

## 参考文献


[1] QIAO L D, CHEN S, YANG Y, et al. Characteristics of urinary tract infection pathogens and their in vitro susceptibility to antimicrobial agents in China: data from a multicenter study[J]. BMJ Open, 2013, 3(12): e004152.

[2] FLANAGAN P G, ROONEY P G, DAVIES E A, et al. Evaluation of four screening tests for bacteriuria in elderly people[J]. Lancet, 1989, 1(8647): 1117-1119.

[3] CLEMENT S, YOUNG J, MUNDAY E. Comparison of a urine chemistry analyser and microscopy, culture and sensitivity results to detect the presence of urinary tract infections in an elective orthopaedic population[J]. Contemp Nurse, 2004, 17(1/2): 89-94.

[4] BLUM R N, WRIGHT R A. Detection of pyuria and bacteriuria in symptomatic ambulatory women[J]. J Gen Intern Med, 1992, 7(2): 140-144.

[5] JENKINS R D, FENN J P, MATSEN J M. Review of urine microscopy for bacteriuria[J]. JAMA, 1986, 255(24): 3397-3403.

[6] WIGTON R S, HOELLERICH V L, ORNATO J P, et al. Use of clinical findings in the diagnosis of urinary tract infection in women[J]. Arch Intern Med, 1985, 145(12): 2222-2227.

[7] KIM S Y, KIM Y J, LEE S M, et al. Evaluation of the Sysmex UF-100 urine cell analyzer as a screening test to reduce the need for urine cultures for community-acquired urinary tract infection[J]. Am J Clin Pathol, 2007, 128(6): 922-925.

[8] RUBIN R H, SHAPIRO E D, ANDRIOLE V T, et al. Evaluation of new anti-infective drugs for the treatment of urinary tract infection. Infectious Diseases Society of America and the Food and Drug Administration[J]. Clin Infect Dis, 1992, 15 Suppl 1: S216-S227.

[9] JOU W W, POWERS R D. Utility of dipstick urinalysis as a guide to management of adults with suspected infection or hematuria[J]. South Med J, 1998, 91(3): 266-269.

[10] AUNE A, ALRAEK T, LIHUA H, et al. Acupuncture in the prophylaxis of recurrent lower urinary tract infection in adult women[J]. Scand J Prim Health Care, 1998, 16(1): 37-39.

[11] FERRY S A, HOLM S E, STENLUND H, et al. The natural course of uncomplicated lower urinary tract infection in women illustrated by a randomized placebo controlled study[J]. Scand J Infect Dis, 2004, 36(4): 296-301.

[12] 吉田修. 小儿及女性泌尿外科学[M]. 吕家驹，译. 济南：山东科学技术出版社，2007：274-276.

[13] CLERMONT O, BONACORSI S, BINGEN E. Rapid and simple determination of the *Escherichia coli* phylogenetic group[J]. Appl Environ Microbiol, 2000, 66(10): 4555-4558.

[14] JOHNSON J R, TCHESNOKOVA V, JOHNSTON B, et al. Abrupt emergence of a single dominant multidrug-resistant strain of *Escherichia coli*[J]. J Infect Dis, 2013, 207(6): 919-928.

[15] HENDERSON I R, NATARO J P. Virulence functions of autotransporter proteins[J]. Infect Immun, 2001, 69(3): 1231-1243.

[16] GUYER D M, HENDERSON I R, NATARO J P, et al. Identification of sat, an autotransporter toxin

produced by uropathogenic *Escherichia coli*[J]. Mol Microbiol, 2000, 38(1): 53-66.
[17] MULVEY M A. Adhesion and entry of uropathogenic *Escherichia coli*[J]. Cell Microbiol, 2002, 4(5): 257-271.
[18] THANKAVEL K, MADISON B, IKEDA T, et al. Localization of a domain in the FimH adhesin of *Escherichia coli* type 1 fimbriae capable of receptor recognition and use of a domain-specific antibody to confer protection against experimental urinary tract infection[J]. J Clin Invest, 1997, 100(5): 1123-1136.
[19] MULVEY M A, SCHILLING J D, MARTINEZ J J, et al. Bad bugs and beleaguered bladders: interplay between uropathogenic *Escherichia coli* and innate host defenses[J]. Proc Natl Acad Sci U S A, 2000, 97(16): 8829-8835.
[20] ANDERSON G G, MARTIN S M, HULTGREN S J. Host subversion by formation of intracellular bacterial communities in the urinary tract[J]. Microbes Infect, 2004, 6(12): 1094-1101.
[21] MULVEY M A, LOPEZ-BOADO Y S, WILSON C L, et al. Induction and evasion of host defenses by type 1-piliated uropathogenic *Escherichia coli*[J]. Science, 1998, 282(5393): 1494-1497.
[22] SARICA S, AKKOC Y, KARAPOLAT H, et al. Comparison of the use of conventional, hydrophilic and gel-lubricated catheters with regard to urethral micro trauma, urinary system infection, and patient satisfaction in patients with spinal cord injury: a randomized controlled study[J]. Eur J Phys Rehabil Med, 2010, 46(4): 473-479.
[23] TENKE P, KÖVES B, NAGY K, et al. Update on biofilm infections in the urinary tract[J]. World J Urol, 2012, 30(1): 51-57.
[24] MAZZOLI S. Biofilms in chronic bacterial prostatitis (NIH-Ⅱ) and in prostatic calcifications[J]. FEMS Immunol Med Microbiol, 2010, 59(3): 337-344.
[25] BARTOLETTI R, CAI T, NESI G, et al. The impact of biofilm-producing bacteria on chronic bacterial prostatitis treatment: results from a longitudinal cohort study[J]. World J Urol, 2014, 32(3): 737-742.
[26] KOLUMBIĆ LAKOS A, SKERK V, MALEKOVIĆ G, et al. A switch therapy protocol with intravenous azithromycin and ciprofloxacin combination for severe, relapsing chronic bacterial prostatitis: a prospective non-comparative pilot study[J]. J Chemother, 2011, 23(6): 350-353.
[27] ANDERSON G G, PALERMO J J, SCHILLING J D, et al. Intracellular bacterial biofilm-like pods in urinary tract infections[J]. Science, 2003, 301(5629): 105-107.
[28] MULVEY M A, SCHILLING J D, HULTGREN S J. Establishment of a persistent *Escherichia coli* reservoir during the acute phase of a bladder infection[J]. Infect Immun, 2001, 69(7): 4572-4579.
[29] ROSEN D A, HOOTON T M, STAMM W E, et al. Detection of intracellular bacterial communities in human urinary tract infection[J]. PLoS Med, 2007, 4(12): e329.
[30] MYSOREKAR I U, HULTGREN S J. Mechanisms of uropathogenic *Escherichia coli* persistence and eradication from the urinary tract[J]. Proc Natl Acad Sci U S A, 2006, 103(38): 14170-14175.
[31] CZAJA C A, STAMM W E, STAPLETON A E, et al. Prospective cohort study of microbial and inflammatory events immediately preceding *Escherichia coli* recurrent urinary tract infection in women[J]. J Infect Dis, 2009, 200(4): 528-536.
[32] HORVATH D J, DABDOUB S M, LI B, et al. New paradigms of urinary tract infections: implications for patient management[J]. Indian J Urol, 2012, 28(2): 154-158.
[33] HISANO M, BRUSCHINI H, NICODEMO A C, et al. The bacterial spectrum and antimicrobial susceptibility in female recurrent urinary tract infection: how different they are from sporadic single episodes?[J]. Urology, 2015, 86(3): 492-497.
[34] BRUNS T, PIECHOTA H, SCHNEEDE P. Rezidivierende harnweginfektion der frau: diagnostik[J]. Urologe A, 2006, 45(4): 421-427.
[35] NÓBREGA M M, AUGE A P, DE TOLEDO L G, et al. Bacteriuria and urinary tract infection after female urodynamic studies: risk factors and microbiological analysis[J]. Am J Infect Control, 2015, 43(10): 1035-1039.
[36] FOXMAN B. Urinary tract infection in postmenopausal women[J]. Curr Infect Dis Rep, 1999, 1(4):

367-370.

[37] LIN K, FAJARDO K. Screening for asymptomatic bacteriuria in adults: evidence for the U.S. Preventive Services Task Force reaffirmation recommendation statement[J]. Ann Intern Med, 2008, 149(1): W20-W24.

[38] HEYDARI F, MOTAGHED Z, ABBASZADEH F. Could urinary tract infection cause female stress urinary incontinence? A clinical study[J]. Nephrourol Mon, 2016, 8(1): e33571.

[39] CARSON C, NABER K G. Role of fluoroquinolones in the treatment of serious bacterial urinary tract infections[J]. Drugs, 2004, 64(12): 1359-1373.

[40] ROZENBERG S, PASTIJN A, GEVERS R, et al. Estrogen therapy in older patients with recurrent urinary tract infections: a review[J]. Int J Fertil Womens Med, 2004, 49(2): 71-74.

[41] 蒲翔, 张丽艳, 张俊华. 三金片治疗单纯性尿路感染随机对照试验的系统评价[J]. 时珍国医国药, 2016, 27(4): 1012-1014.

[42] 那彦群, 叶章群, 孙颖浩, 等. 中国泌尿外科疾病诊断治疗指南手册[M]. 北京: 人民卫生出版社, 2013: 424-434.

[43] MANHART L E, GILLESPIE C W, LOWENS M S, et al. Standard treatment regimens for nongonococcal urethritis have similar but declining cure rates: a randomized controlled trial[J]. Clin Infect Dis, 2013, 56(7): 934-942.

[44] BISSESSOR M, TABRIZI S N, TWIN J, et al. Macrolide resistance and azithromycin failure in a *Mycoplasma genitalium*-infected cohort and response of azithromycin failures to alternative antibiotic regimens[J]. Clin Infect Dis, 2015, 60(8): 1228-1236.

[45] JENSEN J S, BJÖRNELIUS E, DOHN B, et al. Comparison of first void urine and urogenital swab specimens for detection of *Mycoplasma genitalium* and *Chlamydia trachomatis* by polymerase chain reaction in patients attending a sexually transmitted disease clinic[J]. Sex Transm Dis, 2004, 31(8): 499-507.

[46] WEI H B, ZOU S X, YANG X L, et al. Development of multiplex real-time quantitative PCR for simultaneous detection of *Chlamydia trachomatis* and *Ureaplasma parvum*[J]. Clin Biochem, 2012, 45(9): 663-667.

[47] COOREVITS L, TRAEN A, BINGÉ L, et al. Macrolide resistance in *Mycoplasma genitalium* from female sex workers in Belgium[J]. J Glob Antimicrob Resist, 2018, 12: 149-152.

[48] UPHOFF C C, DREXLER H G. Detection of mycoplasma contamination in cell cultures[J]. Curr Protoc Mol Biol, 2014, 106: 28.4.1-28.4.14.

[49] KHAN E R, HOSSAIN M A, PAUL S K, et al. Comparison between ICT and PCR for diagnosis of *Chlamydia trachomatis*[J]. Mymensingh Med J, 2012, 21(2): 190-194.

[50] MILLER J L, KRIEGER J N. Urinary tract infections cranberry juice, underwear, and probiotics in the 21st century[J]. Urol Clin North Am, 2002, 29(3): 695-699.

[51] VERSI E. Psychological aspects of lower urinary tract infections in women[J]. BMJ, 1992, 304(6823): 384.

[52] CODY J D, JACOBS M L, RICHARDSON K, et al. Oestrogen therapy for urinary incontinence in post-menopausal women[J]. Cochrane Database Syst Rev, 2012, 10(10): CD001405.

[53] BEEREPOOT M A, GEERLINGS S E, VAN HAARST E P, et al. Nonantibiotic prophylaxis for recurrent urinary tract infections: a systematic review and meta-analysis of randomized controlled trials[J]. J Urol, 2013, 190(6): 1981-1989.

[54] SINGH S, VAN HERWIJNEN I, PHILLIPS C. The management of lower urogenital changes in the menopause[J]. Menopause Int, 2013, 19(2): 77-81.

[55] NABER K G, WULLT B, WAGENLEHNER F M. Antibiotic treatment of uncomplicated urinary tract infection in premenopausal women[J]. Int J Antimicrob Agents, 2011, 38 Suppl: 21-35.

[56] 柳清梅. 妊娠期生殖支原体、衣原体感染对妊娠结局的影响[J]. 河南科技大学学报(医学版), 2014, 32(2): 125-127.

[57] 王千秋，刘全忠，徐金华，等. 性传播疾病临床诊疗与防治指南[M]. 2版. 上海：上海科学技术出版社，2020：104-112.

[58] JUNG C，BRUBAKER L. The etiology and management of recurrent urinary tract infections in postmenopausal women[J]. Climacteric，2019，22(3)：242-249.

[59] GLASER A P，SCHAEFFER A J. Urinary tract infection and bacteriuria in pregnancy[J]. Urol Clin North Am，2015，42(4)：547-560.

[60] WAWRYSIUK S，NABER K，RECHBERGER T，et al. Prevention and treatment of uncomplicated lower urinary tract infections in the era of increasing antimicrobial resistance-non-antibiotic approaches：a systemic review[J]. Arch Gynecol Obstet，2019，300(4)：821-828.

[61] SMITH A L，BROWN J，WYMAN J F，et al. Treatment and prevention of recurrent lower urinary tract infections in women：a rapid review with practice recommendations[J]. J Urol，2018，200(6)：1174-1191.

[62] PAGAN M E，RACHER M L，PHILLIPS A M，et al. Are the diagnosis and treatment of acute cystitis in the premenopausal，pregnant，and postmenopausal women the same? A review of the literature[J]. Obstet Gynecol Surv，2022，77(3)：174-187.

[63] BEAURAIN C，THIBON P，FIAUX E，et al. General practitioners' clinical practice on the management of cystitis in Normandy，France：a clinical vignettes-based study[J]. J Eval Clin Pract，2021，27(2)：421-428.

# 第六章　女性尿失禁与盆底功能障碍

## 第一节　女性压力性尿失禁

### 一、定义及流行病学

#### （一）定义

压力性尿失禁（stress urinary incontinence，SUI）是指咳嗽、打喷嚏、大笑或体力运动等腹压增高时出现的尿液不自主从尿道口漏出。症状为患者在用力、打喷嚏或咳嗽时出现不自主漏尿。体征是在用力、打喷嚏或咳嗽时可观察到尿液从尿道不自主地同步流出。其尿动力学定义为在逼尿肌无收缩的情况下，伴随着腹压增高出现的尿液不自主漏出。根据定义的不同，SUI 可与女性另一种常见的尿失禁，即急迫性尿失禁相鉴别，急迫性尿失禁是由突发的不可抑制的逼尿肌收缩导致强烈的排尿欲望并发生漏尿。两者也可同时存在，称为混合性尿失禁。由于管理策略不同，确定尿失禁的类型非常重要。本章重点介绍 SUI。

#### （二）流行病学

由于女性泌尿生殖系统生理结构及生命周期与男性的巨大差别，女性尿失禁的发生率显著高于男性。美国国家健康与营养调查（National Health and Nutrition Examination Survey，NHANES）的资料表明，在全球范围内，20 岁及以上的女性中有 17.1% 患有中度至重度尿失禁，其中 SUI 的患病率最高。中国成年女性 SUI 的患病率为 18.9%，随着年龄的增长 SUI 的患病率显著增加，高达 30%～50% 的中老年女性报告 SUI。SUI 除造成泌尿生殖系统生理影响外，还可能导致社会孤立和心理困扰，严重影响女性患者的生活质量，同时增加跌倒、骨折及心脑血管意外等疾病的风险，造成明显的经济及社会负担，是一个严重的世界性公共卫生问题。

目前有关女性 SUI 的危险因素的流行病学的研究主要是基于一些大样本的横断面研究，其主要高危因素包括年龄、肥胖、产次及分娩方式等，次要危险因素包括雌激素替代治疗、遗传性、子宫切除、吸烟、种族、糖尿病和抑郁症等。而绝经、慢性咳嗽、便秘等是否为女性 SUI 的独立危险因素尚不确定，但这些状态的存在可能对疾病的严重程度及预后产生一定影响。

**1. 年龄**　随着年龄的增长，SUI 的发生率和严重程度也相应增加。研究证实在老年人群中尿失禁的患病率和严重程度均较年轻人群高，原因可能与尿道支持连接组织和盆底肌老化松弛有关。Abufaraj 的研究显示，成年女性 SUI 的总体患病率约为 46%，且随年龄的增长而增加，在 40 岁及以上的女性中达到 50% 的峰值。在 90 岁以上的女性中，尿失禁不仅与虚弱相关，而且是死亡的独立危险因素，提示有必要给予治疗。但也要注意，在许多基于人群的研究中，虽然年龄增长与 SUI 的发生有很强的关联，但 SUI 并不是衰老的必然结果或正常转归，不能将其直接归因于年龄的增长。随着女性年龄的增长，一些不可改变的风险因素，如慢性疾病及并发症、药物使用、体内激素水平的变化和其他疾病的出现，均可对 SUI 的产生和严重程度产生影响。因此，对于年龄本身是否是 SUI 的独立危险因素仍有争议。

2. **肥胖及超重**　对于肥胖与 SUI 相关性的研究，已有较多学者得出相似或相同结论。具体来说，现有证据表明肥胖是 SUI 的高危因素。肥胖及超重女性中 SUI 的发生率显著增高，且该发生率及严重程度与身体质量指数（body mass index，BMI）正相关，BMI＞26kg/m$^2$ 的女性中尿失禁的发病率为 1.5%（95% *CI* 1.15%～1.95%），而且 BMI 更高的女性人群中尿失禁的发病率为 3.0%（95% *CI* 1.8%～5.0%）。肥胖人群中的 SUI 可能继发于腹内压的升高和尿道高活动性，同时肥胖还会损害膀胱及尿道括约肌的血液供应和神经支配。另外，有研究证明体质量减轻与 SUI 的改善和缓解相关。女性患者在接受减重手术后，SUI 的发生率至少降低了 50%。另一项评估减肥干预对尿失禁影响的系统评价和荟萃分析得出类似结论，即非手术减肥也可减轻尿失禁的严重程度。

3. **生育及子宫切除术**　妊娠期间尿失禁的患病率为 31%～60%，但是大多数是可以自愈的。产次和分娩方式尤其是产程延长和经阴道分娩被认为是发生尿失禁的危险因素。其原因为：在妊娠和分娩过程中产生的挤压，以及盆底肌肉和连接组织的延长甚至撕裂，导致了盆底去神经化。与剖宫产相比，阴道分娩与所有类型尿失禁的风险增加有关；与自然阴道分娩相比，剖宫产后出现 SUI 的风险较低。在挪威进行的 EPINCONT 研究调查了 15 307 名 65 岁以下的妇女，这些妇女的分娩方式包括有未经产、经阴道分娩 1～4 次或剖宫产 1～4 次。与未经产妇女比较，年龄校正后剖宫产妇女尿失禁的风险值为 1.5，经阴道分娩为 2.3。发生中等或严重尿失禁的风险无差别。生育的胎次与尿失禁的发生呈正相关，同时，经阴道分娩巨大儿与尿失禁的发生相关。有研究认为选择性剖宫产可以降低尿失禁的发生率，但这一观点受到较多的质疑。有人推测妊娠期出现尿失禁的妇女，在以后的生活中再次发生尿失禁的可能比较大。盆底肌训练（pelvic floor muscle training，PFMT）能减少妊娠期间尿失禁，产后及时进行 PFMT 也能降低尿失禁风险。

子宫切除术后发生尿失禁目前仍有争论。有研究报道，子宫切除术会增加老年女性发生尿失禁的风险，但不会增加年轻女性尿失禁风险。子宫切除术可能通过损害盆腔神经支配和盆腔器官结缔组织支持来改变膀胱功能。Brown 及其同事通过对大量文献进行系统分析，得出关于女性子宫切除术后发生尿失禁概率的数据。在超过 60 岁的女性中，与未行子宫切除术的患者相比，有子宫切除术史者发生尿失禁的概率为 1.6%（95% *CI* 1.4%～1.8%）。在小于 60 岁的女性中，该概率增加没有这么高。其主要研究结论为，子宫切除术后若干年才发生尿失禁，其可能原因是子宫切除术后相应的韧带同时也被破坏，造成盆底顶部支撑薄弱，从而导致前盆脏器脱垂及尿失禁的发生。尽管分娩和子宫切除术可能会改变盆底神经支配、肌肉力量和支持，但其与激素因素，以及 SUI 风险相关的机制尚不完全清楚。

4. **盆腔脏器脱垂（pelvic organ prolapse，POP）**　POP 也是 SUI 较为明确的危险因素。POP 与 SUI 密切相关，二者常伴随发生于 80% 的盆底功能障碍的女性患者。POP 患者出现 SUI 的可能原因是盆底支持组织平滑肌排列紊乱、纤维变细、肌纤维萎缩和结缔组织纤维化所致，这也是 POP 及 SUI 共同的发病机制，因此有学者将 POP 及 SUI 归于一种疾病。

5. **遗传因素**　遗传因素与女性 SUI 的相关性受到越来越多的重视，研究发现，SUI 患者其女性直系亲属发生尿失禁的风险有所增加，同时患者的姐妹或其他旁系亲属也出现较高的尿失禁发生风险。但有其他学者持不同观点，其对连接组织的萎缩及缺损的遗传倾向是否能导致 SUI 表示怀疑。Mushkat 等人将 259 名女性 SUI 患者的一级直系亲属作为观察组，另外将门诊中 165 名无 SUI 的女性及其亲属设为对照组，两组年龄、产次和体质量相匹配，对比两组的患病率。结果发现，观察组的患病率高于对照组接近 3 倍（20.3% vs. 7.8%）。因此，SUI 的发病率可能与家族遗传特性相关。Ilaha 等人聚焦于基因与 SUI 和 POP 相关研究，并进行分析总结，结果发现多个潜在基因参与了尿失禁的发病机制，故其认为全基因组研究对于识别这些遗传网络在 SUI 发生及发展中的作用是有意义的。

6. **吸烟** 尽管目前仍存在争论，但现有的高质量研究证明尿失禁与吸烟关联较为紧密。一项对 2 000 多名芬兰女性的研究表明，尿急、尿频与吸烟之间有明显的联系。与轻度吸烟相比较，重度吸烟与更严重的尿急症状相关联。Bump 和 McClish 等人研究了 606 名有吸烟史（现在、过去或没有）的妇女，从中收集 322 名尿失禁患者的尿动力学结果，结果显示现在和过去具有吸烟史者比无吸烟史者更易患尿失禁。现在吸烟者患 SUI 的概率为 2.48%（95% *CI* 1.60%～3.84%），现在吸烟者发生急迫性尿失禁的概率是 1.89%（95% *CI* 1.19%～3.02%）。通过对吸烟者和不吸烟者 SUI 尿流动力学特点的进一步分析，Bump 和 McClish 发现吸烟者患 SUI 的概率更高，其认为吸烟会增加咳嗽频率和幅度，"有可能促使解剖和压力传导上的缺陷更早发生，从而产生真正的 SUI，同时克服了任何括约肌强化所带来的保护性作用"。然而，其他研究并不支持吸烟与尿失禁相关。

7. **种族** 大多数的横断面研究发现，白人女性 SUI 的发生率高于非洲裔及西班牙裔女性。与高加索裔相比，非洲裔美国女性尿失禁的患病率较低。在一项以人口抽样为基础的研究中发现：在门诊就诊的老年（＞70 岁以上）美国女性中，有 16% 的非洲裔女性在过去一年里有尿失禁发作，而高加索裔女性达 23%，两者具有显著性差异。另一项以人口抽样为基础的研究中调查了 1 922 名健康女性，高加索人种在过去一年中尿失禁的发生率之间存在显著关联（概率是 1.8%，95% *CI* 1.2%～2.8%）。尽管对不同种族患病率的差异存在许多种解释，DeLancey 等提出非洲裔美国妇女尿道闭合压比较高，得到了较多的认可。

除在女性尿失禁的患病率中存在种族的差异外，种族类型对尿失禁患者的尿失禁类型分布也有着不同。在一项对 200 名尿失禁患者的研究中，每名患者都进行完整的查体和尿动力学检查，发现在非洲裔和高加索裔患者之间，尿失禁类型的分布显著不同。SUI 在非洲裔患者中占 27%，而高加索裔占 61%。急迫性尿失禁在非洲裔患者中占 56%，在高加索裔中占 28%。一项由 Graham 和 Mallet 组织的研究获得了同样的结果，该研究调查了 183 例非洲裔和 132 例高加索裔尿失禁患者的尿流动力学资料。与高加索裔患者相比，非洲裔患者中 SUI 的患病率较低，急迫性尿失禁的患病率较高。在逐步逻辑回归研究（stepwise Logistic regression）中，种族作为有关 SUI 的预测因子要强于年龄、肥胖、吸烟、产次和其他风险因素。

8. **糖尿病和抑郁症** 糖尿病和抑郁的女性更容易出现尿失禁。在糖尿病的女性中，尿失禁的患病率是年龄匹配的无糖尿病的 2 倍。通过调查超过 9 000 位 2 型糖尿病的护士，发现其中 48% 出现至少每月一次尿失禁，29% 出现每周一次尿失禁，其中肥胖能进一步增加尿失禁的风险。一项包括 1 400 名 2 型糖尿病女性的横断面研究，发现大量白蛋白尿和外周神经性疼痛是 2 型糖尿病患者尿失禁独立的危险因素。

已经证实抑郁症与女性尿失禁相关联，但是二者的关联是否由于二者具有共同的病理生理机制，或者是尿失禁导致抑郁症，或者是伴有抑郁症的尿失禁女性，其烦恼增加导致二者关联，目前仍然不清楚。但是数个研究已经证实抑郁症会增加女性尿失禁的发生风险。

9. **其他因素**　体力活动也会增加尿失禁的风险，与较低的活动水平相比，剧烈运动的女性可能会增加 SUI 的症状。液体摄入，特别是过量的饮水和摄入咖啡因等也可能在一定程度上对 SUI 产生影响，但在一项关于咖啡因对尿失禁影响的系统研究中，没有发现咖啡或其他类型含咖啡因的饮料会增加尿失禁的风险。尽管如此，多数观点还是认为限制咖啡因摄入可能有助于减轻尿失禁，特别是降低急迫性尿失禁的风险。其他可能的危险因素还包括脑血管意外、肠道功能障碍、激素替代疗法、其他盆腔手术史及放疗史、经济及受教育情况等。

## 二、病因及发病机制

女性下尿路的生理性控尿机制同时涉及储尿期和排尿期，在各种神经体液因素的共同调节下，通过膀胱和尿道肌肉的协调性机械活动而实现。要保证实现正常的储尿和排尿功能，必须依赖于有正常储尿及排尿功能的膀胱和可以自主调节控制的尿液出口。

### （一）正常女性的尿控机制和排尿生理

熟悉正常的排尿神经反射通路和储尿排尿生理对于理解尿失禁的病理生理过程非常重要。从解剖和功能的角度看，女性下尿路可以简化为充当储尿容器的膀胱和具有括约肌功能的膀胱出口（包括尿道），正常女性尿控的实现，基于这两种机制的相互协调。其中膀胱机制包括完整的神经支配和良好的膀胱顺应性，膀胱出口机制包括完整的神经支配、尿道黏膜闭合作用及良好的尿道周围结构支撑。这两种机制中的任意一个或二者的结构或者功能失调时，都可能导致尿失禁的发生。

排尿反射是一个有赖于相关神经、肌肉系统的复杂精细调控过程，任何一部分发生功能障碍都可以导致排尿障碍。膀胱具有良好的空间适应性及容受性，其黏弹性基于平滑肌、胶原及弹性蛋白等组分，使其成为一个具有高度的顺应性和容受性的器官。当以生理速度缓慢充盈膀胱时，膀胱逼尿肌压力在一定容量范围内几乎可以保持恒定，所以膀胱正常充盈时的测压曲线在一定范围内近乎一条水平线（图 6-1-1）。在动物实验中，膀胱的适应性/容受性并不受急性神经损伤或应用胆碱能神经受体激动剂或拮抗剂的影响。当适应性/容受性受损，膀胱的顺应性便降低，并在膀胱充盈时表现为明显急骤升高的逼尿肌压力。除了需要上述的膀胱正常弹性外，保持正常的控尿功能也同样离不开下尿路的支配神经及括约肌解剖结构的完整性。

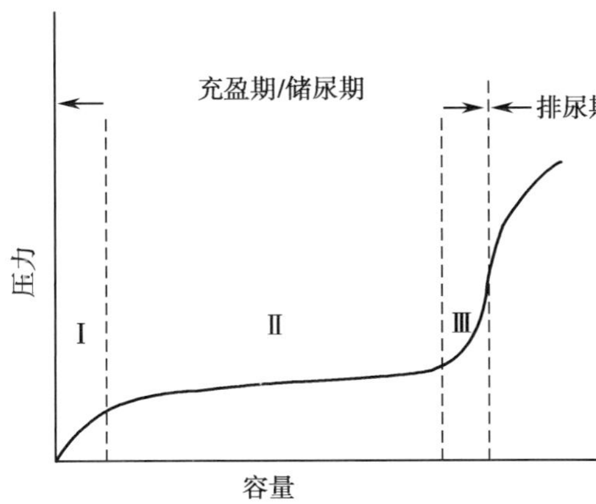

图 6-1-1　膀胱正常充盈时的测压曲线近乎水平

1. **神经通路**　下尿路神经支配的完整性是维持正常控尿和排尿功能的重要因素。正常储尿功能的实现取决于以下两大系统。

（1）脊髓反射系统：激活支配膀胱出口的交感神经和躯体神经。在膀胱的充盈过程中，膀胱壁的牵张作用激活交感神经及阴部神经，反馈信号到与储尿有关的交感神经中枢（位

于脊髓的 $T_{10}$～$L_2$），其发出的神经冲动下传至腹下神经丛，释放去甲肾上腺素，通过腹下神经下传冲动至膀胱和尿道，通过兴奋β肾上腺素受体来适度松弛膀胱，通过兴奋α肾上腺素受体来收缩膀胱基底部和近端尿道以增加尿道阻力，维持控尿。交感神经的激活还可以抑制副交感神经冲动在神经节中的传导。上述反射通过脊髓反射通路发生，是辅助控尿功能的保护性反射。

（2）大脑抑制系统：抑制副交感神经的异常排尿冲动到达膀胱。中枢抑制通路损害或者外周的膀胱传入神经末梢的异常致敏都可能触发原始排尿反射，并导致膀胱过度活动。

正常的排尿通过排尿反射来完成，有赖于大脑中枢神经系统和脑桥背内侧区巴林顿（Barrington）核内排尿中枢的共同调控。正常情况下排尿反射可以受意识控制，并且由脑桥的排尿中枢调控，同时还受到骶髓节段排尿中枢中的副交感神经及躯体神经成分和胸腰段交感神经成分的整合及调节。排尿起始阶段的膀胱传入冲动可以激活脑桥排尿中枢，同时抑制保护性脊髓反射。尿动力学检查中首先记录到的是尿道横纹括约肌的突然性完全松弛，在括约肌肌电图（EMG）上表现为电活动静止，紧随其后的是逼尿肌压力升高及尿道压降低，最后导致膀胱颈和尿道开放，随后启动排尿。通过突然收缩尿道周围横纹括约肌的反射机制可以停止逼尿肌收缩，从而中断排尿。正常功能状态的横纹括约肌系统也可以对抗生理性的腹压增加。阴部神经的会阴支走行于 Alcock 管，解剖学上位于阴道前侧壁，支配尿道横纹括约肌。研究表明：硬膜外麻醉不增加产后 SUI 的发生率，而会阴撕裂及切开与产后 SUI 显著相关，提示神经损伤可能发生在外周神经部分。Clark 等的研究提示阴道分娩后存在阴部神经的损伤，并与产后 SUI 有关，但阴道分娩同样也存在盆底肌损伤，无法证实阴部神经的损伤就是产后 SUI 的主要直接诱因。肌电图显示 80% 阴道分娩女性存在阴部神经损伤和盆底肌去神经支配的现象。Kerns 等实验显示仅 50% 的雌鼠于产后 3 个月发生阴部神经的完全再生反应，而在临床随访中仅有 60% 的女性可以在产后 2 个月检测到正常的阴部神经的传导率，但是 5 年后，这部分女性再次出现阴部神经的传导率下降，提示神经的损伤可能会随着女性年龄的增长而进行性加重，故而产后 5 年 SUI 发病率高于产后 1 年。

**2. 括约肌结构和尿道周围支持结构** 传统理论认为尿道括约肌由两部分组成，即尿道内括约肌和尿道外括约肌（横纹肌），而内括约肌是膀胱平滑肌（逼尿肌）的直接延续。距膀胱颈部 2～3cm 的一段尿道即为控尿区域，提供大约 50% 的尿道压力，包含两层平滑肌：内层呈纵向分布，在排尿期收缩使尿道缩短；外层呈环形包裹，在静息状态下保持一定的肌张力。尿道横纹括约肌环绕在尿道平滑肌外层，提供剩余 50% 的尿道压力，由 3 种慢收缩型肌纤维成分组成：棒状括约肌（rhabdosphincter）、尿道压缩肌和尿道阴道括约肌。上述结构共同维持尿道内的静息压力为 50～100cm$H_2O$（4.90～9.81kPa）。Weiss 等认为真正参与控尿的是棒状括约肌，也有解剖学研究认为来源于会阴深横肌，位于近端 20%～60% 的尿道，呈马蹄状或图章样附着于尿道外层环形平滑肌，主要由直径 15～20μm 的慢收缩型小肌细胞组成，富含线粒体和脂质小体，具有长期维持肌紧张的特性，有利于控尿。Klauser 等发现，在 SUI 的女性中，随着年龄的增加，棒状括约肌的厚度和功能均出现明显下降。

目前主流学者认为，从临床角度看，男性和女性的膀胱颈及近端尿道在正常情况下都可以起到括约肌作用，但是解剖上却尚未发现明确的括约肌样结构存在，而是由平滑肌、横纹肌、细胞内基质和黏膜等构成的功能性括约肌混合体。具有完整功能的括约肌要求具备下列条件：①尿道腔的密封闭合作用；②尿道腔周围壁的支持压迫；③腹压升高时防止近端尿道位移的支撑结构；④具有矫正腹压变化（压力传递）的能力；⑤完整的神经调控。正常的括约肌功能正是以上多种因素相互作用协调的结果。

尿道保持液体密封性的机制目前仍不完全清楚。Zinner 等通过机械尿道模型实验后得出结论，认为至少有以下 3 种尿道壁的因素促进了控尿：①尿道壁的张力或外在压迫作用。尿道腔的外在压迫通过平滑肌和横纹肌的张力、期相性的平滑肌和横纹肌收缩、细胞外基质的黏弹性和弹性、腹压传递相关的机械因素、尿道后壁的解剖结构支撑来实现。②尿道壁的柔软性。③尿道黏膜下的填充支持结构帮助黏膜皱褶对合。

因为缺乏恰当的方法进行直接观察，所以很难了解膀胱充盈过程中括约肌部尿道腔的真实形状。尿道组织切片表明，尿道并非单纯的管状结构，而含有大量皱褶，在皱褶之间存在可以漏尿的间隙。Zinner 等推测认为，尿道黏膜内衬具有黏性，可以使黏膜皱褶精确对合，内衬越柔软则对合作用越好。在女性，雌激素及黏膜下脉管结构组成的弹性垫的作用被认为起到辅助作用。尿道黏膜下层包括尿路上皮至尿道壁上纵行平滑肌层之间的结缔组织含有丰富的血管、胶原和弹性纤维，并呈皱襞状充满整个尿道内腔，对雌激素极其敏感。当黏膜下层血管充血时，犹如真空垫一般封闭尿道内腔，从而维持尿道静息压力。尿道腔的密封性在女性控尿中的详细机制和地位目前尚不完全清楚，但是一般认为尿道壁的弹性和柔软性可以提高尿道张力，有助于控尿。另外尿道黏膜的皱褶对尿道的密封也有重要的意义，这种对合取决于尿道下的基质成分和黏膜的皱褶数量及柔软度，这也可能是更年期妇女更容易发生尿失禁的原因之一。整个妊娠期均是孕激素升高和雌激素水平下降的过程；绝经后妇女因卵巢功能下降，也存在雌激素缺乏。目前研究发现雌激素水平下降可使尿道及生殖系统管腔内的黏膜闭合作用减退，从而使女性盆底出现组织、结构和功能的改变。SUI 的发病率在妊娠期和产后差异较大，妊娠中晚期为 33%～53%，并持续到产后 3 个月，产后 1 年下降至 16%，而产后 5 年又反弹到约 30%。

### （二）SUI 的相关病理生理因素

**1. 尿道形态及活动性**　多项采用超声检查或 MRI 检查的研究发现，与控尿正常女性的中段尿道相比，SUI 女性在静息状态时尿道括约肌复合体的长度更短且更靠近头侧，同时括约肌的面积和周长也更小。另外由于 MRI 的高分辨率，可以观察到 SUI 女性中段尿道部位外侧的横纹肌层、纵行及环形平滑肌层的厚度比尿控正常的女性薄。通过经阴道超声扫描发现，在调整混杂因素后，与对照组相比，SUI 女性具有明显的尿道中段回声模式，松散的尿道结构呈现低回声，中段尿道前部区域回声更强。与此一致，使用横波弹性成像，发现 SUI 女性的尿道括约肌强度低于正常女性，但该结论尚未得到进一步证实。另外，与尿控正常的女性相比，SUI 女性在静息和用力时的旋转角（近端尿道轴与耻骨联合中心轴之间的角度）更大。SUI 患者的中段尿道在用力时更向尾侧移动，并且这种移动度在咳嗽时更加明显。

**2. 尿道长度**　对于尿道长度的研究，多种研究使用了包括超声扫描、微传感器导管和 MRI 在内的多种方法，但结果不一致。除尿道的解剖长度外，功能性尿道的长度被认为在尿控结构中具有更大的意义。功能性尿道长度定义为尿道压力超过膀胱内压力的尿道长度，可能代表尿道括约肌的位置。功能性尿道长度短似乎与 SUI 的严重程度高有关。荟萃分析显示，与尿控正常的女性相比，SUI 女性的功能性尿道长度短 3.58mm（95% *CI* -5.83～-1.33mm）。但并非所有研究都支持尿控正常女性的功能性尿道长度大于 SUI 女性，这一因素仍存在一定争议。

3. **尿道血供** 使用3D彩色多普勒经阴道超声检查，发现SUI患者的尿道周围血管和尿道周围血流少于尿控正常的女性，关于这一结果的研究较少，其意义需进一步探讨。

4. **近端尿道漏斗样开放** 使用超声检查、MRI或膀胱尿道造影测量SUI及正常女性近端尿道形态，测量分别在静息、用力及排尿状态下进行。综合分析表明，近端尿道漏斗样开放在SUI中更为普遍，风险比超过5。然而，关于近端尿道形态的大多数研究并未控制年龄、胎次和体质量等混杂因素，因此结论尚待证实。

5. **尿道神经电生理** 与尿控正常女性相比，在SUI女性中，观察到对尿道电刺激的反应较低，尿道反射潜伏期更长，阴部神经会阴支的神经传导速度显著减慢，背神经和尿道黏膜电敏感性降低。然而，在另一项研究中，有无SUI女性的阴部神经末梢运动潜伏期没有显著差异。在一项更大型的研究（$n$=286）中，观察到SUI女性尿道括约肌出现神经性改变的迹象，表现为较长的运动单元电位持续时间和阴部神经末梢运动潜伏期。但也有研究得出相反的结论，即与尿控正常女性相比，SUI组的尿道括约肌运动单元电位持续时间更短，并且在膀胱充盈期间，SUI女性表现出更小的运动单元电位振幅及更低的频率。

6. **尿道旁组织** 尿道旁组织主要来自阴道和尿道周围的致密结缔组织，并附着于骨盆壁外侧的盆筋膜腱弓和肛提肌的内侧缘。在MRI上可观察到尿道支撑结构的改变更常见于SUI患者。一项研究发现，76%的SUI女性发现尿道周围韧带存在缺陷，而这一比例在经产对照组女性只有32%。在多变量模型中，尿道周围韧带断裂在尿失禁女性中比正常女性更常见。SUI女性的尿道骨盆韧带明显变薄，但韧带长度没有明显变化。

7. **膀胱颈位置和活动度** 与尿控正常的患者相比，患有SUI的女性在静息和用力时膀胱颈和耻骨联合下缘之间的距离更短，站立时膀胱颈到耻骨联合中轴的距离更短。而仰卧位时，SUI患者耻骨联合到尿道的距离更大，这意味着SUI患者膀胱颈位置更靠后。SUI女性膀胱颈处的旋转角度更大，一项包括383名女性的多变量分析表明，瓦尔萨尔瓦动作时膀胱颈旋转对诊断SUI具有最高的灵敏度（92%）和特异度（80%）。使用经直肠超声检测显示，SUI女性在用力时其膀胱颈处向尾部的移动度>1cm，正常女性在用力期间该部位移动度<1cm。但由于测量方法及测量条件的不同，对于膀胱颈位置与尿失禁相关性的研究结果有较大差异。

**（三）女性SUI的病因学病理学说**

1. **膀胱颈及近端尿道过度下移理论** 女性SUI病理生理学的早期理论主要集中在近端尿道和膀胱颈部的下移以及前POP（导致远离正常腹腔内位置）的影响。50多年来普遍认为在腹压增加时，尿道周围的支撑对保持正常的尿控功能起到至关重要的作用。在女性，分娩和年龄增大可以使尿道的支持结构的作用减弱。尿道支持结构的丧失会导致膀胱颈和尿道不同程度地下移，随着尿道活动度越来越高，尿道处于较低的游离位置，增加的腹压不能同等地传递到膀胱和后尿道，当膀胱内压超过尿道闭合压时，就会发生SUI。这种压力传递理论是以将尿道恢复到其正常解剖位置为目标的若干抗尿失禁手术（如Burch阴道悬吊术）的理论基础，这些手术将正常的膀胱颈和近端尿道固定于耻骨后的较高位置，从而使增加的腹压可以同等地传递到膀胱和尿道周围。然而许多女性虽然存在尿道过度移动却能完全保持尿控，这一事实无法用上述理论解释，这也提示在压力诱导的尿道下移情况下正常尿道仍然可以保持闭合状态，这可能是耻骨尿道韧带和尿道周围韧带发生撕裂，尿道下移时，膀胱颈及后尿道同步下移，使得膀胱颈的完整闭合性并未遭到破坏。因而，越来越多的学者一直在探索新的替代理论。

2. **尿道支持丧失理论（“吊床理论”）** 对比正常和 SUI 女性的膀胱颈和近端尿道的超声检查表明，膀胱颈呈漏斗状开放才是形成 SUI 的共同特点，而并非传统理论的尿道过度移动。

随着传统尿道支持机制和 SUI 病因关系的逐渐演变进化，现在认为尿道支持结构从盆内筋膜发出，并通过前支撑结构（耻骨尿道韧带）和后支撑结构（阴道壁）进行增强，这些结构通常都可以防止过度的尿道移动。这个观点是基于 John DeLancey 的尿道支持理论，即“吊床理论（hammock hypothesis）”：利用解剖标本模拟腹压增加的情况时，尿道被挤压固定在一个吊床样的盆底肌肉筋膜层上，而膀胱和尿道就好像固定于“吊床”之上，是否会发生尿失禁决定于这个“吊床”是否坚固和“吊床”与尿道的相对活动度。在这个模型和理论中，决定控尿能力的强弱和是否会发生尿失禁的决定性因素是支持结构的稳定性，而不是传统理论中尿道的位置。正常情况下，随着腹内压的增高，尿道被紧压于上述“吊床”的支撑结构以对抗，就像支撑底板一样阻止漏尿。构成“吊床”复合体的肌群将会向上收缩，同时由于腹压增加，阴道前壁整体向下向后移动，带动尿道压向“吊床”，从而形成一个剪力，保证膀胱颈和尿道的闭合，盆筋膜弓形腱也可以保证吊床的稳定。但是在 SUI 的患者，由于“吊床”的薄弱和支撑力度的不够，当腹压增加时，不但难以保证膀胱颈和近端尿道的闭合，还会进一步导致膀胱颈和近端尿道的旋转下移，如果同时伴随尿道开放，就会导致尿失禁。

“吊床结构”的结构包括结缔组织、盆底肌肉、肛提肌复合体以及盆筋膜弓形腱，共同形成稳定尿道的结构，可以对抗腹压增加时产生的向下压力，从而使尿道支持作用得到加强。尿道与阴道前壁紧密相连，这两个结构与肛提肌复合体（complex of the levator）及盆筋膜腱弓（arcus tendineus fascia pelvis，ATFP）的连接决定了尿道的稳定性。ATFP 是一个纤维筋膜带，它起始于耻骨起始，连接到坐骨前方。肛提肌筋膜层由盆内筋膜（腹侧）和耻骨宫颈筋膜（阴道侧）这两叶组成，分别从侧方融合加入 ATFP，在尿道和膀胱颈下方形成一个吊床样支撑结构（图 6-1-2）。DeLancey 还发现，肛提肌中部的肌束与盆内筋膜和阴道壁直接相连，在腹压突然增加时（例如咳嗽）肛提肌的收缩有助于保持尿道稳定。尿道的前方支持结构来自耻骨尿道韧带，将尿道中部连接于耻骨下面，再加上肛提肌复合体的耻骨尿道肌，形成了一个近端尿道周围的吊带，防止尿道旋转下移。这两个结构形成了中段尿道复合体。现在认为中段尿道复合体和前面描述的尿道下“吊床”在保持正常的尿控功能中起到了重要的作用。在 SUI 中，尿道和耻骨的相对位置而不是绝对位置决定了尿道是否开放。膀胱颈和近段、中段尿道的网片悬吊可以加强“吊床”的支撑力度，从而治愈 SUI。

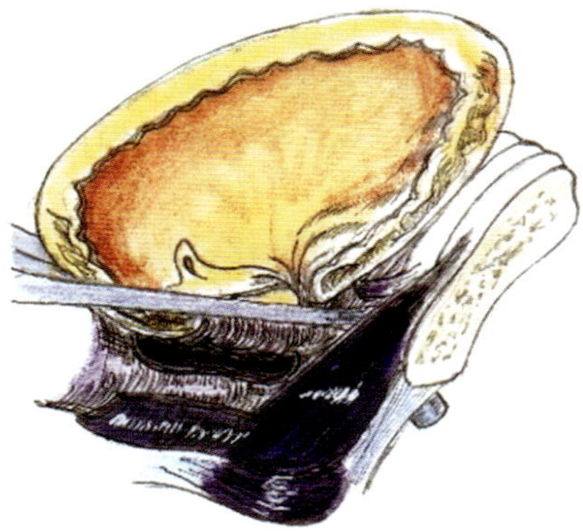

**图 6-1-2 盆底重要软组织支持结构解剖及“吊床”示意图**

当腹内压力突然上升时，盆底支持结构启动功能，耻骨尾骨肌反射收缩发生，这样可以牵拉和强化阴道吊床，这个坚实的吊床结构使尿道更容易闭合。

上述这些发现具有重要的临床意义，它支持了一个观点，即女性括约肌性尿失禁手术的主要目的是提供一个“吊床”样支撑结构，使得腹压增加时膀胱颈和近端尿道能被压紧。事实上，一些治疗 SUI 的流行术式并没有改变尿道的位置或纠正其活动度，而通过不断临床实践的有效性研究也进一步证实了该理论的正确性。

Petros 和 Ulmsten 在 1990 年又进一步提出了 SUI 和急迫性尿失禁的整体理论，即阴道前壁的支持作用来自 3 个相对独立又相互协同的机制：前向的耻尾肌提升阴道前壁压迫尿道；阴道壁向后向下牵引膀胱颈关闭；盆底肌自主向上牵拉“吊床”结构以关闭膀胱颈。阴道前壁的松弛会激活膀胱颈和近端尿道的牵拉受体，引发异常的排尿反射，从而导致膀胱过度活动；阴道前壁的完全松弛会削弱这些力量导致 SUI 的发生。根据这个理论，压力性和急迫性尿失禁具有相同的病因。膀胱颈、近段和中段尿道悬吊都能成功治疗 SUI 的事实支持这些理论，吊带手术可以成功治疗混合性尿失禁也进一步增加了整体理论的可信度。

3. **固有括约肌功能不全及尿道黏膜闭合功能减退理论** 1980 年，McGuire 等在回顾性分析了抗尿失禁手术的结果后，首次引入了固有括约肌功能不全（intrinsic sphincteric deficiency，ISD）的概念：认为那些多次进行耻骨后手术无效的女性存在 ISD 的机制，表现为储尿期时膀胱颈和近端尿道处于开放状态，而在压力状态下尿道没有或仅有少许下移。当前的理论表明，所有括约肌源性尿失禁的患者都有一定程度的 ISD，不管解剖位置如何，ISD 指尿道括约肌固有的功能不全。

女性括约肌功能障碍有两种分类角度：从解剖学角度为尿道过度移动（尿道的支撑缺陷），或从功能学角度为 ISD。不管压力或旋转下移度多大，正常尿道都有闭合的倾向，而且许多尿道过度移动的女性仍能保持正常的尿控功能。女性尿道过度移动和支撑结构缺陷主要与妊娠、经阴道分娩、盆腔手术及慢性腹压增加（例如慢性便秘）有关。有些情况下，支撑作用缺失还继发于神经损伤（例如阴部神经损伤）导致的肌肉萎缩以及后续的支撑结构缺陷。

由于尿道过度移动与 ISD 在一些患者可以经常并存，所以我们没有必要对患者进行精细分类。可以用 3 个参数来描述尿失禁的特点，却没必要用此来分类患者。设计分类系统是用来描述 SUI 的特点，即有无尿道移动、移动程度及旋转下移。大部分学者推荐与其对 SUI“分类”，不如用两个参数描述其特点更加简单而有意义，即尿道移动的程度，通过棉签试验（Q-tip test）测定；括约肌控尿能力，通过腹压漏尿点压测定。

分娩和产程延长一直被认为是 SUI、泌尿生殖器脱垂和肛门失禁的危险因素。经阴道分娩导致的盆底软组织损伤及盆底部分去神经病变与 ISD 的发生有一定关系。Mostwin 等提出了经阴道分娩可能导致括约肌损伤和尿失禁的 4 个机制：①经阴道分娩的机械过程损伤了起支持作用的盆底结缔组织；②胎儿压迫导致盆腔结构的脉管损害；③分娩创伤导致的盆腔神经和/或肌肉损伤；④产程中对尿路的直接损伤。

首次分娩的女性经阴道分娩可引起盆底部分去神经支配，但是产后大多数可以再恢复。越来越多的证据表明，3 度会阴裂伤、多产、第二产程延长（部分由于硬膜外麻醉）及巨大儿（>4 000g）是导致阴部神经损伤的重要因素。尤其是阴道分娩时发生会阴撕裂或使用产钳助产的产妇盆底和阴道壁都会有不同程度损伤，导致肌纤维拉长甚至撕裂，分娩以后出现阴道壁松弛、盆腔器官位置改变、盆底神经受损，严重时甚至会影响盆底组织张力的恢复。

产褥期是恢复盆底肌肉功能的重要时期，若产后过早参加体力劳动或者盆底肌肉功能尚未恢复时不正确地使用腹带等引起腹压增加，都可能会进一步加重盆底损伤或影响盆底组织的恢复。

女性发生 ISD 的高危因素包括：①既往尿道或尿道周围手术（抗尿失禁手术、尿道憩室切除术等）导致的尿道周围去神经化、纤维化或瘢痕化。既往接受过≥2 次抗尿失禁手术的患者，ISD 的发生率高达 75%。②神经损伤可导致 ISD。糖尿病性神经病、椎间盘脱出、脊髓肿瘤、多发性硬化和既往盆腔大范围手术史（如根治性子宫切除术和直肠的腹会阴联合切除术时）等的患者都可能会发生骶神经损伤。骶神经损伤对排尿的影响程度存在不同的差异，这取决于副交感神经、交感神经和躯体神经系统的损伤程度：副交感神经完全性损伤后，引发膀胱无反射，导致尿潴留；当副交感神经损伤合并交感神经损伤时，使近端尿道失去括约肌功能，导致逼尿肌无收缩、括约肌性尿失禁以及膀胱排空不全；躯体神经损伤会阻碍阴部神经的传入与传出，不仅会引起会阴区感觉缺失，还会导致球海绵体肌反射消失，从而导致尿道和肛门括约肌的自主收缩力下降。③盆腔放射治疗可以损伤尿道褶皱，导致尿道弹性下降，从而影响到尿道精确封闭功能和局部神经。④随着年龄增加，尿道横纹肌会出现老化现象。Perucchin 等收集 25 例女性尸体的尿道标本，发现随着年龄的增长，膀胱颈部的尿道横纹肌逐渐变薄，并以每年 18～23μm 的速度下降，尿道横切面的肌纤维总数和密度呈逐年递减，速度分别为每年 $364mm^2$ 和 $671mm^2$。

## 三、诊断

SUI 的诊断主要依据全面的病史、体格检查、完善的实验室检查（包括尿液分析、尿液培养、残余尿的评估，必要时还应进行肾功能检查和上尿路影像检查），根据结果，可能需要进行更具体的评估。特别是在症状不典型、须排除其他疾病或须进行侵入性治疗之前，有时需要额外的影像学、膀胱生理学或尿动力学检查。

对于 SUI 的初步筛查及评估须按照其定义严格进行。根据定义即可对典型的 SUI 作出初步诊断，同时可初步排除其他相关疾病。SUI 定义为咳嗽、打喷嚏、大笑或体力运动等腹压增高时出现的尿液不自主从尿道口漏出。因此，如女性患者在用力、打喷嚏或咳嗽时出现不自主漏尿，或者检查者在查体时观察到患者用力、打喷嚏或咳嗽时尿液从尿道不自主地同步流出即可得出 SUI 的初步诊断。进一步可以通过问卷或排尿日记的辅助，详细地采集病史，对尿失禁的严重程度进行评价，然后根据结果推荐一些简单的诊断性检查，比如残余尿测定或其他特异性实验室检查（如肾功能检查）。在需要准确诊断或鉴别诊断的情况下推荐进行更复杂的评价，比如在以下情况时使用：初始评价所见的情况（如怀疑存在神经疾病或残余尿增多）不能较好地解释疾病；对患者经验治疗失败后；有创治疗（特别是手术治疗）之前。更加高级的评价包括：尿垫试验、尿动力学检查、内镜检查及尿路造影成像。

确定的尿失禁病因往往需要全面的尿动力学评价，但是对治疗患者并非总有必要。但是一般在尿失禁病因明确之前，不对患者进行有创伤或不可逆性的治疗。

SUI 诊断主要依据主观症状和客观检查，并排除其他其他疾病。但在实际临床工作中，通常 SUI 同时合并其他类型的尿失禁或是膀胱过度活动等疾病，使得诊断更趋复杂化。应该同时考虑尿失禁对生活质量的影响和患者的求治欲望，综合考虑临床情况、对生活质量的影响，权衡暂时不进行治疗的风险和益处后，可以推荐无创的可逆性经验性治疗方案或建议进一步详细检查。此处主要依据《中国泌尿外科和男科疾病诊断治疗指南（2019 版）》中尿失禁诊断治疗指南章节对本病的诊断步骤进行阐述，包括确定诊断（高度推荐）、程度诊断（推荐）、分型诊断（可选）及合并疾病诊断（高度推荐）。

### （一）确定诊断

目的：确定有无 SUI。

主要依据：病史和体格检查。

#### 1. 高度推荐的诊断手段

（1）病史采集：尽管女性 SUI 的发病率很高，但其危害性仍然没有被充分认识，很多女性会把漏尿视为正常情况或身体老化的一部分，只有不到 40% 的受累者主动到医院就诊。因此，病史的采集不仅在就诊的患者中具有非常重要的意义，越来越多的研究也推荐通过简单的问卷及病史采集，在健康人群或体检群体中进行 SUI 的筛查。

完整的病史对于诊断和评估至关重要。SUI 可在咳嗽、打喷嚏或跳跃等动作时发生，依据这种典型症状可作出初步的诊断。对于怀疑 SUI 的患者，应对病史进行详细的询问并记录，包括症状持续时间和频率，可以借助各种问题量表以达到病史的详尽及准确记录。患者的病史对评价尿失禁的特点、严重程度和对生活质量的影响非常重要，对鉴别危险因素、暂时原因或二者兼有也很重要。急性症状可以通过了解液体摄入和排出的类型、急性感染、近期手术或创伤等病史来判定。慢性症状的进一步情况，可以通过了解先天性疾病史、神经系统疾病史、手术史、生育史或一般健康状况来获得。

1）全身情况：一般情况、智力、认知能力、饮食营养状况及活动能力等。

2）尿失禁症状：咳嗽、喷嚏、大笑、行走或跳跃等各种程度的腹压增加状态时尿液是否会漏出；停止加压动作时尿流是否随即终止。在尿失禁的病史中描述以下内容很重要，尿失禁症状的特点及其进展、任何加重或缓解的因素、对生活方式的影响及可能的危险因素。特别要注意的是，女性尿道憩室可表现为排尿后出现漏尿，部分患者可表现为加压时出现漏尿，与 SUI 易混淆，须注意鉴别。任何一个症状都应该尽可能地进行特征化和量化。患者往往叙述多种不同的下尿路症状或甚至多种尿失禁症状（例如压力性合并急迫性症状），从中鉴别出最令人困扰及焦虑的症状至关重要。

3）其他泌尿系统的相关症状：血尿、排尿困难、下尿路症状或下腹或腰部不适等。相关的下尿路症状包括储尿期症状（如尿频、尿急和夜尿）以及排尿期症状（如排尿等待、尿流减慢、尿不尽等）。还应询问肠道症状，包括便秘和大便失禁情况。

4）用药史：必须获得那些已知能够引起尿路功能变化的药物史。例如，交感神经阻滞剂，如可乐定、酚苄明、特拉唑嗪、多沙唑嗪及坦索罗辛等可以引起或加重 SUI；拟交感神经药和三环类抗抑郁药，如麻黄碱、伪麻黄碱或丙米嗪等可以引起膀胱出口梗阻、尿潴留和充盈性尿失禁。利尿药虽然不能引起尿失禁，但可以加重尿失禁症状。

5）其他病史：生育史、性功能、月经史、激素替代史、肠道功能、生活习惯、活动能力和其他并发疾病等。特别应该注意询问那些可能影响膀胱和括约肌功能的神经系统疾病，如多发性硬化、脊髓损伤、糖尿病、脊髓发育不良、脑血管意外及帕金森病。此外还应重点询问有无复视、肌力减退、麻痹或者协调性差、震颤、麻木和针刺感等神经肌肉异常症状。特殊手术或者治疗史也同样重要：阴道手术或尿失禁修复的手术史提示括约肌损伤的可能性；盆腔手术也许与膀胱和括约肌的神经损伤有关，同时要考虑泌尿生殖道瘘的可能；放射治疗可以对膀胱容量和/或顺应性产生影响，出现尿失禁症状，部分患者远期可出现泌尿生殖道瘘。

（2）体格检查：对于可疑 SUI 的患者进行体格检查的重点在于检查进一步确定 SUI 的诊断，是否存在导致尿失禁的病因，排除其他疾病，从而有利于治疗方式的选择。体格检查一般应包括一般检查（包括神经系统检查）、专科检查和其他特殊检查。

1）一般检查：一般状态包括生命体征、步态及身体活动能力、精细程度及对事物的认知能力；身高、体质量及*BMI*是SUI重要的危险因素；腹部检查注意有无手术瘢痕、腹壁疝及尿潴留体征；脊柱有无发育异常及畸形，骶尾部有无凹陷及异常隆起；神经系统检查包括下肢肌力、会阴部感觉、肛门括约肌张力及病理征等。

2）专科检查：外生殖器有无盆腔脏器膨出及程度；外阴部有无长期感染所引起的异味、皮疹；双合诊以了解子宫水平、大小和盆底肌的收缩力等，同时排除潜在的尿道憩室及泌尿生殖道瘘；肛门指诊检查肛门括约肌肌张力及有无直肠膨出。

3）其他特殊检查：压力诱发试验，在膀胱充盈状态下进行，患者仰卧，双腿屈曲外展，观察尿道口，咳嗽或用力增加腹压同时尿液漏出，腹压消失后漏尿也同时消失则为阳性。阴性者站立位再行检查。检查时应同时询问漏尿时或之前是否有尿急和排尿感，若有则可能为急迫性尿失禁或合并有急迫性尿失禁。

膀胱颈抬举试验，患者截石位，先行压力诱发试验，若为阳性，则将中指及示指插入患者阴道，分别放在膀胱颈水平尿道两侧的阴道壁上，嘱患者咳嗽或瓦尔萨尔瓦动作增加腹压，有尿液漏出时用手指向头腹侧抬举膀胱颈，如漏尿停止，则为阳性。注意试验时不要压迫尿道，否则会出现假阳性。

棉签试验，棉签试验是测量膀胱颈和尿道移动性的一种简单方法，患者截石位，消毒后将润滑的无菌棉签通过尿道插入膀胱，棉签前端应越过膀胱颈。记录静息时相对水平面的角度；嘱患者用力加压，测量该角度的变化。无应力状态下和应力状态下棉签活动的角度超过30°则提示尿道过度移动（图6-1-3）。

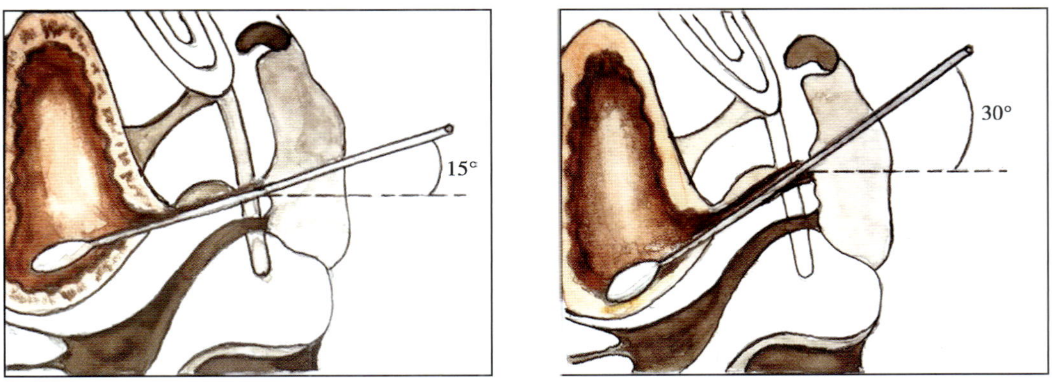


图6-1-3　棉签试验

如增加腹压棉签末端抬高超过30°，提示存在尿道过度移动。

2. **推荐的诊断手段**

（1）国际尿失禁咨询委员会尿失禁问卷表（ICI-Q）：国际尿失禁咨询委员会问卷通过模块化的问卷项目，对患者的排尿功能障碍及对生活质量的影响提供了一系列标准化的问卷，具有较高的准确性及灵敏度，已被多个尿失禁诊疗规范及指南所推荐。ICI-Q分5个部分，记录尿失禁及其严重程度，对日常生活的影响、性生活的影响、情绪方面的影响和伴随的其他泌尿系症状。但由于问卷涉及项目繁多，使用起来有一定困难，因此目前应用最广泛的是ICI-Q的简化版本ICI-Q-SF（表6-1-1）。

表 6-1-1 国际尿失禁咨询委员会尿失禁问卷表简表(ICI-Q-SF)

| 许多患者时常漏尿,该表将用于调查尿失禁的发生率和尿失禁对患者的影响程度。仔细回想您近 4 周来的症状,尽可能回答以下问题 | | |
|---|---|---|
| 1. 您的出生日期 | | |
| 2. 性别 | | |
| 3. 您漏尿的次数 | 从来不漏尿 | 0 |
| | 1 星期大约漏尿 1 次或经常不到 1 次 | 1 |
| | 1 星期漏尿 2 次或 3 次 | 2 |
| | 每天大约漏尿 1 次 | 3 |
| | 1 天漏尿数次 | 4 |
| | 一直漏尿 | 5 |
| 4. 我们想知道您认为自己漏尿的量是多少?(不管您是否使用了防护用品) | 不漏尿 | 0 |
| | 少量漏尿 | 2 |
| | 中等量漏尿 | 4 |
| | 大量漏尿 | 6 |
| 5. 总体上看,漏尿对您日常生活影响程度如何?请在 0(表示没有影响)~10(表示有很大影响)之间的某个数字上画圈 | 0 1 2 3 4 5 6 7 8 9 10 | |
| ICI-Q-SF 评分(把第 3、4、5 个问题的分数相加) | | |
| 6. 什么时候发生漏尿? | 从不漏尿 □<br>未能到达厕所就会有尿液漏出 □<br>在咳嗽或者打喷嚏时漏尿 □<br>在睡着时漏尿 □<br>在活动或者体育运动时漏尿 □<br>在小便完和穿好衣服时漏尿 □<br>在没有明显理由的情况下漏尿 □<br>在所有时间内漏尿 □ | |

(2)排尿日记:排尿日记有助于评估尿失禁和其他下尿路症状,通过排尿日记,医师可以直观地了解患者的总体排尿模式。观察性研究表明,排尿日记具有令人满意的可靠性和有效性,同时具有简易可行及较高的可重复性的优点,推荐用于尿失禁的初始评估,并可在治疗过程中重复使用,以判断治疗效果。排尿日记内容除包括 24 小时排尿时间和排尿量之外,还应包括尿失禁的时间和次数、尿垫使用情况、液体摄入量等(表 6-1-2)。ICS 推荐排尿日记应连续记录 3 天,对于复杂病例,记录时间可延长到 7 天。具体记录时间可依据实际情况,在准确性及依从性之间作出平衡。

(3)残余尿(postvoid residual, PVR)测定:在开始非侵入性治疗前,PVR 的检查不是必需的,但当存在与膀胱排空相关的下尿路症状时 PVR 的检测可能会对诊断及治疗有所帮助。PVR 增加会加重 SUI 及尿频的症状,从而带来治疗策略的改变。PVR 正常值没有标准化,有专家认为 PVR 小于 50ml 为正常,50~200ml 为升高,大于 200ml 为异常;也有专家建议 PVR 小于总排尿量的 1/3 或小于 100ml 就可视为正常。PVR 的测量可以通过排尿后导尿

表 6-1-2　排尿日记

| 姓名： | | | | 日期： | | |
|---|---|---|---|---|---|---|
| 排尿时间 | | 排尿量/ml | 伴随症状 | 是否漏尿？ | 排尿前后有无尿急？ | 液体摄入时间、类型和量 |
| 早 6：00 | | | | | | |
| | | | | | | |
| | | | | | | |
| | | | | | | |
| | | | | | | |
| 中午 12：00 | | | | | | |
| | | | | | | |
| | | | | | | |
| | | | | | | |
| | | | | | | |
| 下午 6：00 | | | | | | |
| | | | | | | |
| | | | | | | |
| | | | | | | |
| | | | | | | |
| 午夜 12：00 | | | | | | |
| | | | | | | |
| | | | | | | |
| | | | | | | |
| | | | | | | |

或膀胱超声检查来测量。

（4）其他检查：其他实验室检查包括尿常规、尿培养、血常规、肝肾功能等，有助于判断是否存在可逆原因或并发症，如感染、糖尿病和肾功能损害等。

**3. 可选的诊断手段**

（1）侵入性尿动力学检查：①尿道压力描记；②压力 - 流率测定；③腹压漏尿点压（abdominal leak point pressure，ALPP）测定；④VUDS。

尿动力学检查在 SUI 诊断中的作用仍有争议。研究发现，术前存在逼尿肌过度活动并不是预测 SUI 手术后治疗失败的独立因素。尽管尿动力学检查有助于区分膀胱出口梗阻及逼尿肌功能低下，但对于术前 PVR 较低的女性患者，这些尿动力参数与术后排尿功能障碍没有明确相关性。总体而言，大多学者认为尿动力学检查对 SUI 治愈率或并发症发生率没有影响。尿动力学检查在 SUI 诊断及治疗中的价值将在本节随后详细介绍。

尽管多数指南及专家共识不推荐对所有 SUI 患者常规进行尿动力检查，但对于以下情况，尿动力检查仍然具有较高的推荐等级：非单纯性 SUI；SUI 的程度诊断；初始治疗效果不佳或治疗失败后的患者。

（2）膀胱镜检查：由于血尿等症状怀疑膀胱内有肿瘤、憩室和膀胱阴道瘘等疾病时，需要进行此检查。此外，膀胱镜检查还推荐用于既往有抗尿失禁手术或盆底重建手术史、出现新的下尿路症状、怀疑有网片暴露等情况的患者。

（3）其他影像学检查：如磁共振成像、CT或超声检查（评估膀胱容量及PVR除外），未在SUI的初始评估中明确推荐。如果怀疑由上尿路异常或输尿管阴道瘘引起的尿失禁或下尿路症状，则可能需要泌尿系统造影检查或CT/MRI检查；如果需要，超声检查可用于评估盆底肌及其功能。

**（二）SUI的程度诊断**

目的：为选择治疗方法提供参考。

1. **临床症状（高度推荐）** 轻度：一般活动及夜间无尿失禁，腹压增加时偶发尿失禁，无须佩戴尿垫；中度：腹压增加及起立活动时，有频繁的尿失禁，需要佩戴尿垫生活；重度：起立活动或卧位体位变化时即有尿失禁，严重影响患者的生活及社交活动。

2. **国际尿失禁咨询委员会尿失禁问卷表简表（ICI-Q-SF）（推荐）**。

3. **尿垫试验（推荐）** 尿垫试验可以检测一定时间段内发生的尿失禁，并通过在标准化状况下测量尿垫重量的变化来对尿失禁的程度进行量化。尿垫试验可以诊断漏尿的程度，但不能确定其原因。尿垫试验的检查时间可以从1～72小时不等，推荐ICS的1小时尿垫试验。

ICS的1小时尿垫试验方法：①患者无排尿；②安放好已经称重的收集装置，试验开始；③15分钟内喝500ml无钠液体，然后坐下或躺下；④步行半小时，包括上下一层楼梯；⑤起立和坐下10次；⑥剧烈咳嗽10次；⑦原地跑1分钟；⑧弯腰拾取小物体5次；⑨流动水中洗手1分钟；⑩1小时终末去除收集装置并称重。

ICS的1小时尿垫试验结果判断：①尿垫增重＞1g为阳性；②尿垫增重＞2g时注意有无称重误差、出汗和阴道分泌物；③尿垫增重＜1g提示基本干燥或实验误差。

ICS的1小时尿垫试验分级判断：①轻度：1小时漏尿≤1g；②中度：1g＜1小时漏尿＜10g；③重度：10g≤1小时漏尿＜50g；④极重度：1小时漏尿≥50g。

**（三）SUI的分型诊断（可选）**

分型诊断并非必须，但对于临床表现与体格检查不甚相符，以及经初步治疗疗效不佳患者，建议进行尿失禁分型诊断。

1. **解剖型/尿道固有括约肌缺陷型** SUI VUDS可将SUI分为解剖型/尿道固有括约肌缺陷型（intrinsic sphincter deficiency，ISD）（表6-1-3）。

表6-1-3 VUDS下SUI分型

| 分型 | 详情 |
|---|---|
| 0型 | 典型SUI病史，但临床和尿动力学检查未能显示SUI，VUDS示膀胱颈近端尿道位于耻骨联合下缘上方，应力状态下膀胱颈近端尿道开放并有所下降 |
| Ⅰ型 | 在应力状态下出现漏尿，膀胱底部下移＜2cm |
| Ⅱ型 | 在应力状态下出现漏尿，膀胱底部下移＞2cm |
| ⅡA型 | 膀胱底部下移在应力状态下出现者 |
| ⅡB型 | 膀胱底部下移在静息状态下就出现者 |
| Ⅲ型 | 在静息期膀胱充满时，膀胱颈和近段尿道就已经处于开放状态，可伴有或不伴有下移 |

Ⅰ型和Ⅲ型 SUI 意味着不同程度的固有括约肌功能障碍；Ⅱ型 SUI 与尿道过度移动有明显的关系。

有学者提出采用最大尿道闭合压（maximum urethral closure pressure，MUCP）进行区分，MUCP＜20cmH$_2$O（1.96kPa）或＜30cmH$_2$O（2.94kPa）提示 ISD 型。也有文献报道腹压漏尿点压＜60cmH$_2$O（5.88kPa）对于诊断Ⅲ型 SUI 的特异性和敏感性与 MUCP＜20cmH$_2$O（1.96kPa）相一致，关于腹压漏尿点压的意义，将在随后介绍。

2. **腹压漏尿点压结合 VUDS 分型**　腹压漏尿点压（abdominal leak point pressure，ALPP）是指在无逼尿肌收缩时，由于腹压增加引起漏尿时的膀胱内压力，反映的是括约肌力量（括约肌抵抗腹压变化的能力）。①Ⅰ型 SUI：ALPP≥90cmH$_2$O（8.82kPa），提示尿道活动过度；②Ⅱ型 SUI：ALPP 60～90cmH$_2$O（5.88～8.82kPa），提示尿道括约肌关闭功能不全和尿道过度活动同时存在；③Ⅲ型 SUI：ALPP≤60cmH$_2$O（5.88kPa），提示尿道括约肌功能受损。

目前认为，大多数女性 SUI 患者可同时存在盆底支持功能受损和尿道 ISD，所以以上分型可能过于简单。此外，确诊 ISD 的方法尚存争议，对于 MUCP 和 ALPP 的检测有待规范，其临界值也需要进一步验证。

### （四）SUI 的常见合并疾病诊断（高度推荐）

1. **膀胱过度活动症（overactive bladder，OAB）**　推荐对怀疑合并有膀胱过度活动症者参照 OAB 诊治指南进行尿动力学检查评估。

2. POP　SUI 常与 POP 合并存在，POP 诊断主要依靠体格检查。

3. **排尿困难**　对有排尿困难主诉的患者，高度推荐尿流率及残余尿测定。对尿流率低及有较多残余尿者，推荐行侵入性尿动力学检查，以确定是否存在逼尿肌收缩受损或膀胱出口梗阻。主要检查方法及指标有：压力-流率测定、VUDS、最大逼尿肌收缩压和等容状态下逼尿肌收缩压测定等。女性膀胱出口梗阻发生机制及病理生理演变在许多方面均有别于男性，而现行膀胱出口梗阻尿动力学评估标准主要来源于男性病例资料，时常不能满足诊断需要，因此，在深入分析尿动力学检测结果的同时，详细询问病史及进行妇科检查、骶髓节段相关神经系统检查、泌尿腔镜的检查和影像学检查亦具有重要的参考价值。

### （五）尿动力学在女性尿失禁中的诊断价值及应用

尿动力学检查在 SUI 诊断及治疗中的价值仍有争议。从症状定义来看，SUI 代表一种漏尿症状，而从尿动力学定义来看，SUI 是指在缺乏逼尿肌收缩的情况下增加腹压所产生的非自主漏尿。这一定义包含了两层意思，一是在静息时膀胱出口的闭合机制处于代偿状态，二是在应力情况下该闭合机制呈现失代偿状态。尽管有多种理论用于解释 SUI 患者为何出现这种代偿和失代偿的转化，但确切的机制仍不清楚，这也造成对这一单纯症状性疾病的治疗效果差异极大，部分患者治疗后出现立竿见影的效果，而部分患者出现治疗失败或复发。理解尿失禁症状产生的病理生理机制是制定治疗方法的基础，即尿失禁症状是由膀胱功能异常还是由括约肌功能异常引起，或由二者共同引起。患者的特点和拟采用的治疗方法不同，制订治疗方案所需要的信息也不同。在判断 SUI 是否合并梗阻、括约肌性尿失禁或逼尿肌过度活动时，患者的病史并非完全准确的依据，不能总是作为诊断和治疗的唯一依据。进行抗尿失禁手术前往往需要尽量获得精确的诊断，尤其是排除禁忌证，所以大部分学者认为应该进一步进行尿动力学检查。

尿动力学检查作为下尿路功能测定的（金）标准，可以通过定性及定量的参数对下尿路功能障碍进行有效描述，为临床医师提供客观资料。具体来讲，其作用主要体现在：①对尿失禁的原因进行判断；②获得下尿路功能障碍的其他情况；③预测上尿路功能障碍的后果；④预测治疗效果及不良反应；⑤理解治疗方法的作用机制；⑥解释治疗失败的原因。

对于绝大部分尿失禁患者，尿动力学可以明确两个最基本的重要问题：尿失禁是由膀胱功能异常或者尿道功能异常引起的，还是二者共同异常引起的；患者是只存在储尿问题，还是同时合并有排尿问题（出口梗阻、膀胱逼尿肌收缩力受损）。另外，还要明确是否存在可能导致上尿路功能恶化的尿动力学方面的危险因素，包括引起储尿高压的逼尿肌-括约肌协同失调、膀胱低顺应性、膀胱出口梗阻和继发于膀胱内高压的膀胱输尿管反流。这些关系到下一步治疗方案的确定，甚至可能包含有抗尿失禁手术的禁忌证。

一般意义上的尿动力学技术多指多通道-压力-尿流-肌电图测定法。多通道尿动力学可以精确评价下尿路功能，在许多情况下这种精确性对于治疗尿失禁患者是必须的。多通道尿动力学包括尿流率、膀胱压、腹压、肌电图及排尿期压力-流率测定。从实用角度出发，可以将尿动力学检查分为充盈/储尿期和排尿/排空期。充盈/储尿期检查通过膀胱测压进行，膀胱充盈过程中可以让患者做激发逼尿肌活动的诱发动作（例如瓦尔萨尔瓦动作、咳嗽、变换体位等）。排尿/排空期通过逼尿肌压力-流率来评价，逼尿肌压力和尿流可同时测定。

另外，还可以通过肌电图（electromyography，EMG）在储尿和排尿期的表现评价外括约肌活动。在储尿、排尿和激发动作时尿道压也可以被监测（尿道测压）。

充盈/储尿期膀胱测压是测定膀胱对充盈过程的反应，可以使医师确定膀胱的压力-容量关系，较理想地模拟膀胱的充盈和储尿过程。在患者的配合下它还提供了膀胱感觉的主观检测。膀胱测压时应测定以下几个参数：①膀胱充盈压；②膀胱感觉（例如膀胱充盈初始感觉、初始尿意、强烈尿意和尿急的对应容量）；③是否存在膀胱不自主或者不稳定收缩；④膀胱顺应性；⑤膀胱最大容量；⑥控尿情况。可以通过多通道方法测定腹压，计算后得到逼尿肌压力。逼尿肌压力可以用来区分腹压增加和真正的膀胱内压升高，对膀胱内的真实压力做出更精确的评价（是否是由于膀胱收缩或顺应性降低）。

对于尿失禁患者，明确的异常表现与尿失禁的关系非常重要。在检查过程中，尿失禁患者的膀胱功能异常可以被证实。逼尿肌过度活动和膀胱低顺应性都可以是导致尿失禁的原因。如果尿动力学检查过程中出现了这些情况，应注意患者是否有感觉（例如尿意、尿急和疼痛），以及尿失禁发生时是否伴有逼尿肌压力升高。另外，应注意尿失禁发生时的逼尿肌压力。

在尿失禁患者中可以测定两类漏尿点压，分别具有不同的意义：①ALPP 是指在无逼尿肌收缩时，由于腹压增加引起漏尿时的膀胱内压力，反映的是括约肌力量（括约肌抵抗腹压变化的能力）。从临床角度出发，不存在明确的正常 ALPP 值，因为无 SUI 的患者，尿道固有括约肌控尿功能正常，即使腹压增加（生理情况下）也不会发生漏尿。ALPP 适用于测定 SUI 患者对尿道的内在控尿功能，ALPP 越低就意味着括约肌力量越弱；②逼尿肌漏尿点压（detrusor leak point pressure，DLPP）针对的是膀胱顺应性降低的患者，是指在无逼尿肌收缩和腹压增加时，发生漏尿的最低逼尿肌压力。DLPP 越高则尿道阻力越大。对于患有影响膀胱的下运动神经元的疾病（脊柱裂、脊髓肿瘤、经腹会阴联合直肠癌根治术及根治性子宫切除术后等）和低顺应性膀胱的非神经源性膀胱患者（膀胱多次手术、放射性膀胱炎及结核性膀胱炎等）的诊治非常有用。DLPP 越高就意味着发生上尿路损害的可能性越大，因为膀胱内压力可以逆流传导至肾脏。漏尿点压高于 40cm$H_2O$(3.92kPa)可以在 85% 的脊髓发育不良的患者中引起膀胱输尿管反流或肾积水。

虽然尿失禁与储尿期异常(例如逼尿肌过度活动,顺应性受损)有关,但是排尿期异常也可以导致尿失禁发生。在尿失禁患者中,逼尿肌收缩力受损和膀胱出口梗阻(解剖性或功能性)是常见的导致排尿期异常的原因。例如,膀胱出口梗阻与逼尿肌过度活动和急迫性尿失禁有关,还可能导致膀胱顺应性降低。神经源性疾病患者,由于逼尿肌-尿道外括约肌协同失调(detrusor-external sphincter dyssynergia, DESD)或膀胱收缩力受损导致的膀胱排空不全,可与尿失禁合并存在。SUI 和梗阻可以在女性患者中并存,也有学者认为:如果可能,对所有进行尿动力学检查的患者都应该全面评价其储尿期和排尿期。

在自主排尿时同步测定尿流率和逼尿肌压力可以得到两个关键参数:膀胱的逼尿肌收缩力(是否受损)和膀胱出口阻力(有无梗阻)。排尿状态下压力-流率的结果可以分为以下 3 种基本类型:①低逼尿肌压力-高尿流率(无梗阻);②低逼尿肌压力-低尿流率(逼尿肌收缩力受损);③高逼尿肌压力-低尿流率(梗阻)。压力-流率测定的检查结果往往不能明确判断有无梗阻,例如,梗阻与非梗阻有时存在交叉区域或膀胱收缩力受损与梗阻并存。膀胱出口梗阻被界定为:逼尿肌的收缩有足够的强度、持续时间和速度来排空膀胱,但尿流率较低。

尿道压力测定:刚好能打开闭合的尿道所需要的液体压力被称为尿道压。国外很多临床中心已经不再进行尿道测压,这是由于它的临床相关性存在争议。

尿道压力分布图是以图的形式描述整个尿道腔内的压力分布情况。最大尿道压是其中测定的最高压力。MUCP 是尿道压与膀胱压的最大差值。功能性尿道长度是女性尿道中尿道压超过膀胱内压的那段尿道的长度。

尿道测压的正常值各个研究差异极大,可能是年龄、激素状态、膀胱充盈的程度及测压尿管的类型等因素相互影响所致。大多数控尿良好的女性的功能性尿道长度大约为 4～6cm, MUCP 为 40～60cm$H_2O$(3.92～5.88kPa)。

基于现在对尿道测压的理解和应用水平,一般不推荐常规使用尿道压力测定来评价尿失禁。这是由于 ICS 标准化委员会认为尿道压力测定的实用价值尚不明确,也没有一种尿道压力测定方法能够满足以下 3 个要求:①可以鉴别尿道功能不全与其他疾病;②对尿道功能不全的严重程度进行测定;③提供一个预测手术成功率的可靠指标。尿道测压最主要的局限性之一就是不能诊断 SUI。例如,一个尿失禁妇女与一个正常妇女的 MUCP 可能都是 38cm$H_2O$(3.724kPa)。

括约肌 EMG 可以用表面电极或直接置入尿道或肛门括约肌的针状电极来进行测定,显示的是来自尿道、肛门括约肌或盆底肌中横纹肌肌束的电活动。EMG 可以明确两方面的情况,一是肌纤维本身的疾病(肌源性改变),二是肌肉神经支配的变化(神经源性改变)。肌源性改变可能起源于肌肉疾病,也可能来源于直接损伤(如分娩过程中肛门括约肌的撕裂);神经源性改变可以源于支配肛门括约肌的任何水平的运动神经损伤,包括运动神经元、运动神经元延伸的神经和来自骶神经根到达外括约肌的神经分支。因此 EMG 的检测起到双重作用:既可以间接提供尿道括约肌和盆底肌电活动方面的信息,也可以提供这些肌肉神经支配完整性及括约肌与逼尿肌同步的客观资料。EMG 对评价逼尿肌自主收缩时括约肌的松弛情况非常有用。

影像尿流动力学检查(video-urodynamics study, VUDS)是指同步检测下尿路影像学信息和尿动力学参数的技术，是评价排尿功能异常最准确的诊断工具。在进行 VUDS 时，所有尿动力学参数（例如腹压、尿道压、尿流率和 EMG 等）都可以被记录，同时放射对比剂被作为膀胱测压的灌注剂，对整个尿路进行透视成像，从而提供相关的解剖学信息。通过同时测定多项尿动力学指标，医师可以更好地理解可能存在的病理生理过程，并更好地理解它们间的相互关系，辨别出赝象。排尿过程中膀胱和膀胱出口同时成像，可以帮助定位诊断梗阻，男女皆适用。排尿过程中括约肌和膀胱颈的活动也可以进行影像监测，尤其是在评价神经源性排尿功能障碍和尿失禁患者的膀胱出口情况（例如逼尿肌-尿道外括约肌协同失调）时更有帮助。对存在膀胱输尿管反流的患者，还可以测定发生反流时的膀胱安全容量和压力。

一般认为在一些特殊情况下才应该使用 VUDS 这项检查。例如：对于其他方法评价尿失禁和漏尿点压有困难的尿失禁患者，VUDS 可以提供准确的评价（在充盈、排尿和激发动作中进行荧光成像监测比静态成像更可取）；VUDS 同时进行的影像成像可以提供常规多通道尿动力学检查缺失的信息；VUDS 还可以评价常规尿动力学不能显示的尿失禁；当显像某些解剖结构（如盆腔器官脱垂）具有重要意义时。

在便携式（移动）尿动力学检查中使用的是便携式记录装置和微传感器尿管，可以在膀胱自然充盈和排空过程中记录膀胱和腹腔的压力，并且患者可以自由活动，在日常状态下即可完成诱发的活动。以往研究表明，与传统的膀胱测压相比，便携式尿动力学监测过程中逼尿肌不稳定的发生率较高。虽然 ICS 已经发表关于移动尿动力学监测的主要相关标准，但由于目前仍存在人为干扰、解读困难、耗时、技术要求高及费用昂贵等问题，导致现阶段这种方法的常规应用受到了限制。

尿动力学检查在 SUI 中的适应证目前尚有争议。综合世界各国权威指南，一般学者目前认同对于以下情况建议行尿动力检查：①对伴有储尿期相关症状的 SUI 进行术前尿动力学检查；②尿失禁类型不明确的患者；③怀疑有排尿功能障碍的病例；④与 POP 相关的病例或侵入性治疗失败的病例。以下情况不建议进行尿动力检查：①不推荐对单纯的 SUI 患者在诊断和治疗前行侵入性尿动力学检查；②选择保守治疗方案时，不建议进行尿动力检查；③不建议采用尿动力检查结果预测治疗效果；④尿失禁女性下尿路康复前，不建议进行尿动力检查。

## 四、治疗

### （一）非手术治疗

女性 SUI 作为一种影响生活质量的良性疾病，推荐首选非手术治疗，如疾病程度较重或非手术治疗效果不佳，可在充分评估后选择侵入性的外科治疗。非手术治疗包括保守治疗和药物治疗。一线保守治疗可采取控制体质量、改变生活方式及定时排尿等，特别适用于程度较轻的患者。如效果不佳，可采用包括 PFMT 和生物反馈在内的物理治疗，PFMT 是 SUI 保守治疗的常用方法，特别适用于能长期坚持严格训练的患者。其他保守治疗方法还包括电刺激和磁刺激，其有效性特别是远期效果还有待于进一步验证。

#### 1. 保守治疗

（1）控制体质量：肥胖和体质量增加是 SUI 的危险因素。流行病学资料证实肥胖与尿失禁之间存在明确的相关性，原因可能在于肥胖或超重导致的过度负荷可潜在并持续地破坏膀胱及盆腔器官的支持结构。在尿失禁的治疗中采取减轻体质量的方法，能显著改善尿失禁症状。研究显示，在进行了胃旁路术的病态肥胖妇女中，尿失禁症状会减轻。一项涉及超重和肥胖女性（平均 $BMI$=36）的随机试验中，发现经过 6 个月的减肥计划后（平均体质量减少 7.8kg），SUI 发作次数较前减少了 58%。Yazdany 等对 39 项关于减肥干预的随机试验、队列研究和案例报道的系统综述得出结论，在对体质量进行干预 1.0～2.9 年后，伴随体质量减轻 5%～10%，SUI 症状会适度改善。类似的，Subak 及其同事的研究提示，当参与者基线体质量减轻 5% 后，尿失禁的症状就会有改善，因此对于任何 $BMI$＞30kg/m$^2$ 的患者来说，均建议其减肥。

（2）改变生活方式：可能与 SUI 有关的生活方式包括摄入咖啡因、液体过度摄入、便秘、吸烟及剧烈运动等。咖啡因可以对神经系统造成刺激，在体内及体外试验中均证实其对逼尿肌有刺激作用，因此高浓度咖啡因的摄入可能造成逼尿肌过度活动，产生急迫性尿失禁，但目前尚未有明确的流行病学资料证实咖啡因摄入与 SUI 的关系。尽管如此，对摄入咖啡因过多的 SUI 患者建议减少咖啡因摄入还是适当的。过量的液体摄入可造成膀胱尿量增加，而腹压漏尿点压与膀胱容量相关，过多的尿量在腹压升高时更容易引起尿失禁，因此建议对有过量饮水的 SUI 患者减少液体摄入。长期便秘的患者过度增加腹压是导致 POP 和尿失禁的一个危险因素，但关于治疗便秘对缓解尿失禁的影响尚没有明确报道，推荐长期便秘的 SUI 患者治疗便秘。目前推测吸烟可能是诱发 SUI 和 OAB 的危险因素，有研究显示吸烟增加女性尿失禁的危险性，并与尿失禁的严重程度正相关，另外，吸烟及呼吸系统疾病引起的咳嗽可能导致患者盆底解剖缺陷，使患者容易发生 SUI，因此建议有该风险因素的患者戒烟并治疗呼吸系统疾病。剧烈运动及重体力劳动与尿失禁之间的关系有待于进一步验证，少量的研究表明，剧烈运动可能引发 SUI 及 POP，并加重症状，但也有研究表明适量运动可以减少尿失禁的发生，这可能与运动控制了体质量有关。

（3）定时排尿：定时排尿的作用是通过规律排空膀胱，在尿失禁发生前就排空膀胱从而防止或减少尿失禁的发生。患者根据制定的固定时间间隔表定时排尿，开始时可 2～3 小时排尿一次，随着症状的改善及液体摄入量的控制，排尿间隔可逐渐延长。

（4）PFMT：妇产科医师 Arnold Kegel 在 1940 年提出了 PFMT 的概念，即通过自主的、反复的盆底肌肉群的收缩和舒张，增强支持尿道、膀胱、子宫和直肠的盆底肌张力，增加尿道阻力，恢复盆底肌功能，达到预防和治疗尿失禁的目的。许多荟萃分析和随机对照研究已经证实 PFMT 对女性 SUI 的预防及治疗效果。PFMT 适用于各种类型的 SUI，而且简便、有效，但停止训练后疗效的维持时间尚不明确。当前没有统一的训练方法，共同的观点是必须使盆底肌肉达到一定程度的训练后，PFMT 才可能有效。可参照如下方法实施："持续收缩盆底肌（提肛运动）2～6 秒，松弛休息 2～6 秒，如此反复 10～15 次为一组。每天训练 3～8 组，持续 8 周以上或更长"。该法可结合生物反馈、电刺激治疗进行，在专业人员指导下进行 PFMT 可获得更好的疗效。

（5）生物反馈治疗：生物反馈治疗是指通过提供躯体功能的信息，训练患者控制躯体功能的方法，可用于评价和治疗盆底功能障碍。常采用模拟的声音或视觉信号，反映患者盆底肌活动的状态，帮助患者及医师了解盆底肌锻炼的情况，以制定更有效的盆底肌锻炼方案。治疗时将电子生物反馈治疗仪置于阴道或直肠内，检测盆底肌肉的肌电活动，并将这些信息转换为视觉和听觉信号反馈给患者，对患者进行自主的、正确的盆底肌肉训练指导，从而形成条件反射。与单纯 PFMT 相比，这种方法更为直观和易于掌握，短期疗效优于单纯 PFMT，但远期疗效尚不明确。

（6）电刺激治疗：电刺激治疗是利用置于阴道、直肠内，或可植入袖状线性电极和皮肤表面电极，有规律地对盆底神经或肌肉群进行刺激，提高肛提肌、其余盆底肌肉及尿道周围横纹肌的收缩力，以增加控尿能力。单独应用电刺激治疗对 SUI 的疗效尚不明确，尚需大样本、长期随访的随机对照研究。电刺激治疗与生物反馈和/或 PFMT 结合可能获得较好的疗效。电刺激适用于：①盆底肌薄弱者；②压力性、急迫性及混合性尿失禁和膀胱过度活动症患者；③原发性 ISD 者。电刺激治疗的禁忌证是会阴完全失神经支配，相对禁忌证包括妊娠、重度盆腔器官脱垂、心脏起搏器植入、萎缩性阴道炎、阴道感染、下尿路感染和出血。

（7）磁刺激治疗：利用外部磁场进行刺激，改变盆底肌肉的活动，通过反复激活活化终端运动神经纤维和运动终板来使盆底肌肉的强度和耐力得到强化，从而达到治疗 SUI 的目的。磁刺激治疗是一种完全非侵入式的治疗方式，这点同电刺激不同，体外进行磁刺激的目的是刺激盆底肌和骶神经根，可以有效改善患者的症状，并且不需要在肛门或者阴道内插入探针，但应用时间较短，仍需大样本随机对照研究以明确其疗效及安全性。

（8）其他保守治疗方法

1）阴道装置：目前有一些通过阴道置入的装置已被用于 SUI 的治疗，其中用于尿失禁的阴道栓（incontinence pessary）使用较多。该装置可置于阴道内，有不同的形状和大小，其末端膨大呈球形，放置于膀胱颈及后尿道后方，增加尿道阻力，从而减少失禁症状（图 6-1-4）。该方法简单易行，但仍需要进行更多的研究。

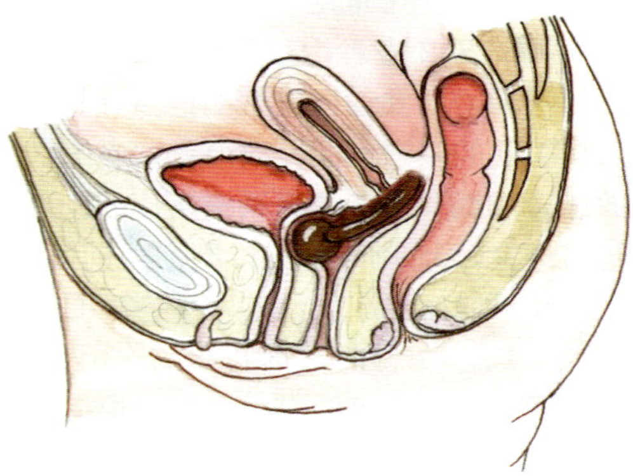
图 6-1-4 尿失禁阴道栓

2）针灸或电针：有研究表明，针灸或电针刺激可以在短期内改善 SUI 症状。在一项多中心、随机对照研究中，根据 6 周的尿垫试验，与对照组相比，经过电针治疗后 SUI 患者显著减少了尿漏。针灸及电针治疗的疗效及安全性需要进一步研究。

3）经阴道激光治疗：目前经阴道激光治疗 SUI 的研究，主要使用的激光包括掺铒钇铝石榴石激光（Er：YAG laser）和点阵 $CO_2$ 激光，多数研究是个案报道，总体可靠性欠佳。研究显示，Er：YAG 激光及点阵 $CO_2$ 激光在轻度 SUI 病例中显示一定的短期治疗效果，且不良事件少见。但目前关于激光治疗 SUI 的研究有很大的局限性，包括激光参数设置的巨大差异、缺少长期随访的数据、没有高质量的对照研究，以及缺乏尿动力学评估和适当的客观指标，因此尚不能对激光治疗 SUI 作出推荐。

生物工程及再生医学的兴起为 SUI 的治疗提供了新的思路，使用干细胞或前体细胞及其他成分修复、替换或再生人体组织和器官在功能重建方面具有巨大潜力，最近已有学者尝试探讨这些新兴治疗方法在 SUI 治疗方面的可行性，未来机遇与挑战并存，需要进一步的研究。

2. **药物治疗** 尽管女性 SUI 的确切发病机制尚不明确，但几种较为认可的解释均提示 SUI 相对于其他类型的尿失禁，与盆底支持机构的关系更大。因此，药物在 SUI 的治疗中作用效果较为有限。药物治疗一般不作为 SUI 治疗的一线选择，当患者仅通过生活方式和行为调整或其他保守治疗策略未达到治疗效果，而愿意选择药物治疗时可以考虑。药物治疗SUI的基本原理是通过增加尿道平滑肌和横纹肌的张力和紧张度，达到提高尿道闭合压，加强尿道关闭功能的目的。目前常用的药物如下。

（1）度洛西汀：度洛西汀（duloxetine）是一种选择性5-羟色胺-去甲肾上腺素再摄取双重抑制剂，早期用于治疗抑郁症和焦虑症，在欧洲被批准用于SUI，但在美国因担心可能增加自杀风险而未获批准。它通过脊髓的Onuf核团，阻断去甲肾上腺素及5-羟色胺的再摄取，升高二者的局部水平，使生殖神经兴奋，从而使尿道括约肌的收缩力提高，进而增加尿道关闭压，减少漏尿。随机对照研究显示，与安慰剂相比，度洛西汀对女性SUI有一定的改善作用，但不良事件的风险更高。常见的副作用有恶心、呕吐，其他副作用有口干、便秘、乏力、头晕、失眠等。由于度洛西汀也适用于慢性疼痛的治疗，因此对于伴有慢性疼痛的女性SUI患者推荐试用度洛西汀。用法：口服每次40mg，每天2次，须维持治疗至少3个月。疗效多在4周内起效，可改善SUI症状，结合PFMT可获得更好的疗效。

（2）雌激素：雌激素治疗女性SUI的作用尚存在争论，雌激素可以刺激尿道上皮生长，增加尿道黏膜静脉丛血供，影响膀胱尿道旁结缔组织的功能，增加支持盆底结构肌肉的张力，增加α肾上腺素受体的数量和敏感性，提高α肾上腺素受体激动剂的治疗效果。多项研究显示，绝经后SUI女性使用雌激素治疗后短期内症状有所改善。用法：因为口服雌激素不仅不能减少尿失禁，而且会诱发和加重尿失禁，所以推荐阴道局部使用雌激素，适用于绝经后患者，用药的剂量和时间仍有待进一步研究。疗效：阴道局部使用雌激素可改善SUI症状，配合PFMT、选择性α1-肾上腺素受体激动剂可使疗效提高。副作用：长期应用增加卵巢癌、乳腺癌、子宫内膜癌和心血管疾病的风险。

（3）选择性α1肾上腺素受体激动剂：代表性的药物是盐酸米多君，这类药物可通过激活平滑肌器官的α肾上腺受体，作用于尿道近端和远端括约肌中的平滑肌纤维，以及尿道和膀胱颈周围支撑组织中的平滑肌纤维中的α1受体，增强尿道收缩力，从而提高尿道闭合压，改善SUI患者的尿控能力。可用于Ⅰ型及Ⅱ型女性SUI的治疗，对Ⅲ型SUI治疗效果较差。常见的不良反应有血压升高、心律失常、口干、尿潴留、便秘等。用法：盐酸米多君初始剂量为口服每次2.5mg，每天2～3次，因副作用较大，不建议长期使用。

（4）其他药物：有学者尝试把用于膀胱过度活动症或急迫性尿失禁治疗的药物用于SUI的治疗，如M肾上腺素受体阻滞剂或β受体激动剂，代表药物包括托特罗定和米拉贝隆等。这类药物能够作用于分布于膀胱的相应受体，产生松弛膀胱及改善膀胱顺应性的作用，尤其适用于伴有SUI症状的混合性尿失禁患者。研究显示，在SUI的治疗中，常用的几种药物疗效没有显著差异，因此副作用、成本及患者意愿等是考虑的关键因素。常见副作用包括口干、便秘、视物模糊及尿潴留等，另外，β受体激动剂还可引起血压升高或心动过速等。

**（二）手术治疗**

（1）概述：一旦错过康复治疗最佳时机，尤其是绝经期后，盆底功能会逐渐下降，保守治疗无效的情况下只能进行外科干预。外科手术是治疗单纯性及复杂性SUI最有效的选择，尽管手术治疗具有较高的风险及创伤，但在结合患者的个体情况、权衡手术的风险和获益后，手术治疗在SUI的治疗中仍然具有至关重要的地位。女性SUI手术治疗的目的是恢复尿道支持结构及重建合适的支撑面来抵抗腹压增加，或者恢复尿道的闭合能力，或者二者兼而有之。对于尿道活动度过高的患者，恢复尿道支持很重要，而对于ALPP较低的非尿道活动度过高的患者，恢复压迫和对合能力非常重要。

在过去的数十年中，SUI 手术治疗的格局发生了巨大变化，不断涌现出多种多样的手术方式。耻骨后阴道悬吊术（Burch 术）于 1961 年首次报道，经过不断改进，在很长时间内成为 SUI 的标准外科手术方式。1995 年出现了尿道中段吊带术（MUS），紧随其后出现了经阴道无张力尿道悬吊术（tension-free vaginal tape procedure，TVT）。Ward 和 Hilton 将 TVT 与 Burch 术进行了比较，结果令人振奋，关于尿失禁的共识和实践几乎在一夜之间发生了变化。MUS 包括耻骨后途径和经闭孔途径，每种途径又依据具体方法的不同分为 TVT、由内向外经闭孔无张力悬吊术（“inside-outside” tension-free vaginal tape obturator，TVI-O）、由外向内经闭孔无张力悬吊术（“out-side-inside” transobturator suburethral tape，TOT）和单切口吊带等。对于不同途径 MUS 的效果及安全性有很多的研究，几种术式均具有较高的主观缓解率、客观缓解率和理想的短期及中期效果，但由于对 SUI 治愈标准的不同和证据质量的区别，泌尿外科医师对于疗效的认可不完全统一。同时由于公众对因尿失禁或 POP 行经阴道网片手术而出现严重并发症和不良后果的担忧，采用合成网片的 MUS 受到了一些质疑，对其潜在风险须警惕。尽管如此，采用合成材料的 MUS 仍然是各权威指南及共识的推荐方法，并被广泛使用。尿道周围填充物及人工尿道括约肌（artificial urinary sphincter，AUS）也被用于女性 SUI 的治疗，特别是采用各种不同材料的尿道填充剂治疗，被广泛研究，其安全性和效果得到了多数学者的认同。近几年随着生物技术替代材料在医学临床的广泛应用，专家们在传统手术治疗方法的基础上不断创新探索出新术式，如自体组织修复术、生物材料吊带术等，目的是恢复盆底解剖结构，从而改善 SUI。

既往不同手术方法之间对比的资料较少，直到最近，高质量前瞻性研究及荟萃分析结果才开始出现。手术方式的选择主要依赖于以下几个因素：①患者的基础状态（尿道移动度和漏尿点压）；②各种手术方式的效果；③手术医师的偏爱和专长；④患者的年龄和合并症，还包括患者快速恢复和避免并发症的要求。一般情况下应该告知患者各种可选择的手术方式、每种手术的风险和预期效果，包括并发症和手术过程。早期指南认为耻骨后悬吊（例如阴道悬吊）和吊带手术是可以获得长期效果的最有效方式。经过至少 4 年的随访，这些方式的治愈率和改善率分别为 84% 和 83%。对 Marshall-Marchetti-Krantz 尿道固定术和 Burch 阴道悬吊术等耻骨后悬吊术式主要是回顾性研究，吊带手术主要采用自体筋膜或老式的合成材料。近来发表的关于阴道悬吊术和自体筋膜耻骨阴道悬吊的文献支持了上述结论。许多同种异体移植物和异种移植物材料都被用于吊带手术，包括同种异体筋膜、同种异体真皮、猪的真皮、小肠黏膜下层。这些材料可获得短期的成功，但是长期随访后发现部分材料有很高的失败率。目前尚缺乏足够高水平的证据证明哪种生物材料可以取代自体筋膜，因此这些材料应该被选择性应用，并非主流方案。

在 AUA 首次发布 SUI 指南后的 10 年间，中段尿道的无张力合成吊带术（如无张力阴道吊带：TVT、TVT-O、TOT 等）已经在世界范围内成为治疗女性 SUI 最常用的术式。现有的短到中期的前瞻性研究资料表明，这种手术方式的治愈率为 80%～94%，与传统的耻骨阴道吊带术和阴道悬吊术结果相近。但是临床工作中应该注意治疗过程中发生严重并发症的可能性和吊带材料对尿道和阴道的长期侵蚀作用。理想中网片的特性包括：理化惰性、非致癌性、非免疫源性、机械固定性、经济负担轻、抗感染性和多形性。合成网片在盆底重建手术中已应用多年，聚丙烯网片使用最广泛。随着盆底手术中应用聚丙烯网片日益增多，网片侵蚀这个特有的并发症也越来越受到重视。

不同手术方式的网片侵蚀发生率有明显差异。Nygaard 等研究发现，经腹阴道骶骨固定术的平均侵蚀发生率为 3.4%。Visco 等报道经腹阴道骶骨固定术网片侵蚀发生率为 3.2%，而经阴道放置则可以达到 40%。经阴道尿道中段无张力吊带放置术（TVT）的网片侵蚀发生率差异性较大，为 0.3%～23%。阴道修补网片更易受侵蚀，吊带网片则少有侵蚀，可能是因阴道修补网片的面积较大，所以侵蚀发生率高。同时，放置阴道网片时的技术要求高，不能有折叠和张力，术后作为盆底组织生长的构架，在运动不当或负重时，与周围组织产生相对运动，致使周围结构脆弱，未完全修复的组织断裂再修复，反复的慢性炎症导致阴道网片侵蚀。文献报道，侵蚀部位多位于阴道和膀胱。网片侵蚀的机制尚不明确，现在一般认为不融合、感染和过度的异物反应共同作用导致了慢性炎症、纤维组织增生和胶原增生。

网片术后侵蚀组织的病理表现为慢性炎症反应，主要表现是：慢性炎性细胞（多数为淋巴细胞和单核巨噬细胞，伴少量中性粒细胞和浆细胞）浸润侵蚀组织，网片周围慢性炎性细胞浸润显著，可见多核巨细胞，纤维结缔组织增生明显；远离网片的组织则多表现为纤维结缔组织增生的修复反应，可见阴道壁上皮过度角化和角化不全伴有乳头状瘤增生；黏膜下层可见血管扩张、活动出血性炎症表现。病理表现的慢性炎症严重程度有差异，与症状严重程度和裸露网片的面积有关。

Achtari 等在 2005 年的研究认为年龄是与网片侵蚀相关的独立危险因素，Deffieux 等的报道也认为年龄大于 70 岁是网片侵蚀相关的独立因素。Deffieux 和 Achtari 的对照研究均未发现网片类型与网片侵蚀发生率相关。Lowman 等研究则认为，吸烟是导致网片侵蚀的危险因素，吸烟者发生网片侵蚀的危险性是不吸烟者的 4 倍。通常认为，阴道壁折叠缝合增加了阴道壁厚度，对预防网片相关并发症有积极作用。也有研究表明 45～55 岁年龄段网片侵蚀发生率明显高于其他年龄段患者，分析原因是该年龄段妇女大多数处于围绝经期，体内雌激素水平波动或降低。雌激素受体（ER）分布广泛，在盆底器官和筋膜、韧带、肌肉中都有分布，且 ER 表达与体内雌激素水平相关，低雌激素水平使盆底组织开始萎缩退化，松弛而脆弱，阴道黏膜变薄，损伤后再修复组织不稳定。

术前全面评估和抗感染治疗，术中网片放置做到无张力，术后充分抗感染和做好随访，可以尽量减少网片相关并发症的发生率，并做到早期发现和早期治疗。

AUS 已经被用于治疗女性 SUI。尽管这种方法的初衷是用于手术失败的患者，但是也被作为初始手段成功应用于神经源性和非神经源性 SUI。虽然如此，由于吊带手术和耻骨后悬吊的成功率很高，而 AUS 的手术更为昂贵和复杂，所以 AUS 目前在女性 SUI 中很少应用。

多数以 SUI 为主要症状的患者，实际可能为混合性尿失禁。已经在 Burch 阴道悬吊术、耻骨阴道吊带的研究中观察到，成功的 SUI 手术可以使 50%～93% 的患者急迫性尿失禁症状治愈或改善。一些尿动力学表现，比如与高压性的逼尿肌过度活动相比，低压性的逼尿肌过度活动和无逼尿肌过度活动往往预示着急迫性尿失禁对 SUI 手术的反应较好。对于合并盆腔器官脱垂的女性 SUI 患者，在考虑手术时通常建议同时纠正脱垂。

根据 2022 年 EAUSUI 指南，建议对于考虑手术治疗的女性 SUI 患者，医师可以在与患者详细讨论相对于其他手术方式的风险和获益之后提供以下选项（强烈建议）：耻骨后阴道悬吊（开放或腹腔镜）、自体筋膜悬吊、尿道中段吊带（合成材料）、尿道周围填充物。对于寻求低风险的患者，推荐尿道周围填充物治疗，但要告知其疗效低于其他手术，有可能需要重复注射，并且长期的疗效和安全性尚未确定；不要采用自体脂肪和透明质酸作为尿道填充剂，因为不良事件的风险较高；对于人工尿括约肌，需要告知患者尽管可达到治愈效果，但其并发症、机械故障或需要取出设备的风险也很高。

目前公认的手术治疗的主要适应证包括：①非手术治疗效果不佳或不能坚持，不能耐受，预期效果不佳的患者；②中重度 SUI，严重影响生活质量的患者；③生活质量要求较高的患者；④伴有 POP 等盆底功能病变须行盆底重建者，可考虑同时行抗 SUI 手术。

在对患者进行手术治疗前应进行充分评估，以下方面需要注意：①征询患者及家属的意愿，在充分沟通的基础上做出选择；②注意评估膀胱尿道功能，必要时应行尿动力学检查；③根据患者的具体情况选择术式，要考虑手术的疗效、并发症及手术费用，并尽量选择创伤小的术式；④尽量考虑到尿失禁的分类及分型；⑤对特殊病例应个性化处理（见本节尿失禁合并其他疾病的诊断和治疗部分）。

（2）目前主流推荐手术类型：2022 年 EAUSUI 指南高度推荐的手术方式包括耻骨后阴道悬吊（开放或腹腔镜）、自体筋膜悬吊、尿道中段吊带（合成材料）、尿道周围填充物。目前我国较常用为 TVT、TVT-O 和 TOT。根据多数文献报道，3 种手术方式在治疗效果上并无显著统计学差异。在上述 3 种类型的基础上，对穿刺针、吊带稍作改进，又出现了 TVT-E、TVT-A 和可调节吊带等方法，但是基本的原理和手术方法、并发症等无本质性区别。另外，近期又出现了单切口吊带，进一步减小手术创伤，减少了腹股沟疼痛、内脏及血管损伤等并发症的风险，但 EAU 指南建议，应告知接受单切口吊带的女性患者，其长期疗效仍不确定。

根据 DeLancey 于 1994 年提出尿道中段吊床理论这一全新假说，伴随腹压增加引起的尿道中段闭合压上升是控尿的主要机制，Ulmsten（1996）等应用 TVT 治疗 SUI，为 SUI 的治疗带来了全新的革命。无张力尿道中段吊带术与其他类似吊带手术的比较显示治愈率无明显区别，短期疗效均在 90% 以上，其最大优势在于疗效稳定、损伤小、并发症少，曾经被部分医师推荐作为尿失禁初次和再次手术的首选术式。TVT-O 或 TOT 因创伤小，操作简单、无须膀胱镜检等优点，也受到很多医师，特别是新近开展抗尿失禁手术的医师的青睐。

1）TVT：TVT 最初是在 20 世纪 90 年代出现的，是研究最广泛的抗失禁手术，其数据随访时间超过 15 年。该术式有自上而下与自下而上两种穿刺方法。Ford 等人对包括 631 名患者的多个比较研究进行了系统综述，未发现自上而下与自下而上两种方法有明显优劣。然而，在更多研究及荟萃分析中，自下而上的方法显著减少了膀胱或尿道损伤、排尿功能障碍和网片暴露的风险，而其他有关不良事件（围手术期并发症、新发尿急或急迫性尿失禁和逼尿肌过度活动）两者有无区别尚无定论。因此，自下而上的 TVT 手术得到了更广泛的认同。TVT 吊带首先通过双侧尿道周围的隧道，随后穿过耻骨后空间，最后通过腹部筋膜和双侧耻骨上的皮肤切口穿出体外，调整吊带松紧度后埋于皮下（图 6-1-5）。

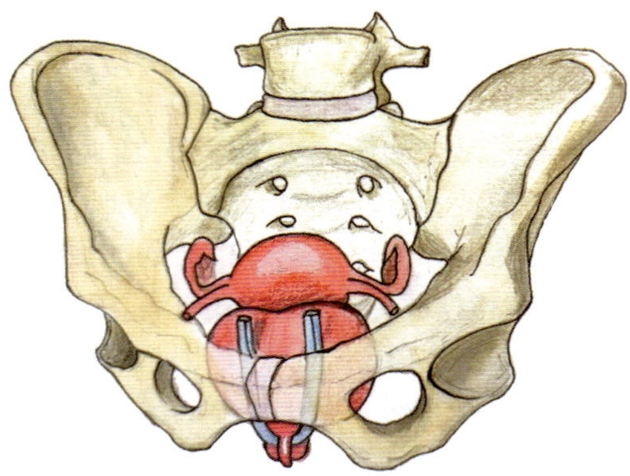
图 6-1-5 TVT

疗效：一项多中心、前瞻性、观察性队列研究对 TVT 手术后的患者进行的长达 7 年以上的长期随访，结果发现超过 7 年的平均治愈率为 81.3%。尽管尿路感染（7%）和新发尿急（6.5%）等并发症的发生率较高，但在长期随访中未发现其他显著并发症。其他研究的长期随访结果也证实 TVT 治愈率在 80% 以上。TVT 治疗复发性尿失禁时治愈率与原发性尿失禁相似。TVT 治疗混合性尿失禁的有效率为 85%，对固有 ISD 患者有效率达 74%。对于不伴有尿道高活动性的患者，TVT 疗效尤佳，其次是 Burch 阴道壁悬吊术或尿道填充剂注射疗法，而 TOT 或者 TVT-O 一般对此类患者疗效较差。

并发症：①膀胱穿孔。膀胱穿孔是 TVT 术中常见的并发症，易发生在初学者或以往施行过手术的患者，除多发于 TVT 手术外，也偶见于 TOT 或 TVT-O 手术。发生的原因可能有：没有掌握正确的穿刺路径；既往下腹部、盆腔手术或抗尿失禁手术引起的膀胱及尿道周围组织的粘连；膀胱未完全排空等。膀胱穿孔的早期征象包括血尿及自阴道口流出较多液体，对于 TVT 手术，术中反复膀胱镜检查是必不可少的步骤。如果术中出现膀胱穿孔，应重新穿刺安装，并保留尿管 1～3 天；如术后短期内发现，则应取出吊带，留置尿管 1 周，待二期再安置 TVT 吊带；如患者是术后远期出现反复血尿、反复尿路感染或膀胱结石，应想到膀胱穿孔的可能性，可先激光处理吊带上的结石，然后膀胱镜下剪去或激光切断膀胱内吊带。因尿道周围瘢痕组织仍有部分提升尿道闭合的作用，部分患者剪除膀胱内吊带后不会发生尿失禁症状，如尿失禁症状复发，可再次行抗尿失禁手术。②出血及血肿。出血及耻骨后血肿并不罕见，多因穿刺过于靠近耻骨后或存在瘢痕组织。当出现耻骨后间隙出血时，可将膀胱充盈 2 小时，同时在下腹部加压，阴道内填塞子宫纱条，严密观察，多能自行吸收。如膀胱内出血或血尿，多考虑膀胱损伤，须按照膀胱穿孔进行处理。③排尿困难及尿潴留。多因悬吊过紧所致。另有部分患者可能与术前膀胱逼尿肌收缩力受损或膀胱出口梗阻有关，对此类患者进一步行尿动力学检查可有所帮助。对术后早期出现的排尿困难，可做间歇性导尿或者尿道扩张。仅 1%～2.8% 患者术后出现尿潴留而需要切断吊带，可在局麻下经阴道松解或切断 TVT 吊带，术后排尿困难多立刻消失，而吊带所产生的周围组织粘连对 SUI 仍有治疗效果。④其他并发症。包括对植入吊带的异物反应或切口延迟愈合、吊带侵蚀入尿道或阴道、肠穿孔和感染等，最严重的是髂血管损伤。

2）TVT-O：TVT-O 的基本原理和指征与 TVT 相同，其出现的时间晚于 TVT。在 TVT 的基础上，为了进一步简化操作并减少耻骨后入路的并发症，出现了这种经闭孔的穿刺方式。穿刺时紧贴闭孔内缘，远离闭孔管（闭孔动脉、静脉及神经）和膀胱，减少了穿刺造成的损伤（图 6-1-6）。

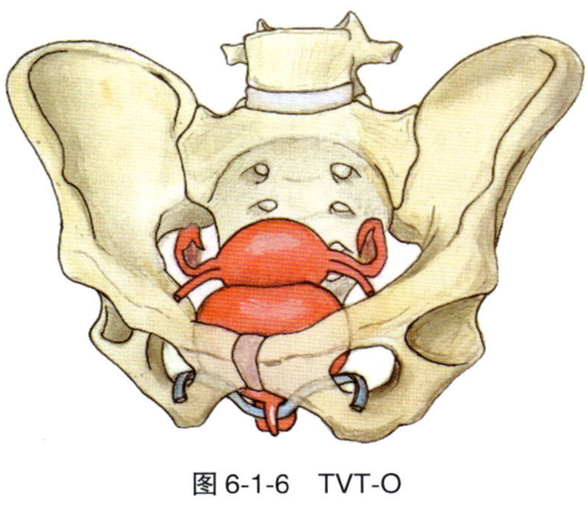

图 6-1-6　TVT-O

疗效：鉴于 TVT-O 良好的安全性，其疗效成为研究重点，并与 TVT 进行了比较。单中心和多中心前瞻性和回顾性研究证实了 TVT-O 的疗效，在长达 5 年的随访中成功率在 43%～92%。不同的研究中其治愈率有较大差异，可能是由于对效果的判断标准不统一造成的。2017 年以 Cochrane 数据库为基础，对女性 SUI 尿道中段吊带术比较的 55 项研究进行了系统分析，大多数研究报告了 1 年的随访结果，5 项研究报告了 1～5 年的随访结果，1 项研究报告了 5 年以上的随访及比较结果，结果发现经闭孔途径和经耻骨后途径在任何时间点上效果均无差异，1 年时经闭孔吊带组的主观治愈率为 62%～98%，耻骨后吊带组为 71%～97%。两种方法在 5 年时均维持较高的治愈率。总的来说，大多数对经闭孔和经耻骨后径路的吊带术的比较研究发现，两者在短期效果基本相当，而长期（超过 5 年）随访结果相对比较缺乏，有限的资料倾向于 TVT 在远期疗效上有微弱的优势，有待于更高质量的证据进一步证实。

并发症：TVT-O 技术简单、快速和安全，其手术原理与 TVT 相同，但穿刺路径为经闭孔而非经耻骨后，减少了损伤膀胱或髂血管的可能性，但有可能增加阴道损伤的风险，同时由于吊带穿行路径会穿过内收肌群，有约 12%～28% 的患者会发生大腿内侧疼痛，带来跛行，甚至排尿困难，严重时需要剪除吊带。由于膀胱穿孔非常少见，在大多数患者膀胱镜检查是不必要的，但如出现血尿、阴道渗液较多等情况，需要仔细的膀胱镜检查。少见的严重并发症主要有吊带阴道侵蚀和闭孔血肿、脓肿形成等。处理方法与 TVT 相同。

3）TOT：TOT 和 TVT-O 的手术原理相同，穿刺路径都为经闭孔。区别在于 TOT 穿刺路径为由外向内，而 TVT-O 为由内向外。

疗效：术后近期及远期有效率与 TVT-O 基本相当。

并发症：TOT 和 TVT-O 没有本质区别，具有技术简单、快速和安全的优点。严格遵守技术规范的情况下，阴道、尿道和膀胱损伤在大多数患者中可以避免。对于大多数患者，膀胱镜检查是不必要的。由于 TOT 需要手指引导，切口要比 TVT-O 略大。少见的严重并发症主要有吊带阴道侵蚀和闭孔血肿、脓肿形成等，发生率与处理措施同 TVT-O。

4）单切口尿道中段吊带术（single incision synthetic sling，SIS）：单切口吊带是常规吊带的一种简化，是一种侵入性更小的手术，旨在使用更小的网片长度放置在闭孔内肌或闭孔膜中，或锚定到耻骨后空间而不穿透。通过避免过多的闭孔和腹股沟结构的损伤，这种方法被认为可以在保持吊带功能的同时，进一步减少并发症，特别是腹股沟疼痛、膀胱或肠道损伤和血管损伤。但应注意的是，SIS 没有可以依据的长期随机对照试验（randomized controlled trial，RCT）数据，最近的比较分析发现，SIS 与 TVT 相比，其有效性欠佳，甚至在部分研究中有效率相差一倍以上。因此，2022 年 EAU 指南建议（高度推荐），对于接受单切口吊带手术的女性 SUI 患者，要充分告知其远期效果具有不确定性。

5）尿道填充剂注射疗法：尿道填充剂已经被用于治疗女性 SUI 长达几十年。在内镜直视下，将填充剂注射于尿道内口黏膜下，使尿道腔变窄、拉长，从而提高尿道阻力和延长功能性尿道长度，增加尿道闭合压，达到控尿的目的。与前述诸多治疗方法不同，注射治疗不是通过改变膀胱尿道角度和位置，而主要通过增加尿道封闭能力产生治疗作用，对纠正尿道移动度无效。

大多数情况下，尿道周围注射较简单，可以局麻下在门诊完成。局麻下通过膀胱镜操作通道置入膀胱镜注射针，将尿道填充剂注射在中段尿道和膀胱颈之间的后尿道的部位，注射完成后可看到膀胱颈隆起，后尿道接近闭合状态。注射剂量、确切位置、注射次数目前没有统一的标准。

目前报道的安全有效的尿道填充剂种类繁多，最早使用的有如聚四氟乙烯和戊二醛交连的牛胶原，戊二醛交连的牛胶原是 FDA 批准用于尿道填充的第一种材料，曾经在临床上广泛使用，并且作为对照用于新型填充剂的研究，但由于明显的免疫原性并发症（如皮肤延迟反应和关节痛），导致其在全球范围内停止生产，逐渐被新的合成不可吸收填充剂所取代。目前销售的填充剂包括聚丙烯酰胺水凝胶、聚二甲基硅氧烷、碳涂层氧化锆、羟基磷灰石钙，以及最近出现的注射时聚合的聚二甲基硅氧烷硅胶。聚二甲基硅氧烷于 1991 年首次上市，并于2006年获得FDA批准，它在欧洲和美国广泛使用。碳涂层氧化锆在1999年获得FDA批准，并在美国和欧洲上市羟基磷灰石钙于2005年获得FDA批准，并在美国和土耳其上市。聚丙烯酰胺水凝胶自2006年起在欧洲、北美和澳大利亚上市，并于2020年获得FDA批准，而注射时聚合的聚二甲基硅氧烷硅胶自2012年以来已在欧洲上市。其他尝试用于SUI治疗的填充剂还有鱼肝油酸钠、透明质酸、右旋糖酐、次乙基乙烯醇中的二甲基亚砜、肌源性干细胞，以及自体组织如脂肪和软骨等。

大部分有关尿道填充剂在女性SUI中应用的研究的随访时间都较短，目前还没有证据表明一种填充剂的疗效明显优于另一种。但2022年EAU指南推荐不要采用自体脂肪和透明质酸作为尿道填充剂，因为不良事件的风险较高（高度推荐）。一般情况下，注射后早期结果为25%治愈，50%改善，25%无效，但是都没有长期永久效果，都需要重复注射。考虑到治疗效果的持久性，填充剂注射似乎更适于下列患者：不适合手术的患者、想延迟或避免手术的患者，以及手术失败的患者。现有的研究表明尿道填充剂可以获得较低的治愈率、中等的成功率和较短的有效持久性，所以在决定用填充剂前，患者和医师应考虑到上述治疗的预期效果和潜在的并发症。

尿道填充剂注射疗法的优点是创伤小，严重并发症发生率低。不足之处：①疗效有限，近期疗效约30%～50%，复发率高，远期疗效差。双盲随机对照临床研究证实，注射自体脂肪疗效与安慰剂之间没有显著差异；②有一定并发症，如短期排空障碍、感染、尿潴留、血尿、个别材料可能过敏和颗粒的迁移等，严重并发症为尿道阴道瘘。

尿道填充剂与其他外科手术的比较：一项对尿道填充剂与其他外科手术（包括尿道中段吊带术和Burch阴道悬吊术等）治疗女性SUI安全性和有效性的系统回顾，纳入了多个中心随机对照研究，结果表明，尿道填充剂治疗的主观改善率明显低于其他外科手术（$RR$=0.70，95% $CI$ 0.53～0.92，$P$=0.01），而在并发症方面两者并没有统计学差异（$RR$=1.30，95% $CI$ 0.30～5.66，$P$=0.73），笔者认为相对于尿道填充剂治疗，外科手术似乎是SUI治疗的更好选择。但类似的研究较少，且缺少长期随访数据，因此结论尚不统一。

因疗效，尤其是远期疗效较差，尿道填充剂可选择性用于膀胱颈部移动度较小的Ⅰ型和Ⅲ型SUI患者，尤其是伴严重合并症不能耐受麻醉和开放手术者。2022年EAU指南建议，对于寻求低风险的患者，推荐尿道周围填充物治疗，但要告知其疗效低于其他手术，有可能需要重复注射，并且长期的疗效和安全性尚未确定（高度推荐）。

6）耻骨后阴道壁悬吊术（Burch手术）：女性SUI患者往往存在膀胱颈及尿道周围支持结构缺陷或功能丧失，腹压增加时膀胱颈活动度过大，膀胱颈及后尿道向下向后移位，导致压力传导障碍，使得腹压增高时膀胱压超过尿道压而出现尿失禁。因此可通过重建近端尿道和膀胱颈的解剖位置，并增强阴道支撑结构的吊床作用而产生抗尿失禁的作用。这就是耻骨后阴道壁悬吊术（Burch术）的原理。Burch术经耻骨后将膀胱底、膀胱颈及近端尿道两侧之阴道壁缝合悬吊于Cooper韧带，以上提膀胱颈及近端尿道，从而减少膀胱颈的活动度（图6-1-7）。还有学者认为该术式对盆底支托组织位置亦有影响（MRI检查发现肛提肌与膀胱颈距离的缩短程度与手术的成功率显著相关）。

方法：分为开放手术和腹腔镜手术两种术式。尤其是经腹腔镜Burch悬吊术的出现，使该术式更受到人们的重视。

疗效：初次手术时，治愈率在80%以上。2次手术时治愈率与初次手术基本相同。长期随访显示其控尿效果持久。Burch手术同时行子宫切除时疗效不受影响，亦不增加合并

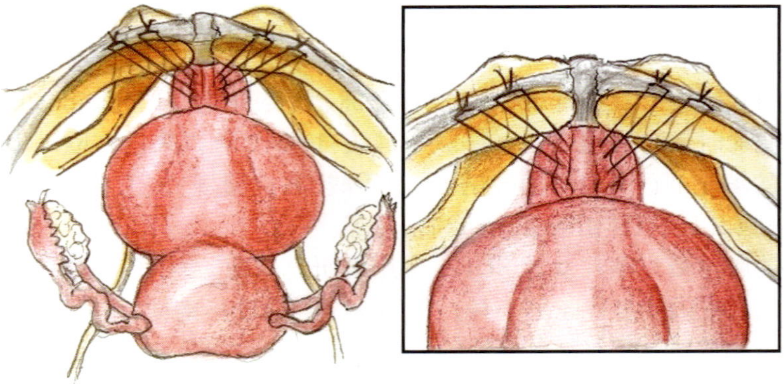

图 6-1-7　Burch 术

症的发生率。该术式与经皮穿刺悬吊术和原理基本类似，但疗效更为确切，主要原因在于：一是缝合于 Cooper 韧带上，锚定更牢固；二是脂肪组织充分游离后形成更广泛的粘连。

并发症：Burch 手术常见的并发症有排尿困难（9%～12.5%）、逼尿肌过度活动（6.6%～10%）、子宫阴道脱垂（22.1%，其中约 5% 需要进一步重建手术）、肠疝等。术后排尿困难主要与术中悬吊张力过大有关，但患者的精神状况、膀胱尿道功能恢复状况也有一定影响，处理方法有间歇导尿、尿道扩张等，同时嘱患者放松心态，规律饮水，定时排尿，注意监测膀胱残余尿量。其他并发症还偶见膀胱和尿道损伤及悬吊线脱落等。一旦出现膀胱和尿道损伤，应及时修补并延长留置导尿管时间。悬吊线脱落或线结松动是导致手术失败的主要原因，应嘱患者术后短期内避免剧烈活动以防悬吊线脱落或断裂。

腹腔镜与开放 Burch 比较：①疗效。多项荟萃分析显示两者疗效有争议。一些研究随访 6～18 个月时两组间主观治愈率均在 85%～100%，没有显著差别，而另一些研究显示腹腔镜 Burch 手术的疗效要比开放手术差，有效率为 64%～89%。②优缺点。腹腔镜较开放手术出血少，损伤小，耐受好，恢复快。但手术操作时间长，技术要求高，费用高。另外，腹腔镜手术在缝扎阴道壁及 Cooper 韧带时，其缝合牢靠程度及松紧度可能略逊于开放手术，这可能是在部分研究中腹腔镜手术疗效劣于开放手术的原因。

Burch 手术与 TVT 比较：①疗效。两者都是目前疗效最为稳定的术式，随机对照研究显示控尿率基本相似，多在 90% 以上，近期 TVT 治疗 SUI 的临床应用报道显著多于 Burch 手术。②优缺点。TVT 比 Burch 手术时间和住院时间短，创伤小，恢复快，术后患者疼痛，不适等症状也少于 Burch 手术。但 TVT 由于使用了合成网片，其相关并发症引起了越来越多的担忧。Burch 手术疗效稳定，并发症较少，但创伤较大。

7）自体筋膜悬吊：自体筋膜用于尿道悬吊最早可追溯到 1933 年，使用带状的大腿深筋膜穿过尿道下方并固定。后来又进行了改进，将腹外斜肌腱膜或腹直肌筋膜转移到阴道切口，缝合后抬高尿道和膀胱颈。随后的数十年，悬吊技术和使用的自体组织不断改进。目前使用较多的自体吊带通常取自腹直肌筋膜或大腿阔筋膜。

方法：腹直肌筋膜可通过下腹部横切口获取，一般宽 1.5～2.5cm，长 7～16cm。非吸收线缝合到筋膜两端。在膀胱颈部位的阴道壁做切口，向后外侧分离到盆腔内筋膜水平并进入耻骨后间隙，然后将筋膜吊带在膀胱颈水平的尿道周围穿过，可使用可吸收线将筋膜展平并缝合固定到尿道周围组织，将筋膜两端的非吸收缝线穿过耻骨联合上方的腹直肌筋膜，在正中进行打结固定，使筋膜吊带在膀胱颈下方保持较小的张力（图 6-1-8）。除腹直肌筋膜

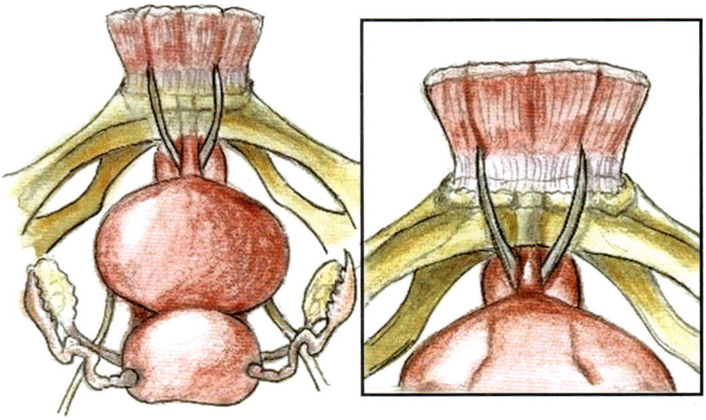

图 6-1-8 自体筋膜吊带

外，也可使用大腿阔筋膜作为自体吊带材料。可通过一侧大腿外侧、膝关节上方 4cm 处的切口来获取阔筋膜。对大腿阔筋膜和腹直肌筋膜的比较发现，术后 1 年的功能结果没有显著差异，围手术期不良事件也没有显著差异。大腿阔筋膜更推荐用于肥胖患者或有腹部手术的患者。

适应证：自体筋膜悬吊可用于中到重度女性 SUI 患者，尤其适用于同时存在尿道憩室、尿道瘘或有合成网片并发症史的患者。

疗效：自体筋膜用于 SUI 治疗的疗效在文献报道中差异较大，可能与对于疗效的判断标准不统一及手术方法有差异相关。据报道，在接受腹直肌筋膜自体吊带的患者中，3 年治愈率为 75.6%，患者满意度高达 84.7%。一项随机对照研究比较了自体筋膜悬吊和 Burch 手术在既往抗尿失禁手术治疗失败的患者中的疗效，发现患者的 5 年满意度相似，但客观缓解率自体筋膜悬吊明显低于 Burch 手术。另一项采用大腿阔筋膜自体悬吊的研究发现，术后 4 年有 85% 的患者报告治愈或显著改善，与腹直肌筋膜自体悬吊相似。

并发症：膀胱损伤发生率为 3.3%，对于曾有抗尿失禁手术史的患者，该风险可能会随着瘢痕的形成而增加。其他并发症包括尿路感染（1.1%～11.4%）、新发尿急（11%～18.5%）和尿潴留（20%）。对于尿潴留或排尿困难的患者，建议术后早期间断导尿或留置导尿至少 3 个月，如症状无缓解再考虑尿道扩张，因为吊带张力可能出现降低而缓解症状。另外，有报道自体筋膜吊带术后的再手术率为 6%。

8）人工尿道括约肌：人工尿道括约肌（artificial urinary sphincter，AUS）是一种模拟括约肌工作原理的物理结构，主要由袖套、储液球囊和控制泵组成。其工作原理是通过手术将不同型号的袖套置入尿道或膀胱颈周围，储液球囊置于耻骨后间隙，控制泵置于女性阴唇皮下，控制泵可调节袖套内液体的充盈与排空，液体充盈时袖套膨胀压迫尿道，使尿道闭合防止尿失禁，袖套排空时该压迫作用解除从而排出尿液（图 6-1-9）。

目前，尽管在国际上存在关于合成网片在抗尿失禁手术中使用风险的争议，中段尿道吊带（合成网片）仍然是大多数医师及诊疗指南的首选及推荐。但有限的关于中段尿道吊带术治疗尿失禁的长期随访（超过 5 年）发现，大约 15% 的 SUI 女性出现明显的症状复发，且随着时间的延长复发率显著升高。尿道移动度较小及尿道闭合压力较低的女性患者在接受传统抗尿失禁手术（包括 TVT、TVT-O 及 Burch 手术）后效果不佳，复发率可高达 75%。

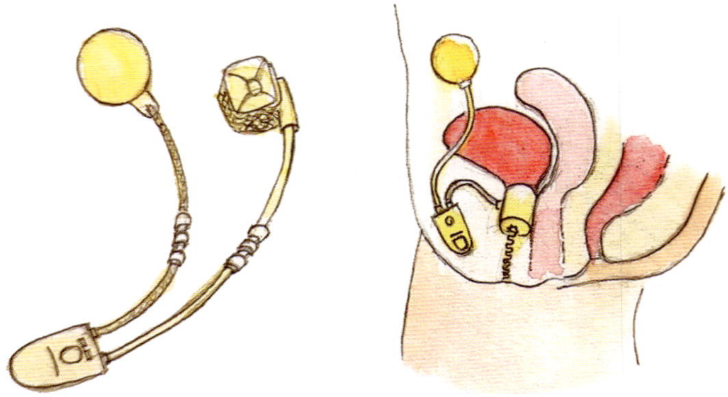

图 6-1-9 人工尿道括约肌

这些患者中引起 SUI 的机制通常是 ISD，是由于出口阻力降低导致的尿道管腔不完全闭合，而不是尿道过度活动。ISD 常见于神经源性 SUI 的女性患者或既往抗尿失禁手术失败的患者。目前对于 AUS 的使用多集中于这类患者。置入 AUS 可通过开放手术、腹腔镜及机器人手术完成。支持在女性 SUI 患者中使用 AUS 的证据相对有限，尤其是目前还没有关于女性患者 AUS 植入的随机对照试验（RCT）或前瞻性研究发表，在当前的循证医学时代，这阻碍了 AUS 的广泛使用。另外，文献中缺乏 AUS 和其他抗尿失禁手术在女性 SUI 治疗之间比较的数据，因此无法得出其安全性及有效性的确切结论。

多数权威指南建议将 AUS 作为 SUI 的二线手术方案，仅在部分患者中推荐。2022 年欧洲泌尿外科指南建议 AUS 只在较大的中心进行，并充分告知患者并发症的风险较高及机械故障或移除设备的可能。ICS 建议仅在经过筛选的患者中使用 AUS，这类患者通常是指术后复发的 SUI 患者，并且要告知患者可能需要翻修和缺乏长期疗效的数据。由于女性 AUS 未经 FDA 批准，因此 AUA 指南中未将其作为推荐。

AUS 常见并发症包括术后尿失禁、尿道萎缩、机械故障、尿道侵蚀和感染。侵蚀和感染是两个严重并发症，最终可导致装置的移除，多种因素可导致侵蚀和感染，如局部组织受压缺血坏死、异物反应、既往手术史、无菌操作不严格等。AUS 术后尿失禁复发的原因有膀胱功能改变、尿道萎缩及机械故障等，有时需要翻修或移除设备。

3. **尿失禁合并其他疾病的诊断和治疗** 在处理 SUI 的同时，不能忽视可以影响治疗效果的其他合并疾病，要包括：膀胱过度活动症［混合型尿失禁（mixed urinary incontinence，MUI）］、POP、逼尿肌收缩力减弱及膀胱出口梗阻。

（1）膀胱过度活动症：如患者主诉存在尿频、尿急伴或不伴急迫性尿失禁，即应怀疑合并有膀胱过度活动症，高度推荐用排尿日记详细了解患者症状具体程度。更详细内容见 OAB 章节。

SUI 合并 OAB（MUI）的治疗应以改善患者生活质量为最终目的。研究显示，MUI 患者在接受 TVT 或 TOT 治疗后 SUI 症状的治愈率没有差异，与急迫性尿失禁症状相比，以 SUI 症状为主的患者的总体治愈率更高，因此对于以 SUI 症状为主的 MUI 患者，可在充分沟通后采取抗尿失禁手术治疗。耻骨后阴道悬吊（Burch 术）后残留尿急或急迫性尿失禁的比例高于 TVT 或 TOT，因此，对这类患者推荐行尿道中段吊带术（mid-urethral sling，MUS）治疗，术后 50%～70% 患者的 OAB 症状可得到一定程度改善。如排尿日记显示患者排尿次数明显增加并且是患者就医的主要原因时，应先治疗 OAB 症状，包括膀胱训练、盆底肌锻炼及抗胆碱药物治疗。用抗胆碱药物 30 天内须随访排尿日记，根据患者症状及生活质量改善程度，决定下一步治疗方案，包括观察、继续用药、接受抗尿失禁手术。

（2）POP：SUI 与 POP 的共同发病原因包括盆底韧带、筋膜的松弛，所以两种疾病常合并发生。超过 40% 的 SUI 女性伴有明显的阴道前壁膨出。高度建议截石位会阴检查以明确 POP 及程度，并用 POP-Q 评分描述 POP。POP-Q 评分内容详见 POP 章节。

SUI 合并 POP 患者可以出现两种状况：①SUI 症状为主，合并 POP；②POP 症状为主合并隐匿性 SUI。

对于 SUI 合并 POP 患者，建议的处理原则如下。

1）以 SUI 症状为主时：0 级与Ⅰ级膨出无须同期处理；Ⅱ级以上膨出由于患者可能已经有阴道脱出物症状，并且随着膨出加重，将造成膀胱尿道扭曲而导致排尿困难，故推荐同期行相应的盆底重建手术。多数情况下仅行前盆腔重建手术。

2）POP 症状为主合并隐匿性 SUI 患者：隐匿性 SUI 是由于尿道括约肌无功能所致，常常被严重的前 POP 所掩盖。临床表现为既往存在 SUI，膨出加重后 SUI 症状减轻或基本消失；或在 POP 检查中回纳脱出物（膀胱）后，腹压增加可见明显尿失禁。上述两种情况均高度推荐术前与患者及家属良好沟通，签字说明如单纯行盆底重建手术，患者术后出现 SUI 的可能性加大，或 SUI 的程度可能加重。目前对是否在行盆底重建同期行抗尿失禁手术仍然存在较大争议，仍需更多的临床研究证实。如 POP 患者无主诉 SUI 症状或症状轻微，不推荐同期行抗尿失禁手术，但术前须告知患者 POP 术后有不足 10% 的 SUI 发生率，其中可能仅部分仍需要手术治疗。

（3）逼尿肌收缩力减弱：逼尿肌收缩力减弱常见于老年妇女，如 SUI 患者主诉排尿困难，首先高度推荐超声检查残余尿量，如其有异常，推荐进行尿动力学检查予以确认。需要指出的是常规尿动力学检查存在生理性波动，一般 SUI 患者压力-流率检查 $P_{det}$ 较低，因此尿流率波动的曲线形态及腹压辅助排尿状态更具判断价值。

当患者同时存在 SUI 和逼尿肌收缩力减弱造成的排尿困难时，处理相对困难，首先应当了解何种症状对患者的生活质量影响最大，同时也应当考虑一般情况下尿失禁给女性患者生活质量造成的影响远大于排尿困难。如果患者有明确的尿失禁症状，而逼尿肌收缩力减弱并不严重，也不存在大量残余尿，则抗尿失禁手术就存在必要，对此类型的女性神经源性膀胱患者还可选行尿道封闭术。术前必须告知患者，如术后残余尿增加，或出现尿潴留，需要行自身清洁间歇性导尿治疗，若患者无法接受，也可考虑剪断吊带。

（4）膀胱出口梗阻：在除外 POP 所致膀胱出口梗阻外，女性膀胱出口梗阻多属于功能性，女性尿道狭窄相对少见。当 SUI 患者主诉排尿困难，在排除逼尿肌收缩无力和 POP 所致因素后，推荐行 VUDS 进一步确诊。原则上需要先处理梗阻，随访 3 个月后根据病情再考虑，是否需要行抗尿失禁治疗。

（5）固有 ISD：大多数专家认为 ISD 患者的尿失禁程度更为严重，因此将 ISD 视为一种更严重的 SUI 类型。除了有更严重的症状外，与没有 ISD 的女性相比，有 ISD 的女性在手术后的治愈率较低。在一些研究中，与接受 TOT 的 ISD 患者相比，TVT 手术的治疗结果似乎更好，然而这一结论并没有被普遍接受，最近的一项 RCT 发现无论括约肌功能如何，这两种方法都具有相似的疗效。尿道填充剂在治疗 ISD 患者方面的效果也不统一，并且缺乏长期数据。没有足够的数据来评价可调节吊带或 AUS 在女性 ISD 治疗中的作用。因此，对于ISD患者的治疗，手术的选择更具挑战性。

（6）抗尿失禁手术失败后的SUI：抗尿失禁手术失败或复发的原因可能有吊带植入位置欠佳或移位、吊带断裂、网片侵蚀或暴露、盆底功能进一步下降等。对于既往失禁手术失败或复发性SUI的患者，与初次手术相比，再次手术的失败率通常更高。目前对于如何最好地处理这类患者尚无统一共识。Burch手术可用于复发患者，但治愈率低于初次手术；中段尿道吊带术对复发性SUI患者有效，但效果同样不如最初使用。复发性SUI患者治疗的可用数据有限，无法做出明确选择。现有数据大多支持在复发性尿失禁患者中使用耻骨后阴道悬吊、TVT及TOT等。虽然尿道填充剂注射不如吊带有效，但由于侵入性较小，并且与较少的主要并发症相关，因此通常作为替代或补救方法。还有其他可用于治疗复发性尿失禁的方法，如AUS和可调节吊带等，但均缺少可用的可靠数据支持。

## 五、预后和预防

### （一）SUI的随访及预后

作为一种进展缓慢的良性疾病，SUI的随访往往得不到患者的足够重视，甚至医师也对跟踪及随访投入的精力相对不足，保守治疗及手术治疗后均存在很高的失访率。同时，有限的长期随访数据，对于治疗效果的判断标准也不统一，造成了SUI患者预后的判断缺少严格的循证医学证据。目前，对于SUI治疗效果的判断标准主要分为客观标准和主观标准。推荐的客观标准包括咳嗽诱发试验和尿垫试验，主观标准是通过不同的问卷来衡量的，推荐使用国际尿失禁咨询委员会尿失禁问卷表简表（ICI-Q-SF），指标包括尿失禁次数和量、生活质量评分等。依据主观或客观标准：完全干燥为治愈；尿失禁程度减轻为改善；两者合称有效；尿失禁不减轻甚至加重为无效。除判断疗效外，对于采取手术治疗的患者，随访内容还须包括手术并发症的评估及处理。

患者应在治疗后6个月内由医师或指定人员进行检查，预后不良的患者可能需要额外的随访。应评估和记录患者所感知的主观结果，询问患者尿失禁症状的程度，排尿难易程度，尿流粗细及力量，性功能，有无尿路感染、疼痛、性功能及新发或加重的膀胱过度活动的症状，这些随访内容可以当面获取，也可通过电话或互联网及远程医疗来进行。接受手术治疗的患者第一次随访应在术后6周内进行，除上述主观内容外，还应进行残余尿的测定及体格检查，以排除手术并发症。根据手术情况，体格检查应包括盆腔检查及腹部/大腿检查，以评估手术部位的伤口愈合情况；评估套管针及网片走行部位（耻骨前/大腿）或切口的压痛，以排除感染、血肿或神经损伤；进行阴道检查，以评估网片侵蚀及暴露。如有可疑并发症，须进一步采取辅助检查措施。

### （二）SUI的预防

SUI是女性常见疾病，流行病学研究显示其在社区人群中有极高的发病率。目前患者及医务人员对该病的认识不足，重视程度有限。针对个人和人群的一级预防干预措施的研究及制定仍处于起步阶段，预防尿失禁的循证信息及系统评价未广泛获得。在当前情况下，首选广泛的健康宣教活动，提高公众对该疾病的认识水平，使广大女性了解到该疾病是可防可治的，而且是需要治疗的，做到早预防、早发现、早治疗。

建议在40岁以上的女性人群的一级健康保健访问或评估中使用尿失禁问卷，以识别出潜在的尿失禁危险因素。针对尿失禁发生的危险因素，可采取相应的预防措施。对于有肥胖、慢性咳嗽、吸烟、高强度体力活动及长期便秘的患者，应在尿失禁发生前或尿失禁初步诊断后评估生活方式与尿失禁发生的可能关系，并采取减轻体质量、改善生活方式等措施解除相应危险因素，以减少 SUI 的发生机会或减轻 SUI 的严重程度。

受孕和分娩被认为是 SUI 的危险因素，但是否是独立危险因素仍有争议。Wesnes 等依据国际泌尿外科疾病咨询委员会（ICUD）的原则，对妊娠期和产后尿失禁的相关研究进行了系统分析，提出了预防干预措施的建议：建议女性在受孕前和受孕期间戒烟（B 级）、在受孕前保持正常体质量（B 级）、在受孕后保持正常体质量（B 级）、提倡孕期偶尔进行低强度锻炼（B 级）、避免孕期（B 级）和产后（C 级）便秘、在孕期和产后进行 PFMT（A 级）并在分娩过程中使用温暖的会阴包或会阴热敷（B 级）。作者还指出，不推荐剖宫产（D 级）。但也有研究认为，与自然分娩相比，选择性剖宫产可降低或减少 SUI 的发生。在决定是否剖宫产时，应充分考虑到社会、经济及个体因素等多种因素，作出合理选择。

（孟小鑫）

## 参考文献


[1] WU J M, VAUGHAN C P, GOODE P S, et al. Prevalence and trends of symptomatic pelvic floor disorders in U.S. women[J]. Obstet Gynecol, 2014, 123(1): 141-148.

[2] ABUFARAJ M, XU T, CAO C, et al. Prevalence and trends in urinary incontinence among women in the United States, 2005-2018[J]. Am J Obstet Gynecol, 2021, 225(2): 166. e1-166. e12.

[3] 宋波. 中国尿失禁诊断治疗指南（2019 版）[M]. 北京：科学出版社，2020.

[4] AHLUND S, NORDGREN B, WILANDER E L, et al. Is home-based pelvic floor muscle training effective in treatment of urinary incontinence after birth in primiparous women? A randomized controlled trial[J]. Acta Obstet Gynecol Scand, 2013, 92(8): 909-915.

[5] ISALI I, ABDELDAYEM J, EL-NASHAR S. Gene expression in urinary incontinence and pelvic organ prolapse: a review of literature[J]. Curr Opin Obstet Gynecol, 2020, 32(6): 441-448.

[6] 孙颖浩. 吴阶平泌尿外科学[M]. 北京：人民卫生出版社，2019.

[7] FALAH-HASSANI K, REEVES J, SHIRI R, et al. The pathophysiology of stress urinary incontinence: a systematic review and meta-analysis[J]. Int Urogynecol J, 2021, 32(3): 501-552.

[8] LI M, WANG B, LIU X, et al. MR defecography in the assessment of anatomic and functional abnormalities in stress urinary incontinence before and after pelvic reconstruction[J]. Eur J Radiol, 2020, 126: 108935.

[9] YAZDANY T, JAKUS-WALDMAN S, JEPPSON P C, et al. American Urogynecologic Society systematic review: the impact of weight loss intervention on lower urinary tract symptoms and urinary incontinence in overweight and obese women[J]. Female Pelvic Med Reconstr Surg, 2020, 26(1): 16-29.

[10] LIU Z, LIU Y, XU H, et al. Effect of electroacupuncture on urinary leakage among women with stress urinary incontinence: a randomized clinical trial[J]. JAMA, 2017, 317(24): 2493-2501.

[11] FINDIK R B, UNLUER A N, SAHIN E, et al. Urinary incontinence in women and its relation with pregnancy, mode of delivery, connective tissue disease and other factors[J]. Adv Clin Exp Med, 2012, 21(2): 207-213.

[12] 廖利民，付光. 尿失禁诊断治疗学[M]. 北京：人民军医出版社，2012.

[13] ISLAM R M, OLDROYD J, RANA J, et al. Prevalence of symptomatic pelvic floor disorders in community-dwelling women in low and middle-income countries: a systematic review and meta-analysis[J]. Int Urogynecol J, 2019, 30(12): 2001-2011.

[14] FALAH-HASSANI K, REEVES J, SHIRI R, et al. The pathophysiology of stress urinary incontinence: a systematic review and meta-analysis[J]. Int Urogynecol J, 2021, 32(3): 501-552.

[15] QIU Z, LI W, HUANG Y, et al. Urinary incontinence and health burden of female patients in China: subtypes, symptom severity and related factors[J]. Geriatr Gerontol Int, 2022, 22(3): 219-226.

[16] NAMBIAR A K, ARLANDIS S, BØ K, et al. European Association of Urology Guidelines on the Diagnosis and Management of Female Non-neurogenic Lower Urinary Tract Symptoms. Part 1: diagnostics, overactive bladder, stress urinary incontinence, and mixed urinary incontinence[J]. Eur Urol, 2022, 82(1): 49-59.

[17] KOBASHI K C, ALBO M E, DMOCHOWSKI R R, et al. Surgical treatment of female stress urinary incontinence: AUA/SUFU guideline[J]. J Urol, 2017, 198(4): 875-883.

[18] STAFNE S N, SALVESEN K A, ROMUNDSTAD P R, et al. Does regular exercise including pelvic floor muscle training prevent urinary and anal incontinence during pregnancy? A randomised controlled trial[J]. BJOG, 2012, 119(10): 1270-1280.

[19] KUPRASERTKUL A, ZIMMERN P. Challenges of very long-term reporting in stress urinary incontinence surgeries in women[J]. Urology, 2020, 139: 50-59.

[20] VAUGHAN C P, MARKLAND A D. Urinary incontinence in women[J]. Ann Intern Med, 2020, 172(3): ITC17-ITC32.

[21] PIVAZYAN L, KASYAN G, GRIGORYAN B, et al. Effectiveness and safety of bulking agents versus surgical methods in women with stress urinary incontinence: a systematic review and meta-analysis[J]. Int Urogynecol J, 2022, 33(4): 777-787.

[22] HOE V, HALLER B, YAO H H, et al. Urethral bulking agents for the treatment of stress urinary incontinence in women: a systematic review[J]. Neurourol Urodyn, 2021, 40(6): 1349-1388.

[23] FRITEL X, LACHAL L, CASSOU B, et al. Mobility impairment is associated with urge but not stress urinary incontinence in community-dwelling older women: results from the Ossébo study[J]. BJOG, 2013, 120(12): 1566-1572.

[24] VAHABI B, WAGG A S, ROSIER P F W M, et al. Can we define and characterize the aging lower urinary tract?: ICI-RS 2015[J]. Neurourol Urodyn, 2017, 36(4): 854-858.

[25] HAYLEN B T, DE RIDDER D, FREEMAN R M, et al. An International Urogynaecological Association (IUGA)/International Continence Society (ICS) joint report on the terminology for female pelvic floor dysfunction[J]. Int Urogynecol J, 2010, 21(1): 5-26.

[26] SONG P H, HOO E S. Five-year outcomes of the transection of synthetic suburethral sling tape for treating obstructive voiding symptoms after transobturator sling surgery[J]. Urology, 2012, 80(3): 551-555.

[27] CHOI Y S, KIM J C, LE K S, et al. Analysis of female voiding dysfunction: a prospective, multicenter study[J]. Int Urol Nephrol, 2013, 45(4): 989-994.

[28] LATERZA R M, SIEVERT K D, DE RIDDER D, et al. Bladder function after radical hysterectomy for cervical cancer[J]. Neurourol Urodyn, 2015, 34(4): 309-315.

[29] AOUN F, VAN VELTHOVEN R. Lower urinary tract dysfunction after nerve-sparing radical hysterectomy [J]. Int Urogynecol J, 2015, 26(7): 947-957.

[30] ALSULIHEM A, CORCOS J. The use of vaginal lasers in the treatment of urinary incontinence and overactive bladder, systematic review[J]. Int Urogynecol J, 2021, 32(3): 553-572.

[31] PEYRONNET B, GREENWELL T, GRAY G, et al. Current use of the artificial urinary sphincter in adult females[J]. Curr Urol Rep, 2020, 21(12): 53.

[32] CALDWELL L, WHITE A B. Stress urinary incontinence slings, single-incision slings, and nonmesh approaches[J]. Obstet Gynecol Clin North Am, 2021, 48(3): 449-466.

[33] THOM D H, BROWN J S, SCHEMBRI M, et al. Parturition events and risk of urinary incontinence in later life[J]. Neurourol Urodyn, 2011, 30(8): 1456-1461.

[34] NIGHTINGALE G. Management of urinary incontinence[J]. Post Reprod Health, 2020, 26(2): 63-70.

# 第二节　老年女性尿失禁

## 一、定义及流行病学

尿失禁（urinary incontinence，UI）是指在储尿期膀胱内压力超过尿道阻力而造成尿液从尿道口液溢出的现象。随着世界人口老龄化趋势的加剧，老年人的数量不断增加，与下尿路症状和尿失禁有关的疾病也大大增加。尿失禁是老年女性常见的问题，65 岁以上的女性患病率为 17%～24%。超过 75 岁女性患病率增加到大约 75%。老年人在认知、营养、耐力、身体活动、肌肉平衡能力等方面存在不同程度的障碍，因此，一旦出现尿失禁等疾病，对患者本人及其家庭都是不可忽视的大问题。

## 二、病因及发病机制

老年女性尿失禁患病率随着年龄的增加而逐渐升高，病因尚不完全明确。老年人控尿能力下降与中枢神经系统功能下降有关。功能性磁共振成像研究表明，与尿急有关的中枢神经系统区域——前额区域内的激活失败可能是导致老年人控尿能力降低原因。其次，右侧脑岛和前扣带回皮质的连接通路（可能在维持控尿方面发生作用）之间的连接和协调下降是早期老化的关键事件，使老年人控尿能力下降。

老年女性下尿路功能不良也是尿失禁发生的重要原因。研究证明，老年人膀胱上皮胶原蛋白含量增加，缝隙连接改变，细胞之间的空间增加，感觉敏感性发生变化，依赖 ATP 的逼尿肌收缩随着年龄增长而增加，M3 受体的数量下降，这些变化会引起膀胱过度活动（OAB）、逼尿肌活动下降、尿道功能障碍等。同时老年女性雌激素缺乏，耻骨肌、筋膜、韧带等结构松弛，盆底支持组织的功能下降，阴道、尿道黏膜上皮变薄使尿道关闭能力下降，进而出现尿失禁。

老年人合并其他系统疾病容易发生尿失禁。糖尿病时多尿或支配膀胱的神经受损而出现排尿功能障碍，如尿频、夜尿和尿失禁；慢性肺部病变引起的长期咳嗽会加重 SUI；关节退行性改变造成行动缓慢，不能及时上厕所，出现 UI；心功能不全患者平卧时回心血量增多，夜间睡眠时多尿，来不及上厕所导致 UI；帕金森病、脑血管意外、阿尔茨海默病等会引起神经性膀胱，出现包括 UI 在内的各种功能障碍。老年人本身膀胱控制能力下降使得 UI 更加严重。

很多药物也会导致老年 UI 的发生，例如酒精、α- 肾上腺受体激动剂、α- 肾上腺受体拮抗剂、血管紧张素转换酶抑制剂、抗胆碱能药物、三环类抗抑郁药、抗组胺药、肌肉松弛剂、抗精神病药物、抗帕金森病的药物、β- 肾上腺受体激动剂、咖啡因、钙通道阻滞剂、利尿剂、非甾体抗炎药及镇静剂等。

## 三、诊断

### （一）病史采集

通过详细的病史采集，评估患者精神状况，有无认知障碍，有无感染，药物使用情况，心理状况，是否有尿量过多、肢体活动受限、便秘等。填写生活质量评分表（QoL），询问有无相关疾病。老年患者要特别仔细询问既往史和目前的用药情况。

多达半数的 UI 患者不会向任何人告知自己有 UI 症状。急性短暂的 UI 常见原因包括尿路感染、萎缩性阴道炎、粪便嵌塞、精神错乱、药物、多尿症活动减少、尿潴留、认知障碍或心理因素。如果 UI 与液体摄入和排尿有关，要记录患者的饮水量。咖啡因和酒精可以引起膀胱刺激症状，是评估潜在风险的重要组成部分。某些状况会使 UI 加剧，例如，慢性阻塞性肺疾病患者可能患有复发性咳嗽，进而使其 SUI 的发作加剧。此外，神经系统的状况不好会影响膀胱的感觉，不仅仅使 UI 恶化，甚至可以成为 UI 的病因。

以上这些病史都要仔细询问并记录。其他异常情况和不适、诊断合并症也应详细记录，作为优化治疗的依据。

#### （二）体格检查

完整的体格检查包括整体状况、四肢活动能力、神经系统、盆腔检查和直肠指诊等。体弱患者查体较为困难，但盆腔检查作为常规必须进行。检查还应该包括视觉评估，阴道黏膜、盆底肌肉强度评估，会阴感觉评估，盆腔器官脱垂是否存在及严重程度，咳嗽压力测试 UI 的严重程度等。另外，在查体时应注意判断 UI 是否合并疼痛、血尿、盆腔包块、下尿路手术情况、POP 及可疑泌尿生殖道瘘等。

针对每个部位系统而完善的检查可以帮助医师判断 UI 的病因，例如萎缩性阴道炎、神经系统病变或盆底功能障碍等。

#### （三）实验室及影像学检查

实验室检查主要包括尿常规、膀胱容量测定、漏尿量评估、夜尿及剩余尿评估等。

尿常规可以评估其他潜在的合并症，例如尿路感染或血尿。尿糖增加提示糖尿病，尿蛋白异常提示肾脏疾病。测量剩余尿以排除不完全膀胱排空和充盈性 UI。

在对老年女性 UI 作出准确诊断时应该注意，多个诊断可能同时存在，如混合性 UI（SUI、急迫性 UI）及逼尿肌收缩性受损等。

### 四、治疗

治疗目标：减少 UI 发作，改善生活质量。

#### （一）生活方式干预

健康老年女性生活方式的调节包括节食和使用药物来帮助减轻体质量、戒烟、合理调整饮食、减少咖啡因摄入、液体摄入管理、治疗便秘。虚弱的老年人不适合减肥，年老的孤独者不宜采用生活方式调节进行治疗。

#### （二）行为干预

行为干预是为认知和身体障碍的老年人特别设计的，它们是治疗体弱老年人 UI 的主要方法。通过提醒其排尿，增加卫生间标识，提高社会认可，满足患者的请求，从而降低 UI 发生。指导老年女性患者记录 24 小时排尿日记，训练排尿习惯，要求识别个人发生 UI 前兆等。制定 UI 发生之前如厕计划，教育患者定时排尿，结合个人卫生和运动疗法加强练习。

认知和功能障碍可能会阻碍干预措施，有足够认知和参与意识的体弱老年人可以进行盆底肌康复训练。联合行为治疗包括 PFMT、膀胱训练等。执行干预治疗的人员很重要，组织和社会因素对提高治疗效果也很重要，建议对家属和护理人员进行教育。

### （三）药物治疗

体弱患者药物治疗之前要进行综合诊断，要评估哪些病因是可以治疗的。

药物治疗通常不应该被用于在有帮助的情况下仍不愿意去上厕所的人、上厕所时感到焦躁不安的人，或者因为功能和认知受损，没有能力认识到用药好处的人。即便如此，对美国养老院居民的最近一项研究表明，只有一小部分社区 UI 患者适合药物治疗。

1. **抗胆碱能药物** 抗胆碱能药物通过抑制膀胱的毒蕈碱受体而起作用，可以明显减少 UI 发生率。具体药物有奥昔布宁、托特罗定、弗斯特罗定（fesoterodine）和索利那新等。胆碱能受体在人体中广泛分布，因此使用该类药物最常见的副作用包括口干、便秘和视力模糊。主要的副作用与中枢神经系统 M1 受体的抑制有关，可能导致认知能力下降。目前使用较为广泛的索利那新是高选择性 M3 受体阻滞剂，其副作用明显下降。

2. **$\beta_3$ 受体激动剂** $\beta_3$ 受体激动剂可以使膀胱松弛。目前唯一上市可用的药物是米拉贝隆，与安慰剂相比，米拉贝隆可以使 UI 显著减少。该药使用较为安全，最常见的不良反应是高血压、鼻咽炎和尿路感染。与传统抗胆碱能药物相比，$\beta_3$ 受体激动剂引起的口干、便秘和认知能力下降等副作用显著减少。

3. **雌激素** 目前人们对雌激素在缓解急迫性 UI 中的作用了解甚少。然而，一项纳入 11 个雌激素（相关的）治疗随机对照试验的荟萃分析发现，雌激素替代治疗可以显著改善尿频、尿急、夜尿和急迫性 UI 发作。全身使用雌激素副作用较大，而通过经阴道局部使用雌激素可以减少全身使用雌激素造成的并发症。

4. **手术治疗** 目前治疗 SUI 最被认可的方法是经阴道尿道中段无张力悬带术，研究证实其短期及长期的疗效均较为可靠。但是多数老年患者不是单纯的 SUI，或者合并全身其他系统疾病及重要器官功能障碍，存在手术禁忌证，无法耐受手术治疗。对于无法耐受手术的老年体弱患者，可以使用子宫托来治疗。

5. **盆底肌肉训练** 在非手术治疗中，PFMT 一直被认为是一个主要的治疗手段。最初在 1948 年，凯格尔运动，包括生物反馈的使用，被用来恢复盆底力量，以便减少 UI，加强会阴收缩力。

目前，PFMT 是一个广泛用来描述各种加强盆底肌肉力量训练的术语，其目的是减少 UI 发生。不是所有患者都适合这项训练，建议在临床医师指导下完成训练。

6. **导尿** 间歇导尿要求患者能接受，或使用导管插入术。根据实际情况选择使用。

（陈 敏）

## 参考文献


[1] BRESEE C, DUBINA E D, KHAN A A, et al. Prevalence and correlates of urinary incontinence among older community-dwelling women[J]. Female Pelvic Med Reconstr Surg, 2014, 20(6): 328-333.

[2] HUNG K J, AWTREY C S, TSAI A C. Urinary incontinence, depression, and economic outcomes in a cohort of women between the ages of 54 and 65 years[J]. Obstet Gynecol, 2014, 123(4): 822-827.

[3] IRWIN D E, MILSOM I, KOPP Z, et al. Symptom bother and health care-seeking behavior among individuals with overactive bladder[J]. Eur Urol, 2008, 53(5): 1029-1037.

[4] GIBSON W, WAGG A. New horizons: urinary incontinence in older people[J]. Age AGeing, 2014, 43(2): 157-163.
[5] V AHABI B, WAGG A S, ROSIER P F W M, et al. Can we define and characterize the aging lower urinary tract?: ICI-RS 2015[J]. Neurourol Urodyn, 2017, 36(4): 854-858.
[6] FRANK C, SZLANTA A. Office management of urinary incontinence among elderly patients[J]. Can Fam Physician, 2010, 56(11): 1115-1120.

## 第三节 女性盆腔脏器脱垂

### 一、定义

盆腔脏器脱垂(POP)是一类由各种原因导致的盆底支撑结构薄弱，造成阴道前壁、阴道后壁、子宫或阴道顶端中的一个或多个下降移位，引发器官的位置及功能异常。POP以阴道内肿物脱出为主要症状，伴或不伴有排尿、排便异常、外阴部出血、炎症等，对患者生活造成不同程度影响。脱垂的原因是多方面的，但主要与受孕、经阴道分娩有关，这会直接导致盆底肌肉和结缔组织损伤，老年也是一个重要原因。此外，子宫切除术、盆腔手术以及与腹内压持续升高相关的疾病，包括肥胖、慢性咳嗽、便秘和反复举重等，也可能是脱垂的原因。大多数POP患者泌尿系症状可能有UI、排尿困难，也可能是无症状，排便症状可能有便秘或是大便失禁。

### 二、流行病学

随着我国人口老龄化程度加大，三孩生育政策落地，POP发病率呈整体上升趋势。我国成年女性POP的患病率约为9.6%，11.1%的79岁以上的女性会因POP需要接受手术治疗，并且因复发或其他问题需再次手术治疗的比例高达29%。预计到2050年，美国患有症状性POP的女性比例将上升到46%，这意味着将会超过500万人可能受到来自POP的困扰。另外，全球各国对这类疾病的诊治和预防投入巨大，医疗费用也很高。仅在美国，POP治疗每年就花费10亿美元，而在德国、法国和英国，2005年须住院行手术治疗的POP费用分别为1.4亿欧元、0.8亿欧元和0.8亿欧元。目前，POP已被全世界公认为是一个重大公共卫生问题，更是一个社会健康问题，正逐步受到广泛的关注和更深入的认识。

20世纪，研究人员调查了盆底功能障碍性疾病中UI的流行病学，但对POP的流行病学知之甚少。Susan等人调查了1994年至1998年美国POP的流行病学情况，发现有子宫的女性约41.1%患有不同形式的脱垂。而这个时期POP没有统一的诊断标准，不同的医师根据患者的临床症状或者阴道检查进行解读。2001年，美国国立卫生研究院(National Institutes of Health, NIH)对POP定义如下：任何阴道节段的前缘或子宫颈达到或超过处女膜缘1cm(相当于国际POP-Q量化分期系统定义的Ⅰ度及以上脱垂)。国外一项荟萃分析显示，美国女性POP患病率为2.9%，而中低收入国家相应患病率为15%，然而，在这项研究中，仅统计了以英语为语言发表的文献。李志毅等人在中国6个主要城市对20岁以上的女性进行POP流行病学调查，以脱垂至少有一项阳性症状并且通过POP-Q量化分期Ⅱ度及以上为纳入标准，较POP定义更为严格，其发现总体患病率为9.67%，并随着年龄的增长而增加。丁峰采用分层随机抽样法和2001年POP定义作为纳入标准，对厦门社区有性生活史的成年女性进行调查，患病率为22.07%。同样的方法，温州市和太原市妇女POP患病率分别为17.00%和21.88%。患病率的差异受以下因素的影响：①纳入标准。与20世纪20年代的调查数据相比，部分患者不再被纳入新的诊断标准，而李志毅等人更加严格的纳入标准产生了更低的患病率。②调查方式。问卷调查的缺点是回收率低，填写过程中存在误差，且对研究对象的基本文化水平要求不高。临床诊断表评估需要医师进行专业检查，其问题是患者依从性差，纳入不完全。

其实，根据自我报告的症状来诊断POP是困难的，因为大多数POP症状都缺乏特异度和灵敏度。研究POP患病率最大的挑战是，POP患者在症状出现之前就已经有了一定的进展，且处女膜环以上的POP可以是无症状的，也可以是有SUI的症状。事实上，一项多中心观察性研究发现，在1 004名前来进行常规年度妇科检查的18～83岁的女性中，0～Ⅲ度POP-Q评分的患病率分别为24%、38%、35%和2%。因此，成年女性患无症状的POP阶段Ⅰ～Ⅱ度通常被认为是正常的。同样，通过女性体检，测量绝经后女性的脱垂情况，发现女性子宫的脱垂率为41%，子宫切除的女性脱垂率为38%。

POP-Q Ⅱ度女性更有可能会出现一些排尿的症状，这些症状主要表现为SUI。一项研究表明，种族背景可能会影响与POP的相关症状。一项研究发现，与白人女性相比，西班牙裔美国女性和美国原住女性受POP-Q Ⅱ度困扰的程度更甚。由于治疗通常针对的是有症状的女性，因此症状性和无症状POP之间的区别也关系重大。

基于阴道检查或骨盆检查所观测到的POP流行病学患病率为4%～12.2%。相反，基于问卷调查的估计可能会低估基于体检而得出的POP真实患病率。报道POP患病率的研究很少，在以使用雌激素加孕酮的妇女为研究对象的一项亚组试验中，Handa等人发现，基于体检结果，新发膀胱膨出的年发病率为每100名妇女9.3例，直肠膨出的年发病率为5.7例，子宫脱垂为1.5例。各种流行病学资料分析表明，脱垂最常见于前盆腔，其次是后盆腔，顶端脱垂较少见。这一发现得到了文献的支持，但很明显，高评级的前后盆腔脱垂并不会是单纯的，往往也伴随顶端缺陷。值得注意的是子宫颈延长症目前的诊断分类仍然存在着较大争议，可以被看作是一个独立的病种，但是也会被认为是中盆腔脱垂。

## 三、病因及发病机制

POP有许多既定的危险因素，包括受孕、阴道分娩、衰老、长期增加的腹内压、更年期、雌激素不足、创伤、遗传因素、种族、肌肉骨骼疾病、慢性疾病、吸烟和手术史等。POP的病因很可能是多因素的，并且是由多种危险因素组合引起的，这些因素因患者而异，但是可以肯定的危险因素包括经阴道分娩和年龄。

### （一）经阴道分娩

经阴道分娩是最常与POP相关的危险因素。在盆腔脏器支持性研究（POSST）中，产次的增加与脱垂的进展有关。每次阴道分娩时，脱垂的风险将增加1.2倍。在牛津计划生育（Oxford-FPA）研究中，有2次分娩的女性接受脱垂手术的可能性比未分娩的女性高8.4倍。一项病例对照研究比较了接受脱垂和/或UI手术的土耳其女性与未接受手术的土耳其女性，发现阴道分娩4次或以上的女性发生脱垂或UI的风险是后者的11.7倍。这些研究和其他多项流行病学调查明确表明，经阴道分娩增加了女性脱垂的概率。

虽然经阴道分娩与脱垂的关系密切，但具体的产科危险因素仍存在争议。巨大儿、第二产程延长、会阴切开术、肛门括约肌撕裂伤、硬膜外镇痛、产钳和使用催产素都被认为是危险因素。

经阴道分娩时，由于产道的极度扩张和向下的张力可能会对骨盆和盆底的肌肉、神经和结缔组织造成直接或间接损伤，胎头的直径可能会超过阴道扩张后可以恢复的极限。Rempen 等人对 42 例枕前阴道自然分娩妇女的研究发现，分娩过程中胎头和盆底的平均压力峰值为（238.2±82.4）mmHg[（31.74±10.99）kPa，1mmHg=0.133kPa]，1 例患者的最大压力值为 403.0mmHg（53.73kPa）。如此巨大的压力可能会对母体组织造成暂时或永久性的拉伤或撕裂伤。损伤发生的严重程度与胎儿头部、母体骨盆形态和骨盆骨连接的紧密程度，以及分娩过程中产道受压和受力的程度、时间密切相关。

### （二）受孕

受孕本身已被认为是脱垂的危险因素，胎儿、增大的子宫、羊水都会持续对盆底支撑结构产生巨大压力，其他可能的机制还包括为适应妊娠而发生的结缔组织的拉伸。此外，O' Boyle 等人证实，未产妇在受孕期间盆底肌肉张力持续增加，同时他们也发现相应的支撑结构发生了肥厚，但是目前尚不清楚这些组织肥厚是否与未来可能发生的脱垂有关。在最近的一项对足月未产妇的磁共振成像研究中，Boreham 等人发现，8% 的初产妇有不连续的肛提肌。这些结果提示可能是妊娠盆底损伤相关的变化，但也不能完全排除是受孕期间肛提肌形态的正常变化。

### （三）年龄

年龄是 POP 的一个危险因素，随着年龄的增长，盆底肌肉将逐步变薄甚至纤维化。而韧带等支撑结构的胶原蛋白、弹力蛋白的流失，将使盆底组织结构弹性下降。同时随着绝经，子宫体积逐年缩小，导致脱垂更容易发生。在盆腔脏器支持性研究中，年龄每增加 10 岁，脱垂的风险就增加一倍。Olsen 等人发现，脱垂和 UI 初次手术的累积发生率从 20～29 岁年龄段的 0.1% 增加到 70～79 岁年龄段的 11.1%。衰老是一个复杂的过程，脱垂的发生可能是生理性衰老、雌激素不足及年龄相关性退行性和器质性疾病发病率增加共同作用的结果。早期出现脱垂的女性可能比老年女性患有更严重的疾病。

Weemhof 等人研究发现，随着年龄的增长，盆底肌（pelvic floor muscle，PFM）萎缩变薄、收缩力下降，肛提肌裂孔直径增加。PMF 是骨骼肌，从 40 岁左右开始，骨骼肌质量和强度总体下降。40～80 岁，女性持续失去肌肉，最终可达肌肉质量的 30%～50%。盆底肌主要失去的是“快收缩”的Ⅱ型肌纤维。Ⅱ型肌纤维主要是在腹压突然增加的情况下，迅速收缩以维持盆底的正常形态，从而保证盆底器官的正常功能。例如Ⅱ型肌纤维的快速收缩可以防止咳嗽或打喷嚏时漏尿。衰老还与骨骼肌收缩速度减慢有关，部分原因是肌纤维从Ⅱ型（快收缩）转变为Ⅰ型（慢收缩）；衰老还会导致运动神经元启动频率的降低及数量的减少。

### （四）肥胖

一些研究认为肥胖是 SUI 的独立危险因素。然而，肥胖与 POP 之间的关系尚不清楚。一些研究报道，*BMI* 的增加与 POP 有关。肥胖女性 POP 发病的最可能机制是腹内压的增加，这将导致盆底肌肉和筋膜支撑力度减弱。Giri 等人最近发表的荟萃分析确定了肥胖程度与 POP 之间的关联，他们发现，与正常体质量的女性相比，超重和肥胖女性的风险比分别至少为 1.36 和 1.47。Kudish 等人对 16 608 名女性的研究表明，POP 随着体质量的增加而进展。然而，体质量降低并没有显著减轻 POP 的严重程度，提示肥胖对盆底的损害可能是不可逆转的。

### （五）种族

有研究发现美国的西班牙裔和非西班牙裔白人、亚裔和非洲裔女性之间 POP 的患病率存在差异。Whhitcomb 等人发现，美国白人妇女和拉丁裔妇女自我报告的症状性脱垂患病率比非洲裔美国女性高近 5 倍。有研究发现，与南非黑人妇女相比，南非白人妇女具有更大的骨盆底面积，而南非黑人妇女与南亚人和南非白人妇女相比具有更大的肛提肌尿生殖裂孔面积和更高的骨盆器官活动度。Kudish 等人研究发现，与未生育的女性相比，生育过一个孩子的白人女性Ⅱ/Ⅲ度 POP 的发生率提高了 2.5 倍，并且随着产次增加而继续上升。此外，与其他种族群体相比，黑人女性随着时间推移发展为Ⅱ/Ⅲ度 POP 的累计风险最小。一般认为骨盆底面积和肛提肌尿生殖裂孔与 POP 的发生有正相关性，但是南非黑人肛提肌尿生殖裂孔面积更大却发生率却更低，可能的原因是南非黑人肛提肌活动度更大，当腹压增加时，肛提肌的上抬，导致阴道中上 2/3 与下 1/3 的折角更小，子宫轴向与阴道中上 2/3 的轴向更趋于平行。因此，虽然南非黑人尿生殖裂孔更大，但是由于应力轴向的关系，反而更不容易发生 POP。

### （六）便秘

研究显示，便秘与脱垂症状及是否需要接受脱垂手术均具有相关性。便秘导致脱垂的原因可能是：①长期的慢性便秘会导致盆底及肛周区域向下移位，这可能是骨盆底损伤的主要因素；②便秘患者在排便时会给骨盆底施加很大的压力。Amselem 等人发现，在盆底损伤的女性中，有 31% 的女性有便秘，而没有盆底损伤的女性中仅有 16% 的女性有便秘。可能的原因是后盆腔膨出，直肠从阴道疝出，导致肠蠕动肠腔压力无法正常传导，从而发生便秘。

### （七）遗传

对遗传研究的系统评价发现，3 型胶原蛋白 α1、*COL1A1* 基因突变和 *HOXA11* 基因的表达与 POP 相关。HOX 基因是一种进化上保守的基因，它编码调节哺乳动物胚胎生长和泌尿生殖发育的转录因子。*HOXA@* 簇基因介导副肾管向雌性生殖道形态不同的器官的节段分化。它们的共线性表达以时间、空间和组织特异性的方式发生。具体来说，*HOXA11* 负责子宫下段和宫颈的发育。在人类和小鼠中，该基因已被证明在成年生殖道中持续存在，并被认为在月经周期和受孕期间发生激素和结构变化时，在保持子宫可塑性方面发挥重要作用。HOXA11 信号不足可能会限制易感女性创伤后子宫骶韧带的功能发育或修复，并导致 USL 生物力学强度的改变，最终引起子宫阴道脱垂。一项关于 POP 家族史的荟萃分析显示，与一般人群相比，具有 POP 家族史的女性，POP 的发生率增加 2.5 倍。

## 四、诊断

DeLancey 将骨盆和盆腔内脏的结构组织支撑分为 3 个层面进行描述。Ⅰ水平、Ⅱ水平和Ⅲ水平分别代表该分类系统中的盆底近端、中间和远端阴道支持。Ⅰ水平支撑结构主要是子宫骶骨韧带和主韧带，该结构主要是从子宫颈平面对子宫起到上提作用；Ⅱ水平是与骨盆侧壁相连的肛提肌，前、后盆内筋膜，支撑阴道中段，该水平的支撑是从下向上托起盆腔器官；Ⅲ水平指会阴体。会阴体有肌纤维与肛提肌发生融合交叉，从而对盆底起到支撑作用。该支撑结构的强度取决于盆内筋膜与耻骨联合和会阴体的完整性。

理想的脱垂评估应该在截石位和站立位进行，后者通过让患者站立在矮凳上抬高一只脚来诱发。每个腔室，即前盆、后盆和顶部（子宫/子宫颈或阴道穹）均应进行有序地评估，并评估会阴体的松弛度。可以使用具有双瓣的Grave窥阴器进行完整的系统检查。首先，使一瓣压制后壁使其缩回以便于检查前盆。然后重新复位将一瓣压制前壁使其缩回以检查后盆。最后，两瓣同时插入，一个向前和向后，以隔离阴道顶部并便于检查宫颈或顶部支撑。上述检查完成后将后瓣缓慢外退以检查后壁，在后瓣退到阴道中段的情况下，要求患者用力做瓦尔萨尔瓦动作，如阴道后壁缩短会导致后瓣被排出，这一现象提示Ⅰ级支撑（主韧带-子宫骶骨韧带复合体）受损；如果后瓣保持在原位，这可能代表孤立的直肠前突或肠疝，没有穹脱垂。隐匿性SUI的评估应在支撑前壁的情况下进行。如果严重的脱垂"扭曲"尿道口和出口，可以掩盖SUI。

有多种分类系统用来量化POP，其中使用最广泛的是Baden-Walker分类和POP-量化系统，后者简称POP-Q（Pelvic Organ Prolapse Quantification），但是无论哪种评估系统都无法做到精确评估，不同的医师和患者的检查状态都会影响到检查的分度，患者下午或晚上的脱垂程度往往要重于上午。这两个系统并列在图6-3-1中。在POP-Q系统中，为了POP量化的客观性，描述了与处女膜环相关的9个测量点，如图6-3-2所示。在瓦尔萨尔瓦动作期间测量标记为Aa、Ba、C、D、Ap和Bp的6个阴道点。处女膜上方的点被认为是负值，处女膜下方的点是正值。阴裂长度（gh）代表阴道口的大小，而会阴体（pb）代表阴道和肛门之间的距离。通过减少脱垂和测量阴道深度来测量总阴道长度（Tvl）。表6-3-1包含POP-Q分期标准，POP-Q系统的简化表述。

Baden-Walker分类和POP-Q评价系统分别有各自的优缺点。其中Baden-Walker系统分级法在临床应用最广，一些医师认为POP-Q系统9个点的测量过于详尽，并非临床需要，更适用于临床科研目的，能更好比较和评估脱垂的变化。而Baden-Walker系统只要评估了阴道前壁、顶端和后壁的下降或膨出程度，就足够临床应用。总体上，Baden-Walker分类法简便易行，但客观的量化指标程度有一定欠缺；POP-Q评价系统虽然复杂，但因其客观、准确，有很好的可信度和可重复性，已在国际上50%的文献中得到了应用。

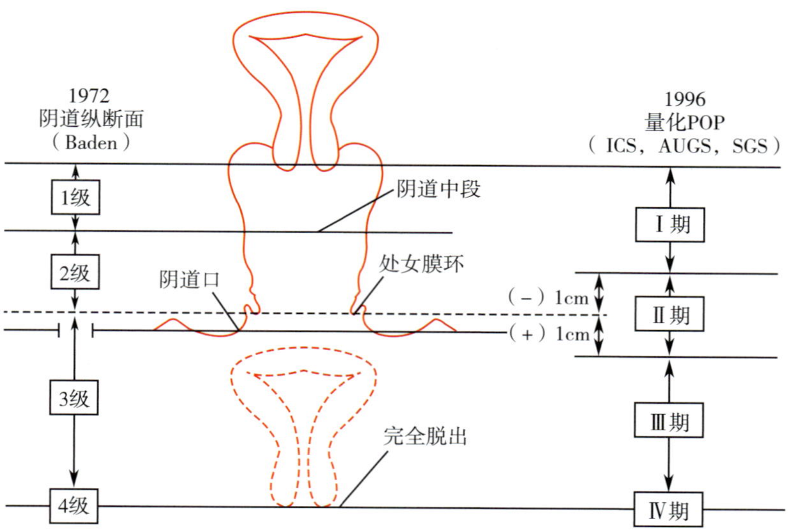


AUGS. 美国妇科泌尿协会；ICS. 国际尿控协会；SGS. 妇科医师协会。

**图6-3-1 盆腔脏器脱垂（POP）的直观比较**

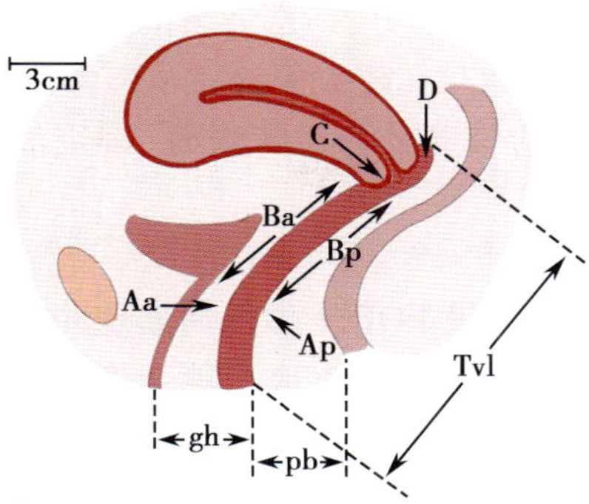


A

| 点 | 描述 | 范围 |
|---|---|---|
| Aa | 阴道前壁，处女膜上方3cm | -3cm至+3cm |
| Ba | 剩余阴道前壁的最远端位置 | -3cm至+Tvl |
| C | 宫颈最远端或阴道穹瘢痕 | - |
| D | 后穹（N/A，如果是子宫切除术） | - |
| Ap | 阴道后壁距离处女膜3cm | -3cm至+3cm |
| Bp | 剩余阴道后壁的最远端距离 | -3cm至+Tvl |
| gh（外阴长度） | 外阴道口中部到处女膜后部距离 | - |
| pb（会阴体） | 肛口中间到gh后续 | - |
| Tvl（阴道总长） | 当D点或C点降低到正常位置时阴道深度 | - |

B

图 6-3-2　POP-Q 的系统标志和参考点

A. POP-Q 的系统标志；B. POP-Q 的参考点。

表 6-3-1　POP-Q 分期标准

| 分期 | 标准 |
|---|---|
| 0 | Aa、Ap、Ba、Bp 在 -3cm 处且 C 或 D≤-（Tvl-2）cm |
| Ⅰ | 分级 0 标准未达到，前缘＜-1cm |
| Ⅱ | 前缘≥-1cm 但是≤+1cm |
| Ⅲ | 前缘＞+1cm 但是＜+（Tvl-2）cm |
| Ⅳ | 前缘≥+（Tvl-2）cm |

## 五、治疗

POP 治疗历史悠久，古希腊的希波克拉底最早运用了“子宫托”，用石榴减轻子宫的脱垂症状，19 世纪中期子宫托得到广泛使用。POP 手术治疗的历史从 19 世纪开始发展，同时对于盆腔解剖的认识也在进一步加深。1849 年 Anders Adolf Retzius 定义了膀胱前间隙。1877 年 Leon Clement Le Fort 描述了一种简单安全的治疗高危患者子宫脱垂的手术方法“阴道部分封闭术”。1895 年 Alwin Karl Mackenrodt 描述了子宫脱垂的原因和治疗方法，准确描述了盆腔内的结缔组织，包括宫颈主韧带。在此后不久，Archibald Donald 和 William Fothergill 发展了曼彻斯特手术，将宫旁和阴道旁的组织交叉缝合到宫颈前部，有效减轻子宫的脱垂程度。妇科泌尿学在 20 世纪得到飞速发展。1900 年 David Gillman 描述了子宫圆韧带悬吊术治疗子宫脱垂的手术技术。1902 年 Baldy-Webster 子宫腹侧悬吊手术包括将过长的宫骶韧带折叠缝合固定在宫骶韧带骶骨部的上方。1948 年 Arnold Henry Kegel 描述了持续性盆底肌肉和会阴肌肉的锻炼治疗，恢复和提高盆底肌肉和会阴肌肉的功能。1957 年，高位子宫骶韧带悬吊术出现，1962 年，Lane 应用网片进行首例阴道穹窿骶骨固定术，1967 年，Richter 创建骶棘韧带悬吊术，1970 年，McCall 创建 McCall 式后穹窿成形术，1990 年，Petros 和 Ulmsten 提出了女性盆底结构解剖学“整体理论（integral theory）”，它使现代解剖学对盆底结构的描述更加准确，对盆底解剖及病理生理学的认知有了突破性发展，对盆底疾病提供了崭新的理解和认识并出现了新的学说，并带来手术方式和治疗方法的革新。

POP 的治疗是一项复杂的系统工程，需要综合考虑患者意愿、脱垂部位及其程度、对生活质量的影响、合并症、年龄、是否有生育要求、既往腹部及盆腔手术史、所选方案的受益及风险等因素。目前针对POP的治疗观念由于涉及科室众多，仍然存在较大争议。

治疗可分为随访观察、非手术治疗和手术治疗。治疗前应该充分与患者沟通，确定治疗目标，共同决策。

### （一）随访观察

并非所有的POP都需要积极地外科干预，一些研究提示，如果POP不做任何处理并随诊2年，仅有10%～20%患者的POP-Q分度加重。在随访观察过程中，POP可能会加重也可能会缓解。随访观察适用于无自觉症状的轻度POP患者（POP-Q Ⅰ～Ⅱ度），对于可以耐受症状且不愿意接受治疗的患者，特别是POP-Q Ⅲ～Ⅳ度的患者，需要严密随访监测疾病进展情况。值得注意的是POP患者经常同时合并有排尿症状、排便症状，在随访观察时要特别注意是否存在这些情况的症状加重。

### （二）非手术治疗

非手术治疗对于所有的无症状POP患者均应作为一线治疗方法首先推荐。非手术治疗的目标为缓解症状、避免或延缓手术干预。方法包括生活方式干预、应用子宫托和PFMT。

1. **生活方式干预** 所有诊断为POP的患者，均应积极进行行为指导。包括减重、戒烟、避免增加盆底压力的活动、治疗便秘和咳嗽等。

2. **子宫托** 应用子宫托经济有效，可以配合PFMT使用。患者使用子宫托后，POP症状、生活质量及性生活均有显著改善。应用Gellhorn以及环形帽子宫托的Ⅱ度及以上脱垂患者，2～6个月后有77%～92%成功放置子宫托的患者感到满意。Clemons等研究显示，44%～67%应用子宫托治疗脱垂的患者感到满意。Bai等对104例患者进行随访，结果显示82.7%的患者有泌尿系统症状，73.1%的患者有出血、侵蚀或异味等并发症，70.2%的患者满意。这些研究表明佩戴子宫托虽然并发症发生率较高，但多不严重且不影响患者的满意度。随着盆底研究的发展进步和手术方式的改进，子宫托治疗的地位有可能进一步下降。

美国妇产科医师学会（American College of Obstetricians and Gynecologists，ACOG）在盆腔器官脱垂治疗的B级推荐标准中提到：治疗盆腔器官脱垂的主要目的是缓解症状，临床医师在治疗过程中应当优先考虑子宫托而不是手术的方法。子宫托是目前治疗女性盆腔器官脱垂的一线方法。

对于症状较轻暂无须手术的女性及症状间断出现的女性，子宫托也是一个十分有效的替代治疗方法。这类患者可以针对症状在需要时使用，十分方便。另外，对于要推迟手术的女性，子宫托也可以暂时减轻症状，这些患者包括希望保留生育功能的女性。子宫托在脱垂手术前使用，还可以帮助评估修复后症状是否能缓解。有研究认为，子宫托可以作为宫颈功能不全的治疗方法或辅助措施。Clemons等进行的2个研究显示，年龄大于65岁、严重合并症及维持控尿是盆腔器官脱垂患者使用子宫托1年以后仍坚持应用的重要因素。

有两类用于脱垂的子宫托：支持性子宫托与填塞性子宫托。环状子宫托（有帽）是常用的支持性子宫托。Gellhorn子宫托是常用的填塞性子宫托。环状及其他支持性子宫托推荐用于Ⅰ度与Ⅱ度脱垂，而填塞性的子宫托推荐用于Ⅲ度和Ⅳ度脱垂。应首选环形支持型子宫托，如果失败再尝试填充型子宫托（如“牛角”形和“面包圈”形子宫托）。

（1）子宫托应用的适应证：①患者不愿意手术治疗或者全身状况不能耐受手术治疗；②妊娠期及未完成生育者；③POP术后复发或症状缓解不满意及再次手术困难或患者不接

受手术者；④POP 术前试验性治疗。

（2）子宫托应用的禁忌证：①急性盆腔炎症、阴道炎；②严重的阴道溃疡和阴道异物；③对子宫托材料过敏；④不能确保随访的患者。脱垂程度和是否有性生活不是子宫托使用的禁忌。

（3）子宫托应用可能出现的副反应包括：阴道分泌物增多、阴道出血或轻度溃疡。多数症状轻微可以耐受，取出子宫托即可好转。放置子宫托后可出现新发 SUI 或原有 UI 症状加重。子宫托嵌顿、膀胱阴道瘘或直肠阴道瘘等少见的严重并发症多与不合理使用有关。在使用子宫托时一定要严密定期随访，规律取戴。

应指导患者定期放置和取出子宫托。每 2～3 天由患者自行取出子宫托，清洁后再次置入。子宫托可以一次安全地放置数周甚至数月，并不需要经常取出和放置，亦不需要特殊的清洁，仅需要避免在子宫托上留有残留物，只需要用温水清洗即可。

对于绝经后阴道黏膜萎缩的患者，建议配合局部雌激素治疗。患者在取出子宫托或者在重新放入子宫托时均可以使用少量雌激素作为润滑剂。对于不愿意使用雌激素的女性，可以使用水基润滑剂替代，但不能像雌激素那样有效地预防阴道黏膜糜烂。

放置子宫托后，一般在第 4 周左右进行第一次随诊，随诊前如果患者对子宫托有任何疑问和不适，也需要随时就诊。随访时间应根据患者操作的熟练程度而定。如果患者不能自行取出并放置子宫托，可以每 4～12 周门诊复查一次，首次放置后需 4～6 周后复查；若患者可自行更换子宫托，后续随访根据医师的判断按每 6～12 个月的间隔进行。在每次随访时，要检查子宫托是否放置在正确位置，对脱垂器官是否提供了良好地支持，患者能否正常排尿和排便，有无 UI 改善或加重。如果之前放置子宫托型号不合适，常需要后期调整子宫托的大小或类型。应检查患者阴道组织的刺激情况、压痕、溃疡，以及雌激素状态。

**（三）PFMT**

是指利用物理康复治疗手段对盆底支持结构进行训练、加强及功能恢复。PFMT 的意义在于：①预防和纠正盆底支持结构的缺陷与损伤；②改善与治疗 UI 和 POP；③增加盆底肌收缩力量，可以对抗突然增加的腹压，巩固手术治疗或其他治疗的效果。

女性盆底肌肉纤维分为Ⅰ类肌纤维和Ⅱ类肌纤维，Ⅱ类又分为ⅡA 和ⅡB 类肌纤维。Ⅰ类肌纤维属于盆腹腔支持系统，功能特点为强直收缩，收缩时间长且持久，不易疲劳，主要作用为维持盆腔脏器的正常解剖位置。Ⅱ类肌纤维属于盆腹腔运动系统，功能特点为阶段性收缩、快速短暂、易疲劳，主要作用为突然增加腹压时控制排尿、控制排便、维持阴道的紧缩度、增加性快感。

PFMT 有多种方法。凯格尔运动（Kegel exercise）于 1948 年首次提出，是目前仍在广泛应用的传统盆底康复方法，简便易行，可以加强薄弱的盆底肌肉的力量和协调性，增强盆底支持力，改善盆底功能。通过有意识地对以肛提肌为主的盆底肌肉进行自主性收缩，增加盆底肌的紧张度和收缩力，促进盆底肌的张力恢复和神经肌肉的兴奋性，对弹性纤维的重塑有重要作用。阴道负重训练是生物反馈技术的一部分，也称阴道哑铃训练。能够帮助患者学习如何收缩盆底肌肉，并增加盆底肌肉力量。负重物为圆锥形物体，训练过程中重量应逐渐增加。必要时可辅助电刺激、生物反馈或磁刺激等方法。

生物反馈法则是指采用模拟的声音或视觉信号来反馈和提示正常与异常的盆底肌肉活动状态，使患者或医师了解盆底锻炼的正确性，从而获得正确、有效的盆底锻炼。

功能性电刺激疗法可以和生物反馈治疗同时进行。在阴道放置一个电极，低流量的电刺激能够达到盆底肌肉。这种治疗能够提高盆底肌肉的静息张力，促进随意控制排尿反射的能力。朱兰等认为，产后妇女早期进行神经肌肉电刺激+生物反馈治疗，在1年内可明显改善产后妇女的盆底电生理指标，并对预防盆底功能障碍性疾病的发生有益。

Piernicka及Szumilewicz等认为，有高强度有氧运动需求的妇女，辅助以盆底肌肉训练对于盆底肌肉功能有显著的改善作用，建议孕妇，尤其是孕前习惯于高强度运动的孕妇，应用包括高强度和低强度有氧运动以及盆底肌肉运动支持的产前运动计划。在一项经人工智能算法处理后的盆底超声评估试验中，产后进行盆底肌肉训练的患者的肛提肌厚度和会阴裂长度均优于对照组。

PFMT没有绝对禁忌证，无论症状轻重都可以进行。研究显示，超过2/3的盆底功能障碍患者通过PFMT治疗后症状改善，但需要持之以恒才会获得良好效果。

症状性Ⅰ～Ⅲ度POP患者，在专业人员指导下进行PFMT能有效减轻症状。荟萃分析表明，PFMT能改善轻度POP患者的症状，降低分度，延缓疾病进展。

## 六、手术治疗

POP的手术治疗主要适用于非手术治疗失败或者不愿意保守治疗的症状性POP患者。女性一生中行UI或盆腔器官脱垂手术的概率为11.1%，再次手术率为30%。手术原则是修补缺陷组织，恢复正常解剖结构，适当、合理应用替代材料，体现微创化和个体化。

在POP的手术治疗中，正确诊断及评估脱垂部位是选择正确手术方式的关键，脱垂的部位及程度不同，治疗方法也不同，选择正确的术式对提高手术治疗的效果具有重要意义。无证据表明手术能给无症状POP患者带来益处，反而存在手术带来的风险，因此，仅有明显症状并要求手术治疗的脱垂患者才可以考虑手术治疗。根据脱垂的程度和部位，手术通常涉及对阴道顶端、阴道前后壁和会阴部的整体修复。脱垂修复手术有很多种术式，这表明对于最佳手术方法，目前仍缺乏共识。

脱垂修复手术中是否必要应用子宫切除术尚无定论。目前，这种观念备受质疑，许多国家的妇科医师和患者不倾向于切除子宫，而且由于性生活需求，越来越多的女性要求保留子宫。60%的女性表示如果有同样疗效的无须子宫切除的脱垂修复手术，她们会拒绝子宫切除术。Gutman和Maher通过回顾性研究得出结论，对于要求保留子宫的女性，子宫脱垂修复的同时保留子宫是可行的，但对于有宫颈病变、异常子宫出血和绝经后出血病史的女性或子宫恶性肿瘤高危的女性，仍不建议保留子宫。

随着整体理论的提出、手术方式的改进及网片的使用，是否切除子宫在盆底重建手术中已不重要。虽然切除子宫有助于预防子宫脱垂的复发，但是保留子宫则有助于保持盆底的结构完整性，减少损伤。修复阴道壁、阴道穹窿、阴道外口的支持组织，即准确修复前、中、后盆腔的缺损，才是脱垂修复手术中最重要的组成部分。

盆底重建手术没有金标准，POP手术种类繁多，但是目前各类手术的基本点都是进行子宫颈的顶端解剖复位。对于不同腔室的盆腔缺陷，需要不同的手术方式加以修复和重建。手术治疗盆底器官脱垂的目的不是修复松弛组织，而是解决其盆底结构和支撑系统的问题，盆底重建完成后，松弛的组织并不能得到修复，只是盆底器官不再脱出，解剖位置恢复正常，功能有所恢复。术中应尽量保持正常的阴道长度，减少术后脱垂复发。

手术途径主要有经阴道、开腹和腹腔镜3种，必要时可以联合手术。术式选择应根据患者年龄、意愿、解剖缺损类型和程度及手术医师的经验技术等综合考虑。术前应与患者及家属充分沟通，做到知情选择和医患共同决策。应告知患方，即使手术治疗能达到理想的解剖复位，仍不能确保功能恢复和症状改善，甚至可能出现新发症状。

手术治疗分为封闭性手术和重建手术。

**（一）阴道封闭性手术**

阴道闭合术（colpocleisis）又称为阴道闭塞性手术。阴道闭合术包括阴道部分闭合术和阴道完全闭合术。

阴道闭合术是盆腔器官脱垂的手术治疗中的一种传统术式。阴道闭合术起源于欧洲，最早的阴道完全封闭术是 Edebohls 在 1911 年报道的。目前在临床上广为应用的阴道部分闭合术多指 Le Fort 阴道部分闭合术，是 Le Fort 在 1877 年提出的。之后许多学者在 Le Fort 术式的基础上，对手术步骤进行了改良，通过缩小双侧引流腔隙的孔径，在会阴体修补术式同时，将双侧肛提肌及筋膜对缝以增加会阴体对尿道和盆底的支撑等，以减少术后复发和并发症的发生。

1. **阴道完全闭合术**　是去除尿道外口内 0.5～2cm 的全部阴道前壁和处女膜缘内的全部阴道后壁黏膜并完全封闭阴道，从而使脱垂的器官送回至阴道内来治疗脱垂问题，通常用于阴道穹窿脱垂或同时切除子宫的患者。属于非生理性恢复，但具有创伤小、手术时间短、恢复时间快等优点。阴道闭合术的成功率高达 90%～100%，并能明显改善症状，满意度为 90%～95%，对无阴道性生活要求且合并症多、手术风险大的年老虚弱人群较为适合。

2. **阴道部分闭合术**　Le Fort 阴道部分闭合术是去除部分阴道前后壁黏膜、缝合阴道前后壁的新鲜创面形成阴道纵隔，最后，在封闭的阴道两侧留置引流的腔隙，以便引流阴道或子宫的出血及分泌物，主要用于需要保留子宫的患者。

3. **适应证与禁忌证**

（1）适应证：阴道闭合术适合于无经阴道性生活要求的重度子宫或阴道穹窿脱垂，或者盆底重建手术失败或术后复发的脱垂患者，以及并发症多、体弱，不适合盆底重建手术的老年患者。阴道完全闭合术仅适用于同时切除子宫或全子宫切除术后患者。对于有配偶的患者，进行阴道闭合术的选择须非常慎重。

（2）禁忌证：有经阴道性生活的要求；阴道炎、阴道溃疡、宫颈溃疡患者；宫颈癌前病变、宫颈癌、子宫内膜癌患者；严重的内科并发症无法耐受手术和麻醉的患者。

与盆底重建手术相比，封闭术的手术时间更短，围手术期并发症发生率低，且脱垂复发的风险低，弊端是改变了生理解剖，丧失了经阴道性生活功能，部分患者有术后新发 UI 不易处理，且无法经阴道途径检查宫颈或子宫。建议在尿道区域留出适当的长度以便于处理术后 SUI。ACOG（2019）在脱垂指南中提出阴道闭合术治疗 POP 有效，成功率和满意度都非常高，对于未来无性生活或不能耐受的患者可作为一线治疗手术（B 级）。

文献报道，阴道闭合术的后悔率为 3%～9%。因此，在做出阴道闭合术选择前，医师必须与患者及家属充分沟通，强调性生活能力丧失的问题，对于配偶健在的患者尤其要慎重，须告知盆底重建的其他可选择术式，必须要求夫妻双方充分沟通。

**（二）盆底重建手术**

用于治疗 POP 的盆底重建手术种类是目前各种疾病中种类最多、争议最大的一类手术，具体治疗效果差异也非常大。由于对患者的诊断、手术适应证选择及治疗效果的评判标准不同，尤其是缺乏长期随访的研究结果，目前无法做到判定究竟哪一种手术治疗 POP 更有优势。但是从已有的研究结果来看，如果从复发率、再次手术率、并发症，尤其是从并发症角度开始的全面评估，目前的任何一种手术方式都没有获得相对较为理想的治疗效果，因此，不仅要根据患者的具体情况，以及手术医师对不同手术方式的熟悉程度，采取具体的手术方案。更为重要的是，手术医师对于盆底解剖的熟悉程度，尤其是力学特征的认知，是保证手术治疗效果的非常重要的因素。

基于整体理论的盆底重建手术强调形态结构的重建及功能的恢复。重建手术时应遵循 DeLancey 提出的 3 水平支持理论和腔室理论。对于重度 POP，常合并存在多水平、多腔室缺陷，因此，全面正确地诊断评估有助于选择合理的手术方式，单一术式有可能达不到治疗目的，而需要几种术式的结合，手术方式没有最佳，只有最适合。

**1. 针对前盆腔缺陷的重建手术**　从解剖学的发生机制来看，前盆腔缺陷主要是耻骨宫颈筋膜及其与周围支持组织附着处的缺损。前盆腔缺陷分为中央型缺陷和侧方缺陷。中央型缺陷阴道前壁黏膜膨出、菲薄、发亮呈气球样，而阴道旁侧缺陷则是由于耻骨宫颈筋膜与盆壁连接处撕裂、离断，阴道前壁的脱垂组织呈皱褶状。对于中央型缺陷可行传统的阴道前壁修补术和特定部位缺陷修补术；对于侧方缺陷，各种路径的阴道旁修补术目前证据不足，尚无推荐意见，但是良好的顶端支持可以纠正大部分的侧方缺陷。阴道前壁膨出患者应该评估是否存在顶端缺陷，如果同时进行顶端修复，可降低复发风险。

（1）阴道前壁修补术（anterior colporrhaphy）：是一种纠正阴道前壁膨出的手术，由 Kelly 于 1913 年提出，通过折叠缝合筋膜组织来纠正阴道前后壁膨出，其理论依据是阴道前壁支持结构拉伸或变薄，导致膀胱脱出至阴道内，阴道前壁修补术即是基于该假说的治疗方法，该术式简单易行，但通常认为传统的阴道前壁修补术后复发率高，使其应用受到一定的限制。国外报道的复发率为 40% 左右。为减少术后复发，近年来的新进展是应用补片或在传统阴道前壁修补术的基础上加做阴道旁修补术。

1）适应证：有症状的阴道前壁膨出患者。

2）手术步骤：患者取截石位，暴露阴道前壁；在阴道前壁黏膜下层注入 0.1% 肾上腺素或生理盐水打水垫进行水分离，以利于阴道膀胱间隙的游离并减少术中出血；在膀胱颈与宫颈间切开阴道黏膜，锐性及钝性结合分离阴道膀胱间隙；分离两侧阴道黏膜与膀胱间隙，将阴道黏膜尽可能向两侧分离，最大限度达耻骨降支；剪开膀胱宫颈筋膜，再以手指或刀柄沿膀胱宫颈间隙将膀胱推至阴道切线的上部，暴露双侧膀胱宫颈韧带及双侧主韧带；根据膀胱膨出程度先行数个荷包缝合，上推膀胱，再间断缝合阴道膀胱筋膜，如行经阴道子宫全切术者，于阴道断端内侧缝合双侧膀胱宫颈韧带及主韧带，并固定于宫颈筋膜上，使膀胱固定在宫颈较高部位；剪除多余的阴道黏膜，用 2/0 可吸收线间断或连续锁边缝合阴道前壁。须注意避免修剪过多阴道黏膜，术后阴道可放置两指为宜（图 6-3-3）。

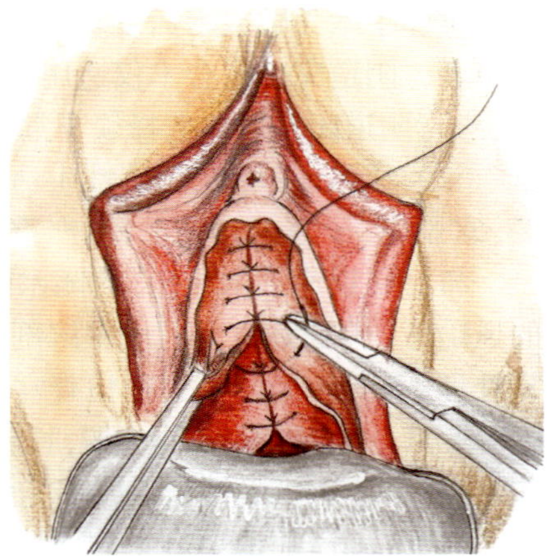

图 6-3-3　阴道前壁修补术

3）并发症处理及预防：①出血或血肿：分离阴道黏膜时，应在阴道膀胱筋膜间隙间进行，解剖层次不清时容易造成分离困难，损伤阴道血管丛引起出血，出血时可压迫止血、电凝止血及缝扎止血；②感染：常因阴道消毒准备不彻底，局部血肿继发感染，建议预防性使用抗生素；③膀胱损伤：切口远端应不超过膀胱颈处，全层分离阴道壁，出血多时常提示解剖层次不好，注射水垫及锐性分离有助于减少膀胱损伤，术中发现损伤须及时修补，术后留置尿管一周；④尿潴留：术后局部水肿及血肿压迫易发生尿潴留，术后残余尿测定有助于早期发现并处理。可行清洁自家导尿或保留导尿治疗。建议术前尿动力检查评估膀胱排尿功能。

（2）特定部位缺陷修补术：特定部位缺陷修补术是利用患者盆底支持组织的韧带、筋膜和阴道黏膜为修复材料，结合患者盆底缺陷特点，分区域对特定部位缺陷进行修补。Richardson 在 1976 年首次描述了阴道前壁 4 个解剖位置的支持异常，即由于特定位点的缺陷而引起阴道前壁膨出，包括中央缺陷、旁缺陷、横向缺陷及远端缺陷。

1）中央缺陷：源于骨盆内筋膜的垂直方向缺陷，从前向后延伸。中央缺陷常破坏尿道膀胱结合部的正常支持，导致尿道高活动性和 SUI。查体时，中央缺陷表现为阴道前壁缺陷，但两侧阴道侧穹窿完整。中央缺陷首选阴道前壁修补术。

2）阴道旁缺陷：耻骨宫颈筋膜从盆筋膜腱弓水平从闭孔内肌筋膜的侧方附着处脱离，导致阴道两侧缺损。这是膀胱膨出的常见类型，查体表现为阴道侧沟下降，常伴有中重度阴道前壁膨出。当存在明显旁缺陷时，可以通过阴道旁间隙进行阴道旁修复，用 3～5 根可吸收或不可吸收缝合线将耻骨颈筋膜的外侧边缘缝合到盆筋膜腱弓（白线）上。阴道旁修复的长期有效性尚不清楚，目前缺乏关于阴道前壁修补与旁修补的随机对照研究。

3）横向缺陷：是耻骨宫颈筋膜从宫颈周围环横向分离。膀胱底部可以脱入阴道形成膀胱膨出，通常没有尿道和膀胱颈移位。由于植入合成网片修补盆底缺陷的应用，多个部位缺陷可同时修复。

4）远端缺陷：是阴道前壁的纤维肌性支持结构在附着于耻骨联合前断裂，是最少见的阴道前壁缺陷类型，常与尿道高活动性相关。

研究指出，阴道前壁膨出的原因不仅是整体张力缺陷，也包括其支持结构特定缺陷的影响；单纯阴道前壁修补术后脱垂复发率高的一个重要原因是忽视了阴道前壁支持结构的特定缺陷，或术中未同时处理顶端缺陷。因此，同期修复其他部位的缺陷，可降低术后复发风险，改善手术效果。

（3）经阴道植入网片的阴道前壁修补术：其优势是可同时纠正前盆腔及中盆腔缺陷，尤其对前盆腔的中央缺陷和侧方缺陷均能达到良好支撑。术后并发症包括网片暴露、侵蚀、阴道内网片挛缩、急慢性盆腔疼痛、性交痛，以及相关新发 UI、排尿困难等。单纯筋膜折叠缝合的阴道前壁修补术后 1～2 年的成功率较低。随机对照研究提示，经阴道植入网片手术后 1 年的成功率（60.8%）高于传统阴道前壁修补术（34.5%）。是否加用网片应遵循个体化原则，权衡利弊，综合考虑。为了提高解剖学恢复效果以及远期疗效，对于复发以及重度 POP 患者，可以考虑由经专业训练和有经验的医师酌情使用网片。详见经阴道植入网片的盆底重建手术（TVM）。

**2. 针对中盆腔缺陷的重建手术** 中盆腔缺陷以子宫或阴道穹窿脱垂以及肠膨出、直肠子宫陷凹疝形成为特征。传统的治疗中盆腔缺陷的手术包括经阴道子宫全切术加阴道前后壁修补术、曼彻斯特手术等。近年来，关于中盆腔缺陷的手术治疗方法不断被改进，代表性术式有：腹腔镜阴道骶骨固定术（laparoscopic sacrocolpopexy，LSC）、骶棘韧带固定术（sacrospinous ligament fixation，SSLF）、子宫骶韧带悬吊术（uterosacral ligament suspension，USLS）、经阴道植入网片的盆底重建手术（transvaginal mesh，TVM）、腹腔镜下经腹壁横向悬吊术（laparoscopic-lateral suspension，LLS）、髂耻韧带固定术（laparoscopic pectopexy，LP）等。经阴道植入网片和腹腔镜下骶骨阴道固定术的随机对照研究发现，LSC 组有较高的解剖学治愈率（77% vs. 43%，$P<0.001$），而经阴道网片手术后 2 年的再次手术率明显高于 LSC 组（22% vs. 5%）。

在 POP 的处理中，良好的顶端支持是手术成功的关键。阴道顶端缺陷的患者常合并阴道前后壁膨出，顶端支持有助于阴道前后壁膨出的改善。证据表明，顶端复位后可以纠正 50% 的阴道前壁膨出和 30% 的阴道后壁膨出。

1934 年，Bonney 首次提出"在子宫阴道脱垂中，子宫是被动脱垂的"，1996 年，Nichols 提出"子宫脱垂是生殖器脱垂的结果，而非原因"。对于既往无相关病史且术前检查未发现子宫疾病者，如果患者要求保留子宫，可行保留子宫的盆底重建手术，如 SSLF、子宫骶骨固定术及 LLS 手术等。保留子宫的重建手术时间短，网片暴露风险低。随机对照研究表明，对于 POP-Q Ⅱ度以上患者，切除子宫的 SSLF 患者术后 1 年复发率低于保留子宫者。

（1）LSC：1962 年 Lane 报道了经腹骶骨阴道固定术治疗阴道穹窿膨出，之后逐渐进展出保留子宫的骶骨固定术，并于 1998 年出现了腹腔镜骶骨固定术。作为一种经典的修复水平缺陷的手术方式，骶骨固定对于伴或不伴有子宫脱垂的子宫骶韧带和阴道旁组织松弛均有较高的治愈率。因此，骶骨固定术在治疗阴道穹窿脱垂中作为 A 类证据推荐。

阴道骶骨固定术是治疗顶端缺陷的标准术式之一。手术可开腹或经腹腔镜完成，两种路径的手术效果相当，但腹腔镜手术更加微创。人工合成网片的应用是一项重要的技术改进，在实现无张力固定的同时还可以在穹窿部位构建拱形结构，通过加强局部支撑来抵御腹腔和盆腔的压力所造成的器官脱垂。

荟萃分析表明，经腹骶骨固定术对于顶端支持的成功率达 78%～100%，脱垂复发的再手术率为 4.4%。腹腔镜骶骨固定术的满意率为 94.4%，因脱垂再手术率为 6.2%，网片暴露率为 2.7%，严重并发症有骶前区出血、输尿管损伤、肠梗阻等。阴腹联合 LSC 与 LSC 相比并没有增加围手术期感染率及网片相关并发症，均可作为盆底脱垂的有效治疗方式。LSC 的术后并发症发生率较低，其中网片相关并发症发生率为 1.26%～5.3%，术后尿潴留发生率为 1.26%～7.9%，远期便秘的发生率约为 5.04%。

标准腹腔镜骶骨固定术已应用多年，它最大限度地减少了开腹手术的创伤，同时与开腹骶骨固定术有相似的手术成功率。然而腹腔镜下缝合和网片放置的难度使该术式学习曲线长，限制了其更被广泛地应用。随着手术机器人系统的普及，更多复杂的腹腔镜重建手术已经被机器人辅助手术替代。手术机器人系统提供的技术优势包括裸眼 3D 视觉效果，画面可放大 10 倍等。第一例机器人辅助骶骨固定术是由 Di Marco 在 2004 年完成，机器人辅助手术的优势是可以缩短学习曲线，令术者操作更为精准。机器人辅助手术与腹腔镜手术效果相似。然而，机器人辅助手术费用昂贵且手术时间长。目前，越来越多的机器人骶骨固定手术在世界范围内开展。

阴道骶骨固定术对阴道顶端的支持作用确切，尤其适合于有复发高风险，经腹手术、经阴道 POP 修补手术后失败，以及阴道长度偏短的患者。中华医学会妇产科学分会妇科盆底学组制定 LSC 的主要适应证是：有症状的穹窿脱垂 POP-Q Ⅱ度以上的患者；POP 术后顶端复发的患者（有症状，且 POP-Q≥Ⅱ度）；初治的中盆腔缺陷为主的 POP-Q Ⅲ度以上，特别是性生活活跃的年轻患者。

1）适应证：①复发性前中后腔脱垂患者；②阴道容量缩小的患者；③年轻、性生活活跃患者更适合采用该术式。

2）禁忌证：①有阴道炎、阴道溃疡等生殖道急性感染者；②有严重的内科并发症不能耐受手术者。

3）手术方法：①患者取膀胱截石位，头低脚高，这种体位有助于肠道移向头端，减少肠道对手术视野的干扰。暴露阴道，用拉钩将穹窿顶起；分别于脐部、左侧脐旁及双侧下腹进入 Trocar。②患者向左侧倾斜 30°，行骶前区域的分离，暴露右侧结肠旁沟，辨认右侧输尿管，纵行打开骶岬前腹膜，暴露骶前区域，暴露骶岬处骶前筋膜。取 $S_1$ 椎体前无血管区为缝合位点，沿右侧宫骶韧带内侧打开侧腹膜至阴道穹窿处。③打开膀胱和直肠交会处穹窿部位腹膜，分离膀胱阴道间隙和直肠阴道间隙，通常分离阴道顶端距离穹窿长 3cm 即可。④缝合固定网片，将“Y”形网片或自裁剪网片的前叶固定于阴道前壁 3～4 针，将后叶固定于阴道后壁 3～4 针，注意在缝合时不要穿透阴道黏膜。调整网片使阴道保持轻微的张力，宫颈或阴道残端处于正常解剖位置即可，不可过度牵拉阴道顶端。⑤向上牵引骶骨固定端网片至骶前缝合处，用不可吸收缝线将骶骨固定端间断缝合固定于 $S_1$ 椎体前方的骶骨前纵韧带上，缝合深度应包含前纵韧带全层，并将网片充分展平，一般需 2～3 针（图 6-3-4）。⑥可吸收线关闭侧腹膜，将网片包埋于腹膜后，手术结束。对于保留子宫或骶骨固定术，术中需要将网片的前后叶网片剪开，分别于两侧阔韧带无血管区打洞，将两侧网片经阔韧带穿出并固定在穹窿宫颈环周围。保留子宫的骶骨固定术操作比较困难，发生问题后不易处理，对术者手术技巧要求更高，肥胖患者会增加手术难度。

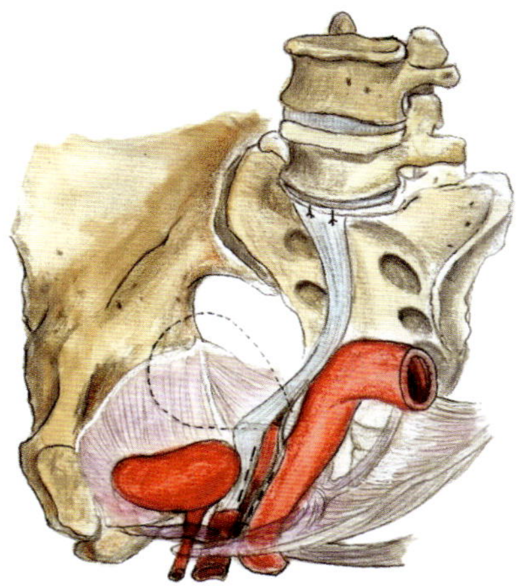
图 6-3-4 LSC 网片缝合固定位置

4）并发症处理和预防：①出血。手术最严重的并发症是骶前区血管损伤导致的术中出血。骶前区血管主要指骶前动脉和骶前静脉丛。骶前静脉丛紧贴骶骨表面，部分静脉管腔较粗且无静脉瓣，骶前静脉丛区域血管交通支丰富，止血比较困难，局部压迫能暂时止血，但去除压迫后常常再次发生出血。可试行缝合、银夹夹闭、烧灼或骨腊等方法止血。手术应在游离充分的情况下选择无血管区进行缝合，以避免引起大出血。②肠道和泌尿系损伤。术中应注意辨识右侧输尿管和乙状结肠走行并将其游离后拉向侧方以避免损伤。③术后新发 SUI。发生率为 8%～60%，可能与手术纠正脱垂脏器所致的梗阻有关。有报道接受骶骨阴道固定术但术前没有 SUI 的患者，同时行 Burch 手术或尿道中段悬吊带术可以显著减少术后 SUI 的发生。但是否需要同时预防性行抗 UI 手术，尚有争议。④尿潴留及便秘。开腹骶骨阴道固定术后有 4% 的患者出现尿潴留，可能与术中缝合牵拉过紧有关。多数患者短期留置尿管或间歇自家导尿后可以逐渐恢复自主排尿。骶骨阴道固定术后有 9% 的患者出现了便秘，可能与网片压迫肠管、肠道角度改变有关。⑤网片暴露侵蚀。网片挛缩、暴露和侵蚀等发生率为 3.4%～7.6%，主要发生在阴道，网片侵蚀肠管罕见。网片暴露是否与同时行子宫切除术有关尚无定论。术中分离阴道黏膜不应过薄，避免不可吸收线穿透黏膜层，将网片完全腹膜外化，严密止血，减少血肿及感染的发生等措施都能减少网片侵蚀暴露的发生。一旦发生，需要将网片部分或全部取出。研究提示网片侵蚀还与吸烟、同时行后壁修补术、患者年龄和网片类型等有关。采用超轻质或者单纤维的聚丙烯网片进行悬吊，应用单股延迟摄取线进行缝合都可以减少此类并发症的发生。⑥肠梗阻。术后肠梗阻的发生率为 3.6%，发生时间从术后 11 天到 5 年不等。既往腹部手术史是术后肠梗阻的高危因素，可能与粘连形成有关。术中网片腹膜外化，可减少瘢痕挛缩及粘连形成。

（2）SSLF：将阴道残端固定于骶棘韧带，是修复中盆腔缺陷的有效方法。最早由 Amreich 于 1951 年提出将脱垂的阴道顶端缝合固定在骶结节韧带上。1967 年 Richter 改进了该手术，将阴道顶端固定在更容易触到的骶棘韧带上，经过不断的技术改良，目前有经阴、经腹及腹腔镜途径。具体手术方式有多种变种，是 POP 手术类型最多的一类手术。

手术建议经阴道完成，经阴途径的患者客观治愈率为 88.1%～89.7%，主观满意率为 87%～93%，可切除子宫或保留子宫。主要适用于中盆腔缺陷为主的症状性 POP-Q Ⅱ度以上患者。由于该术式改变了阴道的生理轴向，术后阴道前壁膨出的发生率达 6%～21%。SSLF 手术较为特异的并发症是疼痛和神经血管损伤，术后臀部和大腿后部疼痛的发生率为 6%～14%，严重者建议尽早拆除缝线。对于骨盆韧带和结缔组织支持作用严重削弱或缺失的患者，骶棘韧带为顶端固定提供了持续坚固的支撑点，有医师建议将其作为子宫切除术后常规的预防性措施，以防止术后穹窿膨出。

经阴道骶棘韧带悬吊术的优点是经阴道操作，可以很好地支撑固定阴道穹窿，而不损失阴道长度或影响性功能，手术损伤小，可同时对阴道内直肠膨出和膀胱膨出进行修补，手术时间短，术后恢复快，术中不需要使用网片，该术式仅对于中盆腔顶端缺陷起到较确切作用。以下几种不同的技巧有助于术中缝合操作：直视下标准持针器缝合；触诊引导下 Deschamps 结扎器缝合；触诊引导下 Miya 钩状结扎器缝合；直视或触诊引导下 Capio 结扎器缝合；关节镜结扎器（Shutt 穿针缝合系统），Raz 锚定系统（Raz anchoring system，RAS）等。

1）适应证：①Ⅲ～Ⅳ度症状性子宫脱垂或子宫切除后穹窿膨出患者；②由于很多接受子宫切除的患者其主骶韧带复合体存在延长和薄弱，也有医师建议将其作为子宫切除术后常规的预防性措施以防止术后穹窿膨出。

2）禁忌证：①有阴道炎、阴道溃疡等生殖道急性感染者；②有严重的内科并发症不能耐受手术者；③阴道狭窄。

3）手术方法：经阴道 SSLF。①于阴道后壁黏膜下注入水垫，然后纵行切开阴道后壁黏膜约 4cm，分离阴道直肠间隙的疏松结缔组织，将直肠推向右侧，向坐骨棘水平钝性分离至暴露骶棘韧带。②充分暴露骶棘韧带后，不可吸收线在距离坐骨棘内侧 2cm 位置缝合骶棘韧带，缝合深度约 0.3～0.5cm，缝合时应在坐骨棘内侧 1～2 指宽处穿过该韧带，缝线从韧带表面穿过但不要缝至底部，以免损伤阴部血管（图 6-3-5）。③应用骶棘韧带缝合器（图 6-3-6），使得缝合简单易行，手术时间和术中出血量相对较少。因左侧有乙状结肠，多数选用右侧进行缝合。如一侧术后顶端悬吊不满意，也可行双侧手术。④确定阴道顶端位置，缝合阴道顶端以缝合同侧宫骶韧带附着处为佳，打结时可感到阴道顶端

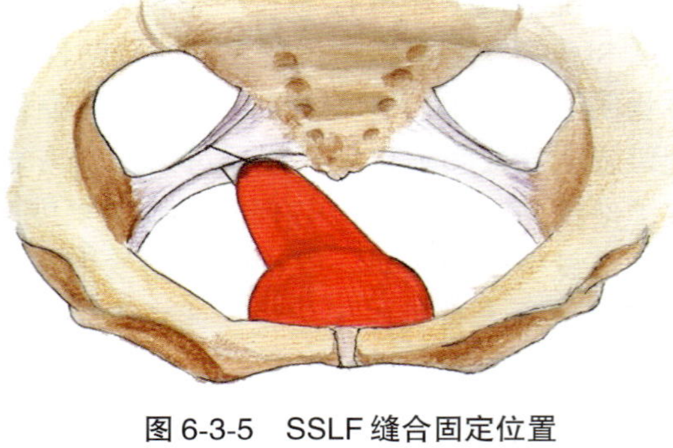

图 6-3-5 SSLF 缝合固定位置

被悬吊到该侧骶棘韧带处。

4）并发症处理和预防：①直肠损伤。发生率约为 2.5%，多为直肠近端前壁或侧壁浆膜损伤。直肠损伤术中及时发现并修补，多无术后并发症。②出血及血肿形成。发生率约为 0.4%。出血部位可能来自阴部内动静脉、臀下动静脉及髂内静脉丛。术中如发现直肠旁沟出血可局部压迫，压迫后局部仍有出血应缝合止血。阴部血管大出血无法缝合止血时，可在压迫的基础上尽早行介入治疗。③会阴、臀部疼痛或麻木。10%～15% 的患者术后出现手术侧臀部疼痛，可能是由于术中损伤了穿行骶棘韧带的小神经分支。这类神经损伤多为自限性的，术后 2～3 个月内可自行缓解，也可给予镇痛药物和局部理疗。④神经损伤。发生率很低，由于骶棘韧带邻近阴股管的阴部内神经和坐骨神经，术中尤其是缝合时可能引起神经损伤。如怀疑坐骨神经损伤应手术拆除缝线。⑤膀胱膨出及新发 SUI。术后膀胱膨出发生率约为 13%，多无症状，不需要行手术干预。UI 发生率很低，为 0～4%。⑥性功能障碍。约占 9%，可能与阴道角度及阴道深度改变有关。

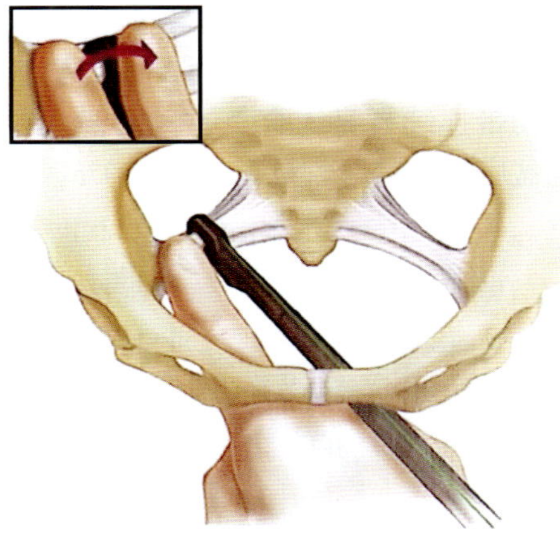

图 6-3-6　骶棘韧带缝合器

（3）USLS：USLS 是在 MeCall 后穹窿成形术的基础上形成的，MeCall 后穹窿成形术于 1957 年第 1 次报道，其基本术式是经阴道在中线部位折叠缝合两侧骶韧带及其间的腹膜，关闭直肠子宫陷凹，防止肠膨出。1961 年经 Mayo 改良，在缝合骶韧带后，将阴道穹窿悬吊于其上。USLS 后阴道长度及轴向更符合生理解剖，可以保留子宫的生育功能并经阴道完成，又能利用自身组织作为悬吊点，简便、经济、有效、并发症少，故越来越受到临床重视。保留子宫经阴道腹膜外 USLS 可清晰识别子宫骶韧带，输尿管损伤风险低，操作简便，近期疗效好。能够达到恢复盆腔解剖和缓解脱垂症状的目的，是目前对年轻的子宫脱垂患者安全可行的术式。

子宫骶韧带的强度不会随着年龄增大而减弱，即使重度盆腔器官脱垂的患者仍然可以使用。有些学者认为此手术操作实际上进行了筋膜重建，重建的筋膜起自阴道前壁，并和阴道后壁相连续，达到了重建支持组织的目的。高位 USLS 可经开腹、腹腔镜或阴道途径来完成。高位是指在坐骨棘水平高度缝合骶韧带，因此可将穹窿悬吊得更高。

USLS 的适应证为中盆腔缺陷，即子宫或阴道穹窿脱垂，以及直肠子宫陷凹疝。禁忌证主要为宫骶韧带松弛薄弱者，合并严重内科疾患无法耐受手术等。

切除子宫者：若有直肠子宫陷凹疝，可采用经典的 McCall 后穹窿成形术，即由一侧宫骶韧带进针，不可吸收缝线间隔 1～2cm 连续缝合肠管前壁的浆膜层至对侧宫骶韧带，并留置缝线先不打结。0 号延迟摄取线缝合 1～2 针，经阴道后壁陷凹下 1/2 处穿过阴道壁、腹膜及右侧宫骶韧带，缝合直肠子宫陷凹至左侧宫骶韧带。依次打结，使阴道后壁提升至宫骶韧带高度；每侧宫骶韧带自身折叠缝合 2～3 针打结；不可吸收线将缝合的耻骨宫颈筋膜和直肠筋膜悬吊在子宫骶韧带上；经阴道完成骶韧带悬吊术须行膀胱镜检查，确认输尿管喷尿及尿色无异常后，用宫骶韧带的留线缝合至阴道前、后壁残端的耻骨宫颈筋膜和直肠阴道筋膜，然后逐一打结，常规缝合阴道残端。

保留子宫者：探查双侧输尿管走行，于其内侧注射肾上腺素盐水分离输尿管与同侧宫骶韧带间隙，切开腹膜，游离出发自宫颈后部全层宫骶韧带；不可吸收线在坐骨棘水平将宫骶韧带连续自身缝合 2～3 针，然后拉紧打结以缩短宫骶韧带，同法处理对侧；同时修复其他盆底部位特异性缺陷（图 6-3-7a，图 6-3-7b，图 6-3-7c）。

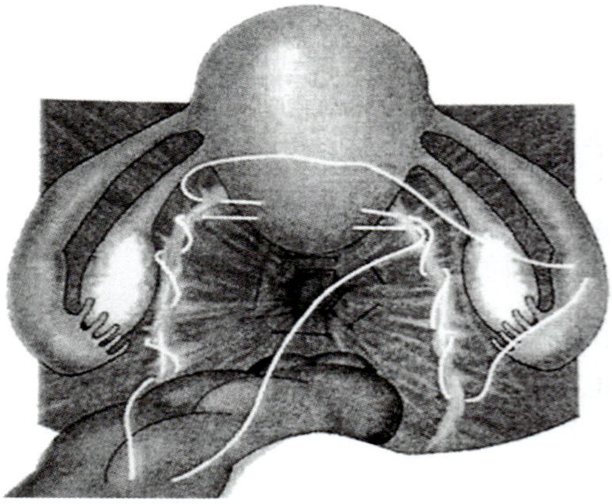

图 6-3-7a 于坐骨棘中点处将宫骶韧带对折缝合 2～3 针

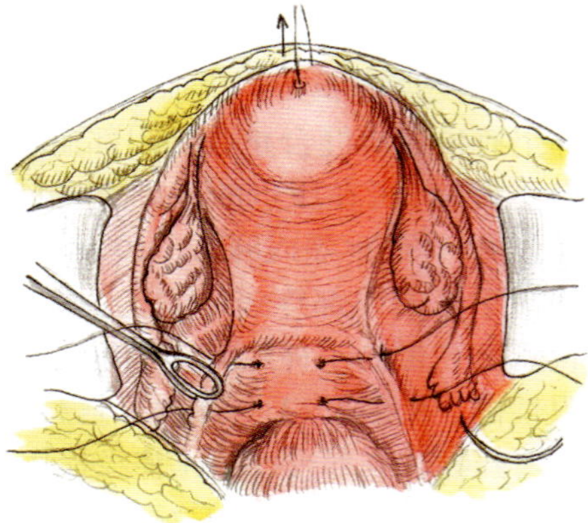

图 6-3-7b 间断缝合穿过骶韧带及暴露宫颈后面

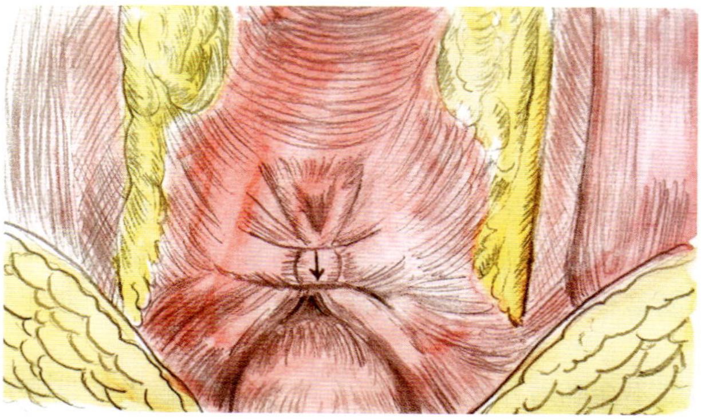

图 6-3-7c 拉紧缝线，缩短宫骶韧带

为了避免输尿管损伤，通常选择腹膜外高位骶韧带悬吊术。高位骶韧带悬吊术（腹膜内）由于输尿管与骶韧带非常接近，输尿管损伤的机会较高，术中必须行膀胱镜检查排除输尿管损伤。Peter Dwyer 教授建议从腹膜外进行 USLS。在充分暴露的子宫骶韧带上进行缝合，使用拉钩将膀胱向上推，使输尿管远离手术区域，以尽量减少输尿管损伤的机会。

子宫骶韧带由宫颈后外侧发出，延伸至骶骨，长 12～14cm，由宫颈端、中间部分和骶骨端 3 部分组成，骶韧带的宫颈端和中间部分可以支撑超过 17kg 的重量。输尿管与子宫骶韧带紧密相邻，子宫骶韧带中间部分距离输尿管最远，是最佳的缝合区域。

荟萃分析表明，经阴道 USLS 的顶端、前壁和后壁修复成功率分别为 98%、81% 和 87%。并发症为输尿管梗阻，发生率为 0～11%，术中输尿管和子宫骶韧带的位置在经阴道手术中只能依靠术者的触诊来判定，而在腹腔镜下则直视可见，更加安全。经阴道路径完成的 USLS 术中应行膀胱镜检查，一旦发现输尿管开口喷尿不佳，应立即拆除缝线。

研究证实，对于恢复阴道顶端的支持，USLS 后随访 5 年的手术成功率约为 85%，且 94% 的患者对当前性生活满意，复发需再次手术率为 5.5%。保留子宫的 USLS 旨在解剖复位、缓解症状的同时保留生育功能，其 12 个月的主观成功率为 81%，客观成功率为 79%，脱垂复发需再次手术率为 16%。文献报道患者均能完成足月妊娠，以剖宫产结束分娩，术后无子宫脱垂复发。

（4）经阴道植入网片的盆底重建术（transvaginal mesh，TVM）：其优势是可同时纠正前盆腔及中盆腔缺陷，尤其对前盆腔的中央缺陷和侧方缺陷均能达到良好支撑。与传统 T4 网片相比，T6 网片通过将网片后支固定于骶棘韧带，可实现第一水平的支持，同时还能加强膀胱阴道筋膜和直肠阴道筋膜，实现第二水平的支持。可使用成品网片套盒或自裁网片，目前推荐使用的是大孔（直径＞75μm）、轻型（密度≤19g/m$^2$），以及单股编织不可吸收聚丙烯网片。

中华医学会妇产科学分会妇科盆底学组对经阴道植入网片手术的主要适应证定定义 POP 术后复发的患者及 60 岁以上重度 POP（阴道前壁膨出为主）的初治患者，特别是不能耐受经腹手术的患者。对于年轻、性生活活跃的患者，应慎重选择。其主要并发症为网片暴露、侵蚀和疼痛等。

1）适应证：经治疗后盆腔器官脱垂复发的患者；或重度阴道前壁膨出（POP-Q Ⅲ～Ⅴ度）、自身组织薄弱等有自体组织修复复发高危因素的初治患者。

2）禁忌证：既往放疗史；免疫抑制；严重泌尿生殖道萎缩；急性感染；有慢性盆腔痛或性交痛的患者。

3）前盆底重建手术步骤：①留置导尿管并排空膀胱，暴露脱垂的阴道前壁，阴道前壁切口远端位于距尿道外口 4cm 处，近膀胱颈位置；近端位于宫颈下方 1cm 左右。②分离阴道膀胱间隙。首先向阴道膀胱间隙注射水垫进行水分离，深度要达到将阴道全层与膀胱分离，分离过深会损伤膀胱组织，分离过浅包含部分阴道壁肌层，则会出现分离困难，出血增多，术后容易出现网片暴露。阴道表面应“见鼓不见白”，不应有橘皮样痕迹，否则提示分离层面过浅（图 6-3-8a）。③切开阴道全层，呈现荔枝白样充水层为佳；Allis 钳夹持切缘。随后锐性分离阴道壁全层以减少术后网片的阴道侵蚀。钝锐结合分离膀胱阴道间隙直达双侧闭孔内肌。触诊闭孔肌、耻骨降支、坐骨棘等重要解剖标志，并进一步扩大膀胱旁间隙及阴道旁间隙（图 6-3-8b）。④标记穿刺点。浅支穿刺点取尿道口与大腿根部皱褶交界处，深支穿刺点取齐浅支穿刺点外侧 2cm 并向下 2cm 处。⑤穿刺。以左侧穿刺为例，穿刺时首先穿刺深支，术者将左手示指置入左侧阴道旁间隙作为引导，将导引器从后外侧皮肤切口穿入，在距坐骨棘 1cm 的盆筋膜腱弓处穿入阴道旁间隙，将前路网片后翼的末端套入导引器固定，沿穿刺路径原路撤出穿刺针，牵拉出网片后翼；然后穿刺浅支，术者仍将左手手指置于阴道旁间隙，在耻骨弓附近顶住闭孔内肌进行穿刺，于距耻骨弓 1cm 处沿盆筋膜腱弓穿过闭孔膜进入阴道旁间隙。将前路网片前翼的末端导引器固定，沿原路撤出穿刺针后，即牵拉出网片前翼，同法处理对侧（图 6-3-9a）。如使用 T6 网片，其后翼须固定于两侧骶棘韧带（图 6-3-9b）。⑥固定网片。将网片分别缝合固定于膀胱颈和宫颈部位。⑦调整网片。调整网片及侧翼的位置及松紧度，以使网片平整铺于膀胱阴道间隙之中，无张力支撑膀胱下方。确认无活动性出血后，剪断多余网带，可吸收线连续锁边缝合阴道前壁切口。⑧膀胱镜检查。前路网片植入后，常规行膀胱镜检查膀胱有无损伤，并确认双侧输尿管口喷尿情况，如果植入网片手术中意外损伤膀胱，修补后仍可同期行植入网片手术，术后须保留导尿一周。

4）后盆底重建手术步骤：Allis 钳夹阴道后穹窿，直肠阴道间隙注射盐水进行水分离，由阴道后壁上 1/3 至中 1/3 纵行切开阴道后壁黏膜，随后钝锐结合分离阴道和直肠旁间隙直达双

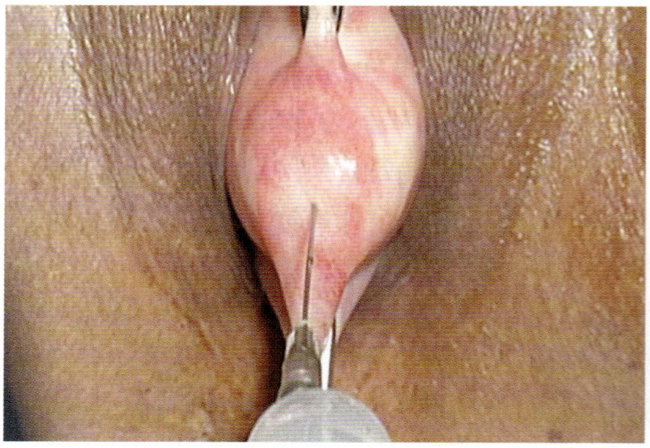

图 6-3-8a 局部注射水垫

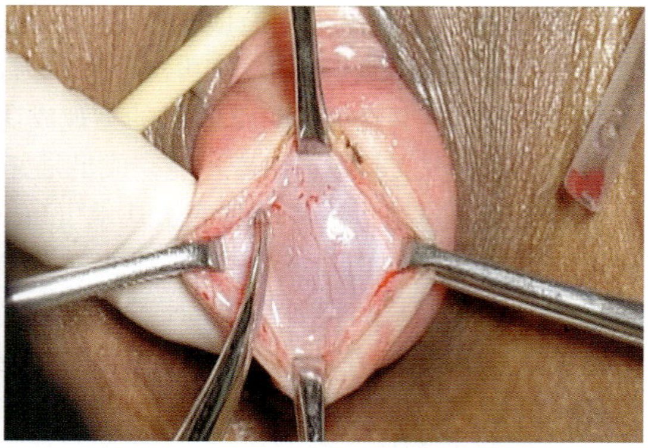

图 6-3-8b 全层分离阴道壁

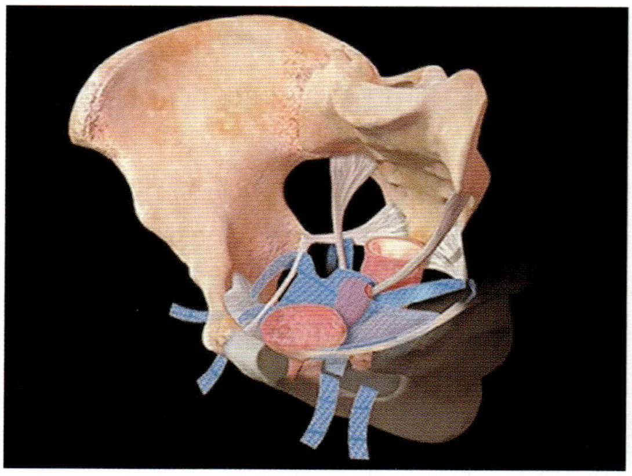

图 6-3-9a T4 网片固定于盆筋膜腱弓

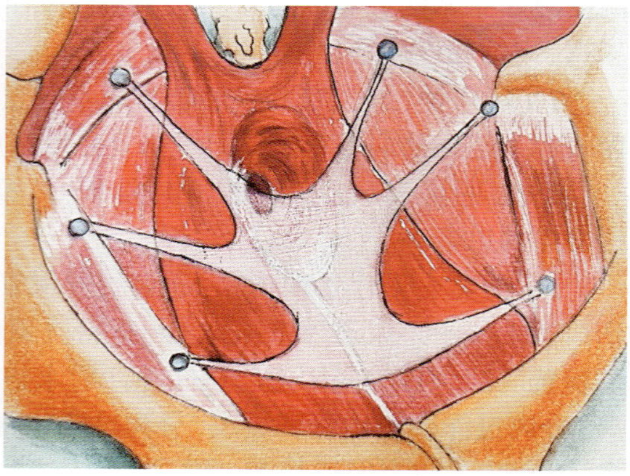

图 6-3-9b T6 网片固定位点

侧坐骨棘和骶棘韧带。选择肛门外 3cm、下 3cm 为后部穿刺点标志。穿刺针经臀部，穿过坐骨肛门窝，距离坐骨棘内侧 2cm 穿过骶棘韧带下 1/2，放置网片后翼并固定在阴道外，同法处理对侧（图 6-3-10）。网片放入直肠阴道间隙，调整网片位置使其没有张力后，可吸收线连续锁边缝合阴道后壁切口，紧贴皮肤剪断网带。若术中发生直肠损伤不建议同期植入网片。

后盆腔重建方面，传统的阴道后壁修补术解剖学成功率可达 76%～96%。没有证据表明生物补片或合成网片可提高治愈率，且存在网片暴露风险。2008 年，NICE 会议上报道了超过 9 项研究（包括 3 项 RCT 研究，417 例患者）。观察到在使用网片与未使用网片组相比，术后解剖失败率无统计学显著差异（分别为 20%、14%）。且网片植入组有 14% 网片暴露。2012 年的 IUGA 共识提出，后盆腔脱垂患者应避免使用合成网片修补，因此不推荐作为初治患者的一线治疗方案。

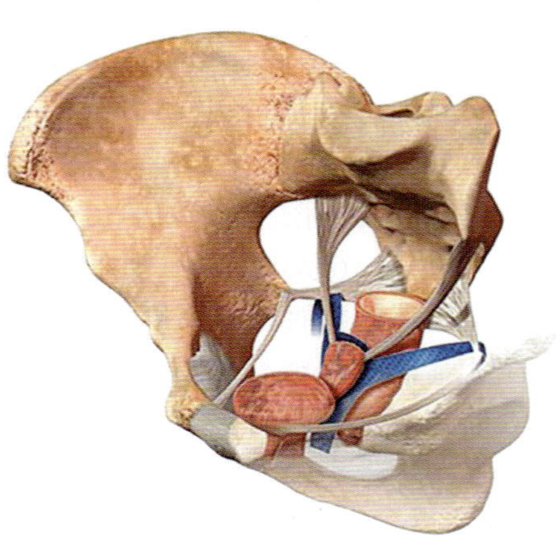

图 6-3-10 后盆腔重建网片固定于骶棘韧带

5）网片相关并发症：TVM 盆底重建手术后并发症的整体发生率约为 12%，包括网片暴露

（exposure）、侵蚀（erosion）、阴道内网片挛缩、急慢性盆腔疼痛、性交痛，以及相关新发UI、排尿排便困难等。网片并发症的处理困难，通常是通过手术去除部分或全部网片。但网片与组织黏附及周围组织的炎症反应导致网片难以完全取出，甚至取出全部网片后仍无法改善症状。①网片暴露/侵蚀：网片暴露是指植入的网片暴露于阴道内。网片暴露、侵蚀的高危因素包括使用非Ⅰ型网片、同时进行全子宫切除术、阴道萎缩严重、黏膜损伤、张力过大、伤口局部感染、血肿形成、吸烟、$BMI>30kg/m^2$等。在一项TVM远期并发症的前瞻性观察中，网片暴露发生率为37.5%。1例（2.08%）严重网片并发症为网片侵蚀膀胱，术后疼痛发生率为6.9%。绝大部分使用TVM的初治POP患者术后的阴道网片暴露面积非常小（$<1cm^2$）或是无症状，可观察随诊，或阴道内局部应用雌激素治疗。若阴道内局部雌激素治疗12周无效，伴有出血、分泌物多，可考虑手术切除暴露部位的网片，并切除边缘的阴道壁形成新鲜创面，缝合关闭暴露的创面时要尽可能做到无张力缝合。如果感染形成脓肿则应尽可能去除网片。网片侵蚀是指网片逐渐侵入邻近器官。患者可有阴道分泌物增多伴有腰骶部坠胀感和性交不适。在前盆腔脱垂修复中，TVM的膀胱穿孔发生率高于自体组织修复（分别为3.5%和0.5%）。膀胱侵蚀者可有血尿及尿频、尿急等膀胱刺激症状，超声或膀胱镜检查可发现膀胱内固定结石，多位于膀胱三角区和侧壁，须在膀胱镜下剪除或钬激光切除侵蚀网片并取出结石，有时因网片侵蚀范围过大过深，需反复多次治疗，严重者需要腹腔镜或开腹手术取出网片，并行局部修补。②疼痛：术后近期疼痛多为网片穿刺路径的水肿或血肿压迫所致，可使用非甾体抗炎药或局部应用雌激素。术后远期疼痛可能因网片穿刺路径的神经损伤所致。网片挛缩亦可引起术后远期疼痛，表现为网片挛缩处局部压痛。可考虑使用非甾体抗炎药、局部注射麻醉药物或肉毒毒素。对于与网片相关的性交痛，可行网片部分或全部去除，或者切断挛缩的网片臂。③排尿困难、术后新发UI及性交痛：RCT证据表明，初发POP患者使用网片而非套盒进行TVM盆底重建手术与自体组织修复的术后发生率无显著差异。这提示，这些并发症可能来自经阴道入路的手术本身，而非网片所致。而在初治或术后复发的前盆腔脱垂患者中使用或不使用网片套盒，TVM组术后新发SUI和膀胱损伤的发生率高于自体组织修复，但新发排尿困难的发生率无显著差异。TVM患者因POP复发、SUI、网片暴露等原因进行二次手术的概率比自体组织修复者更高。

相较于阴道自体组织修补，TVM患者术后脱垂感知率、前壁脱垂复发率和再次手术率方面都要更低，轻质网片并发症少于重质网片。性交痛发生率也无显著差异。TVM在术后长期疗效的比较中，阴道前壁和多腔室脱垂治疗方面主客观效果及满意度更好。DeLancey团队通过量化动态MRI分析证实，接近半数的膀胱脱垂与一定程度的子宫位置下降有关，此研究明确指出轻度前盆腔脱垂不需要同时进行顶端的修复。

总而言之，使用TVM进行阴道前壁膨出的修复与自体组织修复相比，术后即刻的手术并发症发生率无差异，但是在适应证把握不严格或由经验不足的手术医师完成手术的情况下，TVM术后2年的并发症发生率和并发症导致的二次手术率更高；若严格把握适应证并由能够熟练进行TVM的医师完成手术，则术后1年的严重并发症发生率在两种术式中无差异。多项研究表明，外科医师的手术经验和并发症发生率有很强的相关性（2.9% vs. 15.6%）。因此，这种手术应该在手术量大的专业中心进行，并且只能由受过训练的盆底外科医师来实施。手术技术上的失误在经验不足的外科医师中最为常见，这增加了网片侵蚀的风险。这些技术失误包括：网片放置过浅，切除过多阴道壁和网片的张力等。

一项前瞻性研究指出，阴道前壁植入合成网片术后患者性交困难的发生率为20%。术中无张力平铺网片，避免过多修剪阴道黏膜，避免抬高会阴体可减少此类并发症的发生。

高级别的证据表明，经阴道植入合成不可吸收网片相对于自体组织盆底重建术能够降低解剖学复发率，特别是阴道前壁膨出的复发。文献报道，单纯阴道前壁修补术后1～2年成功率较低，为37%～83%。因此，对于有复发高风险的患者（如前壁缺损严重或复发患者），可加用合成网片，降低复发率，增加主观和客成功率。对阴道植入网片的盆底重建手术不能简单地全盘否定，关键是要正确选择其手术适应证，根据患者可能获益的情况进行综合评估，并要求对所有网片植入重建手术进行登记管理和长期随访。我国的TVM多中心临床研究提示了良好的效果及安全性，亦有中心报告网片零暴露经验。正规系统培训、良好手术技巧及正确适应证选择是手术成功的关键。

（5）腹腔镜下侧腹壁悬吊术（LLS）：腹腔镜骶骨阴道固定术一直被认为是治疗POP的金标准，因需要在骶岬表面分离缝合，可能出现严重的神经、输尿管损伤及威胁生命的严重出血，在肥胖的女性会增加手术困难。此外，在骶骨上使用缝线或不可吸收的固定装置后，有接近50%的患者可出现严重的腰背部疼痛。针对这些潜在的问题，LLS提供了另一种治疗选择。其优势在于，避免了骶前固定术出现的神经、血管、输尿管和其他组织损伤的风险，可适用于性生活频繁和超重妇女群体的POP治疗，因而成为了骶骨阴道固定术的可行替代方法。手术指征：Ⅲ～Ⅳ度中盆腔脱垂；Ⅱ～Ⅳ度的阴道前壁合并子宫脱垂。

一项关于腹腔镜下侧腹壁悬吊术治疗POP的临床研究，涉及2003—2011年在日内瓦大学医院接受治疗的417位患者，平均随访时间为7.2年，其中200多例患者随访时间超过30个月。随访1年时，无症状的患者为78.4%，前盆腔的解剖复位的成功率为91.6%，顶端复位的成功率为93.6%，后盆腔的解剖复位的成功率为85.3%，网片暴露率为4.3%，再手术率为7.3%。Clavien-Dindo Ⅲ级以上并发症发生率为2.2%，超过85%的人认为症状明显改善，满意度与保留子宫相关。

该类型的手术出现较晚，也是随访时间最短、累积病例最少的，与其他类型手术的比较目前还缺乏更多相关临床对照研究。

与网片相关的并发症，包括暴露或侵蚀，发生率为4.3%，与其他腹腔镜下应用网片材料的POP修复术报道的结果相似。LLS可以保留患者正常的性功能，术后更多女性的性生活比术前活跃。近年来，人们对性生活的态度、保留生殖器官带来的心理安慰，以及对保持生育力的渴望，使人们对保留子宫术式的兴趣日益浓厚。腹腔镜侧方悬吊手术可在保留或不保留子宫的情况下进行，有研究比较了腹腔镜下侧悬吊术保留和不保留子宫之间的差异。回顾了2003年至2011年期间339名有症状的前盆腔和/或中盆腔器官脱垂的患者，224例保留子宫（66.1%），94/339例切除子宫（27.7%）。316例患者在1年时接受了随访。子宫切除组显示了更高的网片暴露率（6.5% vs. 1.3%，$P$=0.014）。1年后，保留子宫组的前盆腔解剖成功率（98.7% vs. 94.6%，$P$=0.021）和主观成功率（83.5% vs. 72.8%，$P$=0.035）均较高，患者症状改善更好（90.5% vs. 76.5%，$P$=0.013）。保留子宫的方法可以得到更好的前盆腔的解剖复位、更好的主观结果和更高的患者满意度。

机器人侧腹壁悬吊术（RALS）是一种创新的微创手术技术，可以治疗顶端和前盆腔脱垂，其中期随访治疗非常有效。一项115例RALS的前瞻性研究，治疗顶端和前盆腔Ⅲ或Ⅳ期脱垂，平均随访（28±4）个月。结果显示前盆腔客观治愈率为88.7%，顶端客观治愈率为93.1%。主观治愈率为82%，POP的再手术率为11.3%，网暴露率为0.9%。

采用保留子宫的侧方悬吊技术，需要对后盆腔进行评估并在必要时进行修复。应用网片或经阴道后壁修补术进行相关的后盆腔修复时，后盆腔的解剖学复位结果更好。

保留子宫的腹腔镜下侧方悬吊术：①膀胱阴道间隙分离，在膀胱与子宫间的腹膜反折处水平切开和分离，利用超声刀/电勾和双极电凝钳边分离边止血，该无血区域前为膀胱壁，后为阴道前壁（图6-3-11a）。②分离该间隙后，利用一根长而直的针进行单线缝合，将前皮瓣的腹膜固定于前腹壁以更好地暴露出膀胱阴道间隙，举宫杯能更好地辅助暴露该间隙，分离的平均深度为6cm，尽可能分离到膀胱颈近端，这样能更好地治疗膀胱膨出。③阴道侧方间隙的暴露对于纠正膀胱侧方膨出非常重要，应靠近阴道分离，远离输尿管。这种侧向的分离有利于网片的精确放置。④对于保留子宫的侧方悬吊，通常应用自裁剪聚丙烯网片或预先剪裁的钛涂层聚丙烯筛网（65g/$m^2$）制成的带有中间带的"T"形网片，前部为60mm×50mm，两个长侧臂为2cm×18cm。中间带的尺寸必须与阴道前壁表面、子宫峡部或阴道穹窿上部相对应。将网片中间带平铺于膀胱阴道间隙的解剖平面上。⑤固定网片于阴道前壁和子宫峡部上。使用不可吸收缝线或可吸收粘钉在子宫峡部做固定，可以加强子宫颈周围环的结构，使用可吸收缝线于网片中远端水平缝合固定各3针，保证网片平铺在阴道前壁上，注意不要缝合过深穿透阴道前壁（图6-3-11b）。⑥侧腹壁悬吊皮肤切口的选择。位于髂前上棘上4cm，外3cm处。使用5mm troca垂直于腹壁，穿透腱膜，但不要穿透腹膜。弯钳沿troca进入并在腹膜外潜行推进，于圆韧带根部水平推向圆韧带。钳子可在腹膜下、髂外动脉之上缓慢滑动至圆韧带，并从圆韧带下方穿过，直至之前分离好的膀胱阴道间隙（图6-3-11c）。⑦抓取两侧网片，将网片侧翼的末端放置于分离好的膀胱阴道间隙，用钳子抓住并向后拉，穿过之前形成的隧道。网片的侧翼应避免扭曲，摆放平整。用同样的方法处理对侧。注意不要加宽隧道直径，以免二次滑动的风险。⑧网片的张力是对称并可调节的，固定于阴道和子宫峡部的中间部网片提供了对称的横向无张力悬吊。子宫处于生理位置，没有任何张力，位于盆腔正中（图6-3-11d）。⑨将腹膜覆盖在移植物上，用可吸收线缝合腹膜，将移植物完全腹膜外化。最后，注意一定要在排气后，在皮肤的水平面上切断网片侧臂的外部末端（图6-3-11e）。⑩网片侧壁必须处于水平方向位置，且圆韧带与网片侧壁之间的夹角应保持45°。因术后腹壁疼痛多与缝线固定有关，通常不建议在腹壁上做缝合固定，网片会非常迅速地贴附在腹壁上，对于脱垂严重和过度消瘦的患者，需要使用可吸收线将网片固定在腹壁上（图6-3-11f）。

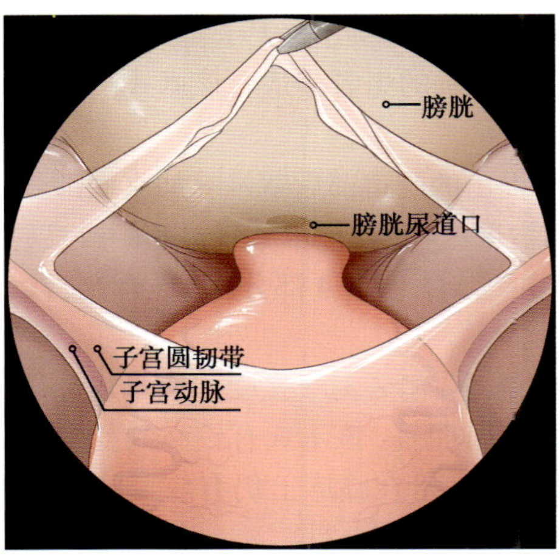

图6-3-11a 分离膀胱阴道间隙

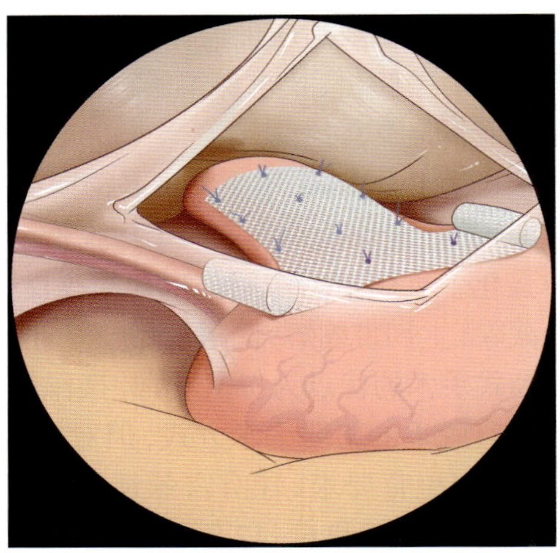
图6-3-11b 缝合固定网片

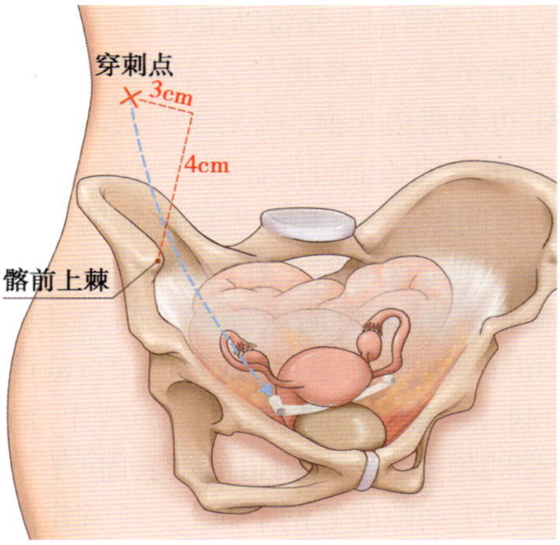


图 6-3-11c 牵引放置两侧网片

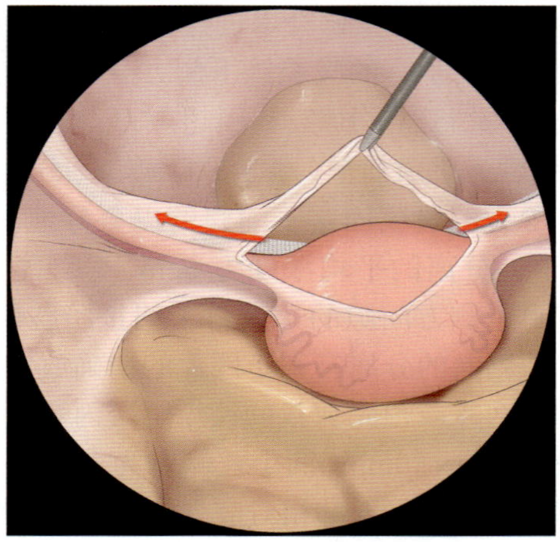

图 6-3-11d 对称的横向无张力悬吊

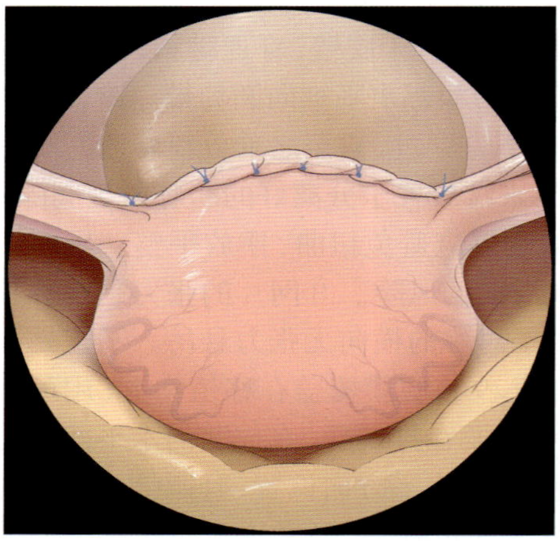

图 6-3-11e 将网片完全腹膜外化

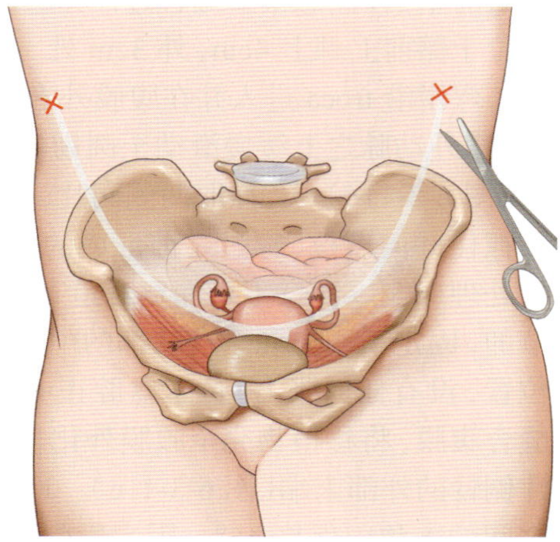

图 6-3-11f 保留子宫的腹腔镜下侧方悬吊术

（6）曼彻斯特手术（Manchester operation）：简称曼式手术，曼氏手术也属于纠正中盆腔缺陷的手术。主要适应证为症状性 POP-Q Ⅱ度以上伴子宫颈延长、无子宫病变、不存在重度阴道前后壁膨出、要求保留子宫的患者。严重顶端脱垂的患者不适合该术式。并发症为宫颈功能不全及宫颈狭窄等。

曼式手术是 1888 年由英国曼彻斯特的 Donald 提出的阴道前后壁修补加宫颈部分截除术，用于治疗宫颈延长为主的子宫脱垂。在之后的发展过程中，该术式经过不断改良，在手术中强化了主韧带的作用。现存的改良曼式手术主要步骤包括 4 部分：诊断性刮宫、宫颈部分截除、主韧带缩短、阴道前后壁修补。

曼式手术的优点为保留子宫、操作简单、手术风险小，患者易于接受。该术式曾是治疗盆腔器官脱垂的主要手术方式，但对非宫颈延长的子宫脱垂，该术式有较高的复发率。对于年轻、有生育要求、伴有宫颈延长的脱垂患者，曼式手术在临床上仍有应用的价值和空间。术后 2～6 年和 6～12 年再次手术率分别为 4% 和 21%。

并发症：宫颈狭窄粘连。文献报道术后宫颈狭窄的发生率高达 11.3%，多数以盆腔痛、痛经、闭经为主要症状，所以手术时须警惕宫颈狭窄的可能，手术时切除宫颈的长度应适宜，达宫颈内口以下即可，以免影响宫颈功能。术后新发 SUI 发生率为 9%～22%。

（7）经阴道子宫全切术加阴道前后壁修补术：阴式全子宫切除加阴道前后壁修补术曾在脱垂修复手术中应用广泛。重度子宫脱垂行经阴道子宫全切术后穹窿膨出发生率为 30%～50%。如果子宫脱垂的患者行常规的经阴道子宫全切术，而不注意恢复阴道顶端支撑的问题，则术后会很快复发阴道脱垂。因此建议对存在穹窿脱垂危险的患者预防性地进行阴道顶端悬吊术，如同时行骶骨阴道固定术、SSLF 或高位骶韧带悬吊术来加固阴道穹窿部的支撑。

手术适应证：①子宫本身存在病变，具有子宫切除的指征。②中盆腔缺陷主要表现为子宫脱垂较重，而不伴有或仅伴有轻度的穹窿脱垂及阴道前后壁膨出。具备以上指征者，可在经阴道子宫全切术的同时，行阴道前后壁的修补术，一定程度地解决阴道前后壁膨出问题。

3. **针对后盆腔缺陷的重建手术** 阴道后壁膨出包括高位的穹窿膨出、肠疝，以及中、低位的直肠膨出。针对后盆腔缺陷的重建手术主要修复直肠膨出和会阴体组织的缺陷。阴道后壁支持系统的恢复有助于阴道轴向和功能的复原，可以防止盆腔器官脱垂的发展。所以，修补阴道后壁缺损对治疗伴有其他盆底支持系统缺陷的患者是很重要的。

手术可以选择经阴道、经肛门或经腹路径完成。手术方式包括折叠缝合直肠前筋膜与直肠旁筋膜的阴道后壁缝合术、肛提肌缝合术、加用网片的后盆腔重建术、特定部位的修补术、会阴体修补术、肛门括约肌成形术等。筋膜折叠术与特定部位修补术相比，主客观的复发率均较低。

后壁修复多数将阴道后壁的中线切口延伸到阴道顶端。将直肠阴道筋膜与阴道壁黏膜分离，可吸收线在中线间断或连续缝合，脱垂严重时可行 2～3 次荷包缝合，同时在后壁修补时缝合双侧肛提肌，可加强修补效果，起到进一步缩窄阴道口作用，尤其适合高龄、无性活动者。需要强调的是，这可能导致阴道狭窄和性交疼痛。

Karram 和 Maher 在关于阴道后壁脱垂修复手术的文献综述中提到，经阴道手术在解剖学恢复方面优于经肛门手术。在解剖学复位方面有效率为 76%～96%，其中术后性交困难发生率为 18%，排便困难发生率为 26%。

特异性后壁修补术是修复直肠阴道筋膜的间断性撕裂导致的阴道后壁脱垂。据报道，这种手术的成功率为 82%～92%，术后性交痛、便秘和排便障碍等发生较少。筋膜折叠术与特异部位修补术相比，主客观的复发率均较低。

（1）经典直肠阴道筋膜加固缝合术及肛提肌重建：该术式包括直肠前筋膜和直肠旁筋膜的折叠缝合、肛提肌修复及会阴体的修补（图 6-3-12a，6-3-12b）。其适应证为轻度至中度直肠膨出，伴或不伴排便困难者。禁忌证主要是重度的后盆腔缺陷及阴道后壁膨出术后复发者，该术式治疗重度直肠膨出术后复发率高。多项研究显示，这一术式在实现解剖修复的同时使排便困难的治愈率超过了 80%。

在全盆底重建手术中，会阴修补术是手术过程中一个较为重要的步骤，可使 POP 的治疗更全面。术后约 12%～27% 的患者出现了与肛提肌加固有关的性交痛，手术中应注意肌肉缝合不宜过多，避免会阴体过度抬高。

（2）阴道后壁“桥”式缝合术：1997 年，澳大利亚 Petros 提出阴道后壁“桥”式缝合术，该手术摒弃了阴道后壁膨出修补术切除多余黏膜的传统方法，利用自体组织加固了直肠阴

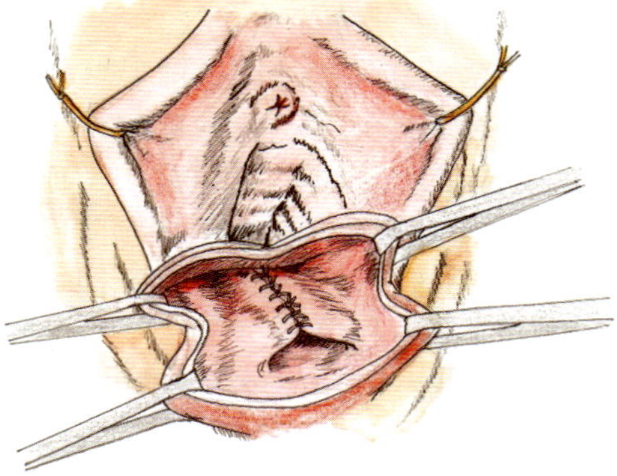

图 6-3-12a 直肠阴道筋膜加固缝合术

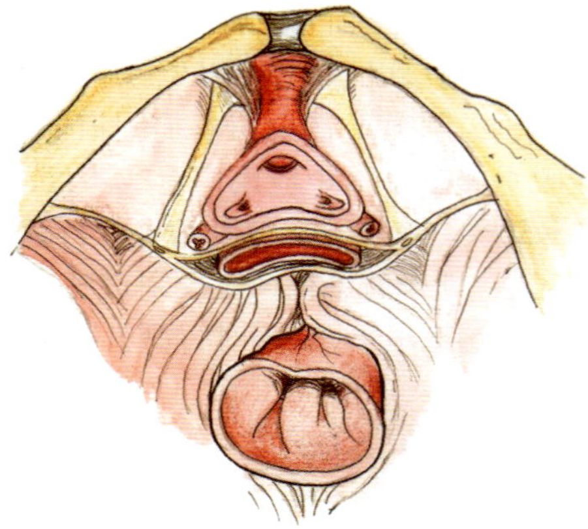

图 6-3-12b 肛提肌加固修补

道筋膜并减少了分离黏膜产生的出血。

（3）加用网片的后盆腔重建术：有近 30% 的患者在脱垂修复手术后复发。为提高直肠脱垂修复手术修补疗效的长期性，可放置补片来支撑阴道后壁。补片可放入阴道后壁与直肠前壁之间的阴道直肠间隙，以加强阴道后壁修补效果。其适应证为Ⅲ～Ⅳ度直肠膨出或复发性直肠膨出的患者，以及自体组织薄弱的患者，或有复发的高危因素，如肥胖和顽固性腹压增高者。

**（三）隐匿性尿失禁**

隐匿性尿失禁（occult stress urinary incontinence，OSUI）是指平时无 SUI 症状的脱垂患者在脱垂复位后增加腹压时有漏尿表现。部分脱垂患者曾有 SUI 症状，但随着脱垂症状加重，由于尿道扭曲、受压等原因，尿失禁症状反而减轻或消失；但当手术纠正脱垂后，UI 又重新出现。文献报道合并 OSUI 的患者脱垂修复手术后 UI 发生率为 26.3%～44.1%，但仅 5.3%～15.8% 需要再次手术治疗。同期或分期行抗 UI 手术的争议较大，尚未达成共识。

美国妇产科学院盆腔器官脱垂临床实践指南指出 POP 患者中有 UI 症状且压力试验（脱垂复位）阳性的妇女，单独行脱垂修复手术，术后发展为 SUI 的风险高于压力试验阴性的妇女（A 级证据）。脱垂复位压力试验阳性的女性行经阴道脱垂修复手术，尿道中段吊带术（不是尿道下方筋膜折叠缝合术）似乎对术后 SUI 有更好的预防作用（A 级证据）。

1. **POP 合并 OSUI** OSUI 患者术后 SUI 发生率与手术方式相关。文献报道，阴道前壁修补术后 UI 的发生率为 6.3%～8.0%，SSLF 后 UI 发生率为 26.6%～33.0%，经腹骶骨固定术后 UI 发生率为 9.4%～44.1%，阴道植入网片的盆底重建术后 UI 发生率为 12.3%～32.0%。多数学者不建议同期手术。合并显性 SUI 的 POP 患者，可同时行抗 UI 手术。术前无 SUI 的患者，应进行隐匿性 UI 的评估，告知术后新发 SUI 的风险。对于隐匿性尿失禁患者，可酌情考虑同期行抗 UI 手术，也可以等待 POP 纠正手术后至少 3 个月再评估决策是否行抗 UI 手术。

2. 抗 SUI 手术的有效术式为 Burch 手术和尿道中段悬吊手术。POP 合并 OSUI 的患者行盆底重建术中同期尿道中段悬吊带手术较同期 Burch 手术后 UI 发生率低（分别为 4% 和 36%）。尿道中段吊带手术是目前同期行抗 SUI 手术的推荐术式。

一项 2014 年的荟萃分析结果显示，对于 OSUI 患者，同期抗 SUI 手术后客观 SUI 发生率降低。有学者对 113 例合并 OSUI 的脱垂患者脱垂修复术后行长达 5.7 年的长期随访，发现仅 5.3% 需要再次行抗 UI 手术。虽然同期行抗 UI 手术的患者术后新发 UI 的发生率更低，但未同期行抗 UI 手术，术后新发 UI 症状多为轻度，不一定需要接受手术治疗，因此对术前无 UI 症状的脱垂患者，建议分期手术。

**（四）关于阴道植入合成网片的争议**

20 世纪 50 年代，合成网片因具有高强度且复发率低等优点被用于修复腹壁疝。1992 年，Timmons 首次将合成网片应用于经腹阴道骶骨固定术中。2002 年，合成网片被美国食品药品管理局批准应用于经阴道盆底重建手术。高分子聚合材料包括聚丙烯、聚对苯二甲酸乙二醇酯、聚偏二氟乙烯等，其中应用最广、暴露率最低、生物相容性较好的是聚丙烯网片。生物材料补片目前有自体材料、同种异体及异种植入物等。同种异体及异种植入物是一种组织基质，具有良好的组织相容性，能够促进损伤组织的细胞黏附、增殖及宿主成纤维细胞生长和血管再生，从而对缺损组织进行有效修复。材料学方面进展包括合成网片表面覆膜技术的研究，这些材料包括金属钛、可吸收单丝缝线等。

聚丙烯网片根据密度可分为轻质网片（密度＜$50g/m^2$）、中质网片（密度 50～$90g/m^2$）和重质网片（密度＞$90g/m^2$）。适用于 POP 修复的最佳合成网片密度，还未达成共识，轻质网片轻薄柔软，生物相容性好，暴露侵蚀等术后并发症发生率低，目前在临床上被大多数医师所使用，目前推荐使用的是密度≤$19g/m^2$ 的超轻质网片。

国际上将聚丙烯网片按编织方法分为 4 型：Ⅰ型单股、大孔（孔径＞75μm），Ⅱ型单股、微孔（孔径＜10μm），Ⅲ型多股、微孔（孔径＜10μm）和Ⅳ型亚微孔（孔径＜1μm）。

应用合成网片的风险因素包括：合成网片的表面积；网片的编织方法及孔径大小；材料的生物相容性和长期稳定性；植入途径；患者伴有免疫性疾病、糖尿病、肥胖、吸烟等；手术路径及方式；医师的手术经验和技巧。

2017 年，欧洲泌尿外科协会和欧洲妇科泌尿协会的共识提出，植入合成网片的并发症风险随着网片的表面积增加而增加，合成网片的密度越大，风险越大，仅Ⅰ型单股聚丙烯网片可以适用于盆底疾病的修复。

伴随盆底修复成品网片套盒的推出，TVM 盆底重建的年手术量曾迅速增加，伴随着其较好的解剖学复位结果和患者生活质量的改善，严重的手术并发症也被不断报道。网片相关并发症（网片暴露、侵蚀，疼痛）越来越引起人们的重视，美国食品药品管理局在 2008 年首次就阴道植入网片的安全性提出警示。在随后的 3 年中，阴道植入网片的不良事件增加了 5 倍，这迫使美国 FDA 于 2011 年再次就阴道植入网片提出安全性警告：经阴道植入网片并没有一致证据显示其疗效优于自体组织的盆底重建术，相反可能给患者带来巨大风险。美国妇产科医师协会和美国泌尿生殖学会也对网片在盆腔器官脱垂修复手术中的应用问题进行了专题讨论，并于 2011 年发表声明，强调手术医师必须进行特殊培训，具有盆底重建手术经验，并建议经阴道植入网片用于复发病例，或者有并发症而不能耐受较大创伤开腹或者腔镜手术的患者，并强调了患者的知情选择权。此后一些商业化的网片套盒纷纷退市，随后报道应用阴道植入网片的盆底重建手术量开始明显减少，2011 年美国 FDA 再次发布警告后，应用阴道植入网片的盆底重建手术占比降至 2%。同时期，自体组织修补术和阴道顶端支持手术的应用率显著增加。2019 年美国 FDA 再次发文，在美国禁止用于盆腔器官脱垂修补的经阴道植入合成网片继续销售（此禁令不包括治疗 SUI 的吊带和骶前固定术的经腹腔镜植入网片）。

对于初治的前盆腔或后盆腔 POP 患者，苏格兰的大规模队列研究显示，TVM 手术与不使用网片相比，在院期间的近期并发症发生率差异不显著，但TVM组患者的长期并发症发生率更高；与非网片修复相比，后盆腔脱垂的网片修复同样与再次行脱垂修复手术和后期并发症的风险增加相关。阴道穹窿脱垂的经阴道和经腹网片手术与自体组织修复相比，没有观察到任何差异。但由于其观察性试验的研究方法，其中有24%～40%的TVM手术是由经验较少（完成类似手术≤1次/月）的手术医师完成，只有19%～53%的TVM手术是在教学医院完成。另外，该研究中接受TVM手术的患者年龄为59.0～63.5岁，伴有合并症的患者比例较自体组织修复组更高，这些都会对术后并发症的发生率产生较大影响。

PROSPECT研究的结果显示，对初治的前盆腔或后盆腔POP患者，使用TVM或生物补片与自体组织修复相比，无论是脱垂症状的改善还是解剖学结构的恢复，在术后两年间都没有明显获益。但超过1/10的女性有网片相关并发症。因此，随访对于确定脱垂修复手术中补片的潜在益处和严重的不良影响至关重要。PROSPECT研究的纳入和排除标准严格，入组患者均为初治，且基线仅有63%～69%的患者脱垂程度超过处女膜缘；同时，该研究的手术医师均为自体修复、生物补片、网片三者中至少两者经验丰富的医师。因此，其最终结论在真实世界中的可推广性有待考量。

Maher等2016年的荟萃分析包含了37项随机对照试验（randomized controlled trial，RCT），入组条件包括初治或复发，脱垂部位包括子宫、阴道顶部和前后盆腔脱垂，手术方式包括网片或网片套盒，得到的最终结论是使用TVM的患者相比自体组织修复者，术后解剖学复发率和术后脱垂症状感知率均较低。因此，对于高复发风险、已复发和不能耐受开腹手术的POP患者，TVM仍是较好的选择。但由于Maher等所选的RCT入组标准不甚统一，其循证医学证据等级还须慎重考量。这篇荟萃分析中纳入的两项代表性RCT，一项是Nieminen等随访3年发表的RCT，另一项是Altman等在*N Engl J Med*发表的采用网片套盒的RCT，均显示使用TVM会增加解剖学成功率和主观满意度。在术后复发的POP患者中，前瞻性队列研究的结果表明，同一部位的复发性POP是使用TVM的重要适应证，除此之外，子宫切除术后、重度POP、膨出或脱出症状严重也是使用TVM的适应证。

多个RCT研究认为，应用异种生物补片进行阴道壁修补并不会增加患者获益。研究显示，阴道前壁修补术加生物材料对比传统阴道前壁修补，术后随访13个月，生物材料组复发率为21%，传统手术组为29%，无统计学显著差异，且术后症状改善方面，组间也无统计学显著差异。2011年，Dahlgren的多中心RCT报道，加用异种生物补片进行阴道前壁及后壁修补术后的主观和客观结局，与传统术式相比，术后3年两组的复发率相似（58% vs. 67%，$P>0.05$）。在一项随机对照试验中，Menefee等比较了阴道前壁修补术、猪真皮阴道旁修补术和聚丙烯网片阴道旁修补术3种手术方法，结果显示聚丙烯网片术后的客观成功率高于猪真皮组（86% vs. 52%）和阴道前壁修补组（86% vs. 53%）。主观失败率无显著差异，分别为3.4%、12%和13%。猪真皮组的移植物侵蚀发生率为4.3%，聚丙烯网片组为13.8%。

一项前瞻性多中心研究纳入289名有症状的POP患者，接受了经阴道途径植入钛涂层聚丙烯网片的治疗。患者随访36个月，术前POP-Q分级诊断为：Ⅱ级为47.1%，Ⅲ级为49.8%，Ⅳ级为3.1%；术后，21.8%的患者被治愈（0级），62.7%被诊断为Ⅰ级，15.1%被诊断为Ⅱ级，0.4%被诊断为Ⅳ级。治疗后前盆腔的复发率很低（12个月为2.4%，36个月为1.9%）。中盆腔及后盆腔复发率：术后12个月为1.0%（3/286），36个月后为1.5%（4/269）。生活质量均有显著改善（$P<0.001$）。网片暴露率为10.5%（30/286）。保留子宫的患者后盆腔

复发风险降低（21.3% vs. 7.6%）。盆腔疼痛患者的数量从网片植入前的 48.4% 显著减少到 36 个月后的 2.6%。这也支持了 Petros 的假设，即盆腔疼痛可以由 POP 所引起。因此，使用网片进行盆底重建是安全有效的，复发性 POP 或严重脱垂的患者可以降低再次手术风险。

国际指南方面，2012 年的 IUGA 共识提出，后盆腔脱垂患者应避免使用合成网片修补，而重度前盆腔脱垂的患病率最高，且更容易出现术后复发，因此重度前盆腔脱垂是 TVM 的适应证之一。加拿大泌尿学会、英国皇家妇产科学院、英国泌尿学会等均对初治 POP 患者使用 TVM 进行修复持反对意见，但在复发性 POP 中推荐使用 TVM。

在中国，仍有大批医师在继续开展 TVM 盆底重建手术，目前国内从事盆底重建的医师大多经过系统培训，手术技术熟练，经验丰富，对疾病的诊断评估及适应证的把控严格，术后随访规范，手术成功率高，并发症发生率较低。TVM 手术技巧至关重要，配合水分离技术全层分离阴道壁，在完成解剖修复的同时最大限度地保护阴道壁血供，从而避免阴道壁因缺乏血供而发生感染、坏死，最终将网片暴露这一特有并发症的发生率保持在较低水平，甚至接近“零暴露”水平，因此 TVM 具有良好的适用前景。

2018 年国际妇科泌尿（IUGA）协会对全球 IUGA 会员有关 TVM 用于 POP 修补的调查中，中国没有会员否认 TVM 的手术价值，且非常认可 TVM 对复发 POP 的手术效果，32% 的医师认可 TVM 对初治 POP 患者有益。

基于循证医学证据、国内外指南，并通过专家讨论，中华医学会妇产科学分会妇科盆底学组在《盆腔器官脱垂的中国诊治指南（2020 年版）》中，将 TVM 盆底重建手术的主要适应证定为：POP 术后复发的患者及 60 岁以上重度 POP（阴道前壁膨出为主）的初治患者，特别是不能耐受经腹手术的患者。

## 七、预后及预防

POP 是中老年妇女的常见疾病，我国的全国多中心横断面调查结果提示，症状性 POP 占成年女性的 9.6%。POP 的病因是多方面的，危险因素包括：产次、阴道分娩、衰老、肥胖、结缔组织异常疾病、绝经状态、慢性便秘、慢性咳嗽等；其中肥胖、慢性便秘和慢性咳嗽是可干预的，应作为健康教育来预防 POP 发生。

对于有高危因素的患者，均应积极进行行为指导，包括戒烟、减少使盆底压力增加的活动、避免多胎妊娠、延长两次受孕之间的时间间隔、确保产褥期足够的休息、避免在分娩过程中过早用力、摄入大量流质及高纤维饮食、预防便秘、治疗慢性咳嗽、避免体质量增加、预防肥胖、避免职业相关诱因等。

通过盆底肌肉锻炼对盆底支持结构进行训练、加强及功能恢复。PFMT 对于 POP 的一级预防作用还不明确，其意义在于预防和纠正盆底支持结构的缺陷与损伤，改善 POP。尽管阴道分娩尤其是产钳助产是发生 POP 的高危因素，但是剖宫产术并不能完全预防远期盆底功能障碍性疾病的发生。

绝经后女性应用雌激素治疗可一定程度地缓解部分脱垂相关症状，但不宜全身应用雌激素。术前局部应用雌激素 6 周可使阴道上皮和肌层增厚，亦有助于增加局部成熟胶原的合成，降低胶原酶的活性。阴道黏膜萎缩者建议术后开始局部使用雌激素制剂，使阴道黏膜增厚。术后 3 个月内避免增加腹压及负重。禁性生活 3 个月。术后建议规律随访，及时发现复发和处理手术并发症。

手术是 POP 治疗的最终手段。顶端缺陷的患病率为 5%～15%。一项调查了腹腔镜下修复顶端缺陷并与其他技术（开放、阴道和机器人）进行比较的荟萃研究，检索了2010—2018年期间1 002篇论文，24项研究符合纳入标准。其中4种主要的腹腔镜手术解剖成功率为77%～100%，髂耻韧带固定术、腹腔镜骶骨固定术、侧腹壁悬吊术和腹腔镜子宫骶韧带悬吊（LUSLS）的满意度分别为96.4%～97.6%、71.0%～100%、66.7%～87.8%，95%～95.5%。腹腔镜子宫骶韧带悬吊和腹腔镜骶骨固定术后脱垂复发分别占13.2%和10.4%，腹腔镜骶骨固定术再手术率为2.2%～12.8%。大多数研究报告了解剖学和主观治疗结果，随访时间从1个月到超过7年。腹腔镜下和开腹部顶端缺损修复的成功率相似；腹腔镜手术在围手术期失血量、住院时间和恢复时间方面更为优越。伴随腹腔镜和机器人手术技术的普及应用，未来盆底重建手术会更加向微创化方向发展，同时，基于对盆底脱垂发病机制的深入研究，相信会有更多的创新手术方式服务于临床，造福患者。

TVM盆底重建手术是目前妇科泌尿领域中争议最大、变化最多的治疗方法。TVM术后解剖学复发率低、患者脱垂膨出症状少，对术后复发的POP患者及60岁以上重度POP患者的疗效显著，但其术后并发症一旦发生则严重影响患者的身心健康和生活质量。故对于需要手术治疗的POP患者，术式的选择须根据充分地术前评估、术者的手术经验，并在术前知情前提下，由医师和患者共同决定。

未来的研究将着眼于研发理想的材料和改善手术技术，FDA从未对网片的使用提出过具体的禁忌证，而是强调要正确使用。为了使技术标准化，提高患者的治疗效果，避免网片植入术后并发症，将此类手术集中在具有丰富脱垂修复手术经验的中心来完成是至关重要的。对AUA（美国泌尿外科协会）成员进行的一项有趣的调查显示，31.9%的受访泌尿科医师表示，他们没有接受过任何正式的网片植入手术训练。只有2/3的泌尿科医师接受了实践培训（包括尸体或模拟训练）。欧洲泌尿外科协会和欧洲妇科泌尿协会联合发表了一份共识声明，其中建议仅在复杂病例中使用网片，并且术者仅限接受过适当培训的外科医师。

应用干细胞实现组织再生（即组织工程修复材料），从而促进损伤的盆底组织自我修复，这个理念可能会在未来成为除自体组织修复或网片修复手术外的一个新的POP治疗选择。已有研究证实可利用干细胞诱导尿道括约肌再生来治疗SUI。钛化聚丙烯材料的应用及网片编制工艺的进步提高了手术安全性，但还需要研发更理想的网片材料来减少潜在的不良反应和并发症。

2016年，AUGS将“什么是POP最有效且并发症最小的手术方法”与“自体组织修补、生物补片修补、合成网片修补三者各自的适应证”列为亟待通过大规模临床试验解决的两大问题。临床上如何选择手术方式，是采用自身组织修复方法，还是应用网片的修复方式，目前尚无定论。不同国家、不同专家均有不同的观点，我们应当根据患者病情，根据医师经验选择适宜的手术方式。既不能过度放宽经阴道网片适应证，又不能全部禁止TVM的应用。应在全面评估病情的基础上，个体化选择手术方案，造福于病患。

在随访登记方面，所有进行TVM盆底重建手术的患者都应该完成完整的术后随访，以验证TVM的有效性和安全性积累资料。国家药品监督管理局药品评价中心与中华医学会妇产科学分会妇科盆底学组经过认真讨论商榷，形成了目前状况下中国TVM手术的两个重要要求：①出于患者安全性的考虑，每年行TVM手术少于10例的医师，暂停TVM手术；②强调开展中国TVM等盆底重建手术及并发症登记研究的必要性，以获取高质量的真实世界研究数据。

（申吉泓 王飕）

# 参考文献

[1] IGLESIA C B, SMITHLING K R. Pelvic organ prolapse[J]. Am Fam Physician, 2017, 96(3): 179-185.

[2] YU C H, CHAN S S C, CHEUNG R Y K, et al. Prevalence of levator ani muscle avulsion and effect on quality of life in women with pelvic organ prolapse[J]. Int Urogynecol J, 2018, 29(5): 729-733.

[3] GABRIEL I, KALOUSDIAN A, BRITO L G, et al. Pelvic organ prolapse after 3 modes of hysterectomy: long-term follow-up[J]. Am J Obstet Gynecol, 2021, 224(5): 496. e1-e10.

[4] YAMASATO K S, OYAMA I A, KANESHIRO B. Intraabdominal pressure with pelvic floor dysfunction: do postoperative restrictions make sense? [J]. J Reprod Med, 2014, 59(7/8): 409-413.

[5] ZHANG L, ZHU L, XU T, et al. A population-based survey of the prevalence, potential risk factors, and symptom-specific bother of lower urinary tract symptoms in adult Chinese women[J]. Eur Urol, 2015, 68(1): 97-112.

[6] WU J M, HUNDLEY A F, FULTON R G, et al. Forecasting the prevalence of pelvic floor disorders in U.S. Women: 2010 to 2050[J]. Obstet Gynecol, 2009, 114(6): 1278-1283.

[7] LI Z, XU T, LI Z, et al. An epidemiologic study of pelvic organ prolapse in rural Chinese women: a population-based sample in China[J]. Int Urogynecol J, 2019, 30(11): 1925-1932.

[8] SUBRAMANIAN D, SZWARCENSZTEIN K, MAUSKOPF J A, et al. Rate, type, and cost of pelvic organ prolapse surgery in Germany, France, and England[J]. Eur J Obstet Gynecol Reprod Biol, 2009, 144(2): 177-181.

[9] HENDRIX S L, CLARK A, NYGAARD I, et al. Pelvic organ prolapse in the Women's Health Initiative: gravity and gravidity[J]. Am J Obstet Gynecol, 2002, 186(6): 1160-1166.

[10] WEBER A M, ABRAMS P, BRUBAKER L, et al. The standardization of terminology for researchers in female pelvic floor disorders[J]. Int Urogynecol J Pelvic Floor Dysfunct, 2001, 12(3): 178-186.

[11] ISLAM R M, OLDROYD J, RANA J, et al. Prevalence of symptomatic pelvic floor disorders in community-dwelling women in low and middle-income countries: a systematic review and meta-analysis[J]. Int Urogynecol J, 2019, 30(12): 2001-2011.

[12] 李志毅，朱兰，徐涛，等. 中国城市地区女性盆腔器官脱垂临床流行病学调查[J]. 中华医学杂志，2019(11): 857-861.

[13] 丁峰. 厦门社区女性盆底功能障碍性疾病流行病学研究[D]. 福州：福建医科大学，2011.

[14] 陈聪，鲁意，彭继文，等. 温州女性盆底功能障碍性疾病流行病学研究[J]. 温州医科大学学报，2016，46(3): 194-198.

[15] 刘苗. 太原市女性盆腔器官脱垂流行病学调查及中医体质类型分析[D]. 太原：山西中医药大学，2017.

[16] ELLERKMANN R M, CUNDIFF G W, MELICK C F, et al. Correlation of symptoms with location and severity of pelvic organ prolapse[J]. Am J Obstet Gynecol, 2001, 185(6): 1332-1338.

[17] SWIFT S, WOODMAN P, O'BOYLE A. et al. Pelvic Organ Support Study (POSST): the distribution, clinical definition, and epidemiologic condition of pelvic organ support defects[J]. Am J Obstet Gynecol, 2005, 192(3): 795-806.

[18] DUNIVAN G C, CICHOWSKI S B, KOMESU Y M, et al. Ethnicity and variations of pelvic organ

prolapse bother[J]. Int Urogynecol J, 2014, 25(1): 53-59.

[19] SLIEKER-TEN HOVE M C, POOL-GOUDZWAARD A L, EIJKEMANS M J, et al. The prevalence of pelvic organ prolapse symptoms and signs and their relation with bladder and bowel disorders in a general female population[J]. Int Urogynecol J Pelvic Floor Dysfunct, 2009, 20(9): 1037-1045.

[20] HANDA V L, GARRETT E, HENDRIX S, et al. Progression and remission of pelvic organ prolapse: a longitudinal study of menopausal women[J]. Am J Obstet Gynecol, 2004, 190(1): 27-32.

[21] MANT J, PAINTER R, VESSEY M. Epidemiology of genital prolapse: observations from the Oxford Family Planning Association Study[J]. Br J Obstet Gynaecol, 1997, 104(5): 579-585.

[22] ERATA Y E, KILIC B, GÜÇLÜ S, et al. Risk factors for pelvic surgery[J]. Arch Gynecol Obstet, 2002, 267(1): 14-18.

[23] REMPEN A, KRAUS M. Measurement of head compression during labor: preliminary results[J]. J Perinat Med, 1991, 19(1-2): 115-120.

[24] O' BOYLE A L, O' BOYLE J D, RICKS R E, et al. The natural history of pelvic organ support in pregnancy[J]. Int Urogynecol J Pelvic Floor Dysfunct, 2003, 14(1): 46-49.

[25] BOREHAM M K, ZARETSKY M V, CORTON M M, et al. Appearance of the levator ani muscle in pregnancy as assessed by 3-D MRI[J]. Am J Obstet Gynecol, 2005, 193(6): 2159-2164.

[26] OLSEN A L, SMITH V J, BERGSTROM J O, et al. Epidemiology of surgically managed pelvic organ prolapse and urinary incontinence[J]. Obstet Gynecol, 1997, 89(4): 501-506.

[27] WEEMHOFF M, SHEK K L, DIETZ H P. Effects of age on levator function and morphometry of the levator hiatus in women with pelvic floor disorders[J]. Int Urogynecol J, 2010, 21(9): 1137-1142.

[28] DE MARCO M, ARBIETO E R M, DA ROZA T H, et al. Effects of visceral manipulation associated with pelvic floor muscles training in women with urinary incontinence: A randomized controlled trial[J]. Neurourol Urodyn, 2022, 41(1): 399-408.

[29] FAULKNER J A, LARKIN L M, CLAFLIN D R, et al. Age-related changes in the structure and function of skeletal muscles[J]. Clin Exp Pharmacol Physiol, 2007, 34(11): 1091-1096.

[30] DOUMOUCHTSIS S K, LOGANATHAN J, PERGIALIOTIS V. The role of obesity on urinary incontinence and anal incontinence in women: a review[J]. BJOG, 2022, 129(1): 162-170.

[31] GIRI A, HARTMANN K E, HELLWEGE J N, et al. Obesity and pelvic organ prolapse: a systematic review and meta-analysis of observational studies[J]. Am J Obstet Gynecol, 2017, 217(1): 11-26. e3.

[32] KUDISH B I, IGLESIA C B, GUTMAN R E, et al. Risk factors for prolapse development in white, black, and Hispanic women[J]. Female Pelvic Med Reconstr Surg, 2011, 17(2): 80-90.

[33] FORD A T, ETO C U, SMITH M, et al. Racial differences in pelvic organ prolapse symptoms among women undergoing pelvic reconstructive surgery for prolapse[J]. Female Pelvic Med Reconstr Surg, 2019, 25(2): 130-133.

[34] WHITCOMB E L, RORTVEIT G, BROWN J S, et al. Racial differences in pelvic organ prolapse[J]. Obstet Gynecol, 2009, 114(6): 1271-1277.

[35] ABDOOL Z, DIETZ H P, LINDEQUE B G. Interethnic variation in pelvic floor morphology in women with symptomatic pelvic organ prolapse[J]. Int Urogynecol J, 2018, 29(5): 745-750.

[36] PATRIQUIN M L, LOTH S R, STEYN M. Sexually dimorphic pelvic morphology in South African whites and blacks[J]. Homo, 2003, 53(3): 255-62.

[37] DUMOULIN C, HUNTER K F, MOORE K, et al. Conservative management for female urinary incontinence and pelvic organ prolapse review 2013: Summary of the 5th International Consultation on Incontinence[J]. Neurourol Urodyn, 2016, 35(1): 15-20.

[38] AMSELEM C, PUIGDOLLERS A, AZPIROZ F, et al. Constipation: a potential cause of pelvic floor damage? [J]. Neurogastroenterol Motil, 2010, 22(2): 150-e48.

[39] SANGSAWANG B. Risk factors for the development of stress urinary incontinence during pregnancy in primigravidae: a review of the literature[J]. Eur J Obstet Gynecol Reprod Biol, 2014, 178: 27-34.

[40] AMSELEM C, PUIGDOLLERS A, AZPIROZ F, et al. Constipation: a potential cause of pelvic floor

damage? [J]. Neurogastroenterol Motil, 2010, 22(2): 150-3, e48.

[41] WARD R M, VELEZ EDWARDS D R, EDWARDS T, et al. Genetic epidemiology of pelvic organ prolapse: a systematic review[J]. Am J Obstet Gynecol, 2014, 211(4): 326-35.

[42] CARTWRIGHT R, KIRBY A C, TIKKINEN K A, et al. Systematic review and metaanalysis of genetic association studies of urinary symptoms and prolapse in women[J]. Am J Obstet Gynecol, 2015, 212(2): 199. e1-199. e24.

[43] JEON M J, KIM E J, LEE M, et al. MicroRNA-30d and microRNA-181a regulate HOXA11 expression in the uterosacral ligaments and are overexpressed in pelvic organ prolapse[J]. J Cell Mol Med, 2015, 19(2): 501-509.

[44] MAJOR A T, ESTERMANN M A, ROLY Z Y, et al. An evo-devo perspective of the female reproductive tract[J]. Biol Reprod, 2022, 106(1): 9-23.

[45] LINCE S L, VAN KEMPEN L C, VIERHOUT M E, et al. A systematic review of clinical studies on hereditary factors in pelvic organ prolapse[J]. Int Urogynecol J, 2012, 23(10): 1327-1336.

[46] DELANCEY J O. Anatomic aspects of vaginal eversion after hysterectomy[J]. Am J Obstet Gynecol, 1992, 166(6 Pt 1): 1717-1728.

[47] BADEN W F, WALKER T A, LINDSEY J H. The vaginal profile[J]. Tex Med, 1968, 64(5): 56-58.

[48] BUMP R C, MATTIASSON A, BØ K, et al. The standardization of terminology of female pelvic organ prolapse and pelvic floor dysfunction[J]. Am J Obstet Gynecol, 1996, 175(1): 10-17.

[49] 孙智晶，朱兰，郎景和，等. 产后盆底康复锻炼对女性盆底功能障碍性疾病的预防作用[J]. 中华妇产科杂志，2015(6): 420-427.

[50] PIERNICKA M, BLUDNICKA M, KORTAS J, et al. High-impact aerobics programme supplemented by pelvic floor muscle training does not impair the function of pelvic floor muscles in active nulliparous women: A randomized control trial[J]. Medicine (Baltimore), 2021, 100(33): e26989.

[51] SZUMILEWICZ A, DORNOWSKI M, PIERNICKA M, et al. High-low impact exercise program including pelvic floor muscle exercises improves pelvic floor muscle function in healthy pregnant women: a randomized control trial[J]. Front Physiol, 2018, 9: 1867.

[52] YIN P, WANG H. Evaluation of nursing effect of pelvic floor rehabilitation training on pelvic organ prolapse in postpartum pregnant women under ultrasound imaging with artificial intelligence algorithm[J]. Comput Math Methods Med, 2022, 2022: 1786994.

[53] 苗娅莉，孙秀丽，杨欣，等. 腹腔镜阴道骶骨固定术治疗盆腔器官脱垂的疗效评价[J]. 实用妇产科杂志，2017, 33(2): 105-109.

[54] 陈礼全，张晓薇，林晓婷，等. 腹腔镜下阴道骶骨固定术和经阴道使用网片盆底重建术在盆腔脏器脱垂治疗中的应用[J]. 海南医学，2020, 31(18): 2369-2372.

[55] 陈礼全，张晓薇，梁雪早，等. 全腹腔镜下阴道骶骨固定术和阴腹联合腹腔镜阴道骶骨固定术并发症的比较[J]. 实用妇产科杂志，2020, 36(8): 610-614.

[56] 赵成志，卢深涛，王荥，等. 腹腔镜骶骨固定术相关并发症的回顾：7 年单中心临床分析[J]. 中华腔镜外科杂志(电子版)，2020, 13(4): 223-228.

[57] JELOVSEK J E, BARBER M D, BRUBAKER L, et al. Effect of uterosacral ligament suspension vs sacrospinous ligament fixation with or without perioperative behavioral therapy for pelvic organ vaginal prolapse on surgical outcomes and prolapse symptoms at 5 years in the OPTIMAL Randomized Clinical Trial[J]. JAMA, 2018, 319(15): 1554-1565.

[58] WU C J, CHANG W C, HUANG K J, et al. Long-term follow-up of 453 patients with pelvic organ prolapse who underwent transvaginal sacrospinous colpopexy with Veronikis ligature carrier[J]. Sci Rep, 2020, 10(1): 4997.

[59] GREISEN S, AXELSEN S M, BEK K M, et al. Fast track sacrospinous ligament fixation: subjective and objective outcomes at 6 months[J]. BMC Womens Health, 2021, 21(1): 154.

[60] 宋佼洋，孙秀丽. 高位宫骶韧带悬吊术在盆底重建中的应用[J]. 中国实用妇科与产科杂志，2021, 37(12): 1202-1205.

[61] 张迎辉，鲁永鲜，刘昕，等. 经阴道宫骶韧带高位悬吊术为主体术式的自体组织修补手术治疗中盆腔缺陷的五年疗效[J]. 中华妇产科杂志，2019，54(7)：445-451.

[62] VEIT-RUBIN N, DUBUISSON J, CONSTANTIN F, et al. Uterus preservation is superior to hysterectomy when performing laparoscopic lateral suspension with mesh[J]. Int Urogynecol J, 2019, 30(4): 557-564.

[63] YASSA M, TUG N. Uterus-preserving laparoscopic lateral suspension with mesh operation in pelvic organ prolapse: initial experience in a single tertiary center with a median 24-month follow-up[J]. Geburtshilfe Frauenheilkd, 2019, 79(9): 983-992.

[64] CHATZIIOANNIDOU K, VEIT-RUBIN N, DALLENBACH P. Laparoscopic lateral suspension for anterior and apical prolapse: a prospective cohort with standardized technique[J]. Int Urogynecol J, 2022, 33(2): 319-325.

[65] 朱兰. 经阴道植入网片盆底重建手术全球最新观点[J]. 中国实用妇科与产科杂志，2020，36(10)：913-916.

[66] 梁硕，陈娟，张也，等. 经阴道植入网片盆底重建术远期网片相关并发症分析[J]. 中华医学杂志，2021，101(24)：1908-1914.

[67] 鲁永鲜. 阴道植入网片与自体组织修补的临床效果比较[J]. 中国实用妇科与产科杂志，2020，36(10)：930-935.

[68] 张小龙，鲁永鲜，沈文洁，等. 重度盆腔器官脱垂复位手术同时治疗隐匿性压力性尿失禁的疗效[J]. 中华妇产科杂志，2014，49(6)：432-436.

[69] 王潇潇，陆叶. 盆腔器官脱垂术后压力性尿失禁加重或新发的影响因素研究[J]. 中国妇产科临床杂志，2021，22(2)：139-142.

[70] VEIT-RUBIN N, DUBUISSON J B, GAYET-AGERON A, et al. Patient satisfaction after laparoscopic lateral suspension with mesh for pelvic organ prolapse: outcome report of a continuous series of 417 patients[J]. Int Urogynecol J, 2017, 28(11): 1685-1693.

[71] 盆腔器官脱垂的中国诊治指南(2020年版)[J]. 中华妇产科杂志，2020，55(5)：300-306.

[72] 贾梓淇，朱兰. 经阴道植入网片在盆腔器官脱垂手术治疗中的应用[J]. 中华妇产科杂志，2020，55(6)：416-419.

[73] RUSSO E, GIANNINI A, GUEVARA M M, et al. Medium-term outcomes after robotic-assisted lateral suspension with mesh for advanced multi-compartmental prolapse[J]. Int Urogynecol J, 2020, 31(8): 1647-1653.

[74] SZYMCZAK P, GRZYBOWSKA M E, WYDRA D G. Comparison of laparoscopic techniques for apical organ prolapse repair: a systematic review of the literature[J]. Neurourol Urodyn, 2019, 38(8): 2031-2050.

[75] GLAZENER C M, BREEMAN S, ELDERS A, et al. Mesh, graft, or standard repair for women having primary transvaginal anterior or posterior compartment prolapse surgery: two parallel-group, multicentre, randomised, controlled trials (PROSPECT)[J]. Lancet, 2017, 389(10067): 381-392.

[76] MORLING J R, MCALLISTER D A, AGUR W, et al. Adverse events after first, single, mesh and non-mesh surgical procedures for stress urinary incontinence and pelvic organ prolapse in Scotland, 1997-2016: a population-based cohort study[J]. Lancet, 2017, 389(10069): 629-640.

[77] ALTMAN D, VAYRYNEN T, ENGH M E, et al. Anterior colporrhaphy versus transvaginal mesh for pelvic-organ prolapse[J]. N Engl J Med, 2011, 364(19): 1826-1836.

[78] CAO Q, CHEN Y S, DING J X, et al. Long-term treatment outcomes of transvaginal mesh surgery versus anterior-posterior colporrhaphy for pelvic organ prolapse[J]. Aust N Z J Obstet Gynaecol, 2013, 53(1): 79-85.

[79] DE TAYRAC R, BROUZIYNE M, PRIOU G, et al. Transvaginal repair of stage Ⅲ-Ⅳ cystocele using a lightweight mesh: safety and 36-month outcome[J]. Int Urogynecol J, 2015, 26(8): 1147-1154.

[80] MENEFEE S A, DYER K Y, LUKACZ E S, et al. Colporrhaphy compared with mesh or graft-reinforced vaginal paravaginal repair for anterior vaginal wall prolapse: a randomized controlled trial[J]. Obstet Gynecol, 2011, 118(6): 1337-1344.

[81] KEYS T, CAMPEAU L, BADLANI G. Synthetic mesh in the surgical repair of pelvic organ prolapse: current status and future directions[J]. Urology, 2012, 80(2): 237-243.
[82] BOENNELYCKE M, GRAS S, LOSE G. Tissue engineering as a potential alternative or adjunct to surgical reconstruction in treating pelvic organ prolapse[J]. Int Urogynecol J, 2013, 24(5): 741-747.
[83] KARRAM M, MAHER C. Surgery for posterior vaginal wall prolapse[J]. Int Urogynecol J, 2013, 24(11): 1835-1841.
[84] SOHBATI S, HAJHASHEMI M, EFTEKHAR T, et al. Outcomes of surgery with vaginal native tissue for posterior vaginal wall prolapse using a special technique[J]. J Med Life, 2020, 13(4): 554-561.
[85] OH S, CHOI S, LEE S Y, et al. Posterior repair versus no posterior repair for posterior vaginal wall prolapse resolved under simulated apical support at the time of native tissue apical suspension[J]. Int Urogynecol J, 2021, 32(8): 2203-2209.
[86] SUMMERS A, WINKEL L A, HUSSAIN H K, et al. The relationship between anterior and apical compartment support[J]. Am J Obstet Gynecol, 2006, 194(5): 1438-1443.
[87] 朱兰. 经阴道植入合成网片盆底重建术的现状和争议[J]. 中国实用妇科与产科杂志, 2019, 35(1): 15-16.
[88] 韩劲松. 女性盆腔器官脱垂手术治疗学[M]. 北京: 北京大学医学出版社, 2016.
[89] 朱兰, 郎景和. 女性盆底学[M]. 3版. 北京: 人民卫生出版社, 2014.
[90] 夏志军, 宋悦, 尹一童. 女性泌尿盆底疾病临床诊治[M]. 北京: 人民卫生出版社, 2016.
[91] 沃尔特斯. 妇科泌尿学与盆底重建外科[M]. 王建六, 译. 北京: 人民卫生出版社, 2008.
[92] 中华医学会妇产科学分会妇科盆底学组. 女性盆底重建手术人工合成移植物相关并发症处理的中国专家共识[J]. 中华妇产科杂志, 2018, 53(3): 145-148.
[93] 中华医学会妇产科学分会妇科盆底学组. 美国FDA"经阴道植入网片安全警示"解读与专家共识[J]. 中华妇产科杂志, 2013, 48(1): 65-67.
[94] 让·伯纳德·迪比松, 让·迪比松, 胡安·普伊格文托斯. 腹腔镜盆底解剖图谱[M]. 牛菊敏, 段华, 译. 北京: 北京科学技术出版社, 2021.
[95] 谢冰, 王建六. 正确面对FDA对经阴道植入网片手术治疗盆腔器官脱垂的公告[J]. 中国实用妇科与产科杂志, 2020, 36(10): 917-920.
[96] 孙颖浩. 吴阶平泌尿外科学[M]. 北京: 人民卫生出版社, 2019.
[97] MARZI V L, SERATI M. 盆底器官脱垂治疗与争议[M]. 孙秀丽, 译. 北京: 中国科学技术出版社, 2021.
[98] 马尼迪·帕尔. 妇科泌尿及盆底重建手术学[M]. 刘芸, 常悦, 译. 北京: 科学技术文献出版社, 2022.

# 第七章　女性排尿功能障碍

## 第一节　女性膀胱过度活动症

### 一、定义、流行病学与危险因素

#### （一）定义

膀胱过度活动症（overactive bladder，OAB）是进入21世纪后才出现的新概念。早在30年前，临床医师已经注意到以尿急、尿频为主的一系列症状普遍存在于无明显病因但频繁出现膀胱逼尿肌不自主收缩的患者。在此期间，学者们先后使用过“逼尿肌反射亢进”“逼尿肌不稳定”“不稳定膀胱”等不同术语来表述此病症。为了方便研究与学术沟通，国际尿控协会（international continence society，ICS）于2002年将上述病症统一命名为OAB，并且将OAB定义如下：以尿急（urgency）为主要特征的一系列症状，通常伴有尿频（frequency）与夜尿（nocturia）症状，可伴或不伴急迫性尿失禁（urge urinary incontinence，UUI），且未发现尿路感染（urinary tract infection，UTI）证据，同时未合并有其他可引发类似症状的疾病。

尿急症状是指突发强烈的排尿欲望，很难因主观抑制而延迟排尿；UUI是指与尿急相伴，或尿急后立即出现的尿失禁现象。根据是否伴有UUI，OAB可分为“湿性”与“干性”，研究显示“湿性OAB”在女性中的发病率是男性的4倍；尿频指患者自觉每天排尿次数过于频繁，一般认为日间排尿≤7次为正常，但这一数值受到睡眠时间与饮水习惯等诸多因素的影响；夜尿状指患者夜间因尿意须醒来排尿1次以上。

#### （二）流行病学

目前关于OAB流行病学的统计研究不在少数，其中有一项课题组所引领的调查包含了欧美地区的19 000多个样本，结果显示OAB的总体患病率在11.8%左右，且女性（12.8%）高于男性（10.8%）。其他多个来自西方国家的流行病学研究同样显示女性OAB的患病率（9%～43%）大于男性（7%～27%）。此外，诸多研究还发现随着年龄的增长，OAB的患病率也会显著增加。根据一项源自加拿大的调查，60岁以上的老年人OAB患病率为23.8%，远高于60岁以下的12.2%，且该趋势在女性中更为明显。国内方面，2011年的统计数据显示，中国大陆地区OAB总体患病率为6%，且40岁以上的患病率是40岁以下的10倍，其中40岁以上的女性患病率（11.8%）稍高于男性（10.9%）。到2017年，相关数据提示OAB总体患病率呈现增高态势，且性别差异进一步明显，40岁以上的女性患病率（26.4%）已高于男性（21.4%）5%。

#### （三）危险因素

除了年龄以外，目前研究报道过的OAB患病危险因素还包括居住地区（郊区患病率比城区高)、$BMI \geq 28kg/m^2$、焦虑紧张状态、合并有糖尿病等。对于女性而言,停经、便秘、有生育史、工作时间长也是 OAB 的危险因素,而吸烟、饮酒则与女性 OAB 患病率无明显关系。此外,还有诸多研究显示 OAB 可以在有些因素的诱导下发生,例如一些 OAB 患者的症状通常在过度憋尿或合并 UTI 的情况下发作或加重,获取病史资料过程中询问此类诱因对于确立 OAB 诊断有参考意义。

## 二、病因及发病机制

OAB 的主要病理生理学基础是逼尿肌过度活动(detrusor overactivity,DO),但目前关于引发 DO 的病因及其发病机制仍未完全明确,近年来研究提示 OAB 的出现主要与以下机制有关。

### (一) 神经源性假说

神经源性假说认为逼尿肌的过度活动是神经过度介导的结果。该假说认为正常情况下逼尿肌受到由中枢到外周神经的多层级调控。脑损伤可因为脑桥的抑制作用减弱而导致逼尿肌过度活跃,脊髓轴突损伤会因原始脊髓-膀胱反射增强而出现逼尿肌频繁收缩,而外周突触也可在环境改变的刺激下重塑骶神经活动,触发产生新的反射,最终导致膀胱外周传入神经末梢致敏,引发 DO。

### (二) 肌源性假说

肌源性假说认为 OAB 的产生是逼尿肌自发性收缩增强和肌细胞间冲动传递增强相结合的后果。该假说的依据为去神经现象是 OAB 患者逼尿肌中最常见的神经病理改变,而当平滑肌细胞失去神经支配后,其细胞膜受体会上调,跨膜电位会发生改变,进而增加了肌细胞自发性收缩的可能性。这种改变使逼尿肌比正常情况下更容易出现收缩。

### (三) 外周自主活动假说

该假说将膀胱看作由不同模块组成的复合体,膀胱敏感性增强是由于局部模块收缩的信号扩大引起的,膀胱肌丛(由膀胱壁内神经与间质细胞组成)可以进一步传导这些模块的信号,使不同模块间协调产生收缩反应(类似肠管蠕动过程中各节肠管肌肉的协调运动),最终导致逼尿肌的过度活动。

### (四) 其他学说

包括膀胱尿路上皮源性学说(认为逼尿肌收缩神经信号起源于尿路上皮内的感受器),盆腔韧带松弛学说(子宫主韧带与子宫骶韧带松弛会导致膀胱肌群因失去对抗而不正常收缩),以及精神压力、负面情绪学说。除此之外,近年来的相关分子生物学研究还发现了参与到 OAB 发病机制中的一系列分子通路与潜在干预靶点。

## 三、诊断

### (一) 初始评估

**1. 病史问询与体格检查**　详细地询问病史是医师接诊患者后首先应进行的工作,除了获取主诉、病程等一般信息,对于怀疑有 OAB 的患者应重点问及是否以尿急为最主要的困扰,同时伴随有何种症状(尿频、夜尿和 UUI 等),以及上述症状出现的频率次数、严重程度、日常饮水量(尿频严重患者通常会刻意减少饮水量)。对于有生育史的女性患者,还要重点了解其产科病史,包括产程、分娩方式、新生儿出生体质量、分娩年份、产时并发症(例如产科肛门括约肌损伤、尿道周围撕裂伤、伤口破裂等),以及剖宫产可能导致的新发产后尿路症状(例如需要长时间尿潴留或导尿操作史),这些均是可能导致膀胱逼尿肌功能紊乱的因素,是医师进行评估的必要内容。

在询问病史过程中,还须注意排查有无合并可引发或加重 OAB 症状的其他疾病,包括神经系统疾病(如脑卒中、帕金森病、多发性硬化症和脊髓损伤等)、内分泌疾病(如糖尿病、尿崩症)、慢性咳嗽、大便异常(便秘或大便失禁)、既往手术治疗史(骨盆手术、骨盆放疗术等)、服药史(抗抑郁药物、利尿剂、抗毒蕈碱药、$\beta_3$ 受体激动剂等)、其他泌尿系统疾病(如 UTI、尿路结石等),尤其是 UTI,诊断 OAB 前需要首先予以排除。

体格检查方面,须评估患者的精神情绪状态(是否有抑郁焦虑)、认知水平(是否有颅脑神经障碍表现)、体型体态(是否有超重、肥胖)。腹部与盆腔会阴部位查体应常规实施,重点检查有无会阴部骶神经感觉分布异常、肛门括约肌反射异常、妇科器官脱垂、SUI 等。

2. **症状问卷调查** 患者自己完成症状问卷调查是评价症状严重程度与生活质量最合适的方法。目前最常用于 OAB 评估的针对性调查问卷为膀胱过度活动症评分表(Overactive Bladder Syndrome Score,OABSS),该调查问卷包含 4 个关于排尿症状的问题,每个问题回答分值在 2～5 分,总分值范围为 0～15 分(3 分即可认定为存在 OAB 症状),分值越高,OAB 症状越重。其他可用于 OAB 评估的问卷还有 Overactive Bladder Questionnaire(OAB-q)、UDI-6 Short Form 以及 Incontinence Impact Questionnaire(II-Q)等。可选择一种或几种问卷相结合的方式评价患者的治疗结果。

除此之外,临床医师也要注重评估患者精神压力状态及 OAB 对其生活质量的影响程度,因为不良的情绪状态会加重 OAB 的症状表现。目前已有多个关于 OAB 患者生活质量的调查问卷问世,其中常用的如表 7-1-1 所示。

表 7-1-1 可应用于 OAB 患者生活质量评估的调查问卷

| 主要评估内容 | 相关对应问卷 |
|---|---|
| 对日常行为的影响 | ICIQ、FSFI、PISQ、CES-D、MOS-sleep 等 |
| 对体力状态的影响 | ICIQ、I-QoL、FSFI、PFIQ、PISQ、CES-D、MOS-sleep 等 |
| 对社交状况的影响 | ICIQ、KHQ、FSFI、PISQ、CES-D、MOS-sleep 等 |
| 对睡眠质量的影响 | ICIQ、I-QoL、FSFI、PFIQ、PISQ、SF-36、CES-D、MOS-sleep 等 |
| 对性生活的影响 | I-QoL、PFIQ、SF-36、CES-D、MOS-sleep 等 |
| 对情绪状态的影响 | I-QoL、FSFI、PISQ、CES-D、MOS-sleep 等 |
| 伴有尿失禁程度 | ICIQ、I-QoL、FSFI、PFIQ、PISQ、SF-36、CES-D、MOS-sleep 等 |

3. **记录排尿日记** 记录排尿日记对于帮助临床医师量化评估患者主观症状严重性上具有可靠效果,其不仅可以科学量化 OAB 症状严重程度,还可以用于准确评估病情变化过程与治疗疗效。诊断 OAB 通常需要记录排尿日记 3～7 天,患者应记下每天液体摄入的时间、量与类型,以及排尿的量、时间点和有无尿急、尿失禁等伴发症状。

**(二)实验室检查**

1. **尿常规与尿培养** 尿常规可提示患者是否存在 UTI 或其他能引起蛋白尿、血尿的合并症。当发现尿常规中白细胞增高时,需要进一步完善尿培养检查。对于合并有 UTI 的 OAB 症状患者,应首先行抗感染治疗,待 UTI 证据转阴后,再进行 OAB 的相关评估。

2. **肾功能指标** 血肌酐与尿素氮不建议作为 OAB 患者的常规检测项目，但当怀疑患者肾功能出现损害时[如 OAB 合并膀胱出口梗阻(bladder outlet obstruction，BOO)引发上尿路积水]，则有必要对患者检测血肌酐与尿素氮。

3. **尿液标志物检测** 近年来逐渐有报道提出多种尿液标志物与 OAB 的发生存在显著关系，因此可用于辅助诊断 OAB。其中包括尿源性神经生长因子(NGF)/Cr、脑源性神经营养因子(BDNF)、C-反应蛋白、前列腺素、三磷酸腺苷等。但由于该类文献大部分为单一报道，诊断灵敏度与特异度尚无权威定论，其临床应用价值仍有待今后大规模临床试验验证。

**(三)特殊辅助检查**

1. **自由尿流率检查、超声引导下残余尿测定** 自由尿流率检查和超声引导下残余尿测定是简单快速的检查手段，可作为 OAB 患者的初始检查。该项目可以用于明确患者是否存在下尿路梗阻情况，同时泌尿系超声还可以筛查是否合并有泌尿系结石等其他可能引发 OAB 症状的泌尿系统疾病。当患者 $Q_{max}$<20ml/s 或残余尿大于 150ml 时，需要考虑患者可能存在下尿路梗阻病情。

2. **CT/MRI 影像学检查** CT/MRI 检查可用于排查整个泌尿系统的形态学异常，特别是对于有神经系统症状及损伤病史的患者，该检查项目可以显示膀胱是否有特征性神经源性改变(如"宝塔形膀胱")，同时还可呈现相关神经系统病损(颅脑、脊髓病变等)，帮助医师明确病因、确立诊断。

3. **侵入性尿流动力学检查** OAB 的发生往往涉及膀胱逼尿肌的过度收缩与膀胱压力异常，侵入性尿动力检查可以准确监测膀胱内逼尿肌活动情况。但由于其是侵入性操作，并不建议作为所有 OAB 诊断必要的检查项目。只有在完善病史体格及一般实验室检查等初始评估后仍无法明确病因，且后续治疗方案的选择需要有尿流动力指标参考的患者(例如是否合并有尿道括约肌压力增高、BOO)，可考虑对其进行该项检查。

4. **膀胱镜检查** 膀胱镜检查不应作为 OAB 常规检查项目，其应用主要目的是排除其他能引发相似症状的可疑疾病，例如膀胱肿瘤、结石、异物、间质性膀胱炎等。特别是对于有反复 UTI 病史、伴随膀胱区疼痛、有既往盆腔手术史、怀疑有下尿路解剖畸形或瘘管形成的患者，可以考虑进行膀胱镜检查。但如果患者处于 UTI 急性期，则应暂缓该项检查，以免加重感染。

## 四、治疗

OAB 症状复杂，且具有可变性和慢性病程的特点，往往需要通过长期的疾病管理来进行干预。OAB 的治疗主要通过提高膀胱的稳定性，增加储尿容量和延长排尿间隔，以达到缓解下尿路症状(lower urinary tract symptoms，LUTS)及提高患者生活质量的目的。在患者首次就诊时应对其进行 LUTS 相关知识的健康教育和科普，使其对治疗结果建立恰当的期望值，因为并非所有的 OAB 都能被治愈，部分患者通过治疗只能减轻症状。良好的治疗效果首先需要患者对疾病或症状有正确的认知，可采用自我评估目标达成问卷(Self-Assessment Goal Achievement，SAGA)来评估行为或药物治疗的目标达成情况。

OAB 的治疗分保守治疗和外科治疗两大部分，保守治疗包括行为及物理治疗、药物治疗；外科治疗手段有 A 型肉毒毒素膀胱壁内注射、神经调控及膀胱扩大术等。

本节内容仅对原发性 OAB 的治疗进行阐述，但对于有合并疾病的患者，首先要控制伴随存在的、可能加重或影响 OAB 症状的相关疾病，如心力衰竭、慢性肾衰竭、糖尿病、慢性阻塞性肺疾病、神经疾病、精神疾病、一般认知障碍、睡眠障碍、睡眠呼吸暂停、抑郁症、代谢综合征等。

### (一)保守治疗

对于 OAB 这一慢性功能性疾病,保守治疗是非常重要的治疗方法。相对于手术治疗,其优点是无创或创伤小、经济成本相对低、可重复性好、依从性好,在有效改善 OAB 症状的同时,较少发生严重不良反应及并发症。

#### 1. 行为及物理治疗

(1)生活方式的指导:须根据患者记录的客观排尿日记,使患者加强自我了解,明确症状程度及与症状相关的信息。有针对性地调整液体的摄入量、摄入时间,控制辣椒、酒类、咖啡、碳酸饮料等刺激性食物或饮品的摄入。此外患者还应具备个体化识别膀胱刺激物的能力。给予必要的心理支持,如行为认知疗法,避免触发因素,减少消极行为的影响。对于睡眠状况不佳、肥胖的患者,须改善睡眠、控制体质量,通过治疗肥胖在减轻 OAB 患者相关症状的同时,还有助于减少 OAB 相关药物的使用。

(2)膀胱训练(bladder training, BT):无论伴或不伴尿失禁,BT 都是 OAB 的一线治疗方法。具体治疗方案应根据患者具体情况,参照排尿日记、膀胱容量、排尿习惯、生活方式等进行个体化制定。BT 的目的是恢复排尿中枢控制,训练方式主要包括定时排尿、延迟排尿。定时排尿是指在规定的时间间隔内排尿,主要适用于认知或运动障碍导致 UUI 的患者。嘱患者根据饮水情况每 2～4 小时排尿一次,尽量在白天定时排尿,减少夜间排尿次数,以消除不良排尿习惯,建立新的条件反射。延迟排尿是指在未达到膀胱的实际容量时主动延长两次排尿间隔时间,达到增加膀胱尿意容量、减少排尿次数、抑制膀胱收缩的目的,主要适用于功能性膀胱容量小、实际容量正常的 OAB 患者。该治疗过程中减少刺激性、兴奋性饮料的摄入可使尿液分泌更加规律,有助于 BT 的开展。在治疗过程中,患者的依从性也尤为重要。BT 常与药物治疗联合使用,且比单用药物治疗具有更好的效果。

(3)盆底肌训练(pelvic floor muscle training, PFMT):PFMT 可增强盆底力量,从而抑制膀胱逼尿肌过度活动(detrusor overactivity, DO),改善 OAB 患者尿失禁症状,提高生活质量。目前 PFMT 尚无统一的训练方法,共识是必须要使盆底肌达到相当的训练量才可能有效。可参照如下方法实施:每次持续收缩盆底肌(提肛运动)2～6 秒,松弛休息 2～6 秒,如此反复 10～15 次为 1 组。每天训练 3～8 组,持续 8 周以上或更长时间。PFMT 往往与生物反馈、电刺激治疗等联合应用,可获得更好疗效。

(4)生物反馈:生物反馈治疗是利用置入阴道或直肠内的反馈治疗仪以声、光、图像等形式表达膀胱的活动,当患者出现 DO 时,仪器即发出特定的声、光、图像等信号,使患者能直接感知膀胱活动并有意识地逐渐学会自我控制,从而达到 PFMT 抑制膀胱不自主收缩的目的。生物反馈可以更为直观地指导患者进行 PFMT,易于掌握,短期内疗效可优于单纯 PFMT,但远期疗效尚不明确。

(5)电刺激治疗:通过刺激阴部神经,平衡交感神经和副交感神经的活动,进而维持盆底肌的正常功能,使储尿期的膀胱逼尿肌舒张,减少逼尿肌的不自主活动。针对不同疾病可采用不同的电刺激频率进行治疗,对于 UUI,治疗频率通常设置为 10～20Hz。有研究报道,盆底肌电刺激对 UUI 的治愈率和有效率分别为 27.5% 和 34.5%,治疗效果主要表现为患者初始排尿感觉的膀胱容量和有效膀胱容量的增加,以及 UUI 发生次数的减少。会阴完全丧失神经支配者是电刺激治疗的禁忌证,相对禁忌证包括心脏起搏器植入、妊娠、重度

POP、下 UTI、萎缩性阴道炎、阴道感染和出血。

（6）磁刺激：2000 年，FDA 批准磁刺激仪可用于治疗女性 UUI，2019 版中华医学会物理医学与康复学指南与共识中也推荐使用盆底磁刺激联合生物反馈治疗 OAB。通过盆底磁刺激可激活阴部神经，抑制支配逼尿肌的副交感神经元，从而抑制逼尿肌反射亢进，增加膀胱测压容积，增加尿流率，改善尿频症状。阴部神经受到刺激后，也会直接导致肛门和尿道外括约肌收缩和压力升高。刺激还可以激活脊髓的抑制通路，从而抑制排尿反射或逼尿肌不稳定收缩和反射亢进。

（7）针灸：针灸疗法具有操作简单、痛苦小、费用低廉等优点，有文献报道其是治疗 OAB 或 UUI 的有效手段。目前最常用的穴位是八髎、三阴交和中极，刺激方式包括针刺和电针。

2. **药物治疗**　对行为及物理治疗效果不理想或不能长期坚持的患者可同时采用药物治疗，给药途径有口服给药、经皮给药和经阴道给药。

（1）口服给药

1）抗胆碱能药物：临床常用的药物有托特罗定、曲司氯铵、达非那新、索利那新等，但此类药物几乎都有抗胆碱能的副作用，如口干、便秘、视力模糊和认知影响，限制了其使用及长期依从性，所以在治疗时应尽可能选用高选择性和缓释剂型的药物。已有大量研究对抗胆碱能药物的临床疗效和安全性进行了综述。由于药物的特点不同，药物治疗应根据疗效、耐受性、合并疾病和患者的生活方式为每个患者量身定制。在治疗过程中，如疗效不理想，可调整药物使用剂量，联合或换用其他药物。需要注意的是抗胆碱能药物禁用于青光眼患者，慎用于胃排空障碍、有尿潴留病史及合并残余尿量增多的患者。特别是对于老年患者，长期使用抗胆碱能药物确实存在导致认知功能障碍的风险，须对患者进行定期评估。

2）$\beta_3$ 受体激动剂：$\beta_3$ 受体激动剂的作用机制是通过结合 $\beta_3$ 肾上腺素受体，激动膀胱的 $\beta_3$ 肾上腺素受体，使逼尿肌舒张，增加储尿容量和排尿间隔，可显著减少 UUI 发作和排尿次数。该类药物一般耐受性良好，不会引起抗胆碱能药物常见的副作用，不影响膀胱排空，不易造成急性尿潴留（AUR），对抗胆碱能药物耐药的患者也可获益。$\beta_3$ 受体激动剂可显著改善老年患者 OAB 症状，且无须担忧与抗胆碱能药物相关的潜在认知功能影响，同时药物的耐受性良好，口干、便秘等不良反应的发生率与安慰剂相当。主要的禁忌证为不能控制的高血压。米拉贝隆（mirabegron）为目前已上市的 $\beta_3$ 受体激动剂。

（2）经皮给药：经皮给药治疗 OAB 的药物主要为奥昔布宁透皮贴剂和奥昔布宁凝胶。奥昔布宁对 M1 和 M3 受体均具有选择性，可通过皮肤的毛细血管被人体吸收，改善 OAB 患者尿频、UUI 症状。其主要的副作用是皮肤局部反应，包括瘙痒、红斑和皮炎等，便秘和口干的发生率和安慰剂组无显著统计学差异，且口干的发生率较其他的口服药物更低。

（3）经阴道给药：雌激素对于下尿路功能的稳定具有重要的生理作用，对绝经后特别是合并泌尿生殖系统综合征的 OAB 患者通过阴道局部给予雌激素进行治疗，对于缓解 OAB 症状有一定好处，但作用有限。治疗前须对乳腺、子宫等雌激素靶器官重点评估，明确有无使用禁忌。

### （二）外科治疗

对于保守治疗效果不理想或无效的难治性 OAB 患者，可采用外科治疗。外科治疗包括 A 型肉毒杆菌毒素膀胱壁内注射、神经刺激、神经调节、膀胱扩大及尿流改道。

1. **A 型肉毒毒素（botulinum toxin A，BTX-A）膀胱壁内注射**　BTX-A 是一种由肉毒杆

菌产生的神经毒素，应用于难治性 OAB 的治疗。BTX-A 可以抑制神经末梢释放乙酰胆碱，从而有效地防止神经介导的逼尿肌收缩。推荐剂量为 100 单位溶于 10ml 生理盐水，在膀胱镜引导下经膀胱向逼尿肌多点注射（一般注射 20 个点），注意避开三角区。BTX-A 注射可显著降低 OAB 患者每天尿失禁次数、每天排尿次数，增加最大膀胱容量和排尿量，但可能增加 UTI 及残余尿增多的风险。尿潴留是最常见的并发症，尽管急性潴留并不常见，但高达 1/3 的特发性 DO 患者可能需要自行导尿。不同研究显示的效果持续时间不同，但多数可维持数月。比较膀胱内注射和灌注 BTX-A 治疗 OAB 和间质性膀胱炎的荟萃分析结果显示，膀胱注射 BTX-A 虽明显优于膀胱灌注 BTX-A，但副作用较大，尚需更大规模、多中心、直接比较的随机对照试验证实。

2. **骶神经调控（sacral neuromodulation，SNM）** SNM 也称为骶神经电调控疗法，通过植入的电脉冲发生器刺激 $S_3$ 神经来抑制逼尿肌的不稳定收缩。有研究证实骶神经调节可改善 OAB 患者前额叶脑异常活动。OAB 是 SNM 的明确适应证。SNM 可以改善尿失禁的每天发作次数和尿垫的使用次数。约 80% 的阳性试验刺激患者在 6 个月后尿失禁减少了 50%，但这种疗效可能无法长期维持。可能的并发症是植入物部位或电极部位疼痛（25%）、电极移位（16%）、肠道功能障碍（6%）等。

3. **胫神经刺激** 胫神经及腓总神经刺激也被用于 OAB 的治疗。部分研究报道，该技术在对难治性 OAB 患者中的治疗有效，Michael 报道 37 例尿急 - 尿频综合征和 UUI 的患者经胫后神经刺激术治疗后有效率为 60%，可明显降低漏尿次数，减少尿垫使用次数、排尿次数、夜尿次数，仅有轻度副作用。Govier 认为胫后神经刺激术是一种安全、有效、经济的治疗方法。Manríquez 研究发现胫后神经刺激术可降低尿急、UUI 的发生率，与缓释奥西布宁疗效相同，但需要持续治疗。有证据表明胫骨神经刺激比骶神经刺激对非神经源性 OAB 患者的 UUI 症状更有效。其禁忌证主要包括安装有心脏起搏器、置入式除颤器、凝血功能障碍的患者或孕妇。

4. **膀胱扩大术** 手术方法有自体膀胱扩大术和肠道膀胱扩大术。膀胱扩大术的目的是扩大膀胱容量，改善膀胱顺应性，降低储尿期膀胱内压力，减少 DO。多用于神经源性膀胱（neurogenic bladder，NB）所致的 DO，原发性 OAB 应用极少。

（1）自体膀胱扩大术：自体膀胱扩大通常是通过切开或切除逼尿肌的一部分，保留膀胱黏膜的完整性以造成黏膜膨出，形成“人工憩室”，达到增加容量、降低储尿期压力的目的。术中应切除脐尿管周围膀胱顶、后壁、两侧壁大约占总量至少 20% 的逼尿肌组织，以期更有效地抑制 DO。大约 80% 的 DO 患者术后疗效相对稳定，但近一半患者需要自行导尿。主要并发症有膀胱穿孔、保留的膀胱黏膜缺血纤维化等。但该术式不涉及肠道，手术创伤较肠道膀胱扩大术小，因此并发症发生率较低。

（2）肠道膀胱扩大术：肠道膀胱扩大术通过截取一段肠管，将截取的肠管“去管化”后折叠形成肠补片，将肠补片与剖开的膀胱吻合形成新的储尿囊，从而达到扩大膀胱容量、减少或抑制 DO 的目的。该术式在 OAB 患者提高生活质量、改善尿动力学参数方面和 BTX-A 膀胱壁注射术类似，且疗效更长久，但多数患者术后需要配合 IC。一项比较肠道膀胱扩大术治疗原发性 UUI 及神经源性 UUI 的研究结果显示，在平均 74.5 个月的随访期内，仅 53% 患者保持干燥，对手术满意，25% 患者出现偶发尿失禁，18% 患者的尿失禁症状反复发作。肠道并发症是常见的，术后可能发生 UTI、结石、电解质及酸碱失衡，导致代谢性酸中毒。膀胱破裂是一种危及生命的并发症，约 10% 的患者可能发生。禁忌证包括合并克罗恩病或溃疡性结肠炎等肠道炎症性疾病，既往因接受盆腔放疗或腹部手术导致的严重腹腔粘连等。

## 五、预后及预防

OAB 是严重影响患者生命质量的下尿路功能障碍性疾病，其诊断较为容易，治疗手段较多，部分患者可治愈，但仍有患者接受综合治疗后效果不理想。对于 OAB 这一症状性疾病，早期往往容易被患者忽视。因此，首先应广泛开展相关疾病健康宣教活动，提高公众对 OAB 的知晓率，尽可能避免 OAB 发生的危险因素或诱因，如控制体质量、避免便秘、避免过度憋尿、预防 UTI 等可减少疾病的发生。患病后要早发现、早诊断、早治疗。患者及家属须对该疾病有正确的认知，尽量减轻心理压力，作为慢性病进行管理，方可将其对患者生活质量的影响降到最低限度。

（任力娟）

## 参考文献


[1] ABRAMS P, DRAKE M. 膀胱过度活动症[M]// 魏恩. 坎贝尔 - 沃尔什泌尿外科学：第 9 版. 北京：北京大学医学出版社，2009.

[2] ABRAMS P, ARTIBANI W, CARDOZO L, et al. Reviewing the ICS 2002 terminology report: the ongoing debate[J]. Neurourol Urodyn, 2006, 25(3): 293.

[3] CORCOS J, PRZYDACZ M, CAMPEAU L, et al. CUA guideline on adult overactive bladder[J]. Can Urol Assoc J, 2017, 11(5): E142-E173.

[4] IRWIN D E, MILSOM I, HUNSKAAR S, et al. Population-based survey of urinary incontinence, overactive bladder, and other lower urinary tract symptoms in five countries: results of the EPIC study[J]. Eur Urol, 2006, 50(6): 1306-1315.

[5] COYNE K S, SEXTON C C, VATS V, et al. National community prevalence of overactive bladder in the United States stratified by sex and age[J]. Urology, 2011, 77(5): 1081-1087.

[6] TIKKINEN K A, AUVINEN A, TIITINEN A, et al. Reproductive factors associated with nocturia and urinary urgency in women: a population-based study in Finland[J]. Am J Obstet Gynecol, 2008, 199(2): 153.e1-153.e12.

[7] HERSCHORN S, GAJEWSKI J, SCHULZ J, et al. A population-based study of urinary symptoms and incontinence: the Canadian Urinary Bladder Survey[J]. BJU Int, 2008, 101(1): 52-58.

[8] WANG Y, XU K, HU H, et al. Prevalence, risk factors, and impact on health related quality of life of overactive bladder in China[J]. Neurourol Urodyn, 2011, 30(8): 1448-1455.

[9] 王建业. 膀胱过度活动症诊断治疗指南[M]// 黄健. 中国泌尿外科和男科疾病诊断治疗指南：2019 版. 北京：科学出版社，2020.

[10] 王驭良，许克新，胡浩，等. 北京地区成年女性膀胱过度活动症流行病学调查及对患者生活质量的影响[J]. 中华泌尿外科杂志，2010，31(8)：550-554.

[11] 文建国，李金升，王志敏，等. 中老年人膀胱过度活动症患病率调查及危险因素分析[J]. 中华泌尿外科杂志，2012，33(11)：831-835.

[12] ZHANG W, SONG Y, HE X, et al. Prevalence and risk factors of overactive bladder syndrome in Fuzhou Chinese women[J]. Neurourol Urodyn, 2006, 25(7): 717-721.

[13] 赫崇军，张春芳，海艇，等. 北京市女性护士下尿路症状和膀胱过度活动症的患病率及其与职业紧张的关系[J]. 中华泌尿外科杂志，2013，34(8)：565-571.

[14] NINOMIYA S, NAITO K. NAKANISHI K, et al. Prevalence and risk factors of urinary incontinence and overactive bladder in Japanese women[J]. Low Urin Tract Symptoms, 2018, 10(3): 308-314.

[15] WHITE N, IGLESIA C B. Overactive bladder[J]. Obstet Gynecol Clin North Am, 2016, 43(1): 59-68.
[16] NITTI V W, PATEL A, KARRAM M. Diagnosis and management of overactive bladder: a review[J]. J Obstet Gynaecol Res, 2021, 47(5): 1654-1665.
[17] DE GROAT W C. A neurologic basis for the overactive bladder[J]. Urology, 1997, 50(6A Suppl): 36-56.
[18] BRADING A F, TURNER W H. The unstable bladder: towards a common mechanism[J]. Br J Urol, 1994, 73(1): 3-8.
[19] HAFERKAMP A, DORSAM J, ELBADAWI A. Ultrastructural diagnosis of neuropathic detrusor overactivity: validation of a common myogenic mechanism[J]. Adv Exp Med Biol, 2003, 539(Pt A): 281-291.
[20] DRAKE M J, MILLS I W, GILLESPIE J I. Model of peripheral autonomous modules and a myovesical plexus in normal and overactive bladder function[J]. Lancet, 2001, 358(9279): 401-403.
[21] DRAKE M J, HARVEY I J, GILLESPIE J I, et al. Localized contractions in the normal human bladder and in urinary urgency[J]. BJU Int, 2005, 95(7): 1002-1005.
[22] PEYRONNET B, MIRONSKA E, CHAPPLE C, et al. A comprehensive review of overactive bladder pathophysiology: on the way to tailored treatment[J]. Eur Urol, 2019, 75(6): 988-1000.
[23] PETROS P. A ligamentous explanation for overactive bladder symptoms as defined by International Continence Society in the female[J]. Cent European J Urol, 2018, 71(1): 105-107.
[24] SANFORD M T, RODRIGUEZ L V. The role of environmental stress on lower urinary tract symptoms[J]. Curr Opin Urol, 2017, 27(3): 268-273.
[25] ANDERSSON K E, CHRIST G J, DAVIES K P, et al. Gene therapy for overactive bladder: A review of BK-channel α-subunit gene transfer[J]. Ther Clin Risk Manag, 2021, 17: 589-599.
[26] ZOQLAM R, LAZAUSKAITE S, GLICKMAN S, et al. Emerging molecular mechanisms and genetic targets for developing novel therapeutic strategies for treating bladder diseases[J]. Eur J Pharm Sci, 2022, 173: 106167.
[27] KERR-WILSON R H, THOMPSON S W, ORR J W, et al. Effect of labor on the postpartum bladder[J]. Obstet Gynecol, 1984, 64(1): 115-118.
[28] HUMBURG J, TROEGER C, HOLZGREVE W, et al. Risk factors in prolonged postpartum urinary retention: an analysis of six cases[J]. Arch Gynecol Obstet, 2011, 283(2): 179-183.
[29] HIKITA K S, HONDA M, HIRANO S, et al. Comparison of the overactive bladder symptom score and the Overactive Bladder Symptom Score derived from the bladder diaries[J]. Neurourol Urodyn, 2016, 35(3): 349-353.
[30] HOMMA Y, YOSHIDA M, SEKI N, et al. Symptom assessment tool for overactive bladder syndrome: Overactive Bladder Symptom Score[J]. Urology, 2006, 68(2): 318-323.
[31] SHY M, FLETCHER S G. Objective evaluation of overactive bladder: which surveys should I use? [J]. Curr Bladder Dysfunct Rep, 2013, 8(1): 45-50.
[32] FAYYAD A M, HILL S R, JONES G. Urine production and bladder diary measurements in women with type 2 diabetes mellitus and their relation to lower urinary tract symptoms and voiding dysfunction[J]. Neurourol Urodyn, 2010, 29(3): 354-358.
[33] HOMMA Y, KAKIZAKI H, YAMAGUCHI O, et al. Assessment of overactive bladder symptoms: comparison of 3-day bladder diary and the Overactive Bladder Symptoms Score[J]. Urology, 2011, 77(1): 60-64.
[34] LIGHTNER D J, GOMELSKY A, SOUTER L, et al. Diagnosis and treatment of overactive bladder (non-neurogenic) in adults: AUA/SUFU Guideline Amendment 2019[J]. J Urol, 2019, 202(3): 558-563.
[35] WROBEL A F, KLUZ T, SURKONT G, et al. Novel biomarkers of overactive bladder syndrome[J]. Ginekol Pol, 2017, 88(10): 568-573.
[36] SHENG W, ZHANG H, H. RUTH K. Could urinary nerve growth factor be a biomarker for overactive bladder? A meta-analysis[J]. Neurourol Urodyn, 2017, 36(7): 1703-1710.
[37] ROVNER E S, GOUDELOCKE C M. Urodynamics in the evaluation of overactive bladder[J]. Curr Urol

Rep, 2010, 11(5): 343-347.

[38] HARDING C K, LAPITAN M C. Management of Non-Neurogenic Female Lower Urinary Tract Symptoms [M]//HARDING C K, LAPITAN M C. EAU Guidelines on Management of Non-Neurogenic Female Lower Urinary Tract Symptoms 2022. Arnhem: EAU Guidelines Office, 2022: 19-20.

[39] DIGESU G A, SADEGHI P, SHARMA S, et al. The importance of cystoscopy and bladder biopsy in women with refractory overactive bladder: the urogynaecologist's point of view? [J]. Eur J Obstet Gynecol Reprod Biol, 2013, 169(2): 408-411.

[40] KHULLAR V, MARSCHALL-KEHREL D, ESPUNA-PONS M, et al. European content validation of the Self-Assessment Goal Achievement (SAGA) questionnaire in patients with overactive bladder[J]. Int Urogynecol J, 2013, 24(9): 1529-1536.

[41] HARDING C K, LAPITAN M C, ARLANDIS S, et al. EAU Guidelines on Management of Non-Neurogenic Female Lower Urinary Tract Symptoms 2022[M]. Arnhem: EAU Guidelines Office, 2022.

[42] LE BERRE M, PRESSE N, MORIN M, et al. What do we really know about the role of caffeine on urinary tract symptoms? A scoping review on caffeine consumption and lower urinary tract symptoms in adults[J]. Neurourol Urodyn, 2020, 39(5): 1217-1233.

[43] SWITHINBANK L, HASHIM H, ABRAMS P. The effect of fluid intake on urinary symptoms in women [J]. J Urol, 2005, 174(1): 187-9.

[44] HUNSKAAR S. A systematic review of overweight and obesity as risk factors and targets for clinical intervention for urinary incontinence in women[J]. Neurourol Urodyn, 2008, 27(8): 749-757.

[45] CHEN C C, GATMAITAN P., KOEPP S, et al. Obesity is associated with increased prevalence and severity of pelvic floor disorders in women considering bariatric surgery[J]. Surg Obes Relat Dis, 2009, 5(4): 411-415.

[46] AL-BAHOU, J, BHAGWANDASS H, VALDES I L, et al. Changes in overactive bladder medication following bariatric surgery: segmented regression analysis[J]. World J Urol, 2022, 40(7): 1777-1783.

[47] 廖利民，付光. 尿失禁诊断治疗学[M]. 北京：人民军医出版社，2012.

[48] 张莉，李杰荣，周燕芬等. 行为训练对女性下尿路症状疗效的影响[J]. 护理学杂志，2014，29(18)：39-41.

[49] ANGELINI K. Pelvic floor muscle training to manage overactive bladder and urinary incontinence[J]. Nurs Womens Health, 2017, 21(1): 51-57.

[50] HAY-SMITH E J, HERDERSCHEE R, DUMOULIN C, et al. Comparisons of approaches to pelvic floor muscle training for urinary incontinence in women[J]. Cochrane Database Syst Rev, 2011(12): CD009508.

[51] NIE X F, OUYANG Y Q, WANG L, et al. A meta-analysis of pelvic floor muscle training for the treatment of urinary incontinence[J]. Int J Gynaecol Obstet, 2017, 138(3): 250-255.

[52] DINUBILE N A. Strength training[J]. Clin Sports Med, 1991, 10(1): 33-62.

[53] HERDERSCHEE R, HAY-SMITH E J, HERBISON G P, et al. Feedback or biofeedback to augment pelvic floor muscle training for urinary incontinence in women[J]. Cochrane Database Syst Rev, 2011(7): CD009252.

[54] VAHABI B, DRAKE M J. Physiological and pathophysiological implications of micromotion activity in urinary bladder function[J]. Acta Physiol (Oxf), 2015, 213(2): 360-370.

[55] ARRUDA R M, CASTRO R A, SARTORI M G, et al. Clinical and urodynamic evaluation of women with detrusor instability before and after functional pelvic floor electrostimulation[J]. Clin Exp Obstet Gynecol, 2003, 30(4): 220-222.

[56] BERGHMANS B, HENDRIKS E, BERNARDS A, et al. Electrical stimulation with non-implanted electrodes for urinary incontinence in men[J]. Cochrane Database Syst Rev, 2013(6): CD001202.

[57] LIM R, LEE S W, TAN P Y, et al. Efficacy of electromagnetic therapy for urinary incontinence: a systematic review[J]. Neurourol Urodyn, 2015, 34(8): 713-722.

[58] HARTMANN K E, MCPHEETERS M. L, BILLER D H, et al. Treatment of overactive bladder in women

[J]. Evid Rep Technol Assess (Full Rep), 2009 (187): 1-120.

[59] 岳寿伟，何成奇. 物理医学与康复学指南与共识[M]. 北京：人民卫生出版社，2019.

[60] 周宁，陆敏，陈忠等. 功能性磁刺激与骶神经调控治疗神经原性膀胱的疗效比较[J]. 中国康复医学杂志，2006，21(1)：35-37.

[61] ZHAO Y, ZHOU J, MO Q, et al. Acupuncture for adults with overactive bladder: a systematic review and meta-analysis of randomized controlled trials[J]. Medicine (Baltimore), 2018, 97(8): e9838.

[62] HARGREAVES E, BAKER K, BARRY G, et al. Acupuncture for treating overactive bladder in adults[J]. Cochrane Database Syst Rev, 2020, 9(9): CD013519.

[63] NOVARA G, GALFANO A, SECCO S, et al. A systematic review and meta-analysis of randomized controlled trials with antimuscarinic drugs for overactive bladder[J]. Eur Urol, 2008, 54(4): 740-763.

[64] CHAPPLE C R, KHULLAR V, GABRIEl Z, et al. The effects of antimuscarinic treatments in overactive bladder: an update of a systematic review and meta-analysis[J]. Eur Urol, 2008, 54(3): 543-562.

[65] KAY G, CROOK T, REKEDA L, et al. Differential effects of the antimuscarinic agents darifenacin and oxybutynin ER on memory in older subjects[J]. Eur Urol, 2006, 50(2): 317-326.

[66] CUI Y, ZONG H, YANG C, et al. The efficacy and safety of mirabegron in treating OAB: a systematic review and meta-analysis of phase Ⅲ trials[J]. Int Urol Nephrol, 2014, 46(1): 275-284.

[67] KHULLAR V, CAMBRONERO J, ANGULO J C, et al. Efficacy of mirabegron in patients with and without prior antimuscarinic therapy for overactive bladder: a post hoc analysis of a randomized European-Australian Phase 3 trial[J]. BMC Urol, 2013, 13: 45.

[68] WAGG A, CARDOZO L, NITTI V W, et al. The efficacy and tolerability of the $\beta_3$-adrenoceptor agonist mirabegron for the treatment of symptoms of overactive bladder in older patients[J]. Age Ageing, 2014, 43(5): 666-675.

[69] CHAPPLE C R, CARDOZO L, NITTI V W, et al. Mirabegron in overactive bladder: a review of efficacy, safety, and tolerability[J]. Neurourol Urodyn, 2014, 33(1): 17-30.

[70] SHAMLIYAN T, WYMAN J, KANE RL. Nonsurgical Treatments for Urinary Incontinence in Adult Women: Diagnosis and Comparative Effectiveness[M/OL]. Rockville (MD): Agency for Healthcare Research and Quality, 2012. (2012-04-01) [2022-03-24]. https://www.ncbi.nlm.nih.gov/books/NBK92960/ pdf/Bookshelf_NBK92960.pdf

[71] GOLDFISCHER E R, SAND P K, THOMAS H, et al. Efficacy and safety of oxybutynin topical gel 3% in patients with urgency and/or mixed urinary incontinence: a randomized, double-blind, placebo-controlled study[J]. Neurourol Urodyn, 2015, 34(1): 37-43.

[72] HERBISON P, MCKENZIE J E. Which anticholinergic is best for people with overactive bladders? A network meta-analysis[J]. Neurourol Urodyn, 2019, 38(2): 525-534.

[73] BIEHLC, PLOTSKER O, MIRKIN S. A systematic review of the efficacy and safety of vaginal estrogen products for the treatment of genitourinary syndrome of menopause[J]. Menopause, 2019, 26(4): 431-453.

[74] CODY J D, JACOBS M L, RICHARDSON K, et al. Oestrogen therapy for urinary incontinence in post-menopausal women[J]. Cochrane Database Syst Rev, 2012, 10(10): CD001405.

[75] ROBINSON D, CARDOZO L, MILSOM I, et al. Oestrogens and overactive bladder[J]. Neurourol Urodyn, 2014, 33(7): 1086-1091.

[76] LIAO L, LIU Q, CONG H, et al. Hengli® Chinese botulinum toxin type A for treatment of patients with overactive bladder: a multicenter, prospective, randomized, double-blind, placebo-controlled trial[J]. Front Pharmacol, 2022, 13: 840695.

[77] CHAPPLE C, SIEVERT K D, MACDIARMID S, et al. OnabotulinumtoxinA 100 U significantly improves all idiopathic overactive bladder symptoms and quality of life in patients with overactive bladder and urinary incontinence: a randomised, double-blind, placebo-controlled trial[J]. Eur Urol, 2013, 64(2): 249-256.

[78] BRUBAKER L, RICHTER H E, VISCO A, et al. Refractory idiopathic urge urinary incontinence and botulinum A injection[J]. J Urol, 2008, 180(1): 217-222.

[79] OSBORN D J, KAUFMAN M R, MOCK S, et al. Urinary retention rates after intravesical onabotulinumtoxinA injection for idiopathic overactive bladder in clinical practice and predictors of this outcome[J]. Neurourol Urodyn, 2015, 34(7): 675-678.

[80] SHABAN A M, DRAKE M J. Botulinum toxin treatment for overactive bladder: risk of urinary retention[J]. Curr Urol Rep, 2008, 9(6): 445-451.

[81] GAK Y F, LAI F, YANG D Y, et al. An indirect comparison meta-analysis of noninvasive intravesical instillation and intravesical injection of botulinum toxin-A in bladder disorders[J]. Int Urol Nephrol, 2022, 54(3): 479-491.

[82] SCHMIDT R A, JONAS U, OLESON K A, et al. Sacral nerve stimulation for treatment of refractory urinary urge incontinence. Sacral Nerve Stimulation Study Group[J]. J Urol, 1999, 162(2): 352-357.

[83] PANG D, LIAO L, CHEN G, et al. Sacral neuromodulation improves abnormal prefrontal brain activity in patients with overactive bladder: a possible central mechanism[J]. J Urol, 2022: 207(6): 1256-1267.

[84] SIDDIQUI N Y, WU J M, AMUNDSEN C L. Efficacy and adverse events of sacral nerve stimulation for overactive bladder: a systematic review[J]. Neurourol Urodyn, 2010, 29 Suppl 1: S18-S23.

[85] BRAZZELL M, MURRAY A, FRASER C. Efficacy and safety of sacral nerve stimulation for urinary urge incontinence: a systematic review[J]. J Urol, 2006, 175(3 Pt 1): 835-841.

[86] ELHILALI M M, KHALED S M, KASHIWABARA T, et al. Sacral neuromodulation: long-term experience of one center[J]. Urology, 2005, 65(6): 1114-1117.

[87] BOOTH J, CONNELLY L, DICKSON S, et al. The effectiveness of transcutaneous tibial nerve stimulation (TTNS) for adults with overactive bladder syndrome: a systematic review[J]. Neurourol Urodyn, 2018, 37(2): 528-541.

[88] PETERS K M, MACDIARMID S A, WOOLDRIDGE L S, et al. Randomized trial of percutaneous tibial nerve stimulation versus extended-release tolterodine: results from the overactive bladder innovative therapy trial[J]. J Urol, 2009, 182(3): 1055-1061.

[89] SONMEZ R, YILDIZ N, ALKAN H. Efficacy of percutaneous and transcutaneous tibial nerve stimulation in women with idiopathic overactive bladder: a prospective randomised controlled trial[J]. Ann Phys Rehabil Med, 2022, 65(1): 101486.

[90] WANG M, JIAN Z, MA Y, et al. Percutaneous tibial nerve stimulation for overactive bladder syndrome: a systematic review and meta-analysis[J]. Int Urogynecol J, 2020, 31(12): 2457-2471.

[91] YAMANISHI T, SAKAKIBARA R, UCHIYAMA T, et al. Comparative study of the effects of magnetic versus electrical stimulation on inhibition of detrusor overactivity[J]. Urology, 2000, 56(5): 777-781.

[92] VAN BALKEN M R, VANDONINCK V, GISOLF K W, et al. Posterior tibial nerve stimulation as neuromodulative treatment of lower urinary tract dysfunction[J]. J Urol, 2001, 166(3): 914-918.

[93] MANRIQUEZ V, GUZMAN R, NASER M, et al. Transcutaneous posterior tibial nerve stimulation versus extended release oxybutynin in overactive bladder patients. A prospective randomized trial[J]. Eur J Obstet Gynecol Reprod Biol, 2016, 196: 6-10.

[94] VAN DER PAL F, VAN BALKEN M R, HEESAKKERS J P, et al. Percutaneous tibial nerve stimulation in the treatment of refractory overactive bladder syndrome: is maintenance treatment necessary? [J]. BJU Int, 2006, 97(3): 547-550.

[95] ZOMKOWSKI K, KAMMERS I, BACK B B H, et al. The effectiveness of different electrical nerve stimulation protocols for treating adults with non-neurogenic overactive bladder: a systematic review and meta-analysis[J]. Int Urogynecol J, 2022, 33(5): 1045-1058.

[96] BRAMBLE F J. The treatment of adult enuresis and urge incontinence by enterocystoplasty[J]. Br J Urol, 1982, 54(6): 693-696.

[97] KUMAR S P V, ABRAMS P H. Detrusor myectomy: long-term results with aminimum follow-up of 2 years[J]. BJU Int, 2005, 96(3): 341-344.

[98] ASLAM M Z, AGARWAL M. Detrusor myectomy: long-term functional outcomes[J]. Int J Urol, 2012, 19(12): 1099-1102.

[99] BIARDEAU X, CHARTIER-KASTLER E, ROUPRET M, et al. Risk of malignancy after augmentation cystoplasty: a systematic review[J]. Neurourol Urodyn, 2016, 35(6): 675-682.
[100] COHEN A J, BRODIE K, MURTHY P, et al. Comparative outcomes and perioperative complications of robotic vs open cystoplasty and complex reconstructions[J]. Urology, 2016, 97: 172-178.
[101] BLAIVAS J G, WEISS J P, DESA P, et al. Long-term followup of augmentation enterocystoplasty and continent diversion in patients with benign disease[J]. J Urol, 2005, 173(5): 1631-1634.

## 第二节 女性排尿困难

### 一、定义及流行病学

女性排尿困难是指排尿费力且有排不尽感，须增加腹压才能排出尿液，严重时增加腹压也不能将膀胱内尿液排出体外，导致膀胱内的尿液蓄积，称为尿潴留。根据起病时间可分为急性排尿困难和慢性排尿困难，患者临床常表现为排尿过程费力，伴尿不尽感，可伴有尿痛症状。通过测量排尿完成后膀胱残余尿量(postvoid residual urine volume, PVR)可评估尿潴留情况。美国泌尿外科协会(American Urological Association, AUA)将“至少两次 PVR >300ml 且持续时间至少 6 个月”定义为慢性尿潴留(chronic urinary retention, CUR)，其常见的两个病因为逼尿肌活动低下(detrusor underactivity, DU)和膀胱出口梗阻(bladder outlet obstruction, BOO)。

据统计，女性排尿困难相较于男性较为少见，其年发病率在 0.07‰，因诊断女性排尿困难，须进行 PVR 测定及尿流动力学检查，因此一般女性人群中排尿困难的患病率尚未有明确估计。影响 BOO 和/或 DU 的原因众多，其中包括生理性解剖异常、临床药物的使用、外科手术损伤、神经系统疾病、感染，以及心理精神因素影响。其中，外科手术及麻醉后排尿困难较常发生，导致术后尿潴留(postoperative urinary retention, POUR)，常见手术类型包括下尿路、会阴、肛门及妇科手术，发生率在 5%～70%。其中，一般手术人群(包括男性和女性)的 POUR 发生率为 4%～13%。硬膜外麻醉下行剖宫产 POUR 的发生率为 23%～28%。盆腔手术后的 POUR 估计发生率为 2%～43%。一项多因素回归分析显示脊髓麻醉、急诊手术以及麻醉时间超过 2 小时均是 POUR 发生的高危因素。

根据病因不同，DU 的危险因素包括正常老化过程，神经源性疾病如 MS、帕金森病，肌源性疾病等。梗阻性危险因素包括尿道局部占位、盆底脏器脱垂、逼尿肌括约肌协调功能失调、尿道括约肌痉挛、膀胱颈梗阻等。

### 二、病因及发病机制

完成正常的排尿过程需要完整的神经反射及尿道外括约肌协同性放松。尿道及膀胱的机能受到体神经和自主神经的控制。当膀胱尿量蓄积达到膀胱容量时，选择合适的时间及地点，大脑皮质解除对骶髓的抑制，从排尿中枢传出神经冲动，经锥体束传导至膀胱，来自副交感神经支配引起逼尿肌强烈收缩，膀胱内压可迅速上升至 20～50cm$H_2O$(1.96～4.90kPa)，膀胱颈部收缩，缩短并形成漏斗状，阴部神经的躯体神经支配使盆底肌肉及尿道内外括约肌随之松弛，尿道内压迅速下降完成排尿，排尿结束后，膀胱内压下降至正常。排尿过程是一个正反馈过程，膀胱传入神经(Aδ 和 C 纤维)连接脊髓中间神经元，中间神经元与支配膀胱的副交感传出神经及支配尿道的交感神经形成膀胱-膀胱反射和膀胱-尿道反射，增高膀胱内压并激活更多的神经传入活动，激发更多反射传出，促进逼尿肌持续收缩，促进膀胱排空。排尿中枢包括4部分，皮质排尿中枢+皮质下结构组成高级排尿中枢，脑桥排尿中枢+中脑导水管周围灰质组成脑干排尿中枢，骶髓（$S_2$～$S_4$）副交感排尿中枢+胸腰骶交感神经中枢+骶髓前脚阴部神经中枢组成脊髓排尿中枢，膀胱逼尿肌、尿道内括约肌、外括约肌和盆底肌组成效应器。当排尿中枢（皮质、下丘脑、脑干、脊髓）、周围神经或膀胱/尿路发生病变时则可导致排尿障碍。

**（一）急性尿潴留**

急性尿潴留（acute urinary retention，AUR）是指突然发生的无法自主排尿导致膀胱充盈的泌尿外科急症，多见于男性，女性较为罕见，据估计，女性AUR的年发病率约为3例/10万女性，女性与男性发病率比为1∶13。女性AUR常见于药物作用、孕期、产后、外科手术后。

1. **药物性急性尿潴留**　常见的药物包括抗胆碱能药物和拟交感神经药物，抗胆碱能药物可减弱膀胱感觉及降低逼尿肌收缩力，拟交感神经药物可增加膀胱颈平滑肌张力。常见的可导致AUR的药物见表7-2-1。

2. **妊娠期**AUR　女性在妊娠期间因生理变化出现AUR的风险高于非妊娠期。随着子宫不断增大压迫膀胱及尿道可导致相应泌尿系统症状，发病高峰多在女性妊娠的第9～16周之间。高龄产妇（>35周岁）及早产儿是妊娠期尿潴留的高危因素。导致妊娠期AUR的原因繁多：①在妊娠早中期，少数子宫后倾/后屈病例中，宫底嵌入骶岬下方并继续增大，宫颈可向头侧移位，紧靠耻骨联合或到达耻骨联合上方，形成子宫嵌顿，挤压膀胱及尿道，从而干扰正常排尿过程。患者在孕中期可出现尿频、排尿困难、尿不尽感，进一步可进展为尿潴留。当子宫嵌顿解除，增大的子宫跨过小骨盆进入腹腔，症状可得到相应缓解。到妊娠晚期时，胎儿头部逐渐入盆，会再次压迫膀胱及尿道导致排尿障碍。②妊娠期女性体内激素水平出现较大程度变化，随着孕激素水平升高，膀胱尿道平滑肌松弛，肌张力下降，输尿管平滑肌张力下降，从而导致膀胱容量增大，输尿管蠕动频率下降，可出现排尿困难。③妊娠晚期随着子宫增大压迫膀胱，可拉长尿道，在雌激素的作用下尿道黏膜易出现充血水肿，从而表现出AUR。④随着妊娠时间的变化，孕妇血容量逐渐增加，肾小球滤过率增加，尿量增多，伴随子宫增大可导致输尿管受压，从而形成生理性尿路扩张。⑤孕妇妊娠期可伴随焦虑情绪，双胎妊娠、高龄产妇、高危妊娠等可加重紧张情绪，从而在妊娠过程中减少活动量，增加卧床休息保胎时间，增加尿潴留发生的风险。⑥孕早期低孕酮而进行孕酮补充治疗，孕激素可促进膀胱平滑肌松弛，可导致尿潴留发生的风险增高。

3. **产后**AUR　女性产后可发生排尿困难，称为产后尿潴留（postpartum urinary retention，PUR）或阴道分娩后隐匿性尿潴留，患病率在1.5%～45%，分为产后完全不能排尿和膀胱残余尿明显增多（膀胱残余尿≥150ml）的排尿不完全。PUR在临床上表现为阴道分娩后6小时内没有自发排尿或在剖宫产拔除留置导尿管后6小时内（分娩后24小时以上）没有自发排尿行为。PUR与硬膜外麻醉、产钳使用、外阴水肿、阴道侧切及二度会阴撕裂密切相关。妊娠期膀胱生理发生改变，尿道长度延长，膀胱容量增多，孕激素水平升高，膀胱平滑肌松弛，平均排尿量降低，膀胱容量增大。阴道分娩可直接损伤盆底肌群及神经支配，可进一步导致膀胱敏感性降低，同时分娩过程将造成会阴水肿，引起尿道阻塞从而出现PUR。

4. **术后**AUR　女性患者在术后发生尿潴留称为POUR，指术后膀胱充盈状态下无法排尿或排尿后残余尿量明显增加。围手术期POUR的危险因素包括：①年龄>50岁；②既往有排尿困难病史；③合并神经系统疾病；④静脉输注液体>750ml；⑤手术时间>2小时；

表 7-2-1 常见与尿潴留相关药物

| | |
|---|---|
| **拟交感神经药物（α-肾上腺素能药物）** | 甲磺酸苯扎托品 |
| 硫酸麻黄碱 | 盐酸金刚烷胺 |
| 盐酸去氧肾上腺素 | 左旋多巴 |
| 盐酸苯丙醇胺 | 甲磺酸溴隐亭 |
| 盐酸伪麻黄碱 | **激素制剂** |
| **拟交感神经药（β-肾上腺素能药物）** | 孕酮 |
| 异丙肾上腺素 | 雌激素 |
| 间羟异丙肾上腺素 | 睾酮 |
| 特布他林 | **抗精神病药** |
| **抗抑郁药** | 氟哌啶醇 |
| 丙米嗪 | 替沃噻吨 |
| 去甲替林 | 硫利达嗪 |
| 阿米替林 | 氯丙嗪 |
| 多塞平 | 氟奋乃静 |
| 阿莫西平 | **抗组胺药** |
| 马普替林 | 盐酸苯海拉明 |
| **抗心律失常药** | 氯苯那敏 |
| 奎尼丁 | 溴苯那敏 |
| 普鲁卡因胺 | 赛庚啶 |
| 丙吡胺 | 羟嗪 |
| **抗胆碱能药** | **抗高血压药** |
| 阿托品 | 肼苯哒嗪 |
| 氢溴酸东莨菪碱 | 硝苯地平 |
| 克利溴胺 | **肌松药** |
| 格隆溴铵 | 地西泮 |
| 溴美喷酯 | 巴氯芬 |
| 奥昔布宁 | 环苯扎林 |
| 黄酮哌酯 | **其他** |
| 硫酸莨菪碱 | 吲哚美辛 |
| 颠茄 | 卡马西平 |
| 溴甲后马托品 | 苯丙胺 |
| 溴丙胺太林 | 多巴胺 |
| 盐酸双环胺 | 长春新碱 |
| **抗帕金森药** | **吗啡及其他阿片类药** |
| 盐酸苯海索 | **麻醉制剂** |

⑥术中抗胆碱能药物的使用，如阿托品、格隆溴铵等；⑦行硬膜外麻醉等区域麻醉；⑧既往盆腔手术史；⑨行尿失禁手术或盆腔根治性手术。女性患者在盆腔手术后可出现膀胱功能障碍、尿道梗阻及盆底失弛缓，从而发生 POUR。多种因素可导致术后膀胱功能障碍，如：①术前即存在排尿功能障碍（PVR＞150ml），在麻醉、手术操作及药物使用下可加重排尿困难；②区域麻醉如硬膜外麻醉、脊椎麻醉、脊椎/硬膜外联合麻醉可阻断骶脊髓的感觉和运动神经冲动，从而抑制排尿反射，减少逼尿肌活动，增大膀胱容量，出现排尿困难表现，当药物逐渐代谢，膀胱功能即可逐步恢复；③盆腔手术，如根治性子宫全切术及低位直肠手术可损伤盆丛的副交感神经和交感神经，以及下腹下丛的副交感神经与交感神经，从而导致下尿路功能障碍，两类术式 POUR 发生率分别为 20% 和 68%；④术中膀胱损伤致膀胱破裂是妇科手术常见的并发症，膀胱破裂后逼尿肌收缩可使尿液进入压力较低的腹腔而非尿道，患者可出现无法排尿、腹胀、尿量减少、手术切口渗液、血尿等表现。在子宫切除术及尿失禁手术后必要时可进行膀胱镜检查排除膀胱损伤；⑤膀胱过度充盈可导致 AUR，急性膀胱充盈指膀胱充盈为正常容量 120% 或以上，并持续 24 小时以上，膀胱急性充盈前 30 分钟膀胱壁可因过度充盈而缺血，从而影响平滑肌收缩力，当留置导尿降低膀胱内压力可出现膀胱壁缺血再灌注损伤，诱发膀胱炎症反应，从而导致膀胱功能障碍；⑥术后镇痛药物的使用，如术后持续输注或患者硬膜外自控镇痛，AUR 的发生率较高。除了膀胱功能障碍相关因素，机械性梗阻及盆底失迟缓同样可导致术后 AUR：①术后组织水肿、阴道血肿及阴道内填塞可压迫尿道从而形成自限性梗阻；②尿失禁相关吊带悬吊手术后，尿道中段过度受压可出现尿流减慢、膀胱排空不完全及膀胱内残余尿量增加，通过手术松解可改善；③手术过程中异物侵袭尿道可形成尿道异物，术中缝线及吊带材料可引起尿道损伤，从而出现尿流缓慢、排尿时间延长及中断，梗阻加重可出现排尿困难；④严重的阴道前壁脱垂等 POP 可压迫尿道导致机械性梗阻；⑤术后便秘可致直肠扩张，从而导致直肠膀胱反射，降低膀胱内压力，增大尿道压力，导致排尿困难；⑥盆底手术后可加重尿道及盆底横纹肌失迟缓从而导致功能性排尿障碍（dysfunctional voiding，DV）。

### （二）CUR

CUR 常见的病因为 DU 及 BOO，或两者共同作用所导致。其相关危险因素众多。

1. DU　DU 定义为“逼尿肌收缩活动强度降低和/或持续时间缩短，导致膀胱排空时间延长和/或正常排尿时间段内不能完全排空膀胱”。极端 DU 即表现为逼尿肌无收缩，临床表现不一。逼尿肌功能受到多种因素影响，其中包括 BOO、神经系统病变（感觉及运动神经）、膀胱壁肌肉改变等。

（1）随着年龄增长，膀胱感觉逐渐减弱，逼尿肌收缩强度下降，尿流率下降，从而出现排尿困难，尿潴留风险逐渐上升。

（2）糖尿病可致周围神经病变，从而导致膀胱功能障碍，称为糖尿病 NB 尿道功能障碍。其特点是：起病隐匿，女性发病率高于男性，在糖尿病患者中的患病率为 25%～85%。周围神经病变可导致逼尿肌收缩功能低下甚至逼尿肌无收缩，致膀胱排空障碍，导致排尿困难。

（3）神经轴病变、进行性神经系统疾病、脊髓损伤等神经功能障碍可在较大范围内造成下尿路功能障碍。脊髓损伤时，膀胱的充盈感与膀胱括约肌功能的运动控制受损，出现不同临床表现的储尿及排尿功能障碍，如马尾或脊髓圆锥的下运动神经元受损或急性上运动神经元受损会出现膀胱迟缓，导致 CUR、尿失禁以及膀胱排空不完全。进行性神经系统疾病，如多发性硬化（multiple sclerosis，MS）可导致膀胱自主神经功能障碍，临床可同时表现出 OAB 和膀胱排空不完全。多系统萎缩（multiple system atrophy，MSA）是一类逐渐进展的神经退行性病变疾病，主要累及锥体束、小脑及自主神经，包括橄榄体脑桥小脑萎缩（olivopontocerebellar atrophy，OPCA）、纹状体黑质变性（striatonigral degeneration，SND）和夏-德综合征（Shy-Drager syndrome，SDS）。患者早期可出现下尿路功能障碍，表现为 DO，随着疾病进展可表现为逼尿肌收缩无力。重症肌无力为自身免疫病，因神经肌肉接头功能异常从而导致肌肉无力，可累及逼尿肌，主要表现为排尿困难，尿流动力学检查可提示逼尿肌收缩减弱或逼尿肌反射消失。一些可逆性神经系统疾病，如腰椎间盘突出，多数为 $L_4$～$L_5$、$L_5$～$S_1$ 水平腰椎间盘向后突出压迫脊髓，引起临床症状，向后的中心型突出可影响膀胱、会阴和阴茎海绵体部的神经，1%～15% 腰椎间盘突出患者可出现骶神经根受压，从而导致尿潴留的发生，在纠正脊柱病变后膀胱功能可获得改善，但是否可完全恢复排尿功能尚无定论。其余如先天性腰椎管狭窄、脊柱退行性病变、急性脊柱骨折或脱位及腰椎手术后均可引起椎管狭窄。腰椎管狭窄压迫马尾神经可导致膀胱功能障碍，以 CUR 为主要临床表现。

（4）大多数药物所致排尿困难多为 AUR。大多数具备抗胆碱能特性的药物，包括抗组胺药、三环类抗抑郁药、解痉药、抗帕金森病药物、抗精神病药及治疗膀胱过度活动的药物等，可影响副交感神经介导的逼尿肌收缩力，从而引起 CUR。亚甲二氧甲基苯丙胺（3，4-methylenedioxymethamphetamine，MDMA）俗称“摇头丸”，可导致一过性 AUR。有文献报道患者使用 MDMA 后致 NB，出现慢性排尿困难表现，需长期 IC。目前药物所致 CUR 相关文献多为案例报道，具体机制仍缺乏高质量研究。

2. BOO　BOO 是由不同原因、不同发病机制所引起的，排尿期膀胱流出道排泄不畅所造成的，在足够的逼尿肌收缩下表现为低尿流率的一组疾病的总称。BOO 是成年男性常见的临床疾病之一，但在女性患者患病率报道不一，女性膀胱出口梗阻（female bladder outlet obstruction，FBOO）占女性排尿障碍疾病的 2.7%～29%，原因包括疾病定义不统一、尿流动力学检查的非常规性等。近年来，随着对该疾病认识的不断深入，以及诊疗技术的不断完善，FBOO 的诊断率不断提高，有助于疾病早期干预，改善患者预后。根据病因可将 FBOO 分为解剖性梗阻和功能性梗阻两部分。

（1）解剖性梗阻：解剖性梗阻是指尿液排出过程中存在机械性梗阻导致尿道压力或阻力增加，妨碍正常排尿过程。常见病变包括尿道变形、尿道受到外力作用、尿道损伤等。

1）尿道变形：中重度盆腔脏器脱垂可导致尿道受外力作用而发生膀胱尿道角度的改变，逼尿肌在收缩过程中无法沿正常压力转导轴进行传导。阴道前壁脱垂可导致尿道受压延长扭曲，形成膀胱流出道梗阻。盆腔脏器脱垂导致的排尿障碍详见相关章节。

2）尿道受到外力作用：盆腔肿瘤如阴道来源肿瘤、宫颈肿瘤、子宫肌瘤、尿道肿瘤、直肠肿瘤等，可压迫尿道形成解剖性梗阻，引起 BOO。其余如囊性病变及炎性疾病亦可阻塞尿道，引起占位效应，如加特纳囊肿（Gartnerian duct cysts），尿道旁腺（Skene′s gland）感染可压迫尿道形成解剖性梗阻。

3）尿道损伤：尿道损伤如尿道狭窄、尿道肉阜、尿道憩室、医源性操作等可引起尿道阻塞。尿道狭窄源于操作所致尿道黏膜损伤，以及中老年女性患者雌激素缺乏导致的尿道黏膜萎缩粘连，最终导致尿道远端狭窄。在 BOO 女性患者中，尿道狭窄的发生率约为 4%～18%。研究者认为目前实践中所遇到的 FBOO 最常见的原因是医源性操作，随着 SUI

悬吊手术的不断普及，医源性梗阻的数量也随之增加，耻骨后悬吊术术后发生排尿困难的风险高于经闭孔尿道中段悬吊术。据文献报告，尿道悬吊术后短暂或持续性排尿困难的发生率在 2.8%～38%。

（2）功能性梗阻：与解剖性梗阻不同，功能性梗阻的诊断需要通过尿流动力学检查、膀胱造影、肌电图等辅助检查加以评估判断。常见的功能性梗阻因素包括：尿道周围肌肉的异常收缩，即功能性排尿障碍（dysfunctional voiding，DV）和逼尿肌括约肌协同失调（detrusor sphincter dyssynergia，DSD）、尿道括约肌痉挛（Fowler 综合征）、盆底肌松弛障碍、原发性膀胱颈松弛障碍（primary bladder neck obstruction，PBNO）。目前认为，功能性梗阻患者的数量远多于解剖性梗阻患者，前者大概为后者的 6 倍以上。

1）DV：DV 首先由 Hinman 等人于 1973 年提出，故又称为 Hinman 综合征。定义为神经系统正常的个体在排尿过程中，尿道周围横纹肌的不自主间歇收缩造成间歇性和 / 或波动性尿流，DV 是早期神经发育或行为障碍而导致的逼尿肌括约肌功能障碍，又称为逼尿肌括约肌假性协同失调，是一类后天获得性排尿行为障碍。

2）DSD：当神经系统疾病导致脑和脑桥排尿中枢与脊椎神经之间传导中断可造成 DSD，逼尿肌在收缩的同时可出现尿道横纹肌、尿道周围横纹肌的不协同收缩而导致 BOO，排尿行为无法完成。其中常见的神经系统疾病包括 MSA、脊髓损伤及隐形 SB 等。

3）Fowler 综合征（Fowler's syndrome）：Fowler 综合征是年轻女性 CUR 的罕见病因，其发病率低，多发生于 20～30 岁青年女性，平均年龄约 27 岁，于 1988 年首次被 Fowler 报道并命名。患者在无解剖性病因与神经系统疾病的基础上发生排尿期盆底肌和尿道外括约肌的痉挛，临床可表现为无痛性尿潴留（通常可 PVR＞1L），可伴随多囊卵巢、便秘、盆底疼痛、背痛及性交困难等症状。Fowler 综合征其肌电图可表现为尿道括约肌活动增加。

4）原发性膀胱颈梗阻：排尿过程中随着逼尿肌持续正常收缩或增强收缩时，膀胱颈平滑肌无正常松弛活动，导致 BOO。患者 PVR 显著上升（＞400ml），且尿流率降低。PBNO 的发病机制尚不明确，在 1933 年，Marion 首先提出源于膀胱颈的纤维狭窄或增生；Leadbetter 认为 PBNO 是一种先天性梗阻，由膀胱颈间质异常溶解、结缔组织比例增多，导致平滑肌肥厚、纤维挛缩和炎症改变；Turner Warwick 等提出逼尿或三角区肌肉组织排列形态异常是膀胱颈开放异常的原因；一些学者认为可能是尿道外括约肌和膀胱颈的横纹肌肌张力过大所致；亦有人认为可能与交感神经系统在膀胱颈水平活动增加有关。

## 三、诊断

### （一）病史及临床表现

女性排尿困难病因具有多样性，因此病史采集应包含患者出现排尿困难的起病时间、诱因、持续时间、程度，是否有相关疾病病史如泌尿系手术史、膀胱肿瘤病史、血块、膀胱内异物、反复 UTI 等。妇产科病史应包括是否有子宫肌瘤、卵巢囊肿、子宫及宫颈肿瘤病史，以及是否处于妊娠期。还应了解是否有先天性尿道狭窄或畸形，以及患者既往盆腔手术史、放疗史及相关用药情况；是否长期使用 M 胆碱能受体阻滞剂，是否有长期糖尿病病史；既往是否有脊髓损伤、隐形 SB、MS、腰椎间盘突出等神经系统疾病；是否存在焦虑抑郁等精神系统疾病病史等；是否行尿失禁吊带悬吊手术；是否有既往外伤史或尿道操作手术史。

女性排尿困难病的共同临床表现为自主排尿功能障碍，须增加腹压才能排出小便，严重时可出现尿潴留，具体为排尿期排尿费力、排尿等待、排尿中断、尿不尽等；储尿期尿频、尿急、UUI、夜尿增多等。部分患者以尿潴留为首要临床表现，低顺应性膀胱可累及上尿路，出现双肾积水及肾功能不全表现，其余可有少尿、水肿等临床表现。伴随症状与患者病因相关。泌尿系损伤和结石患者可合并尿痛；UTI 可合并尿频、尿急、尿痛症状；膀胱肿瘤可合并无痛性肉眼血尿并表现为进行性排尿困难；盆腔肿瘤压迫可合并下腹坠胀感并可发生尿潴留；神经系统病变患者如脊髓损伤可合并感觉及运动障碍，盆腔手术及放疗后可合并会阴部感觉异常及排尿困难表现；部分 NB 患者排尿困难可同时合并尿失禁；盆腔脏器脱垂可合并阴道肿块脱出、会阴坠胀感、尿不尽及尿失禁。DV 患者在小时候即可出现排尿困难。

### （二）体格检查

包括一般体格检查和专科体格检查，耻骨上触诊是否有肿胀膀胱、耻骨上区压痛、肾区叩击痛、肋脊点压痛、肛门指诊等。神经系统检查应包括精神状态评估、排尿中枢、骶丛及周围神经评估。精神状态评估应包括患者感知能力、记忆力、定位能力、语言表达能力及理解能力等。MS、阿尔茨海默病、颅脑肿瘤可同时对患者神志造成影响。脊髓的 $S_2$～$S_4$ 节段与排尿活动相关，肛门括约肌和盆底反射是骶丛神经的组成部分。平卧位将针从会阴部划过可诱发肛门反射，观察到肛门括约肌收缩，用于检测马尾神经功能。大脑是调节排尿的主要中枢之一，通过评估手-鼻和跟-胫协调性及患者的步态可以初步评估大脑的功能。详细的盆腔检查应包括外阴及阴道检查，外阴是否存在解剖异常，尿道有无肿块、脓性分泌物以及尿道憩室，尿道外口是否狭窄、萎缩，结合双合诊及三合诊评估是否存在盆腔脏器脱垂、盆底肌萎缩等。

### （三）辅助检查

1. **实验室检查** 需包含尿常规、尿培养、肾功能检查。判断患者是否存在上尿路功能损害及 UTI。

2. **影像学检查** 临床常规影像学检查如泌尿系彩超、CT、腹部平片、磁共振检查、核素检查、排泄性膀胱尿道造影等。泌尿系彩超可判断是否存在泌尿系结石，上尿路积水及梗阻情况。排尿后膀胱残余尿彩超可判断充分排尿后膀胱内残余尿量，准确评估 PVR。目前尚无 PVR 具体正常值范围。一般认为 PVR 小于 50ml 为排空充分，PVR 大于 200ml 为排空不充分。泌尿系 CT 可准确评估上尿路积水程度、邻近器官形态及是否存在尿路压迫表现。全腹部平片可判断是否存在结石梗阻及骶尾椎解剖异常情况。MRI 可以对骨盆结构进行精确地解剖学评估，也可以确定解剖学性尿道狭窄患者尿道周围纤维化的程度。排泄性膀胱尿道造影可显示尿路排泄状态，并能直接或间接了解肾小球滤过率、肾小管重吸收功能及尿路排泄功能。肾功能显像可评估肾功能，了解肾功能损害具体情况。

3. **尿道膀胱镜检查** 除了怀疑存在解剖性因素的患者，反复泌尿道感染及血尿的女性也需要进行尿道膀胱镜检查。操作者在直视下进镜，可观察尿道外口、尿道及膀胱的具体情况，必要时可行活检。尿道膀胱镜检查可直观评估是否存在 BOO、膀胱颈纤维化、尿道狭窄、膀胱肿瘤、膀胱结石、膀胱颈抬高等情况，评估尿道狭窄的部位及程度，明确假道、瘘口、憩室、吊带侵袭、异物等的具体部位。对于梗阻严重的患者，膀胱镜检查可见膀胱内继发肌小梁增生及憩室形成（图 7-2-1）。

4. **尿流动力学检查** 通过尿流动力学检查可客观评价患者排尿情况，了解膀胱功能状态，评估逼尿肌功能的同时可为明确患者排尿困难的原因。其检查方便可靠，普及率逐渐升高，可测量指标丰富，易于形成标准化判断，是诊断及鉴别诊断女性排尿功能障碍的重要工具，推荐作为女性排尿困难诊断过程中的必要检查。

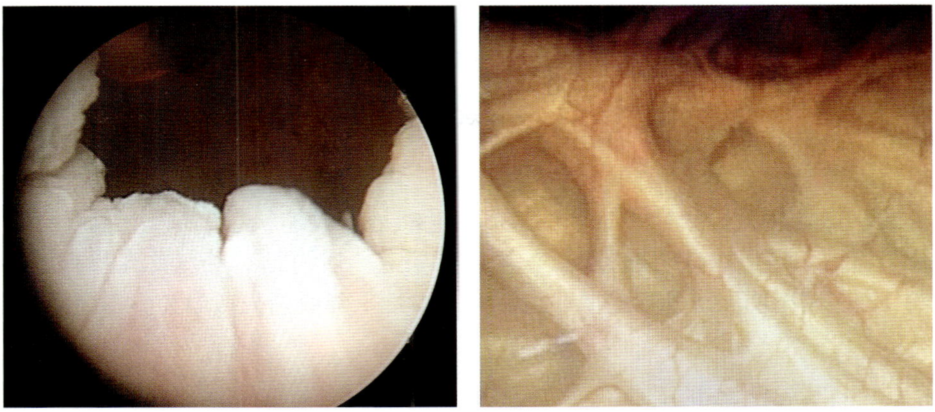

图 7-2-1　膀胱镜下可见颈口后唇抬高，膀胱内肌小梁增生，可见多发憩室

（1）自由尿流率测定：可间接反映排尿过程中膀胱收缩和尿道括约肌协同舒张的情况，用于尿道、膀胱功能评估。检测指标包括尿量、最大尿流率（maximum flow rate，$Q_{max}$）、平均尿流率、排尿时间等，正常女性尿流率曲线表现为连续平滑的钟型曲线，当 $Q_{max}$≤15ml/s和 / 或排尿后超声测得膀胱内残余尿量≥50ml，则怀疑存在排尿功能障碍。当尿量＞150ml 而 $Q_{max}$＜20ml/s 时须警惕 BOO 或 DU。自由尿流率测定是一类简单平价的非侵入性检查。

（2）尿流动力学测定：临床上通常包含采用充盈期膀胱压力 - 容积测定（CMG），排尿期压力 - 流率测定（$P/Q$），在监测尿流率的同时测定逼尿肌压力及流出道阻力。目前绝大多数尿流动力学仪器可同时测定膀胱压、直肠压、逼尿肌压及 EMG，主要检查项目包括压力、感觉、膀胱容积、膀胱顺应性、膀胱逼尿肌活动性及膀胱逼尿肌收缩性。采集数据包括膀胱压、直肠压、逼尿肌压、初始排尿感、正常排尿感、强烈排尿感、急迫性排尿感、排尿疼痛感、最大膀胱测压容积、功能性膀胱测压容积、最大膀胱容积、逼尿肌漏尿点压力（detruser leak point pressure，DLPP）、腹压漏尿点压力（abdominal leak point pressure，ALPP）。通过逼尿肌压力（detrusor pressure，$P_{det}$）与 $Q_{max}$ 的关系可制定多种列线图，如 A-G 图、Schafer 图、ICS 图等用于区分梗阻与非梗阻性排尿困难。常见模式如下。

1）逼尿肌无收缩：膀胱活动缺失，无尿流，通过增大腹压可出现间歇性尿流（瓦尔萨尔瓦排尿）。

2）DU：尿流率低于正常，$P_{det}$ 降低和 / 或逼尿肌收缩持续时间缩短。

3）BOO：$P_{det}$ 增大，尿流率降低和 / 或排尿时间延长，即“高压 - 低流”现象。

CMG 和 $P/Q$ 连续测定可测试逼尿肌和括约肌的协同性，可完整且充分地反映下尿路功能。由于生理因素的影响，女性尿道短，排尿时盆底肌相对男性更为松弛，可通过腹部用力及盆底松弛辅助排尿，使得女性在正常排尿时表现出较低的 $P_{det}$，且尿流率变化可表现很轻微。

其他神经源性下尿路功能障碍如糖尿病膀胱功能障碍，尿流动力学可表现为膀胱感觉功能减退、膀胱容量增加、逼尿肌收缩乏力及残余尿量增多。在老年女性患者中则以逼尿肌收缩乏力为主要表现。辅助采用 VUDS 可进一步评估膀胱尿道形态及可能的 NB 病情，即在进行充盈性膀胱测压及压力 - 流率测定期间同步进行膀胱及尿道显像及膀胱压力测定。

如BOO患者在判断功能性梗阻原因时，原发性BOO采用影像尿流动力学检查可观察到排尿期间漏斗形膀胱颈消失，从而与DV相鉴别。

5. **肌电图检查** 盆底肌电图检测可反映尿道外括约肌的功能状态，怀疑或已临床确定存在外周或中枢神经系统疾病、DV时，行排尿期压力-流率同步测定时，可通过针刺电极或表面电极同时检测尿道外括约肌的肌电活动。正常情况下，逼尿肌收缩时，尿道外括约肌处于松弛状态。如果排尿期记录到尿道外括约肌处于收缩状态，则该患者可能是DV或Fowler综合征，可与PBNO明确鉴别；若排尿期尿道外括约肌不消失或消失不完全则可能存在DESD。在储尿期尿道外括约肌肌电活动自发性下降或消失考虑为不稳定尿道。

## 四、治疗

根据病因不同，对女性排尿困难（可分为急性期和慢性期）应予以不同的治疗方案。AUR应及时解除梗阻，明确病因，改善预后。CUR应改善膀胱功能，减轻上尿路功能损害。总体治疗原则为减少残余尿量，降低膀胱内压力，保护上尿路功能，提高患者生活质量及生存质量。具体治疗措施包含非手术治疗及手术治疗。非手术治疗包含康复治疗、导尿治疗、药物治疗；手术治疗包含微创治疗、介入治疗、膀胱腔内治疗、内镜手术治疗或开放手术治疗等。有关盆腔脏器脱垂引起的排尿困难及神经源性下尿路功能障碍的具体治疗手段在相关章节详述。

### （一）AUR

AUR发生后，需要尽早进行膀胱减压，并建议留取尿液进行尿常规检测及尿培养。临床可采用留置导尿，耻骨上膀胱造瘘或IC。

绝大多数患者在明确AUR后首先尝试经尿道留置导尿管以进行尿液引流，膀胱减压，通常导尿管须留置3～5天。以往有观点认为须定期夹闭导尿管，间隔3～4小时开放一次，但没有循证医学证明表明其更有利于膀胱功能恢复。

1. **耻骨上膀胱造瘘** 对于存在尿道插管禁忌的患者或尿道插管困难的患者，可采用耻骨上膀胱造瘘，如近期行尿道重建术、尿道狭窄、解剖异常患者，须在耻骨上区行穿刺造瘘暂时缓解膀胱充盈，引流尿液。若预计需长期膀胱引流则建议耻骨上区留置造瘘管。

2. IC 指定期经尿道插入导尿管以帮助不能自主排尿的患者排空膀胱的方法。无菌性间歇性导尿术在医院内由医务人员操作，多用于需要短期进行IC以排空膀胱或促进膀胱功能恢复的患者，如麻醉后、梗阻性、脊髓损伤早期的脊髓休克期等原因引起的暂时性尿潴留或排空不完全。

当患者存在可能诱发AUR的药物使用史，建议尽早停用相关药物，如在OAB治疗中常用的M受体阻滞药，往往在停药后即可恢复正常排尿，无须特殊处理，但在用药前须与患者充分交代可能出现排尿困难的风险。存在尿源性脓毒血症、恶性肿瘤、脊髓病变、既往反复尿潴留病史的患者在膀胱尿液引流后建议进一步明确病因及治疗。

### （二）CUR

根据患者是否可自行排尿，分为完全无法排尿和膀胱排空不完全女性患者。完全无法排尿的女性患者需辅助膀胱排空，膀胱排空不完全的女性患者也需要根据残余尿量来评估是否需要辅助导尿。目前国际上尚无统一的需要辅助导尿介入的关于残余尿量确切数值标准，建议基于尿流动力学等手段评估膀胱的安全容量、顺应性等因素，以确定辅助膀胱排空的方式与频次。患者排空膀胱、保护上尿路功能的同时，须根据患者病因进行治疗。

1. **保守治疗**

相对于手术治疗，行为治疗在CUR的治疗中占有非常重要的地位，此方式实用、创伤小、价格低廉，合适的行为治疗可有效缓解症状，并改善患者生活质量。

（1）辅助排尿

1）瓦尔萨尔瓦排尿：在排尿时辅助进行瓦尔萨尔瓦动作以增加腹压，辅助尿液排出体外，须严格掌握适应证，在采用该排尿法前须行尿流动力学检查，对于尿道压力较低的患者应遑慎选择。存在BOO、DSD、低顺应性膀胱、上尿路积水的患者不宜使用。

2）挤压法（Credé手法排尿）：先触摸充盈的膀胱，双手置于耻骨联合上方膀胱顶部，由轻到重缓慢向膀胱体部挤压，使尿液排出体外。与瓦尔萨尔瓦排尿相同，Credé手法排尿须严格掌握适应证，目前仅适用于骶下神经病变的患者。在一项研究中显示，Credé手法排尿可造成尿道外括约肌收缩、尿道压力增加及膀胱颈关闭，仅2%的患者具有膀胱颈及尿道外括约肌同时松弛排尿获益。因此，需要在尿道压力低的前提下谨慎选择Credé手法排尿。

3）扳机点排尿：通过叩击耻骨上膀胱区、挛擦大腿内侧、刺激肛门等诱发逼尿肌收缩和尿道外括约肌松弛，刺激诱发骶反射促进排尿，该方法要求具备完整的骶神经反射弧。

（2）导尿治疗

1）IC：IC是BT的一种重要方式，逼尿肌无力或不能耐受手术治疗的患者可采用IC以排空尿液。通过规律性膀胱充盈与排空，可帮助膀胱反射的恢复，特别是出现排尿功能障碍的早期脊髓损伤患者，在排除泌尿系统损伤的前提下应尽早开始，以保护膀胱功能及上尿路功能。自家间歇性清洁导尿（clean intermittent catheterization，CIC）多用于长期排尿困难的患者，患者可以在家由自己或家属辅助完成。目前国际尿控协会推荐的尿液流顺序是：CIC-留置导尿潮式引流膀胱-留置导尿-耻骨上膀胱造瘘。具体操作方式：操作前操作者（自己或他人协助）清洗双手，清洁患者外阴及尿道外口，充分润滑导尿管，经尿道口缓慢插入导尿管，避免尿道黏膜损伤，完全引流尿液后轻微按压耻骨上区，同时缓慢拔出导尿管，记录尿量。导尿频次可根据每次尿量及饮水量进行调整，一般为4～6次/d。对于存在尿道及膀胱损伤、膀胱颈梗阻、膀胱容量过小，或考尿动力学检查提示有上尿路不安全因素的患者不宜采用CIC。对于部分存在逼尿肌收缩乏力，或受身体条件限制无法进行CIC操作的患者还可以选择泵控尿道阀，该装置由短硅胶尿管和内置泵及阀组成，患者可通过外部遥控部件操作泵控尿道阀达到间歇排尿效果。

2）留置导尿：AUR患者可行导尿管插入减轻膀胱内压力，长期经尿道留置导尿会增加UTI、导尿管堵塞、膀胱挛缩、尿道狭窄、继发性结石、膀胱肿瘤等风险。对于女性患者，经尿道插管相对容易，可优先于耻骨上膀胱造瘘。

3）耻骨上膀胱造瘘：对于尿道狭窄、会阴部肿瘤、放疗后等原因不能经尿道长期留置导尿管的患者，膀胱造瘘也是一种简单的尿液引流的方法。但仍然有UTI、结石形成、膀胱失用性萎缩、膀胱出血，并增加膀胱扁平上皮化生的危险，进一步损害下尿路功能。长期留置导尿管或膀胱造瘘的患者应每年至少随访一次，随访内容包括肾功能检查、泌尿系影像学检查及尿动力检查等。

（3）康复治疗

1）膀胱行为训练：包括定时排尿及提示性排尿，作为其他治疗方法的辅助治疗手段。方法是告知患者在规定的时间间隔内排尿，是糖尿病NB功能减退相关排尿困难的首选训练方法。对于高度依赖他人的老年患者可采用提示性排尿，并且在BT过程中详细记录排尿日记。

2）盆底肌锻炼：主要包括 Kegels 训练和阴道重力锤训练，对于盆底肌松弛，具有盆腔脏器脱垂风险的患者可预防性行盆底肌锻炼，加强盆底肌支撑力。对于 DV 女性的治疗，通常从盆底肌锻炼开始，结合生物反馈治疗，对排尿时不恰当的尿道及盆底肌收缩行为进行矫正。

3）盆底生物反馈：通过明确的操作步骤，利用传感器记录神经肌肉的活动并将信号有选择性地放大为视觉和听觉信号，反馈给受试者，建立外部反馈通路，代偿已受损的内部反馈通路，结合盆底肌锻炼达到康复锻炼、改善排尿习惯的目的，适用于具有神经系统病变的患者。

4）针灸治疗：临床经验表明针刺百会穴对排尿困难也有较好的疗效。中极、关元穴邻近膀胱，膀胱俞周围有腰丛、骶丛的神经分布，通过神经周围的刺激作用，可以收缩膀胱逼尿肌，松弛尿道括约肌，诱发排尿反射而促进尿液排出。

5）膀胱腔内电刺激（intravesical electrical stimulation，IVES）：IVES 可用于治疗逼尿肌无力的患者。通过刺激 Aδ 传入纤维来改善膀胱功能障碍，但前提是患者保留良好的传入通路和逼尿肌的完整性。一项回顾性研究发现，2/3 的逼尿肌无力的患者在 IVES 后逼尿肌肌力有增强，并可以恢复排尿。

**2. 药物治疗**

（1）降低尿道阻力药物：α 肾上腺素受体兴奋可使尿道平滑肌收缩及尿道内口关闭，α 受体阻滞剂可降低膀胱出口阻力，改善排尿困难症状，被认为是女性 PBNO 的唯一有效药物，有效率可达 50%～71%。在盆底肌锻炼无效的 DV 患者中，可使用 α 受体阻滞剂进一步治疗。临床常用的 α 受体阻滞剂包括坦索罗辛、阿夫唑嗪、特拉唑嗪、赛洛多辛、多沙唑嗪、萘哌地尔等，此类药物在减少残余尿量的同时对 DBND 患者可降低逼尿肌漏点压力，且具有较少副作用。主要的副作用为低血压，因此患者在服用此类药物的同时须警惕发生体位性低血压。

（2）增强逼尿肌收缩的药物：膀胱收缩主要是通过乙酰胆碱诱导激活膀胱平滑肌中节后副交感胆碱能受体产生。在逼尿肌上主要分布有 M2、M3 受体，M3 受体被认为是调控逼尿肌收缩的主要受体亚型，乙酰胆碱是膀胱逼尿肌收缩的主要神经递质，M 受体激动剂（氯贝胆碱）及胆碱酯酶抑制剂（溴吡斯的明）可改善逼尿肌收缩无力，增强膀胱排空，有文献报道将溴吡斯的明或新斯的明联合其他药物治疗糖尿病膀胱功能障碍及脊髓损伤后排尿功能障碍取得一定疗效，但恶心呕吐、腹痛腹泻、支气管痉挛等副作用明显，目前仍较少使用，CIC 仍是治疗逼尿肌无力的首选治疗方法。

（3）前列腺素：前列腺素是促进平滑肌收缩的激动剂。前列腺素 $E_2$ 和 $F_2$ 已用于膀胱内治疗 POUR。回顾性研究显示，POUR 患者膀胱内注射前列腺素可显著提高自主排尿恢复率。然而，与安慰剂相比，成功率仍较低（32%）。

**3. 手术治疗** 保守治疗往往是女性排尿困难治疗的基础，在保守治疗疗效不佳时，可根据不同的病因采用不同的手术方式治疗或改善患者排尿困难症状。

（1）经尿道膀胱颈电切术（transurethral resection of bladder neck，TURN）

传统的手术治疗方式为膀胱颈后唇切除或 Y-V 整形，手术创伤大，术后并发症多，目前已被逐渐摒弃。TURN 为内窥镜下操作，主要用于膀胱颈梗阻的女性排尿困难的手术治疗方案。最初由 Turner-Warwick 等人于 1973 年提出，目前 TURN 尚无统一的切口部位及深度选择，部分术者选择在 5 点及 7 点方向切开膀胱颈，部分术者建议在 3 点、6 点、9 点及 12 点作为切口，认为该切口选择可降低尿失禁发生率（图 7-2-2）。一项关于 PBNO 患者随访研究数据显示，患者在 TURN 术后有明显获益，$Q_{max}$ 显著增加，PVR 下降到 50ml 以内，术后少部分 5 点及 7 点方向切开的患者出现尿道阴道瘘，3 例患者出现尿道狭窄需要行尿道扩张手术。手术切开深度可与膀胱颈齐平或至外周脂肪层，切除深度过深易损伤尿道外括约肌，导致术后尿失禁，而切除长度大多选择尿道长度的 1/3（图 7-2-3）。在 TURN 术后需要留置导尿管，24 小时内行膀胱冲洗，术后 4～6 天可根据患者情况拔除导尿管，拔管后关注患者排尿情况，以及是否有尿失禁的发生。

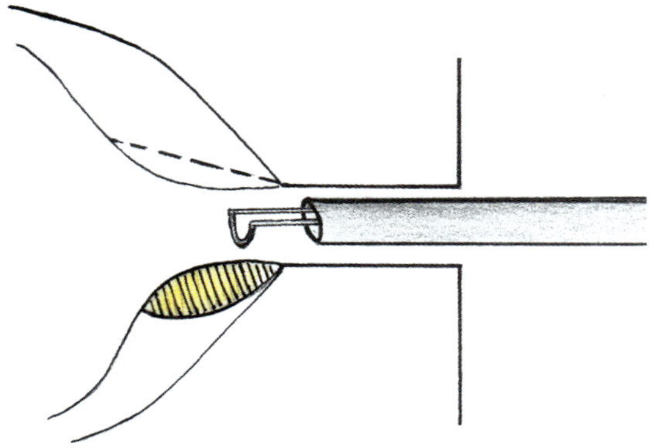

图 7-2-2　手术切口示意图

（2）尿道扩张术：对于尿道狭窄的患者可行尿道扩张术，可改善局部血运，促进瘢痕组织软化，从而有利于狭窄的缓解并改善梗阻。对于功能性膀胱颈梗阻的女性患者，临床上有些时候也会选择多次尿道扩张，可能能够短暂改善排尿症状，但长期疗效仍缺乏明确报道。根据狭窄的严重程度选择不同扩张方式，对于尿道轻度狭窄的患者，可选择金属扩张条；对于尿道重度狭窄患者，首先采用丝状探子扩张，每周逐渐采用型号较大扩张条，采用渐进性尿道扩张。目前尿道球囊扩张导管应用于尿道狭窄扩张，该方法较为安全，但狭窄复发率较高。因此，在患者诊断尿道狭窄时，首次应在膀胱镜下探查狭窄部位及长度再行扩张，以渐进性扩张为第一选择。大多数学者建议女性尿道狭窄扩张至 30～40F。

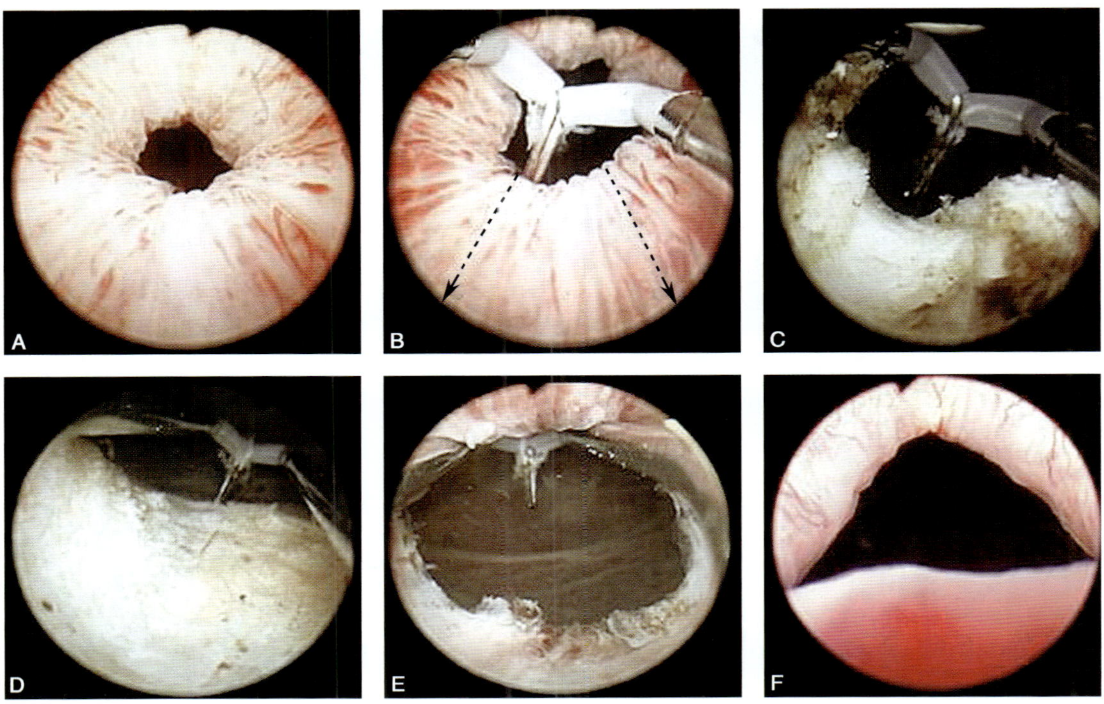


图 7-2-3　经尿道膀胱颈梗阻电切术

A. 术前颈口狭窄；B. 从颈口 5 点和 7 点位置切开；C. 深度切至浆膜层；D. 继续切平膀胱颈口至膀胱基底成一平面，平滑肌被完全切断；E. 膀胱颈口充分敞开；F. 术后 3 年复查颈口未见狭窄。

（3）尿道扩大成形术：对于复杂的尿道狭窄、先天性膀胱颈缺损、尿道肌层发育不良、远端尿道肿瘤梗阻的患者可行尿道成形术，常使用膀胱前壁或膀胱后壁重建尿道，也可采用阴道壁、阴唇壁、舌黏膜等，可改善尿道狭窄及逼尿肌收缩障碍，手术方式包括腹侧及背侧扩大尿道成形术。但因女性尿道较短，术后存在再次排尿困难、尿失禁及尿瘘风险，因此常在术后结合尿道扩张术联合治疗。挛缩性膀胱为此类手术禁忌。

（4）尿道重建术：适用于膀胱颈或尿道缺损无法用其他方法修复者，包括女性尿道创伤、手术损伤或难产。施行这种手术必须要有足够的膀胱容量。手术路径分上下两组同时进行。腹部耻骨上横切口或腹正中旁切口，常规暴露膀胱前壁，下组于阴蒂下方前庭做一小横切口，紧贴耻骨联合下缘向耻骨后分离阴道前壁，必要时纵行切开阴道前壁，膀胱底部三角区亦应游离一部分，使膀胱颈部完全松解。将已游离的膀胱颈由腹部切口拉出，在膀胱前壁正中切一全层膀胱瓣，由膀胱颈的前缘起，垂直向上，长 5.0cm，宽 3.0cm，膀胱瓣的基底与膀胱相连，以保证血供。膀胱瓣衬以 16F 导尿管，用 3-0 可吸收肠线间断全层缝合，再用 0 号丝线间断缝合肌层，将膀胱瓣做成平滑肌管。将游离的膀胱颈用 3-0 可吸收线横行间断缝合，其肌层再用细丝线间断缝合加强，使整个膀胱及新形成的尿道呈壶状。将膀胱壁形成的平滑肌管经耻骨后由阴道拉出，置于尿道床的位置。肌管四周与其相邻的软组织用丝线缝合数针固定，防其回缩。阴道前壁用 2-0 可吸收线间断缝合以覆盖新形成的尿道。重建的尿道口用 3-0 可吸收线与前庭黏膜间断全层缝合，固定在正常尿道口的位置上。重建的尿道内换以 12 号导尿管固定。行耻骨上膀胱造瘘，耻骨后置引流，关闭腹部切口。导尿管于术后 7～10 天拔除。术后 2 周左右试行排尿，无排尿困难即可将膀胱造瘘管拔除。根据排尿情况，定期扩张尿道，防止尿道口狭窄（图 7-2-4）。

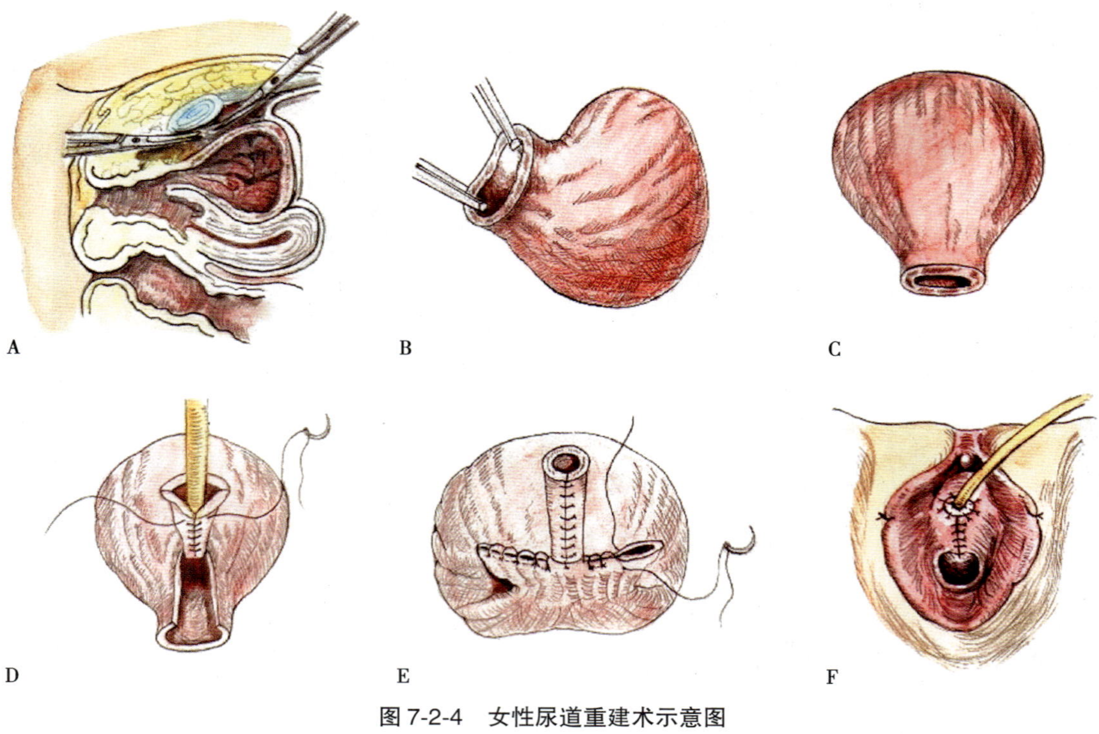


**图 7-2-4 女性尿道重建术示意图**

A. 上下行协同游离尿道及膀胱颈；B. 膀胱颈从腹部切口提出；C. 切取膀胱瓣；D. 用膀胱瓣制作尿道；E. 缝合膀胱颈；F. 尿道会阴移植。

（5）肉毒毒素注射治疗：在非解剖性梗阻的排尿障碍女性患者中，一些回顾性研究显示经尿道注射肉毒毒素能有效改善排尿症状，恢复自主排尿，对尿动力学参数，包括排尿期膀胱压力、尿道压、残余尿等，均有改善作用。具体操作方法：膀胱镜下，100U 的 BTX-A 用 4ml 生理盐水稀释成 25U/ml，用 23G 的内镜下注射针沿尿道括约肌 2、5、7、9、12 点方向分别注射 BTX-A。通常注射一周后起效，两周后达到最佳疗效，疗效持续 3～6 个月。但肉毒毒素注射目前仍多用于 OAB 患者，并存在并发症尿潴留，故是否可在排尿困难患者中广泛应用，还需要扩大病例数进一步研究。

（6）骶神经调控（sacral neuromodulation，SNM）术：SNM 是利用介入技术将低频电脉冲连接并施加于特定骶神经，从而兴奋或抑制神经通路，调节异常的骶神经反射弧，进而影响并调节膀胱、尿道/肛门括约肌、盆底骶神经支配靶器官的功能，从而治疗下尿路功能障碍。SNM 于 1997 年由美国 FDA 批准用于临床，最初适应证为 UUI，1999 年被批准用于尿频尿急综合征及非梗阻性尿潴留的治疗。目前全球已有超过 30 万患者接受该手术治疗，是针对排尿功能障碍保守治疗失败后行之有效的手术治疗方式。在女性非梗阻性排尿困难的治疗中，SNM 可帮助患者重塑盆底肌功能，使盆底肌松弛而启动排尿，同时可抑制过强的保护性反射，降低尿道兴奋作用从而排空膀胱，改善患者排尿功能。在一些难治性功能性梗阻的 CUR 患者中也有治疗效果。特别是对于 Fowler 综合征患者，据文献报道，SNM 的有效率为 68%～77%。对于特发性尿潴留患者，在疾病诊断早期接受 SNM 治疗成功率更高。SNM 对于宫颈癌手术治疗等盆腔术后的排尿障碍也有一定的改善作用。

目前 SNM 治疗成功的标准为：以最初的排尿日记为基线，患者主要症状改善程度达到 50% 或超过 50%，则认为治疗有效。临床采用 SNM 技术单侧选择性刺激骶 3 神经根，可增强尿道外括约肌的关闭能力和抑制逼尿肌的无抑制收缩，可改善储尿及排尿功能。因 SNM 并非对所有排尿功能障碍疾病的缓解率均能达到 50%，所以具体手术分为两个阶段。第一阶段为体外测试阶段，将永久刺激电极植入骶 3 神经孔，体外刺激器释放刺激信号，测试过程中患者记录排尿日记、PVR 及排尿症状，测试阶段患者主要症状及客观指标改善达 50% 以上则进入第二阶段——皮下植入脉冲发生器的永久植入术，即将永久性刺激器植入臀部外上象限，与永久刺激电极相连接。主要并发症包括植入部位感染、电极移位、局部疼痛等。

SNM 具体手术步骤为：

1）第一阶段：①体位准备。在具备 C 臂机的手术室内，患者取俯卧位，下腹部垫高约 45°，使骶尾部保持水平状态。小腿膝下部位垫高，使膝关节屈曲，向两侧牵拉肛周皮肤，固定患者。②消毒铺巾。骶尾部术区常规消毒铺巾，暴露肛门，双脚外露。③定位穿刺。可在消毒铺巾前或后进行，定位骶 3 骶孔。坐骨切迹手触定位法的具体方法为通过手触骶骨骨性标志，以两侧坐骨切迹连线与骶骨中线交叉点做体表水平标志线，标记为骶 3 骶孔水平线，交叉点向两侧旁开 2cm 为骶 3 骶孔体表对应点。经尾骨尖测量定位的具体方法为沿骶骨中线，自骶骨尖端向上 9cm，向两侧旁开 2cm 即为骶 3 对应体表投影。X 线透视下“十”字定位法的具体方法为在 C 臂机透视下，通过确定骶骨中线、坐骨切迹、骶孔弓状线等骨性标记确定骶 3 骶孔所对应体表标记，为临床上最常用的定位方法。在骶 3 骶孔体表标记点上方 2cm 处做标记，注射局麻药，穿刺针朝向尾部与皮肤呈 60° 角，冠状位向外侧呈 5°～10° 夹角进行穿刺，C 臂机定位穿刺针针头到达骶 3 骶孔部位。④体外刺激测试。将体外刺激器连接穿刺针，测试患者运动及感觉反射，观察会阴部可见“风箱”样运动，大拇趾可呈现跖屈反射，患者可感觉到直肠牵拉感。⑤植入刺激电极。测试无误后记录穿刺深度，植入电极使前方4个触点贴近$S_3$神经，调整电极深度使触点2和触点3横跨骶骨前表面，位置满意后释放倒刺固定电极。采用皮下隧道器将刺激器导线经皮下穿过，在臀部外上象限切口处穿出并连接体外刺激器，再次刺激各个触点观察运动及感觉反射。关闭切口，消毒皮肤，手术结束。

2）第二阶段：第一阶段的测试时间通常为2～4周，相较尿频症状，SNM对改善排尿困难症状需要更长的时间，可根据具体情况适当延长测试时间，但不应超过8周，延长测试时间可能增加感染风险。如果测试期排尿症状改善达50%以上，则进入第二阶段手术，将永久刺激器植入皮下。患者呈俯卧位平躺于手术台，术区常规消毒铺巾，在原臀部切口部位注射局麻药，开放原有切口；将体外延长导线和电极分离，撤去体外延长导线；游离皮下组织至可容纳永久刺激器的合适大小，连接电极与永久刺激器，并置于皮下间隙内，保持皮肤及皮下组织张力适宜；采用程控仪测试各部分连接无误后关闭切口，消毒皮肤。因永久刺激器的植入具有感染风险，术前需要预防性使用抗生素，术中采用蒸馏水冲洗皮下间隙，降低感染风险。术后1个月、6个月、12个月须定期随访，记录患者排尿日记变化、程控参数及心理状态，在电极植入后应尽量避免腰部拉伸，且永久刺激器部位应避免接触带有磁场的器具，否则可能会导致刺激器异常启动或关闭。

（7）尿道悬吊术后排尿困难处理：随着女性SUI尿道中段悬吊术的开展与普及，术后排尿困难已成为最常见的并发症之一。首先对于合并有糖尿病、腰椎疾病等神经系统病变或其他逼尿肌功能障碍的尿失禁患者，术前须充分评估膀胱及尿道功能，与患者充分沟通，使其了解术后可能增加排尿困难的风险。拔除导尿管后短暂出现的尿潴留可能与手术部位黏膜水肿或术后疼痛惧怕排尿有关，与手术相关因素有悬吊过度或缝合过紧、吊带移位或扭曲等。当悬吊力度过紧或膀胱颈部及邻近尿道悬吊的位置过高时，会导致这部分组织结构被置于较高的耻骨后区域，导致尿道及膀胱颈产生生理性扭曲，膀胱收缩时压迫尿道。虽然对于熟练手术操作的医师，通常情况下较少因为吊带过紧等因素造成术后排尿困难，但仍须注意不同材质吊带在硬度、延展性上有一定差异，更换不同品牌和型号时须注意松紧度。

如吊带术后拔除导尿管后出现尿潴留，予以继续留置导尿管1周，同时可予以α受体阻滞剂治疗。留置导尿管1周后再次试拔导尿管，如仍尿潴留或排尿困难，须进一步积极处理。

1）尿道扩张：再次试拔导尿管失败后可立即开始尿道扩张。一般需要扩张至36F以上。将尿道扩张器向尿道3～9点方向施压，手指进入阴道，同时感受吊带较紧方向，重点向此方向施压。每周扩张一次，扩张4次后评估效果。尿道扩张应在术后尽早进行，此时吊带瘢痕未形成，有效的尿道扩张有放松吊带的可能。

2）吊带松动术：如术后明确因为是吊带过紧引起的排尿困难，应可尽早进行吊带松动术，一般在2周内进行，可在局麻下进行，沿阴道前壁原切口打开，识别吊带后，用血管钳夹住吊带后，向下用力牵拉1～2cm左右。文献报道该方法的有效率在90%左右。

3）吊带松解术：尿道扩张4次后仍然排尿不畅或$Q_{max}$＜15ml/s的患者，于术后3个月以上可采用吊带松解术治疗。因为BOO可能随时间延长缓解，而且3个月时吊带周围瘢痕和粘连已充分形成，剪断吊带后仍可起到支撑作用，可避免剪断吊带后尿失禁复发。亦有文献认为6个月以上松解吊带，具有较低的尿失禁复发率。吊带松解术基本步骤：患者截石位，消毒后，留置导尿管，取阴道前壁切口，分离至尿道，找到吊带，选择于尿道 3 点或 9 点方向剪断吊带。剪断吊带后再次用尿道扩张器下压尿道即可感觉到吊带已松，无须将吊带全部取出，也可于尿道 6 点钟处剪断吊带，应避免损伤尿道。如尿道中段及两侧均无法找到吊带，可从尿道中段沿尿道游离至膀胱颈，即可找到吊带。如因吊带植入时间较长，切断吊带后不能充分松解尿道，可以切除部分吊带，或沿吊带充分游离周围组织，避免损伤尿道。术后留导尿管 3 天后拔除，术后 1 个月复查尿流率及残余尿。文献报道吊带术后排尿困难保守治疗无效，经阴道尿道松解术 84%～100% 的患者排尿困难症状可以改善，同时尿失禁的复发率为 17%～28.6%。

## 五、预后及预防

女性排尿困难病因复杂，急性排尿困难在早期解除诱因，降低膀胱内压可恢复膀胱功能，预后良好。慢性排尿困难根据其病因，DV 在早期行盆底肌锻炼、生物反馈治疗纠正排尿行为具有良好的预后。部分在接受治疗后可具有良好的排尿功能，部分患者需长期 CIC 治疗，此类慢性排尿困难患者均建议坚持记录排尿日记，保持良好的排尿习惯。治疗效果欠佳的排尿困难患者疾病后期可继发 UTI、泌尿系结石，可上行至肾功能不全，在治疗中可结合患者残存肾功能预防性使用抗生素治疗，防止感染的发生和肾功能的进一步恶化。

患者长期受排尿困难的影响，生活质量下降，临床在治疗原发病的同时，须同时从心理、社会层面制定综合治疗方案，降低病死率的同时提高患者生活质量和生存质量。当患者获得良好的治疗效果后，仍需要长期定期随访复查，其复查内容包括膀胱残余尿测定、肾功能检查、尿路影像学检查，部分患者须结合尿流动力学检查及肌电图检查，以评估患者排尿功能恢复情况及尿路是否继发并发症。对于盆腔手术之后的排尿困难的预防，首先在术前需要借助有效的辅助检查手段进行完善的评估，精准把握手术指征，术后一旦发生尿潴留，须积极及时地处理。

（余燕岚）

## 参考文献


[1] LEE C Y, KIM C S, CHO W J. Characteristics of urinary retention in female inpatients managed with medical treatments[J]. Korean J Urol, 2015, 56(12): 817-822.

[2] JEON S, YOO E H. Predictive value of obstructive voiding symptoms and objective bladder emptying tests for urinary retention[J]. J Obstet Gynaecol, 2012, 32(8): 770-772.

[3] HANSEN B S, SØREIDE E, WARLAND A M, et al. Risk factors of post-operative urinary retention in hospitalised patients[J]. Acta Anaesthesiol Scand, 2011, 55(5): 545-548.

[4] KLARSKOV P, ANDERSEN J T, ASMUSSEN C F, et al. Acute urinary retention in women: a prospective study of 18 consecutive cases[J]. Scand J Urol Nephrol, 1987, 21(1): 29-31.

[5] KEKRE A N, VIJAYANAND S, DASGUPTA R, et al. Postpartum urinary retention after vaginal delivery[J]. Int J Gynaecol Obstet, 2011, 112(2): 112-115.

[6] YIP S K, SAHOTA D, PANG M W, et al. Postpartum urinary retention[J]. Acta Obstet Gynecol Scand, 2004, 83(10): 881-891.

[7] CAO D, RAO L, YUAN J, et al. Prevalence and risk factors of overt postpartum urinary retention among primiparous women after vaginal delivery: a case-control study[J]. BMC Pregnancy Childbirth, 2022, 22(1): 26.

[8] AXELSSON K, MÖLLEFORS K, OLSSON J O, et al. Bladder function in spinal anaesthesia[J]. Acta Anaesthesiol Scand, 1985, 29(3): 315-321.
[9] BOSCH J L, NORTON P, JONES J S. Should we screen for and treat lower urinary tract dysfunction after major pelvic surgery? ICI-RS 2011[J]. Neurourol Urodyn, 2012, 31(3): 327-329.
[10] MADERSBACHER H, VAN OPHOVEN A, VAN KERREBROECK P E. GAG layer replenishment therapy for chronic forms of cystitis with intravesical glycosaminoglycans: a review[J]. Neurourol Urodyn, 2013, 32(1): 9-18.
[11] BALDINI G, BAGRY H, APRIKIAN A, et al. Postoperative urinary retention: anesthetic and perioperative considerations[J]. Anesthesiology, 2009, 110(5): 1139-1157.
[12] HAYLEN B T, DE RIDDER D, FREEMAN R M, et al. An International Urogynecological Association (IUGA)/International Continence Society (ICS) joint report on the terminology for female pelvic floor dysfunction[J]. Int Urogynecol J, 2010, 21(1): 5-26.
[13] HALD T, HORN T. The human urinary bladder in ageing[J]. Br J Urol, 1998, 82 Suppl 1: 59-64.
[14] MASTRI A R. Neuropathology of diabetic neurogenic bladder[J]. Ann Intern Med, 1980, 92(2 Pt 2): 316-318.
[15] SAKAKIBARA R. Neurogenic lower urinary tract dysfunction in multiple sclerosis, neuromyelitis optica, and related disorders[J]. Clin Auton Res, 2019, 29(3): 313-320.
[16] TSAI C H, CHOU E C, CHOU L W, et al. The evaluation of bladder symptoms in patients with lumbar compression disorders who have undergone decompressive surgery[J]. Spine (Phila Pa 1976), 2010, 35 (17): E849-E854.
[17] VERHAMME K M, STURKENBOOM M C, STRICKER B H, et al. Drug-induced urinary retention: incidence, management and prevention[J]. Drug Saf, 2008, 31(5): 373-388.
[18] BEUERLE J R, BARRUETO F. Neurogenic bladder and chronic urinary retention associated with MDMA abuse[J]. J Med Toxicol, 2008, 4(2): 106-108.
[19] BLAIVAS J G, GROUTZ A. Bladder outlet obstruction nomogram for women with lower urinary tract symptomatology[J]. Neurourol Urodyn, 2000, 19(5): 553-564.
[20] ALBO M E, RICHTER H E, BRUBAKER L, et al. Burch colposuspension versus fascial sling to reduce urinary stress incontinence[J]. N Engl J Med, 2007, 356(21): 2143-2155.
[21] BAUER S B. The Hinman syndrome[J]. J Urol, 2017, 197(2S): S132-S133.
[22] UTOMO E, GROEN J, BLOK B F. Surgical management of functional bladder outlet obstruction in adults with neurogenic bladder dysfunction[J]. Cochrane Database Syst Rev, 2014(5): CD004927.
[23] FOWLER C J, CHRISTMAS T J, CHAPPLE C R, et al. Abnormal electromyographic activity of the urethral sphincter, voiding dysfunction, and polycystic ovaries: a new syndrome? [J]. BMJ, 1988, 297 (6661): 1436-1438.
[24] OSMAN N I, CHAPPLE C R. Fowler's syndrome: a cause of unexplained urinary retention in young women? [J]. Nat Rev Urol, 2014, 11(2): 87-98.
[25] BRUCKER B M, FONG E, SHAH S, et al. Urodynamic differences between dysfunctional voiding and primary bladder neck obstruction in women[J]. Urology, 2012, 79(1): 55-60.
[26] ZHANG P, WU Z J, XU L, et al. Bladder neck incision for female bladder neck obstruction: long-term outcomes[J]. Urology, 2014, 83(4): 762-766.
[27] BIERS S M, HARDING C, BELAL M, et al. British Association of Urological Surgeons (BAUS) Consensus Document: Management of female voiding dysfunction[J]. BJU Int, 2022, 129(2): 151-159.
[28] ASLAN A R, KOGAN B A. Conservative management in neurogenic bladder dysfunction[J]. Curr Opin Urol, 2002, 12(6): 473-477.
[29] BARBALIAS G A, KLAUBER G T, BLAIVAS J G. Critical evaluation of the Credé maneuver: a urodynamic study of 207 patients[J]. J Urol, 1983, 130(4): 720-723.
[30] ABRAMS P, ANDERSSON K E, BIRDER L, et al. Fourth International Consultation on Incontinence Recommendations of the International Scientific Committee: evaluation and treatment of urinary

incontinence, pelvic organ prolapse, and fecal incontinence[J]. Neurourol Urodyn, 2010, 29(1): 213-240.

[31] CHIN-PEUCKERT L, SALLE J L. A modified biofeedback program for children with detrusor-sphincter dyssynergia: 5-year experience[J]. J Urol, 2001, 166(4): 1470-1475.

[32] CHEN T Y, PONSOT Y, CARMEL M, et al. Multi-centre study of intraurethral valve-pump catheter in women with a hypocontractile or acontractile bladder[J]. Eur Urol, 2005, 48(4): 628-633.

[33] 童晓轩，黄海艳，方婷，等. 溴吡斯的明联合酚苄明治疗脊髓损伤后神经源性膀胱疗效观察[J]. 按摩与康复医学，2018，9(1): 61-63.

[34] 向文霞，童夙华，王心平. 溴吡斯的明治疗糖尿病神经源性膀胱的疗效分析[J]. 当代医学，2015，21(1): 133-134.

[35] TAKEDA M, HOMMA Y, ARAKI I, et al. Predictive factors for the effect of the α1-D/A adrenoceptor antagonist naftopidil on subjective and objective criteria in patients with neurogenic lower urinary tract dysfunction[J]. BJU Int, 2011, 108(1): 100-107.

[36] ABRAMS P, AMARENCO G, BAKKE A, et al. Tamsulosin: efficacy and safety in patients with neurogenic lower urinary tract dysfunction due to suprasacral spinal cord injury[J]. J Urol, 2003, 170(4 Pt 1): 1242-1251.

[37] PANICKER J N, SETH J H, KHAN S, et al. Open-label study evaluating outpatient urethral sphincter injections of onabotulinumtoxinA to treat women with urinary retention due to a primary disorder of sphincter relaxation (Fowler's syndrome)[J]. BJU Int, 2016, 117(5): 809-813.

[38] TURNER-WARWICK R, WHITESIDE C G, WORTH P H, et al. A urodynamic view of the clinical problems associated with bladder neck dysfunction and its treatment by endoscopic incision and trans-trigonal posterior prostatectomy[J]. Br J Urol, 1973, 45(1): 44-59.

[39] BLAIVAS J G, FLISSER A, TASH J A. Treatment of primary bladder neck obstruction in women with transurethral resection of the bladder neck[J]. J Urol, 2004, 171(3): 1172-1175.

[40] JIN X B, QU H W, LIU H, et al. Modified transurethral incision for primary bladder neck obstruction in women: a method to improve voiding function without urinary incontinence[J]. Urology, 2012, 79(2): 310-313.

[41] DELANCEY J O. Anatomic aspects of vaginal eversion after hysterectomy[J]. Am J Obstet Gynecol, 1992, 166(6 Pt 1): 1717-1724.

[42] PETROS P E, ULMSTEN U I. An integral theory of female urinary incontinence. Experimental and clinical considerations[J]. Acta Obstet Gynecol Scand Suppl, 1990, 153: 7-31.

[43] JIANG Y H, LEE C L, CHEN S F, et al. Therapeutic effects of urethral sphincter botulinum toxin A injection on dysfunctional voiding with different videourodynamic characteristics in non-neurogenic women[J]. Toxins (Basel), 2021, 13(5): 362.

[44] DE WACHTER S, KNOWLES C H, ELTERMAN D S, et al. New technologies and applications in sacral neuromodulation: an update[J]. Adv Ther, 2020, 37(2): 637-643.

[45] CHEN G, LIAO L. Sacral neuromodulation for neurogenic bladder and bowel dysfunction with multiple symptoms secondary to spinal cord disease[J]. Spinal Cord, 2015, 53(3): 204-208.

[46] 果宏峰，段继宏，肖云翔. 女性排尿困难患者的尿动力学分析[J]. 中华泌尿外科杂志，2008，46(20): 1539-1541.

[47] 陈国庆，宋勇，丁留成. 骶神经调节术临床应用中国专家共识[J]. 中华泌尿外科杂志，2014，35(1): 1-5.

[48] WISEMAN O J, DASGUPTA R, FOWLER C J. Sacral neuromodulation in functional urinary retention: an effective way to restore voiding[J]. BJU Int, 2003, 91(6): 583.

[49] HIJAZA, VASAVADA S P, DANESHGARI F, et al. Complications and troubleshooting of two-stage sacral neuromodulation therapy: a single-institution experience[J]. Urology, 2006, 68(3): 533-537.

# 第三节 女性夜尿

## 一、定义及流行病学

既往夜尿常常被认为是 OAB 或者下尿路症状（lower urinary tract symptom，LUTS）中的一个症状或者表现，是膀胱稳定性下降的单纯表现。最近 10～20 年间，人们逐渐认识到夜尿是一种多种病因导致的、有多种机制参与的、以夜间排尿增多为共同表现的疾病，其与 OAB、LUTS 等疾病互有交叉重叠但又独立存在。夜尿对患者的睡眠质量、生活质量，甚至生产能力，以及对社会的疾病经济负担都有影响，其诊断和治疗有自己独有的特点，需要引起重视。而夜尿在男女之间又有性别差异，女性夜尿具有自身一些独有的特点。

### （一）定义

根据国际尿控学会（international continence society，ICS）于 2002 年提出的定义，夜尿是指患者夜间醒来排尿一次或者一次以上。2019 年 ICS 进一步解释了夜尿应是发生在患者的主要睡眠期间内，也就是从入睡开始，到患者醒来起床为止的一段时间内。并不是所有的夜间排尿都是夜尿，只有以排尿为目的的起夜才是夜尿。有些患者有睡眠障碍，夜间睡眠中断后，起床活动时去排尿，不属于夜尿的范畴。

夜尿最初引起关注，主要是因为对男性前列腺增生等伴随的 LUTS 进行研究时，一部分患者的 LUTS 症状中包含有夜尿。近来发现一些女性患者虽然没有发现 BOO，但是其 LUTS 症状中也有夜尿。甚至一部分女性患者没有 OAB 的表现，单纯因夜尿而就医。

### （二）流行病学

国外流行病学报道，20～40 岁女性中，夜尿的患病率为 20.4%～43.9%，而大于 70 岁女性中，其患病率为 74.1%～77.1%。当夜尿次数大于或等于 2 次时，其患病率分别为 4.4%～18% 和 28.3%～61.5%。一项研究显示，在 2 016 位超过 40 岁的女性中，34% 有夜尿，其中的 40% 只有夜尿的表现，而没有其他 LUTS 症状。Clemens 等分析了因 LUTS 症状就诊的 1 064 例患者，既包括男性也包括女性，平均年龄 60.4 岁。患者 3 天的排尿日记提示，夜尿次数为 0 者占比 20.5%；夜尿次数为 1 者占比 30.1%；夜尿次数为 2 者占比 32.9%；夜尿次数 2 次及以上者占比 16.5%。总体上看，49.4% 的 LUTS 患者有夜尿，16.5% 的 LUTS 患者夜尿次数 2 次或 2 次以上。在中国，成人 1 次以上的夜尿患病率为 57.5%，2 次以上的夜尿达 24.7%。通常在年轻人中女性夜尿较男性多见，随着年龄的增加性别差逐渐缩小，老年人两性夜尿的患病率没有明显差别。

夜尿可引起体弱老年人意外摔倒。夜尿老年人同时伴步态和平衡异常及其他摔倒危险因素时，受伤及其相关并发症的发生率必然增加。夜尿使睡眠碎片化，是睡眠质量低的独立预测因子。夜尿患者这一阶段的睡眠时间缩短，从而在白天感到疲劳，不能集中注意力，工作能力下降，甚至产生情绪变化，可能导致抑郁。夜尿次数越多，抑郁发生的风险越高。在小于 50 岁的年轻女性中，这种相关程度更明显。在 Clemens 的研究中，夜尿大于或等于 1 次的患者中，有 67% 的人生活受到明显干扰，即使夜尿次数小于 1 次，也有 42% 的人感到生活受到显著影响。研究显示夜尿患者摔倒的风险增加 1.2 倍，骨折的风险增加 1.3 倍，另外全因死亡风险增加了 1.3 倍。

卫生经济学研究显示，在 2014 年，由夜尿相关的摔倒和骨折导致的直接经济负担，在欧洲是 10 亿欧元，在美国是 15 亿美元；由夜尿相关的生产能力下降等导致的间接经济负担，在欧洲是 290 亿欧元，在美国达到 610 亿美元。随着我国老年人口占比逐年增加，以及对生活质量要求的增加，必然会有越来越多的女性夜尿患者就医，并且伴随着更沉重的经济负担。

## 二、病因及发病机制

### （一）病因

夜尿与高血压、糖尿病、进展性肾功能不全、心血管疾病等慢性疾病有关。高龄、高身体质量指数、吸烟、高血压和糖尿病是夜尿的高危因素。绝经后的女性内源性雌激素相对不足，可能更容易发生夜尿。病因可能是泌尿系统自身的，也可能是泌尿系统之外、由身体其他系统导致的。因为夜尿的发病机制并非单一的，是多种机制并存的，所以夜尿的具体病因将结合下一部分的发病机制进一步说明。

### （二）发病机制

夜尿患者通常需要记录 1～3 天的排尿日记，根据其计算出以下数据，并以此对夜尿进行分型：夜间尿量（nocturnal urine volume，NUV）指每夜排尿的总量，包含晨起第一次的排尿量；夜间多尿指数（nocturnal polyuria index，NPi）=NUV/24 小时总尿量；最大排尿量（maximal voiding volume，MVV）指 24 小时内的单次最大排尿量；夜尿指数（nocturnal index，Ni）=NUV/MVV；预测夜尿次数（predicted number of nocturnal void，PNV）=Ni-1；实际夜尿次数（actual number of nocturnal void，ANV）指睡后到醒来的排尿次数（晨起第一次排尿为日间排尿，不计入）；夜间膀胱容量指数（nocturnal bladder capacity index，NBCi）=ANV-PNV；夜间膀胱容量（nocturnal bladder capacity，NBC）指夜间排尿前的膀胱容量。

夜尿是多因素导致的疾病，男女患者发病机制大致相同。不同病因通过不同的病理生理机制引起夜尿，主要分为 4 个可能的发病机制：①多尿症；②夜间多尿；③NBC 下降；④睡眠障碍。

**1. 多尿症** 是指 24 小时排出的尿量超过 40ml/kg。它可以简单地因为水摄入过多，或者因为其他疾病，通常是内分泌系统或者肾脏疾病导致。例如控制不佳的糖尿病、中枢性或肾源性的尿崩症、原发性烦渴（心理性或者脑外伤、手术、放疗导致的致渴机制障碍）、高钙血症，或者药物（利尿剂、钙通道阻滞剂、选择性 5-羟色胺再摄取抑制剂、四环素、含锂药物）引起的等等。

**2. 夜间多尿** 指睡眠期间产生的尿量增多，而 24 小时的总尿量正常。可以用 NPi 来评估，需要注意 NUV 包括睡眠期间排尿量和晨起第一次的排尿量。NPi 是根据年龄变化的，根据 ICS 2022 年的推荐意见，小于 40 岁人群 NPi＞20%，或者大于 40 岁人群 NPi＞33% 可以诊断为夜间多尿。根据 ICS 推荐的这个标准，83% 的夜尿患者有夜间多尿。作为对 ICS 推荐标准的补充，有研究者提出其他的夜间多尿诊断标准。例如根据 NUV 与夜间睡眠时间的比值来判断（＞0.9ml/min），或根据 NUV 与体质量的比值来判断（＞6.4ml/kg），或根据夜尿产生速率（nocturnal urine production rate，NUP）＞90ml/h 来判断。根据 NUP 来判断的一个优点是患者可以只记录夜间的排尿日记，而不必记录白天的排尿日记。

通常认为夜间多尿的机制可能有水利尿或溶质利尿，或者两种机制同时在夜间产生作用。水利尿的表现是夜间水的排出增多，尿渗透压降低。而溶质利尿的原因在于夜间钠的排出增加。夜间多尿可以由多种病因引起。一些特殊的生活习惯，例如夜间液体摄入过多可以产生水利尿，导致夜间多尿。中枢神经系统疾病，例如帕金森病和 MS，或者其他情况影响了下丘脑 - 垂体分泌抗利尿激素（血管加压素）的昼夜分泌节奏，导致其在夜间分泌相对不足，会引起夜间多尿。睡眠呼吸暂停综合征患者睡眠时的低氧会引起肺血管收缩，心钠肽分泌增加，有排钠排水的作用，同时有水利尿和渗透性利尿的作用。对肝功能衰竭、肾病综合征、低蛋白血症、慢性静脉功能不全患者，在夜间平卧时，储存于第三间隙的过量细胞外液体质量新分布，回到血管内，这些过多的循环水负荷会被肾脏清除掉。而充血性心力衰竭患者既存在心钠肽分泌增加，又有第三间隙液体回流的情况存在。糖尿病和白蛋白尿等可以导致肾小管损伤，也会使夜间尿液浓缩能力下降，导致 NUV 增多。

3. **膀胱容量下降** 可以是全天的也可以仅在夜间出现，它体现了在尿液产生和膀胱储尿能力之间的不平衡。从排尿日记的参数上来看，如果 NBC 小于 MVV，那么 NBCi 大于 0（NBCi=ANV-PNV），意味着夜间的膀胱功能容量小于白天的功能容量，夜间膀胱在没有达到 MVV 之前即产生了排尿。

NBC 下降可以有解剖性的和功能性的机制。各种原因导致的膀胱挛缩（例如放疗）、膀胱手术缩小了膀胱容量、间质性膀胱炎及膀胱结核导致的膀胱纤维化等等都使膀胱的有效容量降低，储尿功能减退。功能性因素又分为原发和继发。临床常见的是 OAB 和 NB 患者，这些患者可能有膀胱敏感度增强，或者在尿流动力学上发现 DO，导致膀胱的功能容量降低。BOO 患者的残余尿量增多，也降低了膀胱功能容量。其他泌尿系统疾病，例如 UTI、膀胱结石、肿瘤或者异物都可以刺激膀胱，导致继发性膀胱储尿功能的减退。

4. **睡眠障碍** 包括失眠等原发性睡眠障碍，以及心肺和内分泌紊乱引起的继发性睡眠障碍。临床上有时难以鉴别患者是清醒后排尿，还是因为排尿而觉醒。精神心理性疾病也会与夜尿有关。有研究显示抑郁症患者和抗抑郁药物都可以导致夜间排尿次数增多。夜尿在帕金森病和 MS 患者中比较常见，并且夜尿严重程度与神经系统疾病的分期相关。在呼吸睡眠暂停综合征患者中，鼾症也被认为是夜尿的一个危险因素。

5. **混合型** 女性夜尿的病因复杂，发病机制多样。对患者的排尿日记进行分析，可以发现有些患者的发病机制是混合型的。夜尿越严重，混合型的比例越高。在夜尿 2 次和 2 次以上患者中，超过一半的患者有 2 种以上的亚型，其中 36% 的患者有 NBC 下降。而且 NBC 下降很少单独存在，所以 NBC 下降是说明夜尿比较严重的一个表现。

## 三、诊断

### （一）诊断

1. **病史及体格检查** 很多人认为夜尿不是一种疾病，或者觉得尴尬不愿就医。当夜尿次数在 3 次以下时，66.4% 的人认为这是一个小问题，60.7% 的人觉得夜间排尿只是身体老化过程中的一部分，无须治疗。所以在与患者交流时，医师应该有意识地询问夜尿的相关问题。通常当出现夜尿平均 51 周后，患者才会进行第一次咨询，再经过 12 周才会得到明确的诊断，自诊断之后经过 37 周，才得到第一次治疗。从出现症状到开始治疗，经历的时间要 2 年左右。很多患者是因为其他原因就诊，例如尿失禁、疲劳感、担心是否患有其他疾病、夜尿加重，或者听取了他人的建议等。

当诊断夜尿时，首先要明确患者是否觉得夜间排尿次数增多影响生活。然后需要详细采集病史，进行体格检查。采集病史时要注意是否有 LUTS，了解夜间排尿次数和尿量、有无尿失禁，还要注意有无 UTI，既往有无尿路结石和肿瘤病史。患者的一般情况要注意有无睡眠障碍，并了解液体摄入情况（包括量和种类）和精神心理状态。还应注意泌尿系统之外的其他系统，了解是否有心血管系统、内分泌系统、肾脏、神经系统相关疾病，既往是否有盆腔手术史，以及当前的用药情况等。

可以进行相关的必要检查，例如尿常规、血糖、身体质量指数、24 小时尿渗透压，其他各个系统情况可以推荐专科医师会诊检查。

**2. 评估工具**

（1）排尿日记：是诊断夜尿的重要工具。患者应该记录 1～3 天的 24 小时排尿日记，记录摄入液体的量、时间和种类，以及每次排尿的量和时间（详见 OAB 章节）。如果患者夜间睡眠期间排尿一次及以上可以诊断夜尿。多尿症的标准是 24 小时的尿量＞40ml/kg。夜间多尿的诊断标准是 NPi＞20%（＜40 岁）或 NPi＞33%（＞40 岁）。通常认为 24 小时内膀胱的最大功能容量应该达到 300ml 左右，如果 NBC 或者全天的膀胱容量减少，提示可能存在 OAB 或者 BOO 等问题。

（2）24 小时排尿日记：同时还有其他几个针对夜尿的评分量表可用于评估患者生活质量受到的影响。Abraham 等提出了夜尿生活质量调查表（Nocturia Quality of Life Questionnaire，N-QoL），但其主要是针对有前列腺增生症的男性设计的。在此基础上，Holm-Larson 等按照国际生活质量研究学会指南的要求，设计提出了夜尿影响日记（Nocturia Impact Diary，NID）。

NID 可以与排尿日记一样，同时记录 3 天，包括以下 12 个问题。

**在白天，您觉得是否有以下情况，到什么程度？**

- 是否不能集中注意力？
- 是否觉得体力下降或者疲劳？
- 是否影响工作能力，或者不能完成每天的日常活动？
- 是否影响您参加喜欢的活动？
- 是否烦躁易怒？
- 是否有意减少饮水？

**在夜间，您觉得是否有以下情况，到什么程度？**

- 起夜排尿后，是否躺下后不能再入睡？
- 是否担心起夜时绊倒或者摔倒？
- 是否觉得睡得太少了？
- 是否担心将来起夜会更严重？
- 如果在外过夜，是否会关心卫生间在哪儿？
- 目前起夜影响您的生活吗？

每个问题的答案分为 5 个等级，评分为 0～4 分：一点儿也不（0）、轻度（1）、中度（2）、重度（3）、非常严重（4）。12 个问题得分的总和是最终得分。NID 评分可以用于评估夜尿对患者生活质量的影响严重程度，并且可以用于评估某一个治疗方法的效果。治疗前后，两组之间至少 5 分的差异才考虑可能有效，10 分则提示有明显不同。

需要强调的是，夜尿的诊断过程中，对患者的生活习惯、睡眠状态及其他系统疾病的评估也很重要。因为在夜尿的治疗过程中更多地涉及了对生活习惯的干预，以及对其他系统疾病的充分治疗或者治疗方案的调整。

### （二）鉴别诊断

1. **充盈性尿失禁** 一部分女性夜尿患者伴有夜间的尿失禁。这样的患者可能需要在出现尿失禁后更换尿垫、衣物或者床上用品，会对后续睡眠产生更大影响。

有的患者患有尿潴留，病因可能是 BOO 或者 NB。PVR 增多，残余尿量接近膀胱容量的极限时会出现充盈性尿失禁。充盈性尿失禁在白天和夜间均可以出现，患者可能会使用尿不湿。超声可以发现 PVR 增多，患者为 CUR 状态，尿道膀胱镜、尿流动力学检查等等可以诊断 BOO 或者 NB。

2. SUI 患者在增加腹压时尿道外口有不自主漏尿，通常在咳嗽、打喷嚏、跑步时出现，随着病情加重，走路等轻微动作也可出现，特别严重的患者在夜间平卧时，如果有咳嗽、床上活动等动作导致轻微的腹压增加，也会出现少量漏尿。SUI 的诊断可以通过腹压增加导致漏尿的病史，查体发现加腹压时尿液自尿道外口溢出，以及进一步的尿流动力学等检查明确诊断（详见 SUI 章节）。

3. OAB 患者主要表现为尿急、尿频。一部分患者表现为 UUI。UUI 可以在白天发生，也可以在夜间伴随夜尿发生。夜尿伴 UUI 有 2 种情况，一种是患者夜间起床排尿，在去排尿的中途，因为尿意强烈而出现了 UUI，患者同时有夜间排尿和 UUI。另一种是患者因为有尿意而醒来，但是在床上即发生了 UUI，之后尿意消失，无须再去卫生间排尿。

4. **遗尿** 夜间遗尿患者有时须与夜尿鉴别，遗尿是指睡眠过程中出现排尿，排尿后患者自睡眠中醒来；而夜尿是患者自睡眠中醒来后去排尿。遗尿通常发生于小儿。婴幼儿期遗尿的患者，成年后更易患夜尿。遗尿治愈的年龄越大，成年后患夜尿的可能性越高。在发病机制上，二者有共同的可能性，例如都可能有 NUV 增多、NBC 下降的因素；二者的区别在于，遗尿的小儿可能有夜间唤醒机制障碍，可能脑桥的储尿排尿中枢与高级中枢之间的联系尚未成熟，夜间来自充盈膀胱的信号无法唤醒小儿。因为发病机制有共通之处，二者的治疗也有部分相似之处，例如都可以针对 NUV 增多和膀胱容量下降进行治疗。

夜尿还需与尿瘘、泌尿系统畸形导致的夜间尿液不自主流出鉴别。其他的鉴别诊断主要是应除外一些继发性原因，例如泌尿系统相关的结石、肿瘤、异物、结核等等，详见相关章节。

## 四、治疗

### （一）保守治疗

1. **改变生活方式** 无论夜尿的病因是什么，改变生活方式都是夜尿的一线治疗。教育患者使其理解膀胱储尿和排尿的基本生理机制，使患者明白治疗的目的是减少夜尿次数、增加睡眠时间、提高睡眠质量、减少摔倒等相关并发症，从而使患者能主动配合改变生活习惯。这包括改变全天和夜间的饮水习惯，每天饮水量＜体质量的 2%，夜间睡前 2 小时避免不必要的饮水；夜晚避免摄入含咖啡因的饮料和酒，减少食用有利尿作用的食物；注意夜间保暖，增加皮肤血供，从而减少夜间尿液的产生；睡前穿弹力袜，有下垂性水肿的患者可以在下午平卧、抬高下肢，减少第三间隙水的潴留；此外还可以调整夜间如厕环境，例如采用床旁便器，或者调整夜间去卫生间的照明，清除路上的障碍物，降低摔倒及骨折的风险。提高睡眠质量，去除夜间可能唤醒患者的因素也能缓解夜尿。

2. PFMT 有关于夜尿保守治疗的研究表现出很明显的不一致性。但是当与安慰剂或者抗胆碱能药物对比时，目前的多数研究支持 PFMT 对女性夜尿患者的治疗效果，特别是对于合并存在其他 LUTS 症状（例如 UUI）的患者。其证据级别多为中或者低级别。但是也有少数研究结果不支持 PFMT。一项以 UUI 为主要研究目的的研究中纳入了 131 位女性患者，连续 4 个周期的生物反馈辅助下的 PFMT 使夜尿次数平均减少了 0.5 次，明显优于抗胆碱能药物和安慰剂。

3. **其他保守疗法** 对于阻塞性呼吸睡眠暂停综合征（obstructive sleep apnea syndrome，OSAS）引起的夜尿，可以用连续正压通气治疗。目前有多个 RCT 研究显示，无论在男性还是女性，持续正压通气在改善睡眠时呼吸情况的同时，可以使夜尿次数降低 2 次以上。所以对怀疑有 OSAS 的夜尿患者，应该建议咨询专业的呼吸科、耳鼻喉科或者治疗睡眠障碍的医师。

**（二）药物治疗**

1. **去氨加压素** 去氨加压素是抗利尿激素（血管加压素）的合成类药物。抗利尿激素参与调节人体的液体总量和渗透平衡。血浆渗透压升高刺激垂体后叶分泌抗利尿激素，它作用于肾集合管的 V2 受体，增加小管上皮对水的通透性，使水的重吸收增加，从而浓缩尿液，减少尿量。自 20 世纪 80 年代以来，去氨加压素开始应用于尿崩症和夜尿患者。它有传统的静脉针剂、口服片剂，以及口崩片和鼻喷制剂。美国 FDA 于 2017 年批准了醋酸去氨加压素的鼻喷制剂用于治疗成人夜尿患者（2 次及 2 次以上夜尿）。鼻喷制剂相对吸收更快，生物利用度更高，可以快速起效，维持足够的血浆浓度，并且不会使药物在体内的作用持续过长的时间。

Yamaguchi 等研究了不同剂量去氨加压素对夜尿的影响，发现女性对其更加敏感。女性夜尿患者只需要 25μg 的剂量即可改善夜尿，而男性需要 50μg。多个研究均提示 25μg 的去氨加压素可以有效治疗女性夜尿，减少 NUV，减少夜尿次数，将第一次起夜的时间明显向后推移，提高生活质量。药物的性别差异可能是因为 V2 受体的基因位于 X 染色体，女性可能有更多的 V2 受体表达。药物的敏感度有个体差异，对女性夜尿患者，推荐从小剂量开始应用去氨加压素，逐渐增加剂量，找到能耐受的最小有效剂量。

低剂量去氨加压素的另一个好处是减少并发症的发生概率。去氨加压素的副作用包括腹痛、头痛、失眠和低钠血症等，其中低钠血症是药物相关的严重并发症。当应用大剂量去氨加压素时，5.0%～7.6% 的患者血钠浓度低于 130mmol/L。患者可能出现恶心、呕吐、头痛和嗜睡等症状，严重者可能出现意识模糊、肌张力减弱、痉挛或抽搐、癫痫甚至昏迷。所以用去氨加压素开始治疗夜尿后，一周内及一个月内应该密切监测血钠水平。低钠血症好发于 65 岁以上老年人，女性多见，其他好发因素包括用药前基线血钠水平低者，基线肌酐清除率低者，24 小时尿量增多。尿崩症患者大量饮水，因其他疾病联用利尿剂而排钠增多，也会降低血钠浓度。

国内目前上市的去氨加压素没有 25μg 的剂量，其最小剂量是 100μg，所以女性患者可能无法很方便地找到最小起效剂量，并且尤其需要注意剂量相对较大时产生副作用的风险。

2. **抗胆碱能药物** 夜尿的女性患者可以同时并存 OAB。OAB 的尿急、尿频提示膀胱功能容量下降，其原因可能是膀胱感觉增强，或者逼尿肌稳定性下降。在 Clemens 的研究中，49.4% 的 LUTS 患者有夜尿，而 36% 的夜尿患者同时表现夜间多尿和 NBC 下降。

抗胆碱能药物是 OAB 的一线治疗药物，它同样可以用于夜尿合并 OAB 的女性患者。一项纳入 131 位女性的前瞻性 RCT 研究中，每天一次 2.5mg 奥昔布宁比安慰剂显著减少了夜尿次数。另一项多中心 RCT 研究纳入了 305 位女性患者，4mg 托特罗定也明显减少了夜尿次数和夜间尿失禁的次数。这 2 项研究均有中等程度的证据级别。

3. **联合用药** 如果排尿日记提示患者既有夜间多尿又有膀胱容量下降，可以考虑联合应用去氨加压素和抗胆碱能药物。Rovner 将 97 位既有 OAB 又有夜间多尿的女性患者分为 2 组，分别给予 25μg 去氨加压素联用 4mg 托特罗定和单用托特罗定。联合用药组的 NVV 减少了 166ml，第一次夜尿时间推迟了 65.11 分钟，夜尿次数减少了 65%，均明显优于托特罗定单药治疗组。

4. **雌激素** 目前只有一个 RCT 研究支持雌激素用于夜尿的治疗，共纳入 251 位绝经后女性患者，一组用释放雌二醇的阴道环，另一组用雌三醇的阴道栓，两组之间夜尿症的改善没有差异，但两种阴道用药可以使 50% 的患者夜尿状得到改善。需要注意的是这个研究证据级别略低。

5. **利尿剂** 一部分夜尿患者是因为在第三间隙储存了过多液体，在平卧后重新分布回到血液循环内，肾脏在夜间把这部分多余的水分生成尿液排出，导致夜尿。对这部分患者可以应用利尿剂，在患者入睡之前把多余的水分排出，争取将多尿期从夜间提前到白天。

对于有下垂性水肿的患者，例如心功能不全、下肢静脉回流障碍者，可以在下午采取平卧位，或者抬高下肢，或者穿弹力袜，使第三间隙的水回到血管内。在下午服用利尿剂也可使多余的水分在睡前排出。如果服用过晚，反而容易增加 NUV，起到相反的作用。目前缺乏利尿剂对女性夜尿的研究数据。在 43 名男性患者中，睡前 6 小时服用 40mg 呋塞米使夜尿次数降低了 0.5 次，而 NUV 降低了 18%，均优于安慰剂组。

6. **其他药物** 对于女性夜尿的治疗还有 α 受体阻滞剂、$\beta_3$ 受体激动剂等等可以考虑，但是目前尚缺乏较高级别的研究数据支持它们的广泛临床应用。

（1）米拉贝隆：米拉贝隆通过作用于膀胱的 $\beta_3$ 受体，降低膀胱感觉，增加膀胱功能容量，可治疗 OAB。有研究显示在治疗女性 OAB 患者时，米拉贝隆可以降低夜间排尿次数，延长睡眠时间，并且提高 N-QoL 评分。

（2）α 受体阻滞剂：是治疗 BOO 的经典药物，可以舒张尿道平滑肌，降低尿道阻力，减少残余尿量。它还可以作用于膀胱黏膜的 α 受体，抑制上皮来源的 ATP 分泌，从而抑制膀胱传入神经的兴奋性，有治疗尿频、尿急的作用。例如 Kim 等人的研究纳入了 296 位女性患者，纳入标准是 $Q_{max}$<15ml/s，IPSS≥8，夜尿≥1 次。一天一次的 0.2mg 坦索罗辛使夜尿次数减少了 1.12，并且显著改善了低 $Q_{max}$ 的女性 LUTS 患者的睡眠质量。

（3）褪黑素：褪黑素可以改善睡眠，改善夜尿症状。目前缺乏高级别研究数据支持它的应用。如果患者有原发性睡眠障碍，同时伴有夜尿，可以试用褪黑素。它只改善夜间排尿，对白天的排尿不产生影响。具体应用建议咨询睡眠专业的医师。

### （三）手术治疗

如果确认泌尿系统疾病是夜尿的病因，可考虑相应的手术治疗。例如女性 BOO，残余尿量增多会降低膀胱功能容量，手术解除梗阻可以增加膀胱容量，从而减少排尿次数。其他结石、肿瘤或者异物等也需要相应的手术治疗以去除病因。对于 OSAS 患者，悬雍垂腭咽成形术在纠正呼吸问题的同时，可以有效缓解夜尿。建议怀疑 OSAS 的患者咨询专业的呼吸科、耳鼻喉科，或者睡眠障碍专业的医师。

## 五、预后及预防

夜尿的病因多样复杂，治疗需要详细地采集病史、查体、记录排尿日记，根据每个人的具体情况决定个体化的治疗方案，包括药物剂量、药物的联合应用等等。所以夜尿的随访也很重要，目前尚没有具体的随访方案，但在随访过程中，需要准确了解患者对治疗的反应，是否有低钠血症等严重并发症，以及是否有口干、便秘等并发症。因为在夜尿治疗方式的研究中，有时很小的差异有可能得出显著的统计学差异，这种差异在个体患者身上的表现可能差异很大，所以需要准确评估患者对药物的反应，如果效果不明显就需要及时调整，包括调整剂量、换用甚至试用其他药物，或者联合用药。另一个需要注意的是，一定要注意可能和夜尿相关的其他潜在病因，对潜在病因的治疗及生活习惯的调整在夜尿的治疗中有重要作用。治疗的总体目标是采用安全的治疗方法，提高患者睡眠质量，进而提高整体的生活质量。总体上来看，夜尿患者如果就诊及时，治疗及时并且准确，其预后良好，可以有效避免摔倒骨折等事件的发生，患者的生活质量也会得到提高。

除了患者对夜尿的认识不足，就医偏晚之外，医疗工作者对夜尿的认识也需要加强，部分医师对初诊的夜尿患者没有提供任何有效治疗方案，包括调整生活习惯等，说明与夜尿有关的医疗教育也需要推广。

在提高对夜尿认识的基础上，更应该认识到女性夜尿有其自身独有的特点，例如虽然老年女性和老年男性夜尿的发病率相近，但是在青年和中年女性中夜尿的发病率要高于男性，对这部分人群就医时要关注夜尿的存在。女性夜尿患者的发病机制中虽然有各种因素的存在，但比例与男性不同，例如合并 BOO 的比例明显要小于男性患者，另外女性患者夜间出现尿失禁或者遗尿的情况也要多于男性，需要仔细鉴别。在治疗方面，补充雌激素对女性夜尿的效果需要进一步高级别的数据支持，需要注意女性对去氨加压素的敏感性更高，临床上应尝试寻找最小有效剂量，以避免副作用。

（都书琪）

## 参考文献


[1] BOSCH J L, WEISS J P. The prevalence and causes of nocturia[J]. J Urol, 2013, 189(Suppl.1): S86-S92.

[2] CLEMENS J Q, WISEMAN J B, SMITH A R, et al. Prevalence, subtypes, and correlates of nocturia in the symptoms of Lower Urinary Tract Dysfunction Research Network cohort[J]. Neurourol Urodyn, 2020, 39(4): 1098-1107.

[3] 许克新. 夜尿症的诊治[J]. 现代泌尿外科杂志, 2014, 19(1): 6-9.

[4] PESONEN J S, CARTWRIGHT R, VERNOOIJ R W, et al. The impact of nocturia on mortality: a systematic review and meta-analysis[J]. J Urol, 2020, 203(3): 486-495.

[5] HEIDARI F, ABBASZADEH S, GHADIAN A, et al. On demand urethral dilatation versus intermittent urethral dilatation: results and complications in women with urethral stricture[J]. Nephrourol Mon, 2014, 6(2): e15212.

[6] HOLM-LARSEN T. The economic impact of nocturia[J]. Neurourol Urodyn, 2014, 33(Suppl.3): S10-S14.

[7] MIOTA P, DOBRUCH J, LIPINSKI M, et al. Diagnostic and therapeutic recommendations for patients with nocturia[J]. Cent Eur J Urol, 2017, 70(4): 388-393.

[8] FINE N D, WEISS J P, WEIN A J. Nocturia: consequences, classification, and management[J]. F1000Res, 2017, 6: 1627.

[9] HOFMEESTER I, KOLLEN B J, STEFFENS M G, et al. Impact of the International Continence Society (ICS) report on the standardisation of terminology in nocturia on the quality of reports on nocturia and nocturnal polyuria: a systematic review[J]. BJU Int, 2015, 115(4): 520-536.

[10] CHEN F Y, DAI Y T, LIU C K, et al. Perception of nocturia and medical consulting behavior among

community-dwelling women[J]. Int Urogynecol J Pelvic Floor Dysfunct.2007, 18(4): 431-436.

[11] OELKE M, ANDERSON P, WOOD R, et al. Nocturia is often inadequately assessed, diagnosed and treated by physician: results of an observation, real-life practice dataset containing 8659 European and US-American patients[J]. Int J Clin Pract.2016, 70(11): 940-949.

[12] HOLM-LARSEN T, ANDERSSON F, MEULEN E, et al. The nocturia impact diary: a self-reported measure to complement the voiding diary[J]. Value Health, 2014, 17(6): 696-706.

[13] FITZGERALD M P, LEMACK G, WHEELER T, et al. Nocturia, nocturnal incontinence prevalence and response to anticholinergic and behavioral therapy[J]. Int Urogynecol J Pelvic Floor Dysfunct, 2008, 19(11): 1545-1550.

[14] JOHNSON T M, BURGIO K L, REDDEN D T, et al. Effects of behavioral and drug therapy on nocturia in older incontinent women[J]. J Am Geriatr Soc, 2005, 53(5): 846-850.

[15] YAMAGUCHI O, NISHIZAWA O, JUUL K V, et al. Gender difference in efficacy and dose response in Japanese patients with nocturia treated with four different doses of desmopressin orally disintegrating tablet in a randomized, placebo-controlled trial[J]. BJU Int, 2013, 111(3): 474-484.

[16] ROVNER E S, RAYMOND K, ANDRUCZYK E, et al. Low-dose desmopressin and tolterodine combination therapy for treating nocturia in women with overactive bladder: a double-blind, randomized, controlled study[J]. Low Urin Tract Symptoms, 2018, 10(3): 22-230.

[17] BEDRETDINOVA D, AMBUHL D, OMAR M I, et al. What Is the Most Effective Treatment for Nocturia or Nocturnal Incontinence in Adult Women? [J]. Eur Urol Focus, 2021, 7(2): 453-463.

[18] REYNARD J M, CANNON A, YANG Q, et al. A novel therapy for nocturnal polyuria: a double-blind randomized trial of frusemide against placebo[J]. Br J Urol, 1998, 81(2): 215-218.

[19] SUZUKI T, MINAGAWA T, SAITO T, et al. Effect of oxybutynin patch versus mirabegron on nocturia-related quality of life in female overactive bladder patients: multicenter randomized trial[J]. Int J Urol, 2021, 28(9): 944-949.

[20] KIM S O, CHOI H S, KWON D. The α1 adrenoceptor antagonist tamsulosin for the treatment of voiding symptoms improves nocturia and sleep quality in women[J]. Urol J, 2014, 11(3): 1636-1641.

## 第四节 女性神经源性膀胱

### 一、定义

神经源性膀胱(neurogenic bladder, NB)是神经系统疾病或损伤所致的下尿路功能障碍，通常需要在有神经病变的前提下才能诊断。根据神经病变的程度及部位的不同，NB有不同的临床表现。此外，NB可引起多种长期并发症，最严重的是上尿路损害和肾衰竭。因此，早期诊断并且对出现后续并发症的风险进行早期评估与预防具有非常重要的意义。

女性NB是指发生在女性群体中的NB，在流行病学、病因、病理生理、诊断、治疗以及随访等方面与总体人群的NB基本一致，但由于女性生理及解剖结构的不同，也会有自己的特点，本节将对其进行阐明。

### 二、NB的流行病学、病因及病理生理

#### (一) 流行病学和病因

所有可能影响储尿和/或排尿神经支配的神经系统病变都有可能造成膀胱和/或尿道功能障碍，NB的临床表现与神经损伤的位置和程度可能存在一定相关性，但无规律性。目前尚缺乏大样本的关于NB总患病率的流行病学研究数据。

1. 脑桥及脑桥上损伤及病变

（1）脑血管意外：在欧洲脑血管意外每年的发病率为 450/10 万，在中国 2019 年脑血管意外每年的发病率为 200/10 万。脑血管意外后 LUTS 主要表现为 UUI，尿动力学上显示逼尿肌过度活动（detrusor overactivity，DO）。脑血管意外后一个月 57%～83% 的患者会出现 LUTS，71%～80% 的患者在 6 个月后会自动恢复。持续尿失禁（urinary incontinence，UI）提示预后不良。

（2）痴呆：包括阿尔茨海默病（80%），血管性痴呆（10%），其他（10%）。痴呆在＞65 岁的成人中患病率为 6.4%。25% 的阿尔茨海默病患者的 LUTS 表现为 UUI，其他痴呆患者 UI 的发生率则＞25%。老年患者中，痴呆患者 UI 的发生率是没有痴呆患者的 3 倍以上。

（3）帕金森综合征（Parkinson's syndrome，PS）：包括特发性帕金森病（idiopathic Parkinson's disease，IPD）（75%～80%）和非 IPD，包括 MSA、进行性核上麻痹、皮质基底变性、路易体痴呆，以及继发性帕金森病（2%）。在神经退行性疾病中，PS 的发病率仅次于阿尔茨海默病。IPD 患病率随年龄增长而上升，MSA 是最常见的非 IPD。50% 的 PS 患者首发症状是泌尿系统症状，尿急和夜尿最常见。MSA 患者尿动力学上更常表现为逼尿肌收缩力受损伴残余尿（postvoided residual urine volume，PVR）＞150ml。

（4）脑肿瘤：成人（＞19 岁）脑肿瘤每年的发病率为 26.8/10 万，其中 66.8% 为良性，33.2% 为恶性。UI 主要发生在额叶位置（额叶综合征的一部分或在正面位置）的脑肿瘤。

（5）脑瘫：8 岁以内儿童脑瘫的发病率 3.1‰～3.6‰。46% 的脑瘫患儿有 UI，其中 85% 的患者尿动力学检查异常，神经源性 DO 占 59%，但上尿路损坏罕见（2.5%）。

（6）创伤性脑损伤：发病率为每年 235/10 万，其中 44% 患者有储尿期功能障碍，38% 患者有排尿期功能障碍，60% 患者尿动力学表现异常。

（7）正常压力脑积水：60 岁以上老年人的患病率为 0.5%，到 65 岁以上则为 2.9%。除了步态和认知功能紊乱以外，还伴随 UI（98%～100%）。

2. 尾侧脑干和骶髓之间的损伤及病变

（1）脊髓损伤：在发达国家，创伤性脊髓损伤（spinal cord injury，SCI）的患病率（280～906）/100 万。SCI 患者根据损伤的级别以及节段的不同，尿动力学通常表现为神经源性 DO 伴逼尿肌括约肌协同失调（detrusor sphincter dyssynergia，DSD）（高达 95%）或逼尿肌活动不足（detrusor underactivity，DU）（高达 83%）。

（2）脊柱裂（spina bifida，SB）：SB 的发病率为（3～4）/万，最常发生部位在腰椎和腰骶部（60%）。高达 96% 的 SB 患者伴有膀胱功能受损。超过 50% 的患者出现 UI。开放型和闭合型 SB 患者可能具有同样严重程度的 NB 表现形式及并发症。

（3）遗传性痉挛性截瘫：发病率为（1.3～9）/10 万。75% 的患者有 LUTS，主要表现为尿急和排空障碍。81% 的患者有神经源性 DO（其中 76% 合并 DSD）。

3. 周围神经损伤和疾病

（1）腰椎：腰椎的病损包括退行性疾病、椎间盘脱垂、腰椎管狭窄。每年发病率约为 5/10 万，45 岁以上的女性更常见。26% 的患者有排空困难和逼尿肌无反射。高达 83% 的患者会存在 DU。Tarlov 囊肿患者会出现膀胱敏感（70%）、DO（33%）、尿道不稳定（33%）和压力性尿失禁（stress urinary incontinence，SUI）（33%）。

（2）医源性盆腔神经损伤：盆腔手术（直肠癌、宫颈癌等）后会出现下尿路功能障碍。

其中，经腹会阴手术后，50% 的患者会出现尿潴留。全直肠系膜切除术后，10%～30% 的患者有排空功能障碍。

（3）糖尿病周围神经病变及其他原因引起的周围性神经疾病：在世界范围内接受药物治疗的糖尿病患者高达 8.3%。糖尿病周围神经病变早期有尿急-尿频，伴或不伴 UI，后期常表现为膀胱敏感度降低和 DU。其他能够引起下尿路功能障碍的周围性神经系统疾病还包括腰骶或生殖器部位的带状疱疹、吉兰-巴雷综合征、卟啉症和结节病。

**4. 播散性中枢疾病** 主要是 MS，MS 在欧洲发病率为 83/10 万。10% 的 MS 患者在发病开始就表现为排尿障碍，75% 患者发病 10 年后才出现排尿障碍。在尿动力学的表现上，65% 患者存在 DO，35% 患者存在 DSD，25% 患者存在 DU。

**5. 女性特有的病因**

（1）根治性子宫全切除：子宫的支持韧带中含有来源于下腹下神经丛的自主神经及神经节，其中子宫骶韧带的神经分布密度大于主韧带。因此，根治性子宫切除术对下尿路功能的影响较单纯性子宫切除更大。根治术后尿路功能的变化可能与子宫切除术导致的部分交感神经和副交感神经损伤有关。在宫颈癌患者中，53.1% 的术前下尿路功能正常的患者，在根治性子宫切除术后，开始腹压排尿。尿动力学表现为膀胱感觉受损，膀胱容量和膀胱顺应性改变，逼尿肌功能受损、最大尿道压和最大尿道闭合压降低。但 SUI 的发生率没有显著增加（9.4% vs. 18.8%，$P>0.05$），逼尿肌不稳定的发生率术后显著降低（分别为 37.5% vs. 15.6%，$P<0.05$）。另外，放疗对膀胱功能也会造成影响，加速膀胱顺应性的降低。

（2）子宫内膜异位症：10%～20% 的育龄妇女会受到子宫内膜异位症的影响，表现出各种各样的症状并影响生活质量。子宫内膜异位症患者会出现膀胱和括约肌功能紊乱，术前进行尿动力学评估有助于发现微小的异常。子宫内膜异位症出现 LUTS 意味着腹下神经丛被病变累及，也有人认为与神经生长因子的过度表达有关，出现膀胱痛、排尿困难、尿频或 UUI 和镜下血尿的比例分别为 58.3%、25%、16.6% 和 12.5%。

一旦进行盆腔子宫内膜异位症的治疗手术，如手术范围涉及直肠子宫陷凹、直肠、直肠-乙状结肠交界处，尤其进行广泛组织切除，由于对腹下神经的损坏，术后会出现新发的膀胱和括约肌功能障碍。腹下神经从侧面穿过子宫骶骨韧带，靠近直肠和阴道穹窿，因此无论手术方式如何选择（腹腔镜或开放手术）都会导致新发的下尿路功能障碍，如尿潴留和排尿困难。

### （二）病理生理

NB 通常可由脑桥上、骶上脊髓、骶髓、骶髓以下及外周神经病变引起，不同水平的神经病变导致的 NB 在病理生理改变方面有一定的规律。

**1. 脑桥上病变** 脑桥上病变由于损伤了大脑的抑制中枢，大脑皮质无法感知膀胱充盈，不能随意控制储尿和排尿，往往出现 DO，临床上以储尿期症状为主，多表现为 UI；由于脑桥排尿中枢是完整的，很少发生 DSD，因此对上尿路的损害较小。

**2. 脑桥病变** 排尿中枢位于脑桥。虽然发生在脑桥的病变比较罕见，但可以导致 DO 和 DSD。脑桥病变多见于 MSA。

**3. 脑桥以下骶髓以上的损伤** 骶上 SCI 患者，中枢调节排尿的下行通路被阻断，这种协调膀胱、肠道、括约肌功能的反射通路因此被打乱；同时，完全 SCI 后膀胱尿道感觉的上传通路被中断，括约肌的保护性反射及中枢对逼尿肌自主反射的抑制作用丧失。所导致下尿路功能障碍的典型模式是 DO 及 DSD，产生逼尿肌高压、PVR 增加、UI 及泌尿系感染（urinary tract infection，UTI）等表现，进而出现膀胱输尿管反流（vesicoureteral reflux，VUR）、输尿管扩张、肾积水及肾脏瘢痕化等上尿路损害，严重者导致肾功能不全，甚至可发展成尿毒症。

4. **骶髓损伤** 对于骶髓部位损伤的患者，临床表现会根据逼尿肌神经核和阴部神经核损伤情况不同而不同。逼尿肌神经核损伤而阴部神经核完整者，表现为逼尿肌松弛或无反射、膀胱容量增大且压力低，从而导致尿潴留，这类患者对上尿路损坏风险相对较小，出现 UI 情况也少。阴部神经核损伤而逼尿肌神经核完整者则表现为尿道外括约肌松弛、DO 或者膀胱痉挛、膀胱容量降低，由于膀胱出口阻力较低，很少引起上尿路损毁，但 UI 症状比较严重。如果逼尿肌神经核和阴部神经核同时损伤，则出现混合的改变。骶髓病变多见于骶髓发育异常（如先天性骶裂、骶脊膜膨出等）患者，其下尿路病理生理复杂、个体差异很大，经常会出现 DO 及 DSD 等骶髓上损害的特征；这类患者上尿路损坏程度有时甚至超过骶上 SCI 患者。

5. **骶髓以下周围神经病变** 排尿骶反射中枢受损或者相关外周神经受损，均可累及支配膀胱的交感和副交感神经，或同时累及支配尿道括约肌的神经，导致逼尿肌反射及收缩力减弱或消失，出现排尿困难，PVR 增多。

同一水平病变、不同病因、不同患者或同一患者在不同病程，其临床表现和病理生理改变均可能有一定差异，并非完全与病变水平相对应。另外，NB 患者储尿障碍与排尿障碍常常并存，必须从储尿、排尿及其协同性多方面来分析病理生理改变。

## 三、NB 的诊断

NB 的早期诊断和客观评估非常重要，只有早期诊断才能尽早及时治疗，防止并发症的产生与进展。NB 的出现有时可能并不伴随神经系统症状，但却仍然提示有神经系统病变存在的可能。NB 的诊断主要包括 3 个方面：原发神经病变的诊断；下尿路和上尿路功能障碍及泌尿系并发症的诊断；其他相关器官、系统功能障碍的诊断。

### （一）病史及症状

详尽地病史采集是 NB 诊断的首要步骤。大多数患者在就诊时已经知道自己患有神经系统疾病，对于起病隐匿的非创伤性神经系统疾病患者，可能会发现从童年或青春期开始就已经有 LUTS。对症状的询问除了储尿期和排尿期的症状，肠道症状病史也很重要，因为 NB 患者常合并有神经源性肠道功能障碍，同时性功能也可能受损。对于那些没有表现出神经系统症状患者，如果下尿路、肠道和性功能受损症状同时存在，可能提示有潜在的神经系统疾病。除此之外，还应询问患者的排尿方式和类型、生活方式、生命质量等内容。

### （二）体格检查

除了对患者进行具体的一般体格检查，包括精神状态、意识、认知、步态、生命体征等，还要进行腹部、生殖器和直肠检查，应注意是否合并 POP 等。

在某些情况下，尤其是怀疑 NB 而未找到明确神经系统疾病的情况下，重点进行神经系统检查（如下肢感觉、运动和反射功能）。

### （三）实验室及影像学检查

1. **尿常规和尿细菌学检查** 可了解是否存在 UTI 等，明确病原菌种类，并根据药物敏感试验结果选择敏感药物。

2. **肾功能检查** 在许多神经泌尿疾病患者中，上尿路存在风险，尤其是在充盈期出现逼尿肌高压的患者。SCI 或 SB 患者发生肾衰竭的风险更高。血清肌酐虽然可用于评估肾功能，但可能无法准确反映肾功能。核医学检测中的 GFR 或 24 小时肌酐清除率能更好地反映肾功能，并能够早期识别肾功能不全。利用核素检查，还可反映分侧肾功能，明确肾脏供血状态，并且可以鉴别上尿路梗阻（如壁段输尿管梗阻）的性质是机械性或动力性梗阻。

3. **泌尿系 X 线平片** 可了解有无隐性 SB 等腰骶骨发育异常，是否合并泌尿系结石等。

4. **上尿路影像学**

（1）泌尿系超声、静脉尿路造影及泌尿系 CT：都可以为上尿路解剖提供有用的信息，能够较直观地了解肾脏皮质厚度、肾盂积水的形态改变、输尿管扩张程度、泌尿系结石和新生物等。增强 CT 扫描能更清楚显示解剖特征（依赖于肾功能）。

（2）泌尿系磁共振尿路造影（magnetic resonance urography，MRU）：MRU 无须使用对比剂即可在冠状面等多个层面非常清晰地完整显示肾盂积水形态、输尿管迂曲扩张、壁段输尿管狭窄、膀胱形态等尿路形态变化，并对上尿路积水扩张程度进行分度，且不受肾功能影响。

5. **膀胱尿道造影** 尿动力学检查时可同期行此项检查，即为 VUDS。在没有影像尿动力存在的情况下，可以通过普通尿动力联合膀胱尿道造影，了解膀胱尿道形态，是否存在 VUR，并对 VUR 程度进行分级，以及了解是否存在 DSD 等情况。

### （四）膀胱尿道镜检查

有助于评估尿道及膀胱的解剖学异常，对长期留置导尿管或膀胱造瘘管的患者可以定期行此项检查以排除膀胱肿瘤。

### （五）尿动力学检查

尿动力学检查能对下尿路功能状态进行客观定量评估，是揭示 NB 患者下尿路功能障碍的病理生理基础的唯一方法，在 NB 患者的诊疗与随访中具有不可替代的重要位置。进行此项检查时先行排尿日记、自由尿流率、PVR 测定等无创检查项目，然后再进行充盈期膀胱测压、排尿期压力流率、尿道压力测定、肌电图检查等有创检查项目。

影像尿流动力学检查（video urodynamics，VUDS）是将尿动力学检查与膀胱尿道造影检查相结合的一种检查方式，结合的形式可以是完全同步或非同步。影像尿动力检查是目前诊断逼尿肌-尿道外括约肌协同失调（detrusor-external sphincter dyssynergia，DESD）和逼尿肌-膀胱颈协同失调（detrusor bladder neck dyssynergia，DBND），以及判断 VUR 和漏尿点压力等 NB 患者尿路病理生理改变最准确的方法。VUDS 可以对 VUR 程度进行分级。在排尿阶段，影像尿动力检查可以更精确地确定梗阻部位，可以直观地观察到排尿时括约肌的活动，尤其在 EMG 检查效果不佳或不能明确诊断的情况下判断 DESD 及 DBND。同时还可以观察膀胱形态异常、后尿道形态变化和膀胱尿道结石等重要病变和病理生理改变。

为确定有无逼尿肌反射存在，以及鉴别神经损伤平面位于上运动神经元还是下运动神经元，可在充盈期膀胱测压过程中行诱发试验。用冷盐水快速灌注膀胱（“冰水试验”）可以区分上下运动神经元损伤。上运动神经元损伤患者可以诱发出逼尿肌收缩，但结果存在假阳性和假阴性的可能，应结合其他检查项目对结果进行解释。皮下注射拟乙酰胆碱药物

（如氯贝胆碱），如诱发逼尿肌的收缩（＞25cm$H_2O$），则被认为是逼尿肌失神经超敏反应，从而证实膀胱支配神经受损。此方法可用来鉴别神经源性和非神经源性逼尿肌无反射，但具有局限性，结果应综合其他检查结果进行解释。

### （六）神经电生理检查

神经电生理检查是对神经系统物理检查的延伸，目前已有专门针对下尿路和盆底的感觉和运动功能神经通路的电生理学检查，对 NB 患者的膀胱和盆底功能障碍进行评估，为治疗方案的制订和预后判断提供参考。

常开展的神经电生理测试项目包括：肌电图测定、骶反射测定、神经传导测定、自主神经反应测定及诱发电位记录。

1. **括约肌肌电图（electromyography，EMG）** EMG 对于诊断 NB 尿道功能障碍具有价值。通常记录肛门括约肌 EMG，但可靠性有限，推荐针形电极尿道括约肌 EMG 作为 NB 和 UI 的理想诊断方法。

2. **阴蒂-海绵体反射（bulbocavernous reflex，BCR）** 经阴蒂电极刺激相应神经，针形电极记录肛门括约肌肌电变化。BCR 主要用于下运动神经元损伤患者 $S_2$～$S_4$ 阴部神经反射弧完整性的评估。BCR 潜伏期在正常范围并不能排除骶反射弧轴突存在损伤的可能性。脊髓栓系综合征和骶上 SCI 患者的 BCR 潜伏期经常可缩短。

3. **神经传导测定** 尽管神经传导测定在下尿路神经病变的数据较少，但此技术对于鉴别膀胱病变的神经缺陷方面是有价值的。包括运动神经传导和感觉神经传导。

4. **自主神经反应** ①副交感神经反应：使用气囊尿管环形刺激电极及肛塞记录电极，刺激膀胱颈或尿道黏膜，记录肛门应答，可测定副交感神经的反应；②交感皮肤反应：使用贴于阴茎或阴蒂的表面记录电极，刺激手掌正中神经，在阴茎或阴蒂记录应答，可测定交感反应。此项检查可以评价下尿路相关交感功能的完整性，其可作为判断膀胱感觉的指标，有助于判断膀胱颈功能的健全与否及协同性。

5. **诱发电位测定** ①体感诱发电位测定：使用阴蒂刺激电极刺激阴部神经，使用头皮针或头皮表面电极记录皮质诱发电位，可测定诱发电位的波峰、潜伏期与波幅，从阴部神经刺激点到大脑皮质整个传导通路上任何一点存在损害，都可以导致诱发电位波峰、潜伏期、波幅的变化；②运动诱发电位：经颅磁刺激大脑皮质，记录阴蒂-海绵体肌及肛门括约肌运动电位，用来测定从大脑皮质沿脊髓下传到盆底部的运动传导通路的完整性。

### （七）分类

目前尚无理想统一的 NB 分类方法。国际尿控协会（International Continence Society，ICS）仅将下尿路功能障碍分为储尿期和排尿期两部分描述，并基于尿动力学结果针对患者储尿期和排尿期的功能提出一个分类系统，该分类可以较好地反映膀胱尿道的功能及临床症状，但其没有反映上尿路状态。

廖利民在既往下尿路功能障碍分类方法的基础之上，提出了一种包含上尿路功能状态的 NB 患者全尿路功能障碍的新分类方法，其对下尿路评估的部分同 ICS 的分类标准一致。在上尿路的评估中，对肾盂输尿管积水扩张提出了新的分度标准。此分类方法可为评估、描述、记录上尿路及下尿路的病理生理变化，以及为制订治疗方案提供全面、科学、客观的基础（表 7-4-1）。

表 7-4-1 廖氏 NB 患者全尿路功能障碍分类方法

| 下尿路功能 | | 上尿路功能 |
|---|---|---|
| 储尿期 | 排尿期 | |
| 膀胱功能 | 膀胱功能 | VUR |
| 逼尿肌活动性 | 逼尿肌收缩性 | 无 |
| 正常 | 正常 | 有：单侧（左、右），双侧 |
| 过度活动 | 收缩力低下 | VUR 程度分级 |
| 膀胱感觉 | 无收缩 | Ⅰ |
| 膀胱感觉正常 | 尿道功能 | Ⅱ |
| 增加或过敏 | 正常 | Ⅲ |
| 减退或感觉低下 | 梗阻 | Ⅳ |
| 缺失 | 功能性梗阻（尿道过度活动） | Ⅴ |
| 逼尿肌漏尿点压力 | DESD | 肾盂输尿管积水扩张 |
| ≥40$cmH_2O$ | DBND | 无 |
| <40$cmH_2O$ | 括约肌过度活动 | 有：单侧（左、右），双侧 |
| 膀胱容量 | 括约肌松弛障碍 | 程度分度 |
| 正常（300～500ml） | 机械梗阻 | 1 |
| 增大（>500ml） | | 2 |
| 减小（<300ml） | | 3 |
| 安全膀胱容量 | | 4 |
| 膀胱顺应性 | | 膀胱壁段输尿管梗阻 |
| 正常[（20～40）ml/$cmH_2O$] | | 无 |
| 增高（>40ml/$cmH_2O$） | | 梗阻：单侧（左、右），双侧 |
| 降低（<20ml/$cmH_2O$） | | 肾功能 |
| 尿道功能 | | 正常 |
| 正常 | | GFR≥50ml/min，左肾、右肾 |
| 括约肌无收缩 | | 肾功能不全 |
| 功能不全 | | GFR<50ml/min，左肾、右肾 |
| 膀胱颈（内括约肌） | | 代偿期 |
| 外括约肌 | | GFR，左、右肾；血肌酐<132.6μmol/L |
| | | 失代偿期 |
| | | GFR，左、右肾；血肌酐≥132.6μmol/L |

注：1$cmH_2O$=0.098kPa。廖氏 NB 患者全尿路功能障碍分类方法对 VUR 的分级参照国际反流分级标准，Ⅰ级：反流至不扩张的输尿管；Ⅱ级：反流至不扩张的肾盂肾盏；Ⅲ级：输尿管、肾盂肾盏轻中度扩张，杯口变钝；Ⅳ级：中度输尿管迂曲和肾盂肾盏扩张；Ⅴ级：输尿管、肾盂肾盏重度扩张，乳头消失，输尿管迂曲。但是许多 NB 患者并无 VUR 存在，却经常出现肾盂肾盏积水扩张和输尿管迂曲扩张，廖利民依据静脉肾盂造影或泌尿系核磁水成像检查，新提出了肾盂输尿管积水扩张分度标准：1 度：肾盂肾盏轻度扩张、输尿管无扩张；2 度：肾盂肾盏中度扩张、杯口变钝，输尿管轻度扩张；3 度：肾盂肾盏中度扩张和输尿管中度扩张迂曲；4 度：肾盂肾盏重度扩张、乳头消失，输尿管重度扩张迂曲。上述肾盂输尿管积水扩张经常源自膀胱壁增厚导致的壁段输尿管狭窄梗阻。此方法最后对患者肾功能的损害程度也进行了分类。

## 四、NB的治疗

NB治疗的首要目标是保护肾脏功能，使患者能够长期生存；次要目标是改善UI，恢复或部分恢复下尿路功能，提高患者生命质量。另外还要考虑患者的残疾程度、治疗的成本效益、技术复杂性、可能的风险与并发症。

肾衰竭是创伤性SCI患者的主要死亡因素。因此，保持逼尿肌压力在充盈期和排尿期都处于安全范围内能显著降低病死率。对于充盈期逼尿肌压力高的患者（DO，膀胱顺应性低），治疗的主要目的是将过度活动的高压膀胱转化为低压储尿囊。另外，逼尿肌压力降低有助于改善UI，预防UTI，从而提高患者的生命质量。

### （一）保守治疗方法

**1. 辅助膀胱排空——Credé手法排尿、瓦尔萨尔瓦排尿、反射性排尿** 对于膀胱排空不全的患者，通过耻骨上压迫使下腹向下移动（Credé手法）或通过腹部紧张（瓦尔萨尔瓦动作）导致膀胱内压增加，可以促进膀胱排空，但也会导致反射性括约肌收缩，后者可能会增加膀胱出口阻力，使排空效率低下。反射性排尿是指刺激上运动神经元损伤患者的骶骨或腰椎引起逼尿肌反射性收缩，促进排尿。这3种方式都存在高压排尿的风险，对上尿路有潜在的危害。反射性排尿还可以诱发自主神经反射，尤其是在患有高水平SCI（$T_6$或以上）的患者。因此，除非尿动力学显示膀胱内压保持在安全范围内，否则不鼓励使用。所有辅助膀胱排空技术都需要采取其他措施降低出口阻力，即便如此，逼尿肌高压仍可能存在。因此，患者需要专门的教育及密切的尿动力学监测。

**2. 膀胱康复及外周临时电刺激**

（1）膀胱行为训练：膀胱行为训练在NB患者中适用的人群有限，主要包括定时排尿和提示性排尿。定时排尿是指在规定的时间间隔内排尿，主要适用于由于认知或运动障碍导致UI的患者，同时也是针对大容量、感觉减退膀胱患者的首选训练方法（例如糖尿病NB）。提示性排尿指教育患者排尿时能够请求他人协助，该方法适用于认知功能良好，但高度依赖他人协助的患者。

（2）盆底肌肉锻炼：盆底肌肉锻炼主要包括凯格尔训练等。对于不完全去神经化的神经源性UI及神经源性DO患者，可以增强盆底与括约肌力量，从而改善UI、抑制DO。

盆底肌肉训练结合外周临时电刺激及生物反馈似乎比单独治疗更有效，尤其在MS患者中。

（3）外周临时电刺激：外周临时电刺激治疗NB有效且安全。目前应用最广泛的外周临时电刺激是胫神经电刺激。其灵感来源于中国传统医学中的针灸学，通过针刺胫神经走行的位置影响膀胱功能，针刺点靠近穴位“三阴交”。胫神经包含$L_4$～$S_3$的神经纤维，与支配膀胱和盆底的神经纤维起源于相同的脊髓节段，因此可以通过刺激胫神经治疗二便功能障碍。胫神经刺激器有两类：①经皮刺激器，根据电极的种类可以分为贴片式刺激器和针刺式刺激器；②可植入式胫神经刺激器。一项仅包括药物难治性MS患者的多中心研究显示，临床症状和King’s健康问卷评分均得到了明显改善。在尿动力膀胱测压的同时给予持续胫神经电刺激，可以看到首次无抑制收缩时的膀胱容量与膀胱最大容量均得到明显增加。治疗12周后，排尿日记显示改善率达10%～90%，疗效至少持续一年。此外，在有储尿期症状和存有DO的PD患者中，连续胫神经电刺激治疗，最大膀胱容量平均增加约100ml。国内，練国庆等利用经皮胫神经刺激治疗神经源性DO取得了和琥珀酸索利那新同等的治疗效果，且具有无创、便于使用等优点。

另外，刺激 SCI 患者阴蒂背神经能抑制 DO，增加膀胱容量。在骶骨区域的经皮电刺激可以改善脑血管意外患者 UI 的症状评分。

（4）膀胱腔内电刺激（IVES）：IVES 是通过带有刺激电极的尿管插入膀胱内，以生理盐水作为介质刺激逼尿肌，通过逼尿肌与中枢间尚存的传入神经联系通路，诱导膀胱产生排尿感觉，从而增加传出通路神经冲动，促进排尿功能。这项技术于 1975 年开始在 NB 患者中进行应用。早期，IVES 对下尿路功能障碍的治疗效果一直存在争议，但之后陆续有研究结果证实了其有效性。IVES 最适用于伴有膀胱感觉缺失和逼尿肌收缩无力的不完全性神经损伤患儿。另外有研究认为，IVES 只对从膀胱到大脑皮质神经结构完好的患者及虽然存在中枢神经损伤但在 $S_3$～$S_4$ 支配的鞍区皮肤仍保留痛觉的患者有效。

IVES 治疗的不良反应少，个别患者会引起疲劳、皮肤瘙痒和 UTI，可通过降低刺激幅度、调整电极位置、服用抗生素或停止刺激得以解决，停止刺激后，这些现象也均逐渐消失，不会影响患者的生活质量。

虽然，IVES 对下尿路功能障碍患者的疗效是值得肯定的，是 NB 患者膀胱管理的一项重要选择，具有操作简单、治疗费用低、治疗周期短、微创、患者依从性好等优点。但目前还存在以下问题有待解决：需要进一步探讨 IVES 有效的预测因素，明确对患者的筛选标准；探索将 IVES 与其他疗法联合使用，提高疗效；推动技术和设备创新，使 IVES 设备更便携和更智能，增加患者的依从性，等等。

**3. 针灸** 中医认为 NB 患者因督脉受损、下焦之气阻滞、气滞血瘀或肾气受损、膀胱气化功能失调所致。临床以补中益气、通调下焦为治疗方法。针灸疗法具有易于操作、痛苦小、经济等优点，如果能够探索到疗效确切且安全性好的治疗穴位及刺激强度，针灸可作为改善 NB 的方法之一。

腧穴选取原则不一，因为针刺的穴位及手法亦有变化，配伍繁杂，临床实践中往往多法配合，但总的取穴原则是辨证与辨病相结合，脏腑辨证和经络辨证相结合，并参考现代解剖学理论取穴。因此，不同的取穴和手法会影响针刺治疗 NB 的疗效。目前最常用的穴位是八髎、三阴交和中极。

**4. 导尿治疗**

（1）间歇导尿（intermittent catheterization，IC）：IC 是 BT 的一种重要方式，是协助膀胱排空的金标准。IC 适应证是逼尿肌活动性低下或收缩力减弱的患者，或 DO 被控制后存在排空障碍的患者。IC 对于 NB 患者近期和远期的安全性已经得以证实。女性 IC 的注意要点：①选择适当粗细的导尿管：女性可以选用 14～16F。②导尿前清洗双手及外阴，充分润滑尿道，轻柔操作。③近视女性患者可以使用放大镜，对于那些部分或完全失明的女性，可以使用“触摸技术”确定阴道标志和尿道口的位置。④坐轮椅的女性患者应坐在轮椅边缘，分开双腿，或在椅子上抬起一条腿，以便于接近尿道口。附在腿带上的镜子可以帮助看到尿道。对于那些单侧偏瘫的女性，可以使用阴唇分离器，用功能正常的手插入导管。在这些患者中，应考虑使用带有引流袋的导管。⑤有些女性可能会存在泌尿生殖道脱垂，导致尿道的解剖结构扭曲或改变，不但影响尿道口的观察，导管的插入也很困难。在这些情况下，应全面评估脱垂，如果患者不接受手术修复脱垂，或者由于合并症而不适合手术，阴道内子宫托可以用来减轻脱垂。同时建议插管时使用更柔软的导管以减少插入时的不适感。⑥肥胖或受孕而插管困难的患者，可以蹲在镜子前操作。对于女性尿道口很深的情况，可以使用更长或更大的镜子，以及使用更长的导管，另外可以使用额外的光源，如手电，进行辅助。⑦根据尿动力学检查确定的安全膀胱容量来决定每次导尿量及导尿间隔时间：导尿频率平均每天4～6次，每次导尿量推荐为400～500ml，安全容量不足者应采取药物及外科治疗扩大膀胱容量；适当控制饮水，使每天尿量在2 000ml左右。⑧对于IC的患者每年至少应随访一次，随访内容包括体检、实验室检查、泌尿系超声及尿动力学检查。

（2）留置导尿和膀胱造瘘：在原发神经系统疾病的急性期，短期留置导尿是安全的。女性患者可以选择长期留置尿管，但长期留置导尿或膀胱造瘘均可有较多并发症。长期留置尿管者菌尿比例可高达100%，多种细菌寄生，并具有耐药菌，但不推荐将膀胱灌洗和预防性使用抗生素作为常规控制UTI的方法。导尿管应定期更换，硅胶导尿管应为首选、2～4周更换一次，而（硅胶涂层）乳胶导尿管每1～2周须更换一次。对留置导尿或膀胱造瘘超过10年、严重肉眼血尿、慢性顽固性UTI的患者应进行膀胱癌的筛查，每年例行膀胱镜检查，同时要防止由于膀胱挛缩而导致的上尿路积水扩张。

**（二）药物治疗**

通常情况下，单一药物治疗NB的疗效有限，包括药物治疗在内的联合治疗才能获得最大疗效，达到预防上尿路损伤、改善长期预后的效果，尤其是骶上SCI或MS患者。

**1. 抑制DO的药物**

（1）M受体阻滞剂：M受体阻滞剂是治疗神经源性DO的一线药物。乙酰胆碱是人类膀胱逼尿肌产生收缩的主要神经递质，逼尿肌上主要分布M2和M3受体，其中M3受体被认为是调控逼尿肌收缩的主要受体亚型。M受体阻滞剂通过竞争性抑制乙酰胆碱与逼尿肌上M3和M2受体的结合而抑制膀胱逼尿肌反射性收缩、减轻DO程度，进而起到治疗NB的作用，达到保护肾脏和膀胱的目的。该类药物也有可能影响排尿期逼尿肌收缩力、导致PVR量增加。因此大部分NB患者在服用M受体阻滞剂的同时，需要配合IC来排空膀胱；也有部分PVR量较少的患者可以联合使用α受体阻滞剂来辅助膀胱排空。

目前国内临床应用的M受体阻滞剂有：托特罗定、索利那新、奥昔布宁、丙哌维林及曲司氯铵。此类药物总体上有良好耐受性，应用人群广泛，包括儿童及老年患者，可显著改善NB患者尿动力学指标（包括增加最大膀胱容量、抑制DO，降低储尿期膀胱压力等）。其中，只有奥昔布宁在小儿患者中的应用得到了批准。但这类药物均有不同程度的口干等副作用，选择性更高的M受体阻滞剂可以减少副作用的发生。

托特罗定是膀胱高选择性M受体阻滞剂，同时阻断M2及M3受体亚型；其与膀胱的亲和力要高于唾液腺，因此其口干等副作用要低于奥昔布宁；其脂溶性较低，因此不易通过血脑屏障，中枢神经系统副作用较小，是治疗NB的经典药物。索利那新是新型高选择性M受体阻滞剂，对M受体亚型及膀胱组织均具有更高的选择性，与M3受体的结合力要高于M2，与逼尿肌上M受体的亲和力要比唾液腺强，因此口干副作用更小。在中枢神经系统副作用也较小，不会削弱认知功能，在NB治疗中也具有良好的应用前景。丙哌维林及奥昔布宁为混合作用机制的药物，除抗胆碱作用外，同时也作用于膀胱钙离子通道，发挥松弛膀胱逼尿肌的作用。曲司氯铵对M受体亚型无选择性，几乎不经过P450酶代谢，这使其较少出现药物与药物的相互作用。黄酮哌酯治疗神经源性DO缺乏循证医学证据支持，作用机制不清楚。

上述药物有不同的耐受曲线，若患者服用一种药物出现副作用或者治疗效果不理想时，可以更换为另一种药物，也可以两种药物联合使用。

（2）$\beta_3$肾上腺素受体激动剂：$\beta_3$肾上腺素受体是人类膀胱上分布最为广泛的β肾上腺素受体亚型，也是调节膀胱逼尿肌放松的最主要的β受体亚型。近年的研究证实了$\beta_3$受体激动剂治疗非NB过度活动的有效性和安全性，可以缓解尿频、UI的症状，稳定逼尿肌；同时，耐受性良好，并无口干、便秘、认知功能损害等M受体阻滞剂常见的副作用。有文献报道$\beta_3$肾上腺素受体激动剂在神经泌尿患者中也能起到一定的效果。

**2. 治疗逼尿肌收缩无力的药物** M受体激动剂药物（氯贝胆碱）及胆碱酯酶抑制剂药物（溴吡斯的明）虽然可以改善逼尿肌收缩力，增强膀胱排空，但因其频发、严重的副反应，并没有常规用于临床。

**3. 降低膀胱出口阻力的药物** 在女性，交感神经通过$\alpha_1$受体维持着尿道的静止张力。因此$\alpha_1$受体阻滞剂可以降低女性患者膀胱出口阻力，改善排尿困难等排尿期症状。对DBND的患者应用α受体阻滞剂，可降低逼尿肌漏尿点压力，其副作用较少。对于使用辅助膀胱排空方法的患者也建议服用$\alpha_1$受体阻滞剂，以降低尿道出口阻力，减少残余尿。临床常用的α受体阻滞剂有坦索罗辛、阿夫唑嗪、特拉唑嗪、多沙唑嗪和萘哌地尔等。此类药物还会导致血压降低，但可从正反两方面来看待血压降低的作用：正面是用于降低及预防因自主神经功能障碍导致的高血压，负面是体位性低血压可能导致跌倒等意外。

**4. 减少尿液产生的药物** 去氨加压素为一种合成抗利尿剂，可以抑制肾脏尿液的产生，减少膀胱内尿量，进而缓解LUTS，主要用于夜尿、遗尿和尿崩症。服用去氨加压素的患者需要定期复查电解质。

**5. 腔内药物灌注治疗** 用于膀胱腔内灌注治疗的药物主要有抗胆碱能药物和C纤维阻滞剂。

### （三）临床常用的手术治疗方法

NB的手术治疗方法分为治疗储尿功能障碍的术式、治疗排尿功能障碍的术式、同时治疗储尿和排尿功能障碍的术式和尿流改道术式4大类。

**1. 重建储尿功能的术式** 重建储尿功能可以通过扩大膀胱容量和/或增加尿道控尿能力两条途径实现。

（1）扩大膀胱容量的术式

1）A型肉毒毒素（botulinum toxin type A，BTX-A）膀胱壁注射术：BTX-A是肉毒杆菌在繁殖中分泌的神经毒素。其注射于靶器官后作用在神经肌肉接头部位，通过抑制周围运动神经末梢突触前膜的乙酰胆碱释放，引起肌肉的松弛性麻痹，这是一种可逆的“化学性”去神经支配过程，注射后靶器官局部肌肉的收缩力降低，随着时间推移，神经轴突萌芽形成新的突触接触，治疗效果逐渐减弱直至消失。

BTX-A膀胱壁注射术的适应证：药物等保守治疗无效，但膀胱壁尚未严重纤维化的神经源性DO患者。对于同时合并肌萎缩侧索硬化症或重症肌无力的患者、受孕及哺乳期妇女、过敏性体质者及对BTX-A过敏者禁用。使用BTX-A期间禁用氨基糖苷抗生素。

成人神经源性DO患者接受BTX-A膀胱壁注射后，膀胱容量、顺应性、逼尿肌稳定性明显改善，UI次数减少。大多数患者术后须配合IC，因此术前应告知患者术后须行IC，并提前加以训练，多数患者接受注射1周左右起效，疗效平均维持3～9个月。

成人接受BTX-A膀胱壁注射后罕见不良反应发生。最常见的并发症是下UTI和尿潴留。急性肉毒毒素中毒可引起全身瘫痪和呼吸衰竭，也有个案报道的并发症有注射后一过性全身肌无力、过敏反应、流感样症状等。

2）SNM：SNM 是近年发展起来的一种治疗慢性排尿功能障碍的新方法，其适应证为 OAB、非梗阻性尿潴留及大便失禁。目前国内外的指南并未将 NB 列为 SNM 的常规适应证，但研究提示，SNM 对于部分 NB 患者（如隐性骶裂、不全 SCI、MS 等）的储尿期症状和神经源性肠道症状有明显的改善作用。

该方法分两阶段进行：第一阶段，将永久性电极通过穿刺法植入 $S_3$ 神经孔，进行体外电刺激，测试阶段通过排尿日记、PVR 量和临床症状改善程度评估疗效，测试期通常为 2～4 周（不超过 1 个月），如患者主观症状以及客观观察指标改善超过 50%，即可进入第二阶段——脉冲发生器的永久植入，即将永久性刺激器植入臀部外上象限，并与第一阶段植入的永久电极相连接。

SNM 不同于骶神经电刺激。神经电刺激是通过刺激一个独立的完整运动神经元系统以驱动其支配器官功能的技术，例如电刺激骶神经前根以引起膀胱收缩；而神经调控是指改变或调节先前存在的神经活动以维持器官生理功能的行为。

SNM 的确切机制目前尚不完全清楚。普遍认为，$S_3$ 神经根参与调节中枢神经系统中的排尿和储尿反射，SNM 通过影响 $S_3$ 根的感觉传入神经纤维，导致相关脊髓通路以及脑中枢的改变。

SNM 主要应用于非神经源性下尿路功能障碍患者中，在神经源性损伤患者中的应用数据有限。此外，这些神经源性患者是一个异质性的群体，有着广泛的疾病谱，根据神经源性病变的位置不同，膀胱和肠道功能障碍的类型也不同。因此，在不同的 NB 之间，SNM 治疗结果不同并不奇怪。2010 年，*European Urology* 杂志上发表了一篇文章，对 SNM 治疗 NB 患者进行荟萃分析。该篇文章包括了 26 个研究的数据，平均随访 26 个月。患者漏尿次数、尿垫使用、排尿次数和导尿次数改善超过 50% 定义为成功。在全部纳入的研究中只有 6 项是前瞻性的研究，大部分研究的样本量少于 10 例患者。该分析纳入的 256 例患者，在试验阶段的总成功率为 68%，平均随访 26 个月后的成功率为 92%。另一项涉及 340 例患者的临床研究中，71 例患者有 NB。其中脑血管意外、MS 和 PD 是最常见的病因。63/71（89%）的患者取得了测试成功，随后进行了永久脉冲发生器的植入。尿频尿急症状持续改善长达 24 个月，而尿失禁在最初约 12 个月内得到改善，但在 24 个月内没有持续。

只有少数的研究对单独病因的 NB 进行了报告。一项对 17 例 MS 患者的前瞻性研究显示，16 例（94%）患者的排尿或储尿症状改善 70% 以上。16 例测试成功的患者全部植入。随访 3 年，仍有 14 例（88%）患者成功，残余尿明显减少，尿频尿失禁降低。在另一项对 14 例有尿潴留的 MS 患者的研究中，平均随访 9 个月，恢复排尿的成功率为 86%。有 4/5 的患者成功地减少了尿失禁发生。在对 MS 患者进行 SNM 之前，重要的是与患者和神经科医师讨论未来是否需要进行 MRI 检查，因为目前该设备 MRI 不兼容（除了 1.5T MRI 头部线圈）。此外，随着时间的推移，疾病的进展可能会降低疗效。

前期研究认为 SNM 对完全或几乎完全 SCI 的患者似乎没有益处。但近期的一项研究显示，对 4 例完全性 SCI 患者中进行早期双侧 SNM 植入，平均随访 26 个月，阻止了神经源性 DO 的发生和发展。由于该研究只有 4 例患者，未来需要在更多的病例中进行研究，但如果能在 SCI 后的急性期患者中证实此结果，那么双侧 SNM 可能是一种新的微创技术，可以防止 SCI 后下尿路的恶化。据报道，在不完全脊髓病变的患者中，SNM 在测试阶段的成功率在 29%～40%，永久植入术后的成功率在 58%～80%。同样，SNM 也能改善这些患者的神经源性肠道功能障碍，成功率为 59%～92%。

虽然 SNM 是一种微创技术，但仍然会有不良事件发生。主要并发症有电极植入部位疼痛、感染、腿部疼痛/麻木/反应消失、电极移位、电极被包裹纤维化等，但这些并发症极为有限。疗效丧失和刺激感觉异常通常可以通过重新程控来纠正。其他不良事件（如电极移位、感染和脉冲发生器故障）的发生率高达 24%，这些并发症可能需要手术进行治疗。在 SCI 患者中，电极移位可能比非神经源性患者更常见。在糖尿病患者中，由感染引起的植入物取出为 17%，而在非糖尿病患者中仅为 4%。

3）膀胱扩大术：是目前应用最广泛的是肠道膀胱扩大术，通过截取一段肠管，沿对系膜缘剖开按“去管化”原则［即拉普拉斯定律（Laplace law）］折叠缝合成“U”“S”或“W”形的肠补片，将肠补片与剖开的膀胱吻合形成新的有足够容量的储尿囊，从而达到扩大膀胱容量、低压储尿、防止上尿路损坏的目的。肠管的选择可以是回肠、回盲肠、乙状结肠等，空肠因易造成严重代谢紊乱（低钠、高钙及酸中毒等）而禁忌使用。目前最常用的是乙状结肠及回肠膀胱扩大术。

肠道膀胱扩大术的适应证：严重 DO、逼尿肌严重纤维化或膀胱挛缩、膀胱顺应性极差、合并 VUR 或壁段输尿管狭窄的患者。禁忌证有合并克罗恩病或溃疡性结肠炎等肠道炎症性疾病，以及既往因接受盆腔放疗或腹部手术导致的严重腹腔粘连等。当合并 VUR 时，是否需要同期行输尿管抗反流再植目前存在争议。合并严重括约肌功能不全的患者可选择配合膀胱颈闭合术、膀胱颈悬吊术或 AUS。因尿道狭窄、接受膀胱颈闭合术、肢体畸形、过度肥胖等原因术后无法经尿道 IC 的患者，可选择同期行可控腹壁造口术（阑尾或回肠）。膀胱挛缩导致的壁段输尿管狭窄患者在肠道膀胱扩大术时应同期行输尿管抗反流再植术。

术后患者须配合 IC。主要并发症有肠道分泌黏液阻塞尿路、UTI、结石形成、肠梗阻、肠道功能紊乱、高氯性酸中毒、维生素 $B_{12}$ 缺乏、电解质紊乱、储尿囊破裂、血栓形成、储尿囊恶变等。

由于这些接受肠道膀胱扩大手术患者的健康状况和生命质量得到改善，术后妊娠越来越常见。妊娠可能出现的并发症主要是早产（20%～50%）、UTI（15%）、尿路梗阻（13%）和妊娠期肠梗阻（10%）。目前关于肠道膀胱扩大术后女性妊娠的研究有限，但目标都是生下一个健康的婴儿，并保护母亲的肾功能和控尿机制。对妊娠患者，建议每月进行尿液培养，积极治疗菌尿，避免并发症。受孕前预防服用抗生素的患者应在受孕期间继续服用。应通过每月血清肌酐水平仔细监测肾功能，如果发现血清肌酐升高，必须进行肾脏超声检查以排除肾积水，可通过输尿管支架或经皮肾造瘘解除可能存在的梗阻。所有接受单独膀胱扩大术的患者都可以经阴道分娩，而那些同时接受了膀胱扩大术和膀胱颈手术或放置人工括约肌的患者必须剖宫产，以避免破坏控尿机制。如果需要剖宫产，则应在泌尿外科医师配合下进行。少数情况下，由于新膀胱和子宫前表面之间形成了粘连，导致手术难度增大。如果怀疑膀胱损伤，应在婴儿出生后向膀胱内灌注亚甲蓝，寻找损伤部位，使用可吸收缝线修复撕裂，留置导尿管引流膀胱至少 10 天。

目前也有利用组织工程生物补片取代肠管进行膀胱扩大的研究，在有效增加膀胱容量的同时，可减少肠道相关并发症的发生，但缺乏循证医学证据支持，并且没有关于长期疗效的报道。

（2）增加尿道控尿能力的术式：包括填充剂注射术、尿道吊带术、AUS。任何增加尿道控尿能力的术式都会相应地增加排尿阻力，因此这类术式对于NB的主要适应证为：因尿道括约肌功能缺陷导致的UI，各种原因导致的膀胱颈或尿道外括约肌去神经支配引起的SUI。在实施该类手术前应通过VUDS明确膀胱的容量、稳定性、顺应性、收缩能力，以及是否存在VUR、肾积水等上尿路损害。部分NB患者有可能在术后因膀胱出口阻力增加，膀胱内压力超过安全范围导致肾积水、VUR等并发症，因此术后应及时复查影像尿流动力学检查及上尿路影像学检查，必要时应配合使用M受体阻滞剂、膀胱扩大术等方法降低膀胱压力、扩大膀胱容量，改善膀胱顺应性。

1）填充剂注射术：填充剂注射术通过在内镜直视下，将填充剂注射于后尿道黏膜下，使尿道腔变窄、延长，增加后尿道闭合能力。应用的填充剂有：硅胶颗粒、多聚糖酐、多聚四氟乙烯、胶原、自体脂肪等。目前多聚四氟乙烯、胶原被弃用，而多聚糖酐使用广泛。

填充剂注射术的适应证：尿道固有括约肌功能缺陷，但逼尿肌功能正常的患者，通过注射增加尿道封闭作用提高控尿能力。填充剂注射后屏气漏尿点压力增加，但并不影响逼尿肌漏尿点压力和排尿压力。反复注射疗效不确切，但不影响其他治疗。填充剂注射后应注意随访，如果尿失禁复发则提示病情有反复。

2）尿道吊带术：尿道吊带术是指通过吊带自膀胱颈或中段尿道下方将膀胱颈或尿道向耻骨上方悬吊，固定膀胱颈及中段尿道，以提高控尿能力。

尿道吊带术的适应证：在NB患者中为尿道闭合功能不全的者。术前膀胱的容量、稳定性、顺应性良好或可以控制，术后排尿问题可以通过IC解决。因此在明确适应证的条件下，推荐使用本方法。

该术式在女性神经源性尿失禁患者中的成功率高于男性。主要并发症有吊带断裂或松弛、吊带过度压迫导致尿道侵蚀、感染、导尿困难、直肠损伤等。部分神经源性尿失禁患者术后因膀胱出口阻力增加影响了逼尿肌稳定性，可能造成膀胱顺应性恶化，因此术后要严密随访，必要时应配合使用M受体阻滞剂、膀胱扩大术等方法降低膀胱压力，扩大膀胱容量，改善膀胱顺应性。

3）人工尿道括约肌植入术（artificial urethral sphincter，AUS）：目前临床广泛使用的是AMS800型AUS，袖套-储水囊-控制泵在管道的连接下构成了3件套装置，其原理是储尿期利用包绕尿道的袖套的充盈来压迫尿道，排尿期在储水囊调节和控制泵控制下排空袖套，释放对尿道的压迫，进而实现尿液排空。

AUS植入术的适应证：尿道括约肌去神经支配导致的神经源性括约肌功能不全。所有准备接受该术式的患者术前均应行VUDS，以评估尿失禁的类型、程度，以及膀胱的感觉、容量、顺应性、稳定性和收缩性，排除尿道狭窄、BOO和VUR等异常。对于存在DO及膀胱顺应性差的患者，术前应加以纠正。准备接受AUS植入的患者必须具有正常智力及生活自理能力，双上肢功能良好，能够独立使用人工尿道括约肌装置。

因神经源性尿道括约肌功能不全而接受AUS植入术的患者，术后总体控尿率在70%～95%，AUS装置翻修率在16%～60%，装置取出率在19%～41%。AUS植入术在神经源性尿失禁患者中的总体疗效不如非神经源性尿失禁患者，主要远期并发症包括感染、尿道侵蚀、尿道萎缩、机械故障等。部分NB患者有可能在接受AUS植入术后因膀胱出口阻力增加，膀胱内压力超过安全范围进而导致肾积水、VUR等并发症，因此术后应及时复查影像尿流动力学检查及上尿路影像学检查，必要时应配合使用 M 受体阻滞剂、自体膀胱扩大术、肠道膀胱扩大术等方法降低膀胱压力，扩大膀胱容量，改善膀胱顺应性。长期 CIC、术前反复 UTI、年龄大于 70 岁、盆腔放疗均可能是该手术失败的风险因素。

Phe 等人报道了 26 例患有神经源性 SUI 的成年女性植入人工尿道括约肌（AUS）的长期效果。有 15/26（58%）的患者仍保留原有植入物，而有 5/26 的患者由于侵蚀和 / 或感染需要进行植入物取出。作者得出结论，长期随访中，AUS 可以提供令人满意的控尿率（71.4%）。一项大型研究调查了 376 例 SUI 患者的 AUS 手术结果，总共 54 个患者属于神经源性的尿失禁。平均随访时间为（9±4）年。作者报告神经源性（90.7%）和非神经源性（84.7%）患者的控尿率无统计学显著差异。然而，与神经源性组相比，非神经源性组 AUS 的使用期限明显更长。与非神经源性组相比，神经源性患者取出 AUS 的风险高出两倍。

2. **重建排尿功能的术式** 主要通过降低尿道阻力来实现，通常由于术后出现 UI 而需要配合外部集尿器，因此这类手术不适合女性 NB 患者。

3. **同时重建储尿和排尿功能障碍的术式** 骶神经后根切断 + 骶神经前根刺激术（SDAF+SARS），即 Brindley 刺激器植入术，此术式包括完全切断 $S_2$～$S_4$ 神经后根，改善膀胱顺应性，抑制逼尿肌无抑制收缩；同时在 $S_2$～$S_4$ 骶神经前根植入 Brindley 电极。

Brindley 电刺激利用尿道括约肌和膀胱逼尿肌不同的生物学特性，产生一种“刺激后排尿”模式。大约 80% 的患者可以获得足够的膀胱收缩产生有效排尿，但术后应加强对上尿路的随访。

SDAF+SARS 术的适应证：DESD 合并反射性 UI、PVR 增多的骶髓以上完全性 SCI 患者。主要并发症包括便秘症状加重、电极装置故障、电极植入部位感染和疼痛、脑脊液漏等。

手术技术包括 $S_2$～$S_4$ 背根切断术和 $S_2$～$S_4$ 前根植入神经刺激器两个部分：手术的第一部分通过手术破坏骶反射弧，切断了感觉传入，抑制 DO 与 DSD，从而降低膀胱压力和减少自主神经功能障碍。在第二部分手术（SARS）中，患者通过刺激骶神经前根引起膀胱收缩恢复生理排尿。长期随访，UTI 及相关并发症的发生减少，同时降低了住院治疗的次数和与这些相关的费用。

在过去的 40 年中，超过 2 000 名患者进行了 Brindley 电刺激器的植入。许多团队报告了他们在 Brindley 手术中的经验，其中一些随访长达 12 年。结果发现能达到 57%～100% 的控尿率，膀胱容量增加 122%～375%，70%～91% 的患者残余尿量减少到＜50ml，并能减少 UTI 的发生率。

据报道，SDAF/SARS 可以改善逼尿肌顺应性和储存期逼尿肌压力。Krebs 等人比较 SDAF/SARS 前后尿动力学参数，发现术后短期随访时，逼尿肌顺应性和逼尿肌压力值分别超过 20cm$H_2O$/ml 和接近 40cm$H_2O$（3.92kPa）。这意味着顺应性回归到正常值。此外，经过长期随访，发现逼尿肌顺应性和储尿期压力有下降趋势，这表明，在 SDAF 后尿动力学参数持续改善。

另有研究报告称 88%～91% 的患者使用该设备有助于肠道功能的改善，有效排空肠道。在一项横断面研究中，93 例 Brindley 刺激器与 70 例对照组比较，植入组能够获得更高的泌尿系问卷评分、综合生活质量指数和控尿率，并减少 UTI。即使是由于某种原因不再使用神经刺激器的患者，也能够继续从后根切断中获益，生活质量和临床参数仍然较好。

因为有潜在的疼痛风险，手术只能在完全性 SCI 患者或某些经过选择的不完全性 SCI 患者中施行。运动根的损伤是最严重的并发症，将会影响刺激的效果。Brindley 报告 50 名患者中有 23 例前根损伤，但大多数在 1 年内康复。为了减少脑脊液漏，Brindley 和 Sauerwein 也尝试进行硬膜外植入，特别是在既往有蛛网膜炎的患者。最近，一项对 104 名硬膜外植入的患者的研究表明，膀胱容量、尿失禁次数和 UTI 得到明显改善，而且没有增加前根损伤的发生率。

**4. 尿流改道术**　回肠膀胱术是最常用的术式，主要缺点为需要终身佩戴集尿袋，主要并发症有感染、电解质紊乱、肠梗阻、小肠远端梗阻、营养吸收不良、肠粘连、吻合口瘘、吻合口狭窄、腹壁造口狭窄、造口旁疝、结石形成等。尿流改道术在 NB 治疗中的应用极为有限，应严格掌握适应证。

**（四）NB 常见并发症及处理**

**1. NB 的 UTI**　UTI 是 NB 的常见并发症之一。研究表明，约 33% 的 SCI 患者在任何时候都存在菌尿，反复发作的 UTI 可导致肾功能损害、生活质量下降、预期寿命缩短、患者病死率升高。

（1）诊断：NB 患者 UTI 可分为无症状菌尿、症状性感染及细菌定植状态，大部分患者的 UTI 形式为无症状菌尿。因为感觉缺失，患者通常不会有尿频、尿急、尿痛等主观症状，主要临床表现为腰背部或腹部不适、导尿间隔期漏尿、痉挛状态增加、不适、昏睡和/或烦躁、尿液浑浊恶臭等。

NB 患者 UTI 的病因有膀胱排空不完全、膀胱内高压状态、膀胱结石、VUR、器械检查和治疗（导尿等），其他诱发因素还包括液体摄入量较少、卫生状况不良、会阴细菌定殖、压疮、与慢性疾病相关的宿主抵抗力下降等。

（2）治疗：开始治疗前必须尽力寻找并积极去除导致 UTI 的解剖结构和功能上的危险因素与诱发因素，选择正确的排尿方式，降低膀胱压，减少 PVR，处理 VUR。研究证实，同长期留置尿管相比，IC 可以明显降低 UTI 的发生率。多数 NB 患者均存在菌尿，在没有临床症状时并不需要处理。在治疗 UTI 时，尽可能使用对正常菌群影响较小的抗生素，必须在开始经验性治疗前进行尿培养，根据尿培养药敏结果选用抗生素。对于大多数 NB 患者不需要预防性使用抗菌药，即便留置尿管的患者也不需要预防性使用抗生素。预防用药仅限于复发性 UTI 及存在 VUR 的部分病例，预防性抗菌治疗不能显著地降低症状性 UTI，反而导致耐药菌几乎成倍地增加。

预防 NB 患者复发性 UTI 最重要的措施是正确处理下尿路功能障碍（包括降低膀胱内压、完全排空膀胱等）、处理 VUR、摒弃长期留置尿管、采用正确排尿方法、去除泌尿系结石等。

**2. NB 的反流**　VUR 指尿液从膀胱向上尿路的逆行流动，是 NB 患者最常见的并发症之一。NB 患者的 VUR 属于继发性反流。主要原因是 DO、DSD 和/或膀胱顺应性差导致的膀胱压力升高。与原发性 VUR 相比，各级别的继发性 VUR 不太可能随着年龄的增长而消失。慢性感染和输尿管口附近的膀胱小梁和憩室会削弱甚至破坏解剖结构，导致持续的反流。VUR 与 UTI 和肾瘢痕相关。当发生膀胱下 UTI 时，VUR 会增加肾盂肾炎的风险，导致更高的发热感染率，从而增加肾瘢痕和上尿路损伤的风险。

（1）诊断：VUR 的诊断需要全面的病史、化验及体格检查，包括家族史、膀胱和肠道功能障碍评估、血压测量、尿液分析和尿液培养，以及患者血清肌酐水平的测量。

不同类型的NB可能有不同的VUR风险。对于脑桥上病变的患者，如脑血管意外、帕金森病和痴呆，排尿通常协调，因此VUR很少发生；然而，由于慢性感染、膀胱挛缩和其他原因，这些患者可能会在较长时间后发生VUR。骶上脊髓病变患者通常存在DO和DSD，膀胱内压升高和残余尿是VUR的危险因素，最终导致肾功能损害。骶髓或骶下病变患者的膀胱通常处于无反射状态，临床表现包括排尿困难或尿潴留，虽然膀胱在储存期间可以保持低压，但相当多的患者会选择通过瓦尔萨尔瓦和Credé法排空膀胱，这些排尿方法可能会在排尿过程中形成较高的膀胱内压，仍然会导致VUR。

VUDS是诊断VUR的标准方法。通过VUDS，不仅可以识别和分级VUR，掌握VUR发生时的膀胱容积和压力，还可以区分是在储尿还是排尿时出现反流。对VUR的分级参照国际反流分级标准，以等级Ⅰ～Ⅴ级来表示。Ⅰ级：反流至不扩张的输尿管；Ⅱ级：反流至不扩张的肾盂肾盏；Ⅲ级：输尿管、肾盂肾盏轻中度扩张，杯口变钝；Ⅳ级：中度输尿管迂曲和肾盂肾盏扩张；Ⅴ级：输尿管、肾盂肾盏重度扩张，乳头消失，输尿管迂曲。在膀胱测压过程中，严重的反流可能会对膀胱压力状态产生误判，由于压力损失进入上尿路，以前的高压状态可能会变为几乎“正常”的值。

（2）治疗：VUR的临床治疗既复杂又个性化，有时积极地治疗并不一定会给患者带来任何真正的临床益处。VUR患者主要存在的健康问题是发热性UTI或肾盂肾炎，可能导致肾瘢痕、高血压和肾功能不全。另一方面，VUR的自发消退率很高，尤其是在年轻患者和VUR级别较低的患者中。对于这些UTI风险较低的患者，治疗的目标是尽量减少过度治疗，防止肾瘢痕形成。

1）保守治疗：便秘常见于NB患者。对于同时患有VUR者，便秘会增加UTI的风险，因此，应积极治疗便秘。持续抗生素预防（continuous antibiotic prophylaxis，CAP）是大多数患者的一线治疗，可以预防发热性UTI和肾瘢痕形成。

IC结合抗胆碱能药物是治疗NB的金标准。抗胆碱能药物能抑制DO，降低膀胱压力，提高膀胱顺应性，实现低压储尿；IC是帮助膀胱排空和实现低压排尿的一种方法。IC开始的时间取决于临床医师。如果有证据表明DSD或漏尿点压力显著升高，IC就应该尽早实施，甚至在新生儿期即开始，因为在这些情况下，上尿路恶化的可能性更高。许多临床医师更喜欢早期IC，因为有了IC，膀胱压力可以保持在可接受的范围内，并实现低压排尿。尤其是儿童的膀胱更有可能在长期动力改善的情况下正常生长。事实上，只有IC联合抗胆碱能药物才能在2～3年内缓解30%～50%患者的VUR。IC在幼儿期更容易取得良好的效果。膀胱压力持续升高会导致膀胱纤维化，如果不采取积极措施，很难逆转VUR。IC的主要缺点是菌尿发生率增加，但在正确实施IC后，症状性UTI似乎减少了。IC后VUR仍在恶化的患者中，有很大一部分是没有正确使用IC。

2）外科治疗：与CAP一样，手术治疗VUR的适应证也存在争议。手术指征包括：尽管使用CAP仍然反复UTI的患者、持续性高级别VUR患者（尤其是双侧或新肾瘢痕患者）、非手术治疗依从性差的患者。①内镜下抗反流程序：输尿管口注射填充剂等内镜抗反流手术因其操作简单、疗效好而得到推广。它也适用于继发性VUR患者。但据报道，NB患者行此手术的成功率为53%～86%，低于原发性VUR。在VUR级别较高的患者中通常效果较差，只能取得暂时性成功。由于晚期VUR复发的可能性很高，患者需要长期随访。②BTX-A：近年来，逼尿肌内注射BTX-A已被证明在低顺应性和高压的NB治疗中是安全有效的，并且可以缓解或治愈一些继发性VUR。一项研究报告，72名接受了膀胱壁和/或尿道括约肌内注射 BTX-A 的患者。其中 7 人为 NB 同时存在 VUR。随访 6～12 个月，VUR 消失，并且在至少 12 个月（12～33 个月）的随访期间未观察到 VUR 复发。③SNM：SNM 也被证明对 NB 患者有效。NB 患者发生 VUR 的原因包括充盈期 DO 和顺应性低、Credé 手法排尿、瓦尔萨尔瓦排尿和反射性排尿。因此，在储尿和排尿过程中降低膀胱压力，改善膀胱顺应性，可以改善 VUR。在陈国庆的研究中，SNM 不仅增加了平均最大膀胱容量和顺应性，而且降低了最大膀胱内压。研究表明，测试前有 12 条输尿管单元（10 名患者）存在 VUR。在测试阶段结束时，12 条输尿管中有 3 条 VUR 消失。在 8 条 VUR 未消失的输尿管中，VUR 级别及出现 VUR 前的膀胱容量有所改善。然而，这些患者在排尿期间均未恢复自发性膀胱收缩。为了防止 VUR 复发，所有患者均依靠 CIC 排空膀胱。④输尿管再植术：当患者有足够的膀胱容量和良好的顺应性时，可接受单纯输尿管再植而不扩大膀胱。单纯再植术后输尿管狭窄的风险较高。对于接受单纯再植的患者，降低膀胱压力被认为是取得良好效果的关键。因此，CIC 联合抗胆碱能药物应在术后进行。对于 NB 合并高级别 VUR 的患者，膀胱扩大成形术通常与输尿管再植术相结合。廖利民教授建议在膀胱扩大成形术期间，输尿管再植入的适应证是：①在 VUR 等级为Ⅲ级或更高；②VUR 开始于低压（小于 10cm$H_2O$）；③尿路扩张等级为Ⅲ级或更高和/或 UVJ 狭窄。

肠道膀胱扩大术结合输尿管再植的主要并发症包括肠粘连和肠梗阻、膀胱输尿管吻合口狭窄、肠分泌物黏液阻塞尿路、UTI、结石形成、肠功能障碍、高氯酸中毒、维生素 $B_{12}$ 缺乏、电解质紊乱、膀胱破裂、血栓形成和膀胱恶变，长期并发症包括膀胱穿孔、黏液生成、代谢异常、肠功能障碍和结石形成。

**3. NB 的盆底脱垂**　盆腔器官脱垂（pelvic organ prolapse，POP）是一种常见的解剖学疾病，影响高达 50% 的成年女性，有充分的证据表明，POP 的风险随着年龄、产次和阴道分娩的增加而增加。在女性神经源性 DU 患者中，尽管指南建议使用 IC 的方法排空膀胱，但是腹压辅助排尿还在一些患者中被应用。这种排尿方式会增加 POP、UTI、尿石症风险，或因膀胱高压而导致肾功能恶化。因此在处理 POP 后必须选择正确的排尿方式，比如 IC。预防女性 NB 患者 POP 的最重要的措施也是选择正确排尿方法，避免腹压排尿。POP 的诊断、评估、治疗及预后详见本书相关章节。

**4. NB 合并神经源性肠道功能障碍的处理**　NB 患者大多都合并排便功能障碍，为了提高患者生命质量，在恢复膀胱功能的同时，也应该采取措施改善排便功能。神经系统病变导致直肠排空能力显著下降（包括直肠动力、感觉及协调功能下降），进而引起储便和/或排便功能障碍，产生一系列症状，如便秘和/或便失禁。

NB 合并神经源性排便功能障碍的病因多元化，病情复杂，治疗要仔细分析患者的需求、康复目标和预期生活方式，全面考虑，选择合适的排便管理方案，并定期评价，目前仍然以保守治疗为主。

（1）诊断

1）神经系统病因：通过神经系统疾病相关的病史、体格检查、影像学检查和神经电生理检查，明确病变的性质、部位、程度、范围、病程等。

2）排便功能障碍程度：应从体格检查、实验室检查、肛肠动力学检查和影像学检查加以明确。结合尿动力学、性功能障碍、盆腔脏器脱垂结果加以判断。评估粪便性状、是否有里急后重、是否有腹痛、排便次数、排便量、排便时间等，可采用排便日记、神经源性肠道功能障碍评分（Neurogenic Bowel Dysfunction Score，NBDS）评估。

3）特殊检查：肠传输试验、肛门直肠测压、排粪造影、盆底肌电图检查，以及其他检查（直肠腔内超声、钡灌肠、结肠镜、直肠镜、消化道激素测定、组织学检查等）。

（2）治疗

1）保守治疗：①排便训练。建立规律的作息或管理方案是控制排便和避免肠道中粪便潴留的基础。建立合理健康教育，患者养成良好的排便习惯。避免长期使用刺激性泻剂；养成饭后或饮水后 15～30min 的规律性排便习惯。②饮食管理。下运动神经源性排便障碍的患者，须进食高纤维素、高容积和高营养食物，每天摄入适量的水。而上运动神经源性排便障碍的患者，高纤维饮食往往会引起腹胀和胃肠胀气，应尽量减少食用。③PFMT。主要包括凯格尔（Kegels）训练和阴道锥训练，可增强盆底与括约肌力量及肌肉运动的协调性，改善尿便失禁。④生物反馈治疗。为盆底肌肉康复的高级训练方法，可全面了解盆底肌肉的生理状态，巩固 PFMT 的效果。⑤自家经肛门灌肠。自家灌肠治疗被认为是治疗神经源性排便障碍、提高生命质量的一线治疗方法。⑥电刺激治疗。PTNS 治疗肠道功能障碍有效，在中远期效果上并不比 SNM 差。有前瞻性研究也发现胫神经刺激治疗大便失禁短期疗效明显。另有队列研究对胫神经刺激进行长达 42 个月的随访，发现能够持续改善大便失禁。⑦针灸治疗。有资料显示，针刺八髎、天枢、大肠俞、上巨虚、足三里有助缓解便秘和失禁症状。

2）药物治疗：主要包括一些直肠刺激性药物以及口服泻剂。

3）外科治疗：①BTX-A 耻骨直肠肌内注射术。适应证为保守治疗无效伴神经源性排尿困难的排便功能障碍患者。②骶神经前根刺激器。通常用于 SCI 后膀胱功能障碍的治疗，对一些排便功能障碍患者也有效。有报告称 88% 的患者使用该设备改善了肠道功能，也有研究指出超过 91% 的患者使用刺激器可以进行肠道排空。由于该术式创伤较大，目前专门以排便治疗为目的临床应用较少。③SNM。SNM 在改善 NB 患者膀胱症状的同时，对神经源性肠道功能障碍，无论是便秘还是便失禁均有很好的疗效。陈国庆对 41 名同时伴有 NB 和肠道功能障碍的患者永久性 SNM 植入前后的神经源性肠道功能障碍评分（NBDS）进行评估，NBDS 平均得分从 11.0±5.83，显著下降至 5.2±5.32（$n$=41，$P$<0.05），其中 26 例患者经过长期随访（34±30.9）个月，NBDS 评分为 5.6±5.18，与第一次随访时的评分 5.5±5.33 无显著统计学差异（$n$=26，$P$>0.05）。

4）其他外科手术：包括结肠造瘘、Malone 顺行灌肠治疗，均是各种措施的最后选择，可以提高部分患者的生活质量。

5）NB 患者的性功能及生育问题：NB 患者也经常合并性功能障碍。女性神经源性性功能障碍最常见于 SCI 或者 MS 的患者。65%～80% 的 SCI 女性患者在受伤后仍然有性生活，但频率较损伤前减少，另外据报道，25% 的 SCI 女性患者性生活满意度下降，但总体生活质量高于男性。MS 患者的性功能障碍很常见，但常被医师所忽略。性活动障碍最大原因是漏尿，另外还有肢体麻木后本体感觉下降以及肌肉痉挛。性伙伴可以协助 SCI 女性患者获得自信，增加患者自我魅力和吸引力。药物可以改善阴道干涩，西地那非可以部分逆转性唤起困难，另外手动或震动刺激阴蒂可以增加性敏感性。尽管一些研究显示在治疗女性性欲减退和性高潮障碍方面，心理干预是有效的，但缺乏高等级的研究证据。神经生理学研究显示：对 $T_{11}$～$L_2$ 感觉范围有针刺感觉的患者，可以获得心理性生殖器充血。另外，骶反射弧（$S_2$～$S_5$）存在的 SCI 女性患者阴道可以分泌黏液并可以获得性高潮。女性患者不会因特定损伤而导致特定的性功能障碍，即使骶反射弧完全损伤，在损伤部位以上区域的刺激，仍可唤起性高潮。

关于神经源性损伤女性患者的生育能力的研究较少。超过1/3（38%）的女性癫痫患者存在不育，服用多种（3种或更多）抗癫痫药物、高龄、低教育水平的患者更易发生不育。SCI后6个月左右，女性患者会出现停经，生育受到暂时影响。女性患者在受伤后，70%会采取避孕措施，这一比例远高于受伤前，与受伤前相比，更少女性采取服用避孕药的方式进行避孕。虽然SCI的女性患者可以受孕，但其在妊娠期、分娩过程中发生并发症的概率要高于正常女性。并发症主要包括膀胱问题、痉挛、压疮、贫血和自主神经功能紊乱等。这类女性患者剖宫产率较高，出生婴儿低体质量的比例也增多。分娩过程中可以采用硬膜外麻醉缓解自主神经功能紊乱。SCI后女性患者更年期情况几乎没有相关报道。对于其他原因神经系统病变的女性患者，其性功能和生殖能力未见相关报道。

**（五）NB常见病理生理改变的治疗策略**

不同的神经系统病因可以导致相同的下尿路病理生理改变，对同一病理生理改变治疗的策略是基本一致的。因此通过尿动力学，尤其是VUDS明确下尿路病理生理状况对于治疗决策的制定具有重要意义。

1. **DO和低顺应性膀胱的治疗策略**　推荐采用包括药物治疗在内的联合治疗。M受体阻滞剂是一线用药。口服M受体阻滞剂治疗无效时可使用膀胱腔内灌注抗胆碱能药物、RTX等。经保守治疗无效但膀胱壁尚未纤维化的患者可应用BTX-A膀胱壁注射术。SNM对部分神经源DO及改善顺应性有效，可选择使用。DO合并膀胱顺应性极差（膀胱壁严重纤维化、膀胱挛缩）的患者可应用肠道膀胱扩大术。上述治疗措施因抑制DO造成的PVR增多可以由IC解决。

2. **逼尿肌无反射的治疗策略**　IC是逼尿肌无反射患者协助排空膀胱的标准办法。辅助排尿有诱发或加重上尿路损害的风险，适宜患者群有限，除非有尿动力学证明其安全，否则不推荐常规使用，可同时选择应用α受体阻滞剂。对于中枢或外周神经不完全性损伤患者，可使用IVES改善膀胱感觉功能，促进排尿反射。

3. **尿道括约肌功能不全的治疗策略**　行为训练、盆底肌功能训练、盆底电刺激、生物反馈等适用于轻度尿道括约肌功能不全的患者，目前尚无有效的口服药物能够治疗神经源性尿道括约肌功能不全。神经源性轻、中度尿道括约肌功能不全导致的UI推荐尿道吊带术，部分患者术后由于膀胱出口阻力增加带来的PVR量增多可以通过IC解决。严重的UI患者推荐AUS。在选择有创治疗方式前还要评估膀胱功能，以除外DO、低顺应性膀胱等病理生理改变。

4. **DBND的治疗策略**　针对DBND的保守治疗方法推荐口服α受体阻滞剂。手术治疗推荐BTX-A膀胱颈注射术，部分患者可选择膀胱颈切开术。

## 五、预后和随访

NB是一种不稳定状态，甚至可以在短时期内发生很大变化，因此要进行长期规律的随访。通过随访可以了解膀胱尿道功能状况和泌尿系统有无并发症发生，并根据随访结果对治疗方案作出相应调整。

根据基础神经病变的类型和当前NB的稳定程度，全面检查评估的间隔时间一般不超过1年。对于高危的患者，复查间隔时间还应缩短。发现任何明显的临床变化均应进行进一步有针对性的研究和处理。

复查内容包括：尿常规、泌尿系超声及 PVR 量测定、肾功能及尿动力学检查，高度推荐采用 VUDS。

总之，NB 是一个多元化的复杂疾病，需要个性化治疗与动态随访。在治疗之前必须对患者进行全面、具体的诊断，并把当前医疗水平、患者心理状况及其对未来期望值等因素都考虑进去。临床医师可以从丰富的治疗方法中进行选择，并与患者及其家属共同确定恰当的治疗方案；每种方案各有优劣，即使某种治疗取得成功，终身密切随访也是必须的。

（陈国庆）

## 参考文献


[1] TIBAEK S, GARD G, KLARSKOV P, et al. Prevalence of lower urinary tract symptoms (LUTS) in stroke patients: a cross-sectional, clinical survey[J]. Neurourol Urodyn, 2008, 27(8): 763-771.

[2] MARINKOVIC S P, BADLANI G. Voiding and sexual dysfunction after cerebrovascular accidents[J]. J Urol, 2001, 165(2): 359-370.

[3] ROTAR M, BLAGUS R, JEROMEL M, et al. Stroke patients who regain urinary continence in the first week after acute first-ever stroke have better prognosis than patients with persistent lower urinary tract dysfunction[J]. Neurourol Urodyn, 2011, 30(7): 1315-1318.

[4] LOBO A, LAUNER L J, FRATIGLIONI L, et al. Prevalence of dementia and major subtypes in Europe: a collaborative study of population-based cohorts. Neurologic Diseases in the Elderly Research Group[J]. Neurology, 2000, 54(11 Suppl 5): S4-S9.

[5] NA H R, PARK M H, CHO S T, et al. Urinary incontinence in Alzheimer's disease is associated with Clinical Dementia Rating-Sum of Boxes and Barthel Activities of Daily Living[J]. Asia Pac Psychiatry, 2015, 7(1): 113-120.

[6] GRANT R L, DRENNAN V M, RAIT G, et al. First diagnosis and management of incontinence in older people with and without dementia in primary care: a cohort study using The Health Improvement Network primary care database[J]. PLoS Med, 2013, 10(8): e1001505.

[7] PICILLO M, PALLADINO R, BARONE P, et al. The PRIAMO study: urinary dysfunction as a marker of disease progression in early Parkinson's disease[J]. Eur J Neurol, 2017, 24(6): 788-795.

[8] YAMAMOTO T, ASAHINA M, YAMANAKA Y, et al. Postvoid residual predicts the diagnosis of multiple system atrophy in Parkinsonian syndrome[J]. J Neurol Sci, 2017, 381: 230-234.

[9] DOLECEK T A, PROPP J M, STROUP N E, et al. CBTRUS statistical report: primary brain and central nervous system tumors diagnosed in the United States in 2005-2009[J]. Neuro Oncol, 2012, 14 Suppl 5 (Suppl 5): v1-v49.

[10] MAURICE-WILLIAMS R S. Micturition symptoms in frontal tumours[J]. J Neurol Neurosurg Psychiatry, 1974, 37(4): 431-436.

[11] SAMIJN B, VAN LAECKE E, RENSON C, et al. Lower urinary tract symptoms and urodynamic findings in children and adults with cerebral palsy: a systematic review[J]. Neurourol Urodyn, 2017, 36(3): 541-549.

[12] KULAKLI F, KOKLU K, ERSOZ M, et al. Relationship between urinary dysfunction and clinical factors in patients with traumatic brain injury[J]. Brain Inj, 2014, 28(3): 323-327.

[13] ARUGA S, KUWANA N, SHIROKI Y, et al. Effect of cerebrospinal fluid shunt surgery on lower urinary tract dysfunction in idiopathic normal pressure hydrocephalus[J]. Neurourol Urodyn, 2018, 37(3): 1053-1059.

[14] SINGH A, TETREAULT L, KALSI-RYAN S, et al. Global prevalence and incidence of traumatic spinal cord injury[J]. Clin Epidemiol, 2014, 6: 309-331.

[15] WELD K J, DMOCHOWSKI R R. Association of level of injury and bladder behavior in patients with post-traumatic spinal cord injury[J]. Urology, 2000, 55(4): 490-494.
[16] KONDO A, KAMIHIRA O, OZAWA H. Neural tube defects: prevalence, etiology and prevention[J]. Int J Urol, 2009, 16(1): 49-57.
[17] SAWIN K J, LIU T, WARD E, et al. The National Spina Bifida Patient Registry: profile of a large cohort of participants from the first 10 clinics[J]. J Pediatr, 2015, 166(2): 444-450.
[18] WIENER J S, SUSON K D, CASTILLO J, et al. Bladder management and continence outcomes in adults with spina bifida: results from the National Spina Bifida Patient Registry, 2009 to 2015[J]. J Urol, 2018, 200(1): 187-194.
[19] JOUSSAIN C, LEVY J, CHARLANES A, et al. Urological dysfunction in patients with hereditary spastic paraplegia[J]. Neurourol Urodyn, 2019, 38(4): 1081-1085.
[20] BARTOLIN Z, SAVIC I, PERSEC Z. Relationship between clinical data and urodynamic findings in patients with lumbar intervertebral disk protrusion[J]. Urol Res, 2002, 30(4): 219-222.
[21] BAKER M, WILSON M, WALLACH S. Urogenital symptoms in women with Tarlov cysts[J]. J Obstet Gynaecol Res, 2018, 44(9): 1817-1823.
[22] LANGE M M, VAN DE VELDE C J. Urinary and sexual dysfunction after rectal cancer treatment[J]. Nat Rev Urol, 2011, 8(1): 51-57.
[23] YUAN Z, TANG Z, HE C, et al. Diabetic cystopathy: a review[J]. J Diabetes, 2015, 7(4): 442-447.
[24] PUGLIATTI M, ROSATI G, CARTON H, et al. The epidemiology of multiple sclerosis in Europe[J]. Eur J Neurol, 2006, 13(7): 700-722.
[25] AL DANDAN H B, COOTE S, MCCLURG D. Prevalence of lower urinary tract symptoms in people with multiple sclerosis: a systematic review and meta-analysis[J]. Int J MS Care, 2020, 22(2): 91-99.
[26] LATERZA R M, SIEVERT K D, DE RIDDER D, et al. Bladder function after radical hysterectomy for cervical cancer[J]. Neurourol Urodyn, 2015, 34(4): 309-315.
[27] GILBAZ E, GUNGOR UGURLUCAN F, ASLAY I, et al. The effects of simple and radical hysterectomy and radiotherapy on lower urinary tract symptoms and urodynamics[J]. Eur J Gynaecol Oncol, 2013, 34(3): 248-253.
[28] FADHLAOUI A, GILLON T, LEBBI I, et al. Endometriosis and vesico-sphincteral disorders[J]. Front Surg, 2015, 2: 23.
[29] KAVALLARIS A, MEBES I, EVAGYELINOS D, et al. Follow-up of dysfunctional bladder and rectum after surgery of a deep infiltrating rectovaginal endometriosis[J]. Arch Gynecol Obstet, 2011, 283(5): 1021-1026.
[30] POWELL C R. Not all neurogenic bladders are the same: a proposal for a new neurogenic bladder classification system[J]. Transl Androl Urol, 2016, 5(1): 12-21.
[31] LIAO L M, MADERSBACHER H. Neurourology: Theory and Practice[M]. Dordrecht, Finland: Springer Dordrecht, 2019.
[32] HAMID R, AVERBECK M A, CHIANG H, et al. Epidemiology and pathophysiology of neurogenic bladder after spinal cord injury[J]. World J Urol, 2018, 36(10): 1517-27.
[33] AHLBERG J, EDLUND C, WIKKELSÖ C, et al. Neurological signs are common in patients with urodynamically verified "idiopathic" bladder overactivity[J]. Neurourol Urodyn, 2002, 21(1): 65-70.
[34] BORAU A, ADOT J M, ALLUÉ M, et al. A systematic review of the diagnosis and treatment of patients with neurogenic hyperactivity of the detrusor muscle[J]. Actas Urol Esp (Engl Ed), 2018, 42(1): 5-16.
[35] ROSIER P, SCHAEFER W, LOSE G, et al. International Continence Society Good Urodynamic Practices and Terms 2016: Urodynamics, uroflowmetry, cystometry, and pressure-flow study[J]. Neurourol Urodyn, 2017, 36(5): 1243-1260.
[36] WYNDAELE M, ROSIER P. Basics of videourodynamics for adult patients with lower urinary tract dysfunction[J]. Neurourol Urodyn, 2018, 37(S6): S61-S66.
[37] 廖利民. 神经源性膀胱患者上/下尿路功能障碍的全面分类标准[J]. 中华泌尿外科杂志, 2015(2): 3.

[38] LIAO L M, ZHANG F, CHEN G. New grading system for upper urinary tract dilation using magnetic resonance urography in patients with neurogenic bladder[J]. BMC Urol, 2014, 14: 38.

[39] STHRER M, KRAMER G, LCHNER-ERNST D. Diagnosis and treatment of bladder dysfunction in spinal cord injury patients[J].Eur Urol Update Ser. 1994, (3): 170-175.

[40] CHAMBERLAIN J D, MEIER S, MADER L, et al. Mortality and longevity after a spinal cord injury: systematic review and meta-analysis[J]. Neuroepidemiology, 2015, 44(3): 182-198.

[41] ASLAN A R, KOGAN B A. Conservative management in neurogenic bladder dysfunction[J]. Curr Opin Urol, 2002, 12(6): 473-477.

[42] MARTENS F M J, SIEVERT K D. Neurostimulation in neurogenic patients[J]. Curr Opin Urol, 2020, 30(4): 507-512.

[43] 邓函，陈国庆，吴娟，等. 膀胱腔内电刺激结合膀胱运动感觉障碍辅助训练治疗神经源性 UAB 的有效性和安全性[J]. 中华泌尿外科杂志，2021，42(10): 7.

[44] FAN Q, CAVUS O, XIONG L, et al. Spinal cord injury: how could acupuncture help? [J]. J Acupunct Meridian Stud, 2018, 11(4): 124-132.

[45] PRIETO J A, MURPHY C L, STEWART F, et al. Intermittent catheter techniques, strategies and designs for managing long-term bladder conditions[J]. Cochrane Database Syst Rev, 2021, 10(10): CD006008.

[46] RANTELL A. Intermittent self-catheterisation in women[J]. Nurs Stand, 2012, 26(42): 61-62, 64, 66-68.

[47] CAMERON A P. Medical management of neurogenic bladder with oral therapy[J]. Transl Androl Urol, 2016, 5(1): 51-62.

[48] PARK J S, LEE Y S, LEE C N, et al. Efficacy and safety of mirabegron, a $\beta_3$-adrenoceptor agonist, for treating neurogenic bladder in pediatric patients with spina bifida: a retrospective pilot study[J]. World J Urol, 2019, 37(8): 1665-1670.

[49] SHEN S H, JIA X, PENG L, et al. Intravesical oxybutynin therapy for patients with neurogenic detrusor overactivity: a systematic review and meta-analysis[J]. Int Urol Nephrol, 2022, 54(4): 737-747.

[50] CHEN G, LIAO L. Injections of botulinum toxin A into the detrusor to treat neurogenic detrusor overactivity secondary to spinal cord injury[J]. Int Urol Nephrol, 2011, 43(3): 655-662.

[51] 陈国庆，廖利民. 骶神经调控治疗神经源性膀胱的疗效及其预测因素分析[J]. 中华泌尿外科杂志，2021，42(11): 5.

[52] NIKNEJAD K G, ATALA A. Bladder augmentation techniques in women[J]. Int Urogynecol J Pelvic Floor Dysfunct, 2000, 11(3): 156-169.

[53] MUSCO S, ECCLESTONE H, T HOEN L, et al. Efficacy and safety of surgical treatments for neurogenic stress urinary incontinence in adults: a systematic review[J]. Eur Urol Focus, 20228(4): 1090-1102.

[54] PHÉ V, LÉON P, GRANGER B, et al. Stress urinary incontinence in female neurological patients: long-term functional outcomes after artificial urinary sphincter AMS 800™ implantation[J]. Neurourol Urodyn, 2017, 36(3): 764-769.

[55] COSTA P, POINAS G, BEN NAOUM K, et al. Long-term results of artificial urinary sphincter for women with type Ⅲ stress urinary incontinence[J]. Eur Urol, 2013, 63(4): 753-758.

[56] MORLIÈRE C, VERPILLOT E, DONON L, et al. A cost-utility analysis of sacral anterior root stimulation (SARS) compared with medical treatment in patients with complete spinal cord injury with a neurogenic bladder[J]. Spine J, 2015, 15(12): 2472-2483.

[57] PANNEK J. Prevention of recurrent urinary tract infections in neurourology[J]. Eur Urol Focus, 2020, 6(5): 817-819.

[58] CHEN G, LIAO L, WANG Y, et al. Urodynamic findings during the filling phase in neurogenic bladder patients with or without vesicoureteral reflux who have undergone sacral neuromodulation[J]. Neurourol Urodyn, 2020, 39(5): 1410-1416.

[59] WANG Z, LIAO L. Effectiveness and complications of augmentation cystoplasty with or without nonrefluxing ureteral reimplantation in patients with bladder dysfunction: a single center 11-year

experience[J]. J Urol, 2018, 199(1): 200-205.

[60] ELMELUND M, BIERING-SØRENSEN F, BING M H, et al. Pelvic organ prolapse and urogynecological assessment in women with spinal cord injury[J]. Spinal Cord, 2019, 57(1): 18-25.

[61] EMMANUEL A. Neurogenic bowel dysfunction[J]. F1000Res, 2019, 8: F1000 Faculty Rev-1800.

[62] CHEN G, LIAO L, WANG Y, et al. Effect of sacral neuromodulation on bowel dysfunction in patients with neurogenic bladder[J]. Colorectal Dis, 2020, 22(12): 2155-2160.

[63] DEL POPOLO G, CITO G, GEMMA L, et al. Neurogenic sexual dysfunction treatment: a systematic review[J]. Eur Urol Focus, 2020, 6(5): 868-876.

# 第八章 女性泌尿盆底疼痛

## 第一节 女性间质性膀胱炎

### 一、概述

间质性膀胱炎(interstitial cystitis,IC)又称为膀胱疼痛综合征(bladder pain syndrome,BPS),目前在文献中常使用IC/BPS进行描述,这是一类以尿频、尿急、膀胱或盆腔及会阴区疼痛为主要临床表现的综合征,且尿液细菌培养为阴性,部分患者可出现膀胱充盈时疼痛加重及尿液排空后疼痛症状好转的情况;IC/BPS在临床上常常以排除法进行诊断。

间质性膀胱炎的概念首次由Skene教授于1887年提出,其描述为“炎症使膀胱黏膜部分甚至全部受损,这些破坏甚至可深达膀胱肌层”。之后,Guy LeRoy Hunner于1915年以病例报道的形式进一步描述了该类疾病,其提到该病是以尿频、尿急、夜尿增多、耻骨上膀胱区疼痛为主的女性膀胱疾病,并强调了膀胱壁溃疡性病理改变[洪纳病变(Hunner lesion)],这一报道逐渐引起了众多学者的关注,Hunner溃疡当时成为诊断间质性膀胱炎的重要依据;后来Walsh教授提出间质性膀胱炎患者的膀胱在进行水扩张后可见黏膜点状出血,这在当时亦是一条重要的诊断依据。随着对间质性膀胱炎研究的进一步深入,发现Hunner溃疡及膀胱扩张后黏膜出血点均不是诊断间质性膀胱炎的必要条件,因此间质性膀胱炎进入了病理检查缺乏特异性指标的阶段,很多学者发现该疾病与其他慢性疾病亦存在较多联系,Janki最先提出间质性膀胱炎实际上是一种慢性疼痛综合征。

为了进一步明确间质性膀胱炎的诊断,1988年,美国国家糖尿病、消化和肾脏疾病研究所(NIDDK)对间质性膀胱炎疾病制定了标准,随后立即有学者提出使用该标准有较高的漏诊率。2002年,国际尿控协会(International Continence Society,ICS)提出根据膀胱镜和组织学典型特征诊断间质性膀胱炎(并未提出具体的诊断特征),同时使用膀胱疼痛综合征(BPS)描述具有症状但无感染及病理学改变的患者,因此IC/BPS名称使用逐渐增多。

现在普遍认为,间质性膀胱炎作为一类临床综合征,患者常以膀胱、盆腔区感到压力或胀痛,伴尿频、尿急为其主要症状,尿常规及尿检常为阴性并缺乏明确病因。自发现此病至今的一个多世纪里,为了使不同地区的患者能够进行横向对比,需要给IC下一个定义,而有关间质性膀胱炎的定义一直被不断地被改写和修正。目前,国际尿控协会(International Continence Society,ICS)建议将此类疾病定义为“膀胱疼痛综合征(bladder pain syndrome,BPS)”,具体指“与膀胱充盈相关的耻骨上部疼痛,伴随尿频、尿急症状，但缺乏尿路感染的证据或其他病因"。对于兼具典型膀胱镜表现及病史特征的患者，ICS 保留了间质性膀胱炎这一诊断，但并未进一步列出镜下特征所指的内容，也没有详细区别此诊断与膀胱疼痛综合征。近期的文献往往将 BPS 与 IC 视作可互换的共同概念。

## 二、流行病学特点

间质性膀胱炎是一种异质性疾病，好发于女性。因为间质性膀胱炎的定义持续演变，不同的研究对间质性膀胱炎的定义及纳入标准均不统一，部分研究结果基于未经验证的自我报告，部分研究则是根据医师的主观判断，所以该病的患病率在不同的流行病学研究中差异很大。

Jones 在 1989 年报告的一项全美家庭调查中，通过对既往诊断为间质性膀胱炎的患者数据分析，初步统计提示间质性膀胱炎患者占美国总人口的 0.5%，这项统计意味着间质性膀胱炎的人数超过 100 万，然而，因为这项统计数据来源于患者的自我报道，且缺乏医学证明，因此这项调查数据并不可靠。Oravisto 估计该病每年的发病率为 1.3/10 万，此后，又有许多学者进一步研究表明，该疾病每年的发病率约为（1.1～21）/10 万。另有研究表明，日本女性该疾病的发病率为 4.5/10 万；而美国一项基于调查表的研究提示女性的发病率高达 2 000/10 万。基于医师诊断的 IC/BPS 女性患病率约（8～197）/10 万；如果仅使用症状评判该疾病的话，其患病率高达 0.8%～2.7%。值得注意的是，如果该疾病的诊断由医师严格检查把关后，其患病率估值又将急剧下降。Bade 等（1995）在荷兰进行了一项临床医师问卷调查，间质性膀胱炎以病理学及肥大细胞的出现为主要诊断依据，结论表明女性总体患病率为 8/10 万～16/10 万。Leppilahti 等在 1997 年利用 OLeary Sant 间质性膀胱炎症状和问题指数表筛选伴有间质性膀胱炎症状的患者，以评分大于等于 12 分为诊断标准，最后推算出间质性膀胱炎的患病率约为 450/10 万。

通过上述流行病学资料不难发现，美国与全世界其他地区研究的发病率存在相当大的差异，这一差异到底是实际存在的，还是和采用的研究方法及诊断标准不同有关，这仍是个尚无明确答案的问题。遗传易感性这一点能够部分解释不同人群发病率不一致的问题。Dimitrakov 曾在 2001 年报道过本病的家族性发病案例。Warren 及其同事分别在 2001 年和 2004 年先后报道过遗传因素与发病率的关系，间质性膀胱炎患者的女性直系亲属，发病率可能是普通人群的 17 倍。结合早先证据，间质性膀胱炎在同卵双生双胞胎发病的一致性大于双卵双生的双胞胎，这在一定程度上证明间质性膀胱炎的遗传易感性。

除了部分国家提供的数据外，最新数据提示 IC/BPS 全球的发病率在女性群体中约为（52～500）/10 万，而男性患者仅约为（8～41）/10 万，目前该数据还有逐年上升的趋势。由于缺乏特异性诊断指标，要想鉴别男性间质性膀胱炎和慢性盆腔疼痛综合征（无菌性前列腺炎、前列腺痛）十分困难，男性一般倾向于在高龄才考虑间质性膀胱炎。在报道过的病例调查中发现男性 Hunner 溃疡发生率相对更高。

国内目前尚缺乏 IC/BPS 相关统计的权威流行病学数据。不同地区发病率的明显差异到底是发病率不同，还是受诊断标准不同所影响需要进一步研究证实。无论如何，我们可以看到该疾病绝不是一种罕见病，女性患病群体明显高于男性，且发病情况有逐年上升趋势；其诊断及治疗需要引起泌尿外科医师的高度重视。

## 三、病因学

IC/BPS 尚无公认的发病具体机制，对其解释存在多种假说，部分假说仅能解释部分发病情况，现就目前提出的病因进行阐述。

### （一）感染

间质性膀胱炎患者常伴有尿频、尿急、尿痛症状的膀胱刺激征，这一现象非常类似于泌尿系感染，多数患者经过抗生素治疗无效后进一步检查才诊断为间质性膀胱炎。为了明确感染是否是引起间质性膀胱炎的病因，除了尿液，尿路上皮组织也必须进行培养以明确有无病原微生物，包括细菌、病毒和真菌。对复杂培养条件的微生物进行培养时，必须采用特殊的培养技术确保结果的真实性。另外有部分微生物可以在尿液及膀胱组织中存活，但无法培养，针对这类情况必须使用特殊的非培养技术来确认。最重要的是必须纳入对照人群中进行相同研究，并对结果进行对比分析。

为明确间质性膀胱炎是否与感染相关，既往学者们在疾病的起始阶段进行了探索，然而尚未发现感染与间质性膀胱炎间的确切证据。1915 年，Hunner 第一次提出间质性膀胱炎继发于血源性播散的细菌引起膀胱壁慢性感染。1973 年，Ham 等人提出间质性膀胱炎与链球菌、链球菌后炎症之间的关系，其研究发现在兔的膀胱壁上注射小剂量化脓性链球菌可以诱导膀胱产生慢性渐进式炎症。Wilkins 等人曾在间质性膀胱炎患者的尿液标本、膀胱活组织检查中检查到细菌，然而检测出的多为加德纳菌属、乳酸菌属等较为挑剔的细菌，且该研究并未设置对照组。但是有学者仍认为无法排除感染在间质性膀胱炎中起到的作用；马里兰大学提出间质性膀胱炎就像细菌性膀胱炎一样导致尿路上皮损伤效应，然后在尿路上皮损伤的基础上发生低水平的炎症反应，这一观点也是符合逻辑的。

随着分子生物学的发展，高灵敏度、快速、高特异度的分子检测方法层出不穷，结合相关技术可通过对生物体内特异的 DNA 或 RNA 进行测序并明确感染病原体的种类，这类技术掀起了对间质性膀胱炎相关病毒或微生物研究的高潮。Hampson、Haarala、Hukkanen 等学者通过 DNA 探针技术检测，分别证明 IC 患者的尿液标本中并不存在分枝杆菌、腺病毒、BK 病毒等病原体。1995 年，Domingue 及同事在间质性膀胱炎患者中发现有 29% 的膀胱活组织中出现细菌的 16S rRNA 基因，而对照组却未发现，然而这个研究的结果未能得到重复。

目前，感染在间质性膀胱炎患者发病中的作用仍不清楚，仍没有确切证据支持感染病因学的作用，但调查者仍不断转向感染性理论的研究。新的观点认为，细菌通过细胞黏附、生长、与宿主组织不断作用破坏防御系统并在上皮细胞内复制，形成引发间质性膀胱炎的病理学级联反应的基础。目前虽没有可靠的证据证明感染是间质性膀胱炎发病的直接病因，但尚不能完全否认感染与间质性膀胱炎之间的关系。

### （二）自身免疫病

自身免疫病是指在没有继续存在的感染，或在其他难以解释原因下，由 T 细胞和/或 B 细胞过度活动导致的一种疾病。众多学者认为间质性膀胱炎可能是人体自身免疫功能障碍，并提出以下根据：①病原性的抗体或病原性的 T 细胞转移的直接证据；②自身免疫病能在实验动物身上复制出来的间接证据；③来自临床线索的间接证据。间接证据则包括：①与同一个患者或同一家族的其他自身免疫病的相关性；②靶器官有淋巴细胞浸润；③有数据说明与某个特殊的组织相容性复合体的单体有统计学上的相关性；④可通过免疫抑制达到较好治疗效果。

间接证据并不能定义自身免疫病，因此尚无法确认 IC 就是一种自身免疫病。并提出以下 3 种可能性：①IC 是由免疫系统直接对膀胱的攻击导致的；②某些其他疾病引起组织破坏和炎症反应，间接导致自身免疫症状和 IC 的病理过程；③IC 患者中自身免疫现象与 IC 并存但并不相关。

Jokinen 等对 33 例 IC 患者的血浆进行检查，发现 28 例患者抗核抗体（ANA）滴度达到 1∶10 或更高，但滴度与症状的严重性无相关性，患者在膀胱切除后，相关抗体滴度均逐渐降低。这提示间质性膀胱炎为自身免疫病。

Oravisto 通过整合分析相关文献指出：间质性膀胱炎慢性病程的特点、病理学上缺乏感染证据、出现抗核抗体、对糖皮质激素产生反应等间接依据，均支持自身免疫病。Mattila 等观察到间质性膀胱炎患者膀胱血管壁存在免疫沉积后，通过对患者的血浆进行研究进一步指出：这一现象涉及补体系统经典通路激活，这就支持慢性的局部免疫反应确实发生的可能，很可能存在不明原因导致的原发性组织损伤。此后，Aderson 等人通过标准的自身免疫谱对间质性膀胱炎患者及对照组进行比对分析，结果显示间质性膀胱炎患者的非特异性抗体含量增多但相比其他泌尿系疾病的患者并无显著统计学差异，这提示上述的免疫学发现可能并非原发病因，而是继发于炎症反应。

MacDermott 及同事于 1991 年报道，IC 患者的外周血淋巴细胞为正常分布，这个发现不支持 IC 是自身免疫性病的说法。而 Millker 和合作者在对非溃疡性 IC 患者的外周血淋巴细胞的功能进行分析后发现，对照组和 IC 患者在同样的丝裂原刺激下，其细胞增殖和细胞因子所产生数量是相同的。而且，通过同源外周血淋巴细胞体外检查的方法没有发现针对 IC 患者尿液的免疫学反应。这些研究证据进一步不支持“IC 是一种自身免疫学疾病”的假说。

在一项旨在寻找 IC 患者中激活的免疫细胞沉积物的研究中，Harrington 等人发现：在对照组和非溃疡性 IC 患者中，差异没有显著统计学意义。相反，在溃疡性 IC 患者中发现，有局灶性成层分布的浆细胞、T 细胞凝聚、B 细胞结节，辅助性和抑制性细胞比例降低或正常，在生发中心有抑制性细胞毒性细胞。用流式细胞分析仪对外周血的淋巴细胞亚型进行分析发现，在非溃疡组中分泌型 Ig 阳性的 B 细胞和激活的淋巴细胞数目升高，在溃疡组中分泌型 Ig 阳性的细胞和激活的淋巴细胞数目升高。这些结果表明在 IC 中免疫机制可能发挥了部分作用。而 Erickson 的团队早在 1997 年就已经注意到，有严重炎症反应的 IC 患者的炎症细胞类型及其临床特点存在着明显不同，这意味着两组程度不同的 IC 患者群极可能是通过两个不同的病理生理机制在起作用。

很多和 IC 相关的炎症介质已经被深入研究，根据患者炎症严重程度、尿液 IL-6 升高程度和胰激肽激活与否，可对间质性膀胱炎患者的膀胱炎进行分类。

根据膀胱镜表现，有研究人员把间质性膀胱炎分为典型 IC 表现和非典型 IC 表现两组，结合患者既往免疫疾病相关病史，结果提示高达 41% 的典型 IC 患者和 47% 的非典型 IC 患者存在过敏性疾病。这也提示了自身免疫在 IC 中的作用；同时研究发现 IC 模型膀胱黏膜上可以发现 $CD8^+$、$CD4^+$ 淋巴细胞、淋巴细胞、浆细胞等。

另有一项纳入 24 例典型 IC 患者、9 例非溃疡患者及 10 例对照患者的研究发现，典型 IC 患者可见 T 细胞聚集表现及 B 淋巴小结生发中心，并且辅助性细胞/抑制性细胞的值降低或处于正常水准，抑制性细胞毒性细胞位于生发中心；而非溃疡型患者仅表现为轻度的淋巴细胞数量增多（T辅助细胞为主），非溃疡IC患者与对照组无统计学显著差异。Mattila教授的研究发现IC患者血管壁存在免疫物质沉积及部分血管内皮损伤，这种现象支持慢性局部免疫反应发生的可能。因此，IC的典型自然进程存在炎症反应，所以不能排除该疾病自身免疫导致的膀胱局部病变。Maeda则研究了Hunner型IC和非Hunner型IC的组织免疫学特点，IC患者膀胱组织性免疫组织化学染色检测T细胞、B细胞和浆细胞的浸润情况，结果表明Hunner型IC较非Hunner型IC的组织中有更明显的淋巴细胞浸润；由于Hunner型IC组织病变程度更为严重，结合组织具有更多的淋巴细胞浸润，推测免疫诱导导致IC进一步加重似乎是符合逻辑的。以上研究提示IC与免疫的相关性。

### （三）尿路上皮糖胺聚糖（glycosaminoglycan）层和上皮通透性

直到20世纪70年代早期，大部分学者才开始认识到，引起尿液在膀胱各层间自由流动的主要屏障是名为“伞细胞”的泌尿上皮细胞之间的紧密连接，通过在表面呈线性排列，膀胱黏膜直接的杀菌作用能保护其内部免受尿液中细菌、分子和离子的作用。研究发现，当上皮下的肌层及固有层的炎症通过损害紧密连接和顶部的膜而引起上皮细胞的脱落时，将导致膀胱防渗透屏障受损，尿液成分通过渗透作用穿过受损的上皮可导致深层的炎症加重。

尿液与膀胱肌层之间的屏障由黏膜和糖胺聚糖（glycosaminoglycan，GAG）组成。GAG作为黏膜屏障具有阻止渗漏功能，当膀胱缺乏GAG层时，膀胱黏膜的通透性明显增加，膀胱更容易受到感染及毒性物质影响。Parsons提出一个假说：IC是尿路上皮表面GAG防渗漏屏障出现缺陷所致。GAG家族主要包括透明质酸、硫酸肝素、肝素、硫酸软骨素、硫酸皮肤素、硫酸角质素等。GAG的糖链与核心蛋白共价结合形成蛋白聚糖。GAG受损时，可由外源性的GAG补充。缺乏GAG保护的膀胱的尿路上皮产生的一氧化氮和C传入纤维末端分泌P物质均会增加。最终，尿路上皮和黏膜的通透性增加，并且血管扩张导致血流变慢。

通过进一步与正常志愿者比对，Parsons和Hurst教授发现IC患者尿液中的糖醛酸分泌减少。GAG缺乏对间质性膀胱炎具有多大影响尚不清楚。IC患者缺乏GAG及黏膜通透性增加则是客观存在。但是需要注意的是，膀胱黏膜通透性增高并不是间质性膀胱炎的特异性表现，GAG缺乏合并黏膜通透性增高是IC的诱因还是IC发生过程中出现的一种现象仍不明确。

Moskowitz等人在研究层粘连蛋白时发现糖蛋白GP1成分在大部分IC患者中发生了不同程度的改变。与正常对照相比，35%的患者缺失，61%的患者降低。这个研究提示尿路上皮存在成分异常。

Parsons在正常志愿者和IC患者膀胱内依次注入水和0.4mol/L氯化钾后对比发现，近4.5%正常人和70%的IC患者注入氯化钾后引起疼痛，而注水并无影响。这种现象同样能在放射性膀胱炎、泌尿系感染等泌尿系疾病及部分正常人群中发生。这说明两点：①正常上皮并非绝对紧密连接，相当一部分人的膀胱黏膜存在漏隙；②尽管氯化钾敏感试验的特异度较差，不能提供关于通透性功能障碍的明确证据，但可以明确的是氯化钾引起的疼痛与C感觉神经过度敏感有关，而与上皮细胞通透性的病理性改变无关。通过实验发现，IC的猫模型中，膀胱内注入KCI似乎能够抑制外周A纤维的传出信号。传入神经纤维敏感性的增高可以解释氯化钾研究中黏膜通透性未增加的结果。自此，膀胱内注入氯化钾被学者推荐为 IC 的诊断试验。

上皮通透性的异常改变能在多大程度上影响间质性膀胱炎的发病目前仍不十分清楚。总体上，确实有不少 IC 患者存在上皮通透性增加的情况。但通透性改变是非特异性的，在许多其他泌尿系疾病中同样能观察到，并且是膀胱炎症的一个后果（环磷酰胺诱导的膀胱损伤、细菌感染和致敏后膀胱内抗原引起的膀胱炎也有这种现象），随着年龄的增长同样可能导致这一结果。那么间质性膀胱炎患者中通透性的改变，到底是病因还是某种未知炎症的结果，目前还不清楚。在治疗方面，包括对溃疡部位的经尿道切除或激光治疗、膀胱水扩张、硝酸银灌注、oxychlorosene 灌注和应用有机溶剂 DMSO（二甲基亚砜）等方法在治疗 IC 时效果有很大差异，这提示通透性增加和上皮功能障碍很可能仅是 IC 的部分表现。

**（四）肥大细胞因素**

肥大细胞参与变态反应性疾病及与炎症反应有关，也参与血管形成、消化性溃疡、动脉粥样硬化、对新生物的反应等生理过程。其可分泌大量的促炎反应介质，这些促炎症反应介质能导致诸如应激性溃疡、类风湿性关节炎、硬化病、克罗恩病等多种慢性炎症性疾病，是最为复杂、功能多样的一类细胞。近来的研究发现肥大细胞亦参与一些神经炎症性疾病，包括多发性硬化症、偏头痛、炎性关节炎、遗传过敏性皮炎、肠易激综合征和间质性膀胱炎等。

有报道认为肥大细胞可解释间质性膀胱炎的发病机制和作为该疾病的特异性标志物。Pang 和 Sant 等人认为膀胱肥大细胞增多症、IC、肠易激综合征、慢性荨麻疹之间的关系密切。同时有研究证据指出，肥大细胞可能是上述多种临床症状的最后共同通路。

Simmons 首次提出肥大细胞可能是导致间质性膀胱炎的病因，其实验研究发现非溃疡型 IC 患者中有 20% 存在肥大细胞浸润，而在溃疡型 IC 患者中的比例高达 65%。在Ⅰ型超敏反应中，肥大细胞及抗原通过与机体合成的 IgE 抗体结合，发生脱颗粒。肥大细胞还能促进中性粒细胞、T 淋巴细胞和 B 淋巴细胞、单核细胞和嗜酸性粒细胞浸润，接着 T 淋巴细胞分泌介质激活肥大细胞，然后形成炎症恶性循环。

Al-Denborg 等在典型的间质性膀胱炎患者标本的逼尿肌、固有层和尿路上皮中均发现不同数量及染色特征的肥大细胞浸润，而在对照组中没有发现，因此他们认为间质性膀胱炎的肥大细胞是经上皮迁移而形成的。进一步的研究还发现，非溃疡型与溃疡型患者发生肥大细胞浸润的病理过程可能不同，非溃疡型 IC 的肥大细胞浸润仅发生在逼尿肌内，且较少被激活，整体表现为轻微的炎症。而溃疡型 IC 中肥大细胞大量被激活，表现为显著的炎症。有研究通过电子显微镜证实，IC 中的肥大细胞较其他疾病更倾向于脱颗粒或被激活；与对照组相比，IC 患者的逼尿肌对组胺刺激的收缩反应降低，提示受体敏感性降低。

Yao 的团队通过检测膀胱上皮中干细胞因子（SCF）、白细胞介素 -6（IL-6）的表达及定位发现，IC 患者的膀胱黏膜层存在着 SCF 及 IL-6 的共表达，且存在明显升高的 mRNA 及蛋白表达水平，提示膀胱上皮中肥大细胞的增多及激活可能是 SCF 与 IL-6 升高过度刺激的结果。

肥大细胞在 IC 患者膀胱组织中明显增多，那么其产物对 IC 的诊断有帮助吗？这些产物并不是特异性的，研究发现膀胱癌患者中肥大细胞分泌产物也增加。膀胱活检标本里发现组胺水平升高的 IC 患者，在膀胱的冲洗液中同样能发现这种情况。曾有多项实验试图就不同组胺代谢产物的水平进行研究，但结果均不支持将肥大细胞产物的代谢水平作为诊断

IC 的客观指标，更不能替代膀胱活检来确定肥大细胞计数。

肥大细胞可能与任何病因引起的损伤相关，因此肥大细胞计数增加并不能排除其他病因，并且肥大细胞的脱颗粒可能是各种原因引起的疼痛和尿频的终末共同通路。Rickard 和 Lagunoff 通过研究肥大细胞颗粒和组织培养的上皮细胞，发现肥大细胞在损伤膀胱组织后，可能通过以下两种机制导致膀胱上皮的再形成失败：①抑制上皮细胞复制；②干扰上皮细胞扩散，因此在一些患者中可以发现"渗漏性上皮"。肥大细胞实际上可能是女性激素发挥作用的一个介质，这也可解释为什么间质性膀胱炎女性偏多。

有研究在比较典型 IC、非溃疡型 IC 及对照组膀胱标本组织后发现肥大细胞呈异染性，免疫组织化学可显示胰蛋白酶、糜蛋白酶、IL-6、表面标志物 CD117 及干细胞因子。Aldenborg 等在间质性膀胱炎患者组织中的固有层、逼尿肌及尿路上皮等结构均发现不同数量的肥大细胞浸润，而对照组则未发现该现象，他们团队认为间质性膀胱炎中的肥大细胞经是表皮迁移而来的；国内 Yao 教授团队检测间质性膀胱炎患者的膀胱上皮中干细胞因子（SCF）、IL-6 的表达及共定位情况，结果表明间质性膀胱炎患者膀胱黏膜层存在 SCF 和 IL-6 共定位，且其表达水平明显较对照组升高，这一结果提示膀胱上皮中肥大细胞的增多可能与 SCF 及 IL-6 升高过度刺激相关。

肥大细胞的产物确实在间质性膀胱炎患者中升高，在研究的过程中自然会想到肥大细胞的产物能否作为诊断间质性膀胱炎的依据。但是比较遗憾的是，膀胱癌患者中肥大细胞的分泌产物也是升高的，因此临床上并不能使用肥大细胞产物对间质性膀胱炎进行诊断。

#### （五）尿液毒性作用

研究认为间质性膀胱炎患者尿液中的一些成分接触膀胱壁时，可通过毒性、过敏及免疫学的炎症反应诱发间质性膀胱炎。这些成分可能是自然存在，亦可能是炎症过程中的产物。Clemmensen 的研究发现间质性膀胱炎患者的尿液与皮肤接触后可产生毒性反应。同时亦有学者提出间质性膀胱炎患者行肠代膀胱扩大术的患者，术后更容易出现肠绞痛及肠痉挛。

#### （六）神经源性因素

在病理状况下，如慢性炎症反复、不断疼痛刺激，可导致相关神经支配、中枢疼痛处理机制及组织反应性发生改变。通过研究发现，当感觉神经的传入神经元受刺激后，可通过释放 P 物质、降钙素基因相关肽、神经激肽 A 等神经肽介质而发生激活，引起神经源性炎症，通过进一步诱发相关炎性递质的释放，使肥大细胞脱颗粒，最终引起血管通透性增加、白细胞黏附、组织水肿等病理改变。另有一些证据表明，溃疡型的间质性膀胱炎的尿路上皮及逼尿肌内的神经纤维数较正常对照增加，这一现象与肥大细胞数量间亦存在联系，即与组织内组胺含量具有相关性。由此可见，神经源性炎症理论与前述的上皮渗漏、肥大细胞参与理论之间具有较多联系，三者的综合有效地将感染、自身免疫、免疫机制包含在一起。

膀胱痛觉过敏是间质性膀胱炎的重要特征。其疼痛敏感性被认为是节段性神经元敏感和免疫介导的炎症共同诱导的 C 纤维传入神经元改变，而 C 纤维传入神经是一种疼痛受体子集，被认为是负责 IC/BPS 痛觉过敏的主要感觉神经元。已有研究证实在间质性膀胱炎患者尿液和膀胱壁组织中的神经生长因子水平升高，而这些神经生长因子可增加神经元超敏反应，进而促进间质性膀胱炎患者的疼痛感。Hohenfellner 等认为间质性膀胱炎与膀胱接受的交感神经刺激增多有关，而 Galloway 等提出交感神经放电增加可能是间质性膀胱炎的诱因，其观点是过度的交感神经信号会使组织血管收缩及缺血，进而引起感觉改变。

尽管迄今仍未明确神经源性炎症是否为本病的病因，或者说是由其他病因引起的结果，但可以明确的是，神经系统与间质性膀胱炎这类疼痛综合征的慢性病程有关。一项研究在以足够强度对外周神经进行反复刺激以激活 C 纤维，记录到了神经元电反应强度循序渐进积累的现象，称之为"兴奋性升级现象"，这是慢性疼痛疾病的核心特征。脊髓的这种随着持续刺激而产生更强、持续时间更久的疼痛的"疼痛记忆"可能是间质性膀胱炎患者症状无诱因加重，并对不同治疗均表现无效的原因。这无疑为本病新的治疗方法的提出提供了坚实的基础。

**（七）尿液菌群改变**

既往传统的观点认为正常的尿液是无菌的，随着检测及培养技术的进步，目前已发现尿液并不是无菌的。Sidaway 教授发现，女性间质性膀胱炎患者尿液中菌群多样性明显减少，减少的种类中乳酸杆菌尤为明显；另外发现，检测到乳酸杆菌的群体较未检测到乳酸杆菌的患者发生膀胱疼痛的风险下降。因此，乳酸杆菌可能是间质性膀胱炎的保护因素。

**（八）一氧化氮因素**

既往研究提示一氧化氮代谢产物表达水平在 Hunner 型间质性膀胱炎患者中明显上调，但非 Hunner 型间质性膀胱炎患者中无明显改变。此外，无论蛋白水平或 mRNA 水平，Hunner 型间质性膀胱炎患者的尿路上皮细胞及炎症细胞内可见诱导型一氧化氮合酶（iNOS）较为丰富。

**（九）遗传因素**

既往有学者研究发现同卵双胞胎明显较异卵双胞胎容易共患间质性膀胱炎，这一现象提示间质性膀胱炎有遗传因素的参与可能。然而具有哪些基因参与了间质性膀胱炎仍是未知的。

## 四、诊断

间质性膀胱炎的诊断在临床是一个难题，因为其没有明确的诊断金标准，其诊断主要依靠排他性诊断。尿频、尿急、尿痛及膀胱充盈时疼痛是间质性膀胱炎的典型症状。目前诊断的方向主要向患者症状倾斜，其主要依靠症状评分方式协助诊断。膀胱镜检亦可发现典型的 Hunner 溃疡，或者水扩张减压后弥漫出血点灶。间质性膀胱炎患者尿液中一些特殊因子含量与正常人群不同，部分已逐渐应用于临床协助诊断。尿流动力学与排尿日记参数亦逐渐在临床中协助诊断该疾病。以下对于诊断方式进行详细阐述。一般来说，IC 的诊断需要下面几个步骤。

**（一）病史**

1. **疼痛症状** 疼痛是 IC/BPS 的主要症状，需要注意疼痛的位置、与膀胱充盈/排空持续时间的关系，以及疼痛的类型。疼痛主要位于膀胱区（下腹部），膀胱充盈时疼痛，排尿后缓解。特点是随膀胱充盈而出现的疼痛（包括坠胀、不适），并且放射至尿道、会阴、阴道、直肠等盆腔脏器及下腹部或肩背部等部位。在 IC 的早期或轻度的患者，可表现为排尿时有压迫感、灼热感、排尿不适。

疼痛会随某些因素加重，例如压力、性交、月经、饮食等，一些饮品和食物，如咖啡、酒类、柑橘类水果、番茄、碳酸饮料、辛辣食物等，也可能会加重症状。

2. **泌尿系统症状** 尿频、尿急是 IC/BPS 最常见的症状。尿频、尿急症状可能在疼痛之前发生。尿急也是 OAB 的主要临床表现，要注意鉴别诊断，但也须警惕两者可能同时存在。

3. **非泌尿系统症状** 外阴瘙痒和灼烧感、性交痛和坐立不安等。

4. **其他病史** 须了解全面的病史，包括既往的盆腔手术或放疗史，可导致膀胱炎的药物（非甾体抗炎药、环磷酰胺和氯胺酮）、纤维肌痛、抑郁、性功能障碍、自身免疫病、过敏和其他妇科疾病（外阴痛、子宫内膜异位症、性交困难）。这些信息不仅既往病史对诊断很重要，而且这些疾病中很多可以和IC/BPS共存，也进一步强调了多学科管理的重要性。

### （二）症状量表

间质性膀胱炎主要表现为尿频、尿急、尿痛及膀胱充盈时疼痛，其与泌尿系感染典型区别在于尿检及细菌培养均为阴性。与良性前列腺增生的IPSS评分类似。O' Leary教授通过对间质性膀胱炎患者的数据研究提出了O' Leary-Sant问卷评分表，其由问题指数（ICPI）和症状指数（ICSI）两部分构成，ICPI和ICSI包括4个问题，针对夜尿、尿频、尿急、膀胱区疼痛4个部分进行评估，ICPI主要评估症状对患者的困扰程度，而ICSI主要评估患者症状的严重程度，两项内容共计35分。虽然该问卷评分表未能被认定为诊断标准，但其在间质性膀胱炎的诊断中发挥着不可忽视的实用价值。

目前有5种常用的量表协助IC患者的诊断，包括间质性膀胱炎症状评分（ICSI），间质性膀胱炎问题评分（ICPI），即O' Leary Saint间质性膀胱炎评分，威斯康星州间质性膀胱炎量表（UW-IC），疼痛、尿频、尿急评分（PUF），膀胱疼痛间质性膀胱炎症状评分（BPIC-SS）（表格见章节末表8-1-2～表8-1-4）。

然而，没有一个评分有足够的特异度来单独诊断，只能作为一种临床诊断的辅助工具。目前，文献推荐使用ICSI、ICPI、PUF评分来评估IC患者症状的严重程度和治疗效果。

### （三）体格检查

1. 全身体检：主要包括腹部查体，重点观察有无肿物、膀胱充盈度、有无腹股沟疝等。

2. 专科检查：IC/BPS患者无特异性的阳性体征，但耻骨上区压痛较为常见。经直肠触诊寻找肛提肌的压痛点、痉挛带等，有助于IC/BPS的诊断治疗。女性患者盆腔检查时应观察有无外阴痛、阴道前壁触痛，以及外阴萎缩、盆腔脏器脱垂、宫颈病变等。

3. 排尿日记（强烈推荐）：连续记录72小时排尿情况，包括每次饮水时间、饮水量、排尿时间、尿量及伴随症状。排尿日记有助于将单纯多尿的患者与IC/BPS患者鉴别开来，因为IC/BPS患者每次排尿量是低于正常人的，但总尿量一般是正常的。IC/BPS患者平均每次排尿量少于100ml，排尿次数为17～25次，正常的女性则仅仅是6次。排尿日记还有助于评估患者症状的严重程度，同时也能用于评估治疗的效果。

### （四）膀胱镜检及组织活检

膀胱镜检查可直视下观察膀胱内黏膜的变化，对间质性膀胱炎的诊断十分重要。Hunner教授发现在行膀胱镜检膀胱扩张前，间质性膀胱炎患者的膀胱黏膜可见典型的溃疡改变，后来称为Hunner溃疡。然而并不是所有患者均有Hunner溃疡表现，另外有较多患者出现膀胱水扩张可见黏膜多发小出血点。上述膀胱镜下表现结合患者症状具有协助诊断意义。膀胱镜下亦可行组织活检检查，多数活检结果表现为上皮溃疡形成、肉芽组织出现、肥大细胞浸润等。膀胱镜除了协助诊断之外，还可以协助鉴别一些恶性疾病，比如部分尿路上皮癌亦可出现尿频、尿急及膀胱区疼痛表现。

准确的分级分型标准对于优化IC/BPS治疗至关重要，但目前的证据基础受到IC/BPS定义的异质性、缺乏一致的表型和一致的结果报告，以及缺乏强有力的随机试验的限制。结合膀胱镜检查，目前最常用的分级分型标准为ESSIC分类，具体见表8-1-1，镜下表现见图8-1-1～图8-1-4。

表 8-1-1 ESSIC 分级分型

| 病理活检 | 膀胱镜下水扩张 | | | |
|---|---|---|---|---|
| | 未做 | 正常 | 黏膜下出血[a] | Hunner 溃疡[b] |
| 未做 | XX | 1X | 2X | 3X |
| 正常 | XA | 1A | 2A | 3A |
| 不明确 | XB | 1B | 2B | 3B |
| 阳性[c] | XC | 1C | 2C | 3C |

注：a. 膀胱镜下黏膜出血Ⅱ～Ⅲ；b. 伴或不伴黏膜下出血；c. 组织学提示炎症浸润和/或逼尿肌肥大细胞增多和/或肉芽增生和/或肌束纤维化。

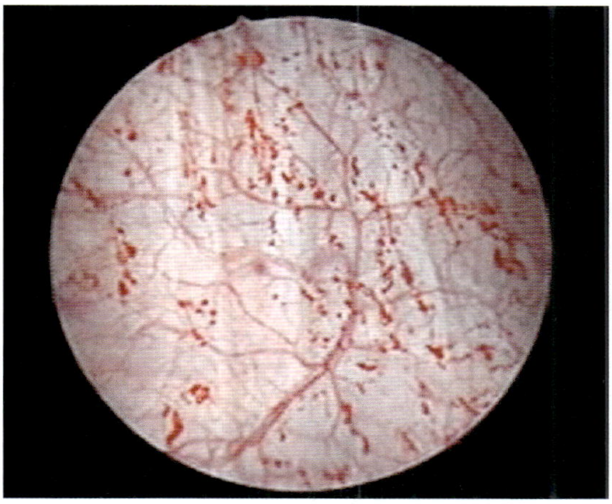

图 8-1-1 IC 非溃疡型

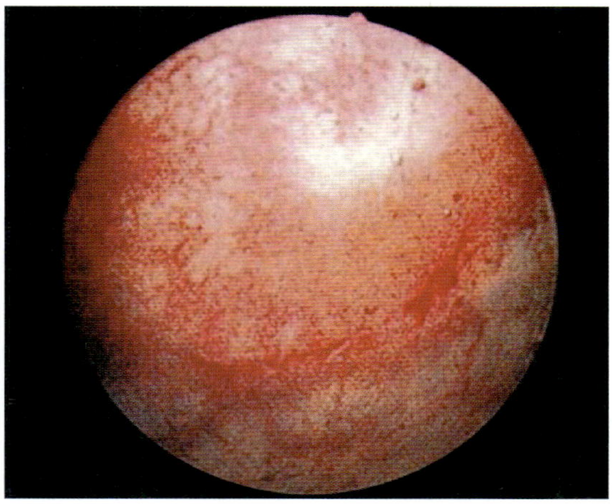

图 8-1-2 IC 溃疡型早期

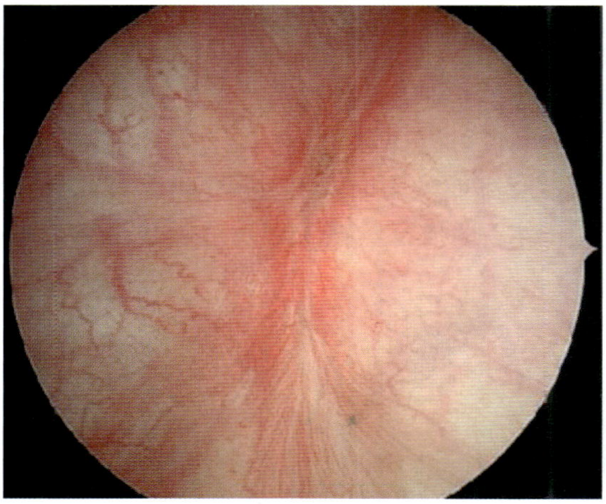

图 8-1-3 IC 溃疡型陈旧性

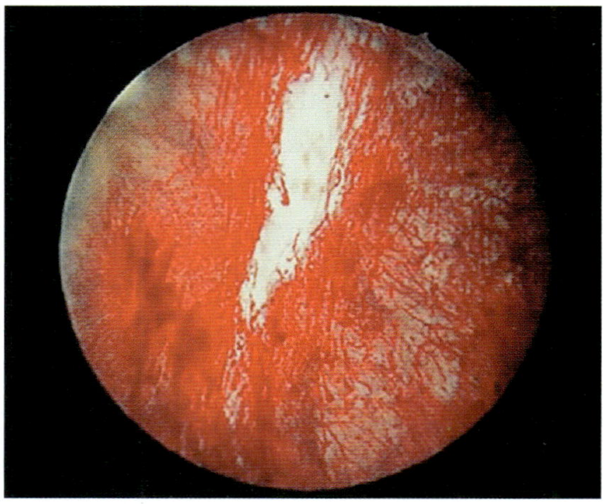

图 8-1-4 IC 溃疡型水扩张后

### （五）尿液标志物

近几年的研究发现间质性膀胱炎患者尿液中部分物质与正常人相比出现异常，这些物质有望成为间质性膀胱炎的诊断标志物。根据目前对于间质性膀胱炎的认识，若患者出现前述的膀胱慢性疼痛伴有尿频，且在除外其他明确病因以后，可将其诊断为 IC。对于这类根据复杂症状来定义的临床综合征，确定有效的诊断标志物将是一个重要的进步。标志物的应用范围广，不仅能用于预测治疗效果及评估预后，还能用于间质性膀胱炎与其他病因所导致的综合征之间的鉴别。既往研究尝试使用肥大细胞、氨基葡聚糖代谢产物、组织胺及白细胞介素等作为标志物，但均未取得理想结果，不能在临床推广使用。国内学者研究发现生长相关蛋白 -43（GAP-43）在间质性膀胱炎患者中的膀胱黏膜组织中表达阳性，且比正常膀胱黏膜组织表达明显增加，具体机制及特异度需要进一步研究。Keay 教授团队发现，尿液中的抗增殖因子（APF）能够作为间质性膀胱炎的诊断标志物，其效能经过多中心验证，且特异度及灵敏度均较理想。通过对尿 APF 进行检测，可以鉴别间质性膀胱炎及普通对照组。除此以外，APF 还能用于鉴别发生在男性患者的慢性疼痛，是膀胱相关疼痛，还是单纯的盆腔 / 会阴疼痛，这有助于区分慢性盆腔综合征与间质性膀胱炎相关的慢性疼痛综合征。

### （六）氯化钾试验

既往氯化钾试验一直被认为诊断间质性膀胱炎的手段之一，由于间质性膀胱炎患者的膀胱黏膜通透性高及黏膜紧密连接性差，将氯化钾溶液滴入膀胱可诱发膀胱区疼痛，根据疼痛程度来判断有无间质性膀胱炎。然而近期研究发现该试验并无特异度。符合 NIDDK 标准的间质性膀胱炎患者氯化钾试验阴性率超过 1/4，无症状男性群体出现钾离子试验阳性占 36%，尿路感染和放射性膀胱炎患者的钾离子试验阳性率更高。

### （七）尿流动力学检查

尿流动力学可以评价膀胱充盈期和排尿期压力与尿流的关系，间质性膀胱炎患者膀胱容量常偏低，通过记录排尿日记可发现膀胱低容量及排尿高频次的患者。尿流动力学在间质性膀胱炎患者的诊断中不是必需的，单纯记录排尿日记亦可以提供足够的膀胱疾病信息。尿动力学检查可发现膀胱容量小，顺应性差，但不出现无抑制性收缩，这项检查有助于间质性膀胱炎与不稳定膀胱或神经源性膀胱相鉴别。

### （八）其他实验室检查和器械检查

患者尿常规多数正常，Tan 在 2015 年通过对比 IC 与细菌性膀胱炎患者发现，50 例 IC 患者中共有 8 例检出尿白细胞阳性，余均为阴性，患者可有血尿出现，尿培养多无细菌生长，肾功能检查除非在膀胱纤维化导致膀胱输尿管反流或梗阻时才有变化；排泄性尿路造影一般无异常；合并反流时在造影片上可见肾盂积水、膀胱容量减少表现。膀胱造影显示膀胱容量减少；有时发现膀胱输尿管反流。

## 五、鉴别诊断

### （一）急性膀胱炎

急性膀胱炎表现为尿频、尿急、尿痛，但尿检伴有大量白细胞，尿细菌培养常为阳性。急性膀胱炎容易与间质性膀胱炎相互鉴别。

### （二）膀胱结核

膀胱结核往往继发于肾结核，膀胱镜亦可见膀胱黏膜溃疡性改变；尿检常可见大量脓球、常规尿细菌培养阴性，口服抗菌药物无效，而抗酸染色及结核菌培养常为阳性。静脉尿路造影常可见肾结核的典型表现。

#### （三）腺性膀胱炎

腺性膀胱炎患者常伴有尿频、尿急、尿痛等膀胱刺激症状，泌尿系彩超可见膀胱壁增厚或占位性病变，膀胱镜检常可见乳头样或滤泡样改变，病理活检可协助诊断。

#### （四）膀胱过度活动症

膀胱过度活动症患者常表现为尿频、尿急，甚至急迫性尿失禁，患者膀胱区疼痛不明显，常认为该疾病与排尿中枢、逼尿肌、膀胱感觉异常有关。

诊断和鉴别诊断中也要注意到间质性膀胱炎经常和腺性膀胱炎、黏膜白斑、膀胱颈梗阻、OAB/UAB 相关。

### 六、治疗

间质性膀胱炎的病因机制假说多样，目前尚未有明确的治疗方案，该疾病的治疗目的主要是控制患者症状及改善生活质量，而不是治愈。AUA 提出间质性膀胱炎的治疗原则主要分为 3 个阶段，即先行保守治疗，然后进阶到微创治疗，最后才考虑尿流改道伴或不伴膀胱切除。无论治疗处于哪个阶段，膀胱疼痛的缓解都是需要考虑的，治疗无效时应该及时更改治疗方案，治疗越早效果越好。

#### （一）饮食调节、心理治疗、生物反馈治疗

虽然无严格的研究数据，但很多间质性膀胱炎患者反馈进食酸性食物后症状明显加重。目前发现摄入咖啡因、酒类、巧克力、可酸化尿液的果汁等可诱发症状加重。并非所有患者经过饮食调整可缓解症状，但由于该方案简便、易行，所以还是推荐患者调整饮食结构以避免加重症状。一般情况下，建议患者食用多数 IC 患者认为可以耐受的食物，然后再缓慢增加其他的食物，建议少量多餐；几周之后，开始食用被禁止的食物，若食用后疾病没有发作，则可以继续食用，若出现症状加重，则须忌口相应食物。可以教育患者记录饮食日记，详细记录饮食类型及症状加重情况，最后筛选出适合自己的食物。

由于症状反复常会给患者带来精神压力，精神压力越大的患者症状往往更为严重。而在正常人群中，精神压力并不会导致间质性膀胱炎的症状。适当的心理疏导对缓解症状可能有一定的帮助。

有一些间质性膀胱炎患者主要表现为尿频、尿急，而膀胱疼痛并不明显。建议患者可尝试行为治疗。主要包括记录排尿日记、控制液体摄入量、适当延长排尿间隔时间、积极锻炼、增强盆底肌功能。这对于症状的改善及提高生活质量均有一定的帮助。另外，有数据提示患者在短期内定时排尿是有益处的，尤其对于以尿频症状为主要表现而尿痛症状不明显的患者。而记录排尿日记、控制每天的液体摄入量、有意识地延长排尿间隔及加强盆底肌功能锻炼，对于改善症状、提高生活质量都有一定帮助。

膀胱训练与生物反馈治疗间质性膀胱炎风险很小，患者可通过有意识地控制盆底肌肉收缩和放松，打破肌肉痉挛周期，从而缓解疼痛症状。

#### （二）口服药物治疗

1. **抗抑郁药** 阿米替林作为一种三环类药物，是治疗间质性膀胱炎的主要药物之一。其主要通过以下机制发挥治疗效应：①中枢和周围神经的抗胆碱作用；②阻断 5-HT 再摄取；③镇静安眠；④刺激膀胱 β 肾上腺受体，降低膀胱平滑肌兴奋性并增加膀胱容量，改善

储尿期症状。

阿米替林应用于间质性膀胱炎的治疗实际上是一个偶然：Hanno 等人在治疗抑郁患者时第一次发现间质性膀胱炎被治愈，随后的另一个相关报道也反映盐酸去甲丙米嗪具有治疗 IC 的作用。通过临床试验，Hanno 在 28 例 IC 患者中完成了至少 3 周的阿米替林治疗试验，药物起始剂量由 25mg，每天 1 次，逐渐加量至 75mg 并持续两周，通过平均 14.4 个月的随访观察，有 18 例接受治疗的患者症状完全缓解，另有 5 例患者无效，因镇静的副作用而提前退出试验的受试者有 5 名。Kirkemo 等在另一个临床试验中观察到，90% 的患者在接受治疗后 8 周内反应良好。上述两例试验还发现患者在接受阿米替林治疗后，麻醉情况下的膀胱容量均有所提高，可达到 450～600ml。

经过后续的大量研究，已被证明具有较好的止痛效果的阿米替林推荐剂量为每天 75mg。相比用于传统治疗抑郁症的 150～300mg 的剂量要小得多，同时起效时间更快，止痛效果较镇静的副作用的影响小。

van Opoven 研究发现，加大阿米替林的剂量（25～100mg）并连续用药数月，可以控制间质性膀胱炎患者的疼痛和尿急症状。另一项研究则发现口服阿米替林，剂量从 10mg 增加至 75mg，连续用药 12 周，配合行为治疗，可使间质性膀胱炎的症状指数和尿频症状明显改善。需要注意的是长期使用阿米替林可产生明显的不良反应，主要有口干、头晕及胃肠道问题。对有不稳定心绞痛、充血性心力衰竭、多发室性期前收缩、6 个月内出现心梗或脑梗事件的患者禁用三环类药物。

2. **抗组胺药物** 组胺是肥大细胞和嗜碱性粒细胞释放的一种化学物质，能够导致组织充血、水肿及疼痛。组胺受体拮抗剂羟嗪可阻断 H1 受体并抑制肥大细胞活性，既往提示该药物可改善患者间质性膀胱炎的症状，然后最新的随机对照实验研究表明，羟嗪和安慰剂相比，未能体现出治疗优势。另有研究报道，每 3 天口服 H2 受体拮抗剂西咪替丁 200mg，能够有效控制 71% 服药患者的症状，一项持续 3 个月的随机对照试验证实了西咪替丁的治疗效果。在 NIDDK 一项安慰剂对照研究中发现，羟嗪类药物的疗效较差，如果以后通过随机对照试验证明抗组胺药物有效，则需要对其治疗的药理机制进行更进一步的研究。

3. **戊糖多硫酸钠（pentosan polysulfate sodium，PPS）** 目前已提出间质性膀胱炎的发病机制与膀胱尿路上皮黏膜蛋白 GAG 层受损有关。PPS 是一种合成的硫酸多聚糖，亦属于 GAG 类似物，常用于替代膀胱黏膜缺陷的 GAG 层。PPS 目前是美国食品和药物管理局批准的唯一用来治疗间质性膀胱炎的口服药物。一项随访时间最长的研究发现，口服 PPS 制剂 100mg，每天 3 次，间质性膀胱炎患者的尿急和疼痛症状改善程度高达 50%。一项双盲、安慰剂对照试验发现，与安慰剂相比，PPS 治疗在缓解患者尿频、尿急及疼痛方面优势明显，且治疗时间越长，客观反应率越高，50% 的患者在进行 26 周的治疗后症状改善明显。而 NIDDK 的一项针对 PPS、羟嗪和安慰剂治疗的析因分析表明，PPS 和羟嗪的疗效差距不大，且服用 PPS 达 6 个月的患者，疗效与服药 3 个月的患者间无显著统计学差异，症状缓解率均大致为 30%。

4. **免疫抑制剂** 环孢素是一种强效免疫抑制剂，常用于器官移植后排斥风险及自身免疫疾病。环孢素能够抑制依赖钙调蛋白的磷酸酯酶，这一磷酸酯酶又是激活 T 细胞所必需的。一项关于间质性膀胱炎的研究比较了环孢素（1.5mg/kg，每天 2 次）和低剂量戊糖多硫酸钠的治疗效果，结果发现环孢素的治疗应答率明显更高，可以更有效地改善在患者的尿频、疼痛和 ICSI。然而其不良反应(重度不良反应如高血压、肾功能损害)限制了其临床应用。对于皮质类固醇药物,AUA 指南并不推荐其作为间质性膀胱炎的治疗选择。

5. **镇痛剂**　对于慢性疼痛症状,长期、适量使用镇痛药物是常规的治疗手段,对于间质性膀胱炎亦然。在慢性神经源性疼痛时,许多患者通过服用抗抑郁药、抗惊厥药、阿片类及非阿片类药物达到不同程度的缓解。

IC 的治疗中可能有效的非阿片类镇痛药主要为对乙酰氨基酚和非甾体抗炎药,此类药物与阿片类药物最大的不同在于其达到最大止痛效果后,增加剂量不再能增加镇痛效果。阿片类镇痛药在慢性疼痛的治疗中极少使用,往往是在少数患者尝试过各类长期保守治疗均无效后才考虑使用;虽然阿片类药物对中重度的疼痛均有效,但是使用该药物最大的障碍在于成瘾性,患者长期使用后几乎难以避免身体对药物的依赖。因此作为治疗方法,阿片类药物的使用应该是最后选择,并且应在医师和患者共同评价、慎重考虑后使用。

6. **其他(植物制剂、α 受体阻滞剂、M 受体拮抗剂)**　Pool 在 1967 年曾使用抗胆碱药物及解痉药治疗 IC 患者,临床试验中部分患者反映有效,但有效率并不高,且试验缺乏随机对照设计,其疗效并不确切,其实际的临床应用较少。Mou 曾报道对 78 例 IC 患者采用蒲公英提取液的一次性膀胱灌注治疗,经 1～3 个疗程后,治疗组患者症状完全消失者占 59.7%,无效者占 8.5%,在后期的随访中未发现不良反应,提示此类植物制剂在一定程度上可缓解症状,并具有较好的耐受性及安全性。

**(三)膀胱腔内治疗**

1. **水扩张治疗**　临床上,麻醉下膀胱水扩张常为诊断方法之一,亦是患者优选的外科治疗方法。Frontz 早在 1922 年便第一个提出膀胱内水扩张治疗间质性膀胱炎的思路,Dunn 及其同事报道了 25 例接受膀胱水扩张治疗的患者疗效,以收缩压水平为扩张压力,经过持续 3 小时的扩张治疗后,有 16 例受试者在平均 14 个月的随访期内症状缓解。有关水扩张时间的长短问题,Taub 等通过对比研究发现,延长扩张时间和仅仅几分钟的短时扩张相比,并无治疗益处。现常用的方案为 80cm$H_2O$ 压力维持下持续扩张膀胱 1～2 分钟,然后排空膀胱;再次充盈膀胱观察膀胱黏膜是否有小出血点及溃疡,然后再行 8 分钟水扩张进行治疗。水扩张治疗主要在膀胱容量较小的患者中效果较好,多数患者症状缓解维持时间短,对于症状缓解超过半年的患者可考虑再次水扩张治疗。虽然有研究提出膀胱水扩张可能导致膀胱破裂、黏膜坏死等严重并发症,但这种并发症比较罕见。

2. **二甲基亚砜(DMSO)膀胱灌注**　20 世纪 60 年代,美国克利夫兰医学中心(Cleveland Clinic)的 Bruce Stewart 医师对间质性膀胱炎患者进行了长期 DMSO 膀胱灌注试验,最后发现 DMSO 对间质性膀胱炎具有治疗效果;其具体治疗方案为 50% 的 DMSO 灌注膀胱 15 分钟,2～4 周一次,维持灌注约 2～12 个月,后期随访发现,DMSO 治疗安全有效,缓解率约为 73%,缓解时间 1～3 个月不等,唯一遗憾的是参与研究病理偏少。1978 年,美国 FDA 批准了 DMSO 用于治疗间质性膀胱炎,但目前很少再用此法治疗。

3. **硝酸银膀胱灌注**　是最古老的治疗方法之一,治疗机制与其灭菌、收敛、腐蚀作用有关。19 世纪中期,妙佑医疗国际(Mayo Clinic)报道使用硝酸银灌注可缓解膀胱疼痛,但治疗时如果患者存在膀胱穿孔或输尿管反流可导致严重疼痛,同时有发生腹膜后纤维化、膀胱纤维化及肾损伤的风险,因此治疗前须行膀胱镜检查及膀胱造影。由于其治疗风险,目前已很少使用该治疗方法。

4. **肝素** 膀胱上皮细胞损伤后，外源性氨基葡聚糖可修补损伤的上皮通透性屏障。肝素具有模拟膀胱氨聚葡聚糖屏障的功能，同时可以抗感染、抑制纤维增殖、抑制血管新生和平滑肌增殖。Weaver 首先报道了肝素对间质性膀胱炎的治疗作用；Parsons 发现予患者每天膀胱灌注 40 000U 肝素并保持 30～60 分钟，治疗的半年至两年之间可明显缓解患者膀胱疼痛，并且在肝素中滴加碱化利多卡因可更好地缓解疼痛。日本的一项研究发现每周膀胱灌注 20 000U 肝素、5ml 4% 利多卡因及 25ml 7% 碳酸氢钠，持续治疗 12 周，对间质性膀胱炎治疗效果明显。

5. **肉毒毒素注射** 肉毒毒素可抑制感觉神经递质的胞吐作用并影响感觉神经功能。2004 年，Smith 团队首先报道了肉毒毒素在间质性膀胱炎中的治疗效果，课题组纳入了 13 例间质性膀胱炎患者，膀胱壁和三角区行肉毒毒素注射，试验数据提示 69% 的患者疼痛症状得到缓解。不同研究的注射方式及部位并不相同，先前研究提示膀胱三角区感觉传入神经呈优势分布，Pinto 团队对 26 例难治性间质性膀胱炎患者的膀胱三角区的 10 个部位，仅进行了 100IU 的肉毒毒素注射，患者的尿频、疼痛及 ICSI 均得到明显的缓解及改善，患者的膀胱最大容量也有效增加，且半数患者的治疗效果持续达 9 个月。目前还没有比较膀胱壁注射和单纯膀胱三角区注射的疗效及不良事件情况。关于使用肉毒毒素治疗间质性膀胱炎的一项荟萃分析纳入了 5 项随机对照研究，共纳入 252 位患者（实验组 133 例，对照组 119 例），最后数据分析后提示肉毒毒素治疗组的 VAS 评分和 O' Leary Sant 评分主观指标显著提高。常见的不良反应包括排尿困难、尿潴留、残余尿增多和血尿，但发生率较低。

**（四）手术治疗**

1. **骶神经调控** 骶神经调控主要通过影响传入神经通路、神经递质的分泌等产生作用，骶神经调节术（sacral neuromodulation，SNM）具有多靶点、电流可控等特点，目前逐渐成为治疗间质性膀胱炎的一种可选方式。

有人对关于保守治疗无效的患者选择骶神经调控治疗的研究进行了荟萃分析，发现骶神经调控对于难治性间质性膀胱炎是有效的，可改善患者疼痛及排尿症状，其短期成功率高达 88%，长期成功率亦可达 76%。但是由于 SNM 费用很高，限制了其进一步应用。

2. **经尿道电切、电凝治疗** 部分间质性膀胱炎合并 Hunner 溃疡，Hunner 发现切除此溃疡可以缓解症状，但缓解持续时间短，故放弃了这个治疗方式。20 世纪 70 年代提出了经尿道电切术（TUR）切除 Hunner 溃疡，当时有人提出疑问，切除溃疡后创面可能形成更大的溃疡，是否会进一步加重病情？另有一部分学者提出炎症细胞神经周围聚集是间质性膀胱炎的重要特征，切除 Hunner 溃疡可切除发炎的神经末梢，同时减少上皮肥大细胞，能够使膀胱上皮部分去神经化，进而使疾病得到缓解。有研究建议 TUR 时，设置最低电流强度，点状电凝出血点，可减少瘢痕组织形成导致的膀胱挛缩及容量减少。目前最大的一项研究表明 TUR 治疗间质性膀胱炎效果显著，103 例伴有 Hunner 溃疡的间质性膀胱炎患者中，92 例 TUR 后症状得到持久缓解。因此，TUR 是治疗溃疡性间质性膀胱炎的重要方式之一。

3. **膀胱切除及尿流改道等手术**

（1）不行膀胱全切术的尿流改道：理论上，如果任何形式重建的可控储尿囊都可能再发间质性膀胱炎，那么单纯的尿流改道术是合理的。但是，在实际应用中，患者及医师在考虑采用单纯尿流改道的治疗方法时，必须同时考虑到保留的膀胱可能会出现诸如化脓性膀胱炎、出血、严重疼痛、持续性尿不尽感和膀胱痉挛等情况。

（2）全膀胱切除加尿流改道：Bejany 和 Politano 报道了 5 例行全膀胱切除及新膀胱术的病例，治疗效果良好。但芬兰的研究人员和 Webster 均曾报道采用膀胱切除术加尿流改道术治疗失败的案例，大部分的失败都归于患者在术后存在严重的持续性盆腔疼痛，甚至出现出尿囊部位的疼痛。

（3）三角区以上的膀胱部分切除：手术要求尽可能地切除病变组织，仅保留三角区周围 1cm 的范围，但通常需要对输尿管再造。根据 Nurse 等的报道，在需要进行外科治疗的间质性膀胱炎患者中，有 50% 的病变位于三角区上由于三角区内仍有病变组织残余，导致患者在采用此术式治疗后的疗效不理想。Linn 的临床报道则正相反，在 17 例手术治疗的患者中，有 11 例反映膀胱部分切除后的间质性膀胱炎被完全治愈。最近一项有关女性患者术后恢复状况的研究报道，尽管绝大部分的女性患者行部分膀胱切除术加肠代膀胱术后疼痛症状明显好转，但仅有极少数患者能恢复正常的性生活。

（4）三角区以下的膀胱部分切除：在术后的尿流控制方面，目前表现最好的术式是三角区以下膀胱部分切除术后配合膀胱扩大成形术。膀胱扩大成形术主要通过肠管代膀胱完成，而依据术式不同所选择肠段亦不同。但由于扩大成形术后极易出现各种并发症，手术风险获益比较低。

膀胱全切除术及尿流改道术效果反馈存在差异，虽然部分患者效果肯定，但术后恢复及创伤较大，因此选择此手术仍须慎重。上述这些手术在临床上并不常见，AUA 指南亦把上述治疗方法作为最后的选择方案。

（姚友生）

## 参考文献

[1] CLEMENS J Q, MEENAN R T, O' KEEFFE ROSETTI M C, et al. Prevalence of interstitial cystitis symptoms in a managed care population[J]. J Urol, 2005, 174(2): 576-580.

[2] ROBERTS R O, BERGSTRALH E J, BASS S E, et al. Incidence of physician-diagnosed interstitial cystitis in Olmsted County: a community-based study[J]. BJU Int, 2003, 91(3): 181-185.

[3] PATEL R, CALHOOUN E A, MEENAN R T, et al. Incidence and clinical characteristics of interstitial cystitis in the community[J]. Int Urogynecol J Pelvic Floor Dysfunct, 2008, 19(8): 1093-1096.

[4] PARSONS C L, TATSIS V. Prevalence of interstitial cystitis in young women[J]. Urology, 2004, 64(5): 866-870.

[5] BADE J J, RIJCKEN B, MENSINK H J. Interstitial cystitis in The Netherlands: prevalence, diagnostic criteria and therapeutic preferences[J]. J Urol, 1995, 154(6): 2035-2037.

[6] CURHAN G C, SPEIZER F E, HUNTER D J, et al. Epidemiology of interstitial cystitis: a population based study[J]. J Urol, 1999, 161(2): 549-552.

[7] CLEMENS J Q, LINK C L, EGGERS P W, et al. Prevalence of painful bladder symptoms and effect on quality of life in black, Hispanic and white men and women[J]. J Urol, 2007, 177(4): 1390-1394.

[8] LEPPILAHTI M, TAMMELA T L, HUHTALA H, et al. Prevalence of symptoms related to interstitial cystitis in women: a population based study in Finland[J]. J Urol, 2002, 168(1): 139-143.

[9] 王旭，邓晓敏. 膀胱疼痛综合征/间质性膀胱炎的研究进展[J]. 临床和实验医杂志, 2018, 17(20): 2235-2238.

[10] DINIS S, LIVEIRA J T, PINTO R, et al. From bladder to systemic syndrome: concept and treatment

evolution of interstitial cystitis[J]. Womens Health, 2015, 23(7): 735-744.

[11] JIN X W, LIU B K, ZHANG X, et al. Establishment of a novel auto-immune experimental modelof bladder pain syndrome/interstitial cystitisin C57BL/6 mice[J]. Inflammation, 2017, 40(3): 861-870.

[12] HARRINGTON D S, FALL M, JOHANSSON S L. Interstitial cystitis: bladder mucosa lymphocyte immunophenotyping and peripheral blood flow cytometry analysis[J]. J Urol, 1990, 144(4): 868-871.

[13] MATTILA J, PITKANEN R, VAALASTI T, et al. Fine structure evidence for vascular injury in patients with interstitial cystitis[J]. Virchows Arch A Pathol Anat Histopathol, 1983, 398(3): 347-355.

[14] PARSONS C L, BOYCHUK D, JONES S, et al. Bladder surface glycosaminoglycans: an epithelial permeability barrier[J]. J Urol, 1990, 143(1): 139-142.

[15] PEEKER R, ENERBÄCK L, FALL M, et al. Recruitment, distribution and phenotypes of mast cells in interstitial cystitis[J]. J Urol, 2000, 163(3): 1009-1015.

[16] ALDENBORG F, FALL M, ENERBÄCK L. Proliferation and transepithelial migration of mucosal mast cells in interstitial cystitis[J]. Immunology, 1986, 58(3): 411-416.

[17] CLEMMENSEN O J, LOSE G, HOLM-BENTZEN M, et al. Skin reactions to urine in patients with interstitial cystitis[J]. Urology, 1988, 32(1): 17-20.

[18] YOSHIMURA N, OGUCHI T, YOKOYAMA H, et al. Bladder afferent hyperexcitability in bladder pain syndrome /interstitial cystitis[J]. Int J Urol, 2014, 21 Suppl 1(0/1): 18-25.

[19] MINNONE G, DE BENEDETTI F, BRACCI-LAUDIERO L. NGF and its receptors in the regulation of inflammatory response[J]. Int J Mol Sci, 2017, 18(5): 1028.

[20] SIDAWAY P. Pain: changes in urinary microbiota correlate with IC/BPS[J]. Nat Rev Urol, 2017, 14(5): 260.

[21] LOGADOTTIR Y R, EHREN I, FALL M, et al. Intravesical nitric oxide production discriminates between classic and nonulcer interstitial cystitis[J]. J Urol, 2004, 171(3): 1148-1150.

[22] KOSKELA L R, THIEL T, EHRÉN I, et al. Localization and expression of inducible nitric oxide synthase in biopsies from patients with interstitial cystitis[J]. J Urol, 2008, 180(2): 737-741.

[23] WARREN J W, KEAY S K, MEYERS D, et al. Concordance of interstitial cystitis in monozygotic and dizygotic twin pairs[J]. Urology, 2001, 57(6 Suppl 1): 22-25.

[24] 马凯群, 张嘉鹏, 郑振明, 等. 尿标记物和影像学在间质性膀胱炎/膀胱疼痛综合征诊断中的潜在价值[J]. 临床泌尿外科杂志, 2019, 34(10): 830-834.

[25] 杨飞, 蔡佳荣, 李腾成, 等. 生长相关蛋白-43 在间质性膀胱炎患者膀胱黏膜表达的研究[J]. 中华腔镜泌尿外科杂志, 2018, 2(12): 86-89.

[26] OLIVEIRA D E, DA CRUZ M L, LIGUORI R, et al. Neophalloplasty in boys with aphallia: a systematic review[J]. J Pediatr Urol, 2016, 12(1): 19-24.

[27] VAN OPHOVEN A, POKUPIC S, HEINECKE A, et al. A prospective, randomized, placebo controlled, double-blind study of amitriptyline for the treatment of interstitial cystitis[J]. J Urol, 2004, 172(2): 533-536.

[28] FOSTER HE J R, HANNO P M, NICKEL J C, et al. Effect of amitriptyline on symptoms in treatment naïve patients with interstitial cystitis/painful bladder syndrome[J]. J Urol, 2010, 183(5): 1853-1858.

[29] SANT G R, PROPERT K J, HANNO P M, et al. A pilot clinical trial of oral pentosan polysulfate and oral hydroxyzine in patients with interstitial cystitis[J]. J Urol, 2003, 170(3): 810-815.

[30] THILAGARAJAH R, WITHEROW R O, WALKER M M. Oral cimetidine gives effective symptom relief in painful bladder disease: a prospective, randomized, double-blind placebo-controlled trial[J]. BJU Int, 2001, 87(3): 207-212.

[31] HANNO P M. Analysis of long-term Elmiron therapy for interstitial cystitis[J]. Urology, 1997, 49(5A Suppl): 93-99.

[32] NICKEL J C, KAUFMAN D M, ZHANG H F, et al. Time to initiation of pentosan polysulfate sodium treatment after interstitial cystitis diagnosis: effect on symptom improvement[J]. Urology, 2008, 71(1):

57-61.

[33] SAIRANEN J, TAMMELA T L, LEPPILAHTI M, et al. Cyclosporine A and pentosan polysulfate sodium for the treatment of interstitial cystitis: a randomized comparative study[J]. J Urol, 2005, 174(6): 2235-2238.

[34] WEAVER R G, DOUGHERTY T F, NATOLI C A. Recent concepts of interstitial cystitis[J]. J Urol, 1963, 89: 377-383.

[35] PARSONS C L. Successful downregulation of bladder sensory nerves with combination of heparin and alkalinized lidocaine in patients with interstitial cystitis[J]. Urology, 2005, 65(1): 45-48.

[36] NOMIYA A, NARUSE T, NIIMI A, et al. On-and post-treatment symptom relief by repeated instillations of heparin and alkalized lidocaine in interstitial cystitis[J]. Int J Urol, 2013, 20(11): 1118-1122.

[37] SMITH C P, RADZISZEWSKI P, BORKOWSKI A, et al. Botulinum toxin A has antinociceptive effects in treating interstitial cystitis[J]. Urology, 2004, 64(5): 871-875.

[38] PINTO R, LOPES T, FRIAS B, et al. Trigonal injection of botulinum toxin A in patients with refractory bladder pain syndrome/interstitial cystitis[J]. Eur Urol, 2010, 58(3): 360-365.

[39] SHIM S R, CHO Y J, SHIN I S, et al. Efficacy and safety of botulinum toxin injection for interstitial cystitis/bladder pain syndrome: a systematic review and meta-analysis[J]. Int Urol Nephrol, 2016, 48(8): 1215-1227.

[40] WANG J, CHEN Y. Sacral neuromodulation for refractory bladder pain syndrome/interstitial cystitis: a global systematic review and meta-analysis[J]. Sci Rep, 2017, 7(1): 11031.

[41] CHENNAMSETTY A, KHOURDAJI I, GOIKE J, et al. Electrosurgical management of Hunner ulcers in a referral center's interstitial cystitis population[J]. Urology, 2015, 85(1): 74-78.

[42] PEEKER R, FALL M. Toward a precise definition of interstitial cystitis: further evidence of differences in classic and nonulcer disease[J]. J Urol, 2002, 167(6): 2470-2472.

[43] ZHANG W, YAO Y S, LIN M E, et al. Unexplained association between cystitis glandularis and interstitial cystitis in females: a retrospective study[J]. Int Urogynecol J, 2015, 26(12): 1835-1841.

## 附评分表

表 8-1-2 O'Leary Saint 间质性膀胱炎评分：症状评分

在过去的一个月中，以下症状成为多大程度的问题？

（1）在毫无预警时感觉强烈排尿感？
______ 一点没有 =0
______ 小于五分之一次 =1
______ 小于一半次数 =2
______ 约一半次数 =3
______ 大于一半次数 =4
______ 总是如此 =5

（2）两次排尿时间间隔小于两小时？
______ 一点没有 =0
______ 小于五分之一次 =1
______ 小于一半次数 =2
______ 约一半次数 =3
______ 大于一半次数 =4
______ 总是如此 =5

（3）夜间排尿次数？
______ 无 =0
______ 1 次 =1
______ 2 次 =2
______ 3 次 =3
______ 4 次 =4
______ 5 次 =5

（4）是否有膀胱灼热或疼痛经历？
______ 没有 =0
______ 很少 =2
______ 相当常见 =3
______ 几乎总有 =4
______ 总有 =5

总分 ________

表 8-1-3 O' Leary Saint 间质性膀胱炎指数：问题评分

在过去的一个月中，以下各项症状成为多大程度的问题？

（1）白天频繁排尿？

______ 没问题=0

______ 很小问题=1

______ 小问题=2

______ 中等问题=3

______ 大问题=4

（2）夜间起夜排尿？

______ 没问题=0

______ 很小问题=1

______ 小问题=2

______ 中等问题=3

______ 大问题=4

（3）毫无预警排尿？

______ 没问题=0

______ 很小问题=1

______ 小问题=2

______ 中等问题=3

______ 大问题=4

（4）您是否感觉到膀胱有灼热、疼痛、不适和压迫？

______ 没问题=0

______ 很小问题=1

______ 小问题=2

______ 中等问题=3

______ 大问题=4

总分 ________

症状指数+问题指数得分 ________

表 8-1-4 盆腔疼痛和尿频、尿急患者症状调查表（PUF）

| 序号 | 题目 | 0 分 | 1 分 | 2 分 | 3 分 | 4 分 | 症状分数 | 困扰分数 |
|---|---|---|---|---|---|---|---|---|
| 1 | 白天小便次数 | 3～6 | 7～10 | 11～14 | 15～19 | ≥20 | | |
| 2 | a. 夜间小便次数 | 0 | 1 | 2 | 3 | ≥4 | | |
| | b. 夜间小便困扰你吗？ | 否 | 偶尔 | 经常 | 总是 | | | |
| 3 | 是否近来有性生活？<br>是□ 否□ | | | | | | | |
| 4 | a. 是否现在或以前在性生活的过程中或结束后有疼痛？ | 否 | 偶尔 | 经常 | 总是 | | | |
| | b. 如果有疼痛，疼痛是否会让你避免性生活 | 否 | 偶尔 | 经常 | 总是 | | | |
| 5 | 是否有膀胱或盆腔内疼痛？ | 否 | 偶尔 | 经常 | 总是 | | | |
| 6 | 是否小便后仍有尿急的感觉？ | 否 | 偶尔 | 经常 | 总是 | | | |
| 7 | a. 疼痛时的程度 | 无 | 轻度 | 中度 | 严重 | | | |
| | b. 疼痛困扰你吗？ | 否 | 偶尔 | 经常 | 总是 | | | |
| 8 | a. 是否经常尿急 | 无 | 轻度 | 中度 | 严重 | | | |
| | b. 尿急困扰你吗？ | 否 | 偶尔 | 经常 | 总是 | | | |
| | 症状分数（1+2a+4a+5+6+7a+8a） | | | | | | | |
| | 困扰分数（2b+4b+7b+8b） | | | | | | | |

注：PUF 评分表>15 分提示高度怀疑。

# 第二节　女性会阴部疼痛

## 一、定义与流行病学

女性会阴部疼痛是一类会阴区域内的慢性疼痛症状，范围包括外阴、阴蒂根部、阴唇、尿道口、肛门直肠及周围组织的疼痛。经典的观点认为，会阴痛是病因不清的特发性综合征，其病理生理机制也不明确。这类患者在常规临床体检时无明显的盆腔内器官或盆底组织结构的阳性器质性病变，一般认为系患者的神经系统、内分泌系统功能障碍，以及与骨盆肌和软组织的相互作用，同时涉及心理、周围环境影响，从而产生疼痛。该病一般不影响患者的预期寿命，但可以严重影响患者生命质量，也造成社会经济负担。本病的疼痛部位涉及隐私，部分患者羞于表达和就诊求助，因此有关该病的高质量临床研究资料较少，对该病的认识尚待进一步深入，其治疗效果也不够理想。会阴痛患者可能就诊于泌尿外科、妇科、疼痛科、肛肠科、皮肤科、介入科与精神科，综合应用多学科疗法进行治疗可以改善患者的疼痛症状与心理状态。

## 二、病因与发病机制

### （一）外阴痛

外阴痛是指目前未发现明确的病因的慢性外阴疼痛和不适感觉。这类症状影响着全球为数众多的女性，据估计患病率在 10%～28%，因其部位私密且许多患者分散在不同学科就诊，患病率可能被大大低估。许多这类女性患者未正确就诊，常在家自行用药或用其他各种方法治疗，忍受痛苦，导致延误病情。患者可因此伴随出现性欲降低、性功能障碍，显著影响生活质量。2015 年国际外阴 - 阴道疾病研究学会召集相关领域专家对外阴痛进行分类，根据累及范围，外阴痛可分为广泛性外阴痛和局限性外阴痛两种。广泛性外阴痛患者的疼痛范围包括大小阴唇、阴蒂和前庭等；局限性外阴痛部位则为前庭或阴蒂等局限部位的疼痛。根据症状诱发的方式不同，又可分为诱发性、自发性外阴痛。诱发性因素包括但不限于性交、紧身裤、置入棉条、接触或压迫外阴等，外阴痛可表现为多种类型和性质，其中最常见的类型是诱发性前庭痛，疼痛性质常为跳痛、刀割样痛、电击样样痛。自发性外阴痛则缺乏明确诱因，为自行发生的疼痛等症状。

外阴痛患者进行疼痛的问卷评估、生活质量评分、压力疼痛阈值测定等检查，所获结果往往差异性较大或互相矛盾，这一特点与其他慢性疼痛综合征的情况相似。

外阴痛的病因迄今尚不清楚，可能的因素有感染、炎症、基因多样性、神经源性、激素水平变化及社会心理因素等。研究显示超过 80% 患者有反复阴道念珠菌病病史，然而，对外阴痛患者给予氟康唑治疗，其效果并不优于安慰剂。反复感染念珠菌患者可能是患者的全身免疫力低下或局部抗感染能力低下，也提示患者基因变异导致的促炎 - 抗炎平衡失调，可能相关的是编码 μ- 阿片受体的 A118G 多态性、神经生长因子的等位基因等，提示遗传变异与内源性疼痛调节有关。对患者阴道微生物的培养提示，需氧性阴道炎患者组的疼痛评分更高，念珠菌阴道炎患者组的疼痛评分则较低。此外还发现，外阴痛患者发生人乳头瘤病毒感染的概率较高，这个结果可能缘于这两种病的患病年龄相似，故而共存的概率较高，目前没有直接证据证实两者的因果关系。外阴痛曾被称为外阴前庭炎，患者的前庭组织中有炎细胞浸润现象，但在无症状患者组中也发现存在炎细胞浸润。许多炎症标志物的检测也呈现出矛盾的结果，这包括T细胞、B细胞、肥大细胞、巨噬细胞及前列腺素$E_2$。外阴痛的性质表现为持续或间断的烧灼感，并且常常与膀胱疼痛综合征等慢性疾病相伴存在，加之患者的外周神经敏感性也增加，提示外阴痛的神经源性机制也有较大的可能性。有研究者对外阴痛患者行头部MRI，显示患者基底节、感觉运动皮质和海马体的灰质体积较正常对照组均升高，而其他慢性疼痛疾病患者MRI则显示下降。这种差异可能缘于不同疾病的发病机制不同，也可能是由于外阴痛患者组的发病年龄较其他慢性疼痛者低，相应部位脑组织萎缩较轻。有些患者的外阴疼痛的发病特点表现为与性交或月经周期相关，在排卵期疼痛最轻（排卵前雌激素水平达到顶峰），而在月经期疼痛最重（雌激素水平最低），这被一些学者认为是激素水平的改变产生外阴疼痛。在动物中的研究发现，雌激素水平降低与阴道自主神经纤维增加相关，而在人体中是否有相似的作用尚无定论，需要后续临床研究来明确，包括对口服避孕药、更年期女性的外阴痛临床表现进行描述。研究发现，外阴痛也与患者的个体经历、情绪、心理状况相关，疼痛常常与抑郁、焦虑密切相关，患有心理障碍是慢性会阴痛的危险因素之一，经历性侵、虐待等童年创伤的病例会阴痛发生率较对照组高，而患者与伴侣的亲密度与性交过程中的会阴痛呈负相关。

总之，外阴痛的发病机制还远未阐明，神经病变、内分泌激素改变、童年创伤、反复念珠菌感染、局部免疫导致促炎因子增加、外周脏器超敏及外周脏器的长期慢性病变引起中枢敏化等均在其发生发展中起重要作用。

### （二）慢性肌肉疼痛综合征

慢性肌肉疼痛综合征主要包括肌筋膜疼痛综合征（myofascial pain syndrome，MPS）及纤维肌痛综合征（fibromyalgia syndrome，FM）。MPS表现为局部一块肌肉或一组肌群存在触发点，按压或针刺可诱发局部疼痛并引起远处牵扯痛及局部抽搐反应，发生机制是组织损伤或反复微小损伤引起肌纤维紧张，持续性收缩会增加耗能，氧自由基增加，组织缺血，自发性放电增多，局部炎症因子增加，如缓激肽、前列腺素等物质会激活肌肉伤害性感受器，同时外周神经敏感性增加，受到刺激后大量释放P物质和降钙素原等，神经与内分泌因素共同促进了疼痛的过程。FM的疼痛表现为慢性全身广泛性疼痛，对于疼痛或接触、热、冷、化学、光、声和气味等非疼痛性刺激均比较敏感。FM的发生与机体的中枢敏化有关，患者的精神、心理状态也影响了FM的发生。当患者诉说会阴部肌肉疼痛、痉挛僵硬时应考虑可能存在慢性肌肉疼痛综合征。

### （三）产后会阴痛

产后会阴痛指的是经阴道分娩的女性会阴部发生的疼痛，这种情况尤其容易发生于会阴撕裂和会阴侧切助产的产妇。会阴撕裂分为4度：1度撕裂累及皮肤、皮下组织和/或阴道黏膜；2度撕裂累及会阴浅层肌、会阴体和会阴深层肌；3度撕裂累及会阴浅层和/或深层肌、肛门括约肌；4度撕裂比3度撕裂更深，包括肛门外括约肌和/或肛门内括约肌（图8-2-1）。有研究显示，在术后7天的统计资料中，会阴痛在会阴未损伤、1/2度会阴撕裂、会阴侧切、3/4度会阴撕裂的发生率依次为38%、60%、71%和91%，差异有统计学意义；术后6周时会阴痛的发生率依次为0、4%、13%和20%，术后6周会阴创伤与会阴痛的发生的差异没有统计学意义。也有报道称一年后32%经历过撕裂或创伤的患者仍有会阴痛存在，在18个月后仍有10%患者存在。产后会阴痛病因比较明确，因此，可采取预防性措施减少本病的发生。在分娩过程中，可根据产妇分娩期会阴的伸展度、弹性、厚薄、产道情况及胎儿体

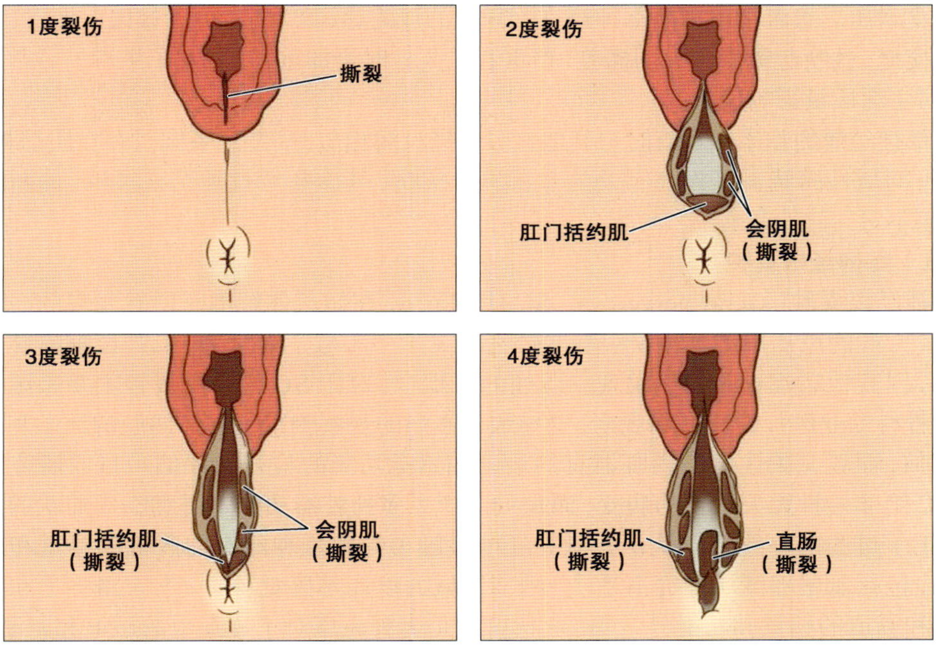


图 8-2-1　会阴撕裂分度

质量、胎方位等因素综合考虑利于分娩并减少阴道、阴唇损伤的会阴保护措施。

**（四）阴部神经痛**

阴部神经痛是指发生于阴部神经支配的区域内的组织器官的慢性疼痛。阴部神经起源于 $S_2$～$S_4$ 前支，该神经走行于梨状肌与坐骨间，出骨盆，绕过坐骨棘，从坐骨小孔前行进入骨盆，伴阴部内血管沿坐骨直肠窝内侧上行，共同组成阴部神经管。在阴部神经管中，阴部神经分为 3 支：肛神经支、会阴神经支和阴蒂背神经支。肛神经支传导来自肛管下半部分的黏膜和肛周皮肤的感觉，支配肛门外括约肌的运动；会阴神经支接受来自阴唇的感觉，支配逼尿肌；阴蒂背神经支控制阴蒂的感觉和运动（图 8-2-2）。阴部神经同时包含有感觉神经和运动神经，接受外生殖器、直肠及会阴部皮肤的感觉，支配盆底肌肉，包括球海绵体肌、坐骨海绵体肌、肛提肌、耻骨直肠肌、肛门外括约肌和尿道外括约肌等。会阴部器官感觉和运动功能复杂，并且个体容易出现变异、神经交叉支配等，因此阴部神经受压会影响支配的、相邻的盆腔脏器与皮肤的感觉与运动功能。阴部神经受压的原因常包括妇科手术、经阴道分娩、慢性便秘、久坐、遗传性变异、高强度骑车、脊柱侧弯、年龄相关的泌尿生殖道器官萎缩和骨关节炎、创伤、医源性损伤等，经阴道的妇科手术（如盆底重建术、尿道中段悬吊术和子宫切除术）会直接损伤阴部神经或形成血肿压迫神经。卡压的部位包括梨状肌下方、骶结节韧带与骶棘韧带之间、阴部神经管

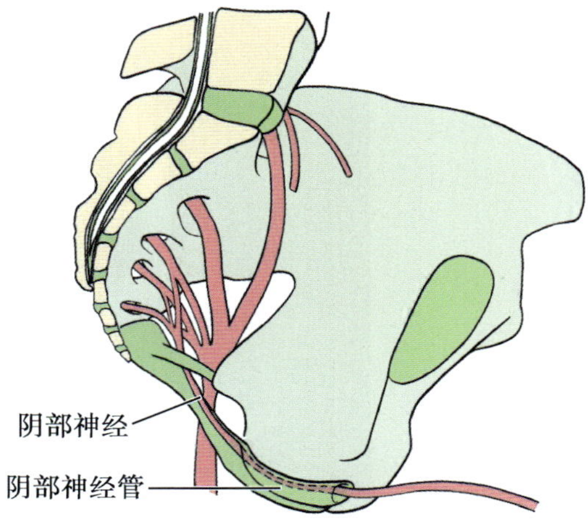


图 8-2-2　阴部神经解剖

及各分支卡压。患者常出现阴部神经支配区域的烧灼感、麻木感，可因排尿而加重，也常常发生性交痛、性唤起障碍和外阴痛等，严重者在久坐时会加重，这限制了患者的日常生活与工作，对生活质量影响很大。

阴部神经痛的临床表现有时与其他盆腔疼痛疾病相似，一些患者同时存在阴部神经痛、外阴痛、间质性膀胱炎等疼痛有关的非特异性疾病，其诊断常被延误或误诊，诊断时间从2～10年不等。

**（五）骶神经根囊肿**

骶神经根囊肿（sacral nerve cyst，SC）是Tarlov在做尸体解剖时偶然发现的一种骶神经病变，人群的患病率约为1%～5%。过去的文献中多数学者认为，骶神经根囊肿患者多无症状，因其他病检查时偶然发现。既往的文献中，对于SC的研究报告主要来源于神经外科或骨科专业医师的研究和观察，这导致对本病的观察侧重于躯体四肢的运动和感觉功能的评估，而较少关注盆腔内脏器官的运动和感觉功能的检查和评估。目前研究逐步认识到SC绝非一种无关紧要的病变，而是可以产生多种脏器功能障碍和临床症状的病理改变，修正了过去的一些错误认识。骶神经根囊肿可导致骶神经支配区域的感觉和运动功能障碍，包括骶尾部区域疼痛不适、会阴部区域的疼痛等感觉异常、下尿路感觉和运动功能障碍和肠道的感觉和功能异常等，症状可能是囊肿高压对于神经根的压迫和刺激，妨碍神经的信号传导或产生异常的神经传入信号所致。骶神经根囊肿行手术治疗后，症状可明显好转，手术切除SC其病理学检查报告一般为神经根束膜囊肿，其特征性的病理改变可以有单纯囊肿、炎症细胞浸润、玻璃样变和神经纤维退变等，也有少数患者为节神经细胞瘤。

SC的外科手术探查及手术后的组织病理学观察发现，骶神经根囊壁或腔内含有神经纤维，囊肿可呈单个或多个出现，多见于$S_2$～$S_5$神经根（图8-2-3）。囊肿腔可与蛛网膜下腔或硬膜囊相通，形成机制可能是脊神经根穿过硬脊膜形成包裹，使包裹从袖套样扩张呈憩室。也有研究认为是神经根末梢的蛛网膜异常增生，阻碍脑脊液流动。硬膜囊外骶管内的骶神经是混合神经，涉及盆腔内脏的感觉、运动功能，包括膀胱、尿道、子宫、阴道、结直肠

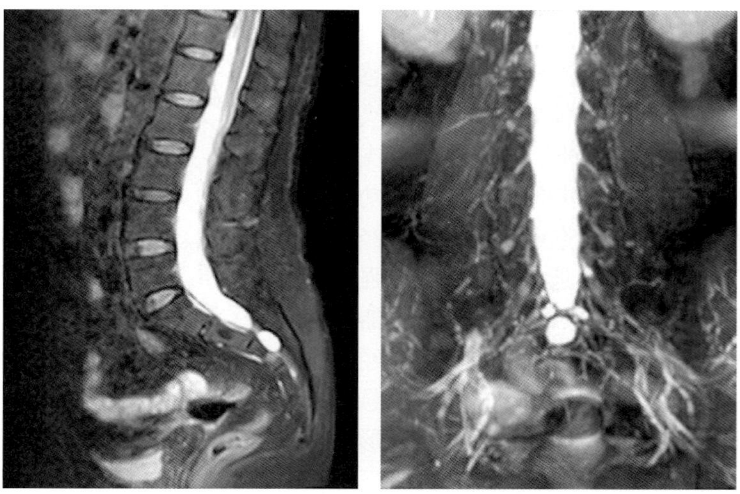

图8-2-3 骶神经根囊肿的磁共振图片

等，也接受来自会阴部皮肤的感觉。骶1神经支配下肢，不参与盆腔内脏功能支配；骶2神经负责乙状结肠的运动和感觉功能，以及大腿后侧的皮肤感觉功能；骶3神经主要负责膀胱的运动和感觉功能，以及大腿根部的皮肤感觉功能；骶4神经主要负责尿道和直肠的运动和感觉功能，以及会阴部皮肤感觉功能；骶5神经负责尾骨尖端周围的皮肤感觉。出骶管后骶神经根会进一步发出分支与相邻的神经根发出的分支组成骶神经丛，由骶神经丛的分支再次组合成走向各个内脏器官的神经干。每个盆腔内脏器官除了接受其主要的骶神经根发出的神经纤维外，也接受相邻的神经根的部分纤维。这种相互重叠分布的神经解剖特点使得骶神经根发生病变时，其功能可被邻近的神经根部分替代，相应器官仅发生功能的减弱或部分功能损害而非功能完全丧失，因此患者表现为会阴部局限性疼痛或感觉部分缺失。

### （六）中枢敏化

一些慢性会阴痛的患者临床表现不局限于单个器官系统的功能障碍，而是表现为多系统功能障碍，可同时伴有膀胱疼痛综合征、性交困难和/或肠易激综合征的症状。慢性疼痛伴随着炎症和神经损伤，导致中枢和外周神经系统释放神经递质、脂质介质、补体系统片段、细胞因子和趋化因子。炎症性疼痛和神经病理性疼痛共同作用，产生外周疼痛和中央敏化，表现为病理性疼痛，具体可表现为痛觉超敏，如痛阈值显著下降，对非疼痛刺激产生痛觉反应，或痛觉过敏，如对疼痛的反应增强等。患者经受长期疾病过程，疼痛症状迁延不愈，慢性会阴痛患者相关的大脑环路会产生结构改变。在恐惧或回避条件下，刺激越痛苦，建立新的关于该刺激与厌恶情绪的条件反射所需要的次数就越少。一种观点认为，慢性疼痛是持续学习的状态，在迁延不愈的长久病程中，会阴痛持续存在伴随着随之而来的厌恶情绪，同时当诱发因素再次出现时，因疼痛继续存在，回避性行为和厌恶情绪出现并加强，如此反复，强化形成固化的条件反射。在这个过程中，会伴随着突触的重塑，产生长时程增强，这是学习记忆的基础。大脑中的杏仁体、海马体以及前扣带回被这些刺激所激活，随之脊髓上行、下行神经通路结构及前额叶皮质和丘脑-纹状体分泌细胞因子也发生改变。会阴痛患者长期的不适症状与疼痛相关联，伴随着痛觉记忆，大脑化学物质和神经通路的结构均发生改变，患者更易伴随焦虑、抑郁等厌恶性情绪。

### （七）复杂区域性疼痛综合征

2005年国际疼痛学会提出Budapest诊断标准，描述和定义了一种复杂区域性疼痛综合征（complex regional pain syndrome，CRPS）。该综合征表现为持续的局部疼痛，疼痛与刺激强度不成比例，且范围不在特定的单神经支配区或皮节中，局部肌肉无力，可伴有痛觉异常或皮温变化等躯体改变，这些自主神经和神经炎症变化随时间变化，且个体差异较大。患者常有情绪、心理异常。CRPS发病率为26.3/100 000，女性是男性的3.4倍。CRPS常发生在各种类型的创伤后，可有或无明确的外周神经损伤，其中部分患者行神经系统检查、电生理诊断测试可明确定位损伤神经。

相关研究的文献报道认为，CRPS发病与神经损害（包括神经本身损害和神经周围组织结构病变导致的神经损害）、炎症、遗传及心理等因素相关。CRPS患者病变局部P物质和降钙素原的聚集导致促炎因子增加，促进中枢敏化的形成。交感神经激活后患者的疼痛症状加重，并随时间发生变化，且与个体相关。压力大或心理健康状况较差与外周炎症严重程度相关。

笔者的临床观察和经验显示，这类疼痛的特点很可能与脊髓神经的慢性病变有密切关系，这些脊髓的慢性病变包括但不限于颈椎病、腰椎间盘突出、骶神经病变，甚至是脊髓的肿瘤。颈椎病和腰椎间盘突出性病变有多种亚型，如椎间盘的中央型突出、旁中央型突出、侧方突出和极外侧突出。侧方突出和极外侧突出的椎间盘常常压迫肢体的神经，导致出现四肢区域的局部疼痛或沿着神经干的放射性疼痛，这类病变通常比较容易被发现和诊断。而中央型突出和旁中央型突出的椎间盘通常是压迫相应区域内走行的内脏神经通路，从而产生相应内脏器官的功能障碍和疼痛。椎间盘突出无论哪种亚型，在严重时均可导致椎管狭窄，从而压迫整个脊髓，产生压迫节段以下范围广泛的疼痛和肢体无力等症状。脊椎病变的种类是复杂多样的，除了椎间盘突出性病变之外，椎体的骨质增生，特别是一些不规则的骨质增生合并椎间盘突出更容易产生脊髓压迫性损害。此外，脊髓的良恶性肿瘤，虽然较少见，但也会损害脊髓，产生疼痛和功能障碍。然而，脊椎和脊髓病变通常需要在对脊椎进行适当检查时才会被发现，在这些辅助检查中，脊椎的磁共振是比较优越的检查方法，是最能够清晰显示脊椎各种病变的检查手段，但是因其价格较高，以及临床医师阅读磁共振片子较困难等原因，在临床上这类患者较少进行，从而导致脊椎病变漏诊。笔者曾在很长的一段时间内对就诊于泌尿外科门诊的，以顽固性排尿功能障碍症状和盆腔疼痛症状为主诉的患者进行观察和研究，发现这类患者的脊椎病变的阳性率极高，最常见的是颈椎病，主要是中央型颈椎间盘突出和旁中央型椎间盘突出；其次是腰椎间盘突出，同样地，腰椎间盘突出也主要是中央型突出或旁中央型突出；再次是骶神经病变，主要的病变类型是神经根囊肿，神经根束膜变性、骶神经根粘连和炎症也较多。由脊柱脊髓病变引起的盆底疼痛通常合并存在复杂多样的盆腔脏器的功能障碍症状。这种情况不仅发生在女性患者，男性患者也有类似的发生率和临床特征。

## 三、诊断

慢性会阴痛的诊断需要结合病史、体格检查与实验室检查。

### （一）病史采集

不同病因患者的疼痛均有其特点又相互重叠，详细询问病史可以对下一步的检查和临床诊断提供帮助，并且增强患者的信任度，避免部分患者因病变部位隐私而羞于启齿。临床上需要评估会阴疼痛的部位，区别皮肤、前庭、阴道、直肠或广泛性疼痛；询问疼痛是如何开始的、持续时间多久、如何缓解的、疼痛发生的频率如何、每次疼痛性质如何、诱发因素是什么（如置入棉条、性交、骑车、久坐或紧身裤等）；需要询问患者疼痛是否有放射，也应询问会阴部是否有不适、刺激或瘙痒等症状以避免漏诊；疼痛是否与皮肤疼痛、瘙痒、不适相关；疼痛是否与排尿、憋尿相关，疼痛是否伴排便次数和性质改变；是否存在抑郁、焦虑的情绪。询问患者的既往史，包括全身性疾病、妇科疾病、心理障碍疾病及手术史。也应关注患者正在使用的药物（包括非处方药和处方外用药物）、常用卫生用品中的添加剂及洗衣产品。

仔细询问月经史，明确疼痛是否与经期有关，以及患者是否处于围绝经期。对于有性生活女性应明确疼痛是否与性交有关、发生在性交前还是性交时，以及避孕方法，尤其是紧急避孕药的使用情况。有婚育经历的女性要询问生产时间、方式、有无侧切、首次开始疼痛的时间和生产后会阴疼痛性质等。

### （二）体格检查

全面的体格检查对所有的慢性会阴部疼痛患者均极为重要，可以获得鉴别诊断的信息和依据。仔细检查患者会阴部，范围应从阴阜前部到肛周皮肤后部，包括大阴唇、小阴唇、皮褶内沟、阴道口、阴蒂、前庭和阴道腔，记录局部颜色、有无水肿、肿块或其他新生物、色素沉着、瘢痕、苔藓样硬化、溃烂、分泌物等等，有异常病变时可行活检，排除扁平苔藓、佩吉特病（Paget disease）、鳞状细胞癌或疱疹性神经痛等。

对患者疼痛的进一步评估需要外阴触诊，在棉签试验之前询问患者疼痛是自发的还是诱发的，棉签试验用于评估前庭、阴唇处的敏感度，让患者指出疼痛最重的位置，医师应使用棉签评估有点压痛的区域，评估疼痛是全身性的还是局部性的（图 8-2-4）。阴道检查可用单指法，判断是否存在子宫肌瘤、瘢痕、子宫内膜异位症等，在坐骨棘上触诊阴部神经，判断是否为阴部神经痛。收集阴道分泌物以检测念珠菌性或细菌性阴道炎。由于外阴疼痛可能是背肌或臀肌紧张，可能需要进行肌肉骨骼评估。

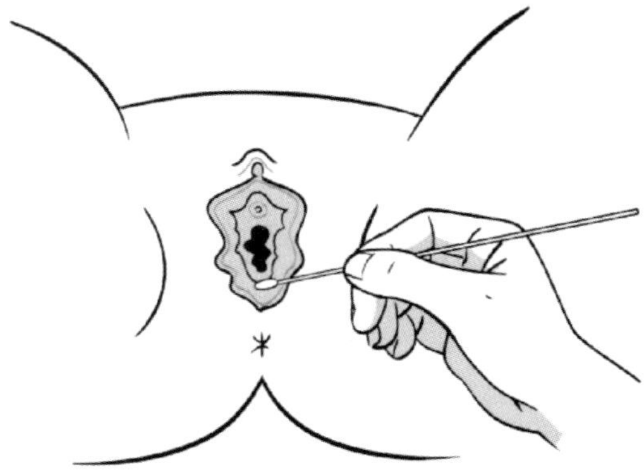

图 8-2-4　棉签试验

**（三）辅助检查**

女性会阴部疼痛为排除性诊断，应先通过体格检查排除肌肉紧张，通过体格检查和实验室检查排除外阴感染，通过超声或 CT 排除子宫肌瘤、子宫内膜异位症、痔疮及直肠肿瘤，通过病史、体格检查，必要时结合膀胱镜检排除间质性膀胱炎。神经传导速度检查或肌电图可作为补充诊断检查，判断患者是否有神经通路或反射弧的损伤。

会阴痛合并感觉或运动功能异常的患者应行神经系统 MRI 检查，评估神经系统病变。脊柱脊髓病变的 MRI 诊断可参阅相应的参考书籍和临床指南，神经根囊肿表现为 $T_1W$ 低信号、$T_2W$ 高信号。此外，必要时可联合疼痛科行诊断性阴部神经阻滞试验，以明确是否为阴部神经痛引起的症状。

**（四）诊断标准**

在会阴部疼痛的诊断中，对于疼痛程度的量化评估是非常重要的。常用的量表为视觉模拟评分（Visual Analogue Scale，VAS），0 分为无痛，1～3 分为轻度疼痛，4～6 分为中度疼痛，7 分及以上为重度疼痛。对于慢性疼痛患者，多次进行评分记录平均疼痛较单次评分更有意义。

外阴痛的诊断应满足接触前庭或试图插入阴道引起疼痛，触痛局限于前庭区，红斑局限在前庭，结合棉签试验检查触痛阳性。

对于阴部神经痛的诊断可参考南斯标准（the Nantes Criteria），有 5 个基本的诊断标准：①疼痛与阴部神经的解剖支配相关，即位于外阴、阴道、肛门直肠、尿道及会阴皮肤；②患者处于坐位会加剧疼痛；③患者会因为疼痛而入睡困难，但不会夜间痛醒；④体格检查没有感觉缺失，排除骶神经囊肿；⑤阴部神经阻滞效果显著。补充诊断标准为 8 条：①疼痛性质为灼烧感、电击样或刺痛，并伴有麻木；②痛觉超敏或痛觉过敏；③阴道、直肠异物感；④疼痛在晚上达到高峰，入睡后停止；⑤单侧发病；⑥疼痛主要在后方，便后数分钟或数小时内发作；⑦阴道触诊或直肠指检坐骨棘压痛；⑧神经电生理结果异常。排除标准为 4 点：①疼痛局限于下腹部、尾骨、耻骨或臀肌中；②患者伴局部瘙痒（提示皮肤损伤);③疼痛为阵痛;④影像学示器质性病变。患者符合南斯标准,即可诊断阴部神经痛,肌电图等神经生理实验和影像学检查可作为补充鉴别诊断检查,肌电图示患者神经传导延迟,则表明阴部神经卡压。因为阴部神经痛为排除性诊断,诊断特异度不高,应在鉴别以下诊断:肿瘤或转移灶压迫、局部皮肤感染、骶神经囊肿、分娩后复杂的慢性盆腔疼痛。

对于中枢敏化的评估可参考 2018 年的盆腔和会阴疼痛的聚合式标准(Convergences Pelvic and Perineal Pain):①疼痛发生在憋尿和/或排尿过程中;②疼痛受是否排便的影响;③性交疼痛;④正常无痛性刺激会引起会阴和/或外阴的痛性反应;⑤疼痛有骨盆触发点,如梨状肌、闭孔内肌或肛提肌等;⑥排尿后疼痛;⑦排便后疼痛;⑧性交后疼痛;⑨疼痛的强度和部位可变;⑩同时伴偏头痛或紧张性头痛、纤维肌痛、慢性疲劳综合征、创伤后应激障碍、不宁腿综合征、颞下颌关节功能紊乱综合征或多种化学物质敏感等。这个标准可以指导医师对患者中枢神经敏化的情况作出详细评估。

CRPS 的诊断要结合疼痛评分、皮肤温度评估和自主神经的功能评估。皮肤温度可通过触摸和红外线热能相机比对,仅有 42% 的患者温度相差超过 1℃,诊断缺乏特异性。自主神经的功能可通过水肿、皮肤温度和颜色及排汗情况来评价。

限于当前学界对于会阴疼痛病因和病理生理的认识,目前尚难以规范出一套完善的诊断流程来正确合理地诊断该病。在对以会阴疼痛为主诉就诊的患者进行诊断时,不应先入为主地认为大多数患者是无特定原因的特发性疼痛,而应首先通过仔细的临床病史和临床症状的询问及认真的体格检查,获得疾病病因和疾病性质的提示性线索,进而选择性地通过辅助检查来寻找可能的病因,理解其病理生理机制。在常规检查结果无法合理解释疼痛的原因和病理生理状态时,应特别重视神经系统影像学检查,适当的神经系统影像学检查往往可以获得具有诊断价值的资料,避免重要疾病诊断的延误,也会对后续治疗提供有价值的信息。

## 四、治疗

慢性会阴痛的治疗有行为治疗、药物治疗、物理疗法和手术治疗等,对于特定的患者应在详细评估病因后进行针对性、试验性、综合性治疗。

### (一)行为治疗

导致女性慢性会阴痛的原因很多,因此治疗需要根据诱发因素进行个体化,并且针对全身症状进行对应治疗,如睡眠障碍、抑郁和性功能障碍。对于会阴痛持续时间较久影响生活质量的患者应进行心理评估,并针对性行心理咨询,尽早行心理疏导以减轻焦虑和抑郁的症状。伴有性功能障碍的慢性会阴痛与盆底肌肉紧张有关,通过锻炼核心肌群有利于改善症状。

目前尚没有明确证据证明营养素与会阴痛的关系,然而健康的生活方式有助于改善整体健康和性功能,日常生活中应注意饮食与运动。宜多食用维生素含量丰富的食物,多吃水果与新鲜绿叶蔬菜,没有其他禁忌时可多吃优质蛋白,如鸡肉、牛肉等,均衡膳食,避免辛辣刺激食物,戒烟戒酒,戒碳酸和含咖啡因的饮料。保持良好的生活习惯,规律锻炼,早睡早起,定期体检。产妇生产后可做提肛运动。穿着棉质内裤,避免着紧身牛仔裤,注意保持会阴清爽卫生,洗剂应在医师指导下使用。

### （二）药物治疗

药物可选非甾体抗炎药、抗抑郁药、针对神经系统的药物。非甾体抗炎药如布洛芬和萘普生，抗抑郁药如阿米替林等三环类药物，针对神经系统的药物，如加巴喷丁、卡马西平和芸妥英钠等。羟考酮和氢可酮等阿片类药物通常不推荐用于慢性会阴痛。对于因性交诱发的疼痛，在性生活前 30 分钟局部外用 2%～5% 利多卡因凝胶或乳膏可缓解。对于绝经前妇女可局部使用雌激素软膏以缓解症状。

### （三）物理疗法

1. **生物反馈电刺激治疗**　经皮脉冲电刺激将黏附电极放置在疼痛处至感觉神经脊髓根区域，采用阵痛电流或内啡肽镇痛电流，或对于盆底肌肉或阴道痉挛患者，将阴道电极放入阴道内，配合生物反馈治疗仪提供的视听指导语进行训练，使肌肉放松。基于表面肌电的生物反馈疗法则用以纠正肌肉的过度活动和功能失调，指导正确的盆底肌放松和上调训练，缓解痉挛。两者结合起来能更好地缓解会阴盆底疼痛。

2. **磁刺激治疗**　磁刺激是一种非侵入性的技术，通过磁刺激中枢和外周神经系统，可增强水解致痛物质酶的活性，促进致痛物质的水解；同时还能改善血液循环，加速血液流动，以促进镇痛因子的释放、致痛物质和炎性因子的排出，降低感觉神经的兴奋性，这些作用均可促进疼痛缓解和消失。磁刺激还可以在患者的骨盆或肌肉中诱发涡流，电磁波穿透骨盆，通过激活局部神经引起肌肉兴奋。这种效果不仅涉及运动，还涉及骨盆或神经支配的感觉。盆底的反复磁刺激可暂时或长期缓解患者的慢性疼痛症状。

3. **冲击波治疗**　应用低能量体外冲击波仪通过治疗探头将产生的冲击波能量传递至体表，再透过软组织聚焦于治疗部位，是一种非侵入的、无须麻醉的即时治疗法。其能通过产生的物理学效应和生物学效应，达到松解粘连、刺激微血管再生、刺激细胞的生长增殖，恢复正常分泌胶原蛋白和细胞因子功能，达到组织再生和修复的目的。局部高强度的冲击波能对神经末梢组织产生超强刺激，降低 C 纤维和 A-δ 纤维对伤害性信息的敏感性和传导速度，阻滞痛性信号向大脑皮质传导，降低会阴盆底疼痛阈值，恢复正常的神经反射，缓解盆底肌肉痉挛，从而使患者的疼痛症状得到改善。

4. **手法治疗**　常用的手法治疗有手法按摩和牵伸。手法按摩通过阴道及会阴区域对患者的疼痛点进行一定的按压，对患者盆底肌肉肌张力较高区域的疼痛部位进行弹拨和点按等，可以使局部血管扩张，加速血液流通及淋巴回流，降低炎性渗出，消减水肿症状，快速吸收炎性产物，从而缓解盆腔疼痛。牵伸可以伸展盆底肌肉，放松肌筋膜，帮助肌肉恢复弹性和伸展性。而肌筋膜放松主要是消除肌肉、筋膜和韧带中的触发点。

5. **针灸治疗**　针灸疗法具有易于操作、痛苦小、经济等优点，临床常采用电针治疗，以局部取穴为主，尤其是腰骶部，以膀胱经和任脉穴多见，取穴频次最高的是八髎穴。八髎穴位于 4 对骶后孔中，骶后孔有骶神经后支通过，骶前孔有骶神经前支由此进入盆腔，组成骶丛。八髎穴下的神经冲动传入 $S_4$ 节段，与骶髓排便中枢（$S_2$～$S_4$）接近。针刺八髎穴可刺激 $S_2$～$S_4$ 神经节段，调节支配会阴盆腔器官的盆神经和支配盆底的阴部神经，改善盆腔器官和盆底肌功能（图 8-2-5）。沿阴部神经走行区域针刺尾骶部穴位，电刺激能够抑制阴部神经，抑制疼痛感觉神经传导，从而缓解会阴盆底疼痛症状。

### （四）微创及手术治疗

1. **激光治疗**　外阴痛影响女性生活质量，对于符合诊断标准的外阴痛患者可行激光治

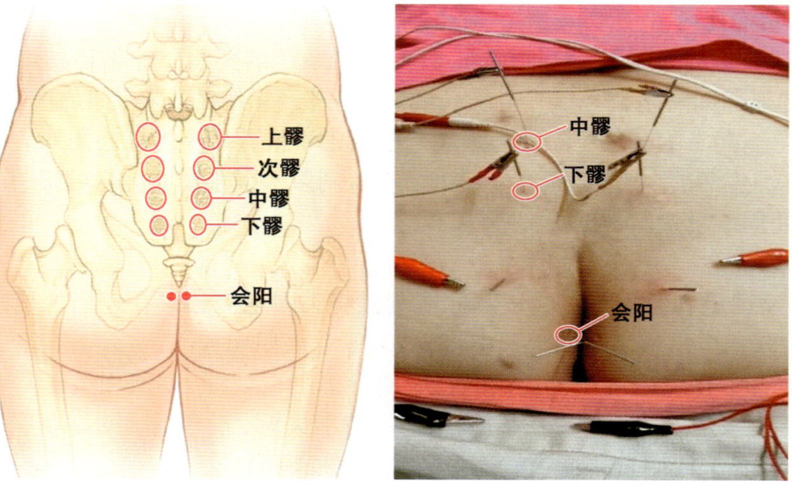


图 8-2-5　八髎穴的电针灸治疗

疗，有效率达 65%（对 37 例外阴痛患者行激光治疗，24 例有效），低能量的 $CO_2$ 激光 /Er-YAG 铒激光的低温热效应、光化效应、压力效应、电磁场效应及刺激效应，可促使血管扩张，血液流动增强，从而改善局部的营养状态，促进伤口和溃疡愈合，还具有消炎、镇痛和缓解肌肉痉挛等作用（图 8-2-6）。同时，外阴痛也是激光治疗外阴皮肤病的并发症，还需更多的研究评估激光治疗的有效性与安全性。

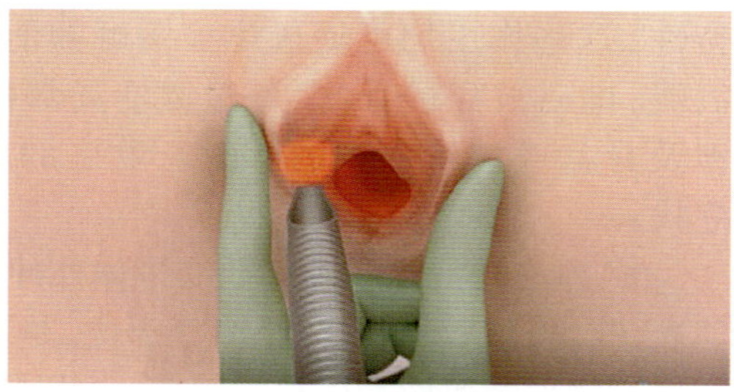

图 8-2-6　局部外阴疼痛的激光治疗

2. **脉冲射频和神经阻滞脉冲射频**　是射频套针的针尖至神经所在位置，射频治疗仪以特定的电压和频率诱发神经放电，复制出疼痛，然后行脉冲射频治疗，以脉冲式电流在神经组织附近形成新的微环境，可逆性抑制 C 类纤维传入兴奋，影响神经元传导，通过调节输出功率，避免损伤传导触觉的 Aα 和 Aβ 纤维。推荐使用的脉冲射频是温度 42℃，频率 2Hz，场强 40V，时程 120 秒，持续 2～4 次。脉冲射频具有微创和靶向的特性，对于治疗慢性疼痛有良好的效果，治疗后患者睡眠、精神均可显著改善。神经阻滞是指套针到达正确位置，给予利多卡因、倍他米松、甲钴胺和生理盐水，神经阻滞是难治性会阴疼痛患者的手术方式之一。

奇神经节位于双侧骶交感干的下端，在尾骨的腹侧，接受来自骨盆内脏的感觉传入，同时接受会阴部皮肤的感觉传入。对奇神经节的脉冲射频或阻滞可采用经肛尾韧带、经骶尾关节、经尾骨、经尾骨旁正中、经尾骨侧面入路。奇神经节是慢性会阴痛的靶点，可行脉冲射频或神经阻滞，效果都良好。

对于阴部神经痛导致的会阴疼痛，阴部神经脉冲射频或阻滞是可选的治疗方式，找到阴部神经管即可找到阴部神经，可采用超声、CT 引导，也可引导触诊坐骨棘后采用盲穿的方式进行治疗。

3. **脊髓电刺激术**　脊髓电刺激术是指在硬膜外间隙相应节段置入临时电极，连接体外临床刺激器进行测试，测试时间为一周，若测试成功则置入永久电极和刺激器（图 8-2-7）。对于慢性会阴部疼痛而言，电极刺激诱发的感觉需要覆盖会阴而不影响下肢及腰背部，电极置于 $T_{11}$～$T_{12}$ 脊柱阶段。其作用机制是通过刺激脊髓背角大的有髓神经纤维，抑制伤害性刺激通过小的无髓神经纤维向上传入，脊髓电刺激也能通过干扰疼痛传导通路，激活阿片受体，调节 γ- 氨基丁酸能系统，从而控制感觉神经元投射的活性和反应，抑制疼痛。脊髓电刺激术对于神经传导通路完整的患者效果佳，但对于脊髓离断等通路中断患者效果不佳。脊髓电刺激具有微创、可逆、可调、不造成永久性神经功能缺失或损伤的特点，可应用于经药物治疗无效的患者，其有效率可达 70% 以上，可显著增加患者无痛坐姿时间，降低疼痛强度，提高生活质量。目前脊髓电刺激的临床应用日益增加。

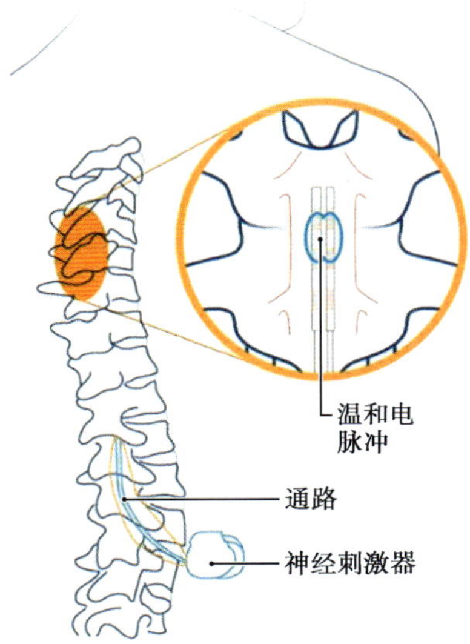

图 8-2-7　脊髓电刺激示意图

脊髓电刺激术目前应用较广，较安全，并发症发生率较低。最常见的并发症是局部感染，主要累及置入的脉冲发射器和导线，静脉滴注抗生素经验性用药即可缓解。脑脊液漏是较少的并发症，但处理较棘手。患者表现为伤口有波动感，局部轻微发红、水肿，同时可伴有头痛。为预防脑脊液漏，可于术后尽早使用有张力的腹带 2 周。继发性脊髓压迫损伤是最严重的并发症，发生原因是置入过程中直接损伤脊髓或术后水肿、出血压迫脊髓。

4. **骶神经根囊肿切除术**　患者 MRI 提示骶神经根囊肿时可行微创或手术治疗，短期疗效满意，但长期存在一定的复发性。临床上比较常用的就是囊壁部分切除术、自体脂肪或肌肉 - 纤维蛋白胶囊肿显微填塞术，在选择时需要密切结合患者病情需求。

（1）囊壁部分切除术：囊壁部分切除术是治疗骶管囊肿的常用手术方法，这种手术需要在显微镜下进行，首先切开囊肿，避开其中的神经，然后切除部分囊壁之后，把剩余部分进行折叠缝合，这样能够有效达到缩小或消除囊肿的效果。此手术比较适合神经束膜囊肿的患者，不过这种手术操作比较复杂，手术过程中有可能会造成神经损害，因此建议在进行此手术之前做好全面评估工作。

（2）自体脂肪或肌肉 - 纤维蛋白胶囊肿显微填塞术：同样也需要在显微镜下进行。首先需要将囊肿里面的囊液吸干净，然后在囊肿内填塞自体脂肪或肌肉，同时还需要注入纤维蛋白黏合脑脊液漏口，从而达到改善骶管囊肿的目的。整个手术操作较简单，术后一般不易出现并发症，但存在一定的局限，比较适合神经束膜囊肿的患者。经以上手术后，患者疼痛症状均可改善，术前镇痛药无效患者术后可停药，术前合并下尿路症状患者的尿动力学指标亦可明显得到改善。

（杜广辉）

## 参考文献


[1] NAMBIAR A K, ARLANDIS S, BØ K, et al. European Association of Urology Guidelines on the Diagnosis and Management of Female Non-Neurogenic Lower Urinary Tract Symptoms. Part 1: Diagnostics, overactive bladder, stress urinary incontinence, and mixed urinary incontinence[J]. Eur Urol, 2022, 82(1): 49-59.

[2] BORNSTEIN J, GOLDSTEIN A T, STOCKDALE C K, et al. 2015 ISSVD, ISSWSH and IPPS consensus terminology and classification of persistent vulvar pain and vulvodynia[J]. Obstet Gynecol, 2016, 127(4): 745-751.

[3] BORNSTEIN J, PRETI M, SIMON J A, et al. Descriptors of vulvodynia: a multisocietal definition consensus (International Society for the Study of Vulvovaginal Disease, the International Society for the Study of Women Sexual Health, and the International Pelvic Pain Society) [J]. J Low Genit Tract Dis, 2019, 23(2): 161-163.

[4] MACARTHUR A J, MACARTHUR C. Incidence, severity, and determinants of perineal pain after vaginal delivery: a prospective cohort study[J]. Am J Obstet Gynecol, 2004, 191(4): 1199-1204.

[5] WILLIAMS A, HERRON-MARX S, CAROLYN H. The prevalence of enduring postnatal perineal morbidity and its relationship to perineal trauma[J]. Midwifery, 2007, 23(4): 392-403.

[6] CARROLI G, BELIZAN J. Episiotomy for vaginal birth[J]. Cochrane Database Syst Rev, 2000(2): CD000081.

[7] 刘力搏，张配配，凌青，等. 女性顽固性下尿路症状患者的脊髓神经系统异常及其病因学意义[J]. 中华泌尿外科杂志，2018，39(11): 814-818.

[8] HARDEN N R, BRUEHL S, PEREZ R S G M, et al. Validation of proposed diagnostic criteria (the "Budapest Criteria") for complex regional pain syndrome[J]. Pain, 2010, 150(2): 268-274.

[9] MALYKHINA A P. Neural mechanisms of pelvic organ cross-sensitization[J]. Neuroscience, 2007, 149(3): 660-672.

[10] OIKAWA Y, OHTORI S, KOSHI T, et al. Lumbar disc degeneration induces persistent groin pain[J]. Spine, 2012, 37(2): 114-118.

[11] QIAO L Y, TIWARI N. Spinal neuron-glia-immune interaction incross-organ sensitization[J]. Am J Physiol Gastrointest Liver Physiol, 2020, 319(6): G748-G760.

[12] THEODORE N. Degenerative cervical spondylosis[J]. N Engl J Med, 2020, 383(2): 159-168.

[13] 武宵瑜，张勇，汤翔宇，等. 慢性前列腺炎/慢性盆腔疼痛综合征患者的临床表现和排尿相关的脊髓神经通路病变特点分析[J]. 中华医学杂志，2022，102(12): 50-56.

[14] SIQUEIRA-CAMPOS V M, DE DEUS M S C, POLI-NETO O B, et al. Current challenges in the management of chronic pelvic pain in women: from bench to bedside[J]. Int J Womens Health, 2022, 14: 225-244.

[15] NOURI A, MARTIN A R, MIKULIS D, et al. Magnetic resonance imaging assessment of degenerative cervical myelopathy: a review of structural changes and measurement techniques[J]. Neurosurg Focus, 2016, 40(6): E5.

[16] LEVESQUE A, RIANT T, PLOTEAU S, et al. Clinical criteria of central sensitization in chronic pelvic and perineal pain (Convergences PP Criteria): elaboration of a clinical evaluation tool based on formal expert consensus[J]. Pain Med, 2018, 19(10): 2009-2015.

[17] BERGERON S, REED B D, WESSELMANN U, et al. Vulvodynia[J]. Nat Rev Dis Primers, 2020, 6(1): 36.

[18] 程菡莹，郭汉青，王业美，等. 生物反馈电刺激技术治疗慢性盆腔痛研究进展[J]. 中国实用妇科与产科杂志，2021，37(4): 502-504.

[19] 程芳，马乐. 慢性盆腔疼痛物理治疗的研究进展[J]. 中国妇产科临床杂志志，2021，22(2): 205-206.

[20] 吕婷婷，吕坚伟，汪司右，等. 电针神经刺激疗法治疗间质性膀胱炎/膀胱疼痛综合征临床疗效分析[J]. 中国针灸，2019，39(5)：467-472.

[21] TATE J L，STAUSS T，LI S，et al. A prospective，multi-center，clinical trial of a 10-kHz spinal cord stimulation system in the treatment of chronic pelvic pain[J]. Pain Pract，2021，21(1)：45-53.

[22] XU L，ZHANG Y，MIN X，et al. Refractory lower urinary tract symptoms in patients with lumbar disc hernia relieved by non-surgical treatment[J]. World J Urol，2021，39(5)：1597-1605.

[23] 杜广辉，徐磊，李小辉，等. 骶神经根病变致神经源性膀胱的诊断和治疗[J]. 中华泌尿外科杂志，2015，36(2)：100-103.

# 第九章　女性尿道疾病

## 第一节　尿道肉阜及黏膜脱垂

### 一、定义及流行病学

#### （一）尿道肉阜

尿道肉阜（urethral caruncle）是一种尿道外口的炎性病变，是一种尿道外口的良性息肉样肿瘤，约占绝经后妇女尿道肿物的90%。其常表现为尿道外口处的红色外生性赘生物，被尿道黏膜覆盖。病理学上，它是由炎性浸润的增生性良性上皮和间质毛细血管组成。尿道肉阜在1750年由Samuel Sharp首次描述。该病会误诊为尿道膀胱炎、尿道综合征、老年萎缩性尿道炎、尿道息肉等，确诊须依据病理检查。

#### （二）尿道黏膜脱垂

尿道黏膜脱垂（urethral prolapse）又称尿道黏膜外翻，是指尿道黏膜及黏膜下组织脱出并外翻于尿道口外的一种女性尿道疾病，多发生于儿童，其次为绝经期的妇女。尿道肉阜是一种单象限尿道黏膜脱垂。尿道黏膜脱垂在1732年由Solinger首次描述。大多数的尿道黏膜脱垂发生在儿童，在成人中发生的报道很少。年轻的黑人女性常发生尿道黏膜脱垂，但没有诱发因素。

### 二、病因及发病机制

尿道肉阜的确切病因和发病机制尚不清楚，目前未发现其与恶性肿瘤、泌尿系统疾病或系统性疾病之间存在明确关联。尿道肉阜病理可分为4种类型：①血管瘤型；②乳头状瘤型；③肉芽肿型；④混合型。临床上多以血管瘤型多见，约占70%。从病因学上讲，尿道肉阜与黏膜脱垂有关，慢性刺激会导致尿道外口出血、坏死和组织的炎症生长。目前的研究主要认为其发病可能与以下因素有关。

（1）暴露的尿道黏膜的慢性刺激：是尿道肉阜的主要发病机制之一，尿道肉阜慢性炎症的病理组织学研究结果进一步支持了这一理论。由于女性尿道口解剖位置非常特殊，导致了其持续暴露在生育系统、内裤、性交和卫生巾等内部和外部因素下，在长期摩擦过程极易引起创伤，随之引起尿道口充血、水肿、黏膜下炎症反应，造成尿道黏膜外翻，尿道口周围上皮细胞增生。这些有可能是导致尿道肉阜发生的诱发因素，所以慢性刺激通常被认为是一个重要的因素。

（2）雌激素缺乏：其导致的泌尿生殖系统萎缩，在绝经后妇女尿道脱垂的发生发展中起着重要作用，并可能通过类似的机制促进尿道肉阜的发生。此外，雌激素水平的变化是绝经后女性在生理方面的显著变化，这一生理现象可能通过影响尿道上皮、肌层和黏膜下起作用，这种现象被认为在尿道肉阜的发生过程中发挥重要作用。顾泓等对 1 179 例体检女性患者调查发现，尿道肉阜患者 111 例，均在更年期及绝经期内，且随年龄增长尿道肉阜发病率有增高趋势。此年龄段女性雌二醇水平明显下降，从而推断尿道肉阜发病与雌激素水平下降有关，与国外有关报道相一致。

（3）尿道梗阻：尿道出口梗阻等原因引起排尿时过度用力，尿道黏膜下静脉回流受阻，迂曲扩张，管壁变薄，形成所谓“尿道痔”，即尿道肉阜。

（4）尿道黏膜脱垂：由于各种原因尿道周围组织萎缩所致的尿道壁薄弱、尿道周围组织松弛，导致尿道黏膜翻出，最终造成尿道肉阜。

（5）免疫系统疾病：目前研究发现尿道肉阜可能与 IgG4 相关自身免疫病的发生具有一定关系，尿道肉阜的发生可能是一种自身免疫病的表现。

目前，尿道黏膜脱垂的病因尚不清楚。其中一个假说是雌激素缺乏，这和尿道黏膜脱垂高发年龄段——儿童和绝经后妇女（双峰年龄分布）相吻合。尿道黏膜脱垂通常是自发的，可能是尿道黏膜和黏膜下肌肉之间的附着不良所致。在儿童中，研究者认为体内雌激素水平不足与发病有关，另外，骨盆生长速度快，尿道黏膜及黏膜下层间弹力纤维组织缺乏，加上腹压高等因素会显著提高尿道黏膜脱垂的发生率。总体而言，儿童尿道黏膜脱垂是在局部解剖缺陷基础之上由多因素诱发的。儿童尿道黏膜脱垂的危险因素包括慢性咳嗽或便秘导致的腹内压增加。生殖器创伤与尿道黏膜脱垂之间的关系仍存在争议。先前的研究报道，超重儿童可能更容易罹患静息腹压升高的尿道黏膜脱垂。而在老年女性患者中，则认为可能是因为分娩损伤、绝经后雌激素水平降低，尿道周围组织萎缩或全身衰弱等所致的尿道壁薄弱、尿道周围组织松弛，最终导致尿道黏膜翻出。

## 三、诊断

### （一）尿道肉阜

尿道肉阜常发生在尿道外口的后唇处，其常表现为尿道外口处的红色外生性赘生物，被尿道黏膜覆盖。最常见于绝经后妇女，有少量病例发生在绝经前的妇女和女孩。这些患者常是无症状的，多在妇科检查中偶然发现。有症状者的主要临床症状为尿频、尿急、尿痛、夜尿增多、排尿不尽、尿道口烧灼样痛、血尿等。诊断主要根据尿道口发现有鲜红或暗红肿块，表面光滑，质地较脆，伴疼痛、出血或排尿困难。当尿道肉阜受到外界刺激时，患者可能会发现内裤上带血或尿道外口疼痛前来医院就诊。有研究表明，女性尿道肉阜患者无症状约占 32%，而有症状患者常见的临床表现症状是持续尿道口疼痛（37%）、血尿（27%）和排尿困难（20%）。尿道肉阜应与其他尿道疾病进行鉴别，临床鉴别诊断包括尿道憩室、尿道静脉曲张、尿道旁腺脓肿、尖锐湿疣和尿道旁腺囊肿（Skene gland cyst）。还有许多容易被误诊为尿道肉阜的其他病变，包括尿道黑色素瘤、尿道结核、淋巴瘤、尿道平滑肌瘤和尿道癌。虽然罕见，但有病例报告鳞状细胞癌被误诊为尿道肉阜。女性尿道癌的尿道口肿物触诊时质地较为坚硬，和尿道肉阜有明显区别。如果病变在外观上不典型，可能需要将尿道外口肿物切除送病理组织学检查，以排除其他尿道疾病。据报道，尿道黏膜肠化生、尿道结核、尿道黑色素瘤和淋巴瘤与尿道肉阜大体形态类似，也可与其共同存在。

### （二）尿道黏膜脱垂

尿道黏膜脱垂的诊断基本依靠临床体征，其常表现为一个环形的肿块从尿道外口突出。尿道黏膜脱垂最初经常被误诊，特别是在儿童中。尿道黏膜脱垂通常无症状，尤其是在儿童；当有临床表现时，内裤上带血是最常见的表现。患儿常有排尿用力、便秘、活动量大，体检时可见阴道上方紫红色或暗红色软组织肿块，大小不等，表面糜烂，触之易出血，尿道口显示不清。根据尿道脱垂的外观，儿童尿道脱垂的分度如下：Ⅰ度为较小的环状或部分尿道黏膜脱垂，不伴有炎症；Ⅱ度为环状尿道黏膜脱垂，伴有水肿；Ⅲ度为尿道黏膜呈块状突出超出小阴唇，伴有局部充血、水肿；Ⅳ度为尿道黏膜脱垂伴有局部严重出血性炎症或坏死、溃烂、水肿。尿道脱垂的鉴别诊断包括外阴出血、外阴肿块、尿道乳头状瘤、尿道肉阜、尿道息肉、输尿管膨出、阴道横纹肌肉瘤、处女膜闭锁和性交损伤。这些诊断可以通过体检发现水肿的尿道黏膜组织包围着周围的尿道来鉴别和排除。通过临床泌尿系统彩超检查，可排除输尿管膨出。

## 四、治疗

### （一）尿道肉阜

关于尿道肉阜的最佳治疗方法的文献很少。无症状患者只需要观察，但对于有症状的尿道肉阜患者的最佳治疗方法尚未达成共识。目前有症状性尿道肉阜的治疗方案包括保守治疗和手术治疗。

大多数医师建议最初进行保守治疗，如外用局部雌激素或抗感染药膏和温水坐浴，并被认为是一线治疗方法。雌二醇阴道乳膏通常每天外涂一次，持续 1～2 周，然后维持剂量为每周 2～3 次，持续 3～6 个月。但是，目前缺乏关于保守治疗的疗效的证据，有研究对局部外用雌激素和抗感染药膏与手术之间进行疗效对比，结果显示保守治疗无效。这项回顾性研究结果显示，约 50% 的女性在手术前接受了局部药物治疗，但她们都对药物治疗效果欠佳。这些结果可能是有偏倚的，因只有已知组织病理学结果的病例被纳入研究。对于有症状的患者，治疗方法很多，包括药物、冷刀切除、电切、电灼、电凝、冷冻、激光、硬化剂药物注射、中医治疗等综合治疗。外用药物包括雌激素液、软膏或栓剂，或氯二甲苯酚溶液坐浴，这些药物应用于尿道肉阜肿物直径＜1cm 的病例疗效显著好于直径＞1cm 的病例。用非手术治疗尿道肉阜，对患者无肉体和精神创伤，比较符合生理病理变化，可取得良好的效果。

传统而言，手术干预只适用于有较大症状性病变、难治性病变、对保守治疗无效的女性患者、诊断不确定或外观表现不典型的女性患者。1926 年 Ferrier 制定了外科手术技术的原则和目标：①完全根除；②尿道恢复正常，避免尿道狭窄或膀胱颈下移；③保存标本以进行病理组织学检查；④手术过程简单、方便，恢复速度更快，但手术方式是多样的。

在手术过程中一般会推荐全身麻醉。在一项研究中，全麻下进行的尿道肉阜切除技术治疗的 118 例尿道肉阜患者，相比接受局部麻醉手术的患者，避免了局部麻醉对手术视野的影响。因为所注射的局麻药物会使术者难以识别尿道肉阜的基底。研究者发现，该手术的恢复期较短，效果良好。在其总结的病例中，术后复发 6 例，仅 5 例发生尿道狭窄。在最近的文献中，大多数学者建议在手术干预前进行膀胱尿道镜检查，以在血尿的原因不确定时，排除严重的膀胱和尿道异常，如癌、憩室或脓肿。

Marshall 等报道了 356 例尿道肉阜，主要治疗方式是简单切除病变，随访未发现复发。术者使用 4-0 可吸收缝合线缝合尿道黏膜边缘，以防止尿道黏膜回缩、穿孔和狭窄，术后建议放置导尿管 3～5 天，使尿道黏膜正常愈合。也有学者使用 1-0 丝线对尿道肉阜肿物套扎，结扎后 7～14 天尿道肉阜完全脱落，肉阜基部愈合良好，手术效果良好。

相关文献还报道了其他的治疗方法，如电灼法，但会出现不必要的深度烧伤风险，留下厚而硬的瘢痕，随后导致术后尿道狭窄。这种技术还会导致复发风险增加。文献中还提到了电凝，由于不完全切除和尿道狭窄形成，电凝技术的应用受到了限制，而且这两种技术都不能进行病理组织学检查。此外，尿道肉阜基部使用环形电极切除在一部分文献中有报道，具体的方法如下：患者截石位，选择 F26 双极等离子电切镜及修剪过的腹腔镜 10mm trocar 作为电切镜外操作鞘。由手术助手协助暴露尿道外口并固定 trocar 远端于尿道外口处，使 trocar 远端完全覆盖尿道外口。电切镜连接监视器及冲洗液，自 trocar 近端进电切镜至尿道内，镜下充分暴露尿道后唇处的肉阜，电切袢自尿道肉阜基底部薄层切除尿道肉阜。然而由于广泛瘢痕的风险，该技术不适用于无蒂类型的尿道肉阜。除以上方法外还有激光治疗、液氮冷冻治疗、药物注射、中药坐浴治疗等治疗方法。

激光治疗通过激光对软组织的凝固、焦化和气化作用，使其瞬间被气化而达到切割、止血，一次性达到清除病灶的目的。同时其热量能够封闭血管和淋巴管，对残存的根基部分进行碳化凝固，起到修复作用。而且激光治疗时，热传导约为尿道黏膜下的 0.5cm，作用深度较浅，不损伤其他尿道组织，高温也有杀菌作用。目前临床上常用的激光包括 $CO_2$ 激光、钬激光、铥激光和绿激光。激光治疗主要用于药物治疗无效、病灶体积较大且经常出血并疼痛者，对位置较深、出血较多的尿道肉阜疗效显著。该法具备手术迅速、不出血、手术区神经末梢受热凝固，术时无痛，术后疼痛轻微、效果好、创面愈合快、继发感染的概率低等优点。其疗程短、治愈率高。激光治疗可以作为尿道肉阜的主要治疗方式。但是，激光术后未经雌激素治疗的患者，其复发率明显高于雌激素治疗组。这表明仅去除病灶而未针对真正的病因，高复发率就难以避免。若为激素水平降低者，可辅助激素治疗。

国内采用液氮冷冻治疗尿道肉阜的文献报道较少。文献报道，液氮冷冻治疗的方法如下：用棉签蘸液氮直接点在患处，见尿道肉阜萎缩发白时暂停，待尿道肉阜色泽恢复原状，再按上述方法继续处理，直至尿道肉阜萎缩微低于正常组织可停止治疗。液氮用量及液氮冷冻频次可根据创面大小、尿道肉阜厚度适当掌握。如面积过小可一次性完成，面积大可分次分区完成。根据临床观察，液氮治疗尿道肉阜具有以下优点：①操作时能准确对准病变部位，术中及术后不出血；②治疗时对周围组织损伤轻微，恢复快；③治愈后不但病灶去除，而且可以保持原解剖结构外形不变，无瘢痕形成；④术后无须住院，方便患者，经济实惠。缺点在于无法留取组织送病理检查。

药物注射治疗尿道肉阜的方法如下：消毒液反复消毒会阴部及尿道外口，局部浸润麻醉成功后，用细针头刺入尿道肉阜基底黏膜下层内，推注鱼肝油酸钠 0.5～1.0ml，直至尿道肉阜色泽灰白。半个月后体检复查，必要时重复注射。注射后，尿道肉阜产生无菌性坏死，继而结痂并自行脱落。

中医药文献记载，尿道肉阜中医治疗以活血祛瘀、收敛生肌为法，方用五倍子汤加减。处方如下：五倍子 30g，枯矾、芒硝、苦参、蛇床子、益母草各 20g，冰片（后下）10g。每天 1 剂，水煎取汁坐浴。一天 3 次，每次持续 15 分钟，洗后保持局部干燥，连用 1 周。五倍子汤方中五倍子富含鞣酸，能够促使黏膜、溃疡等处的组织蛋白凝固；枯矾、芒硝、冰片具有抗菌消炎、镇痛、促进溃疡修复等作用；苦参、蛇床子能抗真菌；益母草可改善局部微循环、消除血肿。

### （二）尿道黏膜脱垂

如果尿道黏膜脱垂通过查体可以明确诊断，则不需要进行实验室和影像学评估。治疗是手术还是保守，仍然存在争议。目前还没有大样本的系列研究比较成年期尿道黏膜脱垂保守和手术两种治疗方法的优劣性。保守治疗适用于无症状的患者，而手术则提供了经济且安全有效的改善。因此，手术仍然是有明显症状的成年患者的主要治疗策略和参考治疗方法。保守治疗的方法可选择高锰酸钾溶液坐浴，以减少尿道脱垂组织肿胀和水肿。此外，联合雌激素乳膏可以作为初始治疗。伴有明显血尿或是排尿困难的成人尿道黏膜脱垂病例应该建议手术切除治疗。

一些儿童可能会受益于短期应用雌激素药膏。如果尿道黏膜脱垂对药物治疗没有反应，可能需要手术切除脱垂组织。儿童尿道黏膜脱垂的治疗过程取决于症状的严重程度。保守治疗似乎对大多数症状轻微的患儿有效，其症状表现为从尿道突出的肿块较小，出血较少。而症状严重者往往表现为较大的尿道口肿块、更严重的生殖器出血和外观提示有血管损害的黏膜脱垂（如黏膜暗色或蓝色），此时保守治疗的效果有限，复发率也很高。手术切除已被推荐为的一种有效的治疗策略，并有低并发症发生率和低复发率。尿道黏膜脱垂可以通过两种方法进行手术处理：通过在福莱导尿管（Foley catheter）上结扎脱垂的尿道黏膜或手术切除脱垂的尿道黏膜。在目前的研究中，福莱导尿管上结扎脱垂的尿道黏膜的住院时间比其他患者要长得多，可能和疼痛有关。手术切除的术中时间较短，住院时间相对较短，住院成本更低，护理简单，比福莱导尿管上结扎脱垂的尿道黏膜疼痛更少。

手术一般采用环形切除，将脱出的黏膜环状切除后，尿道黏膜与前庭黏膜用可吸收缝线间断缝合。切除时勿用力向外牵拉尿道黏膜，以免切除过多。缝合时注意勿使黏膜回缩，防止手术后出血及尿道口狭窄，手术后留置导尿管 2～3 天。也可采用电灼或冷冻手术治疗，少数手术病例可发生出血、尿道口狭窄、尿路感染等并发症，有的还可能复发。

在福莱导尿管上结扎脱垂的尿道黏膜具体方法如下：首先，留置合适的福莱导尿管；其次，用丝线悬吊脱垂的尿道黏膜；最后，在脱垂的尿道黏膜根部用丝线将其结扎，等待脱垂的尿道黏膜坏死脱落。福莱导尿管上结扎脱垂的尿道黏膜和单纯手术切除术相比，住院时间更长，住院治疗成本更高，护理烦琐，疼痛更重。

总之，儿童的尿道脱垂被认为是自限性疾病，轻度脱垂的患儿可随年龄的增长到青春期即可自愈，保守治疗是儿童尿道黏膜脱垂可行的治疗方案。保守治疗后仍反复发作或初次发作伴黏膜嵌顿坏死者可行手术切除治疗，尿道黏膜脱垂切除或福莱导尿管上结扎脱垂的尿道黏膜是两种可选择的治疗方案，前者手术简单易行，术后效果佳，并发症少。

## 五、预后及预防

### （一）预后

因尿道肉阜和尿道黏膜脱垂发病率不高，目前仍缺乏治疗后长期随访数据，在尿道肉阜的患者中，药物治疗效果不明确，手术治疗总体复发率低。针对确诊为尿道黏膜脱垂的老年患者，手术治疗效果理想。对于儿童的尿道黏膜脱垂患者保守治疗是可行的，症状反复者可行手术治疗。

### （二）预防

1. 定期泌尿外科或妇科体检，以达到早发现、早诊断、早治疗。

2. 去除慢性刺激等诱发尿道肉阜或尿道黏膜脱垂的因素，保持个人卫生，保持外阴清洁、干燥，经常换内裤，穿纯棉内裤，要定期做妇科检查。

3. 做好尿道肉阜和尿道黏膜脱垂的门诊随访，防止病情恶化。

4. 增强体质，提高自身免疫力，注意劳逸结合，多参加体育锻炼，加强营养，摄取高蛋白、高碳水化合物、高热量、高维生素、低脂肪的饮食，预防便秘。

（邢金春　陈跃东）

## 参考文献

[1] Campbell walsh wein urology[J]. Aktuelle Urol, 2021, 52(1): 25.
[2] TOMITA H, TAKEYAMA N, HAYASHI T, et al. Magnetic resonance imaging of a urethral caruncle and the pathologic correlation: a report of 3 cases[J]. J Comput Assist Tomogr, 2017, 41(6): 962-964.
[3] VERMA V, PRADHAN A. Management of urethral caruncle: a systematic review of the current literature[J]. Eur J Obstet Gynecol Reprod Biol, 2020, 248: 5-8.
[4] CONCES M R, WILLIAMSON S R, MONTIRONI R, et al. Urethral caruncle: clinicopathologic features of 41 cases[J].Hum Pathol, 2012, 43(9): 1400-1404.
[5] DMOCHOWSKI R R, GANABATHI K, ZIMMERN P E, et al. Benign female periurethral masses[J]. J Urol, 1994, 152(6 Pt 1): 1943-1951.
[6] WILLIAMSON S R, SCARPELLI M, LOPEZ-BELTRAN A, et al. Urethral caruncle: a lesion related to IgG4-associated sclerosing disease?[J]. J Clin Pathol, 2013, 66(7): 559-562.
[7] RUDIN J E, GELDT V G, ALECSEEV E B. Prolapse of urethral mucosa in white female children: experience with 58 cases[J]. J Pediatr Surg, 1997, 32(3): 423-425.
[8] FORNARI A, GRESSLER M, MURARI J C L. Urethral prolapse: a case series and literature review[J]. J Obstet Gynaecol India, 2020, 70(2): 158-162.
[9] MAYALA A M M, NGWALA P L, LUBAKI J F. Diagnosis and management of a urethral prolapse in a 6-year-old girl: a case report[J]. Pan Afr Med J, 2021, 39: 284.
[10] SHURTLEFF B T, BARONE J G. Urethral prolapse: four quadrant excisional technique[J]. J Pediatr Adolesc Gynecol, 2002, 15(4): 209-211.
[11] MARSHALL F C, USON A C, MELICOW M M. Neoplasma and caruncles of the female urethra[J]. Surg Gynecol Obstet, 1960, 110: 723-733.
[12] PARK D S, CHO T W. Simple solution for urethral caruncle[J]. J Urol, 2004, 172(5 Pt 1): 1884-1885.
[13] BALLOUHEY Q, GALINIER P, GRYN A, et al. Benefits of primary surgical resection for symptomatic urethral prolapse in children[J]. J Pediatr Urol, 2014, 10(1): 94-97.
[14] RICHARDSON D A, HAJJ S N, HERBST A L. Medical treatment of urethral prolapse in children[J]. Obstet Gynecol, 1982, 59(1): 69-74.
[15] 孙莉颖，朱海斌，宋文耀. 儿童尿道脱垂的临床分析[J]. 中华妇产科杂志，2005(3): 51-52.
[16] 杨帆，沈一丁，陶畅，等. 女性儿童尿道黏膜脱垂的诊治情况分析[J]. 中华泌尿外科杂志，2019，40(8): 611-614.
[17] WEI Y, WU SD, LIN T, et al. Diagnosis and treatment of urethral prolapse in children: 16 years' experience with 89 Chinese girls[J]. Arab J Urol, 2017, 15(3): 248-253.
[18] 李正胜，肖友平，王波. 中西医结合治疗尿道肉阜 98 例[J]. 新中医，2005(4): 73-74.

## 第二节 女性尿道恶性肿瘤

原发性尿道癌（primary urethral carcinoma，PUC）是罕见但具有侵袭性的肿瘤（图 9-2-1），在所有泌尿生殖系统恶性肿瘤中占比不到 1%，治疗方法和预后取决于肿瘤在尿道内的位置以及病变范围。

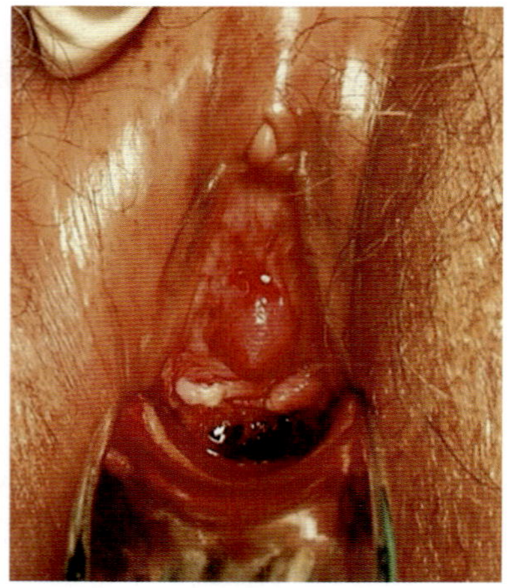

图 9-2-1 尿道癌

### 一、流行病学特征

#### （一）PUC 流行病学

尿道癌的发病率随年龄增长而升高，在 75～84 岁的女性中，最高可达 9.5/100 万。一项来自美国监测流行病学和最终结果（Surveillance，Epidemiology，and End Results，SEER）数据库的分析纳入了 1973—2002 年共计 540 例女性尿道癌患者，年龄校正发病率为 1.5/100 万。一项来自 RARECARE 项目的欧洲研究纳入了 7 年间的 1 059 例尿道癌患者（含男性），其估计欧盟每年约有 650 例新发病例。其中，女性的年龄标准化发病率为 0.6/100 万。2013 年，28 个欧盟国家的尿道癌患病人数为 3 986 例，估计每年新发病例为 1 504 例，男女患病率为 2.9∶1。同样，在对 SEER 数据库的分析中发现，PUC 的患病率在＞75 岁年龄组时达到高峰（7.6/100 万）。男性患者中年龄标准化患病率为 4.3/100 万，女性为 1.5/100 万，年龄小于 55 岁的人群中几乎可以忽略不计（0.2/100 万）。

#### （二）女性原发性尿道黑色素瘤的流行病学

尿道黑色素瘤常发生于 50 岁以上的患者，女性多见。1896 年 Reed 报道了首例女性尿道原发性黑色素瘤，至今女性原发性尿道黑色素瘤（primary malignant melanoma of the female urethra，PMMFU）共报道 300 余例。尿道黑色素瘤的男女比例为 1∶3，占尿道恶性肿瘤的 4%，大约占黑色素瘤的 0.2%～1.0%。PMMFU 好发于阴道前壁、尿道外口，而发生于近端尿道的黑色素瘤占 PMMFU 的 20%。发病年龄 32～96 岁，65～75 岁高发。

#### （三）危险因素

在女性 PUC 中，PUC 与尿道憩室和尿路反复感染、人乳头瘤病毒感染有关。尿道中段吊带网片与 PUC 风险的增加无关，透明细胞腺癌可能起源于先天性疾病。目前尚未充分了解尿道癌的病因，但已发现下列因素与尿道癌相关。

1. **慢性炎症** 多达 5% 女性尿道癌与尿道憩室有关，原因很可能是继发性慢性炎症，尿潴留和尿路感染可能也是影响因素。一项纳入了 90 例行尿道憩室切除术的女性病例系列研究，发现其中 5 例（6%）存在浸润性腺癌，部分女性有肠上皮化生和异型增生表现。有文献报道，56% 透明细胞腺癌发生在尿道憩室内。目前，尿道腺癌的病因并不明确，已有研究发现吸烟、过度使用镇痛药、摄入砷、接触芳香胺类物质等与尿路上皮癌相关，但这些危险因素在尿道旁腺癌中的作用尚未被证实。

慢性泌尿道感染可能会通过数种机制促发尿路上皮癌：①反复慢性刺激可导致化生性改变，随后发生异型增生，最后导致癌症。②慢性感染容易引起梗阻性尿路病变、细菌性二重感染和酸性尿液环境下产生亚硝胺。亚硝胺可在动物模型中诱发膀胱癌。③细菌本身能将 N-亚硝基化合物活化成一氧化氮自由基，一氧化氮自由基可对组织和 DNA 产生氧化损害。④炎症细胞，包括中性粒细胞、嗜酸性粒细胞和巨噬细胞，可通过内源性酶促反应产生大量活性氧。这些细胞对膀胱黏膜的局部浸润可提供血管和淋巴管生长因子、细胞因子和蛋白酶，它们都可能增强肿瘤的进展。此外，为了清除急性期感染的促炎症信号，这些炎症细胞随后的功能可从消除入侵物质转变为促使组织愈合，进一步促进了初期肿瘤的生长。⑤炎症反应相关基因的变异，如 *IL6* 基因中的单核苷酸多态性可以改变基因的表达和功能，从而在慢性炎症中对尿路上皮癌风险产生潜在影响。

**2. 人乳头瘤病毒（human papillomavirus，HPV）** HPV16 与女性的尿道癌相关。一项病例系列研究发现，18 例女性中有 11 例（61%）的肿瘤存在 HPV 感染，其中有 9 例存在 HPV16 感染。多项研究表明，HPV 感染与尿路上皮癌存在关联。一篇荟萃分析纳入了 52 项研究的数据（共 2 855 例尿路上皮癌患者），其发现 HPV 的感染率为 17%。其中大多数为高危 HPV 血清型感染，尤其是 HPV16。

**3. 尿路上皮癌** 尿路上皮癌通常为多灶性疾病，尿道病变可能发生于膀胱、输尿管或肾盂病灶出现之前或之后，也可能同时出现。大多数尿路上皮癌病例都归因于环境暴露。覆盖在整个泌尿道黏膜表面的尿路上皮会接触可能致癌的物质，包括从尿中排泄的致癌物，以及通过水解酶激活尿中前体而产生的致癌物。这种“区域癌化”效应是用于解释多灶性癌的假说之一，而这种现象是膀胱和上泌尿道尿路上皮癌的典型特征。然而，大多数病例中的多灶性尿路上皮癌都是单克隆性疾病。这一点支持疾病起源于单个基因改变细胞的推测，这种细胞随后通过管腔内播散或上皮内移位而在尿路上皮中蔓延。这被称为单克隆假说。尽管单克隆假说似乎与区域癌化学说相矛盾，但与口腔鳞状细胞癌类似，这两种机制很可能都参与了尿路上皮癌的发病。

**4. 全膀胱切除术后尿道癌复发的高危因素** 根治性膀胱切除术后尿道肿瘤的复发率为 0.5%～18%，一项纳入 3 100 多例患者的荟萃分析显示总体风险为 8%。根治性膀胱切除术后的尿道肿瘤复发与多种危险因素相关，包括多灶性病变、原位癌（carcinoma *in situ*，CIS）、上泌尿道尿路上皮癌及膀胱颈受累。虽然相关资料较少，但女性的肿瘤学结局似乎与男性相似。例如，一项病例系列研究纳入了 145 例膀胱切除术中冷冻切片显示切缘阴性的女性，结果仅 2 例（1.4%）发生了单纯性尿道肿瘤复发。对经过适当筛选的患者行原位改道术，尿路上皮肿瘤复发的风险很小，通过密切随访并及时干预，复发的尿道肿瘤可以获得良好的肿瘤学结局。女性患者接受根治性膀胱切除术和原位尿流改道术后极少出现尿道肿瘤复发，但若出现往往严重、结局不良。孤立性非浸润性复发肿瘤的预后良好，但浸润性肿瘤的预后极差，生存期中位数仅 6 个月。

**5. 女性原发性尿道黑色素瘤高危因素** PMMFU 的病因不明，有学者认为黑色素瘤是由胚胎期神经嵴黑色素母细胞迁徙而来，也有观点认为是胚胎有黑色素细胞存在，在外界刺激下形成肿瘤，但都尚未证实。另外，也有报道称黑色素瘤与女性妊娠有关，妊娠时表面的黑痣会有变黑、恶化倾向。也有研究认为端粒与平滑肌细胞、神经、免疫干细胞、黑色素细胞、红细胞和施万细胞之间的同源和异型细胞接触表明它们参与组织结构的形成并促进肌肉收缩和免疫反应。Q94E 突变导致 POT1 蛋白稳定性和动力学丧失可能与家族性黑色素瘤有关。

## 二、组织病理学

女性尿道分为前部（远端 1/3）和后部（近端 2/3），远端 1/3 可以在被切除的情况下保持自控排尿。近端 1/3 尿道由典型的尿路上皮覆盖，而远端由复层扁平上皮覆盖，沿其全长是由柱状上皮构成的黏膜下腺体。女性后尿道淋巴主要回流至髂外、髂内和闭孔淋巴结；前尿道和阴唇淋巴回流至浅表淋巴结，然后回流至腹股沟深淋巴结。女性尿道癌以透明细胞腺癌为主（38%～67%），其次是鳞状细胞癌（25.4%～28%）、尿路上皮癌（24.9%～28%），以及其他类型的肿瘤（6%）。这些肿瘤有明显的解剖分布：远端尿道癌主要是鳞状细胞类型，而近端尿道癌更常见尿路上皮癌或腺癌。

腺癌可起自与前列腺同源的尿道旁腺（Skene gland）（图 9-2-2），可导致某些病例的前列腺特异性抗原（prostate-specific antigen，PSA）呈阳性。其组织形态学类似于女性生殖道的透明细胞癌，这种罕见的尿道肿瘤的组织发生不清，仍然有争议，焦点在于米勒胚胎系统、米勒起源或肾、尿路上皮分化来源。尿道腺癌病理类型主要是透明细胞型腺癌和柱状/黏液型腺癌，其中透明细胞型腺癌免疫组织化学染色中 PSA 可为阳性。尿道透明细胞腺癌病理组织学具有特殊的形态，肉眼瘤体一般较小，中央常有灶性坏死组织，显微镜下癌细胞为圆形或多边形，含有丰富透明的细胞质，核圆、染色深，部分细胞由于缺乏细胞质而呈“鞋钉”状，细胞异型性明显，核分裂象常见分级可从轻度到重度异型。细胞排列通常呈乳头状结构，也可呈腺管状、囊状和实性生长的混合结构，间质多见为纤维血管间质或致密的纤维间质。免疫组织化学常表现为 PAX2、PAX8、CK7、P16、P53、CA125、CAM5.2、CKpan、LeuM-1 阳性，PSA、PSAP、ER、PR、P63、CD10、CD20、凝血调节蛋白（thrombomodulin）阴性，并常表现高 MIB-Ⅰ活性。

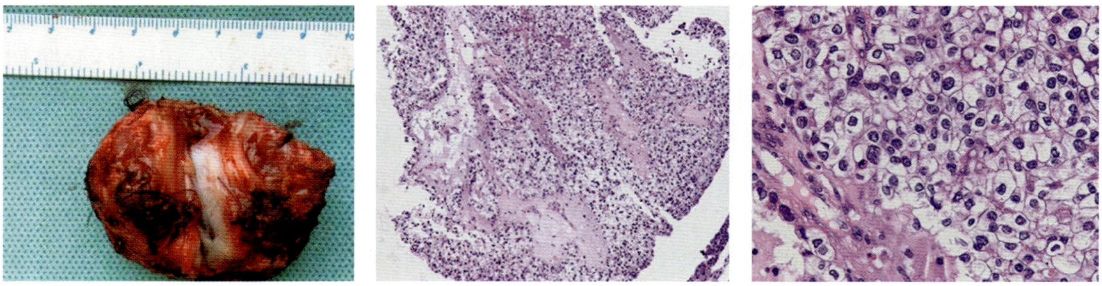

图 9-2-2　女性尿道旁腺癌（Skene's 腺癌）大体标本及病理图片

PMMFU 病灶多呈息肉状，切面可从灰白或带黑色斑点到色黑如墨。质细嫩，表面可有溃疡、血痂，周边可有黑点状卫星灶。瘤细胞形态谱广，异型性明显。典型者核异型、嗜酸性大核仁、核内包涵体丰富，有核分裂象；细胞质内有粉状黑色素（Fontane-Masson 染色敏感），瘤旁上皮交界活跃（瘤旁黏膜鳞化，基底层出现黑色素细胞并逐渐增多异型过渡到瘤细胞向黏膜表面浸润）。黏膜黑色素间变程度和多形性较皮肤黑色素更显著：组织学呈束状、巢状、小梁状、假乳头状等；间质呈纤维母细胞反应、黏液样变、炎细胞浸润、肉芽肿性变等，20% 为无色素黑色素。NCCN 及 AJCC 推荐：病理应详尽报告 Breslow 厚度、溃疡、切缘情况，退行性、有丝分裂率、肿瘤浸润淋巴细胞（TIL）、垂直生长期（vertical growth phase，VGP）、血管淋巴浸润、神经趋化性。

PMMFU免疫组织化学：S-100、HMB45、波形蛋白（vimentin）、melan-A、CK、增殖细胞核抗原（PCNA）呈阳性；LCA、角蛋白（keratin）、CgA、CD45actin、EMA、Myg、Syn均阴性。HMB45与S-100联合染色被公认为黑色素病理诊断的重要组件，可提高未分化或无色素黑色素的诊断准确率。10%～40%的MM呈S-100（+）而HMB-45为（-），须结合vimentin、A103、M2-7C10、酪氨酸酶（tyrosinase）、melan-A、KBA62、CD56、Ki67、NSE等诊断。诊断标准为病理结合免疫组织化学诊断，应注意：①首先排除其他部位黑色素（皮肤、眼）转移及邻近器官黑色素侵犯；②瘤旁黏膜交界活跃是证明原发性的可靠依据；③镜检具黑色素瘤形态特点，电镜见胞质内黑色素小体和特异性前黑色素小体；④免疫组织化学S-100、HMB45、vimeitin阳性；LCA、keratin阴性支持诊断，但S-100、HMB45阴性不能排除诊断；⑤依靠免疫组织化学鉴别诊断癌（会阴佩吉特病侵犯尿道易误诊黑色素瘤垂直生长期）、肉瘤、单一细胞形态肿瘤和良性肿瘤或瘤样病变（黏膜黑变病，不典型黑色素痣）等。PMMFU易误诊为尿道肉阜、息肉、移形细胞癌、肉瘤、肉瘤样癌、尿道淋巴瘤等。

PMMFU生长方式及生物学特点：早期水平生长不播散，进展期垂直浸润生长播散。黏膜黑色素固有层下微血管丰富易溃疡出血，较皮肤黑色素更易早期血行转移。12.5%为多发病灶并可累及全尿道，可能与癌细胞脱落种植有关，有人认为PMMFU属多病灶疾病。早期经淋巴转移至腹股沟、盆腔淋巴结，晚期血行转移（肺54.4%，肝35.4%，骨25.6%，脑17.7%），也可直接侵犯外阴及阴道，累及膀胱者较罕见；30%黑色素细胞存在雌激素受体。

## 三、诊断与评估

### （一）临床表现

女性PUC的早期诊断对疾病的治疗至关重要，由于该病在疾病的早期阶段没有明显及特异性的症状体征，也缺乏特定的筛查指标，大多数尿道癌女性表现为刺激性排尿症状或血尿，血性尿道分泌物或尿道外口肿块等，通常会误诊为泌尿道感染，因为后者更加常见。年龄较大的女性出现性交痛等反复性或持续性盆腔症状时，应怀疑尿道癌。当临床症状明显时，大多数PUC患者（45%～57%）的症状与局部进展有关（$T_3/T_4$期），多达62%患者有肉眼血尿或尿道滴血，其他局部进展的表现包括尿道外包块（52%）、膀胱出口梗阻（48%）、盆腔痛（33%）、尿道皮肤瘘（10%）、局部脓肿（5%）或性交困难。

PMMFU临床表现主要有尿道或尿道外口肿物，形状可呈息肉状、菜花状。颜色可为黑褐色，也有无明显色素者，亦可无任何症状，往往比较隐匿，少有色素形成，诊断上比较困难，易误诊。肿块糜烂时伴有出血，感染时也可出现腥臭味。肿瘤无明显色素时易与尿道息肉、尿道肉阜、尿道肉瘤、尿道上皮细胞瘤、尿道淋巴瘤等疾病相混淆。PMMFU早期可发生区域淋巴结转移，随后转移至腹股沟、盆腔淋巴结，晚期经血液循环可转移至肝、肺、脑等全身各器官。此时可出现两种特异的临床表现，即黑色素血症与黑色素尿。黑色素血症为黑色素瘤转移灶崩溃后，网状内皮系统吞噬黑色素颗粒，此时全身组织器官可表现为黑褐色；黑色素尿则是尿液中的黑色素颗粒氧化后使新鲜澄清尿液变黑色，向尿液中加入醋酸再加入氢氧化钠尿液呈蓝色。

### （二）体格检查

诊断性检查应从体格检查开始，特别是那些最初出现刺激症状或梗阻性排尿症状的女性，应行双合诊检查，以及评估尿道可触及部分和腹股沟淋巴结，必要时全麻下行双合诊检查，以确定局部临床分期，并排除结直肠或妇科恶性肿瘤。行双侧腹股沟触诊以评估肿大淋巴结的存在，描述其位置、大小和活动度。腹股沟淋巴结检查触及肿块可提供疾病进展的证据。在女性中，近端 2/3 尿道的淋巴结引流入盆腔淋巴结，而远端的 1/3 则引流到浅表和深部腹股沟淋巴结。与临床上因炎症导致的淋巴结肿大不同的是，PUC 中增大的淋巴结通常提示尿道癌的转移，临床上约有 30% 的女性尿道癌患者可触及腹股沟淋巴结肿大，其中 90% 最终确诊为恶性。50% 的近端尿道癌及进展期尿道癌的患者可触及淋巴结，盆腔转移也并不少见，约存在于 20% 的患者中。细致地评估对于诊断和评估病变范围至关重要，确诊须行病理活检。

### （三）细胞学检查

应根据 Paris 系统对疑似 PUC 病例进行尿液标本的细胞学评估，细胞学检查在原发尿道癌患者中的作用是有限的，其灵敏度范围在 55%～59%，对女性患者鳞状细胞癌和尿路上皮癌的灵敏度分别为 77% 和 50%。由于细胞学检查的灵敏度较低，如果临床怀疑度依然很高，应通过经尿道活检来确诊。

### （四）尿道膀胱镜检查和活检

建议行膀胱镜检查以排除存在的膀胱肿瘤，诊断性尿道膀胱镜检查和活检可以对尿道肿瘤的范围、位置和组织学进行初步评估。对手术切缘进行准确的病理评估，应标记送检组织标本的切缘（近端/远端）。仔细地膀胱镜检是很有必要的，能够排除膀胱肿瘤的存在。冷刀活检可实现准确的组织活检以进行组织学分析，避免人工组织损伤。病损较大、组织病理学确诊的患者可进行尿道切除术。

### （五）影像学检查

尿道癌的放射成像目的在于评估局部肿瘤的范围，并检测淋巴结及远处转移灶。MRI 可用于评估局部肿瘤的范围和淋巴结转移的存在，特别是腹股沟和盆腔淋巴结转移。如果可疑或活检证实（$\geqslant cT_1N_0M_0$）有侵袭性病变，应采用胸部、腹部和骨盆 CT 检查。如果需要对剩余的尿路上皮进行成像，则应进行 CT 尿路造影。骨扫描应仅用于有临床症状、碱性磷酸酶升高或横断面成像检查提示病变时。目前暂无使用 PET 进行影像学检查或疾病分期的相关数据。目前对于尿道腺癌的影像学检查中，MRI 在诊断和定位中较 CT 超声有更高的特异度。MRI 图像中，尿道腺癌因包绕尿道，在矢状面上呈现出类似于男性前列腺的形态，且由于其起源也类似于男性前列腺，尿道腺癌在影像学上表现出此特征亦被称为“女性前列腺征”（图 9-2-3）。

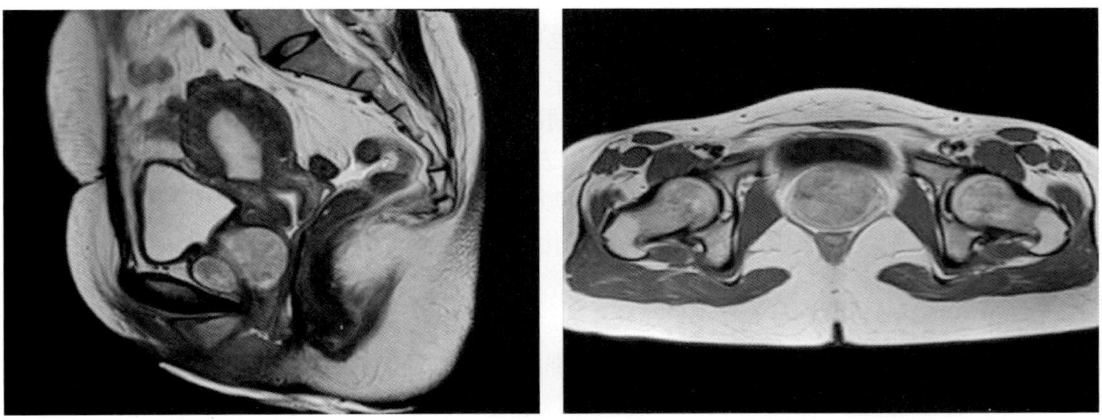

图 9-2-3 MRI 女性尿道旁腺癌“前列腺征”

尿道腺癌影像报道鲜见，可能存在以下影像学特点。①CT：平扫为略低密度为主肿块，密度不均匀，考虑与肿瘤内多种组织成分并存有关，包膜多完整。增强扫描肿瘤呈渐进性明显不均匀强化，包膜具有明显持续强化。②MRI：平扫表现为等 $T_1$、长 $T_2$ 为主信号肿块，信号不均匀，包膜呈长 $T_1$ 短 $T_2$ 信号，DWI 呈高信号。增强扫描肿瘤呈渐进性不均匀强化，出血坏死少见，增强扫描对包膜的显示更清晰，具有明显持续强化。发生于肾脏与尿道的透明细胞腺癌存在较多差异，前者起源明确，形态多变，密度/信号均匀或不均匀，多伴点、线样、弥漫性钙化，有纤维性假包膜，增强血供丰富，多明显强化，呈流出型。SADAHIRAT 等报道 1 例女性尿道透明腺癌病例，通过 MRI 发现此患者透明腺癌围绕尿道，就像男性中前列腺围绕尿道一样，提示这种特征有辅助诊断尿道腺癌的价值。但超声检查、CT 扫描和 MRI 并不是诊断透明腺癌的确诊性检查。

PMMFU 影像学表现：CT 表现为规则或不规则软组织结节，密度均匀或不均匀，大部分病灶增强后轻度强化。MRI 表现因病灶内黑色素成分的多少而不同。MRI 典型表现是 $T_1$WI 高信号，$T_2$WI 低信号，DWI 呈等高信号，肿瘤边界欠清。当所含为非黑色素成分时表现为 $T_1$WI 等或低信号，$T_2$WI 和 DWI 呈等高信号。第三种为混分型，此型信号混杂；而当病灶有出血时，可表现为不同时期的出血信号，此时诊断困难，$T_1$ 增强明显强化。确诊需要组织学诊断。PET/CT 表现为 $^{18}$F-FDG 摄取，但个别患者不摄取。PET/CT 可用来评估多器官或组织病变，从而提高了早期转移灶的检出率。PET/CT 也被推荐用于黑色素瘤早期及术前Ⅲ和Ⅳ期病变的评估，也可用来评估早期疗效。

## 四、肿瘤分级与分期

准确的临床分期包括使用双合诊，以及生殖器、尿道、直肠和会阴触诊评估肿瘤局部和累及范围，前述的影像学检查和麻醉下膀胱镜检查。经尿道行病灶活检对于准确的组织学评估十分重要，细胞学检查对尿路上皮细胞癌的灵敏度最高，可达 80%。

1973 年世界卫生组织（WHO）分级系统将尿路上皮癌分为 3 个不同的等级（$G_1$～$G_3$），并被 2004 年分级系统取代。非尿路上皮尿道癌由三分类系统分级，该系统区分高分化（$G_1$），中分化（$G_2$）和低分化（$G_3$）肿瘤。2004 年的分类对应于新的 2016 年 WHO 的分类。TNM（Tumor Node Metastasis）分期系统可用于尿道癌分期（表 9-2-1）。2017 年的第 8 版 TNM 系统获得了美国癌症联合会（American Joint Committee on Cancer，AJCC）及国际抗癌联盟（International Union for Cancer Control，UICC）的认可。尿道癌的分期依据是原发性肿瘤的浸润深度，以及是否存在区域淋巴结转移和远处转移。

## 五、治疗

### （一）治疗方法

1. **局限性尿道癌（$pT_{a\sim2}$）患者通常首选手术治疗** 根据病灶的位置、病变范围，手术治疗可为经尿道切除，也可为部分或全部尿道切除术，联合或不联合根治性膀胱切除术及异位尿流改道术。

2. **局部晚期病例最好采用多模式治疗** 包括新辅助化疗和/或放疗（radiation therapy，RT），之后再手术治疗，如根治性尿道切除术或前盆腔切除术，但相关经验有限。

3. **转移性尿道癌患者的预后较差** 治疗通常为全身性治疗，偶尔可能需要姑息手术。

表 9-2-1 尿道癌 TNM 分期（第 8 版）

| 项目 | 详情 |
|---|---|
| **T：原发肿瘤** | |
| $T_x$ | 原发肿瘤无法评估 |
| $T_0$ | 无原发肿瘤证据 |
| $T_a$ | 非浸润性乳头状瘤、息肉、疣状癌 |
| $T_{is}$ | 原位癌 |
| $T_1$ | 肿瘤侵犯上皮下结缔组织 |
| $T_2$ | 肿瘤侵犯尿道周围肌肉 |
| $T_3$ | 肿瘤侵犯阴道前壁、膀胱颈 |
| $T_4$ | 肿瘤侵犯其他邻近器官 |
| **N：区域淋巴结转移** | |
| $N_x$ | 无法评价区域淋巴结 |
| $N_0$ | 无区域淋巴结转移 |
| $N_1$ | 转移至单个淋巴结 |
| $N_2$ | 转移至多个淋巴结 |
| **M：远处转移** | |
| $M_0$ | 无远处转移 |
| $M_1$ | 有远处转移 |
| **尿路上皮癌和非尿路上皮癌的组织病理学分级** | |
| 尿道癌（尿路上皮癌） | |
| 低度恶性潜能乳头状尿路上皮肿瘤 | |
| 低级别尿路上皮癌 | 分化良好 |
| 高级版尿路上皮癌 | 分化不良 |
| 尿道癌（非尿路上皮癌） | |
| $G_x$ | 肿瘤分期无法评估 |
| $G_1$ | 分化良好 |
| $G_2$ | 分化中等 |
| $G_3$ | 分化不良 |

PMMFU 分期：参考 AJCC 皮肤黑色素瘤 TNM 及尿道肿瘤 TNM 分期，均属手术分期，活检范围要求病灶距周边>2.5cm。黏膜黑色素瘤可用 Breslow 分级（Ⅰ级<0.75mm，Ⅱ级 0.76～1.4mm，Ⅲ级>1.5mm），PMMFU 初诊平均侵犯 6.1mm。尿道色素性结节应高度警惕，应迅速行病灶切除后冰冻切片病理检查，直接在瘤体上活检极易造成播散。

### （二）手术治疗

**1. 女性原发性尿道癌的手术治疗** 对于女性局限性尿道癌而言，为提供最大限度切除的机会，一期根治性尿道切除术应包括所有尿道周围组织，两侧的坐骨海绵体肌及其近端，上方附着于耻骨联合及膀胱颈口所形成的棱柱状结构。以关闭膀胱颈口，使用阑尾作为输出道的膀胱造口术治疗原发性远端尿道病变，已经被证实在女性尿道癌患者中具有满意的功能效果。这种方法的最佳适应证是患者膀胱具有良好功能（膀胱顺应性正常），并且在尿道切除后切缘阴性、无膀胱颈受累的患者。既往的系列研究中报道，以远端尿道肿瘤为主的患者，为评估保持下尿路的完整性及控尿功能，对比了初始治疗为保留尿道手术（带或不带额外放射治疗）与全尿道切除术的结果。一项长期的随访时间中位数为153～175个月的研究数据提示，接受尿道部分切除联合术中冰冻切缘的患者局部复发率为22%～60%，而采取远端袖套状切除>2cm导致继发性尿失禁的患者中，42%的患者随后需要额外的重建手术。至于消融类技术，以经尿道电切术或激光切除术为例，既往被用于较小的尿道远端肿瘤，目前仍认为局部复发率为16%，而肿瘤相关死亡发生率高达50%。这再次强调了肿瘤控制在患有远端尿道癌的妇女治疗中的重要作用，旨在防止局部和系统进展。

2. **初始手术术后复发的补救治疗**　目前一项多中心研究的数据表明，初始手术治疗术后出现复发性肿块，以及伴随尿道症状再次接受手术，或进行补救性放疗，其总体生存率与无复发人群相当。手术切除后，有局部晚期病灶或阳性切缘的患者可能需要接受辅助放疗，但可用于指导治疗的数据有限。

3. **女性原发性尿道黑色素瘤手术治疗**　因缺乏大样本PMMFU病例，治疗经验尚不成熟，可参考会阴、阴道及皮肤黑色素瘤治疗经验。手术范围充分是控制局部复发转移的第一步，术后立即辅助治疗控制转移。

争取垂直生长期前行根治性手术可明显改善预后。据AJCC-TMN分期拟定治疗方案：Ⅰ～Ⅲ期行根治性手术。Ⅳ期姑息切除转移灶可缓解病情，延长存活期。Ⅲ、Ⅳ期须行治疗性淋巴结清扫（therapeutic lymph node dissection，TLND）；Ⅰ、Ⅱ期应选择性淋巴结清扫（elective lymph node dissection，ELND），及时清除局限于淋巴结内微转移灶，改善预后。阴道及外阴黑色素瘤手术范围存在争议，多数学者认为扩大根治未能改善预后，建议局部广泛切除。PMMFU却因初次手术切除范围不足而导致局部复发率高且复发迅速（1年内60%）。因可能呈全尿道多中心发展，故必须行全尿道切除。73%的术前诊断为$cT_2$或更早期病灶局限于尿道及其周围组织者，尿道部分切除术后病理示73%为$pT_3$阴道侵犯。尿道部分切除术不足以控制局部复发（71.4%且均1年内），而根治性切除术后局部复发率为50%（1年内25%）。根治切除范围：全尿道及尿道周围软组织，阴道前壁、膀胱颈部及阴唇，以达切缘>2.5cm并保证切缘阴性，双侧腹股沟淋巴结清扫、膀胱造瘘，必要时盆腔淋巴结清扫。前盆腔根治术适合膀胱颈受累者。侵犯深度>3mm者行全盆腔脏器切除、淋巴结广泛清扫，无淋巴结转移者5年生存率为50%。复发而仅予手术治疗者，随访均于16个月内死亡。现多主张依据前哨淋巴结（sentinel lymph node，SLN）处理淋巴结，SLN阳性者须行TLND。43%的病例腹股沟深组淋巴结受累，仅清扫浅组未显示优点，多数机构行腹股沟浅、深组淋巴结清扫。如临床发现腹股沟深组淋巴结受累或浅组受累超过3个，应选择性髂部及闭孔淋巴结清扫；如CT见髂部及闭孔淋巴结受累应将其清扫。RT-PCR检查SLN阳性者的非前哨淋巴结20.6%阳性，建议大范围淋巴结清扫。术后2年可行可控性回肠膀胱术。

**（三）放疗**

放疗也可治疗尿道癌，并且可能保留尿道功能。患者的结局似乎与外科手术病例系列研究的结局相似，不过资料较为有限，且现有研究存在选择偏倚。外照射和近距离治疗均可用于男性的前尿道肿瘤和女性的近端尿道肿瘤。单纯放疗联合或不联合放射增敏化疗可能已足以治疗局限性肿瘤（$T_1$ 或 $T_2$ 期）。而局部晚期肿瘤最好采用新辅助化疗，然后评估病变范围，再开始放疗。放疗也可用于不适合手术切除的局部晚期肿瘤或用于转移性尿道癌的姑息治疗。早期女性尿道癌经根治性放疗后肿瘤学结局良好。据小型病例系列研究报道，采用近距离治疗和/或外照射时，局部病灶的控制率为 60%～100%。在迄今最大型的病例系列研究中，86 例患者在手术切除或活检后接受了外照射和/或近距离治疗，5 年局部控制率为 64%。然而，55 例实现了局部控制的患者中有 27 例（49%）出现了并发症，其中大多数为中度或重度并发症，包括狭窄、瘘管、膀胱出血和/或坏死。

关于女性患者的放疗效果，有很多较早的长期的研究，随访时间中位数是 91～105 个月。其中一项在人群累积剂量 65Gy（剂量分布 40～105Gy）的研究中，5 年的局部控制率是 64%，而 7 年的肿瘤相关死亡率只有 49%。绝大多数并发症（95%）发生在初始治疗的两年内。尿道肿瘤所致的肿瘤负荷是局部肿瘤控制相关的唯一的独立影响因素，但放疗的类型（外放射治疗与组织间近距离治疗）并不是。值得注意的是，盆腔脏器的毒性反应在达到局部控制者中显著（49%），包括尿道狭窄、瘘管、坏死和膀胱炎和/或出血，在 30% 的报告中并发症评级为严重。

**（四）化疗**

**1. 新辅助化疗** 围手术期化疗或放化疗可能缩减肿瘤体积，还可缩小治疗 PUC 所需的手术范围。对于接受新辅助化疗或放化疗的患者，化疗方案应根据肿瘤的组织学类型确定。鳞状细胞癌可通过丝裂霉素加氟尿嘧啶或顺铂加氟尿嘧啶来治疗。尿路上皮癌应使用含顺铂方案来治疗（吉西他滨加顺铂方案或剂量密集型 MVAC 方案），与治疗膀胱尿路上皮癌的化疗方案相似。

**2. 辅助化疗** 化疗曾经是唯一可用于复发或转移黑色素瘤的全身治疗方法。目前皮肤型黑色素瘤的一线治疗首选免疫检查点抑制剂和靶向治疗，耐药时再考虑化疗。鉴于缺乏免疫检查点抑制剂和靶向治疗在黏膜型黑色素瘤应用有效的证据，化疗在泌尿生殖系统黑色素瘤中仍具有一定的地位。常用的化疗药物是达卡巴嗪、替莫唑胺、福莫司汀、长春地辛、顺铂、紫杉醇类、卡铂等。达卡巴嗪单药或联合化疗的有效率仅 10%～20%，完全缓解率仅 5%～12%。泌尿生殖系统黑色素瘤术后辅助化疗尚有争议，有研究表明其可能会延长 PFS，但对 OS 无意义；也有研究表明，其能够延长 OS；还有些研究表明其对 RFS 及 OS 无意义。

**3. 术前以顺铂为基础的化疗** 对于局部分期的评估，越来越多的研究证实 MRI 能更加准确地评估对于术前新辅助化疗的治疗反应（图 9-2-4），以及术前局部病灶扩散的范围。各项回顾性研究均已证实，以顺铂为基础的联合化疗对于浸润性 PUC，甚至对于淋巴结阳性的患者亦能延长总体生存率。不仅如此，局部浸润性尿道癌患者全身静脉化疗后再手术对于长期生存具有关键作用。在一项 124 例患者的研究中，39 例浸润性 PUC 患者（31%）围手术期接受了以铂类为基础的化疗（12 例接受术前新辅助化疗，6 例接受了术前新辅助放化疗，21 例接受术后辅助化疗）。局部浸润性尿道癌患者（$\geq cT_3$ 和/或 $cN_+$）接受了术前新辅助或术前放化疗，其总体生存获益要优于单纯手术或术后辅助化疗。另一项回顾性研究入组了 44 例局部浸润性尿道癌患者，其中 21 例患者根据其病理类型接受术前顺铂联合化疗，总体的有效率为 72%，生存时间中位数为 32 个月。

**（五）局部浸润性尿道鳞状细胞癌的放化疗联合**

近期研究中，部分局部浸润性尿道鳞状细胞癌应用局部放疗联合化疗替代外科手术治

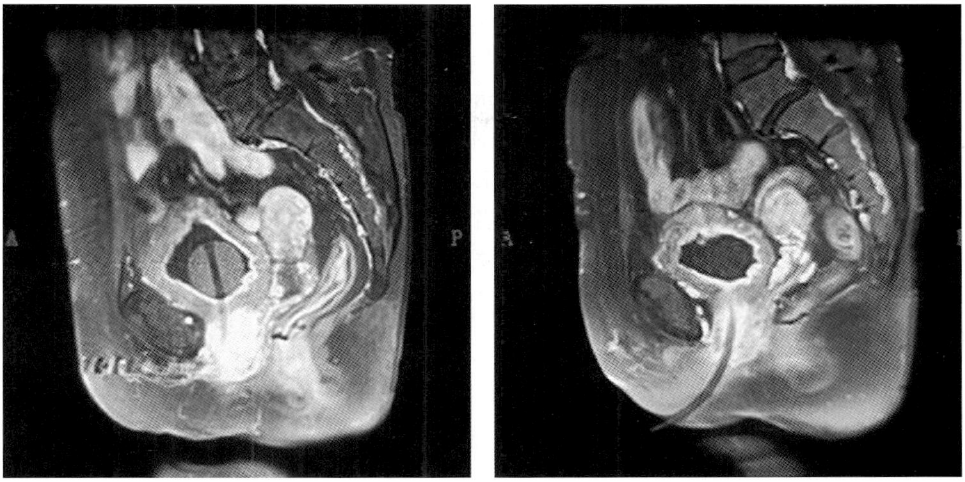


图 9-2-4　女性尿道旁腺癌化疗后肿瘤体积明显缩小（顺铂+紫杉醇方案）

左：女性尿道旁腺癌化疗前的磁共振截面；右：女性尿道旁腺癌化疗前的磁共振截面；A：患者前侧；P：患者后侧（五）局部浸润性尿道鳞状细胞癌的放化疗联合

疗的可行性已经显现。这些尝试也为保留生殖器提供了潜在的可能性。最大宗的回顾性研究的数据近期有更新，评估了 25 例原发性局部浸润性尿道鳞状细胞癌给予 2 周期的氟尿嘧啶以及丝裂霉素联合局部放疗的效果。数据分析可见，对于放化疗的总体反应率为 80%。5 年的总体疾病生存率及疾病特异生存率分别为 52% 和 68%。在新近更新的数据中，对于无反应组或局部失效组，后续的挽救性手术无助于提高总体生存率。

**（六）对于局部浸润性尿道癌的多模式治疗方案**

PUC 的多模式治疗方案包括确定性的手术和化疗，可选择联合后续的放疗。尽管已经有研究证实，多模式治疗对尿路上皮来源的尿道癌患者总生存时间可以产生获益，并可取得有希望的结果，但多模式治疗方案在局部浸润性患者中的应用证据尚不充分。在对于局部浸润性尿道癌患者进行的大型回顾性队列研究的分析中，将术后补救性放疗联合手术与单纯手术组比较，补救性放疗可以改善总体生存率。

**（七）尿道原发性黑色素瘤免疫治疗**

大量研究证明，免疫检查点抑制剂和靶向治疗明显提高了皮肤型黑色素瘤患者的生存期。鉴于黏膜型黑色素瘤的某些基因变异类型与皮肤型黑色素瘤相似，免疫检查点抑制剂和靶向治疗同样推荐用于黏膜型黑色素瘤。虽然没有 IFN 与免疫检查点抑制剂或靶向治疗的对照研究，但是 IFN 已不再推荐为黑色素瘤的辅助治疗。免疫检查点抑制剂和靶向治疗用于黏膜型黑色素瘤术后辅助治疗的前瞻性临床试验尚在进行中。

**（八）区域淋巴结的处理**

对于尿道癌的淋巴结控制，腹股沟淋巴结清扫的作用仍有争议。一般无须进行常规淋巴结清扫，除非影像学检查发现淋巴结增大，或患者有可触及的腹股沟淋巴结肿大。既可以通过局部淋巴结清扫，也可以通过区域放疗及全身化疗来控制尿道癌的淋巴结转移。目前并未有充分依据支持对于所有尿道癌患者行预防性的双侧腹股沟淋巴结及盆腔淋巴结清扫。然而，对已发现增大的腹股沟区及盆腔淋巴结或肿瘤浸润周围，区域的淋巴结清扫术仍然被推荐为初始治疗，虽然仅有限病患从中达到根治的效果。

PMMFU 前哨淋巴结（sentinel lymph node，SLN）：首先接受黑色素瘤淋巴引流的淋巴结，能早期发现亚临床型微转移，可反映整个区域淋巴组织情况。对淋巴结无肿大及正电子发射计算机体层成像（positron emission tomography and computed tomography，PET/CT）阴性者极重要。术中淋巴图可联用单光子发射计算机断层成像术（SPECT）/CT 和 γ 照相机（gamma camera）/ 低剂量 CT 闪烁图像显示 SLN 转移途径或跳跃转移，提示清扫范围，阳性 SLN 活检检出率为 95%。2.7% 的 SLN 阴性者区域淋巴结复发，S-100 和 HMB45 染色复查复发者原标本假阴性率为 31.8%。SLN 阳性率与 Breslow 厚度呈正相关：≤1mm 者 SLN 阳性率为 7.3%，1～2mm 者为 19.7%，2～4mm 者为 33.2%，＞4mm 者为 39.7%，免疫组织化学结合 RT-PCR 检测 MM 淋巴结可提高准确率。PET 早期显示黑色素瘤的灵敏度及特异度高于 CT 及 MRI，较 SLN 对分期更有意义，推荐术前常规应用。术后应联合 PET/CT，骨扫描监测复发转移。

## 六、原发性尿道癌的生存预测

在欧洲，5 年 OS 率在性别上没有显著差异。PUC 患者生存率降低的预后因素是：①高龄（＞65 岁）和黑种人；②分期、分级、淋巴结侵犯和转移；③肿瘤大小和近端肿瘤位置；④手术治疗的程度和治疗方式；⑤组织病理学类型；⑥伴发膀胱癌的存在；⑦局部复发（尿道与非尿道）。解释这些结果时必须考虑一些限制，在荷兰的研究中，这个数字很低（$n$=91）。基于 SEER 数据库的研究比较了罕见病理类型（$n$=257）和常见病理组（$n$=2 651）的预后因素。年龄（＞60 岁）、种族（白种人与非白种人）、T 分期（$T_3/T_4$ 与 $T_{a\sim2}$）和 M 分期（$M_1$ 与 $M_0$）是罕见病中 OS 和癌症特异性生存率（CSS）的独立预后危险因素。

## 七、原发性尿道癌的预后

根据 PARECARE 项目，欧洲 PUC 1 年和 5 年的总生存（OS）率分别为 71% 和 54%，随着随访时间的延长，对 2 651 例普通病例和 257 例罕见 PUC 的 SEER 分析显示，10 年 OS 率各为 42.4% 和 31.9%，5 年和 10 年的癌症特异性生存率（CSS）分别为 68% 和 60%。可能影响预后的因素包括肿瘤的组织学、分期和部位。淋巴结临床分期是总生存率唯一的独立预测因素。除了淋巴结临床分期以外，无复发生存率还与肿瘤位置和患者年龄显著相关。肿瘤位于远端尿道且≤2cm 的患者，其 5 年生存率为 60%；而肿瘤位于近端尿道且＞4cm 的患者，其 5 年生存率仅为 13%。

尿道透明细胞腺癌总的 5 年生存率为 12%～32%，女性患者中高达 50% 患有转移性疾病，江军等报道 2 例尿道旁腺腺癌患者术后 7～16 个月均出现多发转移。在妙佑医疗国际（梅奥诊所）的 DiMarco 系列患者中，病理分期和阳性淋巴结是癌症存留和复发的特异性预测因子。预后因素包括肿瘤位置（近端、远端或整体），尿道壁侵入深度和肿瘤大小。其中肿瘤位置和分期是影响预后的主要因素，远端肿瘤（鳞状细胞癌）倾向于具有比近端肿瘤（尿路上皮癌或腺癌）更好的预后。一般认为，前尿道透明细胞腺癌的预后好于后尿道。透明细胞腺癌侵袭性不强，多呈外生性生长，可以早期诊断治疗，预后较好，但高分期的肿瘤预后差。

## 八、尿道癌初始治疗后复发转移

目前暂时没有关于尿道癌远处转移患者的特殊数据。应根据其组织类型选取系统性治疗。与男性患者相同，尽管化疗和 / 或放疗在长期控制局部病灶或远处转移上不是很有效，但它们通常是复发性或转移性尿道癌的首选姑息疗法。如果是以尿路上皮为主，欧洲泌尿外科指南关于远处转移的膀胱癌的指南值得借鉴。欧洲泌尿外科协会（European Association of Urology，EAU）指南建议放疗或手术，而美国国家综合癌症网络（National Comprehensive Cancer Network，NCCN）指南建议采用全身性单药治疗。研究发现，顺铂加氟尿嘧啶、紫杉醇加异环磷酰胺，以及甲氨蝶呤、长春碱、多柔比星加顺铂方案（MVAC 方案）均有效。一般来说，应根据肿瘤的组织学类型展开治疗，可考虑对尿路上皮癌患者使用免疫检查点抑制剂，或根据基因组检测结果使用靶向治疗。虽然目前很多临床研究集中于免疫治疗，但是迄今为止，仍缺乏免疫治疗对于此类人群的整体反应率的数据。

## 九、膀胱癌术后复发性尿道尿路上皮癌的治疗方法

尿道肿瘤复发通常表现为血性尿道分泌物、盆腔/会阴部疼痛和/或尿道肿块，最晚可在根治性膀胱切除术后 20 年时才发生。膀胱切除术后尿道复发的治疗方法为全尿道切除术，包括尿道口切除。对这些复发行外科治疗较少引起并发症，如果可以对尿流改道进行翻修，则仍可维持可控性改道。有文献报道了经尿道对非侵袭性尿道复发灶的处理。如果适当地选择患者，这种术式可以避开创伤性更大的尿道切除和尿流改道翻修术。有使用尿道内卡介苗（Bacillus Calmette-Guerin，BCG）治疗的报道，但结果并不一致。如果患者出现尿道肿瘤复发及横断面成像检查显示明显病灶，应考虑行全身化疗。

## 十、随访

由于尿道癌复发率较高，所有患者在接受潜在治愈性治疗后均需要密切随访。监测内容应包括体格检查、影像学检查，应关注腹股沟淋巴结情况，并使用内镜检查以查看保留的尿道中有无肿瘤复发。复发通常发生在近端，而不是远端。虽然暂无证据表明哪种监测方案最好，但随访遵循一般肿瘤学原则，前 2 年每 3～4 个月随访 1 次，随后 5 年每半年 1 次，之后患者可 1 年随访 1 次。因 PUC 的整体发病率较低，术后随访仍缺乏系统评估。但仍推荐依据病患的个体化危险因素进行严密的术后随访，由于缺乏特异性数据，仍建议以尿细胞学检查、尿道膀胱镜检及定期多区域的影像学检查为主。

膀胱癌术后复发患者大多见于膀胱切除术后的前 2 年内，但也有晚期复发的报道。因此，术后须定期对残余尿道进行随访，根据改道方式选择排泄尿液标本或尿道冲洗标本进行尿细胞学检查，特别是对于高危患者，即接受膀胱切除术时存在 CIS 或前列腺受累的患者。患者出现尿道相关症状、分泌物异常或血尿时，应进行尿道镜检查。

然而，膀胱切除术后行尿道冲洗细胞学检查来监测尿道肿瘤复发尚有争议：部分研究发现，筛查组患者的临床结局与临床随访组患者无差异。例如，一项病例系列研究纳入了 176 例行膀胱前列腺切除术及尿流改道术的患者，48 例接受监测的患者中有 13 例确诊尿道肿瘤复发，其中 10 例接受了尿道切除术，而 128 例接受临床随访的患者中有 16 例确诊尿道肿瘤复发，后者均接受了尿道切除术。无论采用何种诊断方法，疾病进展率没有差异。另一方面，支持监测者认为，更早诊断无症状尿道肿瘤复发可为行治愈性尿道切除术提供更好的机会。现已证明，尿道复发肿瘤的分期越晚，患者的结局越差，这一点强烈支持采用相应技术在早期检测出复发肿瘤。

## 十一、结论

女性尿道癌的临床表现通常无特异性，若出现进行性排尿困难、性交痛或不明原因的下尿路症状时，应行进一步诊断性检查，包括全面的体格检查、下尿路影像学检查和膀胱镜检查。早期诊断对于提高治愈率非常重要。诊断和分期包括针对生殖器、会阴和尿道的体格检查，以及双合诊检查，并应采用横断面成像检查来分期，并排除远处转移。MRI 通常可充分显示解剖细节，以明确尿道癌的局部范围。对于远端尿道有 $T_a$、$T_1$ 和 $T_2$ 期病灶的女性，我们建议局部手术切除（Grade 2C），也可采用放疗（RT）。对于局部晚期（$T_3$ 或 $T_4$ 期）尿道癌患者，可采用联合治疗方法，包括新辅助化疗继以放疗或手术，或放化疗继以巩固手术。手术治疗包括完整切除尿道、前阴道和膀胱，联合或不联合部分耻骨切除术。须开展前瞻性多中心注册研究和试验，以进一步了解这种多样化的疾病，从而找出最佳治疗策略。强烈推荐与有经验的治疗中心进行会诊和转诊合作，这可能会改善患者的结局。

（江 军）

## 参考文献

[1] SWARTZ M A, PORTER M P, LIN D W, et al. Incidence of primary urethral carcinoma in the United States [J]. Urology, 2006, 68(6): 1164-1168.

[2] VISSER O, ADOLFSSON J, ROSSI S, et al. Incidence and survival of rare urogenital cancers in Europe[J]. Eur J Cancer, 2012, 48(4): 456-464.

[3] GAKIS G, BRUINS H M, CATHOMAS R, et al. European Association of Urology Guidelines on Primary Urethral Carcinoma: 2020 Update[J]. Eur Urol Oncol, 2020, 3(4): 424-432.

[4] OLIVA E, QUINN T R, AMIN M B, et al. Primary malignant melanoma of the urethra: a clinicopathologic analysis of 15 cases[J]. Am J Surg Pathol, 2000, 24(6): 785-796.

[5] DIMARCO D S, DIMARCO C S, ZINCKE H, et al. Outcome of surgical treatment for primary malignant melanoma of the female urethra[J]. J Urol, 2004, 171(2 Pt 1): 765-767.

[6] RAJAN N, TUCCI P, MALLOUH C, et al. Carcinoma in female urethral diverticulum: case reports and review of management[J]. J Urol, 1993, 150(6): 1911-1914.

[7] THOMAS A A, RACKLEY R R, LEE U, et al. Urethral diverticula in 90 female patients: a study with emphasis on neoplastic alterations[J]. J Urol, 2008, 180(6): 2463-2467.

[8] VENYO A K. Clear cell adenocarcinoma of the urethra: review of the literature[J]. Int J Surg Oncol, 2015, 2015: 790235.

[9] MATANOSKI G M, ELLIOTT E A. Bladder cancer epidemiology[J]. Epidemiol Rev, 1981, 3: 203-229.

[10] SCHOPPMANN S F, BIRNER P, STÖCKL J, et al. Tumor-associated macrophages express lymphatic endothelial growth factors and are related to peritumoral lymphangiogenesis[J]. Am J Pathol, 2002, 161(3): 947-956.

[11] MURATA M. Inflammation and cancer[J]. Environ Health Prev Med, 2018, 23(1): 50.

[12] LEIBOVICI D, GROSSMAN H B, DINNEY C P, et al. Polymorphisms in inflammation genes and bladder cancer: from initiation to recurrence, progression, and survival[J]. J Clin Oncol, 2005, 23(24): 5746-5756.

[13] ENG T Y, NAGUIB M, GALANG T, et al. Retrospective study of the treatment of urethral cancer[J]. Am J Clin Oncol, 2003, 26(6): 558-562.

[14] WIENER J S, WALTHER P J. A high association of oncogenic human papillomaviruses with carcinomas of the female urethra: polymerase chain reaction-based analysis of multiple histological types[J]. J Urol,

1994, 151(1): 49-53.

[15] KAWANISHI S, OHNISHI S, MA N, et al. Nitrative and oxidative DNA damage in infection-related carcinogenesis in relation to cancer stem cells[J]. Genes Environ, 2017, 38: 26.

[16] LI N, YANG L, ZHANG Y, et al. Human papillomavirus infection and bladder cancer risk: a meta-analysis[J]. J Infect Dis, 2011, 204(2): 217-223.

[17] JONES T D, WANG M, EBLE J N, et al. Molecular evidence supporting field effect in urothelial carcinogenesis[J]. Clin Cancer Res, 2005, 11(18): 6512-6519.

[18] HAFNER C, KNUECHEL R, STOEHR R, et al. Clonality of multifocal urothelial carcinomas: 10 years of molecular genetic studies[J]. Int J Cancer, 2002, 101(1): 1-6.

[19] FREEMAN J A, TARTER T A, ESRIG D, et al. Urethral recurrence in patients with orthotopic ileal neobladders[J]. J Urol, 1996, 156(5): 1615-1619.

[20] HASSAN J M, COOKSON M S, SMITH J A, et al. Urethral recurrence in patients following orthotopic urinary diversion[J]. J Urol, 2004, 172(4 Pt 1): 1338-1341.

[21] STENZL A, BARTSCH G, ROGATSCH H. The remnant urothelium after reconstructive bladder surgery[J]. Eur Urol, 2002, 41(2): 124-131.

[22] FREEMAN J A, ESRIG D, STEIN J P, et al. Management of the patient with bladder cancer. Urethral recurrence[J]. Urol Clin North Am, 1994, 21(4): 645-651.

[23] TAYLOR J M, SPIESS P E, KASSOUF W, et al. Management of urethral recurrence after orthotopic urinary diversion[J]. BJU Int, 2010, 106(1): 56-61.

[24] CLARK P E, STEIN J P, GROSHEN S G, et al. The management of urethral transitional cell carcinoma after radical cystectomy for invasive bladder cancer[J]. J Urol, 2004, 172(4 Pt 1): 1342-1347.

[25] STEIN J P, PENSON D F, LEE C, et al. Long-term oncological outcomes in women undergoing radical cystectomy and orthotopic diversion for bladder cancer[J]. J Urol, 2009, 181(5): 2052-2058

[26] ALI-EL-DEIN B, ABDEL-LATIF M, ASHAMALLAH A, et al. Local urethral recurrence after radical cystectomy and orthotopic bladder substitution in women: a prospective study[J]. J Urol, 2004, 171(1): 275-278.

[27] HRBÁČEK J, MACEK P, ALI-EL-DEIN B, et al. Treatment and outcomes of urethral recurrence of urinary bladder cancer in women after radical cystectomy and orthotopic neobladder: a series of 12 cases[J]. Urol Int, 2015, 94(1): 45-49.

[28] STEIN J P, HERTZ J, NICHOLS P W. Urethral recurrence in a woman after continent orthotopic urinary diversion for bladder cancer[J]. Urology, 2008, 71(4): 755.

[29] 中华医学会病理学分会,中华医学会病理学分会皮肤病理学组. 黑色素瘤病理诊断临床实践指南(2021版)[J]. 中华病理学杂志, 2021, 50(6): 572-582.

[30] 赵泽韬,田野,罗光恒,等. 尿道恶性黑色素瘤1例报告及文献复习[J]. 川北医学院学报, 2018, 33(2): 278-279.

[31] 刘树坤,王凯旋,周玉华,等. 女性尿道外口原发性黑色素瘤1例报告[J]. 现代泌尿生殖肿瘤杂志, 2016, 8(2): 111, 115.

[32] AMIR M, AHMAD S, AHAMAD S, et al. Impact of Gln94Glu mutation on the structure and function of protection of telomere 1, a cause of cutaneous familial melanoma[J]. J Biomol Struct Dyn, 2020, 38(5): 1514-1524.

[33] 谢秋波,刘秋礼,兰卫华,等. 女性"前列腺癌"2例报告及文献复习[J]. 现代泌尿外科杂志, 2021, 26(12): 1026-1029.

[34] KAUFMAN M E, MILLER D T, ULLAH A, et al. Skene's gland adenocarcinoma: borrowing from prostate cancer experience for the evaluation and management of a rare malignancy[J]. Urology, 2021, 151: 182-187.

[35] DAYYANI F, PETTAWAY C A, KAMAT A M, et al. Retrospective analysis of survival outcomes and the role of cisplatin-based chemotherapy in patients with urethral carcinomas referred to medical oncologists[J]. Urol Oncol, 2013, 31(7): 1171-1177.

[36] GAKIS G, WITJES J A, COMPÉRAT E, et al. EAU Guidelines on primary urethral carcinoma[J]. Eur Urol, 2013, 64(5): 823-830.
[37] 李心，莫茵，罗钰辉，等. 女性尿道原发透明细胞腺癌 1 例并文献复习[J]. 中华全科医学, 2020, 18(1): 161-164.
[38] SATYANARAYAN A, REDD L, DYER A, et al. Adenocarcinoma of the urethra with mucinous features[J]. Rev Urol, 2015, 17(1): 38-41.
[39] 马冬捷，纪志刚. 女性原发性尿道恶性黑色素瘤诊治进展[J]. 北京医学, 2007(8): 491-494.
[40] XU X, CHU A Y, PASHA T L, et al. Immunoprofile of MITF, tyrosinase, melan-A, and MAGE-1 in HMB45-negative melanomas[J]. Am J Surg Pathol, 2002, 26(1): 82-87.
[41] LOTEM M, ANTEBY S, PERETZ T, et al. Mucosal melanoma of the female genital tract is a multifocal disorder[J]. Gynecol Oncol, 2003, 88(1): 45-50.
[42] SNAJDAR E, AJO A R, ROSEN K, et al. Primary malignant melanoma of the urinary bladder[J]. Cureus, 2021, 13(3): e14067.
[43] MCCLAY E F, MCCLAY M E, MONROE L, et al. The effect of tamoxifen and cisplatin on the disease-free and overall survival of patients with high risk malignant melanoma[J]. Br J Cancer, 2000, 83(1): 16-21.
[44] SUGIYAMA V E, CHAN J K, KAPP D S. Management of melanomas of the female genital tract[J]. Curr Opin Oncol, 2008, 20(5): 565-569.
[45] CARROLL P R, DIXON C M. Surgical anatomy of the male and female urethra[J]. Urol Clin North Am, 1992, 19(2): 339-346.
[46] SHARP D S, ANGERMEIER K W. Tumors of the Urethra[M]//PARTIN A W, DMOCHOWSKI R R, KAVOUSSI L R, et al. Campbell-Walsh Urology. 11th ed. Holland: Elsevier Science health Science, 2016: 4.
[47] 吴益鸣. 女性原发性尿道癌的临床特点及诊治进展[D]. 温州：温州医科大学, 2020.
[48] GAKIS G, EFSTATHIOU J A, DANESHMAND S, et al. Oncological outcomes of patients with concomitant bladder and urethral carcinoma[J]. Urol Int, 2016, 97(2): 134-141.
[49] DEL GAIZO A, SILVA A C, LAM-HIMLIN D M, et al. Magnetic resonance imaging of solid urethral and peri-urethral lesions[J]. Insights Imaging, 2013, 4(4): 461-469.
[50] ITANI M, KIELAR A, MENIAS C O, et al. MRI of female urethra and periurethral pathologies[J]. Int Urogynecol J, 2016, 27(2): 195-204.
[51] STEWART S B, LEDER R A, INMAN B A. Imaging tumors of the penis and urethra[J]. Urol Clin North Am, 2010, 37(3): 353-367.
[52] VAN DER MOLEN A J, COWAN N C, MUELLER-LISSE U G, et al. CT urography: definition, indications and techniques. A guideline for clinical practice[J]. Eur Radiol, 2008, 18(1): 4-17.
[53] SADAHIRA T, MARUYAMA Y, ARAKI M, et al. The prostate in female? Clear cell adenocarcinoma in a female urethral diverticulum[J]. Urology, 2017, 99: e25-e26.
[54] 王建花，关钊钰，赵致平，等. 重离子治疗女性尿道口黑色素瘤 1 例[J]. 现代肿瘤医学, 2021, 29(14): 2535-2538.
[55] SCHWENZER N F, PFANNENBERG A C. PET/CT, MR, and PET/MR in lymphoma and melanoma[J]. Semin Nucl Med, 2015, 45(4): 322-331.
[56] TOUIJER A K, DALBAGNI G. Role of voided urine cytology in diagnosing primary urethral carcinoma[J]. Urology, 2004, 63(1): 33-35.
[57] COHEN M S, TRIACA V, BILLMEYER B, et al. Coordinated chemoradiation therapy with genital preservation for the treatment of primary invasive carcinoma of the male urethra[J]. J Urol, 2008, 179(2): 536-541.
[58] DALBAGNI G, DONAT S M, ESCHWÈGE P, et al. Results of high dose rate brachytherapy, anterior pelvic exenteration and external beam radiotherapy for carcinoma of the female urethra[J]. J Urol, 2001, 166(5): 1759-1761.
[59] KARNES R J, BREAU R H, LIGHTNER D J. Surgery for urethral cancer[J]. Urol Clin North Am, 2010,

37(3): 445-457.

[60] DIMARCO D S, DIMARCO C S, ZINCKE H, et al. Surgical treatment for local control of female urethral carcinoma[J]. Urol Oncol, 2004, 22(5): 404-409.

[61] GAKIS G, MORGAN T M, DANESHMAND S, et al. Impact of perioperative chemotherapy on survival in patients with advanced primary urethral cancer: results of the International Collaboration on Primary Urethral Carcinoma[J]. Ann Oncol, 2015, 26(8): 1754-1759.

[62] 鈴木 宏明, 中西 泰一, 吉野 公二, 他. 女性尿道原発悪性黒色腫の一例[J]. 日本泌尿器科学会雑誌, 2018, 109(2): 111-115.

[63] DURÁN GARCÍA E, SANTOLAYA R, REQUENA T. Treatment of malignant melanoma[J]. Ann Pharmacother, 1999, 33(6): 730-738.

[64] IRVIN W P, LEGALLO R L, STOLER M H, et al. Vulvar melanoma: a retrospective analysis and literature review[J]. Gynecol Oncol, 2001, 83(3): 457-465.

[65] GÖKASLAN H, SIŞMANOĞLU A, PEKIN T, et al.Primary malignant melanoma of the vagina: a case report and review of the current treatment options[J]. Eur J Obstet Gynecol Reprod Biol, 2005, 121(2): 243-248.

[66] WAGNER J D, RANIERI J, EVDOKIMOW D Z, et al. Patterns of initial recurrence and prognosis after sentinel lymph node biopsy and selective lymphadenectomy for melanoma[J]. Plast Reconstr Surg, 2003, 112(2): 486-497.

[67] KOONTZ B F, LEE W R. Carcinoma of the urethra: radiation oncology[J]. Urol Clin North Am, 2010, 37(3): 459-466.

[68] SHARMA D N, GANDHI A K, BHATLA N, et al. High-dose-rate interstitial brachytherapy for female peri-urethral cancer[J]. J Contemp Brachytherapy, 2016, 8(1): 41-47.

[69] GARDEN A S, ZAGARS G K, DELCLOS L. Primary carcinoma of the female urethra. Results of radiation therapy[J]. Cancer, 1993, 71(10): 3102-3108.

[70] 张师前, 林仲秋, 张颖. 外阴、阴道黑色素瘤诊断与治疗的专家推荐意见(2021 年版)[J]. 中国实用妇科与产科杂志, 2021, 37(7): 731-739.

[71] PATEL P M, SUCIU S, MORTIER L, et al. Extended schedule, escalated dose temozolomide versus dacarbazine in stage Ⅳ melanoma: final results of a randomised phase Ⅲ study(EORTC 18032)[J]. Eur J Cancer, 2011, 47(10): 1476-1483.

[72] RAO R D, HOLTAN S G, INGLE J N, et al. Combination of paclitaxel and carboplatin as second-line therapy for patients with metastatic melanoma[J]. Cancer, 2006, 106(2): 375-382.

[73] YOUNG A M, MARSDEN J, GOODMAN A, et al. Prospective randomized comparison of dacarbazine (DTIC) versus DTIC plus interferon-alpha (IFN-α) in metastatic melanoma[J]. Clin Oncol (R Coll Radiol), 2001, 13(6): 458-465.

[74] XIA L, HAN D, YANG W, et al. Primary malignant melanoma of the vagina: a retrospective clinicopathologic study of 44 cases[J]. Int J Gynecol Cancer, 2014, 24(1): 149-155.

[75] LIAN B, SI L, CUI C, et al. Phase Ⅱ randomized trial comparing high-dose IFN-α2b with temozolomide plus cisplatin as systemic adjuvant therapy for resected mucosal melanoma[J]. Clin Cancer Res, 2013, 19(16): 4488-4498.

[76] TCHEUNG W J, SELIM M A, HERNDON J E, et al. Clinicopathologic study of 85 cases of melanoma of the female genitalia[J]. J Am Acad Dermatol, 2012, 67(4): 598-605.

[77] JANCO J M, MARKOVIC S N, WEAVER A L, et al. Vulvar and vaginal melanoma: case series and review of current management options including neoadjuvant chemotherapy[J]. Gynecol Oncol, 2013, 129(3): 533-537.

[78] Advanced Bladder Cancer Meta-analysis Collaboration. Neoadjuvant chemotherapy in invasive bladder cancer: a systematic review and meta-analysis[J]. Lancet, 2003, 361(9373): 1927-1934.

[79] MEEKS J J, BELLMUNT J, BOCHNER B H, et al. A systematic review of neoadjuvant and adjuvant chemotherapy for muscle-invasive bladder cancer[J]. Eur Urol, 2012, 62(3): 523-533.

[80] 李昌龙，刘川. 女性原发性尿道癌治疗进展[J]. 世界最新医学信息文摘，2020(16)：59-60.
[81] ZINMAN L N，VANNI A J. Management of proximal primary urethral cancer：should multidisciplinary therapy be the gold standard？[J]. Urol Clin North Am，2016，43(4)：505-513.
[82] PEYTON C C，AZIZI M，CHIPOLLINI J，et al. Survival outcomes associated with female primary urethral carcinoma：review of a single institutional experience[J]. Clin Genitourin Cancer，2018，16(5)：e1003-e1013.
[83] GARBE C，AMARAL T，PERIS K，et al. European Consensus-Based Interdisciplinary Guideline for Melanoma. Part 2：Treatment. Update 2019[J]. Eur J Cancer，2020，126：159-177.
[84] BAETZ T D，FLETCHER G G，KNIGHT G，et al. Systemic adjuvant therapy for adult patients at high risk for recurrent melanoma：a systematic review[J]. Cancer Treat Rev，2020，87：102032.
[85] SETH R，MESSERSMITH H，KAUR V，et al. Systemic therapy for melanoma：ASCO guideline[J]. J Clin Oncol，2020，38(33)：3947-3970.
[86] HOPKINS S C，NAG S K，SOLOWAY M S. Primary carcinoma of male urethra[J]. Urology，1984，23(2)：128-133.
[87] DINNEY C P，JOHNSON D E，SWANSON D A，et al. Therapy and prognosis for male anterior urethral carcinoma：an update[J]. Urology，1994，43(4)：506-514.
[88] RAY B，CANTO A R，WHITMORE W F. Experience with primary carcinoma of the male urethra[J]. J Urol，1977，117(5)：591-594.
[89] EVEN-SAPIR E，LERMAN H，LIEVSHITZ G，et al. Lymphoscintigraphy for sentinel node mapping using a hybrid SPECT/CT system[J]. J Nucl Med，2003，44(9)：1413-1420.
[90] LI L X，SCOLYER R A，KA V S，et al. Pathologic review of negative sentinel lymph nodes in melanoma patients with regional recurrence：a clinicopathologic study of 1152 patients undergoing sentinel lymph node biopsy[J]. Am J Surg Pathol，2003，27(9)：1197-1202.
[91] MORTON D L，HOON D S，COCHRAN A J，et al. Lymphatic mapping and sentinel lymphadenectomy for early-stage melanoma：therapeutic utility and implications of nodal microanatomy and molecular staging for improving the accuracy of detection of nodal micrometastases[J]. Ann Surg，2003，238(4)：538-549.
[92] BELHOCINE T，PIERARD G，DE LABRASSINNE M，et al. Staging of regional nodes in AJCC stage Ⅰ and Ⅱ melanoma：$^{18}$FDG PET imaging versus sentinel node detection[J]. Oncologist，2002，7(4)：271-278.
[93] DALBAGNI G，ZHANG Z F，LACOMBE L，et al. Female urethral carcinoma：an analysis of treatment outcome and a plea for a standardized management strategy[J]. Br J Urol，1998，82(6)：835-841.
[94] MEHRA R，VATS P，KALYANA-SUNDARAM S，et al. Primary urethral clear-cell adenocarcinoma：comprehensive analysis by surgical pathology，cytopathology，and next-generation sequencing[J]. Am J Pathol，2014，184(3)：584-591.
[95] LEWIS S，PAL M，BAKSHI G，et al. High-dose-rate brachytherapy：a novel treatment approach for primary clear cell adenocarcinoma of male urethra[J]. J Contemp Brachytherapy，2015，7(3)：248-251.
[96] RABBANI F. Prognostic factors in male urethral cancer[J]. Cancer，2011，117(11)：2426-2434.
[97] VANDERMOLEN L A，SHEEHY P F，DILLMAN R O. Successful treatment of transitional cell carcinoma of the urethra with chemotherapy[J]. Cancer Invest，2002，20(2)：206-207.
[98] VAN POPPEL H，SORGELOOSE T. Radical cystectomy with or without urethrectomy？[J]. Crit Rev Oncol Hematol，2003，47(2)：141-145.
[99] YOSSEPOWITCH O，DALBAGNI G，GOLIJANIN D，et al. Orthotopic urinary diversion after cystectomy for bladder cancer：implications for cancer control and patterns of disease recurrence[J]. J Urol，2003，169(1)：177-181.
[100] VAROL C，THALMANN G N，BURKHARD F C，et al. Treatment of urethral recurrence following radical cystectomy and ileal bladder substitution[J]. J Urol，2004，172(3)：937-942.
[101] JANISCH F，ABUFARAJ M，FAJKOVIC H，et al. Current disease management of primary urethral carcinoma[J]. Eur Urol Focus，2019，5(5)：722-734.
[102] MOTSCHALL E，FALCK-YTTER Y. Searching the MEDLINE literature database through PubMed：a

short guide[J]. Onkologie, 2005, 28(10): 517-522.
[103] BOCHNER B H, MONTIE J E, LEE C T. Follow-up strategies and management of recurrence in urologic oncology bladder cancer: invasive bladder cancer[J]. Urol Clin North Am, 2003, 30(4): 777-789.
[104] KNAPIK J A, MURPHY W M. Urethral wash cytopathology for monitoring patients after cystoprostatectomy with urinary diversion[J]. Cancer, 2003, 99(6): 352-356.
[105] LIN D W, HERR H W, DALBAGNI G. Value of urethral wash cytology in the retained male urethra after radical cystoprostatectomy[J]. J Urol, 2003, 169(3): 961-963.

# 第三节 尿道旁囊性疾病

## 一、尿道憩室

### (一) 定义及流行病学

女性尿道憩室(female urethral diverticulum, FUD)是指发生于尿道周围并与尿道相通的囊性腔隙性病变，是一种由先天或后天因素造成的，通过尿道突出于尿道周围筋膜的疾病。1805 年，John Hey 博士首次描述了女性尿道憩室，然而，在随后的 150 年，关于女性尿道憩室的医学文献报道却很少，直到 1956 年，Davis 和 Cian 将正压尿道造影应用于临床，女性尿道憩室的报道才开始增加。随着科学技术的进一步发展，尤其超声、磁共振应用于临床，女性尿道憩室的诊断得到进一步提高。

目前世界各国对女性尿道憩室的认识还不够充分，因其临床无特异性症状、无明确诊断标准、未形成比较统一的诊疗指南，所以发病率存在争议，文献报道差异比较大，确切发病率尚不清楚。女性发病风险高于男性，多发生在 30～70 岁的成年女性，有研究报道尿道憩室的患病率达成年女性的 1%～6%；据报道，接受泌尿外科治疗的患者和转诊接受膀胱镜检查评估尿失禁的患者的患病率估计分别为 1.6%、1.4%，Nashar 报道 100 万妇女每年患者数为 17.9，发病率低于 0.02%，所以，Nashar 认为 FUD 是一种罕见的疾病。一项调查发现，有下尿路症状的 140 例女患者通过 MRI 检查发现 10% 的患者伴有尿道憩室，说明尿道憩室具有较高的患病率；Bruning 在 500 名女性尸体标本中发现 3 例尿道憩室。也有研究认为尿道憩室的发病率与种族相关，黑种人的尿道憩室发生率是白种人的 6 倍。

### (二) 病因及发病机制

**1. 女性尿道憩室解剖** 女性尿道憩室为单通道与尿道内腔相通的上皮化腔隙，憩室上皮可以是柱状上皮或立方的、复层扁平上皮，也可能部分上皮缺失，憩室壁仅由纤维结缔组织构成。尿道憩室位于阴道前壁尿道周围筋膜内，病变可由几毫米到几厘米大小，在轴平面，憩室向尿道侧方延伸，可呈“U”形包绕尿道背侧甚至环绕整个尿道一周；而在矢状面，尿道憩室经常位于尿道中段 1/3 处，开口于尿道腔内后侧。尿道憩室的位置关系可能与其近侧或远侧尿道括约肌功能有一定关系，因此可能存在一定程度上的括约肌损害，在外科手术行尿道修复重建时要高度重视。

**2. 尿道憩室的病因及病理生理** 女性尿道憩室目前没有明确的病因和详细的病理生理。病因常被分为两类，即先天性因素和后天性造成。先天性尿道憩室亦被称为原发性尿道憩室或真性憩室，其憩室壁内有上皮细胞覆盖，一般都有完整的尿道肌层，临床较少见，憩室口多宽大；另一类为后天性尿道憩室，亦称假性尿道憩室，憩室壁常缺乏尿道肌层，憩室口一般较小。

女性尿道憩室的发生可能与尿道周围感染或外伤有关，有以下假说：①胚胎期米勒管、中肾管退化不全，在尿道旁残留一些细胞团，细胞团发育成囊状，进而与尿道相通，成为憩室。②泌尿生殖窦结合处在胚胎期连接不完善，尿道海绵体发育不良，尿道腹侧组织先天性薄弱，反复的尿流压力迫使薄弱的尿道腹侧组织扩张、突起，从而形成憩室；胚胎发育过程中尿道沟未完全融合，导致尿道壁部分缺损，但周围组织发育良好，形成憩室。③尿道周围囊肿扩大破坏尿道壁，或尿道周围腺体感染，形成尿道周围脓肿，脓肿穿破尿道内腔，形成憩室。病原菌常为革兰氏阴性杆菌混合感染，埃及报道有因血吸虫病引起者。这是目前对尿道憩室的主流成因假说之一。尿道周围腺体被认为可能是尿道憩室的形成位置。④反复尿道感染引起尿道旁腺开口梗阻、扩张破入尿道壁形成憩室。⑤分娩时尿道损伤。产伤被认为可能与尿道憩室形成相关。此假说认为，在阴道分娩生产过程中的压迫导致尿道黏膜层血管中产生血栓，进而导致黏膜的损伤，逐步发展，成为尿道憩室。但有大约 20% 患者为未生育女性，甚至是儿童。生产过程中应用产钳、经尿道注射物质造成尿道憩室的形成都有文献报道。⑥医源性操作损伤尿道。泌尿系统的器械检查造成尿道损伤、尿外渗、血肿，未能得到及时有效引流，并发感染，致周围组织机化，成为憩室壁。⑦尿道结石损伤。结石在尿道内长时间停留，压迫尿道，局部坏死、穿破，形成憩室。⑧手术损伤。尿道、阴道或膀胱手术史（膀胱颈悬吊术、前阴道修补术或先前尿道憩室切除术）的患者，术中侵犯了尿道周围筋膜层导致尿道憩室的形成。

尿道憩室腔内表面可能为尿道上皮、扁平上皮、柱状上皮或立方上皮，或混合上皮。一些病例中憩室内壁上皮缺失而仅有纤维组织。2/3 尿道憩室病理存在炎性改变，绝大多数尿道憩室表现为组织病理学良性，但恶性尿道憩室或伴随恶性改变的尿道憩室也有报道。大约 1/10 的尿道憩室病理学能发现异常改变，包括恶变、退变或肿瘤。最常见的恶性病例表现为腺癌，其次为移行细胞癌和鳞状细胞癌。因为尿道憩室有伴随恶变的可能，非手术切除尿道憩室的治疗方法如随访观察、去上皮化或腔内切开等都需要取活检以除外恶性。

### （三）诊断

女性尿道憩室病变部位比较隐蔽，又有临床症状的多样性，且多为非特异性症状，所以容易漏诊、误诊。正确的尿道憩室诊断需依赖完整的病史、细致的专科检查、必要的影像学检查、尿道镜检查等全面综合评估，尿动力学检查在评估合并下尿路功能障碍、尿失禁的患者具有意义。

**1. 病史** 女性尿道憩室缺乏特异性的临床表现、症状和体征，它们根据憩室的部位、憩室大小、是否有合并症而有所不同。国外报道认为尿道憩室的典型症状为排尿困难、性交困难和排尿后滴沥状尿失禁三联征（dysuria，dyspareunia and dribble after micturition，3Ds），典型的 3Ds 症状仅只出现在 20% 的患者中。大多数患者主诉尿频、尿急、排尿痛、尿失禁和尿潴留等非特异性症状，少数患者可伴性交疼痛甚至性交困难，性交痛发生在大约 12%～24% 的患者中，大约 5%～32% 的患者存在尿后滴沥，约 1/3 患者有压力性尿失禁症状。此外，女性尿道憩室患者常有反复尿路感染病史，因此那些反复泌尿系感染的女性患者，有必要进一步筛查是否合并尿道憩室。在我国相关文献报道中，女性尿道憩室患者的主要体征为阴道肿物及挤压尿道后有液体从尿道流出，刘碧君认为国外曾认为的症状标准 3Ds 不适应于国内患者。

需要注意的是，大约 1/5 的尿道憩室患者无任何临床症状，多为体检或影像学检查时无意发现，憩室较大者，多为患者发现阴道前壁包块，可伴有阴道前壁和/或尿道口周围坠胀不适感，患者常有反复尿路感染病史。Dai 随访了 14 例女性尿道憩室患者，71.5% 伴有尿失禁，57.1% 有复发性尿道感染，50% 伴尿频，35 7% 伴尿急，35.7% 合并排尿困难，21.4% 有性交困难，查体 8 例可触及阴道前壁肿物，6 例未发现异常。

2. **专科检查**　注意观察憩室的部位、大小、数目、形态、张力、活动度，观察阴道前壁有无红肿、包块；有无盆底脏器脱垂。体检时要做到有目的的触诊，若触到质地较硬的阴道前壁包块，可能是憩室内合并结石或恶性的新生物，需要进一步行影像学及尿道镜检查。

女性尿道憩室多为圆形或类圆形肿物，大小不一，小可以只是几毫米，大的可达几厘米，常位于尿道中段与阴道前壁之间、阴道口近端的尿道周围筋膜内，极少数位于尿道前方，少数病例的憩室部分包绕尿道呈“U”形，或呈环形全部包绕尿道（图 9-3-1），这类尿道憩室可能会导致膀胱出口梗阻，在手术过程中需要注意保护膀胱颈、输尿管、尿道括约肌，避免损伤导致术后尿失禁或输尿管损伤等并发症。少数憩室沿着阴道前壁向近端延伸到达膀胱颈，甚至超过膀胱颈到达膀胱三角区下方；也可能向远端延伸到尿道外口近端，像尿道旁腺囊肿或脓肿一样将尿道口挤压向一侧。在专科检查时在尿道腹侧可看到、触到光滑、具有波动感的囊性包块，包块张力较高时，触诊包块质地偏硬；如果包块与周围组织粘连紧密，活动度欠佳，触诊则有实性肿物感。部分患者在挤压包块时见尿道外口溢液；合并感染者压迫肿块有触压痛，见脓性或脓血性分泌物从尿道外口流出，憩室内分泌物流出后阴道前壁肿块缩小甚至消失，症状减轻；随着憩室内液体的聚集，缩小的肿块逐渐增大，分泌物再次流出后又缩小，如此循环反复发作。并发结石者可触及质硬之结石及泥沙样结石感。

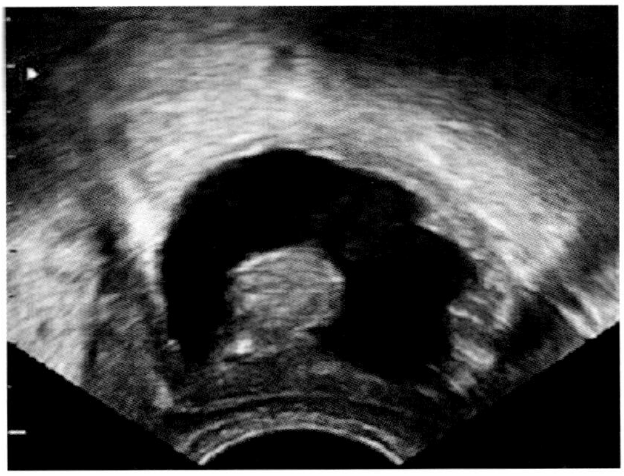

**图 9-3-1　尿道憩室的经阴道超声横断面图像**

尿道憩室呈环形，包绕尿道。

国外有学者根据女性尿道憩室在尿道周围延伸的程度，将憩室分为单纯型憩室、马蹄型憩室及圆周型憩室。单纯型为最常见的类型，是指憩室位于尿道的侧面或尿道后方，呈圆形或椭圆形。马蹄型尿道憩室则是指尿道憩室有部分延伸至尿道周围成“U”形包绕尿道背侧，比较少见。圆周型是指憩室完全延伸至尿道周围环绕整个尿道一周。

3. **实验室检查**　常规行尿常规及尿培养检查，以明确有无尿路感染而进一步指导临床用药。

（1）尿常规检查：部分患者合并憩室感染、血尿、尿路感染，导致尿液中的红细胞、白细胞等指标升高。尿道憩室患者常因合并感染或尿路感染，有长期的抗菌治疗史，因此尿常规未见异常不能排除感染，必要时须反复化验及尿液培养。

（2）尿液培养：女性尿道憩室合并感染时尿液培养中最常见的微生物为大肠埃希菌，也常有革兰氏阴性肠道菌丛，如淋病奈瑟球菌、衣原体、链球菌、葡萄球菌出现。

（3）尿液细胞学检查：女性尿道憩室有恶变报道，因此患者症状有尿路刺激症状、血尿或怀疑合并囊内恶性肿物时须行尿液细胞学检查以排除恶性肿瘤，必要时行 MRI 及尿道镜辅助诊断。

**4. 影像学检查**　目前影像学检查包括超声、膀胱尿道造影、CT、MRI 等，有助于术前充分了解憩室的位置、大小、数目、形态，憩室内液体成分、憩室颈部位及与尿道的关系。MRI 能够协助术前诊断，明确尿道憩室的复杂性及严重程度，有助于术中完整切除憩室，降低尿道憩室的手术并发症及复发率。

（1）超声检查：超声因路径不同可分为经阴道超声、经尿道超声、经会阴超声、经直肠超声等，临床多选择经阴道及会阴超声。超声检查无创、简单易操作，能提供关于尿道憩室的位置、大小，腔内结石、肿物等信息。尿道憩室超声的特征性表现为：与尿道内腔相通的、边缘清楚、大小不一、囊壁光滑的无回声区或低回声区（图 9-3-2）。若女性尿道憩室反复感染，超声可表现为囊实性回声，甚至是实性回声。刘毅等将类圆形无内容物者归为单纯性憩室；马鞍形、环形或囊内分隔钙化者为复杂性憩室。超声的不足为：若憩室充盈状态不佳，超声显像不够清晰，可能误诊。可结合经会阴及阴道两种路径检查，对尿道全段进行检查，能够比较清晰地显示病变部位、性质、大小及彩色多普勒血流成像（color Doppler flow imaging，CDFI）情况，两种途径检查可相互补充，相互佐证，减少误诊；且腔内探头频率高、分辨率较高，可以明显提高诊断准确率，陶霞报道阳性发现率约为 82%。若诊断仍较困难，可行尿道镜检查，镜下找到憩室口即可确诊。必要时联合正压尿道造影、MRI 协助诊断。周本正等通过经阴道彩超和尿道造影检查明显提高了对 FUD 的诊断率，提示对于较大或显露较差等难诊断的尿道憩室，可以联合应用两种或两者以上检查技术，相互佐证，尽量全方位、多角度地对尿道憩室进行准确判断，为制定精准治疗方案提供依据。

（2）磁共振成像：磁共振成像可以提供相对无创、分辨率高、多平面的尿道憩室成像，

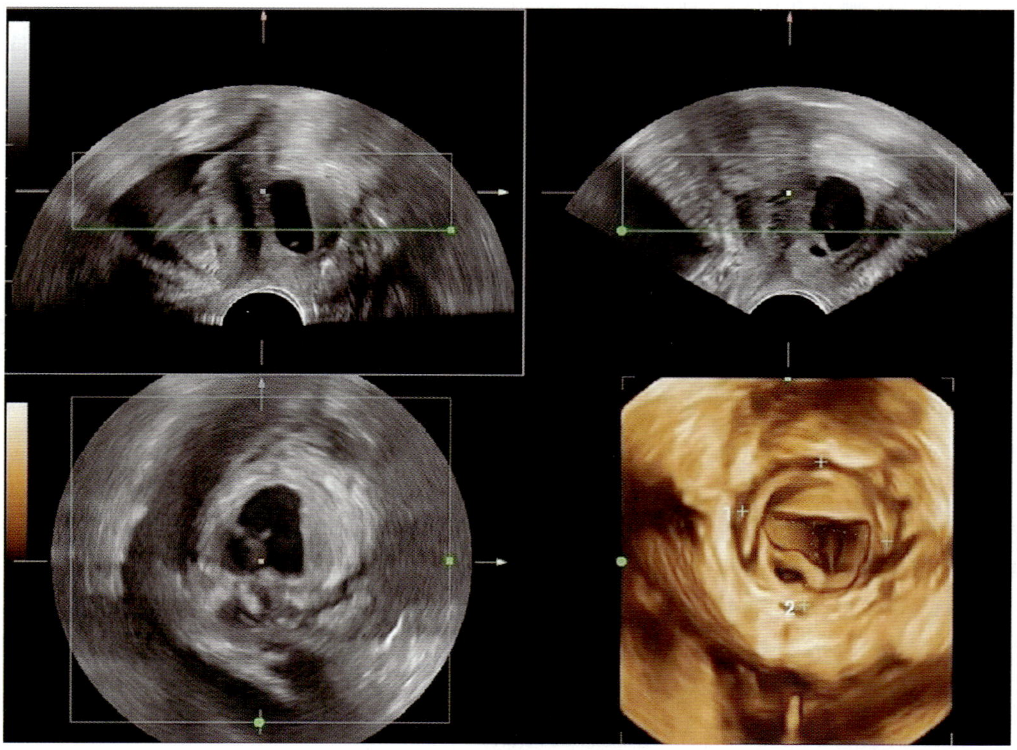

图 9-3-2　尿道憩室的超声表现

在各种辅助检查中，MRI 的特异度更高。憩室内多为液体成分，因此尿道憩室与周围软组织相比，在 $T_1$ 像上显示为低信号强度区域，在 $T_2$ 像上则显示高信号强度区域；若合并出血或憩室内液体含蛋白成分时，憩室在 $T_1WI$ 上显示为高信号，$T_2WI$ 则为低信号；合并感染时 MRI 在 $T_1WI$ 信号可以不同，$T_2WI$ 可以出现高信号的液平面，容易与尿道憩室内癌影像表现易混淆。白玫等认为尿道外壁不光滑并软组织信号影附着，或 MRI 显示憩室内信号不均匀、尿道憩室外壁不光滑可作为判断尿道腺癌的征象之一。

相较于正压尿道造影，MRI 对尿道憩室的成功成像不依赖排尿，也与憩室颈口是否狭窄无关，且避免受到电离辐射。MRI 能够明确尿道憩室的复杂性，还有腔内核磁等特殊的检查手段相辅助，灵敏度和特异度都远高于尿道造影。

（3）膀胱尿道造影：包括正压尿道造影（positive-pressure urethroraphy，PPU）、排泄性膀胱尿道造影（VCUG）和静脉尿路造影。过去尿道造影和尿道镜检查是诊断尿道憩室的首选方法，能清晰显示尿道憩室的位置、大小、开口等情况，还可明确有无尿道狭窄。

1）正压尿道造影：常应用双球囊尿管造影。双球囊导尿管的一个球囊位于膀胱颈部，另一个位于尿道外口，当球囊充盈时，尿道呈密闭状态，通过两个球囊之间的腔隙向尿道腔注入对比剂，因为具有一定压力，在密闭腔隙里的对比剂更容易灌入憩室中，可使尿道及憩室显著成像，很好地显示憩室的位置、大小、数量及形态、结构及与尿道的关系，能够全方位多角度地对尿道憩室做准确判断，阳性检出率高，不易遗漏；缺点就是在检查过程中需要动态观察憩室充盈的情况，会导致反复射线暴露。

2）排泄性膀胱尿道造影（VCUG）：为排尿期的尿道造影，无创，简便易行，应用相对广泛。排泄性膀胱尿道造影亦可提供良好的憩室形态，较正压尿道造影操作简单，文献报道尿道憩室的灵敏度为 44%～95%，但依赖于患者顺利排尿，在排尿期，尿道充盈良好时 VCUG 才会有显著的成像。排尿过程中，如若进入憩室的尿液无法使尿道憩室达到良好充盈状态，可能低估憩室的大小和复杂性。VCUG 阳性结果仅为 44%～67%。由于憩室孔太小或感染堵塞导致憩室与尿道内腔缺乏有效连通，对比剂不能顺利进入憩室，可造成尿道憩室不能显影。

3）静脉尿路造影（排泄性尿路造影）：对于需要同期评估上尿路情况的患者可选择静脉尿路造影，可鉴别先天性异位输尿管导致的阴道前壁包块。

（4）膀胱镜检查：膀胱镜可在直视下观察整个尿道情况及尿道憩室开口的位置（图 9-3-3）、大小、液体性状、颈口情况、囊内有无结石及新生物，同时排除其他一些尿道、膀胱疾病。最好选择特制的女性膀胱镜检查，女性膀胱镜拥有较短的喙部，进水口接近镜头，灌注液能够有效地扩张相对较短小的女性尿道，改善观察视野，便于找到并观察尿道憩室口。在检查过程中，助手可对憩室囊施压，可观察到憩室腔内的分泌物性状；憩室口较小时膀胱镜检查不一定能清晰地找到憩室开口位置，伴有局部炎症时，镜下可见憩室口附近的尿道黏膜炎性水肿、溃烂等，此时难以发现憩室开口。

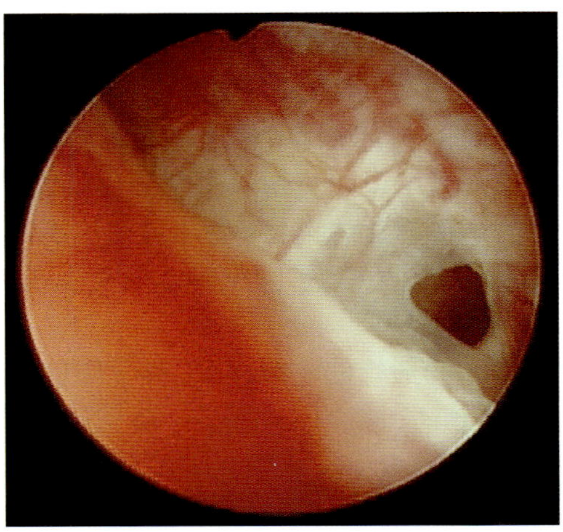

图 9-3-3　尿道镜检确定憩室开口位置

（5）尿流动力学检查：尿流动力学检查适用于伴有尿失禁或排尿功能障碍症状的女性尿道憩室的患者，为临床医师提供诊断、鉴别诊断依据。有资料显示，约50%女性尿道憩室患者在尿流动力学检查评估中表现有女性压力性尿失禁，因此尿流动力学检查可为手术方案的制定提供更多信息。

5. **鉴别诊断**

（1）尿道旁腺囊肿：尿道旁腺囊肿是指尿道周围腺体由于炎症感染，损伤等原因导致腺体导管开口阻塞并与尿道内腔不相通而形成的囊状结构，而尿道周围的囊状组织与尿道内腔相通者称之为尿道憩室。两者都为阴道前壁肿物，尿道旁腺囊肿压迫囊肿无液体从尿道外口流出，尿道憩室反之。

（2）尿道黏膜脱垂：尿道黏膜脱垂多数患者无症状，常为体检时发现，少数伴出血、尿道口疼痛。查体可见外翻的尿道黏膜或环状疝出尿道口的黏膜，通常是环绕尿道外口红色的黏膜组织。

（3）尿道肉阜：常位于尿道口后唇约6点处，其他部位少见，基底较宽，有的可带蒂，患者常无症状，患者可出现尿道口疼痛，在活动裤子摩擦、性交时疼痛，排尿时可加重，有时伴尿频、尿急。易出现接触性出血，出血量较少，尿道肉阜较大时可形成尿道排尿梗阻。有的病变可形成血栓，体格检查时可见尿道外口约6点处见表面光滑呈暗红色或鲜红色的脆性肿瘤样组织，触之柔软、易出血，带蒂或基底部较宽，亦可呈环状围绕尿道口。

（4）尿道周围肿块：尿道周围肿块常见的为尿道平滑肌瘤、阴道平滑肌瘤和阴道前壁囊肿和脓肿。阴道前壁平滑肌瘤是源自阴道壁良性平滑肌成分的间质肿瘤，病变常有雌激素依赖，一般在绝经后退化。平滑肌瘤临床表现多为阴道前壁圆形、坚硬的肿块，体检时，容易在阴道前壁触及，质硬，无触痛，移动度好。治疗方法包括随访和手术治疗，无临床症状者可定期随访，或行肿瘤剜除、切除术。囊肿、脓肿为有波动与尿道不相通肿物，若增大可引起下尿路症状和性交困难，治疗可选用经阴道囊肿、脓肿切除术或引流术。

（5）膀胱膨出：膀胱膨出为在阴道前壁触及的柔软肿物，腹压增加时可脱出于阴道口外，是盆底支持结构功能障碍所致，平卧位时可回纳阴道，常合并女性压力性尿失禁、子宫脱垂。

**（四）治疗**

女性尿道憩室的治疗原则：控制感染、切除病灶、解除梗阻、修补尿道、防止并发症发生及预防术后复发。合并感染者，首先控制感染，以增加手术成功率，减少术后并发症。憩室较小且无明显症状、拒绝手术、有严重疾病无法耐受手术者可采用保守治疗。伴尿频、尿急、尿痛、排尿困难、性交困难、下尿路梗阻等症状者应尽早手术治疗。目前普遍认为，经阴道前壁尿道憩室切除术是最佳治疗手段，有研究统计，接受尿道憩室手术的患者中84%为经阴道尿道憩室切除术；对于传统的经阴道手术，术后并发症并不少见。有文献报道术后尿失禁发生率为14.6%，术后复发残留憩室3.4%，还可能出现尿道阴道瘘、尿道狭窄等并发症。

1. **一般疗法** 多饮水，科学作息，避免过度劳累和剧烈运动。保持局部卫生：保持外阴清洁，预防、减少尿道感染。适当运动，增强机体免疫力，排尿后可轻压憩室，将囊内液体尽量排出，减少由尿道憩室堵塞引起的尿道感染、憩室感染、并发结石、新生物、尿后尿失禁等并发症。

2. **随访观察** 憩室较小而且无临床症状者一般不需要特殊治疗，但是，有文献报道继发恶性肿瘤的概率为 3%～6%。因此，需要定期随访，一旦发现并发症发生，应积极尽早实施治疗。

3. **药物治疗** 药物治疗主要是抗感染治疗，对于合并有感染的患者给予敏感抗生素治疗。女性尿道憩室合并感染时尿液培养中最常见的微生物为大肠埃希菌，也常有革兰氏阴性肠道菌丛，如淋病奈瑟球菌、葡萄球菌、链球菌、衣原体等出现。大肠埃希菌对头孢吡肟、阿米卡星、呋喃妥因、阿莫西林等含 β 内酰胺酶抑制剂的复合制剂药物等敏感性较高。需要实施手术治疗的患者，术前应积极防治感染，确保手术时尿液无菌，增加手术成功率，减少术后并发症发生。

4. **手术治疗** 对有临床症状的尿道憩室患者，大多数需要手术治疗，尤其是合并反复尿路感染、憩室感染、憩室内结石者。目前普遍认为，经阴道前壁尿道憩室切除术是最佳治疗手段。女性尿道憩室的手术治疗，原则上应当完全切除憩室。憩室口较小者可完整切除后将尿道缝合；憩室口宽大者憩室切除后应行尿道重建术。马蹄形及圆周形憩室完全切除困难，可将憩室大部分切除，残余部分行内翻缝合。

禁忌证：①尿道憩室并发急性憩室炎时，以及泌尿系感染者禁忌手术。应加强抗感染治疗，每天经阴道轻轻按摩憩室，协助排出其内的炎性分泌物，待急性炎症控制后方可手术切除。②心、肝、肾功能不全的急性期或者全身情况差不能耐受手术者。③急性阴道炎、阴道有明显畸形或狭窄者应列为经阴道尿道憩室切除术的禁忌证。④全身未控制的出血性疾病，不能够行膀胱截石位的骨盆、髋关节疾病患者。

尿道憩室的手术方式较多，大体可以分成憩室完全切除和不完全切除两大类。目前完全尿道憩室切除术和尿道重建术是国际上主流应用的手术方式。不完全切除手术方式包括经阴道行憩室去顶术、内镜下经尿道去顶术、电灼法，切开后以氧化纤维素或聚四氟乙烯硬化治疗等。

术前应用抗生素使患者尿液无菌，处于感染急性期患者根据细菌培养结果使用敏感抗菌药物抗感染治疗，感染控制后再行尿道憩室切除手术。对于阴道壁萎缩明显老年患者，可在术前局部应用雌激素软膏改善阴道条件。

手术方法：

（1）憩室全切除手术方法

1）经阴道纵行切口切除法：此法适用于单个、憩室口较小的单纯型尿道憩室，可以选择憩室表面纵切口切除的手术方法。椎管内麻醉或全麻，截石位，臀部垫高或头低脚高位。常规消毒，留置导尿，可见囊肿位于阴道前壁，在阴道前壁尿道憩室部位做一纵行切口，纵行切开阴道黏膜，分离黏膜下组织，暴露囊肿，注意避免切破憩室壁，保持囊壁张力容易分离；若不慎将囊壁损伤破裂，可取囊液行细菌培养；直接扩大囊壁破裂口，用左手示指在囊壁内支撑、引导指示，用组织剪采用锐性分离和轻推顿性分离相结合的方法，沿尿道憩室壁表面将憩室壁与阴道壁充分游离直至憩室颈部，在憩室颈部开口于尿道处离断，切除憩室，用 4-0 可吸收线间断缝合尿道黏膜、尿道黏膜下层，再缝合尿道周围筋膜，以增强尿道后壁，然后缝合阴道前壁（图 9-3-4）。缝合时注意层面交错，不要在同一平面，以减少尿道阴道瘘发生概率。术后阴道常规填塞碘仿纱条，保留 24～48 小时后拔除；保留尿管 2～3 周。

2）经阴道倒"U"形切口切除法：经阴道倒"U"形切口切除法适用于憩室口较大的、憩室偏大的单纯型尿道憩室及复杂型尿道憩室。患者采取截石位，阴道充分消毒、留置尿管。阴道重锤和拉钩牵开阴道。倒"U"形切开阴道前壁（图 9-3-5A），"U"形皮瓣近心端

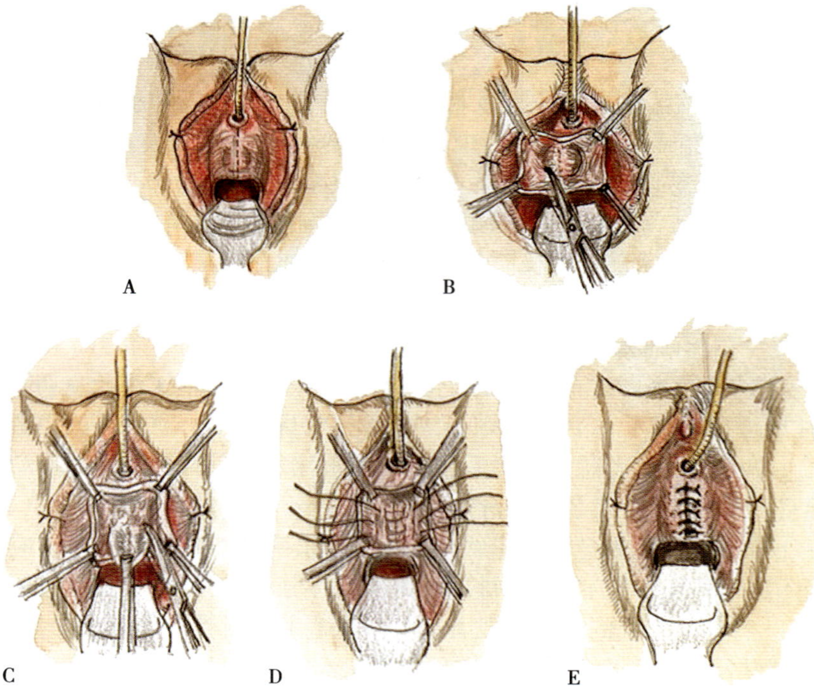


图 9-3-4 经阴道纵行切口切除法尿道憩室全切除

A. 阴道前壁尿道憩室部位做一纵行切口；B. 分离憩室与阴道壁；C. 在憩室颈部与尿道开口处剪断，切除憩室；D. 间断缝合尿道黏膜、尿道壁；E. 缝合阴道前壁。

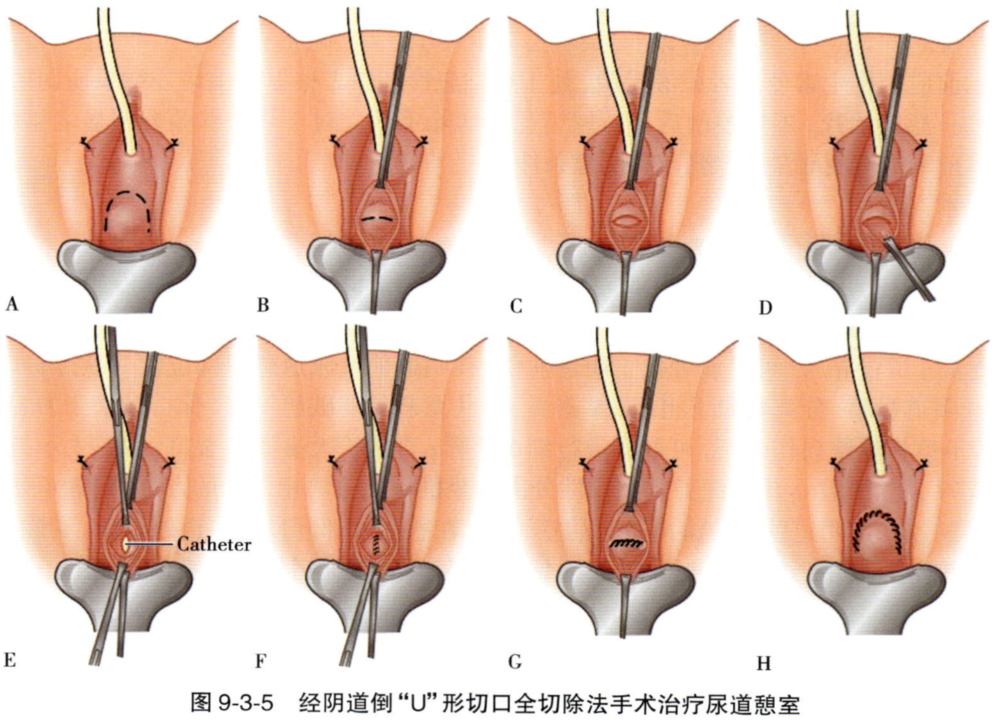


图 9-3-5 经阴道倒"U"形切口全切除法手术治疗尿道憩室

A. 倒"U"形切开阴道前壁；B. 横形切开尿道周围筋膜；C. 分离憩室与阴道壁；D. 游离憩室壁至憩室颈部；E. 在憩室颈部开口于尿道处离断，切除憩室；F. 吻合尿道黏膜；G. 缝合尿道周围筋膜；H. 缝合阴道前壁。

需要到达膀胱颈或更远处，近端位于尿道远端。“U”形基底需要宽于顶端以确保良好的血供。圈层游离阴道皮瓣，可以通过局部注射生理盐水或 0.1% 肾上腺素（高血压患者慎用）打水垫来辅助分离阴道前壁，减少出血，术中保持解剖层次清晰，尽量保护尿道周围筋膜，避免非预期进入憩室腔隙内。横形切开尿道周围筋膜（图 9-3-5B），分离尿道周围筋膜和憩室之间层次，将憩室完全切除。若术中憩室壁损伤破裂，可扩大裂口，直接扩大囊壁破裂口，用左手示指在囊壁内支撑、引导指示，用组织剪锐性分离和轻推顿性分离相结合的方法，沿尿道憩室壁表面将憩室壁与阴道壁充分游离直至憩室颈部，在憩室颈部开口于尿道处离断，切除憩室。切除憩室囊壁后先用可吸收线横行吻合尿道黏膜，再纵行缝合关闭尿道周围筋膜、最后连续缝合阴道前壁。三层式缝合互相不重叠，降低了尿道阴道瘘出现的概率（图 9-3-5）。完全憩室切除方法往往术中会出现较大的尿道缺损，薄弱处容易形成尿道阴道瘘，针对这种情况，不可强行缝合，可选择转移会阴 Martius 瓣进行尿道重建（图 9-3-6）。

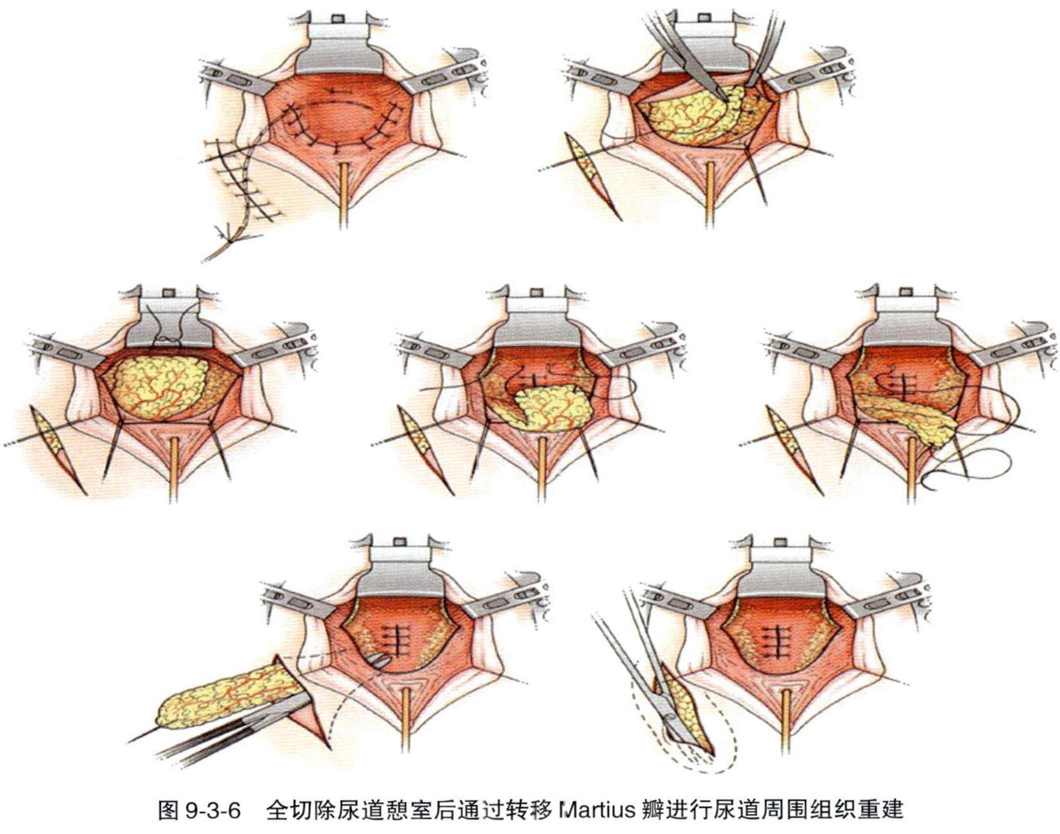

图 9-3-6 全切除尿道憩室后通过转移 Martius 瓣进行尿道周围组织重建

陈伟东等报道采用折刀位行女性尿道憩室切除尿道重建术，笔者认为采用折刀位手术时可以更加完整地将整个尿道憩室暴露于手术视野下，术者视野更开阔，能更准确把握尿道憩室的解剖位置，从而更加完整地切除尿道憩室并完成尿道重建。尤其适用于马蹄型或圆周型这类复杂尿道憩室且术后并发症多、复发率高的患者，可减少术后并发症的发生。

3）电切镜辅助下经阴道女性尿道憩室切除术：林志钧等报道了电切镜辅助下经阴道女

性尿道憩室切除术。阴道前壁倒“U”形切口，完整切除憩室壁(复杂型尿道憩室若憩室壁无法完整切除，则用电凝烧灼残留憩室壁旷置)，然后经尿道插入电切镜观察憩室口，用电切镜外鞘支撑尿道，用3-0可吸收线纵向缝合尿道切口，在电切镜直视下观察缝线对合情况；对于憩室口较大的患者，先行尿道缝合，电切镜观察近远端缝线对合良好后再行打结，然后逐层缝合。笔者认为在电切镜支撑指示下缝合，可有效防止缝合到对侧尿道黏膜，有效减少术后尿道狭窄发生率，且术中电切镜直视下观察尿道创面缝合情况，如果创面对合不良，可术中及时修正，能有效提高手术成功率，减少尿道阴道瘘、憩室复发等并发症。

(2)非完全切除法治疗女性尿道憩室：适用于复杂性尿道憩室，完全切除困难的患者。

1)部分憩室切除法：手术具体步骤可分为“六步法”(图9-3-7)。体位采用过截石位，头低脚高25°～30°。①阴道及膀胱尿道探查，确定憩室开口位置(见图9-3-3)：先以阴道重锤向下牵开阴道后壁，便于更好地暴露前壁，小S形拉钩向上牵开阴道前壁两侧，暴露阴道前壁正中与尿道走行区相对应的部位。充盈膀胱后，按压膀胱排出液体使憩室充盈。采用肾镜或短输尿管镜进行尿道检查，镜检过程中保持生理盐水持续冲洗，使尿道处于充盈状态，以便清晰地观察确实开口位置，尿道憩室口往往位于两侧的尿道旁沟中，即5点或7点位置。水平位置位于尿道中远段。②倒“U”形切开阴道前壁，分离阴道皮瓣：平尿道中段水平倒“U”形切开阴道前壁全层，“U”形皮瓣的头端需要越过憩室口位置，因为阴道憩室口周围无论憩室壁还是阴道壁都很薄弱，需要通过后续的裁剪，使最终缝合关闭的阴道皮瓣具有

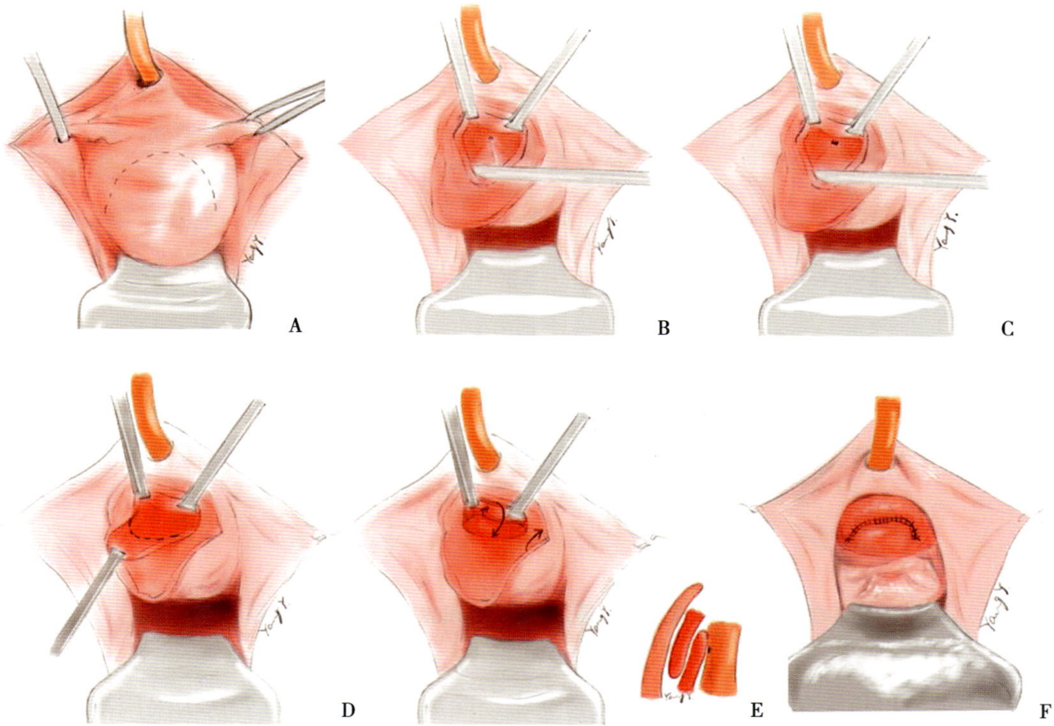


**图9-3-7 部分切除法处理复杂尿道憩室手术过程**

A.倒“U”形切开阴道前壁；B.“一”字形切开尿道周围筋膜及憩室壁；C.分离尿道周围筋膜和憩室壁；D.烧灼窦道和窦道周围憩室壁，缝合关闭尿道开口；E.保留邻近尿道部位的憩室壁，并与尿道周围筋膜叠瓦式缝合；F.缝合阴道前壁。

一定厚度，便于组织愈合，降低尿道阴道瘘发生风险。③"一"字形切开尿道周围筋膜及憩室壁：阴道壁与尿道之间存在尿道周围筋膜组织，尿道憩室主体位于其中，手术中尽量将尿道周围筋膜和憩室壁分离，有助于裁剪成更多的组织瓣，便于后续加固尿道、隔离尿道和阴道。一部分患者由于尿道憩室的囊性压迫，尿道周围筋膜与憩室壁中难以大范围分离，可以将尿道周围筋膜和憩室壁一并切开。一般采用"一"字形切开尿道憩室壁，便于后续叠瓦状缝合，且须进行仔细探查及留取病理活检，以避免漏诊恶性病变。④直视下确认尿道憩室开口位置，烧灼并严密关闭憩室开口：用尿道镜确定尿道内瘘口位置，以电刀烧灼窦道和窦道周围憩室壁。4-0 可吸收线间断缝合关闭尿道开口。⑤处理憩室腔内壁：以电刀喷洒模式烧灼憩室内壁，实现囊壁去上皮化。保留憩室壁是为后续关闭切口，实现更好地阻隔。邻近尿道部位的憩室壁予以保留，阴道内瘘口周围的憩室壁则常规切除。⑥三层法关闭切口：用尿道周围筋膜和电灼后的憩室壁，以上下两部分进行叠瓦式缝合后，将阴道组织瓣进行合适裁剪以提供一定的阴道张力，便于止血、减少液体在术区的积聚，然后进行缝合。术后阴道常规填塞碘仿纱条，保留 24～48 小时后拔除；保留尿管 2～3 周。此手术方法手术创伤小、围手术期恢复迅速、术后疗效良好、并发症少、学习曲线短。

2）经尿道憩室切开术：李嘉等、郑超报道用经尿道憩室切开术治疗女性尿道憩室并取得良好效果。手术方法：经尿道置入电切镜，检查膀胱，了解膀胱内有无病变，电切镜退至尿道内，持续生理盐水尿道冲洗以保持尿道呈充盈状态，方便找到并确定憩室口；从阴道前壁压迫尿道憩室，可见憩室口流出液体，协助确定憩室口位置。憩室口主要位于尿道腹侧，憩室口可为一个或多个；多发憩室切开后可见憩室间有分隔，术中用针式电极伸入憩室口将此分隔切开，并沿尿道与憩室的间隔垂直尿道长轴环形切开，使憩室口完全敞开，将憩室壁充分电凝，破坏憩室壁实现囊壁去上皮化。可同时行经尿道憩室切开术联合经阴道尿道成形术，用阴道拉钩暴露阴道前壁，在尿道内置入电切镜，在其光源的指引下，于阴道侧用可吸收线将与尿道憩室对应部分的阴道前壁折叠紧缩缝合；留置 18F 三腔尿管。术后阴道常规填塞碘仿纱条，保留 24～48 小时后拔除；保留尿管 2～3 周。

术后并发症：有文献报道术后尿失禁发生率为 1.7%～16.1%；尿道阴道瘘发生率为 0.9%～8.3%；尿道狭窄发生率为 0～5.2%；

多个研究显示，传统经阴道尿道憩室切除术术后并发症的发生率并不低。并发症主要为：①早期并发症，包括尿道感染（发生率 0～39%）、新发尿失禁（发生率 3.8%～33%）、急性尿潴留（发生率 0～9%）。②晚期并发症，包括尿道阴道瘘（发生率 0.9%～8.3%）、尿道狭窄（发生率 0～5.2%），以及尿道憩室复发（发生率 15%～25%）。另有研究报道，"马蹄型"尿道憩室的术后复发率达 33%，"圆周型"尿道憩室的复发率达 66%。尿道憩室的复发可能是憩室切除不完全或多发憩室漏切所致，或者尿道关闭不充分或残余死腔，需二次手术切除或修复，但手术难度较大。

**（五）预后及预防**

尿道憩室一般预后较好，手术治疗可使部分患者治愈，但有癌变和复发的报道，所以应及早就医、定期复查并注意预防。

先天性尿道憩室（原发性尿道憩室或真性憩室）的真正病因不详，故无有效的预防措施；重点在于早期发现、早期诊断、早期治疗。孕期注意加强营养，多吃水果、蔬菜，补充足量维生素。

后天性尿道憩室可通过控制危险因素进行预防，包括：①保持外阴清洁状态，减少尿路感染；②发现尿道周围囊肿早期治疗，预防囊肿扩大破坏尿道壁形成尿道憩室；③反复尿道感染、尿道周围腺体感染时尽早使用敏感抗生素治疗；④尽量避免各种原因引起的尿道外伤。

（杨剑辉）

## 二、尿道旁囊肿

### （一）定义及流行病学

尿道旁囊肿指尿道周围诸腺体由于感染、损伤等原因导致腺管阻塞、扩张，分泌物逐渐积聚而形成的与尿道不相通的囊状结构，尿道旁腺囊肿是其中一类，位置较表浅，又称尿道旁腺囊状扩张或潴留性囊肿，是一种良性病变。尿道旁囊肿有先天性和后天性之分，多发生于20～40岁左右的成年已育女性，偶见于0～10岁之间的儿童。有文献报道，出生女婴中尿道旁腺囊肿患病率为1/7 246～1/1 038，20～60岁为1%～6%，高发于30～40岁。

### （二）病因及发病机制

**1. 女性尿道周围腺体解剖** 正常女性尿道是连接膀胱颈和尿道外口的由肌肉筋膜构成的管状结构，长度3～4cm，尿道近心端表面覆盖尿路上皮、远端被覆非角化扁平上皮。尿道周围由骨骼肌、平滑肌、纤维弹性组织包绕，在尿道的血管固有层/黏膜下层中存在许多的尿道周围腺体，管泡状的尿道周围腺体存在于尿道背外侧的全长，但大多数位于尿道远段2/3位置。女性尿道腺体在胚胎学上与男性前列腺同源，分为尿道周围腺体和尿道旁腺，尿道旁腺为一组分支腺体，Huffman等报道女性尿道有6～30个尿道旁腺，腺体相应的导管开口于尿道口内侧，主要腺体引流进入尿道远端的1/3。尿道旁腺（Skene gland）是尿道周围腺体中最大的腺体，位于尿道最远端。美国妇科医师Skene于19世纪末首先报道，其在尿道外口内侧的尿道腔内发现两个开口，在开口近端的黏膜下有腺体组织，组织类似前列腺，被称为尿道旁腺，亦称之为Skene尿道旁腺。尿道旁腺在妊娠3个月时形成，截石位时尿道旁腺位于尿道口黏膜5点、7点处，左右各一，开口位于尿道外口，腺体一般不超过1.5cm。尿道旁腺胚胎学上起源于泌尿生殖窦，因此尿道旁腺囊肿通常被覆复层扁平上皮，HE染色石蜡切片可在尿道上皮的基础上，观察到多个尿道黏液型腺体簇、一些尿道上皮、扁平上皮细胞。若因感染、外伤等因素导致腺管阻塞时，可使腺体扩张形成腺管囊肿。女性尿道旁腺具有分泌功能，能产生使女性性欲增强的黏液浆液性分泌物，而且在分泌这种液体时所产生的快感和刺激男性前列腺时所产生的快感是一致的。

**2. 病因与病理** 尿道旁腺囊肿病因主要分为先天性和后天性。①有报道称新生儿时期发现的尿道旁腺囊肿可能与母体的雌激素水平有关；另有动物实验证明孕期雄激素暴露可诱发尿道旁腺病变的发生。②在胚胎期，泌尿生殖窦结合处上皮连接不完善或错位，从而导致腺体导管梗阻，形成先天性尿道旁腺囊肿。③后天性尿道旁腺囊肿大多数是继发于尿道炎症、会阴部损伤或外科操作等医源性因素。尿道旁腺被细菌感染将导致腺管水肿、狭窄，导致腺体分泌物引流不畅，于是分泌物聚集形成潴留性囊肿，囊壁多为扁平上皮组织。会阴部损伤或外科操作损伤使尿道旁腺腺管排出口阻塞，引起腺体扩张呈囊状。Das报道，后天性尿道旁腺囊肿主要是继发于儿童时期会阴部损伤，或由外科操作损伤等医源性因素所致。

（三）诊断

1. **临床表现**　临床上单纯尿道旁腺囊肿较少见，通常无症状，多数是患者无意发现或体检时发现位于尿道外口下方阴道前壁无痛性、质软、波动感的囊性包块，当囊肿增大直径达到 2cm 时，患者常因泌尿系症状（如排尿困难或受阻）就诊。并发感染时可出现尿频、血尿、尿急、尿痛、尿淋漓不尽、排尿困难、性交困难或性交疼痛等症状。部分尿道旁腺囊肿患者因临床症状不典型，易发生误诊。

2. **专科检查**　患者取截石位，见尿道旁饱满，尿道中远段可触及明显肿物，若是尿道周围炎时可有压痛点，形成囊肿后可触及阴道前壁的半圆形、表面光滑囊性包块。合并感染时尿道囊肿局部性肿胀，若没有得到及时治疗，形成尿道旁腺脓肿时，可以触到波动性脓肿；囊肿、脓肿穿破尿道腔与尿道相通后形成憩室，压迫肿块可见尿道外口流出透明囊液或脓液，可伴剧烈疼痛。触诊是诊断的重要方法。

3. **实验室检查**　患者须常规行尿常规检查及尿液培养，以排外泌尿系统感染及指导临床用药。

4. **影像学检查**　超声、CT、MRI 等影像学检查方法的进步，提高了尿道旁囊肿诊断的准确性。超声检查能详细提供囊肿位置、数目、大小、囊内容物、血流等情况，具有无创、可重复、无放射性和费用低廉等优点，广泛应用于临床。目前常用的超声检查方法包括二维成像及经会阴三、四维成像，因不同路径，二维成像检查方法又分为经腹部、经阴道或经直肠腔内超声和经会阴超声，经会阴超声检查因优于其他检查方法而日益受重视。二维超声可对囊肿精确定性，但对病变的立体空间结构准确定位不佳，而三维超声可弥补二维超声的不足，对囊肿进行空间立体成像，但是三维超声不能动态成像实时观察。对于复杂的囊肿，可经会阴四维超声检查，清晰观察尿道周围二维结构，通过四维动态成像，进行实时查看、旋转调节、回放等操作，对病变的立空间关系行立体结构重建，帮助医师更全面地从多角度进行综合分析，从而指导手术方案制定。李慧等报道，经会阴四维超声尿道旁囊肿的诊断率为 95.2%。

尿道旁囊肿超声显像为：尿道与阴道之间边界清晰的、壁薄之类圆形无回声区或低回声区，内透声好，后方有增强效应，与尿道不相通。伴感染时，腺囊腔内见絮状回声及稠厚粗点状的混合回声，包膜较厚，内透声差，边界尚清楚，并可见均匀、密集点状、云雾样回声充填，CDFI 内部未见明显血流信号，周围见丰富血流信号。囊肿没有突破尿道的肌层，但呈弧形压迫，与阴道前壁分界清楚。若感染形成尿道旁腺脓肿，超声显像则见囊壁回声增强粗糙，内部可见大量云雾状光点沉积，CDFI 显示囊肿周壁呈环绕状丰富血流信号。

5. **鉴别诊断**　尿道旁囊肿要与异位性输尿管肿瘤、尿道憩室、尿道脱垂、各种肿瘤（脂肪瘤、纤维瘤、淋巴管瘤、平滑肌瘤、成血管细胞瘤等）鉴别诊断。

（1）异位的输尿管囊肿：少见，是一种因为异位输尿管的开口狭窄，导致输尿管末段囊性扩张的先天性疾病。超声、静脉肾盂造影（intravenous pyelography，IVP）和 CT 尿路成像（CT uropgraphy，CTU）、磁共振尿路显影（magnetic resonance urography，MRU）可确诊。

（2）尿道、阴道新生物：阴道前壁质地中等或偏硬之包块，须与尿道、阴道平滑肌瘤、淋巴瘤、成纤维细胞瘤、恶性肿瘤如尿道癌等鉴别，行膀胱尿道镜检查和组织活检病理可以确诊。

（3）尿道黏膜脱垂：尿道黏膜脱垂常无症状，多为体检时发现，少数伴出血、尿道口疼痛。体检见尿道外口环状疝出或外翻的尿道黏膜，通常是环绕尿道外口的红色的黏膜组织。

（4）尿道憩室：为尿道周围与尿道相通的囊性腔隙性病变，多由尿道周围腺体囊肿、脓肿穿破尿道形成。查体见阴道前壁包块，挤压包块时见液体从尿道流出。超声显示为尿道与阴道之间与尿道相通的类圆形无回声区或低回声区，诊断困难者可行正压尿道造影、排泄性尿道造影、MRI 检查以鉴别。

**（四）治疗**

女性尿道旁腺囊肿治疗包括保守治疗和手术治疗，对于无症状、囊肿直径＜1cm 的患者，可选择保守治疗。保持会阴部局部卫生，合并感染者选择应用敏感抗菌药物，并定期随诊。手术治疗方式有：囊肿切除术、囊肿部分切除术及囊肿开窗引流术、针刺吸引等，囊肿切除术是治疗成年女性尿道旁腺囊肿的首选方法。

由于囊肿而影响排尿的初生婴儿，可选择针刺吸引术，针刺吸引术相对操作简便、安全，且侵入性较其他干预措施小，被认为是婴幼儿首选的治疗方案。但因针刺吸引术后囊肿易复发，且囊肿可能并发感染穿破尿道腔，进一步发展成尿道憩室，不建议用于成年女性。囊肿位置紧贴尿道，手术容易损伤尿道。为了保护尿道，尿道内囊肿切开引流术也是一种可选择的手术治疗方式。根治尿道旁腺囊肿最有效的治疗方法是囊肿全切除术。

手术方法：椎管内麻醉或全麻，患者截石位，两侧小阴唇缝合牵引线。留置双腔气囊导尿管，轻轻牵拉尿管，明确膀胱颈、囊肿、尿道位置及关系，选择经囊肿表面或者阴道前壁切口切开其覆盖组织直至囊壁，长度以达囊肿边缘为宜，紧贴囊壁用眼科剪钝锐结合分离囊肿，尽量避免损伤囊壁。若术中囊壁非计划性损伤破裂，直接扩大囊壁破裂口，用左手示指在囊壁内支撑、引导指示，用组织剪以锐性分离和轻推顿性分离相结合的方法，沿囊肿壁表面囊肿完整切除，若切除过程损伤尿道，立即行尿道修补术。

囊肿切除术可减少术后复发，但囊肿常与尿管关系密切，术中存在约 9% 尿道损伤可能，术后有尿道狭窄、尿道阴道瘘等风险。

（杨剑辉）

## 参考文献

[1] EL-NASHAR S A, SINGH R, BACON M M, et al. Female urethral diverticulum: presentation, diagnosis, and predictors of outcomes after surgery[J]. Female Pelvic Med Reconstr Surg, 2016, 22(6): 447-452.

[2] 郑超. 经尿道憩室切开术治疗成年女性尿道憩室的安全性和疗效[J]. 中国医药指南, 2019, 17(32): 107-108.

[3] SINGLA P, LONG S S, LONG C M, et al. Imaging of the female urethral diverticulum[J]. Clin Radiol, 2013, 68(7): e418-e425.

[4] INGBER M S, FIROOZI F, VASAVADA S P, et al. Surgically corrected urethral diverticula: long-term voiding dysfunction and reoperation rates[J]. Urology, 2011, 77(1): 65-69.

[5] EL-NASHAR S A, BACON M M, KIM-FINE S, et al. Incidence of female urethral diverticulum: a population-based analysis and literature review[J]. Int Urogynecol J, 2014, 25(1): 73-79.

[6] LORENZO A J, ZIMMERN P, LEMACK G E, et al. Endorectal coil magnetic resonance imaging for diagnosis of urethral and periurethral pathologic findings in women[J]. Urology, 2003, 61(6): 1129-1133.

[7] GIBBONS E, LENG W W. Female Urethral Diverticul[M]. Clifton: Humana Press, 2007: 248-254.

[8] GREENWELL T J, SPILOTROS M. Urethral diverticula in women[J]. Nat Rev Urol, 2015, 12(12): 671-680.

[9] CASTILLO-VICO M T, CHECA-VIZCAÍNO M A, PAYÀ-PANADÉS A, et al. Periurethral granuloma following injection with dextranomer/hyaluronic acid copolymer for stress urinary incontinence[J]. Int Urogynecol J Pelvic Floor Dysfunct, 2007, 18(1): 95-97.

[10] NEVE Ü P, OUZAID I, XYLINAS E, et al. Managing female urethral diverticulum with a standardized technique using a pacifier-trick artifice to facilitate dissection[J]. Int Urogynecol J, 2019, 30(5): 789-794.

[11] ABBEY J, HAWARY A. Female urethral diverticula: An elusive pathology that can cause significant problems[J]. J Clini Urol, 2017, 11(4): 266-270.

[12] DAI Y, WANG J, SHEN H, et al. Diagnosis of female urethral diverticulum using transvaginal contrast-enhanced sonourethrography[J]. Int Urogynecol J, 2013, 24(9): 1467-1471.

[13] 刘毅，杨洋，邵玉红，等. 经阴道超声对女性尿道憩室的诊断价值[J]. 中国超声医学杂志，2021，37(1): 78-80.

[14] 周本正，张大虎，罗晟. PPU 联合经阴道彩超尿道造影技术在女性尿道憩室诊疗中的应用[J]. 实用医学杂志，2019，35(2): 290-293.

[15] 陶霞，鲁红，周露璐，等. 女性尿道憩室的临床及超声特征分析[J]. 浙江临床医学，2019，21(10): 1352-1354.

[16] BODNER-ADLER B, HALPERN K, HANZAL E. Surgical management of urethral diverticula in women: a systematic review[J]. Int Urogynecol J, 2016, 27(7): 993-1001.

[17] THOMAS A A, RACKLEY R R, LEE U, et al. Urethral diverticula in 90 female patients: a study with emphasis on neoplastic alterations[J]. J Urol, 2008, 180(6): 2463-2467.

[18] LAUDANO M A, JAMZADEH A E, DUNPHY C, et al. Pathologic outcomes following urethral diverticulectomy in women[J]. Adv Urol, 2014, 2014: 861940.

[19] SAITO S. Usefulness of diagnosis by the urethroscopy under anesthesia and effect of transurethral electrocoagulation in symptomatic female urethral diverticula[J]. J Endourol, 2000, 14(5): 455-457.

[20] REEVES F A, INMAN R D, CHAPPLE C R. Management of symptomatic urethral diverticula in women: a single-centre experience[J]. Eur Urol, 2014, 66(1): 164-172.

[21] 陈伟东，邢金春，曾彦恺，等. 折刀位女性尿道憩室切除尿道重建术的临床疗效分析[J]. 中华泌尿外科杂志，2019，40(12): 920-921.

[22] YANG Y, ZHANG M, CHEN Y, et al. Transvaginal management of symptomatic complex urethral diverticula by definite closure of diverticula and robust reconstruction of the urethra[J]. Transl Androl Urol, 2020, 9(3): 1028-1036.

[23] SACHIN M, NÉHA S, SAHAR N, et al. Urethral diverticulectomy with Martius labial fat pad interposition improves symptom resolution and reduces recurrence[J]. BJU Int, 2017, 119(1): 158-163.

[24] GREIMAN A K, ROLEF J, ROVNER E S. Urethral diverticulum: a systematic review[J]. Arab J Urol, 2019, 17(1): 49-57.

[25] ALYSSA G, LAUREN R, DREW F, et al. Outcomes of treatment of stress urinary incontinence associated with female urethral diverticula: a selective approach[J]. Neurourol Urodyn, 2018, 37(1): 478-484.

[26] 林志钧，刘柏隆，湛海伦，等. 电切镜辅助下经阴道女性尿道憩室切除术的临床疗效分析[J]. 中华腔镜泌尿外科杂志(电子版)，2021，15(2): 151-154.

[27] DAS S P. Paraurethral cysts in women[J]. J Urol, 1981, 126(1): 41-43.

[28] OGIHARA S, KATO H. Endocrine cell distribution and expression of tissue-associated antigens in human female paraurethral duct: possible clue to the origin of urethral diverticular cancer[J]. Int J Urol, 2000, 7(1): 10-15.

[29] ITANI M, KIELAR A, MENIAS C O, et al. MRI of female urethra and periurethral pathologies[J]. Int Urogynecol J, 2016, 27(2): 195-204.

[30] 佐谷博之，吉村暢仁，林宣男，他. と思われる女子傍尿道嚢胞の 1 例[J]. 泌尿器科紀要，2000，46(3): 205-207.

[31] SOYER T, AYDEMIR E, ATMACA E. et al. Paraurethral cysts in female newboens: role of maternal

estrogens[J]. J Pediatr Adolesc Gynecol, 2007, 20(4): 249-251.

[32] DURAKBASA C U, OKUR H. Paraurethral Skene's duct cyst in a newborn[J]. Indian Pediatr, 2010, 47(2): 182.

[33] MILLER E V. Skene's duct cyst[J]. J Urol, 1984, 131(5): 966-967.

[34] 李慧, 王竞宇, 任丽, 等. 经会阴四维超声结合移动手法诊断女性尿道周围囊性病变[J]. 西部医学, 2020, 32(4): 576-579, 583.

[35] 瑞青, 陈忠, 赖苑芳, 等. 经会阴二维及四维超声在女性尿道周围局灶病变诊断中的应用[J]. 广东医科大学学报, 2018, 36(3): 276-279.

[36] YILMAZ Y, CELIK I H, DIZDAR E A, et al. Paraurethral cyst in two female newborns: which therapy option? [J]. Scand J Urol Nephrol, 2012, 46(1): 78-80.

# 第十章 女性膀胱肿瘤

## 第一节 女性腺性膀胱炎

### 一、定义及流行病学

正常膀胱黏膜被覆尿路上皮，腺性膀胱炎（cystitis glandularis，CG）患者的膀胱黏膜发生特殊病理改变，其特征为黏膜的增生和化生性病变，自1899年Stoerk首次报道，至今已有100余年的历史。1968年国外相关研究评估CG患病率仅为0.9%～1.9%，好发于中老年人群，女性高于男性。但根据相关零散报道来看，CG的患病率可能被严重低估。1979年Wiener等观察了100例外观正常的膀胱尸检标本，其中89%可见与CG相关的布鲁恩巢（Brunn nest）。1987年Waither等报道了125例患者中约93.6%可见布鲁恩巢。2003年Chen等在150例因排尿困难或血尿行膀胱镜检查的患者中发现，CG的直接检出率达22.7%。随着膀胱镜检率和活检率的提高、病理诊断水平的进步以及临床医师对此病认识的加深，CG的发病率呈上升趋势。总体上，CG的具体发病率还需进一步的流行病学调查来确定。

### 二、病因及发病机制

#### （一）病因

目前关于腺性膀胱炎的病因尚未完全明确，多数学者认为CG是由包括下尿路感染、梗阻、结石等慢性刺激引起的膀胱黏膜增生性病变。主要包括以下几个因素：①下尿路感染。行大肠埃希菌膀胱灌注的大鼠出现了腺性膀胱炎的特征性病理改变，提示膀胱感染是腺性膀胱炎的病因之一。Chen等的研究也发现，在50例膀胱黏膜增生性病变的患者中，约88%的患者出现了下尿路感染。②下尿路梗阻或异常。如尿道狭窄、尿道肉阜、膀胱出口梗阻、结石、神经源性膀胱等可能引起尿动力学改变，残余尿增加，利于细菌定植引起泌尿系感染。③其他长期慢性刺激因素，如肿瘤、息肉、泌尿系置物或异物、维生素缺乏、变应原等。

#### （二）发病机制

目前国内对于CG的发病机制比较认可的主要有以下几种学说：①胚胎起源学说。脐尿管关闭异常导致在正常膀胱组织中出现脐尿管囊或巢，或泄殖腔分化时肠上皮残留。②退化学说。黏膜上皮失去其正常功能时，可能退化至其正常分化过程中的上一阶段。③人乳头瘤病毒（human papilloma virus，HPV）感染学说。CG患者的膀胱黏膜病理表现与HPV感染后膀胱黏膜病理特征相似，尤其是CG患者可以发生上皮细胞内空泡样变，而这是HPV感染的特征性改变，提示CG的发病可能与HPV感染有关。④上皮化生学说。这也是目前大多数学者比较认可的学说。正常膀胱黏膜被覆尿路上皮，没有腺上皮细胞。在慢性刺激的作用下，黏膜上皮增生形成结节性增厚或上皮芽，上皮细胞继续增殖，被周围结缔组织包绕、分割，最后被挤压于黏膜固有层形成尿路上皮巢，称为布鲁恩巢。然后巢中心发生腺性化生，新生的腺细胞可以分泌黏液并聚集，巢中心的细胞坏死、退化形成腔隙，此时称为囊性膀胱炎（cystitis cystica，CC）。当囊腔内表层的尿路上皮细胞化生成柱状上皮并具有分泌功能时，称为 CG。目前大部分学者认可 CG 的形成和发展是一个渐进的过程，即正常膀胱黏膜、变移上皮单纯增生、布鲁恩芽、布鲁恩巢、囊性膀胱炎、腺性膀胱炎。

## 三、诊断

目前 CG 的诊断主要通过临床表现、尿检结果、超声、CT 等影像学检查，以及膀胱镜检查+组织活检。

### （一）临床表现

CG 好发于膀胱三角区和膀胱颈部，因为此部位是尿动力学的着力点，位置相对固定，且膀胱壁无黏膜下层，缺乏伸展性。但临床上 CG 的表现无特异性，多与伴发疾病相关，可表现为尿频、尿急、尿痛、血尿、排尿困难、耻骨上区和会阴区不适感、下腹坠胀感、尿失禁及性交痛，症状易反复发作，严重时可引起尿潴留。应与膀胱黏膜白斑、非细菌性膀胱炎等相鉴别。女性患者查体常常合并尿道外口畸形或其他病变，如尿道外口处女膜伞、尿道处女膜融合征、尿道远端 1/3 处狭窄、尿道肉阜、尿道外口赘生物，以及尿道旁腺囊肿等。此外，75% 的盆腔脂肪增多症合并 CG，可能与其后尿道延长、膀胱颈梗阻导致感染和梗阻相关，因此当考虑 CG 为膀胱继发改变时，要尽量完善 CG 病因诊断。

考虑到以上因素，女性 CG 的诊断不仅要与膀胱的原发癌相鉴别，还要与转移侵入膀胱的恶性肿瘤（直肠癌、子宫癌、淋巴瘤等）相鉴别，另外膀胱周围炎性反应性病变和膀胱异物也必须包括在鉴别诊断中。此外，值得注意的是，在一项包含 395 例诊断为 CG 和/或间质性膀胱炎（interstitial cystitis，IC）的女性患者的回顾性研究中，报道了女性患者 CG 和 IC 的共病诊断，这些患者大多都患有阻塞性下尿路疾病（obstructive lower urinary tract disease，OLUTD）。通过分析不同人群中 OLUTD 的患病率，发现仅患 CG 人群、仅患 IC 人群，以及同时患有 CG 和 IC 人群的 OLUTD 患病率有显著差异，提示腺性膀胱炎与间质性膀胱炎之间可能存在关联，阻塞性下尿路疾病在两者的发生发展中都发挥了重要作用。

### （二）影像学检查

1. **超声** 超声检查相对便捷，患者经济负担相对较小，故其应用越来越广泛，且诊断效果得到了证实。超声检查不仅能清晰显示膀胱内病灶内部回声、形态和大小，还能直观判断病变部位膀胱壁受累程度，显示有无膀胱尿潴留、输尿管积水、继发性肾病等并发症存在。根据超声声像图表现将 CG 分为 4 种类型：①扁丘状增厚型。此型好发于膀胱三角区。表现为膀胱内壁局限性增厚，表面粗糙不平呈锯齿状，增厚的膀胱内壁呈均匀或欠均匀中低回声，与正常膀胱黏膜分界清楚。②乳头型。膀胱壁局部呈现息肉样或者乳头状改变，突入膀胱腔内，病变回声强。③弥漫增厚型。膀胱全壁增厚，厚度可达 4.0cm，增厚的膀胱壁不光滑，呈欠均匀的中低回声，严重者可有膀胱腔缩小的表现。④混合型。膀胱壁增厚并有结节隆起，基底较宽广。超声对于 CG 与浸润性膀胱癌的鉴别有一定价值，超声下 CG 表现为膀胱局部不同程度增厚，但是病变局限于黏膜层改变，而浆膜层与肌层完好无损，增厚基底部多于突起处，而浸润型膀胱癌的膀胱壁可见中断或者层次不连续，甚至突向膀胱外。CG 彩色多普勒血流表现为病变内相对稀少的血流信号，成短棒状或点状，血管分布沿膀胱壁走行，且以静脉频谱为主。近些年兴起的超声造影（contrast-enhanced ultrasound，CEUS）及超微血管显像技术（super mircovascular imaging，SMI）应用于 CG 诊断，可提高膀胱病变部位的血流及基底部穿支血管的显示率，对于 CG 的鉴别诊断具有一定价值。但总体来说超声对于 CG 的检出率较低。

2. CT　多层螺旋 CT（multi-slice CT，MSCT）能显示病变部位、范围、形态、密度、内部结构及是否累及膀胱周围组织和邻近器官，对观察膀胱顶部及底部的病变有一定价值。尤其在进行增强 CT 检查时，CG 由于病灶组织的增长速率及新生血管相对较少，黏膜层炎性因子刺激充血，强化程度较低，可表现出线性强化；而膀胱癌病灶组织的基底部黏膜下组织纤维、血管、炎性因子等成分更为丰富，在进行增强 CT 扫描时，其早期强化程度明显高于肌层，进而在影像上可表现出病灶基底部线性强化，甚至可呈“V”形的基底部强化线，其增强扫描各期 CT 值相较 CG 明显升高，因此对于 CG 与膀胱癌的鉴别有一定意义。

3. MRI　MRI 在判断病变累及深度、是否侵及肌层有一定优势，可用于鉴别 CG 与早期膀胱癌。MRI 检查可见 CG 病变处膀胱壁呈局限性或弥漫性增厚，以黏膜层增厚为主，可见结节状或团块状向腔内凸起的病变，病变在 $T_1WI$ 上为等信号，在 $T_2WI$ 上为高信号，在 DWI 图像上呈等或稍高信号，ADC 图呈等或略低信号，增强后病灶无强化或轻度强化。而膀胱癌好发于膀胱三角区，常规 MR 平扫可呈菜花状或结节状向腔内凸起软组织信号，相邻膀胱壁可局限性增厚，DWI 序列病灶扩散受限，ADC 值较低，增强早期膀胱癌呈明显强化，延迟期强化程度减低。

但值得注意的是，实际上目前影像学检查对于 CG 的诊断有限，有研究发现，在 30 例确诊为 CG 患者中，超声在 11/18 的患者中未能正确诊断，在 7/18 的患者中被误诊为恶性肿瘤；CT 在 6/10 的患者中无法诊断，在 4/10 中被误诊为恶性肿瘤；MRI 在 4/5 的患者中误诊为恶性肿瘤。

### （三）病理诊断

目前 CG 的确诊主要还是依靠经尿道膀胱镜检查和组织活检，CG 病变多位于 3～9 点处的膀胱颈口区、膀胱三角区及双侧输尿管开口附近，不呈浸润性生长，且具有多态性。活检时应注意取材的范围、深度，并多点取材。根据镜下观察结果，一般 CG 可以分为以下几种类型：①乳头状瘤样型。该类型基底具有宽广或无蒂的特点，黏膜充血水肿，表现出簇样变化特征，冠部透明，无血管长入，易误诊为乳头状瘤。②滤泡样或绒毛样水肿型。该类型的滤泡表现为圆形，末端具有透明与质脆的特点，黏膜呈充血、水肿样，呈片状浸润的滤泡样水肿隆起或绒毛样增生变化特征。③慢性炎症型。该类型多见于伴发泌尿系感染的患者中，其肿瘤黏膜多表现出粗糙、增厚、充血、糜烂、血管纹理增多的特点。④黏膜无显著改变型。该类型膀胱黏膜未表现出显著的改变，对于存在局限性瘤样外观或病变广泛伴有糜烂出血、基底部融合质地较硬的黏膜而言，则提示可能存在发生癌变的风险。

目前国内根据镜下观察结果将 CG 分为 4 种组织学类型：①经典型。具有特征性的布鲁恩巢，腺性 - 尿路上皮巢呈圆形或卵圆形，形态相对规则，腺腔大小不等，腔缘整齐，囊状扩大的腺腔内常含有浓缩性嗜酸性分泌物或尿酸盐结晶。②肠上皮型。膀胱黏膜变移上皮的基底细胞慢性增生，最终化生为含有杯状细胞的肠黏膜上皮，且其下一般没有尿路上皮细胞，腺腔内常含有黏液性分泌物。③前列腺上皮型。腺上皮呈立方状或假复层状，但腺体相对孤立、量少，无黏液性印戒细胞，可见空泡，常含有 PSA 阳性浓缩分泌物，似前列腺腺泡。④混合型，含有尿路上皮与腺上皮，少数病例同时含有前列腺上皮。此外，值得注意的是，在进行病理诊断时，应注意将高危型 CG 与膀胱腺癌相鉴别。

## 四、分型

目前国际上尚无明确的循证医学证据用以区分不同分型的 CG 恶变潜能，分型标准虽多但对临床治疗指导意义不大。2005 年，国内学者曾根据 CG 在膀胱镜下的表现进行分型，研究了其合理性及在治疗中的意义。回顾近些年的文献，CG 的分型多以黏液型（肠型 CG）和非黏液型（典型 CG）区分：①典型 CG 由柱状或立方上皮组成的管腔样结构构成中心部分，并且周边与变移上皮具有清晰的边界；②肠型 CG 为肠上皮化生导致固有层形成腺体样结构，并且具有能够大量分泌黏液的杯状细胞。此外，肠型 CG 还有一种特殊类型为肠腺瘤样 CG，肿物外观红润，也称红润型 CG，具有高度恶变倾向。

随着对 CG 认识的不断深入，2020 年中华医学会泌尿外科学分会腺性膀胱炎诊治专家共识编写组在《腺性膀胱炎临床诊断和治疗中国专家共识》（以下简称《共识》）中推荐以 CG 在膀胱镜下黏膜的形态进行临床分型，即低危型和高危型。低危型 CG 膀胱黏膜或无显著改变，偶发于膀胱镜活检，或改变轻微，有的表现为慢性炎性反应，或呈小范围滤泡样。高危型 CG 膀胱黏膜更偏向肿瘤样表现，如膀胱乳头状瘤样改变、肠腺瘤样改变、广泛肠上皮化生样改变（表 10-1-1）。

表 10-1-1 CG 的临床分型

| 分型 | 膀胱镜下黏膜形态 |
|---|---|
| 低危型 CG | • 无显著改变，偶发于膀胱活检<br>• 慢性炎症改变，黏膜粗糙或颗粒状、血管纹理增粗<br>• 单发或小范围滤泡样改变 |
| 高危型 CG | • 乳头状瘤样改变<br>• 肠腺瘤样，肿物外观红润如腺瘤（红润型 CG）<br>• 广泛肠上皮化生样改变，如大面积滤泡或铺路石样 |

### CG 与膀胱癌的关系

目前对于 CG 与膀胱癌的关系尚存在争议。临床上曾对 CG 的认识不够，片面地认为 CG 是一种癌前病变。大部分学者认为 CG 与膀胱癌的关系密切，尤其是肠上皮化生型 CG，随着慢性刺激的持续影响，尿路上皮黏膜增生并进一步导致膀胱内肠上皮化生，最终进展为腺癌。但也有学者对 CG 的癌变可能性提出疑问，Yi 等回顾性分析了 166 例 CG 患者的临床病理特征并进行了 0.5～17 年的随访，发现典型 CG（$n$=155）与肠型 CG（$n$=11）患者均未继发膀胱肿瘤，因此认为短期内 CG 不是膀胱恶性肿瘤的危险因素。但需要指出的是，CG 的癌变是一个长期发展的、缓慢的过程，存在一定概率性，以上病例均经过了临床干预，影响了疾病自然发展的进程。目前尚缺乏大范围、多中心研究，以及随机对照研究完全证明 CG 无癌变倾向。随着研究的深入，研究发现膀胱肿瘤多为尿路上皮癌（urothelial carcinoma，UC）或鳞状细胞癌（squamous cell carcinoma，SCC），有报道称 CG 可伴发 UC 或 SCC，但没有任何证据表明 CG 与 UC 或 SCC 有直接转化关系。相关文献报道 CG 可转化为膀胱腺癌（bladder adenocarcinoma，BA），但 BA 仅占膀胱肿瘤的 0.5%～2.0%，多为转移或肠道肿瘤浸润所致，而 CG 在临床上很常见，由此提示相当大比例的 CG 并不会转化为

BA，因此，不是所有的CG都是BA的癌前病变。《共识》中也指出，低危型CG基本不会恶变，而高危型CG临床上比较少见，文献报道其与BA有较高的相关性，长期随访可发生恶变，可视为癌前病变。

在相关标志物及基因水平上，p53、Ki-67等被认为与膀胱癌的分级分期、发展、复发、转移有关，*CDKN1A*基因（编码$p21^{cip1}$蛋白）的突变是促使正常膀胱黏膜细胞恶变的重要通路，相关研究发现，p53、Ki-67和$p21^{cip1}$表达较高的CG类型均具有较高的恶性潜能。进一步有研究测定了正常膀胱黏膜组织、CG组织、膀胱癌组织中MUC1、MUC2、MMP-9、COX-2的表达量，发现从正常膀胱黏膜组织到CG再向膀胱癌的演进过程中以上物质的表达具有增多的趋势。但通过免疫组织化学测定组织中p53、Ki-67、$p21^{cip1}$、MUC1、MUC2、MMP-9、COX-2等的表达量来判断CG的癌变趋势尚存争议，Li等的研究发现编码以上物质的基因在不同组织学分型的CG中的表达差异无统计学意义。端粒酶逆转录酶（telomerase reverse transcriptase，TERT）的缺失被认为是癌变的重要机制，而Morton等的研究则发现肠型CG的端粒酶长度明显短于典型CG及正常膀胱组织。此外，增殖细胞核抗原（proliferating cell nuclear antigen，PCNA）、β-连环蛋白等也被认为与膀胱癌的发生和进展有关，在高危型CG中显著高表达，而在低危型CG和正常膀胱黏膜中表达阴性。Bryan等发现β-连环蛋白在肠化生型CG中显著高表达，而β-连环蛋白是巴雷特食管（Barrett esophagus）恶变的重要途径，提示其与巴雷特食管可能有相同的转变途径。

## 五、治疗

长期以来由于对CG分型、流行病学研究及其与膀胱肿瘤关系认识不明确，导致部分学者片面地认为CG都是癌前病变，在治疗上无差别地行电切+膀胱灌注治疗，不仅存在过度治疗，消耗了医疗资源，也给患者带来巨大的身体和心理压力。《共识》将CG进行科学分型，就是为了针对不同类型的CG进行针对性病因处理，而非笼统性地行保守或外科治疗。

1. **高危型**CG　无论病理分型如何，建议治疗方式等同于膀胱肿瘤，给予电切治疗，但不推荐行膀胱灌注化疗，同时应积极寻找和消除慢性刺激因素。术后建议不定期随诊，一旦发现癌变就按BA的处理原则治疗。

2. **低危型**CG　以寻找和消除病因为主，不推荐行膀胱电切治疗，对于导致下尿路梗阻和感染的病因，如膀胱憩室、膀胱颈抬高、膀胱结石、尿道狭窄、膀胱功能障碍、盆腔脂肪增多等，行相应的手术治疗、膀胱灌注等治疗后，待病因解除后，低危型CG可自愈。

具体来说，关于CG的临床治疗大致可以分为以下几类。

### （一）保守治疗

部分学者认为，CG本身是一种良性病变，对于膀胱黏膜没有明显改变或者慢性炎症型CG，尽量采用去除诱因、对症治疗的非手术疗法。临床上CG治疗效果不满意，复发率高，大多因为没有解除诱因，如慢性炎症、下尿路梗阻等。一般来说，CG去除了慢性刺激因素后都能取得较为满意的治疗效果。有研究发现，在治疗低危型CG时，保守治疗与电切术后辅助膀胱灌注治疗的疗效和复发率相近，但需要定期随访。

保守治疗主要包括泌尿系感染的控制与预防、临床症状的改善等。治疗泌尿系感染的关键是根据尿培养结果使用合适的抗生素，足剂量足疗程用药。同时预防泌尿系感染也同样重要，嘱患者多饮水、多排尿、不憋尿，保持会阴处清洁。

环氧合酶-2（COX-2）抑制剂被用来控制炎症反应。动物实验已证明COX-2抑制剂可以抑制 CG 的炎症反应和细胞增殖，大鼠口服选择性 COX-2 抑制剂塞来昔布后，不仅 CG 的发生率明显降低，其组织中增殖相关基因 *MKI67*（编码 Ki-67 蛋白）及凋亡相关基因 *TP53*（编码 p53 蛋白）的表达明显降低。Takizawa 等研究发现，对于行经尿道膀胱肿瘤电切术、抗菌药物、其他非甾体抗炎药（洛索洛芬钠）、类固醇脉冲疗法、类固醇维持疗法和抗过敏药物等均无效的患者，免疫组织化学结果提示 COX-2 阳性，采用经尿道电切＋口服塞来昔布治疗 3 个月后，复查膀胱镜未见明显病变。此外，COX-2 抑制剂可能对肠型 CG 有效。

姜黄素具有抗感染、抗癌和抗氧化的特性，目前已被证实可抑制巴雷特化生，而巴雷特食管在病因和组织学上与 CG 有相似之处。研究发现 CG 患者行膀胱灌注姜黄素 4 个月后，大部分患者症状均有着显著改善，但对肠型 CG 及膀胱过度活动症者症状无明显改善，且所有患者的膀胱镜检查显示膀胱黏膜都有着不同程度的改善。膀胱灌注透明质酸钠可促进膀胱尿路上皮氨基葡聚糖（glycosaminoglycan，GAG）层的再生，形成膀胱黏膜屏障，可在一定程度上阻挡化学物质、结石和细菌等的刺激，当 GAG 缺失时，尿中钾离子等毒性物质直接刺激暴露的神经末梢，引起尿路刺激症状。因此透明质酸钠在减少尿液刺激，治疗间质性膀胱炎、放射性膀胱炎及顽固性细菌性膀胱炎等方面具有一定疗效。透明质酸钠还具有一定抗感染和抑制细胞增殖的作用，近期研究发现透明质酸钠通过抑制 IL-6/MK2/Stat3 通路的激活和下游抗凋亡蛋白的表达而参与 CG 的发生发展。进一步地，倪永梁等对 CG 患者（病理诊断为经典型）采用膀胱灌注透明质酸钠联合膀胱区极超短波照射的治疗方法，结果发现在控制腺性化生、炎症程度、症状体征等方面效果显著，且该方法无严重并发症，明显改善了患者的生活质量。此外，透明质酸钠还可降低膀胱电切术后的 CG 患者的复发率。口服类固醇药物对改善 CG 患者症状有一定效果，Yuksel 等研究发现，手术及卡介苗灌注无效的顽固性 CG 患者经过 6 个月的口服类固醇药物治疗后，肉眼血尿症状及膀胱刺激症状明显改善。但该方法是否广泛适用于 CG 患者还需大数据样本进一步支持。

另外，值得一提的是，临床上许多 CG 患者合并有膀胱过度活动症状，此时应注意采取措施以改善膀胱过度活动症状。控制膀胱收缩的逼尿肌受体中，M2 受体数量占优，但 M3 受体效果更显著。因此，高选择性 M3 受体拮抗剂如索利那新在治疗膀胱过度活动症状上效果明显，可抑制膀胱逼尿肌不自主收缩，延迟排尿。除了抑制膀胱逼尿肌不自主收缩，还可以逼尿肌舒张药物，如选择性 $\beta_3$ 肾上腺素受体激动剂——米拉贝隆，来增加储尿容量和延长排尿间隔，在改善膀胱过度活动症状的同时，不影响排尿期膀胱的排空。盖钧伟等联合使用托特罗定、米拉贝隆治疗女性 CG 合并 OAB 14 例，证实此方案能够改善尿频、尿急、尿失禁等症状，且安全性较高。

### （二）手术治疗

目前，关于 CG 的手术治疗方式很多，主要包括去除病因的手术以及去除病灶的手术。适应证包括：①下尿路症状明显，保守治疗效果欠佳；②合并下尿路梗阻或畸形；③不能排除有恶变。

1. **解除慢性刺激** 现阶段大部分学者认为下尿路梗阻、畸形、膀胱结石、泌尿系感染等慢性刺激因素是 CG 发病的主要诱因，而女性 CG 患者查体时常常合并尿道外口处女膜伞、尿道处女膜融合征、尿道肉阜、尿道外口赘生物，以及尿道旁腺囊肿等尿道外口畸形或其他病变，需要在 CG 手术时一并处理。对于合并尿道外口狭窄者，需要定期对其进行尿道扩张或行尿道外口切开术；对于合并尿道外口处女膜病变的患者，还需要同时对其实施处女膜病变切除整形手术治疗，之后按照患者的实际病变的部位、范围、病理类型对其实施针对性的治疗方式。因此，目前有部分学者认为解除慢性刺激是治疗 CG 的基础，其次才是处理膀胱内病灶。

2. **单纯经尿道腔内手术治疗** 随着腔内器械及显像设备的发展，腔内手术具有简便、快捷、耗时短等特点，已逐渐成为主流，主要包括经尿道电切术、经尿道电灼术、经尿道汽化术、绿激光汽化术等。手术在硬膜外麻醉/全麻下开展，膀胱适度充盈，黏膜褶皱平展后，切除病变黏膜及固有层，范围超过肉眼可见病变边界 1cm，深度达到肌层。术中注意事项和并发症同膀胱肿瘤电切术。但对于大范围滤泡增生型、乳头瘤样型、肠腺瘤样型的高危型 CG，有部分学者不主张使用经尿道腔内手术，因为这样较难完全去除病变，且大面积的灼烧会加重术后膀胱刺激症状。

3. **经尿道腔内手术治疗联合膀胱灌注** 腔内手术后行膀胱灌注可以确保高浓度药物直接接触病变细胞，不仅可以有效治疗残留的散在病灶，还能预防复发。但目前国内学者关于腔内手术后是否联合膀胱灌注争议较大，有部分学者认为经尿道腔内手术联合术后膀胱灌注治疗对 CG 的治疗效果更好：谢进东等研究证实使用经尿道膀胱黏膜电切联合丝裂霉素灌注治疗 CG 可取得明显效果，能够降低血清中 IL-6 和 TNF-α 水平，且其表达水平与疗效及复发率关系密切；张国红等认为 CG 患者采用等离子电切术联合吡柔比星灌注，可明显降低复发率，减轻疼痛、血尿等症状。但也有学者认为，行电切手术联合膀胱内灌注与单纯电切手术的疗效相比无显著性差异，但同时会增加患者的痛苦和医疗费用。樊鑫等认为早期 CG 癌变可能性较低，手术联合膀胱灌注存在过度医疗之嫌。Takizawa 等则认为行膀胱灌注治疗对 CG 的复发无效，且本身可能会引起 CG。目前膀胱灌注常用药物有 3 类，包括：如吡柔比星、丝裂霉素、羟喜树碱等抗肿瘤化疗药物，干扰素、卡介苗、A 群链球菌等增强机体免疫药物，以及 0.5% 硝酸银、1∶5 000 高锰酸钾溶液等。目前建议应尽量避免化疗药物，防止引起化学性膀胱炎，造成二次损伤，推荐使用卡介苗、A 群链球菌等生物制剂，不仅可有效提升机体免疫力、增强抗菌效果和清除不典型增生的细胞，且临床实践表明大部分患者对 A 群链球菌具有良好耐受性，仅有极少部分患者出现膀胱刺激、血尿及低热等症状，一般可自行缓解或采取对症处理后症状能够完全消失。

4. **开放手术/腹腔镜手术** 对于反复发作且病灶范围较大的高危型 CG 患者，可考虑行开放手术，包括膀胱黏膜剥离术、膀胱部分切除术、膀胱全切术加尿流改道术等，但手术损伤大，恢复慢，目前已较少采用。对于上尿路积水、肾功能不全、双侧输尿管梗阻、膀胱挛缩患者，可根据情况行腹腔镜下膀胱部分切除术或膀胱全切术，但开放/腔镜手术指征须严格把握。

**（三）其他治疗**

近年来，越来越多的新手段用于 CG 的治疗，如膀胱黏膜下注射、放疗、中医、中西医结合等治疗新方法，短期内都有良好的效果，但长期效果还需要加大样本量进一步验证。

1. **膀胱黏膜下药物注射治疗** 有研究发现 CG 合并膀胱过度活动症的患者行经尿道电灼术后于膀胱黏膜下注射 A 型肉毒毒素（BTX-A），可有效改善患者术后尿频、尿急症状，显著提高患者生活质量。但应注意 BTX-A 的浓度及注射部位的选择，防止发生泌尿系感染和术后尿潴留。电切术后注射丝裂霉素也可改善 CG 复发率，但结果仍需要更大样本量研究、更长随访时间来进一步验证。

2. **放疗** 目前关于 CG 行放疗的报道较少，有研究对腔内手术后行卡介苗灌注后，短期内仍复发的患者行放射治疗，取得理想疗效。但该法长期效果并不明确。

3. **中医治疗** CG 属中医学“淋证”范畴，因此采用活血化瘀与清热润燥相结合的方法治疗符合 CG 的病机，在治疗上以清热利湿、补肾固肾为主。

4. **中西医结合治疗** 西医以经尿道腔内手术去除病变组织，中医药结合病因治疗，主要改善术后或膀胱灌注后的膀胱刺激症状，临床上获得了非常满意的效果。

5. **抗焦虑治疗** CG 患者膀胱刺激症状明显，严重时极大地影响了患者的正常生活及社会活动，易使患者产生焦虑、抑郁症状。因此，对于此类患者，应及时给予适当的心理疏导，严重者可给予乌灵胶囊、帕罗西汀等药物治疗。

## 六、复发和随访

有研究表明，CG 病理性和症状性复发率高达 59.35%，发现尿路感染、长期留置导尿管使用、尿路结石、扁平上皮化生和不典型增生是 CG 复发的独立危险因素，且肠型 CG 的复发率显著高于典型 CG。因此，除患者健康教育外，治疗后随访也至关重要。低危型 CG 在解除慢性刺激因素等病因后，若症状消失，视为临床痊愈，可不随访；高危型 CG 建议术后不定期随访，首选影像学、尿脱落细胞学等无创检查，必要时考虑膀胱镜检。

（刘 波）

## 参考文献


[1] BELL T E, WENDEL R G. Cystitis glandularis: benign or malignant? [J]. J Urol, 1968, 100(4): 462-465.

[2] WIENER D P, KOSS L G, SABLAY B, et al. The prevalence and significance of Brunn's nests, cystitis cystica and squamous metaplasia in normal bladders[J]. J Urol, 1979, 122(3): 317-321.

[3] WALTHER M M, CAMPBELL W G, O'BRIEN D P, et al. Cystitis cystica: an electron and immunofluorescence microscopic study[J]. J Urol, 1987, 137(4): 764-768.

[4] CHEN Z Q, LAN R Z, YE Z Q, et al. Analysis on pathogenesis of 50 cases of bladder proliferative lesions[J]. J Huazhong Univ Sci Technolog Med Sci, 2003, 23(3): 294-296.

[5] LIU X G, CHEN Z Q, YE Z Q. Etiological study on cystitis glandularis caused by bacterial infection[J]. J Huazhong Univ Sci Technolog Med Sci, 2007, 27(6): 678-680.

[6] 张学宝，张其强，刘楚，等. 腺性膀胱炎的诊疗进展[J]. 中华腔镜泌尿外科杂志(电子版), 2019, 13(4): 271-274.

[7] 王宁，叶章群，陈志强. 腺性膀胱炎的新认识[J]. 中华泌尿外科杂志, 2017, 38(3): 235-237.

[8] LANCELIN F, ANIDJAR M, VILLETTE J M, et al. Telomerase activity as a potential marker in preneoplastic bladder lesions[J]. BJU Int, 2000, 85(4): 526-531.

[9] 巫嘉文，陈坚，莫曾南，等. 人类乳头状瘤病毒与腺性膀胱炎的相关性研究[J]. 临床泌尿外科杂志, 2001(12): 538-539.

[10] 陈志强，位志峰，叶章群，等. 腺性膀胱炎中肿瘤相关指标的改变和临床分型的探讨[J]. 中华医学杂志, 2005, 85(26): 1842-1844.

[11] PACHECO I I, MACLEOD R J. CaSR stimulates secretion of Wnt5a from colonic myofibroblasts to stimulate CDX2 and sucrase-isomaltase using Ror2 on intestinal epithelia[J]. Am J Physiol Gastrointest Liver Physiol, 2008, 295(4): G748-G759.

[12] SHI X Y, BHAGWANDEEN B, LEONG A S. CDX2 and villin are useful markers of intestinal metaplasia in the diagnosis of Barrett esophagus[J]. Am J Clin Pathol, 2008, 129(4): 571-577.

[13] GUARCH TROYAS R, JIMÉNEZ CALVO J, REPARAZ ROMERO B, et al. Cistitis glandular florida de

tipo intestinal con extravasación de mucina: una lesión que simula un tumor[J]. Actas Urol Esp, 2003, 27(4): 297-300.

[14] SHAW J L, GISLASON G J, IMBRIGLIA J E. Transition of cystitis glandularis to primary adenocarcinoma of the bladder[J]. J Urol, 1958, 79(5): 815-822.

[15] MELICOW M M. Tumors of the urinary bladder: a clinico-pathological analysis of over 2500 specimens and biopsies[J]. J Urol, 1955, 74(4): 498-521.

[16] SUSMANO D, RUBENSTEIN A B, DAKIN A R, et al. Cystitis glandularis and adenocarcinoma of the bladder[J]. J Urol, 1971, 105(5): 671-674.

[17] EDWARDS P D, HURM R A, JAESCHKE W H. Conversion of cystitis glandularis to adenocarcinoma[J]. J Urol, 1972, 108(4): 568-570.

[18] WEI Z F, YE Z Q, CHEN Z Q. Expression of hTERT, p53 and PCNA in cystitis glandularis[J]. J Huazhong Univ Sci Technolog Med Sci, 2007, 27(4): 437-439.

[19] BRYAN R T, NICHOLLS J H, HARRISON R F, et al. The role of beta-catenin signaling in the malignant potential of cystitis glandularis[J]. J Urol, 2003, 170(5): 1892-1896.

[20] 闵立贵，牛宏伟. 腺性膀胱炎（附 172 例报告）[J]. 中华泌尿外科杂志，2003，24(5): 308-310.

[21] MASUMORI N, TSUKAMOTO T. Pelvic lipomatosis associated with proliferative cystitis: case report and review of the Japanese literature[J]. Int J Urol, 1999, 6(1): 44-49.

[22] 刘启平，陈红燕，朱慧，等. 超声造影在膀胱占位性病变诊断中的应用价值[J]. 肿瘤影像学，2018，27(4): 285-288.

[23] 刘启平，王燕，陈红燕. 超微血管显像技术对膀胱占位性病变的诊断价值[J]. 中国临床医学影像杂志，2017，28(12): 869-871，880.

[24] 王庆国，张贵祥，周志国，等. 利尿性 64 层容积 CT 尿路成像在无痛血尿病因诊断中的价值[J]. 实用放射学杂志，2014，30(2): 258-262，282.

[25] WANG H J, PUI M H, GUO Y, et al. Preliminary study of diffusion-weighted MRI in the preoperative diagnosis of cystitis glandularis[J]. Clin Radiol, 2016, 71(9): 937.e1-937.e4.

[26] 张保.《腺性膀胱炎临床诊断和治疗中国专家共识》解读[J]. 泌尿外科杂志（电子版），2021，13(4): 28-31.

[27] YI X, LU H, WU Y, et al. Cystitis glandularis: a controversial premalignant lesion[J]. Oncol Lett, 2014, 8(4): 1662-1664.

[28] LI A, ZHOU J, LU H, et al. Pathological feature and immunoprofile of cystitis glandularis accompanied with upper urinary tract obstruction[J]. Biomed Res Int, 2014, 2014: 872170.

[29] 魏鑫，王凯臣，王尧，等. 腺性膀胱炎电切术后膀胱灌注无菌透明质酸钠液的疗效观察[J]. 中华泌尿外科杂志，2013，34(1): 37-40.

[30] 倪永梁，王海新，周强，等. 膀胱灌注透明质酸钠联合膀胱区极超短波照射治疗腺性膀胱炎的疗效[J]. 中华泌尿外科杂志，2017，38(Z1): 34-39.

[31] YUKSEL O H, URKMEZ A, ERDOGRU T, et al. The role of steroid treatment in intractable cystitis glandularis: a case report and literature review[J]. Can Urol Assoc J, 2015, 9(5/6): E306-E309.

[32] TAKIZAWA N, MATSUZAKI T, YAMAMOTO T, et al. Novel strategy for cystitis glandularis: oral treatment with cyclooxygenase-2 inhibitor[J]. Int J Urol, 2016, 23(8): 706-708.

[33] 盖钧伟，刘淼，王海峰，等. 米拉贝隆治疗女性腺性膀胱炎合并膀胱过度活动症临床效果及安全性观察[J]. 山东医药，2020，60(2): 52-54.

[34] 刘龙强，汪峰，白如玉. 腺性膀胱炎患者术后焦虑抑郁状况分析[J]. 临床心身疾病杂志，2017(1): 32-33，54.

[35] 赵海涛，樊烜婷，李超. 腺性膀胱炎的诊疗进展[J]. 内蒙古中医药，2021，40(2): 128-130.

## 第二节 女性膀胱良性肿瘤

膀胱良性肿瘤包括各种不同组织类型，均为散发肿瘤，文献上多为个案报道或少数的几例至数十例报道，其实际发病率无明确统计。

膀胱良性肿瘤虽然少见，但病理类型多，确诊有赖于组织病理学检查。多数膀胱良性肿瘤并非起源于尿路上皮。

### 一、膀胱子宫内膜异位症

#### （一）流行病学

子宫内膜异位症是有活性的子宫内膜组织异位到子宫腔黏膜以外的组织器官的一种疾病。约10%～20%的育龄期女性患有该疾病，在25岁左右发病率最高。绝经后妇女亦可能罹患此症，其患病率与种族或社会经济地位无关。子宫内膜异位症可发生于人体中几乎所有的器官和组织，最常见的部位为卵巢、子宫骶韧带、子宫直肠陷窝等，并有一定的恶变潜能。发生于泌尿系统的子宫内膜异位症比较罕见，约占1%～2%，其中约70%～80%为膀胱病变，最常见于膀胱后壁及顶壁，约90%，多为单发；少数位于膀胱三角。可能是因为膀胱与子宫毗邻有关。膀胱内膜异位症多数有妇科手术病史。

#### （二）病因、病理及病理生理

膀胱子宫内膜异位症的发生机制，目前广为接受的观点是其与月经过程中经血逆流导致的子宫内膜细胞异位种植有关。这一理论有助于解释子宫内膜异位更易发生于左侧输尿管及膀胱顶壁。另外，亦有观点认为膀胱子宫内膜异位症起源于腹膜下的米勒管残迹，是米勒管化生的结果。膀胱子宫内膜异位症呈结节状外观，主要由纤维组织、平滑肌组织和呈岛状或串珠状分布的子宫内膜腺体及基质构成，类似于子宫腺肌病的组成和形态，因而亦有人认为其是由来源于子宫的腺肌组织向外生长并侵犯膀胱而形成。另外，膀胱子宫内膜异位症的发生与其他部位子宫内膜异位症手术史及剖宫产手术史有一定的相关性。开放的子宫创面或腔隙为子宫内膜播散创造了条件。

#### （三）诊断

**1. 临床表现** 泌尿系统子宫内膜异位症发病率较低，约2/3的患者出现明显的症状。其典型临床表现包括周期性腰痛、尿痛、尿急、泌尿系感染及肉眼血尿，多为周期性脱落的异位子宫内膜所致。在膀胱受累的患者中，周期性的下尿路症状、下腹及盆腔疼痛是最常见的表现。腔内受累的患者相比腔外型更易出现上述症状。有相当数量的输尿管子宫内膜异位症患者没有典型的泌尿生殖系统症状，患者常因未及时就诊而导致隐匿性的肾功能丧失。膀胱子宫内膜异位症常并发盆腔内其他部位的子宫内膜异位症，60%～87.9%的患者同时存在腹膜、卵巢、盆腔等部位的受累。因此，部分患者常因痛经、性交痛、盆腔包块、不孕等症状就诊。

**2. 实验室及影像学检查** 尿常规检查可用于排除泌尿系感染等疾病。血清CA125升高对于该疾病的诊断有一定提示作用。

超声作为一种无创检查可用于该疾病的初筛，并对评价肾和输尿管积水的程度有较好的效果。但是子宫内膜异位症缺乏典型的超声表现，难以单纯通过超声诊断该疾病。在超声发现肾积水、怀疑输尿管受累的情况下，静脉泌尿系造影可作为进一步的检查手段，对于静脉泌尿系造影显影较差的患者，可考虑进行逆行泌尿系造影检查。CT 可用于明确病变的具体位置和数量，以及肾积水的程度，并排除其他疾病，同时可为是否保留肾脏提供依据。同位素肾图可用于评价患者的肾脏功能。

MRI 是针对泌尿系子宫内膜异位症特异度最高的影像学检查方法。其典型表现为在 $T_2$ 和 $T_1$ 加权图像中伴有高信号光点的低信号结节。对于膀胱深部的子宫内膜异位症，MRI 常有较好的诊断效果。

近年来，腔内泌尿外科技术在子宫内膜异位症的诊断中发挥了越来越重要的作用，其具备直观及可操作性强的优势。对于出现下尿路症状或血尿的盆腔子宫内膜异位症患者应进行膀胱镜检查，并于必要时进行活检；对于高度怀疑上尿路受累的患者应进行输尿管镜检查及活检。病理活检可运用免疫组织化学染色的方法对 ER、PR、CK7、CA125、CD10 的表达进行测定，有助于明确诊断。

**（四）治疗**

泌尿系子宫内膜异位症的治疗有以下几个目标：①尽可能彻底解除泌尿系梗阻并保护肾功能；②完全切除或消融异位的子宫内膜组织，从而控制疾病进展；③保护患者的生育功能；④用侵入性最小的方法缓解患者的症状。因此，在治疗方面应根据患者的年龄、生育意愿、症状严重程度、病变程度和器官受累的程度进行个体化治疗。

1. **药物治疗** 药物保守治疗常用孕激素、促性腺激素释放激素类似物，是主要的内分泌治疗药物。但是，由于膀胱子宫内膜异位症为深部病变，且病理表现类似于子宫腺肌病，上述药物的治疗效果并不理想，其有效率约为 33%。内分泌治疗对于腔内型患者的治疗效果可能差于腔外型，且对于广泛病变的患者疗效较差，易复发，因此其仅适用于病变范围较小或不能耐受手术的患者。此外，对于绝经后患者，黄体生成素释放激素类似物对于控制病情有一定的作用。

2. **手术治疗**

（1）腔内手术：大多数膀胱子宫内膜异位症的患者需接受手术治疗。膀胱子宫内膜异位症的治疗方式取决于病变的严重程度及浸润深度。经尿道电切术相对开放手术及腹腔镜手术而言创伤较小，可作为部分病变较为浅表的腔内型患者的治疗选择。但是，大多数膀胱子宫内膜异位症为腔外型，即由膀胱表面向腔内浸润生长，其往往腔内病灶较小而深部病灶较大，经尿道切除往往治疗效果较差，复发率高。有研究认为，异位的子宫内膜病灶累及深肌层或范围超过 2cm 则不建议行经尿道电切术。

（2）开放、腹腔镜及机器人手术：膀胱受侵犯的患者首选膀胱部分切除术，手术方式可选择开放、腹腔镜或机器人手术，切除范围应包括全部病变组织及周围的炎性瘢痕组织，术中应全面探查盆腔和腹腔的脏器及组织。这一术式的治疗效果彻底，症状缓解率可达 95%～100%，且复发率低。进行该手术前可先行膀胱镜检查及活检，以明确诊断并判断病灶的位置和大小。必要时可行输尿管内置双 J 导管术，以利于术中盆腔脏器的分离和解剖。术中若证实病灶侵犯输尿管，则应同期行输尿管部分切除及输尿管膀胱再植术。若手术不能完全切除病灶或发现合并有盆腔内其他部位的子宫内膜异位症，则可考虑术后进行辅助内分泌治疗并定期随诊。膀胱部分切除术后患者的预后与病灶的位置及切除的范围有关。膀胱顶壁的病灶较易完全切除，复发率低；但膀胱后壁的病灶常难以彻底切除，复发率相对较高。在合并子宫前壁腺肌症的患者中，完全切除膀胱病变及邻近的子宫腺肌组织有助于降低术后复发率。

膀胱子宫内膜异位症缺乏典型的症状、体征，较难开展针对性的辅助检查，常被误诊或漏诊，延误病情。对于有痛经病史，影像学提示盆腔占位侵犯膀胱的患者，须高度怀疑膀胱子宫内膜异位症，但仍需要病理学进行确诊。

## 二、膀胱白斑病

### （一）概述

膀胱白斑病（leukoplakia of bladder，亦称 vesical leukoplakia），特点是膀胱黏膜的扁平上皮化生并伴有表层上皮的明显角化。目前认为膀胱白斑病的形成是由于膀胱变移上皮化生为扁平上皮，表皮细胞有明显角化，并有角质蛋白形成。其病理特征是由 Rokitansky 在 1862 年首次描述，表现为过度形成的扁平上皮伴有脱屑及大量的上皮。以往被认为是罕见病。国外多数学者认为，膀胱黏膜的扁平上皮化生分可分为角化型（keratinising squamous metaplasia，KSM）和非角化型（non keratinising squamous metaplasia，NKSM）。膀胱白斑病等同于角化型扁平上皮化生，它是一种癌前病变，需要进行积极的治疗和随访。KSM 与 NKSM 在发病率、好发部位、性别、诊断标准、治疗方法及预后方面存在着很大的差别，目前认为非角化型扁平上皮化生是发生于育龄期妇女的与雌激素相关的膀胱三角区黏膜扁平上皮化病变，不会导致癌变，因此不需要治疗或仅需要随访。但是，国内大多数学者都不区分角化型和非角化型扁平上皮化生，而将它们统称为膀胱白斑病，认为都有癌变倾向，都需要积极治疗。

### （二）发病率

膀胱白斑病中，角化型扁平上皮化生和非角化型扁平上皮化生有着不同的人群发病率。其中，膀胱黏膜角化型扁平上皮化生的发生率约占住院患者的 1/10 000，这类疾病多发生于男性，以往的文献多限于少量病例报道。近年来，随着膀胱镜的普及及临床医师的重视，膀胱黏膜非角化型扁平上皮化生的报道有增多趋势，其患病率达 13.75%～15.60%，多见于中年女性，发生于男性的病例仅报道于个别进行内分泌治疗的前列腺癌患者。

### （三）病因假说及发病机制

膀胱白斑病的病因至今尚未完全明了，但与下尿路炎症、梗阻、增生性病变密切相关。有学者认为临床上“膀胱白斑病”的诊断和组织病理上“角化的扁平上皮化生”的诊断统一。McDonald 概括本病为“不角化的黏膜上皮细胞发生角化改变”。

迄今为止，对于膀胱变移上皮细胞鳞状化生的原因有以下 3 种学说。

**1. 外胚层组织细胞的错位生长** 在胚胎期，膀胱变移上皮来源于中胚层和内胚层，膀胱三角区、输尿管、肾盂、肾盏还有阴道的上皮是从中胚层而来，前面几种上皮细胞的类型是变移上皮细胞，而阴道上皮是扁平上皮细胞。在胚胎生长时期，阴道扁平上皮组织就可能错位生长到邻近的膀胱颈部位。如果胚胎发育为男性，则米勒管于第 4 个月之前退化，因此在这个时期内有可能外胚层组织错位生长到男性患者的膀胱。对于女性患者，这些黏膜病变的大小和形状受到从月经初潮期至绝经期之间激素的周期性影响而变化。这种学说认为，既然膀胱白斑病发生于胚胎生长时期的胚层组织间的错位生长，就不具有临床意义。

**2. 对不良刺激的反应** 膀胱白斑病的特点是黏膜变移上皮的扁平上皮化生。变移上皮具有极强的转化和增生能力。一些没有直接致癌的慢性刺激或不良因素可引起过度反应，最终使变移上皮向扁平上皮分化。这些慢性刺激的不良因素包括慢性炎症、结石、激素不平衡、某些物质（如维生素 A）的缺乏、特定的疾病（如结核或梅毒），以及各种化学物质。从临床角度考虑，长期慢性刺激因素关系最大，如大多数膀胱白斑病患者伴有泌尿系感染或反复发生的尿道感染。

3. **细胞自身转化**　膀胱黏膜上皮细胞因某种内在的因素，如基因突变而导致的变化。有文献报道，正常膀胱黏膜表面含有氨基葡聚糖层，如果三角区非角化的扁平上皮化生引起氨基葡聚糖层的破坏，可能导致感染的进展。

上述理论从一定的程度上解释了膀胱白斑病的发病原因和发生机制，但都难以阐明其全部发病机制。

**（四）病理**

黏膜白斑通常发生在膀胱。但 Falk 等报道了白斑病发生于上尿路，虽然有报道上尿路的白斑和膀胱白斑病同时存在，但是它和膀胱白斑的关系尚不明确。也有少量文献报道黏膜白斑发生在龟头以及男性尿道等部位。Reece 等认为黏膜白斑发生在膀胱的数量是发生在肾盂和输尿管的两倍。膀胱白斑病的病理特征是由 Rokitansky 在 1862 年首次描述，他描述了过度形成的扁平上皮伴有脱屑及大量的上皮，称这种病变为“胆脂瘤”。对这个定义更为确切地描述是后来的 McDonald，他将其简单地定义为“非角化的黏膜出现角化”。国外多数学者建议把膀胱白斑病这种疾病与角化型扁平上皮化生这一病理诊断等同起来，其多见于男性，多发生于膀胱前壁的非三角区部位，膀胱镜下可见成片灰白色，黏膜增厚高于表面，不含血管，与周围正常黏膜分界清楚，或周围邻近黏膜充血改变。表层组织角化明显，严重的呈棘皮状，大量脱落的上皮及角质蛋白碎片在水中游动而呈现“雪暴”景象，亦称“飘雪征”。

1. **光学显微镜病理检查**　膀胱白斑组织为尿路上皮被复层扁平上皮所取代，扁平上皮间缺乏变移上皮间的紧密连接，可见细胞间桥，表面可见角化或过度角化物质，黏膜下层大量的炎症细胞浸润。传统病理分型将膀胱白斑分为增生型、萎缩型、疣状型。①增生型：绝大部分为此型。鳞状细胞可达十余层，深层棘细胞增生，棘细胞钉突生长，表面细胞角化异常活跃。②萎缩型：较少见。其鳞状细胞仅 2～3 层，镜下细胞减少，无钉突或钉突明显缩短，可与增生型同时存在。③疣状型：此型更少。膀胱黏膜扁平上皮棘细胞钉突延长，可见明显角化不全、角化过度。临床上疣状型和萎缩型少见。

近期研究发现，膀胱白斑的病理表现可分为 4 种类型。0 型：膀胱黏膜尿路上皮扁平上皮化生交错或单纯扁平上皮化生，无角化层，基膜平直，上皮细胞约 2～18 层。1 型：膀胱黏膜扁平上皮化生，可见角化层或不全角化层，基膜平直或稍弯曲，上皮细胞约 10～12 层。2 型：膀胱黏膜扁平上皮化，有角化层，基膜明显弯曲，伸入固有层上皮细胞约 14～45 层。3 型：扁平上皮化生，细胞层数明显增多，细胞增生活跃、排列紊乱、细胞核轻度异型。角化层明显，基膜乳头状弯曲，伸入固有层，上皮细胞约 20～50 层。

2. **电子显微镜检查**　表面由多层扁平上皮细胞组成，细胞核幼稚，细胞质内张力原纤维丰富，上皮细胞细胞质内可见糖原储积，有的糖原颗粒散在分布，上皮细胞之间的间隙较宽，细胞表面有丰富的指状突起。相邻细胞以指状突起相连，连接部位可见桥粒结构，上皮基底部形成乳头状结构。

通过光学显微镜和电子显微镜分析病理形态、病变上层厚度、细胞变异程度、基膜弯曲伸入固有层深度的变化情况，可客观反映膀胱白斑的发生发展过程。

**（五）与其他疾病（包括膀胱癌）的关系**

国外主流意见认为，膀胱黏膜的扁平上皮化生分角化型（KSM）和非角化型（NKSM），膀胱白斑病等同于 KSM，是一种癌前期病变，临床统计其癌变率为 15%～20%，有报道高达 42%。而 NKSM 是发生于育龄期妇女、与雌激素相关的膀胱三角区黏膜扁平上皮化病变，不会导致癌变而不需要治疗或仅需要随访。国内大多数学者则不区分角化型和非角化型扁平上皮化生，将它们统称为膀胱白斑病，认为都有癌变倾向，但没有可靠的文献记录其癌变率。目前有多种假设探讨了扁平上皮化生会进展为侵入性膀胱癌的原因和机制。

Mueller 等报道膀胱壁角化的扁平上皮化生区深层有炎症改变。电子显微镜研究显示化生的鳞状上皮与变移上皮相比，明显缺乏细胞间紧密连接。因此，有人推测尿液渗透，进入膀胱黏膜下层引起炎症改变，随着膀胱病变的广泛导致膀胱挛缩和顺应性的降低。Roehrborn 等报道在一例尿流改道术后 19 年后的无功能膀胱，出现角化的扁平上皮化生并进展为鳞状细胞癌，因此得出结论：一旦尿路变移上皮的出现化生，引起进一步的进展为鳞状细胞癌的尿路慢性刺激不是必需的。

大多学者认为扁平上皮化生和膀胱鳞状细胞癌经常同时存在。Petrou 等认为 21% 的膀胱白斑病患者同时伴有癌，另有 21% 的患者随后进展为癌。最常见的伴有扁平上皮化生的恶性肿瘤是鳞状细胞癌，其他伴随的类型包括移行细胞癌、未分化癌、腺癌甚至恶性肉瘤。

Holley 和 Mellinger 描述了第 1 例随访患者进展为鳞状细胞癌的病例。随后又有陆续的膀胱白斑病的患者进展为鳞状细胞癌的报道。

Khan 等在他们的队列研究中描述，11 例病变广泛的膀胱白斑病患者中有 6 例进展为癌，16 例病变局限的膀胱白斑病患者中有 2 例进展为癌，这 8 例进展为癌的患者中有 6 例因为癌导致早期死亡。因此，他们认为膀胱白斑病进展为癌的潜伏期是不定的，大约为 4～28 年。他们发现同时伴有扁平上皮化生和出现癌的年龄等于正常膀胱癌发生率的年龄曲线，平均为 62.5 年。在他们的研究中，不同时存在癌的膀胱白斑病患者在青年时期即被诊断为伴有扁平上皮化生，经过很长时间后进展为癌，他们诊断为癌的平均年龄为 64.5 岁，与同时被诊断为伴有鳞状化生和癌的病例的年龄相似。

Guo 等随访了 4 例膀胱白斑病的病例，2 例进展为伴有鳞状细胞癌特征的膀胱癌。但最近的研究中，也有学者认为膀胱白斑病不会进展为膀胱癌。Staack 经过对 77 例膀胱白斑病患者规律的随访，平均随访时间为 8.3 年，发现膀胱白斑病和其他部位的白斑病变不同，没有潜在癌变的可能，并且建议膀胱镜规律随访。

我国学者梁伟东等对膀胱白斑病的患者随访后认为，膀胱白斑病不会发生恶变，即使会发生恶变，其恶变率也不高。龙慧民等统计分析近几年来国内文献报道的 314 例膀胱白斑患者，仅见 3 例在术前发现合并移行细胞癌，而且术后随访未见有膀胱鳞状细胞癌的发生，认为膀胱白斑属于恶变概率较低的一种良性病变。

关于膀胱白斑病是一种病理变化还是癌前病变，目前还缺乏足够的资料。2002 年国际咨询委员会关于非侵入性尿路上皮肿瘤的诊断认为，角化的扁平上皮化生应该视为癌前病变。

### （六）诊断

**1. 临床表现** 膀胱白斑病多见于中年女性，症状没有特异性，临床表现主要是膀胱刺激征和下尿路感染的症状，患者常因尿频、尿急、血尿、下腹不适就诊，常伴有多虑、失眠、精神抑郁、全身不适。可反复出现尿路感染、膀胱炎、尿道炎、阴道炎等，经抗感染治疗之后症状缓解，但经常复发，可持续数十年。在急性病例中，患者可出现较严重的临床症状，如肉眼血尿和严重的膀胱刺激症状，个别病例则无明显症状，也可伴有失眠、多虑、精神抑郁等非特异性全身症状。因膀胱白斑患者的临床表现缺乏特异性，与膀胱炎、尿道炎的无明显区别，常被误诊为泌尿系感染、结核、精神病等。尿常规可见镜下血尿、白细胞增多。尿细菌培养常为阴性。

**2. 膀胱镜下特点**　膀胱白斑病的诊断主要依靠膀胱镜检筛检和病理检查。膀胱内壁可见灰白或灰色斑状隆起，大小不等，单发或散在多发。病变主要位于膀胱三角区及膀胱颈部，或两处相连成片，也可位于输尿管开口，但输尿管开口清晰，喷尿正常，很少引起梗阻。病变广泛者可波及膀胱大部乃至全部。

膀胱容量正常，膀胱内尿液中可见白色絮状物悬浮，即脱落的上皮及角质蛋白碎片在水中游动而呈现“雪暴（snow storm）景象”，亦称“飘雪征”。单纯膀胱白斑为不规则成片白斑，病灶稍隆起，边界清楚，表面粗糙，外形不规则，呈海星一样向周围延伸，表面有时可见活动性出血。白斑部血管纹理随角化层厚度增大逐渐减少或消失。常见膀胱颈部及尿道充血，可合并腺性膀胱炎、膀胱颈炎性息肉等。合并腺性膀胱炎时，为散在的粒状及小片状直径约3～5mm白色斑点。根据膀胱镜影像系统选项特点，可将膀胱白斑分为以下4型。

（1）充血型：膀胱黏膜表面粗糙，间有小红点，血管纹理增多，呈膀胱炎样改变。

（2）斑点型：膀胱黏膜表面粗糙，间有白点或小片状白斑，白斑边界不清，血管隐约可见其旁1～2cm膀胱黏膜间有小红点。

（3）薄斑型：其边界欠清，血管纹理，白斑旁1～2cm膀胱黏膜粗糙，间有小红点。膀胱黏膜表面粗糙，覆盖薄层白斑。

（4）厚斑型：膀胱黏膜表面覆盖厚层白斑，表面明显凹凸不平，边界清晰，血管纹理消失。白斑旁1～2cm膀胱黏膜粗糙，间有小红点。

**3. 病理特点**　应取病灶组织作常规病理活检，有条件者进一步行电子显微镜检查。

病理检查：膀胱黏膜扁平上皮化生，表层上皮不全角化或出现角化。

电子显微镜检查：膀胱黏膜扁平上皮化生，细胞核幼稚，细胞质内张力原纤维较丰富，连接部位可见丰富的桥粒结构。

**4. 诊断标准**　膀胱白斑诊断标准如下：①间断反复出现尿频、尿急，可伴尿痛，临床表现为血尿、下腹部不适或疼痛；②膀胱镜检发现边界清晰的膀胱白斑，其上血管纹理明显减少或消失；③病理检查发现膀胱黏膜扁平上皮化生，表层上皮不全角化或出现角化；④电子显微镜检查发现膀胱黏膜扁平上皮化生，细胞核幼稚，细胞质内张力原纤维较丰富，连接部位可见丰富的桥粒结构。同时符合上述4条或符合②、③条或符合②、④条，即可确诊。

**（七）治疗**

根据有无明确的诱发因素，以及膀胱镜检查、病理检查、电子显微镜检查分型，伴发的基础疾病及病变的部位、范围等，选择合适的治疗手段。但膀胱白斑病的病因及发病机制尚未完全明了，所以其治疗方法有多种，总结其治疗的方法大体有非手术治疗、手术治疗和综合治疗等，但去除病因的治疗显得尤为重要。

根据对膀胱白斑的病理分析、电子显微镜检查分型的不同，可考虑选择以下治疗方式：0型膀胱白斑细胞变异程度较轻，可随访观察；1型可考虑抗感染，对症处理，定期复查；2型可手术治疗；3型患者扁平上皮细胞增殖活跃，可见细胞核轻度异型，需及时手术，术后可进行单次膀胱灌注化疗。

**1. 非手术治疗**

（1）保守治疗

1）去除不良刺激：去除诱发因素，治疗基础疾病。积极抗感染治疗，处理泌尿系结石，解除尿路梗阻，手术矫正尿道外口畸形，切除尿道肉阜。经过这些治疗后，病理分型为0型和1型的患者可部分自愈。

2）对症治疗：抑制膀胱刺激征可用 M 受体阻滞剂、α 受体阻滞剂；明显神经衰弱、睡眠差及夜尿严重者可用镇静和抗焦虑药物。刘龙亚等报道，膀胱白斑病的病变范围小的患者可采用保守治疗，包括规范使用抗生素抗感染、排尿后每天膀胱区深部热疗 30～60 分钟、碱化尿液、α 受体阻滞剂、溴丙胺太林和/或金砂五淋丸等，14 例患者中的 11 例症状明显得到缓解。

3）物理治疗：董新歌等采用微波治疗膀胱白斑患者 3 例，利用微波的热效应和生物效应加速局部血液循环，使组织细胞代谢旺盛，增加局部组织免疫功能，同时改善细胞内外环境，从而促进炎症水肿的消散和吸收；微波治疗还有利于正常黏膜的修复和生长，有助于恢复膀胱的弹性及其储尿和排尿功能。3 例患者均获得缓解。国外还有报道应用多西环素治疗膀胱白斑病，获得临床症状减轻或消失。31 例膀胱白斑病患者中的 8 例膀胱镜下病变消失，有 12 例患者的病变程度减轻。

（2）膀胱药物灌注

1）增加机体免疫力的药物，如卡介苗。

2）抗肿瘤药，如丝裂霉素、羟喜树碱、吡柔比星等。

3）其他药物，如采用膀胱内灌注 0.5% 硝酸银、硫酸多聚糖钠。

**2. 手术治疗** 膀胱内局部病变的处理要根据患者临床症状、病变范围、病理分型及并发症等采取不同的方法。

（1）腔内手术：经尿道膀胱白斑电切术是病理分型 2 型、3 型膀胱白斑局部病变的主要治疗方法。电切的范围为膀胱白斑及其周围 2cm 正常的膀胱黏膜。由于膀胱白斑病理改变限于黏膜层，所以切除的深度达到黏膜下层即可。

（2）开放手术：病变增生活跃，高度怀疑恶变或有恶变的患者，可行膀胱部分切除术或膀胱全切术，但应慎重。也有部分人认为过多的外科治疗，尤其是抗癌药物膀胱灌注治疗有“过度治疗”之嫌。

**3. 综合治疗** 膀胱白斑病电切或电灼术前采用抗菌药物抗感染治疗，术后行膀胱灌注。对于保留膀胱的手术后是否辅以抗肿瘤药物膀胱内灌注治疗，目前存在两种不同的意见，部分学者认为手术后辅以膀胱内灌注治疗，可预防复发及恶变。但也有学者认为膀胱灌注化疗药物会刺激膀胱黏膜，致使电切创面愈合缓慢，并可能导致严重尿路刺激症状。因此，术后应用膀胱灌药治疗应慎重。

所有患者应该注意监测，定期随访，发现复发需及时治疗，如发生恶变者按膀胱癌处理。

## 三、膀胱内翻性乳头状瘤

膀胱内翻性乳头状瘤一种少见的非侵袭性尿路上皮肿瘤，其发生率不到膀胱肿瘤的 1%。该病多见于中老年男性，女性发病率较低，男女发病比率约为 5.8∶1。具体病因还没有定论，当前普遍认为该病变与吸烟、慢性炎症刺激或下尿路梗阻所致的膀胱尿路上皮异常增生有关。不同于膀胱乳头状瘤的生长方式，其病灶是向膀胱固有层内翻性生长，但不侵及肌层，且以膀胱颈及三角区等部位多发。患者以无痛性肉眼血尿最为多见，其次为排尿困难或下尿路刺激等症状。因该类疾病多为单发、非浸润性生长，临床治疗上通常选择 TURBT 术，术后无须接受膀胱灌注化疗。

## 四、膀胱平滑肌瘤

膀胱平滑肌瘤（leiomyoma）是由成熟的平滑肌细胞构成的良性肿瘤，是一种来源于膀胱间叶组织的非上皮性良性肿瘤。其发病率不到膀胱肿瘤的 0.5%。该病可发生于任何年龄，但以 30～50 岁较常见，年轻女性的发病率是男性的 2～3 倍。尽管具体的发病机制还并不清楚，但雌激素可能与平滑肌瘤的发生相关。该病早期无明显症状，肿瘤增大后常以血尿、尿路刺激症状、排尿困难或下腹痛等临床表现就诊。临床上根据肿物与膀胱壁的关系可分为黏膜下型、壁间型和浆膜下型 3 类。其中以膀胱黏膜下型最为常见，约占 63%，其次为膀胱浆膜下型，约占 30%，膀胱壁间型占 7%。肿瘤呈膨胀性生长，膀胱黏膜下型平滑肌瘤有时可形成似带蒂的膀胱肿瘤。黏膜下型肿瘤多位于膀胱颈部，临床症状出现较早，以膀胱刺激症状及排尿梗阻为主要表现；浆膜下型肿瘤多位于膀胱顶部，肿块较大，向盆腔凸出，以下腹痛或腹部包块为主要表现；壁间型肿瘤常表现为肉眼血尿。在光学显微镜下，膀胱平滑肌瘤细胞呈梭形，编织状排列，核细长，无核分裂象，细胞质丰富，深嗜伊红色，有时核排列呈栅状。典型的平滑肌瘤诊断不难，偶尔需要与神经纤维瘤、神经鞘瘤、纤维瘤相鉴别。有文献报道膀胱平滑肌瘤的免疫组织化学指标与子宫平滑肌瘤的相似，与此同时，膀胱平滑肌组织内发现雌激素受体及女性发病年龄多在绝经期前等特性均提示可能膀胱平滑肌瘤与雌激素水平相关，但仍需要进一步研究证实。

膀胱平滑肌瘤的常见症状为下尿路梗阻伴发尿路感染症状，如排尿困难、尿潴留、尿路刺激症状等，可伴有血尿或偶有骨盆痛和压力性尿失禁症状；也有膀胱颈部平滑肌瘤致尿潴留，引起急性肾衰竭的报道；也有报道肿瘤位于膀胱三角区近膀胱颈，患者表现为性交痛；也可无任何症状，而常常在手术中或其他检查中发现。Goluboff 报道临床症状发生频率依次为：尿路梗阻症状（49%）、尿路刺激症状（38%）、腹痛（13%）、血尿（11%）。不过，Knoll 等报道认为尿路刺激症状是最常见的临床症状。这些提示膀胱平滑肌瘤的临床症状与肿瘤位置和大小相关，例如肿瘤位于输尿管口或膀胱颈主要引起梗阻症状，而体积较大的肿瘤则常表现为尿路刺激症状。

该病主要的检查手段包括超声、盆腔 CT 及 MRI 等影像学检查。超声检查可判定肿瘤的大小、部位和范围，对诊断膀胱平滑肌瘤是最经济实用的检查方法，肿瘤表面膀胱黏膜为强回声。CT 表现为膀胱壁的实质性肿物，CT 值在 30HU 左右，肿瘤较大时可见中心有坏死区。MRI 可通过横断面、冠状面和矢状面扫描确定肿瘤的大小、部位和范围，也可了解邻近脏器的情况。肿瘤常在膀胱后壁，有完整的包膜，大小从数毫米至十余厘米不等，平均直径约为 6cm，多为单发，国内、外均有多发的报道。其瘤体常呈圆形或椭圆形，肿瘤表面黏膜光滑，向腔内、外生长，对周围器官仅表现为压迫改变。部分病例行膀胱镜检查发现黏膜下型及部分表浅的壁间型肿瘤，但当肿瘤表面黏膜形成溃疡或糜烂时，容易误诊为恶性肿瘤。

膀胱平滑肌瘤由于肿瘤包膜完整，可以行肿瘤剜除术、膀胱部分切除术或经尿道电切术，如果与输尿管口关系较近，还须行输尿管再植术。此疾病预后好，尚未见有术后复发的报道。

## 五、膀胱孤立性纤维性肿瘤

膀胱孤立性纤维性肿瘤是起源于 CD34 阳性的树突状间叶细胞的间充质肿瘤，具有向成纤维细胞及血管内皮细胞等分化的特征。该肿瘤好发于胸膜，原发于膀胱者罕见，该病初期多无明显症状，但随着肿瘤体积的增大，可逐渐出现血尿、盆腔压迫及排尿困难等症状，MRI 表现为 $T_1WI$ 上的等信号，$T_2WI$ 可呈不均匀高信号。该病的确诊须依靠组织病理学检查。目前认为该病最好的治疗手段是手术完整切除。

## 六、肾源性腺瘤

肾源性腺瘤是发生于尿路上皮的良性假瘤性病变，因其组织学形态与肾小管相似而得名。该疾病可发生于泌尿生殖道全程，尤其好发于膀胱。男女均可发病，以中年男性居多，但其具体发病机制尚不明确。该病无典型的临床症状，可表现为血尿、尿频、尿痛及排尿困难等症状。当前主要的治疗方式是经尿道膀胱肿瘤电切术。本病虽为良性病变，但也有发展为腺癌、鳞状细胞癌及透明细胞癌的可能，因此应加强术后复查。

## 七、神经纤维瘤

神经纤维瘤是由于神经鞘的施万细胞过度生长而形成的良性肿瘤，是一种常染色体显性突变遗传病。在膀胱，神经纤维瘤起源于膀胱壁神经节，免疫组织化学示 S-100 蛋白和Ⅳ型胶原蛋白阳性。膀胱神经纤维瘤很少会发生恶性转化而成为神经纤维肉瘤。

泌尿生殖系统的神经纤维瘤可以发生在前列腺、尿道、睾丸、精索和输尿管，但膀胱神经纤维瘤最为常见，属于良性的外周神经鞘肿瘤，目前文献报道的病例数为 70 例左右。这一类肿瘤通常发生于骨盆、膀胱神经节和前列腺神经丛，发病年龄 3～69 岁，多数发生在 7～28 岁之间并且男性发病率较高。如果肿瘤发生在儿童则可能与 1 型（较常见）和 2 型多发性神经纤维瘤（neurofibromatosis）相关，膀胱是最易受到累及的泌尿生殖器官，仅有半数患者有该肿瘤家族史，其他则为新发基因突变，男女发病率没有差异。

常见的临床特征包括血尿、膀胱刺激症状、排尿困难、反复泌尿系感染或盆腔肿物。多发性神经纤维瘤患者可以有其他部位的症状，例如“牛奶咖啡”斑和 Lisch 结节（虹膜斑块）。如果是孤立的膀胱神经纤维瘤则需要与平滑肌肉瘤、神经节瘤和副神经节瘤相鉴别。影像学检查可以帮助早期诊断肿瘤，主要是通过 CT 和 MRI，尤其是对多发性神经纤维瘤患者可以帮助评估腹盆腔和中枢神经系统占位情况。对于肿瘤表现大小不对称和 CT 显示不均质的需要注意恶性可能。膀胱神经纤维瘤在 CT 上可表现为局部病变或弥漫性膀胱壁增厚。MRI 可表现为 $T_1$WI 等或稍低信号 $T_2$WI 等或稍高信号，有囊变或坏死时可见 $T_1$WI 低信号 $T_2$WI 高信号，增强后实性成分稍高或高强化，囊性成分无强化，实性成分可见延迟强化。大体标本多表现为局限于膀胱壁的质软白色肿物，组织学表现为膀胱全层丛状或弥漫性生长，具有卵圆形或细长形细胞核的梭形细胞增生，间质的胶原可多可少。丛状肿瘤的特点是在胶原基质内合并梭形细胞结节，而弥漫性纤维瘤范围扩大至黏膜固有层，甚至到肌层固有层。免疫组织化学染色 S-100 蛋白在细胞质阳性。神经纤维瘤需要与低级别恶性外周神经鞘瘤、平滑肌瘤、术后的梭形细胞结节、炎性假瘤、平滑肌肉瘤和横纹肌肉瘤等相鉴别。不典型神经纤维瘤缺乏核分裂象或明显的 MIB-1 标记；细胞型神经纤维瘤缺乏明显的细胞异型性或核分裂象，如出现少数核分裂象不足以诊断为恶性。

对于有症状的膀胱神经纤维瘤患者，可以采用手术治疗，没有上尿路梗阻的患者可以行经尿道电切或膀胱部分切除术。膀胱神经纤维瘤的预后很好，很少有恶变，主要以局部切除治疗为主，对于没有症状的病例可以考虑采用定期观察。

## 八、膀胱嗜铬细胞瘤

膀胱嗜铬细胞瘤又称膀胱副神经节瘤，是肾上腺外嗜铬细胞瘤的一部分。肾上腺外的嗜铬细胞瘤（extra-adrenal pheochromocytoma）主要发生于副神经节组织，又称为副神经节瘤（paraganglioma），约占成人嗜铬细胞瘤总数的10%。

膀胱嗜铬细胞瘤是一种起源于膀胱壁副神经节细胞的肿瘤，约占膀胱肿瘤的0.05%，占所有嗜铬细胞瘤中的1%，占肾上腺外嗜铬细胞瘤的10%。1953年Zimmerman等报道了第1例膀胱嗜铬细胞瘤，至今国外文献报道仅有240多例。发病年龄广泛，平均年龄为43.3岁（10～88岁），多见于年轻人，尤其是年轻女性和白人。50%～65%的患者有高血压，典型的症状为排尿时出现阵发性高血压，表现为头痛、心悸、大汗、眼花等，甚至晕厥，排尿后数分钟症状缓解，约有半数以上的患者可有间歇性肉眼血尿，也有的仅表现为肉眼血尿，膀胱刺激症状少见，约有20%无内分泌功能。多为良性，肿瘤直径一般在2～3cm，最大的可达十几厘米。膀胱恶性嗜铬细胞瘤约占膀胱嗜铬细胞瘤的5%～15%，诊断标准是术后转移和/或肿瘤局部扩散。除了根据肾上腺嗜铬细胞诊断原则进行诊断外，还应行膀胱镜检查。多数肿瘤界限清楚，单发或多发性结节，常位于膀胱三角区或顶部的固有肌层，表面覆有正常膀胱黏膜，有时也可见到形似溃疡状的肿瘤或多发的结节状肿瘤，须与其他膀胱肿瘤鉴别，必要时应行活组织检查。显微镜下，肿瘤排列成不连续的巢状（Zellballen样），细胞巢之间有明显的血管网分隔。瘤细胞圆形，细胞质透亮，呈嗜酸性或嗜碱性，细胞核卵圆形，常见散在分布的大细胞核或奇异核，分裂象罕见或缺乏，瘤细胞巢周围扁平状的支持细胞S-100蛋白阳性。在所有膀胱嗜铬细胞瘤中GATA3的表达量为83%，在转移灶中的表达量达80%。基因检测发现1p、3q和22q的缺失，在恶性病变中有6q、11p和17p的缺失。最新文献发现有*SDHA*和*SDHB*基因突变，表现为免疫组织化学中不表达SDHB蛋白。超声和CT，以及FDG-PET/CT和MRI弥散加权成像可对准确定位诊断提供帮助，一般表现为膀胱壁内结节状、圆形或椭圆形肿瘤，可以突向腔内或突出壁外。用以$^{31}$I-IMBG为示踪剂的γ照相进行全身检查，对肾上腺内、肾上腺外或多发性、转移性嗜铬细胞瘤的定位有一定价值，其灵敏度与MRI近似，除用于诊断外，其还可用于不能手术切除患者的治疗。

膀胱嗜铬细胞瘤的治疗方法是膀胱部分切除术，完全切除肿瘤组织。膀胱嗜铬细胞瘤治疗禁止采用经尿道切除术，因为这可能引起高血压危象。手术中处理和术后随访与其他部位嗜铬细胞瘤一样。恶性副神经节瘤可以在数年后才复发，因此需要对患者进行长期随访。$T_1$或$T_2$期肿瘤无复发和转移，为良性肿瘤；$T_3/T_4$期则肿瘤复发（14.2%）和转移（9.4%）的发生概率高，其中*SDHB*基因突变与肿瘤转移相关。

## 九、膀胱血管瘤

膀胱血管瘤（hemangioma）较血管肉瘤常见，但很少造成组织破坏，常因肉眼血尿而被发现。血管瘤通常较小，而且可以通过内腔镜完全切除，很少复发和发生恶性转化。

血管瘤是由分化成熟的血管构成的良性肿瘤或血管畸形，通常仅衬覆单层内皮。根据血管瘤血管口径的大小、内皮细胞的形态和特征性组织学结构，可分为海绵型、毛细血管型、静脉型、上皮样型和肉芽组织型5大类。血管瘤最常见的发生部位为皮肤和皮下，也可发生在深部软组织及内脏器官，在内脏器官中以肝血管瘤最为常见，发生在肾脏的脉管组织肿瘤也并不少见，而发生在尿路系统的血管瘤罕见。在尿路系统中以海绵型和毛细血管型血管瘤最为常见。在尿路上皮系统以膀胱及尿道血管瘤最为常见。

膀胱血管瘤罕见，但为膀胱非尿路上皮性肿瘤中的第2位常见的良性肿瘤。1992年Petersen总结文献共报道90例，1999年Cheng报道的美国妙佑医疗国际（梅奥诊所）收治的 19 例膀胱血管瘤为病例数最多的一组病例报道。至今，膀胱血管瘤已有 100 余例。发病年龄从 2～78 岁，半数以上患者发病年龄小于 30 岁，男性略多于女性。常见的临床表现为肉眼或镜下血尿，有文献统计报道约 6% 的血管骨肥大综合征（angio-osteohypertrophy syndrome，又称 Klippel-Trenaunay-Weber syndrome）患者（肢体不对称肥大、静脉瘤、皮肤红斑）伴有膀胱血管瘤。肿瘤常见的部位为膀胱侧壁、三角区和顶部。肿瘤多为实性团块，通常较小，直径在 0.2～3cm，大的可达 10cm；多为单发，也有多发的报道；病理上以海绵状血管瘤最为常见，其次是毛细血管瘤和动静脉血管瘤。由于缺乏细胞异型性且界限清晰，血管瘤有别于血管肉瘤和卡波西肉瘤（Kaposi sarcoma）。在腺性膀胱炎或炎性肉芽组织中可以看到大量增生的血管，但这些病变具有明显的炎细胞浸润，而该现象在血管瘤中不存在或不明显。经膀胱镜检查可见黏膜下紫红色结节，肿瘤边界清楚，周围黏膜正常。病理活检可以确诊，但应注意活检前应备好电灼等器械，以防肿瘤破裂引起膀胱大出血。治疗上通常可采用经尿道电灼、电切或激光治疗，对肿瘤较大者须行膀胱部分切除术，预后好。

（赵　岩）

## 第三节　女性膀胱恶性肿瘤

女性膀胱癌发生率比男性低。在全球，膀胱癌在女性中的发病率在第 10 位之后，而在男性中的发病率位于第 7 位。2021 年，全球有 573 278 例新发膀胱癌患者，有 212 536 例膀胱癌死亡病例，其中男性新发病例 440 864 例，占全球恶性肿瘤新发病例数的 2.44%，女性新发病例 132 414 例，占全球恶性肿瘤新发病例数的 0.73%，男女比例为 3.34：1。2016 年，我国新发膀胱癌患者 82 300 例，其中男性 64 200 例，女性 18 000 例，男女比例 3.57：1，与全球持平。在全球范围内，由于种族、环境暴露及激素水平的不同，膀胱癌在每个地区的男女发病比例略有不同。在美洲，男女膀胱癌患者比例 3.08：18，与全球数据类似；在欧洲、非洲、西太平洋、东南亚地区，膀胱癌男女发病比例分别为 1.17：1、1.86：16、2.22：12、1.69：1；而在东地中海地区，这个比例高达 20.43：13。

膀胱癌发病率与年龄关系较密切。从 2021 年全球数据看出，45 岁以下女性膀胱癌发病率为 0.04/10 万；45 岁以上女性发病率为 3.2/10 万。在我国也存在这种年龄疾病发病率差异，45 岁以下女性膀胱癌发病率低于 1/10 万，而 45 岁以上女性膀胱癌发病率超过 1/10 万。

### 一、病因及发病机制

从流行病学角度分析，吸烟仍然是膀胱癌最主要的病因之一。据统计，确诊膀胱癌的患者中 50% 有吸烟史，并且发现患膀胱癌的概率与吸烟时间及频率呈正相关。吸烟史长、频繁吸烟者患膀胱癌的概率比偶尔吸烟者要高。近几年来，电子烟在市场上流通较广泛，但暂无明确的数据显示电子烟与膀胱癌的关系。有趣的是，尽管女性吸烟人群的增加，膀胱癌的男女发生比例却没有发生明显变化，但吸烟分别在男女人群中的危险比例基本相同。因此，吸烟只能部分影响男女发病率的差异。

环境暴露也是膀胱癌的病因，从事喷漆、染料、重金属及石油加工行业人群易患膀胱癌。但至今无明确的数据证明职业暴露与膀胱癌性别差异的关系。除此之外，国际上曾开展过各种有趣的临床研究，比如染发剂与膀胱癌之间的关系，有一项研究得出使用永久性染发剂和学历较高的女性患膀胱癌可能性较高。

代谢是当今肿瘤研究的热点及难点。研究发现代谢物水平的差异导致不同性别对膀胱癌环境暴露危险因素的反应存在差异，这也是导致膀胱癌男女性别差异的一个原因。芳香胺是烟草烟雾中的一种成分，可以破坏 DNA，而尿苷 5'-二磷酸葡萄糖醛基转移酶（UGT）参与肝脏中芳香胺的代谢。UGT 受雄激素受体（AR）调控，当体内 AR 表达量高时 UGT 表达量较低，男性体内 AR 表达量远高于女性，故男性体内 UGT 表达量低于女性，这也是女性对芳香胺的解毒能力强于男性的原因。另一个已被探索的代谢靶点是谷胱甘肽-S-转移酶 M1（GSTM1），它是一种通过与还原型谷胱甘肽结合来催化解毒的酶。一项纳入 354 例膀胱癌病例和 542 例对照病例的对照研究表明，在女性中 GSTM1 功能缺失会增加膀胱癌风险，但男性的膀胱癌风险与 GSTM1 无关；在女性吸烟人群中 GSTM1 缺失比例更高。男女尿液中的微生物成分的不同与膀胱癌的风险也有报道，有临床研究显示女性术后口服乳酸杆菌可延缓肿瘤复发。

类固醇激素水平与膀胱癌发生发展的关系已被证实，比如，绝经后女性患膀胱癌的风险高于绝经前女性；有生育史和雌激素/孕激素治疗史的女性患膀胱癌风险较低。体内实验证明，他莫昔芬或雷洛昔芬可以抑制膀胱癌的生长。

二代测序可以更好地从基因水平上了解了肿瘤，并且通过基础研究也发现了一些驱动基因，目前已知的膀胱癌驱动基因有 *KMT2D*、*KDM6A*、*ARID1A*、*RBM10*、*EP300*、*STAG2*、*NOTCH2*、*CDKN2A*、*CREBBP*、*FOXQ1*、*RHOA*、*ERCC2*、*KLF5*、*ZFP36L1*、*ELF3*、*GNA13*、*PTEN*、*TP53* 等。据文献报道，马兜铃酸通过影响 *TERT*、*TP53*、*FGFR3* 及 *PIK3CA* 克隆扩增的方式来调控他们的表达，从而促进膀胱癌的发生发展。

## 二、病理

### （一）膀胱癌组织学类型

90% 的膀胱癌是尿路上皮癌，是最常见的组织学类型。除此之外，鳞状细胞癌占膀胱癌的 3%～7%，腺癌占 1%～2%，还有一些为罕见的膀胱癌组织学类型，如神经内分泌肿瘤等。基于欧洲的研究结果，发现男女间在组织学类型上无显著差异。在 2016 年，世界卫生组织发布了第 4 版泌尿系肿瘤病理学分类，膀胱肿瘤病理学类型如下（表 10-3-1）。

表 10-3-1 膀胱肿瘤病理学类型

| 膀胱肿瘤病理学类型 | 膀胱肿瘤病理学类型 |
|---|---|
| 尿路上皮癌 | 巨细胞变异型癌 |
| 尿路上皮癌伴部分鳞化和/或腺样分化 | 印戒细胞癌 |
| 微乳头型尿路上皮癌 | 弥漫型癌 |
| 微囊型尿路上皮癌 | 未分化癌 |
| 巢状变异型癌 | 伴有滋养层分化的尿路上皮癌 |
| 淋巴上皮瘤样癌 | 小细胞癌 |
| 浆细胞样癌 | 肉瘤样癌 |

### （二）膀胱癌的分期

肿瘤的分期可以比较客观地反映肿瘤的大小与累及范围，某种意义上来说，可以通过肿瘤分期来预测肿瘤的预后（表 10-3-2），为后续治疗与随访提供重要的参考价值。国际上认可度较高的肿瘤分期系统是美国癌症联合会（American Joint Committee on Cancer，AJCC）和国际抗癌联盟（International Union Against Cancer，UICC）共同制定的TNM分期系统。目前在临床上应用的是2016年发布的第八版AJCC/UICC肿瘤分期系统。膀胱癌第八版TNM分期如下（表10-3-3）。

表10-3-2 第8版AJCC/UICC膀胱癌TNM分期系统的预后分组

| 分组 | 对应TNM分期 | 分组 | 对应TNM分期 |
|---|---|---|---|
| Stage 0a | $T_aN_0M_0$ | Stage ⅢB | $T_1$，$T_2$，$T_3$，$T_{4a}N_2$，$N_3M_0$ |
| Stage 0is | $T_{is}N_0M_0$ | Stage ⅣA | $T_{4b}N_0M_0$<br>任何T任何$NM_{1a}$ |
| Stage Ⅰ | $T_1N_0M_0$ | | |
| Stage Ⅱ | $T_{2a}$，$T_{2b}N_0M_0$ | Stage ⅣB | 任何T任何$NM_{1b}$ |
| Stage ⅢA | $T_{3a}$，$T_{3b}$，$T_{4a}N_0M_0$<br>$T_1$，$T_2$，$T_3$，$T_{4a}N_1M_0$ | | |

表10-3-3 第8版AJCC/UICC膀胱癌TNM分期系统

| TNM分期 |
|---|
| **T：原发肿瘤** |
| $T_x$：原发肿瘤无法评估： |
| $T_0$：没有原发肿瘤的证据 |
| $T_a$：非浸润性乳头状癌 |
| $T_{is}$：原位癌 |
| $T_1$：肿瘤侵及上皮下结缔组织 |
| $T_2$：肿瘤侵犯膀胱壁肌层 |
| $T_{2a}$：肿瘤侵犯浅肌层（内1/2） |
| $T_{2b}$：肿瘤侵犯深肌层（外1/2） |
| $T_3$：肿瘤侵犯膀胱周围组织 |
| $T_{3a}$：显微镜下 |
| $T_{3b}$：肉眼可见（膀胱外肿块） |
| $T_4$：肿瘤侵犯以下任一器官或组织：前列腺基质、精囊、子宫、阴道、盆壁或腹壁 |
| $T_{4a}$：肿瘤侵犯前列腺基质、精囊、子宫或阴道 |
| $T_{4b}$：肿瘤侵犯盆壁或腹壁 |
| **N：区域淋巴结** |
| $N_x$：区域淋巴结无法评估 |
| $N_0$：无区域淋巴结转移 |
| $N_1$：真骨盆（髂内、闭孔、髂外、骶前、膀胱周围）单个淋巴结转移 |
| $N_2$：真骨盆（髂内、闭孔、髂外、骶前、膀胱周围）多个淋巴结转移 |
| $N_3$：髂总淋巴结转移（无论个数） |
| **M：远处转移** |
| $M_0$：无远处转移 |
| $M_{1a}$：远处淋巴结转移 |
| $M_{1b}$：其他远处转移 |

虽然男性膀胱癌发病率高于女性，但女性在初诊时晚期的比例可能高于男性，这可能与初诊血尿症状时检查不全面导致的漏诊有关，比如女性血尿时被诊断为泌尿系感染的可能性较高，且没有进一步完善相关检查。国外一项基于电子病历系统的调研发现，只有 8% 的血尿患者转诊给泌尿外科医师。欧美国家的大数据显示，女性血尿进一步被评估的概率低于男性血尿。

## 三、诊断

### （一）临床表现

女性膀胱癌最常见的临床表现是肉眼血尿，部分患者也出现镜下血尿（每高倍视野有 3 个及以上红细胞），肉眼血尿患者为膀胱癌的概率约为 16.5%，镜下血尿患者为膀胱癌的概率约为 4%。女性血尿症状很容易被忽视，因为它通常是无痛的，而且两次发作之间可以持续几周甚至几个月，再或因为女性把它归咎于月经或更年期。因此，在临床上遇到女性血尿症状须谨慎。

大约 10% 的女性患者出现下尿路刺激症状，主要以尿频、尿急为主。有些女性口服抗生素后尿路刺激症状未好转来就诊，此时须鉴别是否为膀胱肿瘤，当病变累及膀胱三角区这种尿路刺激症状较明显。

不明原因的下腹部肿块往往查体时可触及，这些肿块可引起尿路梗阻，导致肾积水、肾功能不全等。有些患者有不明原因的疼痛。晚期膀胱癌常伴有疼痛，发生在癌症累及部位，腹部或盆腔脏器。如果癌细胞扩散到骨骼，患者也会出现骨痛。女性体检时须注意是否触及腹部包块，必要时进行经阴道触诊及双合诊。

有些患者有绝经后的子宫出血，一般 $T_4$ 期膀胱癌累及到子宫会出现这种症状，临床上不能忽视，建议进一步完善相关影像学检查。除此之外，女性晚期膀胱癌还会出现食欲减退、贫血、恶病质等症状。

### （二）影像学检查

超声检查是膀胱癌诊断最简易可行的检查方法之一，也是筛查膀胱癌最常用的检测手段。由于超声检查对医师的判读能力要求较高，每个中心超声检查筛查率均不同。

影像学是膀胱癌初始诊断和分期的重要依据。肾盂静脉造影对于膀胱癌检测的灵敏度不高，因此，CT 尿路造影已基本取代肾盂静脉造影成为膀胱癌诊断和分期中最常见的横断面成像技术。CT 尿路造影不仅可以评估肾实质和上尿路是否有占位性病变，还可以鉴别其他可能引起血尿的泌尿生殖系统疾病，如尿石症等。

除此之外，磁共振成像（MRI）在评估膀胱癌累及黏膜及组织器官方面具有一定的优势，但在检测淋巴结方面灵敏度较差。2018 年，研究者开发了基于 MRI 图像的膀胱成像评分系统（VI-RADS）。整体评分为 1～5 分，其中 VI-RADS 1 分的肿瘤未侵犯固有肌层；VI-RADS 5 分为肿瘤侵犯膀胱外组织器官。VI-RADS 1 分和 2 分更能代表非肌层浸润性膀胱癌，而 VI-RADS 4 分和 5 分是肌层浸润性疾病或膀胱外扩散。但 VI-RADS 3 分是否侵犯肌层目前尚未达成一致看法。VI-RADS 评分在区分是否肌层浸润方面的灵敏度为 76%～95%，特异度为 44%～93%。

$^{18}$F-氟脱氧葡萄糖 PET/CT 也不能很好地评估膀胱癌局部分期，主要与对比剂在膀胱内的代谢时间有关。但 $^{18}$F-氟脱氧葡萄糖 PET/CT 在评估转移性病灶时具有一定的优势，因此常用于新辅助化疗后的疗效评估。一项荟萃分析显示，PET/CT 在检测复发的膀胱癌方

面可能优于常规 CT，其灵敏度和特异度分别是 94% 和 92%。

### （三）膀胱镜检查

膀胱镜检查是诊断膀胱肿瘤最直接、可靠的方法。为了提高对微小病灶的发现率，膀胱镜技术也在不断地完善。白光膀胱镜目前使用最广泛，分为膀胱硬镜和膀胱软镜。白光膀胱镜检测膀胱乳头状肿瘤的灵敏度和特异度分别是 62%～84% 和 43%～98%。但白光膀胱镜对微小病灶不够灵敏，且对切缘的判断较难。

近些年来，为了提高膀胱癌检出率，一些增强的膀胱镜成像技术不断问世。如蓝光膀胱镜、窄带成像技术、显微成像技术、分子成像技术等。这些技术与白光膀胱镜技术比较，具有视野及空间上的优势。其中，蓝光膀胱镜被欧洲和美国的泌尿外科指南推荐为白光膀胱镜的辅助技术来评估膀胱癌的分期。

蓝光膀胱镜是应用光敏剂（hexalaminolaevulinate，HAL）进行膀胱内灌注，再应用特定蓝光膀胱镜检查。HAL 是一种血红素前体，在肿瘤组织的线粒体中优先积累原卟啉Ⅸ和其他光活性卟啉，并在蓝光照射下发出荧光。美国 17 家医学中心联合开展的Ⅲ期临床研究数据显示，蓝光膀胱镜在肿瘤术后复发的微小病灶的探及和术中切缘的判定方面具有一定的优势。但该项技术费用较高，未能在国内普及使用。

### （四）尿液脱落细胞学及生物标志物的检测

尿液脱落细胞学对于高级别的尿路上皮癌及原位癌的诊断具有参考价值，有文献报道其假阳性率低于 2%。但鉴于尿液脱落细胞对低级别膀胱癌不够灵敏，临床上往往也会检测其他的肿瘤标志物。在美国，有些肿瘤标志物已有商业化的检测试剂盒，比如肿瘤相关抗原试剂盒、信使核糖核酸的检测、核基质蛋白 22 的检测、利用荧光示踪剂检测癌细胞等。这些检测试剂盒对膀胱癌检测的灵敏度和特异度分别是 41%～100% 和 60%～92%。

### （五）肿瘤诊断性电切

经尿道膀胱肿瘤电切（transurethral resection of bladder tumor，TURBT）既是诊断又是治疗膀胱肿瘤的方法。通过 TURBT 不仅能对肿瘤进行诊断，也可以通过病理学检查对肿瘤进行分期，为下一步诊疗提供依据。

## 四、治疗

### （一）手术治疗

手术治疗仍然是女性膀胱癌主要的治疗方式。患者疾病分期不同，手术方式的选择也有不同。经尿道膀胱肿瘤电切术（TURBT）适用于非肌层浸润性膀胱癌，当疾病复发或进展成肌层浸润性膀胱癌，建议行膀胱癌根治术。目前，膀胱癌根治术适用于 $T_{2\sim4}N_{0\sim x}M_0$ 期肌层浸润性膀胱癌。

标准的女性膀胱癌根治术包括膀胱、尿道、阴道、子宫、远端输尿管和局部淋巴结的切除。因此，对女性进行膀胱癌根治术时需要进一步了解妇科疾病史（肿瘤治疗史、是否出现生殖器官脱垂等）。术前须进行全面的影像学评估和体格检查，进一步了解骨盆结构，以便更好地选择手术入路及降低局部创伤。有研究报道，单纯切除膀胱后并未增加女性生殖系统肿瘤的发生风险，因此术前全面地评估并与患者沟通，可以选择性地保留神经血管束、阴道、子宫、卵巢等。对于绝经前女性，保留卵巢可以保持激素水平，从而降低认知障碍、心血管疾病、骨质疏松等症状的发生风险。

国内外指南均推荐在膀胱癌根治术中进行淋巴结清扫，还可以通过淋巴结清扫术后的病理检查评价患者预后，从而指导后续治疗。临床实践中，8% 的高危非肌层浸润性膀胱癌和 25% 的肌层浸润性膀胱癌患者在根治性膀胱切除术时会接受淋巴结清扫术。一项荟萃分析纳入了 7 项临床研究，总人数 13 000 例，结果显示，淋巴结清扫术使患者 5 年总生存率从 25% 提高到 68%。目前，扩大淋巴结清扫术能否给患者带来生存上的获益有争议。有一项随机对照研究显示，扩大淋巴结清扫术后患者在 5 年无复发生存率、肿瘤特异性生存率及总生存方面均无明显获益。但这项研究中排除了术前接受新辅助治疗或高级别非肌层浸润性膀胱癌患者，因此缺乏代表性。

膀胱切除术后的尿流改道有回肠代膀胱尿液体外引流术与原位新膀胱术。回肠代膀胱尿液体外引流术是把双侧输尿管远端分别与回肠进行吻合或双侧输尿管远端并在一起后与回肠进行连续吻合。原位新膀胱术是将尿液从下尿路排出体外，或对新膀胱进行膀胱造口后排出体外。选择尿路改道应充分考虑围手术期风险、患者是否获益及术后生活质量，当然也不能排除患者的个体化因素，比如女性患者要考虑术后性生活及分娩等问题。在临床实践中，80% 的患者接受了回肠代膀胱尿液体外引流术，其原因是大多数泌尿科医师对这种手术相对熟悉，因此围手术期并发症较少。尿流改道后会有部分患者出现继发性恶性肿瘤，虽然发生率较低，但一旦出现恶性程度均不低。具体而言，与普通人群相比，所有使用回肠进行的尿流改道的患者，无论分离尿液或粪便，都增加了患肠道肿瘤的风险，患继发性肿瘤潜伏期中位数为 10～13 年。尽管输尿管乙状结肠造口术后恶性肿瘤的发生率会高于回肠导管术，但这结果仍需要通过大量样本数据进行长期随访以验证。因此，进行尿流改道的患者，尤其接受输尿管乙状结肠造口术的患者应在术后 5～10 年内进行定期肠镜检查（图 10-3-1）。

然而，随着手术技术的不断提高，膀胱切除后末端回肠去管化的原位新膀胱术逐渐被医师和患者接受，但原位膀胱术后部分患者出现排尿困难或尿失禁，也有部分患者需要长期导尿或间歇性导尿。由于原位新膀胱测量仪器限制了评估原位膀胱尿流改道后排尿功能障碍的能力，目前尚无统一的标准来衡量术后的排尿困难和尿失禁。据不完全统计，原位膀胱术后残余尿阳性的发生率为 4%～25%，有 13% 的患者出现日间尿失禁。由于术后神经元对膀胱失去了天然的反射保护，故夜间尿失禁的发生率通常更高，通常在 15%～40%。女性膀胱癌术中保留了子宫和阴道，减少了原位膀胱尿潴留的可能。当然，原位膀胱术也必须满足尿道完整无损、尿道切缘阴性、肾功能良好、肠道无明显病变等条件。有人提出，尿道与新膀胱的机械性扭转可能带来术后尿潴留，因此，可通过阴道残端使膀胱壁与尿道拉平，从而减少这种机械性尿潴留。除此之外，也有专家尝试通过网膜填充物增加对膀胱后壁的支撑，将阴道残端悬挂在保留的圆韧带上，将圆韧带悬挂在腹直肌后部，以减少尿潴留的发生率。肥胖会增加膀胱癌根治术的难度，且使原位新膀胱构建也变得复杂。肥胖可能导致肠系膜根增厚、缩短，从而使原位膀胱局部缺血，术后可能会导致功能性尿潴留，因此对于肥胖患者须谨慎行原位膀胱术。术前还须对患者进行肾功能评估并预测术后肾功能变化情况，使术后获益最大化。

尿流改道后，患者可能会随着时间的推移出现肾功能受损。吻合口或上尿路出现尿路梗阻、结石和慢性感染是肾功能受损的风险因素。对于老年患者，在观察时还须鉴别是否为年龄因素导致的肾功能减退。感染性并发症也可以导致急性和慢性肾功能不全，其主要与有细菌定植的肠段、残余尿阳性引起的感染，以及原位膀胱术后间歇性导尿相关。虽说小肠黏膜

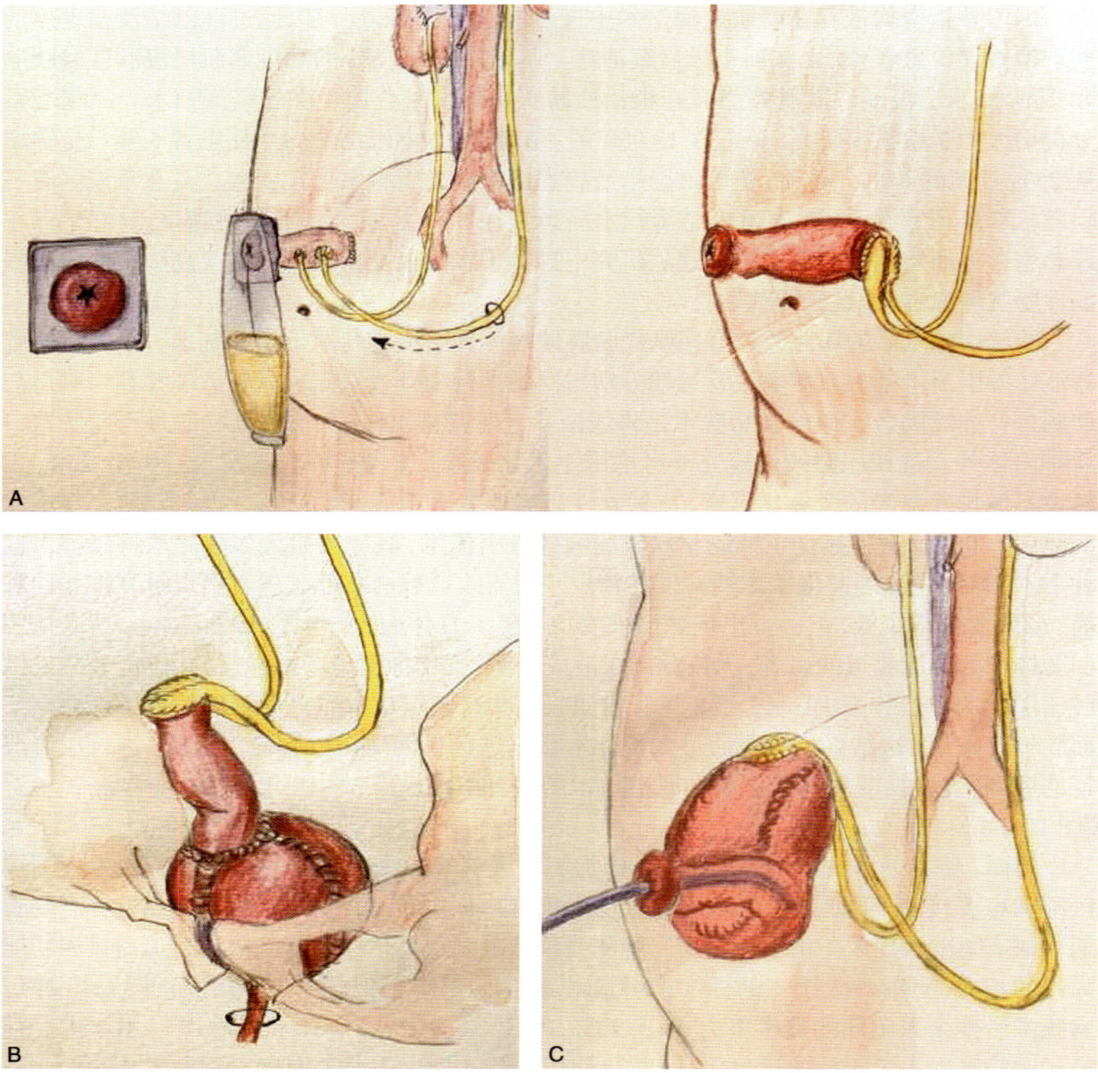


**图 10-3-1　膀胱切除术后的尿流改道**

A. 回肠输出道（非可控性尿流改道）；B. 原位新膀胱（可控性尿流改道）；C. 印第安纳袋（可控性皮肤造口尿流改道）。

的存在似乎促进了无症状的细菌定植，但尿脓毒症的发生率很低。有文献报道，接受原位新膀胱术的 55 名患者中，78% 的患者出现无症状菌尿，但只有 39% 的患者出现症状性尿路感染。因此，不建议患者术后常规预防性抗感染治疗，除非存在急性或复发性尿路感染。

膀胱肿瘤若侵犯膀胱颈或阴道前壁，不建议行原位膀胱术。如果因肿瘤根治而切除阴道前壁，应进行阴道重建以适应术后正常性生活。重建可以通过再管状化，利用后阴道壁皮瓣塑造一个空心结构。如阴道组织仍然不充分，另一种重建方法是使用股薄肌或腹直肌皮瓣、肠段或皮肤移植来建立一个新阴道。表 10-3-4 收集了国内外指南对女性膀胱癌根治术中是否保留生殖器官的推荐内容，供读者参考。

根治性膀胱切除术的方式可以分为开放手术、腹腔镜手术和机器人辅助手术等 3 种。

表 10-3-4　国内外指南对女性膀胱癌根治术推荐强度

| 指南 | 美国泌尿外科协会（American Urological Association，AUA） | 美国国立综合癌症网络（National Comprehensive Cancer Network，NCCN） | 欧洲泌尿外科协会（European Association of Urology，EAU） | 中华医学会泌尿外科分会（Chinese Urological Association，CUA） |
|---|---|---|---|---|
| 推荐内容 | 根据邻近器官是否有肿瘤侵犯决定是否进行膀胱癌根治术 | 在选择性的患者中可考虑保留女性器官 | 不能将保留盆腔器官根治性膀胱切除术作为肌层浸润性膀胱癌的标准治疗方法 | 在技术成熟的条件下在器官局限性肿瘤患者中选择保留功能的根治性膀胱切除术的肿瘤控制效果不劣于经典术式，但患者的长期转归仍有待进一步证实 |
| 推荐强度 | 临床原则 | 2A | 强烈推荐 | 可选择 |

腹腔镜手术和机器人辅助手术要求术者具有一定的手术经验，但二者属微创手术，由于失血量少、术后疼痛轻、恢复快等特点，值得推广。

**（二）药物治疗**

文献报道，TURBT 术后膀胱内灌注化疗药物可以将膀胱癌 5 年内复发率从 59% 降低到 45%，建议术后 24 小时内即刻灌注。一般术后即刻灌注的化疗药物有丝裂霉素（mitomycin C，MMC）、表柔比星、吡柔比星、吉西他滨、羟喜树碱等。根据国内外各大指南推荐，对于中危膀胱癌可考虑膀胱内持续灌注化疗药物。化疗药物的选择根据临床医师的经验而定。灌注化疗药物后有进展或初诊时高危的膀胱癌患者建议膀胱内灌注卡介苗（Bacillus Calmette Guerin，BCG）。

有不少研究证明，对于中高危膀胱癌患者卡介苗灌注相对化疗药物更有优势。目前推荐的 BCG 灌注治疗分诱导灌注和维持灌注。诱导灌注每周 1 次，共 6 次；维持灌注方案目前尚无统一的标准，国内较普遍的灌注方式是诱导灌注后第 3、6、12、18、24、30、36 个月进行 BCG 灌注，即常说的“6+3”方案。有一项纳入了 9 项研究的荟萃分析显示，与 MMC 相比，BCG 维持治疗组肿瘤复发的风险降低了 32%；在没有 BCG 维持组中，BCG 治疗患者的复发风险相比 BCG 维持组增加了 28%。但由于 BCG 灌注有一定的血尿、寒战高热、尿频、尿急、尿痛、关节疼痛、恶心呕吐等不良反应，药物选择时需要排除以下禁忌：①TURBT 术后 2 周内；②肉眼血尿期；③有泌尿系感染；④活动性结核患者。

瑞典研究者根据本国癌症数据库发现，女性膀胱癌患者即使处在高危阶段选择膀胱内灌注治疗的比例也远高于全膀胱切除术，而这种选择偏倚被一项国际多中心的整合数据否认。在这项多中心临床研究中再次发现，女性膀胱内灌注药物治疗患者的预后仍比男性差。一项纳入 23 000 患者的荟萃分析显示，接受膀胱内灌注治疗的女性患者发生复发的可能性高于男性患者，其中包括了接受 BCG 治疗的患者，这可能与雌激素抑制卡介苗免疫抗肿瘤反应有关。然而，指南里推荐的二次电切术后即刻灌注在男女间的疗效上无显著统计学差异。

术前或术后的（新）辅助化疗对疾病的控制有一定的帮助。欧美指南均推荐术前新辅助治疗。一项纳入 15 项前瞻性研究的荟萃分析显示，接受术前新辅助治疗的患者在总体生存率上有获益。以顺铂为基础的新辅助化疗后患者 5 年生存率的绝对获益为 8%。有研究报道，术前新辅助化疗使病灶临床完全缓解率高达 54%。目前，膀胱癌化疗方案有以甲氨蝶呤、长春碱、多柔比星和顺铂为联合的 MVAC 方案及吉西他滨、顺铂为联合的经典的 GC 方案。有数据显示，利用 MVAC 方案进行新辅助化疗时临床完全缓解率可达到 42%，而 GC 方案的临床完全缓解率为 36%。顺铂有肾功能损伤、听力障碍、神经损伤及心力衰竭等不良反应，临床上有高达 50% 的患者因顺铂不耐受而选择停药或换成卡铂治疗。因此，如果患者肾功能良好，可耐受卡铂治疗，可以考虑卡铂替换顺铂。目前免疫治疗如火如荼，帕博丽珠单抗术前新辅助治疗后临床完全缓解率达到 42%，其中 54% 的患者降期为 $T_1$ 期。术后辅助化疗目前也存在争议比较多的治疗方案，尤其对于 $T_4$ 期膀胱癌患者，目前暂无前瞻性研究证明术后辅助化疗能给患者带来生存获益。一项研究纳入 $T_{3/4}$ 期/淋巴结阳性患者术后进行辅助化疗，术后即刻化疗和延迟化疗两组在生存上获益无显著统计学差异。一项纳入 1 500 多人的回顾性研究，对 $T_2$ 期患者术后给予辅助化疗后 2 年和 5 年生存率分别是 52.6% 和 36.2%。目前，对于 $T_{3/4}$、淋巴结阳性、无远处转移（$M_0$）的患者进行辅助化疗是否获益尚无统一看法。指南对于高危未接受新辅助治疗的患者建议进行铂类为基础的术后辅助治疗。由于 MVAC 方案不良事件发生率高于 GC，临床上对基础情况较差或不能耐受多药联合的患者可选择 GC 方案辅助化疗。对于顺铂不耐受患者，在辅助治疗中，可以利用卡铂替换顺铂。

### （三）靶向药物治疗

成纤维细胞生长因子受体（FGFR）是一种酪氨酸激酶受体，参与细胞增殖、侵袭及转移，是目前公认的膀胱和上尿路上皮癌的靶点，尤其是对于管腔亚型肿瘤的特异性较强。一项对 99 例一线治疗失败的局部晚期和转移性膀胱癌患者进行的Ⅱ期临床研究发现，口服 erdafitinib（一种泛 FGFR 抑制剂）的临床客观反应率为 40%，基于这项研究，FDA 批准 erdafitinib 用于局部晚期或转移性膀胱癌二线治疗。根据一项小样本测序研究和癌症基因组图谱数据，上尿路癌 FGFR 突变率高于膀胱癌。

### （四）放疗

以往的临床试验数据提示，外放射治疗用于膀胱癌的治疗，患者获益程度尚不明显。一项回顾性研究显示，对于年龄超过 80 岁的膀胱癌患者进行放疗或系统性化疗治疗后，放疗和化疗队列 2 年生存率分别是 42% 和 56%，提高放疗剂量和低级别膀胱癌患者从放疗获益较明显。总的来看，单纯放疗效果不及手术或手术联合放化疗。

近些年来，研究者们也发现盆腔放疗与性功能减退有一定的相关性。有研究报道，75 例女性盆腔肿瘤近距离放射及外放射治疗后，54.7% 的患者会发生阴道狭窄，其中 75% 的阴道狭窄患者狭窄部位在阴道上 1/3 处。除此之外，63% 的患者出现阴道穹隆处的瘢痕，53% 的患者发生阴道粘连，61% 的患者阴道黏膜萎缩。上述 75 例患者中 20 例患者放疗后尝试性生活，13 例自认为性欲降低，12 例认为性交困难。

### （五）手术联合放化疗（三联疗法）

三联疗法（trimodality bladder-preserving treatment，TMT）包括 TURBT、化疗及放疗，TMT 的目的在于保留膀胱且提高生活质量。目前，暂无随机对照研究比较 TMT 与全膀胱切除术后的生存获益，但以往的回顾性研究显示，TMT 在早期（≤1 年内）生存率方面优于全膀胱切除术，但远期（＞1 年）生存率不如全膀胱切除术。值得肯定的是，TMT 的疗效好于单纯的放疗。有研究报道，接受 TMT 治疗的不同病理类型患者间，在病灶缓解率、生存时间或补救性膀胱切除率方面均无差异。因此，在临床上有强烈的保膀胱的患者可以考虑

TMT 治疗。但放疗后会出现阴道干燥、性交困难、不同程度的阴道缩短狭窄、缺乏性欲等问题。放射治疗引起的阴道疾患可能会进一步阻止正常性交，并使女性对性交的乐趣产生负面影响。因此，治疗前须与患者及家属沟通交代治疗后的远期并发症。目前，克服癌症患者盆腔放疗后的性功能障碍也是放疗科医师需要解决的难点。

## 五、预后、随访及预防

女性膀胱癌患者的总体预后略差于男性，据报道，女性膀胱癌患者相对男性患者平均寿命少约 3 年。更值得关注的是，女性无论在疾病的哪一期预后均较差，与男性相比，Ⅰ期的 5 年生存率分别为 93.7% 和 96.5%，Ⅱ期为 59.6% 和 65.5%，Ⅲ期为 49.6% 和 58.8%，Ⅳ期为 15.2% 和 27.1%。有趣的是，一些回顾性临床研究显示，除原位癌、$T_4$ 期膀胱癌外，膀胱癌根治性膀胱切除术后男女间的生存时间无显著统计学差异。男女间 $T_4$ 期膀胱癌转移部位的不同，导致根治术后女性生存时间仍少于男性。

关于膀胱癌的随访，必须区分浅表性、肌层浸润性和转移性膀胱癌。在浅表性膀胱癌中，尿道膀胱镜检查仍然是随访的标准。$T_a/T_1$ 期肿瘤术后需要定期复查膀胱镜检查，如局麻下进行膀胱镜检查时发现有新生物，可以转为麻醉状态下对病灶进行早期切除术。在对膀胱内未见肿瘤而细胞学检查阳性的患者进行随访期间，可以在蓝光膀胱镜引导下进行定位活检或行薄层 CT、MRI 等影像学检查。高级别肌层非浸润性膀胱癌较低级别者易复发，甚至危及生命，因此，对高危患者进行随访时，随访频率要高于 $T_a/T_1$ 期患者。一般，肌层非浸润性膀胱癌行膀胱病损电切术后每 3 个月进行常规复查，复查 2 年之后改为 6 个月进行一次，直至 5 年后可改为一年复查一次，目的在于明确是否有新的病灶或局部复发。低级别肌层非浸润性病灶切除术后复发概率较低，故 5 年随访后，若无疾病进展可考虑无创的影像学随访方案，如 CT、超声、MRI 等。对于高危患者进行定期随访时，除了膀胱镜检查外还须进行影像学检查，明确局部器官或远处是否有转移。对于拒绝行膀胱镜检查的患者，可建议通过尿液或血液中的分子标志物进行随访，但由于这些标志物对复发肿瘤的灵敏度及特异度均不高，随访中可能会出现假阴性的结果。

即使是经过完整切除的肌层浸润性膀胱癌患者中，仍有大约 30% 的患者会发生远处转移。因此，每次随访中应尽量做到及时发现、及时治疗。对于接受全膀胱切除术的患者进行随访要注意以下两点：①是否出现远处转移，若有及时干预；②是否出现尿流重建引起的相关并发症，比如肾积水、尿路结石、吻合口狭窄。有研究报道，肌层浸润性膀胱癌除了 T 分期和 N 分期之外，年龄、淋巴血管侵犯、原位癌、新辅助 / 辅助治疗、辅助放疗均是膀胱全切后局部复发的独立预后因素。然而，这项研究为回顾性研究，膀胱切除手术在多个中心开展暂无可比性，且无外部验证，因此临床工作中还须结合患者实际情况进行判定。膀胱全切后的 5 年局部与远处复发率可达到 5%～16.5%，而这些复发往往在术后 2 年内被发现，其中 70% 的远处转移患者会先出现局部复发。在随访中发现，术后 4～8 个月是术后复发的高峰时间点，有 1/3 的患者局部复发时无明显症状，因此影像学检查是必要的，不能省去。有学者报道，局部复发患者是否出现症状与生存获益无明显的相关性。高危肌层浸润性膀胱癌术后第 1 年的病死率较高，5 年生存率低于 10%。膀胱全切术后远处转移最常发生于骨骼、肝脏及肺，而转移患者铂类化疗后的生存时间中位数是 9～26 个月。女性膀胱癌全切后尿道内肿瘤复发率可达到 4%，往往因血尿、排尿困难、尿道口触及肿物为主诉就诊，这类患者可利用尿道冲洗液进行尿液脱落细胞学监测或定期尿道镜检查。尿道内复发的预后与原先膀胱癌的病理类型也有一定的相关性，若原位膀胱癌进行膀胱全切术，80%尿道复发患者可利用BCG尿道内灌注方式进行治疗；若乳头状或肌层浸润性膀胱癌术后尿道内复发建议行手术治疗。

近些年来，随着对膀胱癌根治术后尿流重建的进一步认识，学者们也总结了一些相关并发症。①胆结石形成。切除回肠或结肠段的肠道可能会导致胆盐吸收不良，这可能导致脂质吸收不良和胆结石形成。这种并发症与截取的肠段长短负相关，截取的肠段越短，发生胆结石的可能性越小。在一项对114例在尿流改道时既往无胆囊切除术的患者进行的观察性研究中，25%的女性发生了胆结石，这一发病率与美国人群的正常胆结石发病率一致。②维生素 $B_{12}$ 减少。切除末端回肠替代膀胱可能使患者易患维生素 $B_{12}$ 缺乏症。尤其对于末端回肠切除大于20cm的患者，应监测血清维生素 $B_{12}$ 水平。维生素 $B_{12}$ 缺乏还可能导致巨幼细胞性贫血和不可逆的神经病变，而这些病变通过替代治疗可以被逆转。一旦被确诊为维生素 $B_{12}$ 缺乏症，患者需要终身补充维生素 $B_{12}$。③代谢性酸中毒。通常发生代谢性酸中毒的频率和严重程度与膀胱癌根治术后尿流重建类型及切除肠段的长度相关。除此之外，患者的年龄及自身新陈代谢能力也影响体内的酸碱平衡。有趣的是，分流术的术式与酸中毒程度有关，双侧输尿管末端与回肠分别单独相吻合的患者发生代谢性酸中毒概率是15%，而先将双侧输尿管末端相互吻合后再与回肠吻合的患者发生代谢性酸中毒概率是50%。代谢性酸中毒在临床上有恶心、呕吐、纳差、疲乏、呼吸加快等症状，慢性酸中毒患者可能会面临骨质脱矿风险。随访过程中，应密切观察患者的临床症状、水钠电解质及骨密度变化。应在术后第1年保持每3个月一次随访，之后半年随访一次即可。

预防膀胱癌需要注意以下3点：①戒烟。吸烟是膀胱癌最主要的风险因素，戒烟1～4年可使患膀胱癌的风险降低30%。当戒烟10年以上时，患膀胱癌的风险与不吸烟者相似。尽管暂无针对老年人戒烟能否降低膀胱癌风险的研究，但预期寿命可能会受益至少5年。②减少与有害化学品的接触。从事橡胶、皮革、印刷材料、纺织品和油漆行业的人员须做好安全规范。这类人群应定期体检，但不建议将尿液分析和膀胱镜检查作为筛查膀胱癌的主要手段，可以考虑影像学检查。③饮食结构的调整。许多食物的代谢物由尿液排出，因此饮食因素经常被认为是膀胱癌的风险因素而被研究。目前已确定了几种不同的营养素与膀胱癌的发生风险相关。一项荟萃分析表明，水果和蔬菜摄入量的增加与膀胱癌风险降低有关。柑橘类水果和十字花科蔬菜所含的维生素、矿物质和植物化学物质具有抗氧化特性，可以通过抑制DNA氧化、控制细胞增殖和凋亡，以及促进致癌化合物分解来预防癌症。除众所周知的维生素C的大量摄入与降低膀胱癌风险相关外，硒、维生素A和维生素E，以及叶酸也可以不同程度地降低膀胱癌风险。当把饮食摄入和体外补充成分与血液水平数据比较时发现，维生素A的摄入与膀胱癌负相关。然而，将这些数据再次分类分析后发现，补充维生素A与预防膀胱癌发生正相关，而与膳食摄入量无关，且补充量在低剂量时具有保护作用，而在高剂量时则相反。维生素E由一组脂溶性分子组成，包括4种生育酚和4种生育三烯酚。C-生育酚、D-生育酚和生育三烯酚可抑制多种炎症途径，从而抑制慢性炎症或慢性感染向癌症发展。此外，维生素E是一种有效的脂溶性抗氧化剂，抑制脂质过氧化，从而保护细胞膜免受过氧化损伤。虽然较高水平的硒可以预防膀胱癌，但暂无研究提示可以通过体外补充硒来预防膀胱癌的发生，因此，硒在致癌作用中的具体保护作用机制尚不清楚。然而，尽管有研究显示抗氧化剂对膀胱有保护作用，但在体外对多种抗氧化剂补充剂的分析显示，抗氧化剂反而使膀胱癌的风险增加了52%。对这种现象的解释可能是仅用一种抗氧化剂不能起到预防癌症的作用，还需要联合多种抗氧化剂与植物化学物质，例如食用富含水果和蔬菜的饮食时会降低患膀胱癌的风险。虽然增加液体摄入量可能会稀释尿液并增加排尿，从而减少膀胱对致癌物的接触，但当液体本身含有致癌物时，它可能升高患癌风险，比如饮用水被氯化物或砷污染时，可能会增加膀胱癌的患癌风险。然而，没有研究提示所有液体摄入与癌症发生相关。饭后适当的运动被认为是降低膀胱癌风险的一个因素，虽然目前尚无研究可以证明适度活动与预防癌症的确切机制，但已经提出了几种作用于肿瘤起始和进展的机制，这些潜在机制包括致癌物活性的改变、抗氧化及正常DNA修复能力的增强等。

（蔡志康）

# 参考文献


[1] International Agency for Research on Cancer. Cancer Today[EB/OL]. [2024-09-24]. https://gco.iarc.fr/today/en/dataviz/tables?mode=cancer&group_populations=1&multiple_populations=1

[2] ZHENG R S, ZHANG S W, ZENG H M, et al. Cancer incidence and mortality in China, 2016[J]. J Natl Cancer Cent, 2022, 2(1): 1-9.

[3] BABJUK M, BURGER M, CAPOUN O, et al. European Association of Urology Guidelines on Non-muscle-invasive Bladder Cancer ($T_a$, $T_1$, and Carcinoma *in Situ*)[J]. Eur Urol, 2022, 81(1): 75-94.

[4] HEMELT M, YAMAMOTO H, CHENG K K, et al. The effect of smoking on the male excess of bladder cancer: a meta-analysis and geographical analyses[J]. Int J Cancer, 2009, 124(2): 412-419.

[5] KOUTROS S, SILVERMAN D T, BARIS D, et al. Hair dye use and risk of bladder cancer in the New England Bladder Cancer Study[J]. Int J Cancer, 2011, 129(12): 2894-2904.

[6] DOBRUCH J, DANESHMAND S, FISCH M, et al. Gender and bladder cancer: a collaborative review of etiology, biology, and outcomes[J]. Eur Urol, 2016, 69(2): 300-310.

[7] MCGRATH M, MICHAUD D S, DE VIVO I. Hormonal and reproductive factors and the risk of bladder cancer in women[J]. Am J Epidemiol, 2006, 163(3): 236-244.

[8] SONPAVDE G, OKUNO N, WEISS H, et al. Efficacy of selective estrogen receptor modulators in nude mice bearing human transitional cell carcinoma[J]. Urology, 2007, 69(6): 1221-1226.

[9] LI R, DU Y, CHEN Z, et al. Macroscopic somatic clonal expansion in morphologically normal human urothelium[J]. Science, 2020, 370(6512): 82-89.

[10] LAWSON A R J, ABASCAL F, COORENS T H H, et al. Extensive heterogeneity in somatic mutation and selection in the human bladder[J]. Science, 2020, 370(6512): 75-82.

[11] OTTO W, MAY M, FRITSCHE H M, et al. Analysis of sex differences in cancer-specific survival and perioperative mortality following radical cystectomy: results of a large German multicenter study of nearly 2500 patients with urothelial carcinoma of the bladder[J]. Gend Med, 2012, 9(6): 481-489.

[12] MAY M, STIEF C, BROOKMAN-MAY S, et al. Gender-dependent cancer-specific survival following radical cystectomy[J]. World J Urol, 2012, 30(5): 707-713.

[13] MITRA A P, SKINNER E C, SCHUCKMAN A K, et al. Effect of gender on outcomes following radical cystectomy for urothelial carcinoma of the bladder: a critical analysis of 1, 994 patients[J]. Urol Oncol, 2014, 32(1): 52.e1-52.e9.

[14] BUTEAU A, SEIDEMAN C A, SVATEK R S, et al. What is evaluation of hematuria by primary care physicians? Use of electronic medical records to assess practice patterns with intermediate follow-up[J]. Urol Oncol, 2014, 32(2): 128-134.

[15] GARG T, PINHEIRO L C, ATORIA C L, et al. Gender disparities in hematuria evaluation and bladder cancer diagnosis: a population based analysis[J]. J Urol, 2014, 192(4): 1072-1077.

[16] EDWARDS T J, DICKINSON AJ, NATALE S, et al. A prospective analysis of the diagnostic yield resulting from the attendance of 4020 patients at a protocol-driven haematuria clinic[J]. BJU Int, 2006, 97

(2): 301-305.
[17] AHMADI H, DUDDALWAR V, DANESHMAND S. Diagnosis and staging of bladder cancer[J]. Hematol Oncol Clin North Am, 2021, 35(3): 531-541.
[18] PECORARO M, TAKEUCHI M, VARGAS H A, et al. Overview of VI-RADS in bladder cancer[J]. AJR Am J Roentgenol, 2020, 214(6): 1259-1268.
[19] XUE M, LIU L, DU G, et al. Diagnostic evaluation of $^{18}$F-FDG PET/CT imaging in recurrent or residual urinary bladder cancer: a meta-analysis[J]. Urol J, 2020, 17(6): 562-567.
[20] SANTOS CORTES J A, GAHAN J, SOLOWAY M S. Photodynamic diagnosis in urology: state of the art[J]. Arch Esp Urol, 2011, 64(1): 18-31.
[21] LIU J J, DROLLER M J, LIAO J C. New optical imaging technologies for bladder cancer: considerations and perspectives[J]. J Urol, 2012, 188(2): 361-368.
[22] DANESHMAND S, PATEL S, LOTAN Y, et al. Efficacy and safety of blue light flexible cystoscopy with hexaminolevulinate in the surveillance of bladder cancer: a phase Ⅲ, comparative, multicenter study[J]. J Urol, 2018, 199(5): 1158-1165.
[23] ALI-EL-DEIN B, ABDEL-LATIF M, MOSBAH A, et al. Secondary malignant involvement of gynecologic organs in radical cystectomy specimens in women: is it mandatory to remove these organs routinely? [J]. J Urol, 2004, 172(3): 885-887.
[24] TILKI D, BRAUSI M, COLOMBO R, et al. Lymphadenectomy for bladder cancer at the time of radical cystectomy[J]. Eur Urol, 2013, 64(2): 266-276.
[25] LEE R K, ABOL-ENEIN H, ARTIBANI W, et al. Urinary diversion after radical cystectomy for bladder cancer: options, patient selection, and outcomes[J]. BJU Int, 2014, 113(1): 11-23.
[26] BOUMAN M B, VAN ZEIJL M C, BUNCAMPER M E, et al. Intestinal vaginoplasty revisited: a review of surgical techniques, complications, and sexual function[J]. J Sex Med, 2014, 11(7): 1835-1847.
[27] CHANG S S, BOCHNER B H, CHOU R, et al. Treatment of non-metastatic muscle-invasive bladder cancer: AUA/ASCO/ASTRO/SUO guideline[J]. J Urol, 2017, 198(3): 552-559.
[28] National Comprehensive Cancer Network. NCCN Clinical Practice Guidelines in Oncology (NCCN Guidelines®): Bladder Cancer Version 1.2020[EB/OL]. National Comprehensive Cancer Network, 2022. (2020-03-24)[2024-09-24]. https://www.nccn.org/professionals/physician_gls/pdf/bladder.pdf.
[29] WITJES J A, BURINS H M, CARRIÓN A, et al. EAU Guidelines on Muscle-invasive and Metastatic Bladder Cancer[M]. Netherlands, Arnhem: European Association of Urology, 2022.
[30] 黄健. 中国泌尿外科和男科疾病诊断治疗指南(2019版)[M]. 北京:科学出版社.
[31] SYLVESTER RJ, OOSTERLINCK W, HOLMANG S, et al. Systematic review and individual patient data meta-analysis of randomized trials comparing a single immediate instillation of chemotherapy after transurethral resection with transurethral resection alone in patients with stage $pT_a$-$pT_1$ urothelial carcinoma of the bladder: which patients benefit from the instillation? [J]. Eur Urol, 2016, 69(2): 231-244.
[32] MALMSTRÖM P U, SYLVESTER R J, CRAWFORD D E, et al. An individual patient data meta-analysis of the long-term outcome of randomised studies comparing intravesical mitomycin C versus Bacillus Calmette-Guérin for non-muscle-invasive bladder cancer[J]. Eur Urol, 2009, 56(2): 247-256.
[33] SYLVESTER R J, BRAUSI M A, KIRKELS W J, et al. Long-term efficacy results of EORTC genito-urinary group randomized phase 3 study 30911 comparing intravesical instillations of epirubicin, Bacillus Calmette-Guérin, and Bacillus Calmette-Guérin plus isoniazid in patients with intermediate-and high-risk stage $T_a$ $T_1$ urothelial carcinoma of the bladder[J]. Eur Urol, 2010, 57(5): 766-773.
[34] SCHMIDT S, KUNATH F, COLES B, et al. Intravesical Bacillus Calmette-Guérin versus mitomycin C for $T_a$ and $T_1$ bladder cancer[J]. Cochrane Database Syst Rev, 2020, 1(1): CD011935.
[35] MUN D H, KIMURA S, SHARIAT S F, et al. The impact of gender on oncologic outcomes of bladder cancer[J]. Curr Opin Urol, 2019, 29(3): 279-285.
[36] LENIS A T, LEC P M, CHAMIE K, et al. Bladder cancer: a review[J]. JAMA, 2020, 324(19): 1980-1991.
[37] HERR H W, BAJORIN D F, SCHER H I. Neoadjuvant chemotherapy and bladder-sparing surgery for invasive bladder cancer: ten-year outcome[J]. J Clin Oncol, 1998, 16(4): 1298-1301.

[38] NECCHI A, ANICHINI A, RAGGI D, et al. Pembrolizumab as neoadjuvant therapy before radical cystectomy in patients with muscle-invasive urothelial bladder carcinoma (PURE-01): an open-label, single-arm, phase Ⅱ study[J]. J Clin Oncol, 2018, 36(34): 3353-3360.
[39] STERNBERG C N, SKONECZNA I, KERST J M, et al. Immediate versus deferred chemotherapy after radical cystectomy in patients with $pT_3$-$pT_4$ or $N_+$ $M_0$ urothelial carcinoma of the bladder (EORTC 30994): an intergroup, open-label, randomised phase 3 trial[J]. Lancet Oncol, 2015, 16(1): 76-86.
[40] AUDENET F, WAINGANKAR N, FERKET B S, et al. Effectiveness of transurethral resection plus systemic chemotherapy as definitive treatment for muscle invasive bladder cancer in population level data [J]. J Urol, 2018, 200(5): 996-1004.
[41] LORIOT Y, NECCHI A, PARK S H, et al. Erdafitinib in locally advanced or metastatic urothelial carcinoma[J]. N Engl J Med, 2019, 381(4): 338-348.
[42] ROBINSON B D, VLACHOSTERGIOS P J, BHINDER B, et al. Upper tract urothelial carcinoma has a luminal-papillary T-cell depleted contexture and activated FGFR3 signaling[J]. Nat Commun, 2019, 10 (1): 2977.
[43] KORPICS M C, BLOCK A M, MARTIN B, et al. Concurrent chemotherapy is associated with improved survival in elderly patients with bladder cancer undergoing radiotherapy[J]. Cancer, 2017, 123(18): 3524-3531.
[44] JENSEN P T, FROEDING L P. Pelvic radiotherapy and sexual function in women[J]. Transl Androl Urol, 2015, 4(2): 186-205.
[45] RITCH C R, BALISE R, PRAKASH N S, et al. Propensity matched comparative analysis of survival following chemoradiation or radical cystectomy for muscle-invasive bladder cancer[J]. BJU Int, 2018, 121(5): 745-751.
[46] MERTEN R, OTT O, HADERLEIN M, et al. Long-term experience of chemoradiotherapy combined with deep regional hyperthermia for organ preservation in high-risk bladder cancer ($T_a$, $T_{is}$, $T_1$, $T_2$) [J]. Oncologist, 2019, 24(12): e1341-e1350.
[47] KRASNOW R E, DRUMM M, ROBERTS H J, et al. Clinical outcomes of patients with histologic variants of urothelial cancer treated with trimodality bladder-sparing therapy[J]. Eur Urol, 2017, 72(1): 54-60.
[48] SCOSYREV E, GOLIJANIN D, WU G, et al. The burden of bladder cancer in men and women: analysis of the years of life lost[J]. BJU Int, 2012, 109(1): 57-62.
[49] KONETY B R, JOSLYN S A. Factors influencing aggressive therapy for bladder cancer: an analysis of data from the SEER program[J]. J Urol, 2003, 170(5): 1765-1771.
[50] TILKI D, REICH O, SVATEK R S, et al. Characteristics and outcomes of patients with clinical carcinoma *in situ* only treated with radical cystectomy: an international study of 243 patients[J]. J Urol, 2010, 183 (5): 1757-1763.
[51] KAUSHIK D, FRANK I, EISENBERG M S, et al. Gender-specific survival following radical cystectomy for $pT_4$ bladder cancer[J]. World J Urol, 2014, 32(6): 1433-1439.
[52] SOUKUP V, BABJUK M, BELLMUNT J, et al. Follow-up after surgical treatment of bladder cancer: a critical analysis of the literature[J]. Eur Urol, 2012, 62(2): 290-302.
[53] HOLMES D G, PARK G Y, THRASHER J B, et al. Incidence of cholelithiasis in 125 continent urinary diversions[J]. J Urol, 2001, 165(6 Pt 1): 1897-1899.
[54] COLL P P, KORC-GRODZICKI B, RISTAU B T, et al. Cancer prevention and screening for older adults: part 1. lung, colorectal, bladder, and kidney cancer[J]. J Am Geriatr Soc, 2020, 68(10): 2399-2406.
[55] AL-ZALABANI A H, STEWART K F, WESSELIUS A, et al. Modifiable risk factors for the prevention of bladder cancer: a systematic review of meta-analyses[J]. Eur J Epidemiol, 2016, 31(9): 811-851.
[56] MYUNG S K, KIM Y, JU W, et al. Effects of antioxidant supplements on cancer prevention: meta-analysis of randomized controlled trials[J]. Ann Oncol, 2010, 21(1): 166-179.

# 第十一章　女性泌尿生殖系统畸形与整复

## 第一节　小儿女性先天性泌尿生殖系统畸形

### 一、定义及流行病学

小儿女性先天性泌尿生殖系统发育异常是罕见疾病，特别是随着产前诊断技术和影像学技术的不断提高和检查的普及，发病情况也在持续下降。婴幼儿期和青少年期发病最常见的临床表现为不同形式的漏尿，或青春期经血潴留伴腹痛，体检时可以发现外生殖器和/或尿道膀胱发育畸形，通过辅助影像学检查得以明确诊断。因个体发育和畸形状态有所差异，从而不同幼女的畸形状态不完全相同，但大致常见的类型如下所述。

**（一）膀胱外翻**

膀胱外翻是一种先天性的膀胱皮肤异常，是前腹壁和下面的前膀胱壁不完全闭合的结果（图 11-1-1）。如果起到将膀胱后壁与直肠分开作用的尿直肠隔也破裂，就会造成与泄殖腔形成瘘口，泄殖腔黏膜外露，即泄殖腔外露。此两种畸形是泌尿生殖系统中最严重、最复杂的类型，均造成膀胱外翻，又均有显著的耻骨联合分离。此病最早发生于胚胎第 6 周，表现为由中胚层衍化的脐部下方的腹壁在中线部未能正常融合，同时伴有泌尿生殖窦或生殖结有发育上的缺陷，可产生轻重不一各种各样的畸形，如双阴茎、尿道上裂或伴尿道重复畸形、膀胱上裂、膀胱外翻和泄殖腔外翻等。若相关畸形包括尿道上裂，阴唇未融合，耻骨联合未融合，称为外翻-尿道上裂综合征。膀胱外翻比泄殖腔外翻更为常见，1 万～5 万例分娩中有 1 例发生膀胱外翻。其中典型的膀胱外翻约占 60%，尿道上裂约占 30%，泄殖腔外翻约占 10%。对同卵和异卵双胞胎及家庭群的有限研究表明，双胞胎和家庭成员有此症状的新生儿发生膀胱外翻的风险较高。膀胱和泄殖腔外翻在男性中更为常见（5∶1）。

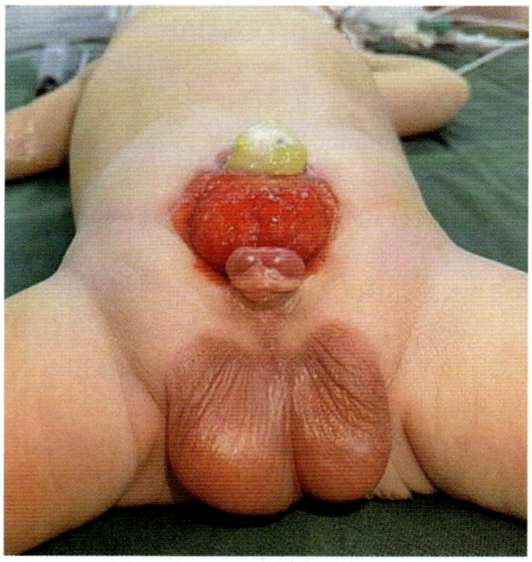

**图 11-1-1　膀胱外翻**

暴露在外的膀胱黏膜呈鲜红色。

**（二）一穴肛**

即泄殖腔存留（persistent cloaca）：尿道、阴道、直肠共同开口于一个管道。会阴检查仅在尿道口处见一个单孔而没有阴道或肛门的痕迹。共用通道长度 1～10cm 不等。通常阴道是膨胀和充满分泌物的（水阴道）。水阴道的发生率接近 40%。水阴道可能压迫膀胱三角区，妨碍输尿管的引流。此外，阴道和子宫常出现不同程度的分隔，甚至双子宫或双阴道。文献报告发病率 1∶50 000。

### （三）阴蒂肥大

初生女童阴蒂长度均值（4.00±1.24）mm，宽度（3.30±0.78）mm。初生女童阴蒂样组织的宽度＞4mm，长度＞5mm，考虑诊断阴蒂肥大。

### （四）阴道闭锁

为泌尿生殖窦及米勒管末端发育异常而未形成贯通的阴道所致，患者表现为外阴发育正常，阴道下段、上段或全长闭锁，伴或不伴子宫颈发育异常。通常子宫体为 1 个且发育正常，子宫内膜有功能，输卵管及性腺发育正常。分为阴道下段闭锁（Ⅰ型）和阴道完全闭锁（Ⅱ型）和阴道上段闭锁（Ⅲ型）3 类。

### （五）各种泌尿畸形合并输尿管异位开口

异位输尿管是指输尿管在膀胱颈或更尾部而不是正常位置（膀胱三角区）开口。输尿管异位在男性和女性都有多个部位。男性异位的输尿管总是终止于尿道外括约肌之上的多个部位，不会导致尿失禁；而女性输尿管异位与男性输尿管异位的根本区别在于异位输尿管可以终止在膀胱颈和外括约肌的控制机制的远端，因此可能与尿失禁有关。通过尸体解剖发现，异位输尿管的发生率为 1/900。临床上，女性异位输尿管更多见，只有大约 15% 的病例报告是男性异位输尿管。大约 10% 的异位输尿管为双侧。女性输尿管异位开口可见于阴道壁、尿道、膀胱颈附近、处女膜、外阴前庭等处（图 11-1-2）。输尿管异位开口多合并有上尿路畸形，如同侧肾发育不良、异位肾或重复肾等。在西方国家，输尿管异位开口多合并同侧重复肾、重复输尿管畸形，约占 80%，其引流完全重复肾的上半肾（或发育不良的上半肾）产生的尿液。而亚洲国家则相反，单输尿管异位开口多见。日本 Gotoh 等报告 17 例女性输尿管异位开口均为单输尿管异位开口并同侧肾发育不良。印度 Wakhlu 等报告 41 例女性病例输尿管异位开口者中，单输尿管异位开口者 39 例，发生于重复肾畸形者仅 2 例。吴志平等报道的研究中收治的 38 例病例中有 31 例为单输尿管异位开口，而且多为异位肾并肾发育不良（22/28）。

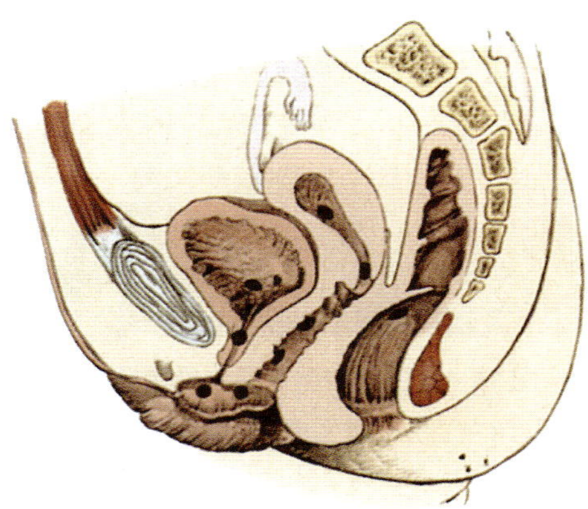

图 11-1-2 女性输尿管异位开口常见位置

## 二、病因及发病机制

### （一）女性膀胱外翻

因膀胱前壁未形成，又无腹壁组织覆盖其上，开放并外翻的膀胱边缘部分直接与腹部皮肤相连，故膀胱三角区及输尿管口皆暴露在外。有时前腹壁缺损累及整个尿道与膀胱颈，可表现为所谓完全性尿道上裂。膀胱外翻在 X 线片上显示为耻骨联合分离，原因是两侧髂骨向外旋转与向外移位，两侧耻骨向外旋转，并均有腹直肌分离。耻骨联合的宽度随膀胱外翻轻重程度的不同而改变，有时可伴发脊柱畸形或脊膜膨出。现在认为这是泄殖腔膜过度生长导致外胚层和内胚层（膀胱壁）间的间充质组织无法正常生长的结果。异常的泄殖腔膜最终破裂，使膀胱黏膜暴露在外。

### （二）一穴肛

胚胎期，尿直肠隔在不同阶段停止发育可能导致泌尿生殖窦畸形或完全泄殖腔存留，常合并其他泌尿系统缺陷，包括膀胱输尿管反流、输尿管囊肿、异位输尿管、肾脏发育不全、子宫纵隔、阴道纵隔等。也可能有胃肠道畸形、心血管系统和脊髓畸形。WNT 基因家族与胚胎尾端发育相关。*HOXA13* 基因突变与尿生殖窦发育严重受损、远端米勒管融合失败、泄殖腔与泌尿生殖窦和直肠分离不良、生殖器发育不良有关。有研究发现 Hedgehog 信号传递（Hedgehog signaling）与后肠和下尿路的分化发育有关。一项由美国国家出生缺陷局进行的研究发现，泄殖腔存留的危险因素包括母亲肥胖、母亲使用生育药物和围生育期 X 线的暴露等。

### （三）阴蒂肥大

阴蒂肥大有不同的病因，目前有如下分类：①胎儿因素，如先天性肾上腺皮质增生症（CAH）、肾上腺肿瘤、卵巢肿瘤、阴蒂肿瘤、神经纤维瘤、血管瘤等；②母体因素，如雄激素暴露过多、雄激素生成过多（孕期黄体瘤、肾上腺腺瘤等）、药物接触（甲基睾酮、孕酮等）；③其他疾病，如弗雷泽综合征（Frasier syndrome，）、卵睾型性发育异常（真两性畸形）等；④特发性阴蒂肥大，原因未明（图 11-1-3、图 11-1-4）。

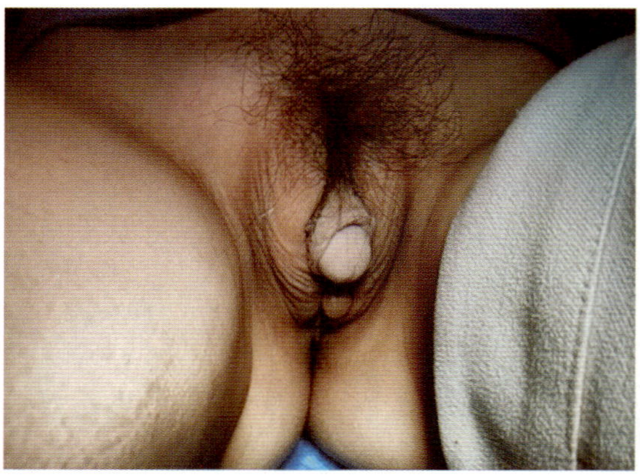

**图 11-1-3 卵睾型性发育异常所致阴蒂肥大**

患者 18 岁，出生时发现"尿道下裂"，外阴性别模糊，查染色体核型 46，XX，按女性抚养，外阴男性化进行性加重（Prader Ⅲ级）。

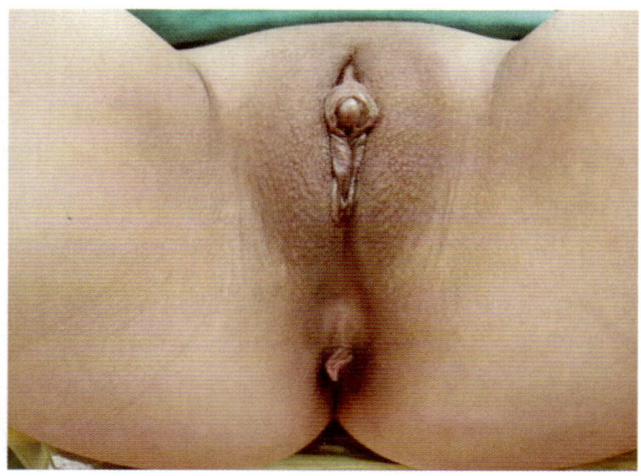

**图 11-1-4 21-羟化酶缺乏所致阴蒂肥大**

患者 23 岁，原发闭经并发现外阴发育异常 11 年，染色体核型 46，XX，社会性别女性（Prader Ⅱ级）。

### （四）阴道闭锁

胚胎期泌尿生殖窦及米勒管末端发育异常而未形成贯通的阴道。在动物及体外实验中，鉴定出来许多候选基因，它们被认为与胚胎期米勒管的发育有关，如 *PAX2*、*MIP*（*LIM1*）、*EMX2*、WNT 家族等。在小鼠的生殖系统发育中，WNT/β- 联蛋白（β-catenin）信号通路对泄殖腔、泌尿生殖窦、生殖结节的发育起重要调控作用，且其与 Hedgehog 信号传递形成串联，对下生殖道和外生殖器的发育进行调节。

### （五）各种泌尿畸形合并输尿管异位开口

在胚胎 4 周时，输尿管从泄殖腔腹侧发生，而米勒管亦开口于其中。泄殖腔腹侧上段扩大发育为膀胱，其下段在女性发展为尿道全部，在男性则为后尿道。若发育异常，输尿管可在米勒管发生的组织或器官处形成异位的开口。女性开口可位于子宫颈、阴道、尿道、前庭等处，因不受尿道括约肌控制故发生尿失禁。在男性异位开口可在后尿道、射精管、精阜等处，这些位置仍然受到尿道外括约肌的控制，所以不会发生尿失禁。

## 三、诊断

### （一）膀胱外翻

随着超声技术的进步、产前超声检查的普及，孕 18 周以后超声就有可能发现膀胱异常。产前超声有以下发现可以考虑诊断为膀胱外翻：①膀胱无充盈；②脐位置偏低；③耻骨联合分离；④外生殖器小；⑤下腹部团块连同腹腔内脏器随孕期增加而增大。膀胱外翻还需要和泄殖腔外翻、脐膨出、腹裂进行鉴别。对于产前超声难以区分典型膀胱外翻和泄殖腔外翻的病例，或者怀疑其他严重畸形者，建议行胎儿 MRI 检查。

详细询问母亲健康状况、孕期情况、用药情况、家族史。患儿出生后，膀胱外翻一望可知并不困难，重点是需要进行详细地查体和检查，以评估缺陷情况。典型膀胱外翻包括腹壁、膀胱、生殖器、骨盆、肛门直肠的缺陷。

1. **腹壁缺损**　包括下腹壁、膀胱前壁及尿道背侧缺如，分离的耻骨之间三角形筋膜缺损由外翻膀胱占据，其上极是肚脐，肚脐位置低于两侧髂嵴连线。腹壁上可见外翻的膀胱黏膜和喷尿的输尿管开口。腹下部、会阴和大腿内侧皮肤受尿液浸渍而潮红。膀胱外翻尤其是男孩常合并腹股沟斜疝。

2. **骨盆缺陷**　包括耻骨联合分离、骨盆发育异常、髋骨外旋、耻骨支外旋、两侧股骨外旋。肛门直肠缺陷包括：患儿会阴区短而宽，肛门前移、紧靠尿生殖隔后方，膀胱外翻患儿常合并肛门直肠狭窄、直肠脱垂。女性生殖道缺陷包括：阴道短、阴道口狭窄并前移、阴蒂分叉、子宫进入阴道、宫颈位于阴道前壁。

3. **男性生殖道缺陷**　包括阴茎短、阴茎背曲、尿道上裂、短尿道板、阴囊扁平。刚出生时外翻的膀胱黏膜基本接近正常，长期暴露后黏膜可有扁平上皮化生、炎性水肿、炎性息肉。膀胱容量差别很大，如膀胱过小、严重纤维化。如果膀胱过小、膀胱纤维化就难于做功能性修复。出生时上尿路一般正常，也可能合并马蹄肾、肾发育不良、巨输尿管等。输尿管下端一般从膀胱下外侧垂直进入膀胱，背侧没有肌肉支持，功能性膀胱修复后几乎都存在膀胱输尿管反流，须做输尿管抗反流手术。出生后膀胱外翻不关闭，膀胱黏膜长期外露会继发水肿、感染、纤维化，引起继发性膀胱输尿管连接部梗阻和输尿管下段扩张。

### （二）一穴肛

畸形严重程度根据泌尿道、生殖道、直肠在共同管道腔内的开口位置的高低而定。三者可能汇合于低位的近会阴处，也可能汇合于膀胱颈，甚至膀胱三角区。可能合并梗阻，造成阴道积液、尿路积液；有可能合并阴道重复畸形。产前超声有可能发现模糊的生殖器，骨盆区域发现充满液体的阴道或膀胱（图 11-1-5）。

应详细询问母亲健康状况、孕期情况、用药情况、家族史。详细的体格检查能够帮助辨别患儿性别，了解有无合并其他系统畸形。患者腹胀可能提示子宫阴道积水，膀胱、肠道扩张；检查骶尾部有无合并脊髓异常的征象。详细的泌尿生殖系统超声可以反复多次无创地了解肾上腺、肾、输尿管、膀胱、卵巢、子宫情况，检查者的水平决定了检查的准确性。CT 或 MRI 不仅可以全面了解泌尿道、生殖道、肠道形态，而且能发现骶椎畸形，评价盆底肌肉发育情况，建议在麻醉或镇静下进行。为设计外科重建手术方案，麻醉下的泌尿-生殖-肠道 X 线造影和内窥镜检查是必不可少的重要检查，主刀医师应全程参与。必须明确的解剖

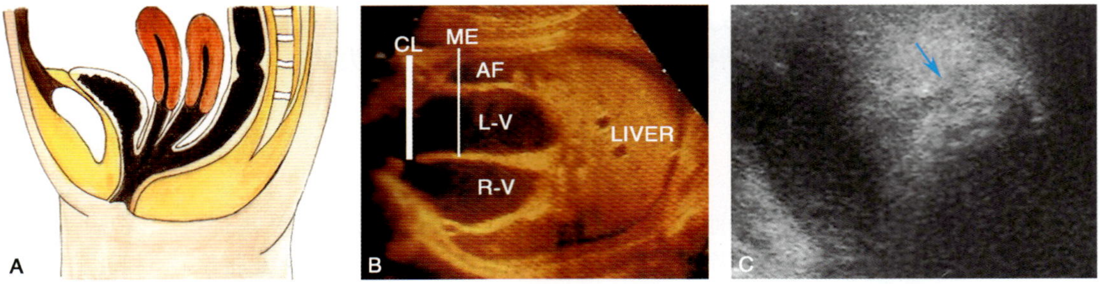


图 11-1-5 女胎泄殖腔存留模式图及产前超声图像

A. 共同泄殖腔在会阴部仅有一个开口，肛门闭锁，合并阴道纵隔、双子宫；B. 胎儿腹部斜冠状切面显示阴道纵隔（ME）和阴道积水，阴道下部的相通部分为残存泄殖腔（CL）；C. 臀部横切面显示臀部无明显靶环征声像（蓝色箭头所示），两侧臀部之间呈线状回声。

关键点包括：尿道、阴道、直肠三者共同通道的长度、三者汇合的部位、汇合处距离膀胱颈的距离、阴道开口大小、有无子宫颈、直肠开口大小、膀胱内壁情况、膀胱容量、输尿管膀胱开口位置是否正常，有无明显反流、膀胱颈大小等。

（三）阴蒂肥大

女性患儿出现阴蒂增大属于女性生殖器男性化的表现，除了阴蒂肥大，还可能合并不同程度的阴唇融合，严重者阴唇完全融合似阴囊，阴蒂增大看起来像合并尿道下裂的阴茎，根据 Prader 分级法，将女性外生殖器不同程度男性化分为 0～Ⅴ级。Prader0 级：正常女性；Ⅰ级：女性外生殖器合并阴蒂肥大；Ⅱ级：阴蒂肥大合并部分阴唇融合，形成漏斗形泌尿生殖窦；Ⅲ级：阴蒂似阴茎，阴唇阴囊完全融合，泌尿生殖窦开口于会阴；Ⅳ级：阴囊完全融合，泌尿生殖窦开口于阴茎根部；Ⅴ级：正常男性（图 11-1-6）。

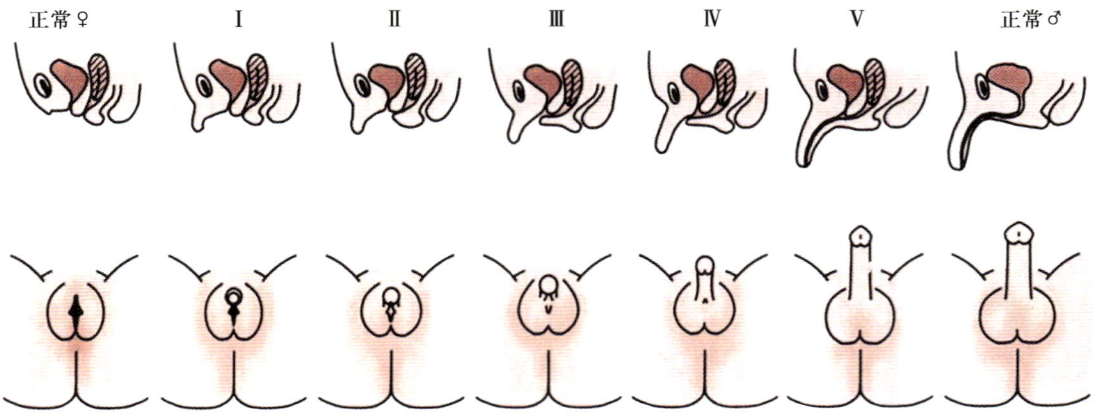


图 11-1-6 女性外生殖器不同程度男性化的 Prader 分级法

患儿可能出现胡须、阴毛、腋毛、痤疮，有的甚至在婴儿期出现阴毛发育，在皮肤褶皱处有不同程度色素沉着。由于雄激素水平增高，患儿早期身高快速增长，骨骼肌发达，身体强壮，以后随着骨骺成熟和闭合提前，最终导致成人身高明显低于正常。

阴蒂肥大患儿不能仅满足于阴蒂肥大的诊断，还应该排查病因，详细询问母亲健康状况、孕期情况、用药情况、家族史。体格检查包括：患儿一般情况、皮肤色素、毛发分布、阴蒂大小形态、尿生殖窦开口位置、会阴形态、腹股沟有无包块，是否合并其他畸形。应进行血清生化检测、全套性激素检测、类固醇激素检测、血清 17-羟孕酮检测、外周血染色体检查、基因检测。泌尿生殖系统超声检查，必要时行增强 CT 检查以排除因肿瘤引起的阴蒂肥大。若怀疑先天性肾上腺皮质增生症（congenital adrenal hyperplasia，CAH）引起的阴蒂肥大，应按照儿童 CAH 筛查流程进行检查确诊。若因母亲因素、雄激素暴露过多导致的阴蒂肥大，出生后去除诱因症状即自行缓解。

**（四）阴道闭锁**

**1. 分型**　阴道闭锁是泌尿生殖窦及米勒管末端发育异常而未形成贯通的阴道所致，根据欧洲人类生殖与胚胎学会/欧洲妇科腔镜学会（ESHRE/ESGE）的关于女性生殖道先天性畸形分类共识（2013）和 Giovanni Ruggeri 等人的研究结果将阴道闭锁分为以下 3 型（图 11-1-7）。

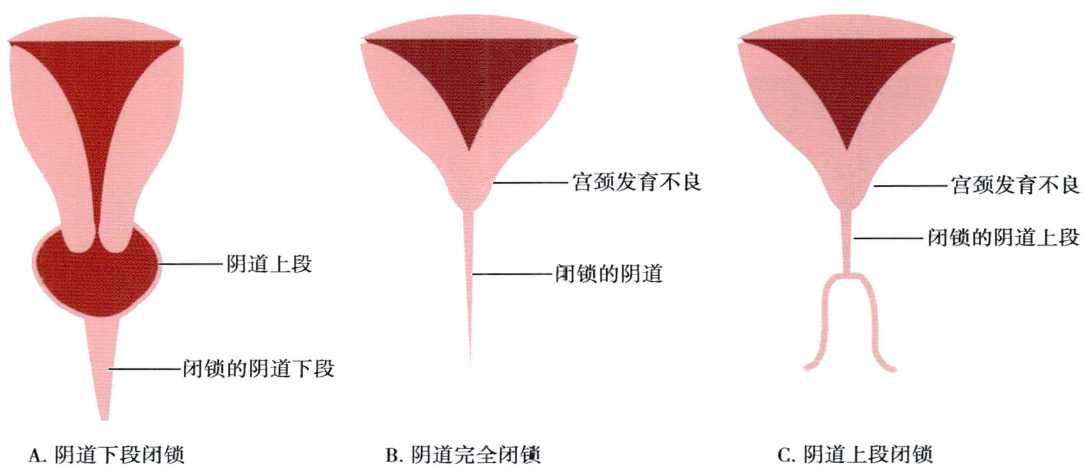


图 11-1-7　阴道闭锁分型

（1）Ⅰ型阴道闭锁：阴道下段闭锁，无处女膜开口，阴道下段闭锁，患者有发育正常的阴道上段、子宫颈及子宫体，子宫内膜有功能。

（2）Ⅱ型阴道闭锁：阴道完全闭锁，无处女膜开口，阴道全长闭锁，常合并子宫颈发育异常，子宫体发育正常或虽有畸形但子宫内膜有功能。

（3）Ⅲ型阴道闭锁：阴道上段闭锁，有处女膜开口，阴道下段发育正常，阴道上段闭锁，常合并子宫颈发育异常，子宫体发育正常或虽有畸形但子宫内膜有功能。

临床上以Ⅰ、Ⅱ型闭锁为多，Ⅲ型闭锁较为少见。

**2. 诊断**

（1）临床症状：主要表现为无月经初潮，但因为有功能内膜，可以发生经血潴留，导致周期性下腹痛以及盆腔包块。

（2）体征

1）阴道下段闭锁：外阴外观正常，但前庭无阴道开口。闭锁处黏膜色泽正常，也不向外膨隆。阴道上段扩张积血，直肠指诊时扪及包块位于直肠前方，包块下极位置较低但未达处女膜水平。

2）阴道完全闭锁：外阴表现与阴道下段闭锁相同。由于多合并子宫颈和/或宫体发育不良，经血逆流严重，导致输卵管积血、卵巢子宫内膜异位囊肿以及重度盆腔粘连。病程长久者可同时伴有子宫腺肌病。

3）阴道上段闭锁：外阴外观正常，前庭有阴道开口，但阴道顶端为一盲端，无宫颈结构，由于多合并子宫颈和/或宫体发育不良，经血逆流情况同阴道完全闭锁。

4）其他系统体征：阴道闭锁除了可合并宫颈和宫体发育异常外，还可以合并其他系统的发育畸形，最常见的有泌尿系统畸形，如合并泌尿道生殖道瘘可表现为周期性血尿，也可合并体节骨骼发育异常，如脊柱侧弯、斜颈、多指（趾）、并指（趾）等；还可以合并心脏畸形、听力异常等。因此，对于阴道闭锁的诊断，不仅要对阴道闭锁情况进行甄别，还需要明确有无其他器官、结构的发育畸形。

（3）辅助检查：对于阴道闭锁的影像学评估，推荐首选盆腔 MRI，可评估阴道闭锁部位，是否合并子宫颈及宫体发育异常（图 11-1-8、图 11-1-9），有无盆腔子宫内膜异位症等。若患者存在 MRI 禁忌证，可行盆腔超声检查，但超声检查对复杂的生殖道畸形的诊断准确率低于 MRI。

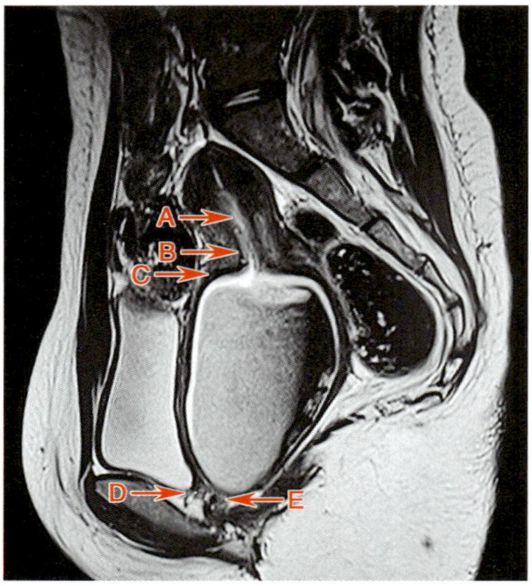


A. 子宫腔；B. 低信号的宫颈间质环；C. 阴道穹窿；D. 尿道内口水平；E. 阴道闭锁盲端。

**图 11-1-8 阴道下段闭锁的盆腔磁共振（矢状位 $T_2$ 序列）**

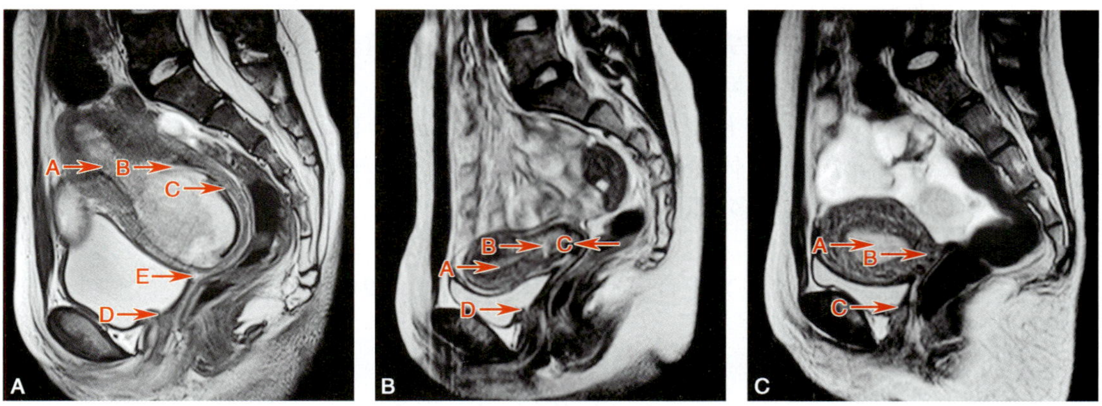


**图 11-1-9 完全阴道闭锁合并不同的宫颈发育异常的盆腔磁共振（矢状位 $T_2$ 序列）**

A. 宫颈外口闭塞，箭头 A 示扩张积血的宫腔，箭头 B 示呈低信号的宫颈间质环，箭头 C 示中等信号的与宫体肌层延续的宫颈肌层，箭头 D 示尿道内口水平，箭头 E 显示闭锁的宫颈外口；B. 完全宫颈闭锁，箭头 A 示扩张积血的宫腔，箭头 B 示闭锁的宫颈管，箭头 C 示闭锁的宫颈组织，箭头 D 示尿道内口水平；C. 宫颈未发育（无宫颈），箭头 A 示扩张积血的宫腔，箭头 B 示闭锁的宫腔下段，箭头 C 示尿道内口水平。

所有生殖道畸形患者应该进行泌尿系统超声检查，筛查有无泌尿系统发育畸形。对于泌尿系统超声发现异常的患者，必要时可进一步进行膀胱镜、CT 尿路造影（CTU）等检查。X 线或 CT 检查可发现有无脊柱发育异常，心脏彩色多普勒超声检查可筛查有无心脏发育畸形。

**3. 鉴别诊断**

（1）处女膜闭锁：处女膜闭锁由于泌尿生殖窦末端组织未完全腔化，处女膜无孔，经血排出受阻，患者表现为青春期周期性下腹痛。阴道前庭可见正常处女膜环，部分患者处女膜向外膨隆，呈蓝紫色。部分患者因处女膜厚实，无明显外突及颜色改变，应与阴道下段闭锁或阴道完全闭锁相鉴别。肛门指诊扪及盆腔包块下缘距离外阴更近，更容易导致尿潴留。

（2）完全性阴道横隔：系双侧副中肾管汇合后的尾端与尿生殖窦相连接处未贯通所致。患者表现为青春期周期性下腹痛，但患者有发育正常的阴道前庭、阴道开口、阴道下段，需与阴道上段闭锁鉴别。完全性阴道横隔有正常的阴道上段，子宫和宫颈多发育正常。横隔可位于阴道内的任何位置，厚度约 1cm，很少伴有泌尿系统畸形或其他系统畸形。盆腔超声检查或盆腔 MRI 有助于鉴别。

（3）先天性子宫阴道缺如综合征（Mayer-Rokitansky-Kuster-Hauser syndrome，MRKH 综合征）：双侧副中肾管发育不全所致，表现为先天性无阴道伴无子宫或始基子宫，此类患者无周期性腹痛症状。极少数患者有具有功能内膜的残角子宫，可出现周期性下腹痛，盆腔包块等症状，盆腔 MRI 有助于鉴别诊断。

**（五）各种泌尿畸形合并输尿管异位开口**

本病的症状特点是自幼漏尿、滴尿、内裤潮湿、尿液持续滴沥、尿失禁，但又有正常的排尿。由于婴幼儿期患儿使用尿不湿，家长难以观察到上述症状，医务人员对此病的认识不足，或检查问诊不细而易漏诊。输尿管异位开口常有合并其他泌尿系发育畸形，如重复肾输尿管畸形、发育不良肾、异位肾等。

原发疾病不同，输尿管异位开口位置不同，症状多样。

**1. 尿失禁**　大龄患儿一般有正常排尿，但在两次排尿间隔期，外阴不能保持干燥，症状较轻者出现滴尿、内裤潮湿，症状严重者出现尿失禁，需要长期使用尿垫。对于婴幼儿期患儿，由于使用尿不湿，家长难以观察到上述症状，个别家长在更换尿不湿时偶然发现患儿会阴滴尿，促使家长就医检查诊断。小年龄患儿内裤潮湿可能被错误地归因为缺乏排尿意识、如厕训练尚未完成。所以经过如厕训练的患儿如果出现滴尿、经常内裤潮湿都应该评估是否存在输尿管异位开口。

**2. 反复的泌尿道生殖道感染**　患儿常出现尿液浑浊，尿频、尿急、尿痛等尿路刺激症状；排尿时哭闹、尿潴留；发热、腹部包块、腹痛、脓毒血症；尿常规或尿培养结果异常。轻症患儿无明显自觉症状，仅尿常规结果异常。抗感染治疗后好转，停药后出现反复。输尿管异位开口于生殖道的患儿可能合并生殖道感染，出现下体异味、会阴部脓性分泌物。这些患儿需要进一步行影像学检查。

详细询问病史，询问病史要注意：①病史提供者是否和患儿生活在一起，是否了解患儿病情？②追问病史细节，注意判断家长对病情的描述是否准确。如家长诉“漏尿”，应了解是“漏儿滴尿”，还是“尿失禁”？漏尿是在患儿哭闹时，变换体位时，还是安静休息时出现？有无排尿延迟、排尿费力？是否合并便秘等等。

查体确认尿道口、阴道口位置是否正常，外阴有无漏尿导致的尿布疹，条件允许可观察患儿排尿情况。检查时如果发现输尿管异位开口于会阴部可以明确诊断（图 11-1-10），但是

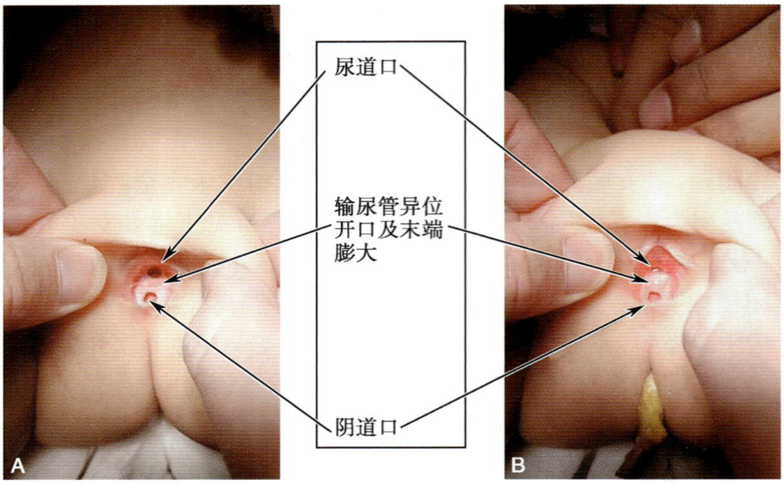


**图 11-1-10 输尿管异位开口于会阴区**

A. 输尿管异位开口于尿道、阴道之间，开口仅针尖大小（箭头所指处）；B. 患儿哭闹增加腹压时，输尿管末端膨大，有尿液滴出（箭头所指处）。

并不容易发现。静脉注入靛洋红后观察有无排蓝，可协助寻找异位开口。注意有无小阴唇粘连，注意与小阴唇粘连导致的尿线分叉、尿液阴道反流（指蹲姿排尿时由于小阴唇粘连遮挡，导致部分尿液反流进入阴道，排尿后站立位阴道内滞留尿液滴沥排出现象）鉴别。

随着超声技术的进步、产前超声检查的普及，输尿管异位开口的患儿产前超声检查常常能发现一些泌尿系统的异常。如发现重复的集合系统、发育不良肾、位置异常的肾等等。虽然产前超声无法确诊，但也促使家长在患儿出生后安排进一步的影像学检查。有些患儿是因为其他疾病（如腹痛）就医，超声检查时偶然发现的。利用超声追踪输尿管走行，有可能发现输尿管开口位置，同时也需要耐心观察输尿管蠕动、膀胱充盈和排空，配合使用超声对比剂，还可评估膀胱功能、有无膀胱输尿管反流。在患儿随访过程中，对泌尿系统进行反复多次的超声检查，先后对比更具有意义。

CTU/MRU 检查可以显示泌尿系统异常解剖结构和提供功能信息，儿童需要在镇静下进行检查。SPECT 同位素肾显像能够评估分肾功能和上尿路排泄情况，帮助决策患侧肾脏是否有保留价值，上尿路梗阻有无手术指征。有经验的医师还可以对重复肾的上肾、下肾分别进行评估。

全麻下内窥镜 - 造影检查：全麻下的内窥镜 - 造影评估是检查的最后一步，也是治疗的开始。内窥镜检查必须明确的解剖关键点包括：尿道口、阴道口位置及相互关系，异常输尿管开口与对侧正常输尿管开口、膀胱颈、三角区的位置关系，同侧重复上、下部肾输尿管开口位置关系（如果原发病为重复肾输尿管畸形），输尿管开口形态是否正常（图 11-1-11）；还可在导丝引导下进入输尿管腔内进行探查，如果合并输尿管膨出可利用钬激光或微型电凝钩做输尿管膨出切开。可向输尿管置入导管，进行术中逆行输尿管肾盂造影了解上尿路情况，向膀胱内注入对比剂进行排泄性膀胱尿道造影了解是否存在膀胱输尿管反流。对于复杂畸形以至于解剖标志难以辨认的，可术中逆行造影结合静脉肾盂造影全面评估双侧泌尿道形态和功能。

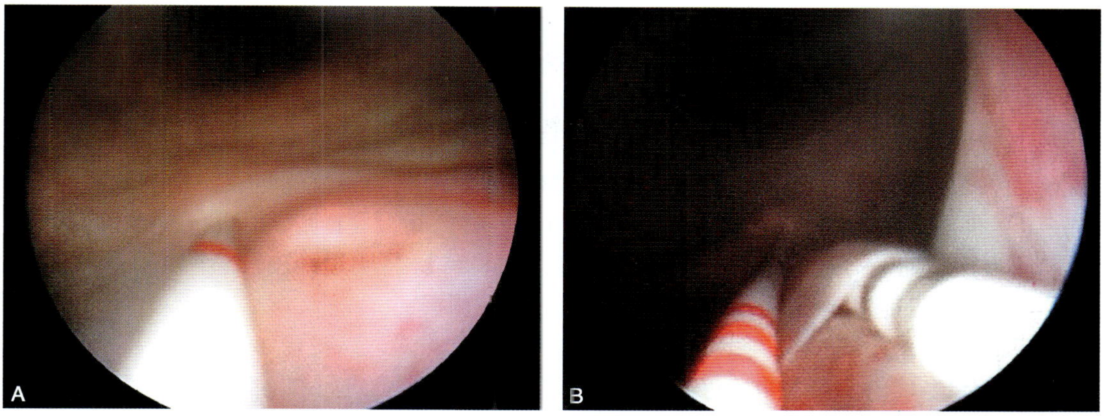

图 11-1-11 双侧重复肾输尿管异位开口

A. 右侧重复肾上、下输尿管开口：均开口于膀胱三角区，红色插管为下部肾输尿管开口位置正常；上部肾输尿管开口位置偏低。B. 左侧重复肾上、下输尿管开口：红色插管为下部肾输尿管开口位置正常；黑色插管为上部肾输尿管开口，位于膀胱颈口。

## 四、治疗

### （一）膀胱外翻

手术治疗的目的是保护肾脏、控制排尿、修复腹壁及外生殖器。直到现在，仍然没有一种有效的外科手术方式能够使多数患儿达到完全的功能性修复。膀胱外翻手术方式可分为两大类，第一类是以恢复解剖结构为目的的一期或分期膀胱尿道重建手术；第二类是切除外翻膀胱+尿流改道手术。

Sweetser 等于 1952 年最早描述了膀胱外翻的分期手术治疗方法，在膀胱闭合前 4～6 天双侧髂骨截骨，尿道上裂二期手术。自 20 世纪 70 年代以来，膀胱外翻重建手术推荐方案包括了 3 个独立阶段：膀胱和腹壁的闭合；膀胱颈重建和抗反流；尿道上裂修复。之后经过反复临床实践，20 世纪 90 年代改良为：在新生儿期完成膀胱、腹壁的闭合及后尿道的闭合，必要时行截骨手术；6 个月至 1 岁完成尿道上裂修复手术；4～5 岁完成膀胱颈重建和抗反流手术。条件具备的情况下也可以一期手术完成髂骨截骨、关闭膀胱外翻、输尿管抗反流、膀胱颈成形、尿道上裂修复。目前多数学者主张膀胱外翻患儿出生后 72 小时内关闭膀胱。72 小时内早期关闭膀胱的优势在于：膀胱壁薄柔软易关闭，此时关闭有助于减少外界刺激对膀胱黏膜的不利影响；不必做髂骨截骨手术，有利于膀胱功能的恢复。早期成功关闭膀胱，关闭分离的耻骨联合对患儿今后的膀胱容量和控制排尿功能十分重要。

### （二）一穴肛

由于手术方式较多，只有明确了解剖情况，清楚了三者开口位置关系，才能有针对性地选择手术方式。治疗任何一种类型的泄殖腔畸形都是一项复杂的工程。术前评估患儿相关结构发育情况和手术的耐受能力，合并其他系统畸形对身体的影响和处理的时机，结合医院条件和术者经验综合评估手术方案是否可行。首先，要高度重视首次手术，手术方案选择要慎重，准备要充分，力求达到治疗目的。选择不当的治疗方案不仅会影响治疗效果，还可能增加再次手术的难度。对于早产儿、低体质量儿、合并严重心血管畸形患儿，手术方式应尽可能简化，可选择分期手术。其次，使用电刺激仪确定肛门括约肌位置，精细操作，术中尽量保留直肠肛门周围肌肉，减少对盆底神经损伤，避免损伤尿道、会阴体。一般情况下，直肠在共同管道开口位置低，可经会阴手术，目前最常用的是后矢状入路肛门直肠成形术（posterior sagittal anorectoplasty，PSARP）也称 Pena 术式。直肠开口位置高于肛提肌时，可先做结肠造瘘，二期做经腹腔镜或经骶、会阴直肠拖出与肛门成形术。手术时，首先分离直肠瘘管，充分松解直肠，将直肠拖出，定位肛门时使用电刺激仪确定肛门括约肌位置，成形位置尽可能靠后，为阴道开口和尿道开口留出足够空间。完成肛门成形后游离泌尿生殖窦，整体牵引向下，分离尿道后壁与阴道前壁，修补瘘口，将阴道拖出至会阴，创建阴道口；最后将尿道开口拖出成形。

**（三）阴蒂肥大**

继发于 CAH 的阴蒂肥大一经诊断，须由儿童内分泌医师进行激素治疗。轻度的阴蒂肥大随着患儿年龄增长和外阴发育而不明显，一般来讲阴蒂肥大在 Prader Ⅲ级及以上的性别决定为女性的患儿应考虑手术。目前对于性发育异常的性别决定时机仍存在争议，大部分学者推荐遵循以下原则：①尽量降低病理生理及解剖结构的损害程度（如肿瘤风险、肾上腺危象、泌尿生殖道梗阻感染等）；②尽量减少心理和社会的不利影响（如性别混乱、亲子关系疏离、社会歧视、心理压力等）；③尽量保留生育功能；④尽量保护性功能，维持一定的性生活满意度（如避免损伤性兴奋相关的神经血管）；⑤性器官选择手术尽可能留有余地，为后续抚养性别认同时保留修正的机会（如性腺切除、性器官组织切除时须谨慎）。

由于阴蒂肥大，性别决定为女性的患儿常合并不同程度的阴唇融合、阴道 - 尿道合流，矫治手术包括 3 个步骤：阴蒂成形、阴唇成形、阴道成形。对一个伴有低位尿道 - 阴道合流的患儿，建议一期完成阴蒂成形、阴唇成形、阴道成形手术。对于高位尿道 - 阴道合流的患儿，是 3 个步骤一期手术完成，还是把阴道成形术留到青春期以后再进行目前还有争议。

阴蒂属于性器官，阴蒂成形手术不仅要改善阴蒂外观，也要保留正常的阴蒂神经分布。采用阴蒂腹侧双切口，在海绵体表面向阴蒂背侧游离，部分切除并缩短阴蒂海绵体并保留阴蒂头，不仅可以保护背侧神经血管束，还可以保护背侧向两侧呈扇形分布的神经分支。阴蒂成形后剩余的阴蒂皮肤可用于成形阴唇（图 11-1-12）。对于低位尿道 - 阴道合流病例，

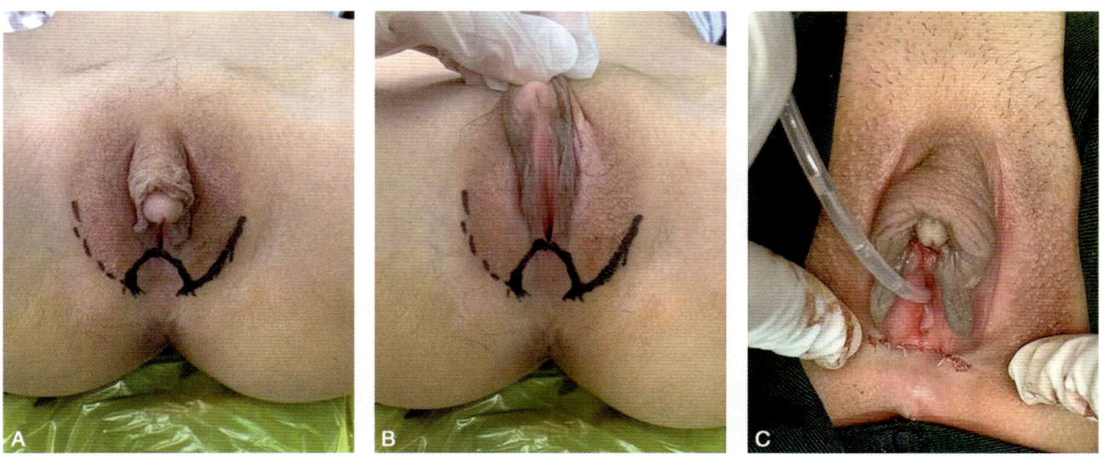


**图 11-1-12 阴蒂成形术**

A. 术前状态：可见阴蒂肥大、阴唇融合；B. 术前状态：可见尿道 - 阴道合流，术前设计的“后向基底会阴皮瓣”；C. 术后状态：阴蒂缩短，利用阴蒂皮肤成形阴唇，“后向基底会阴皮瓣”嵌入打开的阴道后壁。

将合流部位尿生殖窦及阴道后壁纵行切开，将“后向基底会阴皮瓣”嵌入打开的阴道后壁，用来扩宽阴道入口和尿生殖窦。对于高位尿道-阴道合流病例可选择拖出式阴道成形术，手术将阴道从尿生殖窦单独剥离出来，充分游离后拖至会阴创建阴道开口。对于原始阴道或阴道缺如的病例可选择完全阴道替代手术。

对于尿生殖窦畸形、儿童性发育异常的诊断治疗相当复杂，需要多学科讨论评估（MDT），个体化制定诊疗方案。应向患儿家长充分宣教，介绍各种治疗方案及风险性，特别是手术改变性器官之前。家庭和社会为患儿提供稳定的性别认同，同时医疗单位要为家庭提供心理、医疗支持，维护患儿潜在的性功能和生育能力，治疗的目标是通过合理的激素支持、替代，维护健康的个体形象、体态及心理行为特征。

**（四）阴道闭锁**

1. **治疗原则** 一经诊断，尽早手术解除梗阻，但应避免评估不全，贸然行急诊手术。

2. **阴道下段闭锁** 手术切开闭锁部分，尽量扩张切开的腔隙（以能容纳两指为度），根据闭锁段的长短及手术创面的大小，决定阴道下段成形的方式，如使用替代材料（生物膜、皮瓣等）、阴道上段黏膜与前庭黏膜直接吻合等方法。术后一般需要佩戴模具至创面完全愈合，之后建议每天主动扩张成形的阴道下段5～10分钟。

3. **阴道上段闭锁或阴道完全闭锁** 对子宫颈发育差、重度盆腔子宫内膜异位症、子宫发育差的患者，不建议保留子宫。先腹腔镜或经腹切除子宫以缓解腹痛症状，待患者18岁（或心理成熟愿意接受阴道成形术）后行人工阴道成形术。对于子宫颈发育较好（子宫颈外口闭塞）、无子宫体畸形，不合并或仅合并轻-中度盆腔子宫内膜异位症患者，可考虑行阴道、子宫颈成形及贯通术。该手术增加子宫腔、盆腔感染风险，术前须与患者及家属充分沟通，告知其保留子宫的利弊。

阴道子宫颈成形贯通术的手术方式：在阴道前庭窝处作横切口（若为阴道上段闭锁，则从阴道下段的顶端作切口），在膀胱尿道与直肠之间的间隙造穴，可在腹腔镜或开腹手术的辅助下完成，使穴腔上达闭锁的宫颈盲端并与子宫腔贯通。“人工阴道”创面可使用生物补片覆盖并固定，补片顶端与成形的“子宫颈口”或宫腔下缘吻合（图11-1-13）。为防止宫颈粘连狭窄，术中应同时植入宫颈管支架（可用“蘑菇头”尿管）并用丝线将支架固定于阴道侧壁，防止支架脱入宫腔内不易取出。“蘑菇头”尿管支架放置时间可长达1年。在阴道创面

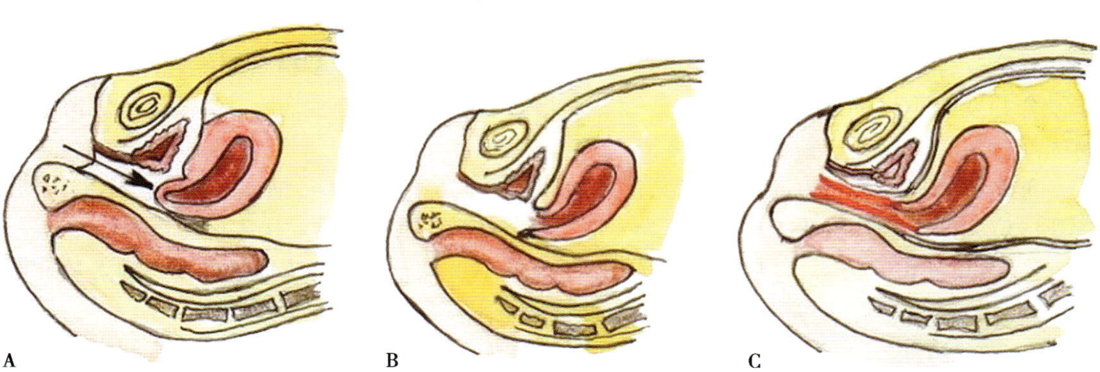


图11-1-13 阴道子宫颈成形贯通术示意图

A. 沿箭头方向在膀胱尿道与直肠之间造穴，使穴腔上达闭锁的宫颈盲端；B. 切开闭锁的宫颈盲端，使阴道腔穴与子宫腔贯通；C. 使用生物补片（红色线条）覆盖“人工阴道”创面并与成形的宫颈吻合。

未完全上皮化之前，应全天坚持放置阴道模具，一般为3～6个月，之后可间断放置（如仅夜间佩戴）或自行使用专用阴道扩张棒主动扩张阴道直至有规律的性生活。其他可用于覆盖“人工阴道”创面的材料还有腹膜、肠管（乙状结肠较常用）、自体皮瓣或皮片、口腔黏膜等。

部分患者可能存在严重的经血逆流或盆腔子宫内膜异位症，阴道成形术同时应给予处理，如分离盆腔粘连、解除输卵管积血或积液、剥除卵巢子宫内膜囊肿等。

**（五）各种泌尿畸形合并输尿管异位开口**

只有经过详细的检查评估，全面掌握了患儿解剖细节才能制定出合理、可行的手术方案。治疗的目标是：保护肾功能、消除感染、梗阻、反流、维持可控性排尿。虽然治疗目标一致，但由于患儿原发病不同，个体差异很大，需要制定个体化的治疗方案，而且治疗方案可能不止一个。

发育不良肾合并输尿管异位开口治疗方案：①超声、CTU等影像学检查明确诊断（图11-1-14）；②SPECT同位素肾显像评估发育不良肾是否有保留价值；③如果患肾无功能，选择腹腔镜/后腹腔镜手术切除患肾；如果患肾还有一定功能，未达到切除标准，可选择行腹腔镜探查、输尿管膀胱再植。

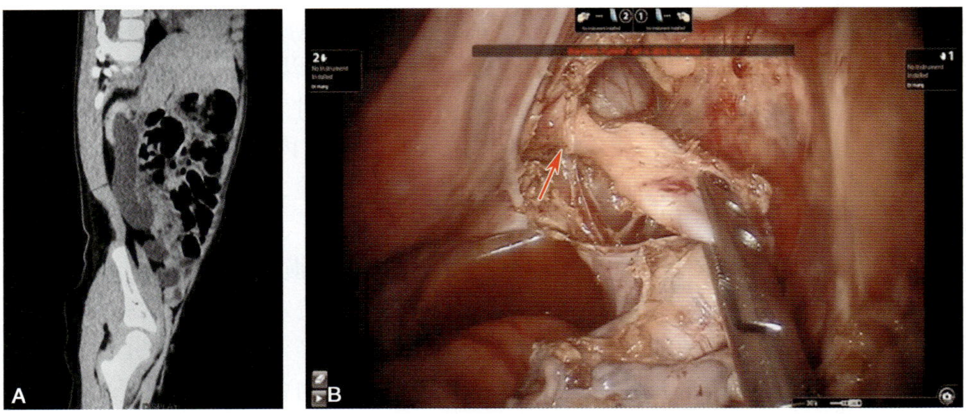


**图11-1-14 右侧发育不良肾合并输尿管异位开口**

A. CTU提示右侧发育不良肾，右侧输尿管全程扩张扭曲，右侧输尿管开口位置异常；B. 右侧输尿管开口于阴道（箭头所指处）。

异位肾合并输尿管异位开口治疗方案：①超声、CTU等影像学检查明确诊断；②如果异位肾合并发育不良的，经SPECT同位素肾显像评估无功能的选择切除；③患肾有保留价值的选择行腹腔镜探查、输尿管膀胱再植。

重复肾输尿管异位开口患儿情况较复杂，需要综合考虑上部肾情况、输尿管情况、输尿管开口位置等因素选择手术方案，分为上部肾切除方案、重建方案、引流方案。

1. **上部肾切除方案** 主要是当重复肾的上部肾重度积水、肾皮质菲薄、上肾无功能时的选择。具体手术方式可选择开放手术、腹腔镜手术或机器人腹腔镜手术。

2. **重建方案** 主要是针对重复肾的上部肾、输尿管条件较好，有保留价值的患儿。具体手术方式有：上下输尿管端侧吻合（高位近肾盂、低位）（图11-1-15）、上下输尿管共鞘膀胱再植、上输尿管膀胱再植。可选择开放手术、腹腔镜手术或机器人腹腔镜手术。

3. **引流方案** 如果输尿管异位开口合并输尿管膨出，膀胱镜探查时可利用钬激光或微

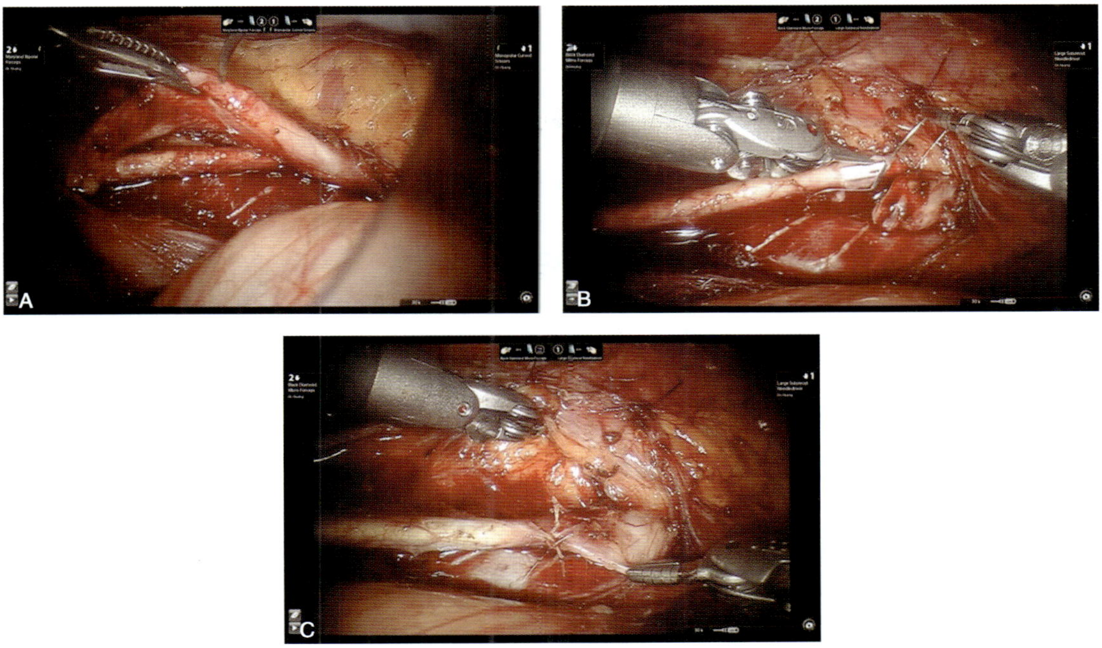


图 11-1-15　上下输尿管端侧吻合

A. 右侧重复上、下输尿管，左侧器械提起的是上输尿管；B. 端侧吻合重复上、下输尿管，下肾输尿管侧壁已剪开，已放置输尿管插管标记，上肾输尿管已离断，近端准备吻合；C. 端侧吻合完毕。

型电凝钩做经尿道膀胱镜输尿管膨出切开引流，可以有效缓解梗阻，减轻肾、输尿管积水扩张程度。如果重复肾输尿管畸形合并感染积脓、急性脓毒症、患儿一般情况不能承受大手术，可在超声引导下经皮上肾穿刺造瘘引流减压，情况改善后二期手术。

## 五、预后及预防

### （一）膀胱外翻

患儿须终身随访，术后须功能锻炼、盆底肌肉训练，定期进行泌尿系超声、静脉肾造影了解上尿路情况，排泄性膀胱尿道造影了解有无膀胱输尿管反流。接受膀胱功能性修复的女性患者妊娠后建议行剖宫产，以免产后尿失禁和子宫脱垂。接受膀胱外翻切除+尿流改道的女性患者妊娠后建议经阴道分娩，以免出现腹腔并发症。部分女性患者成年后性生活前可能需要再接受阴道成形。经膀胱功能性修复后仍不能控尿的患者，经评估可以考虑做可控性尿流改道手术。

### （二）一穴肛

患儿需要终身观察随访，需要进行排尿、排便训练。术后主要的并发症是感染、瘘、狭窄及退缩。术后尿道阴道瘘需要二次手术修补。创建成形的尿道口、阴道口、肛门均可能出现狭窄、退缩，需要进行扩张，或二次手术再次成形。术后部分患儿不能自主控便、控尿，出现污粪、便秘、漏尿等现象。

### （三）阴蒂肥大

患儿需要终身观察随访。术后可能合并反复尿路感染、漏尿、尿道口、阴道口狭窄，阴蒂痛性勃起。基础疾病为 CAH 的患儿随着骨骺成熟提前导致成人身高明显低于正常，可能出现不同程度脱水、电解质紊乱、女性患者月经异常等，需要内分泌科终身治疗。

### （四）阴道闭锁

对于术后需要使用阴道模具进行阴道扩张的患者，应告知患者/家长在手术前准备一件紧身裤束带，出院前应教会患者自己插入、取出和固定阴道模具，向患者强调在阴道创面完全上皮化以前，她需要每天24小时正确佩戴阴道模具（仅在排尿、排便或洗澡时取出），并教会患者正确的模具清洁消毒方法。对于阴道成形患者，术后1个月、3个月、6个月、12个月各随访一次，之后每年一次，了解术后成形的阴道及子宫颈通畅情况，及早发现感染、术后再粘连等情况，并及时处理。对于不保留子宫的患者，术后1个月复诊一次，了解有无子宫全切的手术并发症，若无特殊，可待患者18岁后（或性心理成熟后）行阴道成形术。

### （五）各种泌尿畸形合并输尿管异位开口

输尿管异位开口是泌尿系先天性异常，在女性的主要表现为：除正常排尿外伴有持续尿失禁，对患者的工作劳动生活均有很大的影响。本病实非罕见，但常由于忽视或认识不足，导致延误或漏诊。医师应全面学习相关知识，做好治疗前的全方位诊断，提供最佳的治疗方案。同时，患者积极就医、早期诊断和治疗都是达成良好预后非常重要的环节。

（牛晓宇　黄一东）

## 参考文献


[1] PETERSEN R O, SESTERHENN I A, DAVIS C J. Urologic Pathology[M]. 3rd ed. Philadelphia: Lippincott Williams and Wilkins, 2008.

[2] CORMAN M L. Colon and Rectal Surgery[M]. 8th ed. Philadelphia: Lippincott Williams and Wilkins, 2004.

[3] OLDHAM K T, COLOMBANI P M, FOGLIA R P, et al. Principles and Practice of Pediatric Surgery[M]. 2nd ed. Philadelphia: Lippincott Williams and Wilkins, 2004.

[4] THOMAS D F M. The embryology of persistent cloaca and urogenital sinus malformations[J]. Asian J Androl, 2020, 22(2): 124-128.

[5] 中华医学会儿科学分会内分泌遗传代谢学组. 性发育异常的儿科内分泌诊断与治疗共识[J]. 中华儿科杂志, 2019, 57(6): 410-418.

[6] 朱兰, 郎景和, 宋磊, 等. 关于阴道斜隔综合征、MRKH综合征和阴道闭锁诊治的中国专家共识[J]. 中华妇产科杂志, 2018, 53(1): 35-42.

[7] 中华医学会妇产科学分会. 女性生殖器官畸形诊治的中国专家共识[J]. 中华妇产科杂志, 2015, 50(10): 729-733.

[8] GILLENWATER J Y, GRAYHACK J T, HOWARDS S S, et al. Adult & Pediatric Urology[M]. 4th ed. Chicago: Year Book Medical Publishers, 2002.

[9] 吴志平, 赵晓昆, 钟朝晖, 等. 输尿管异位开口合并肾发育畸形的诊治分析[J]. 中国现代医学杂志, 2009, 19(4): 575-577.

[10] GUPTA A, BISCHOFF A. Pathology of cloaca anomalies with case correlation[J]. Semin Pediatr Surg, 2016, 25(2): 66-70.

[11] WANG X, ZHANG X, LIU S, et al. Novel mutations in the TP63 gene are potentially associated with Müllerian duct anomalies[J]. Hum Reprod, 2016, 31(12): 2865-2871.

[12] HYUGA T, SUZUKI K, ACEBEDO A R, et al. Regulatory roles of epithelial-mesenchymal interaction (EMI) during early and androgen dependent external genitalia development[J]. Differentiation, 2019, 110: 29-35.

[13] 石明，沈宏，李响，等. 输尿管异位开口所致尿失禁[J]. 四川医学，2001，22(3)：237-238.
[14] GEARHART J P, BEN-CHAIM J, JEFFS R D, et al. Criteria for the prenatal diagnosis of classic bladder exstrophy[J]. Obstet Gynecol, 1995, 85(6): 961-964.
[15] PRADER A. Perfect male external genital development and salt-loss syndrome in girls with congenital adrenogenital syndrome[J]. Helv Paediatr Acta, 1958, 13(1): 5-14.
[16] GOTOH T, MORITA H, TOKUNAKA S, et a1. Single ectopic ureter[J]. J Urol, 1983, 129(2): 271-274.
[17] WAKHLU A, DALELA D, TANDON R K, et a1. The single ectopic ureter[J]. Br J Urol, 1998, 82(2): 246-251.

## 第二节　女性泌尿生殖道损伤的重建与修复

### 一、定义及流行病学

女性泌尿生殖系损伤系高空坠落撞击、交通事故、刀刺伤、性侵、产伤导致的，以及医源性因素导致的肾输尿管、膀胱尿道、外阴阴道等处损伤，包括输尿管断裂、膀胱破裂、尿道断裂、外阴血肿、处女膜裂伤、子宫损伤等。

由于不同年龄段女性身体发育情况和活动范围不同，女性泌尿生殖道损伤的发生部位以及受伤原因与年龄相关。5～9岁是外生殖器损伤的高峰期，该年龄段儿童活动能力增强，活动范围扩大，但缺少安全意识，同时也是性侵伤的高发人群。随着儿童年龄的增大，儿童跌落伤的比重逐渐降低，而交通事故及骑车/溜冰等与体育有关的运动伤逐渐增多。成年女性外伤性泌尿生殖道损伤减少，主要与产科性因素及妇科手术有关。

大约60%的膀胱损伤是腹膜外损伤，30%是腹膜内损伤，其余10%是腹膜外损伤合并腹膜内损伤。医源性损伤主要由腹腔镜穿刺、骨盆和妇科手术等导致。钝性腹部创伤造成的膀胱损伤很少见(<2%)，由于膀胱被骨性骨盆包围，骨盆骨折占膀胱损伤的大多数(60%)。在一项31 380例骨盆骨折的回顾性病例资料中，1 444例发生泌尿道损伤，女性(3.62%)发生风险略低于男性(5.34%)，膀胱损伤(3.39%)比单纯尿道损伤(0.94%)更常见，膀胱合并尿道损伤发生率为0.19%。

输尿管位置深、活动度好，使其不易受创伤性损伤，因此输尿管损伤相对少见，占所有泌尿系统创伤的1%～2.5%。80%的输尿管损伤是医源性的，这些损伤通常与妇科、结直肠或泌尿外科手术有关，在初次手术时容易被遗漏。其余患者中，约2/3为穿透性创伤，1/3为钝性创伤。

医源性损伤的发生率在不同地区、不同年代存在显著差异。在发展中国家，高达90%的泌尿生殖道损伤起源于产科因素，而在美国和英国等发达国家，几乎70%是由妇科手术引起的。山东省立医院的刘新民在1980年、2004年先后两次调查女性尿瘘病因，在早期，产科因素占74.1%，妇科手术占12%，其他为13.9%；而在后期，产伤性尿瘘下降至30.7%，且主要与剖宫产有关。

### 二、女性泌尿生殖道损伤的病因及发病机制

#### (一) 产伤

公元1037年，波斯医师阿维森纳(Avicenna)认识到并描述了难产与尿瘘发生之间的关系。在20世纪之前，泌尿生殖道瘘和直肠瘘是全世界分娩的常见结果。近年来，随着产科

技术的进步、机构分娩的增加、产时护理的改善，以及紧急剖宫产的施行，产科因素的尿瘘已经逐渐减少。产科性尿瘘的主要原因是阴道和泌尿道之间的软组织因胎头受压而缺血，以及在紧急分娩或产科操作直接对软组织的撕裂，这些原因可能会出现叠加效应。导致产程延长和难产的直接和间接因素包括先露异常和头盆不称，在长时间分娩受阻期间，阴道软组织被卡在胎头和骨盆之间，如果压迫没有解除，组织就会坏死，这种坏死组织脱落，导致在膀胱和阴道之间形成瘘管。阴道分娩粗暴操作、产钳助产不规范，以及穿颅器直接损伤阴道壁、膀胱、尿道等也是医源性泌尿生殖道瘘的原因。

分娩导致会阴裂伤的原因是多方面的，涉及产妇、胎儿及助产技术。

1. **产妇因素** ①年龄过大，特别是35岁以上的初产妇，会阴弹性差，分娩时会阴体扩张受限容易造成裂伤；②年龄过小，外阴发育不良，阴道皱襞少，延伸性差；③骨盆发育不良；④会阴瘢痕，会阴由于手术、感染等因素导致局部瘢痕形成、组织坚硬、肥厚，分娩时不能充分伸展；⑤阴道异常，阴道局部组织充血、水肿、组织脆弱，也容易发生裂伤。

2. **胎儿因素** ①巨大儿、过期胎儿、脑积水等胎先露经线过大、颅骨较硬变形困难，在分娩过程中容易导致产道裂伤；②胎位异常，如枕后位、枕横位等，胎头俯屈不良，分娩时经线增加，另外，胎位异常容易继发宫缩乏力、产程延长，增加了会阴水肿等风险，更容易导致会阴撕裂。

3. **助产者因素** ①手术助产不当；②接生技术不当或不熟练，保护会阴方法不正确；③保护会阴力度过小，或胎头娩出后，娩胎肩时未继续保护会阴而造成裂伤；④保护会阴时机不当，过早对会阴部位托举按压造成会阴的水肿，脆性增加也容易造成会阴裂伤。

4. **其他因素** ①不恰当使用催产素，导致急产或胎儿娩出过快；②滞产、产程延长或停滞，胎先露长时间压迫软产道，产道淤血、水肿、坏死，导致会阴组织脆弱而引起裂伤。

剖宫产损伤是产科因素导致膀胱阴道瘘的另一主要原因，多见于胎头位置低、胎儿娩出困难时，子宫下段切口延伸裂伤累及膀胱，或者产后出血缝扎子宫血管时解剖关系不清晰导致损伤。随着生育政策的改变，二次甚至三次剖宫产分娩量的增加，前置胎盘、胎盘植入病例增多，部分胎盘植入膀胱肌层也容易导致膀胱损伤。

### （二）妇科手术

输尿管在腰大肌前方走行并穿过髂总血管在髂动脉分叉处进入骨盆，在宫旁与子宫动脉交叉并进入膀胱。膀胱的上表面被腹膜覆盖，腹膜在子宫前方形成膀胱腹膜返折，向后形成直肠子宫陷凹，阴道和子宫夹在膀胱和直肠之间，在对这些结构进行手术时，都有可能损伤输尿管和膀胱。在发达国家，妇科手术是导致尿瘘的最主要原因，良性疾病经腹部子宫切除术后和子宫脱垂经阴道子宫切除术后膀胱阴道瘘的发生率分别为0.18%和0.025%。尤其是腹腔镜下能量器械的广泛使用，宫颈癌根治术、阔韧带肌瘤剔除术等可能引起输尿管缺血坏死，造成输尿管阴道瘘。

妇科手术的输尿管损伤常见以下几个部位：①切除附件时，在输尿管跨过髂外血管处缝扎骨盆漏斗韧带时误扎输尿管；②在子宫动脉与输尿管交叉处离断子宫动脉时；③输尿管进入膀胱入口段，打开输尿管隧道时。膀胱损伤常见于剖宫产后膀胱与子宫下段致密粘连时，在膀胱颈悬吊术中，可能会对膀胱或尿道造成意外损伤，或者错误的缝合导致膀胱肌层缺血坏死。尿道阴道瘘的发生率相对较低，主要因在尿道憩室切除过程中，尿道缺损未能进行无张力缝合而发生；阴道前壁囊肿剔除过程中也容易误伤膀胱尿道。尿瘘也可能是由阴道前壁修补、经阴道子宫切除手术引起；随着网片在盆底重建、抗压力性尿失禁手术中的广泛应用，网片侵蚀尿道也会导致尿瘘，尤其在手术解剖层次不清晰、网片未能平整铺垫时，吊带悬吊过紧，长期压迫尿道导致局部缺血坏死而出现尿道阴道瘘。另外，在人工阴道成形术时，尤其是失败后再手术的患者，由于局部瘢痕形成，解剖结构不清晰，造穴过程中损伤膀胱尿道而导致尿瘘。

### （三）骨盆骨折

女性骨盆短而宽，前方为膀胱、尿道，中间为子宫、阴道，后方为直肠，因女性骨盆腔内脏器活动度小，一旦受压更容易发生脏器损伤。当受直接暴力使骨盆环受压变形而骨折，同时发生泌尿生殖道撕裂伤，或者由于骨折端直接刺伤泌尿生殖系统。儿童的软骨占比更高，皮质骨更多，耻骨联合和骶髂关节更有弹性，骨骼未成熟的骨盆更具可塑性和柔韧性，骨盆在创伤期间能够吸收更多能量，女孩的膀胱颈和尿道在骨盆的位置相对较高，也更容易受到损伤。

子宫损伤也可见于骨盆骨折。子宫峡部为解剖学上最薄弱、最狭窄部位，肌纤维走向以横行为主，同时子宫体游离，子宫颈端固定，当耻骨发生粉碎性骨折时，似镰刀的骨折断端容易切断固定段与游离段交界的峡部，从而导致子宫断裂。

### （四）骑跨伤、跌落伤、刺伤

女性外阴血供丰富，皮下组织松软，局部撞击后血管易破裂。骑跨伤或体育运动造成的伤害可引起外阴血肿、外阴撕裂等（图 11-2-1）。

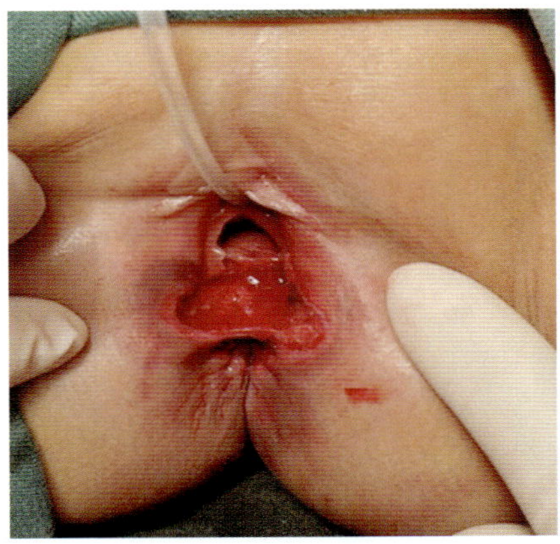

**图 11-2-1 女性儿童外阴裂伤**

患儿，女，5 岁，搭积木时从椅子上摔下外阴裂伤出血 2 小时。患儿外阴摔伤出血后来院。患者生命体征平稳，妇科查体：会阴Ⅲ裂伤，外阴血迹，阴道口少量流血。

在泌尿生殖道损伤中，肾外伤是最常见的损伤，其约占所有实体器官损伤的 1/4。肾外伤可导致肾实质或肾血管损伤，引起出血，或因尿液外渗而损伤集合系统。钝性肾损伤比穿透性损伤更常见（65% 的钝性损伤 vs. 35% 的穿透性损伤）。对肾脏的钝性损伤可以是直接打击的结果，或者肾脏被椎旁肌肉挤压而损伤。快速减速可导致输尿管盆腔交界处撕脱、肾血管撕脱或动脉夹层/血栓形成，导致肾脏血管断流。

### （五）烧灼伤

大多数成年人的烧伤是由火灾或化学物质引起的，而烫伤在儿童中更常见。偶尔有儿童阴道内放置电池的案例报告，或不适当使用药物或化妆品导致生殖器灼伤。

### （六）性侵

性侵造成的泌尿生殖道损伤在儿童中更常见。女性幼年期阴道前壁长约 28～43.5mm（成人 55～75mm），后壁长约 32～51mm（成人 70～85mm）。两侧壁结缔组织固定于盆壁，前后壁塌陷，呈“H”形。女性幼年期阴道壁薄，黏膜仅有几层立方形上皮组成，阴道黏膜皱褶发育微弱，延展性差。幼女生殖系统发育未成熟，会阴幼小而弹性差，一旦受创，损伤重，出血多，因暴露困难而造成检查和治疗均比较困难，如未得到及时合理治疗，会延误病情，将给其带来身体及心理严重创伤。一项土耳其的回顾性分析，儿童性侵的平均年龄 9.57±3.5 岁（范围 4～17 岁），且绝大多数被认识和信任的人性侵（66.3%）。

### (七)泌尿生殖道畸形术前误诊而导致的损伤

女性生殖道与泌尿道发育关系密切，相互影响，生殖道畸形常合并泌尿道畸形，泌尿道畸形中以异位输尿管开口相对多见。输尿管异位开口是指输尿管开口在正常部位以外的状态，常伴有重复肾、双输尿管及肾发育不良等畸形，其在女性中的发病率是男性中的6倍。女性输尿管异位开口常位于前庭，即尿道与阴道口间，开口微小，有时呈隐蔽型，有部分病例需要仔细检查该处才可发现开口。当开口于阴道壁时，部分患者表现为自幼年时开始持续性阴道内漏尿，部分异位输尿管开口表现为阴道壁囊肿，如果术前未能明确诊断，可能由于漏诊误诊而导致术后的漏尿。

### (八)其他

泌尿生殖道损伤因素还包括阴道内放置子宫托、宫内节育器、腐蚀性药物、膀胱结石、结核等。使用子宫托常为老年盆腔脏器脱垂女性，因为阴道黏膜薄、子宫托长时间未取出，导致局部压迫而引起尿瘘。宫内节育器对子宫的损伤可以是直接损伤，也可以是慢性穿孔。发生后者的原因可能是：放置宫内节育器后子宫壁发生慢性糜烂、溃疡；节育器的金属壁对子宫可形成一着力点，频繁的宫缩对此点的压力增加，从而导致慢性穿孔。宫内节育器放置位置不当，尖端嵌入宫壁也可引起损伤。另外，儿童在喷泉玩耍时，高压水枪喷射也可导致泌尿生殖道损伤(图11-2-2)。

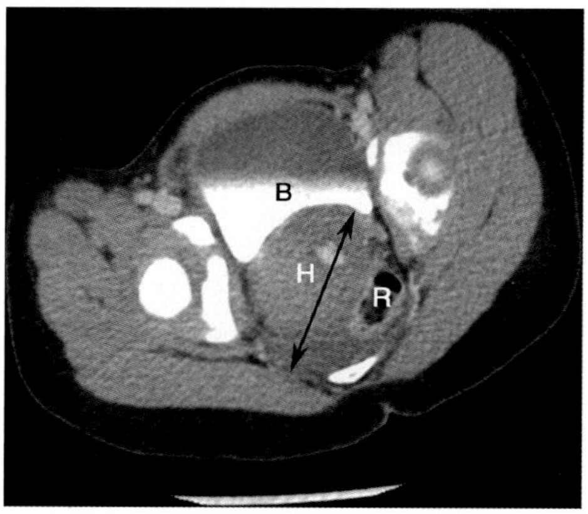


B. 膀胱；H. 血肿；R. 直肠。

**图11-2-2 高压水枪喷射导致的泌尿生殖道损伤**

患儿，女，5岁，身着短裤玩耍时，被高压水枪的水流喷向会阴部，患儿感一阵剧痛后出现阴道流血，急诊入院。全麻后查体：外生殖器及处女膜未见裂伤；血红蛋白由120g/ml下降至70g/ml；CT扫描见右侧阴道壁巨大血肿，考虑右侧阴道动脉撕裂。

## 三、女性泌尿生殖道损伤的诊断

女性泌尿生殖道损伤的诊断须结合不同的部位及病因。

### (一)外伤性泌尿生殖道损伤

这类损伤有明确的原因，如车祸、骑跨伤、钝器锐器伤、性暴力等。患者表现为外伤后外阴剧烈疼痛、皮肤无裂伤时形成外阴血肿，有裂口时可有活动性出血局部肿胀、行走不便，血肿增大压迫尿道可致尿潴留。骨盆骨折引起的尿道损伤常表现为尿潴留或排尿困难，部分也可表现为血尿。生殖器官损伤严重程度可采用Onen评分：①单纯性处女膜下方的生殖器裂伤；②单纯性生殖器裂伤，包括处女膜；③单纯性生殖器裂伤，包括阴道或远端尿道；④Ⅱ或Ⅲ度损伤加肛门直肠部分撕裂；⑤Ⅲ度损伤加肛门直肠完全撕裂。在多系统创伤患者中，尽管没有血尿或血流动力学不稳定，但仍可能存在肾损伤。肾出血是由实质或肾血管损伤导致的；集合系统损伤不会引起明显的出血。如果体格检查发现侧腹压痛和瘀斑或下肋骨骨折移位，临床医师应注意可能的肾损伤。与穿透性肾损伤相比，钝性血尿更常见(88%钝性 vs. 56%穿透性)。血尿(尤其是微量血尿)的评估应在创伤评估的早期进行，因为静脉输液可以使尿液血液稀释。明显的血尿可能伴有血凝块通过引起的输尿管绞痛。入院时肌酐升高可能表明先前存在肾功能不全。正常功能的对侧肾脏可以掩盖血清肌酐水平的变化，这可能是严重肾损伤的指标。肾功能的变化可能会随着孤立功能肾的严重损伤而变得明显。对于血流动力学稳定且疑似肾损伤的患者，建议使用腹部增强CT与CT肾盂造影。对于手术探查发现的非扩张性肾周血肿患者，还应在术后进行CT肾盂造影。在CT不可用的情况下，可以使用标准静脉肾盂造影。

**（二）医源性泌尿生殖道损伤的术中诊断**

输尿管损伤具有隐蔽性，尤其是腹腔镜下能量器械导致的热损伤，大约只有1/3的输尿管损伤可在术中发现，延迟诊断可能导致输尿管狭窄、输尿管尿瘘、肾功能减退、感染等并发症，因此早期诊断非常重要。蠕动可以作为术中判断输尿管的标志，但不能作为评估是否存在损伤的标准，输尿管的热损伤需要根据术者的经验来判断。若输尿管断裂，手术视野可持续出现清亮液体涌出，也可在膀胱镜下进行输尿管导管置入，若输尿管断裂，可在手术区域看见输尿管导管，若插管困难，可能为误扎输尿管。对于术中输尿管剥离范围大，需要结合输尿管血供、蠕动情况来综合判断。输尿管镜最常见的并发症包括输尿管支架所致不适（>25%）、尿路感染（5%）和输尿管壁损伤（5%）。脓毒症或输尿管撕脱等严重并发症的发生率不到1%。输尿管撕脱是输尿管镜检查最具破坏性的并发症之一，常见于输尿管近端，因为该部位输尿管肌肉壁较薄。输尿管撕脱可以在识别时立即修复，也可以在与患者讨论治疗方案后分阶段修复。在延迟修复的情况下，应通过肾造口管保证适当的尿液引流。最终的手术选择包括几种类型的输尿管再植入术（例如腰大肌结扎或Boari皮瓣手术），具体取决于撕脱程度、回肠介入或肾自体移植。

膀胱损伤的术中诊断相对简单，可往膀胱内注射亚甲蓝，观察手术野是否有蓝色指示剂漏出，也可行膀胱镜检查。需要注意的是，若出现膀胱损伤，必须检查是否累及输尿管开口。

**（三）医源性泌尿生殖道损伤的术后诊断**

1. **临床症状** 医源性泌尿生殖道损伤术后主要表现为尿瘘，患者经常主诉不自主漏尿，在改变体位时渗漏加重，特别是从仰卧位到坐位或站立时。根据瘘孔的位置，患者可表现为持续性漏尿、体位性漏尿、压力性尿失禁或膀胱充盈性溢尿等。漏出量因瘘孔大小和部位而异，多数患者在任何体位均有持续漏尿，而排尿量通常很少。较高位的膀胱阴道瘘患者在站立时无漏尿，而平卧时则漏尿不止。瘘孔极小者在膀胱充盈时才有漏尿。输尿管阴道瘘患者常表现为间断发作的量多少不等的漏尿。一侧输尿管阴道瘘由于健侧输尿管的尿液进入膀胱，在漏尿同时仍有自主排尿。

漏尿发生的时间也因病因不同而有所区别：手术直接损伤导致的尿瘘在术后就可以表现为漏尿；梗阻性难产导致的软产道缺血坏死引起的漏尿常发生在产后5～7天；术中缝线穿透膀胱引起的尿瘘常见于术后5～10天，但也有延迟至术后4～6周发生的；输尿管热损伤引起的尿瘘通常发生在术后1周，短则术后4～5天，长则术后2周左右；放射损伤所致漏尿发生时间较晚，可发生于放疗后数月或数年，有文献报道最长可达20年之久。

合并尿路感染者有尿频、尿急、尿痛及下腹部不适等症状。输尿管阴道瘘上行感染可以引起肋下痛。输尿管瘘伴有局部狭窄导致肾盂扩张，更容易引起感染。

2. **体格检查** 首先检查外生殖器，尿液或不洁物质长时间刺激皮肤可导致湿疹、破溃。再用阴道扩张器暴露阴道，观察是否存在尿瘘。若发现尿瘘，首先注意尿瘘的位置、瘘孔大小、数量，其次评估阴道松紧度、长度，瘘孔周边组织的质地，是否存在阴道壁黏膜萎缩等。

此外，还需要评估尿道本身的活动度和控尿情况。通过仔细地体格检查通常可以发现尿道损伤，并评估尿道和膀胱颈的完整性，而膀胱尿道镜检查和排尿期膀胱尿道造影对于尿道阴道瘘的诊断更有帮助。

许多子宫切除术后患者的尿瘘往往位于阴道深处，或者瘘孔较小，不易发现，此时可以向膀胱内灌注亚甲蓝，观察阴道内是否流出蓝色液体。如果仍然不能发现尿瘘，可以用纱布或棉球塞住阴道，让患者活动片刻后，取出填塞物观察是否存在蓝染。另一种检查膀胱阴道瘘的方法是口服非那吡啶，它可以使尿液变为橙色。在用纱布填塞阴道前数个小时口服非那吡啶，如果发现填塞物橙染，说明阴道内液体为尿液。如果非那吡啶实验阳性，而膀胱内灌注亚甲蓝试验阴性，说明尿瘘为输尿管阴道瘘。当高度怀疑输尿管阴道瘘存在时，就需要行静脉肾盂造影（Intravenous pyelography，IVP）或者 CT 尿路成像（CT urography，CTU）检查。

当膀胱阴道瘘的诊断无法确定时，需要首先明确阴道内液体是否为尿液。此时可以充分收集阴道内液体，分析肌酐水平来明确诊断。尿中的肌酐水平是血清肌酐的数倍，如果所收集液体的肌酐水平与血清肌酐水平相似或更低，就须考虑液体来源于其他部位：如腹腔内液体、淋巴液、输卵管分泌物或者是阴道分泌物。口服非那吡啶也可以区分阴道内液体是尿液还是其他分泌物（表 11-2-1）。

表 11-2-1 通过体格检查鉴别诊断

| 体格检查 | 瘘的鉴别诊断 | 表现 |
| --- | --- | --- |
| 卫生棉条试验 | 膀胱阴道瘘 | 将稀释的亚甲蓝注入膀胱，然后将卫生棉条放入阴道。10～15min 后取出卫生棉条，检查是否蓝染，以及蓝染的位置。这通常是评估膀胱阴道瘘的第一个步骤，因为它成本低，易于操作，且患者耐受良好。该实验的灵敏度和特异度尚不清楚。已知对亚甲蓝过敏的患者不应使用 |
| 联合棉条试验 | 膀胱阴道瘘，输尿管阴道瘘 | 口服非那吡啶，将稀释的亚甲蓝注入膀胱，然后将卫生棉条放入阴道。20min 后，取出卫生棉条，检查蓝色或橙色染色的存在和位置。蓝色染色表示膀胱阴道瘘，橙色染色表示输尿管阴道瘘 |
| 膀胱灌注试验 | 膀胱阴道瘘 | 将稀释的亚甲蓝灌注到膀胱内，再用阴道窥镜的后叶观察是否有液体从阴道前壁/膀胱漏出 |
| 导管双球囊试验 | 尿道阴道瘘 | 将充气的内球囊位于尿道膀胱交界处，外球囊靠近尿道口。将亚甲蓝注入导管，液体充满两个球囊之间的尿道腔。再用阴道窥镜的后叶观察阴道前壁/上尿道是否有液体渗漏 |
| 膀胱尿道镜检查 | 膀胱阴道瘘、尿道阴道瘘 | 使用诊断性膀胱镜或柔性膀胱镜对膀胱和尿道进行全面的评估，以发现任何可见瘘道。它有助于确定瘘管的位置和大小，以及瘘管与膀胱三角区或输尿管口的位置关系，这对后续手术方式的制定很有帮助，并可以在术前评估瘘道是否累及输尿管或是否存在输尿管梗阻 |

3. **辅助检查**

（1）超声：超声是无创伤性的简单检查方式，可明确输尿管扩张、肾脏积水情况。输尿管阴道瘘患者患侧可出现肾盂积水，狭窄段以上输尿管扩张，而膀胱充盈良好；膀胱阴道瘘患者肾和输尿管正常，瘘口较大时膀胱充盈欠佳。

（2）CTU：经静脉注入对比剂后，通过螺旋 CT 对泌尿系统进行快速连续容积扫描，经过计算机处理三维重组，获得整个泌尿系立体影像。作为精确快捷的影像学检查，可进一步明确瘘口位置、有无尿外渗及尿外渗范围，能够为术者判断病情和选择手术方式提供参考（图 11-2-3，图 11-2-4）。

（3）磁共振（magnetic resonance，MR）：对肾功能差、不能耐受 IVP 或 CTU 检查者，可行 MRU，该检查不需要使用对比剂，具有安全、高效的优点。

（4）逆行膀胱造影：经尿道逆行注入对比剂 150～500ml，使膀胱充盈，摄取膀胱前后位片和双侧后斜位片，主要用于判断膀胱阴道瘘（图 11-2-5）。

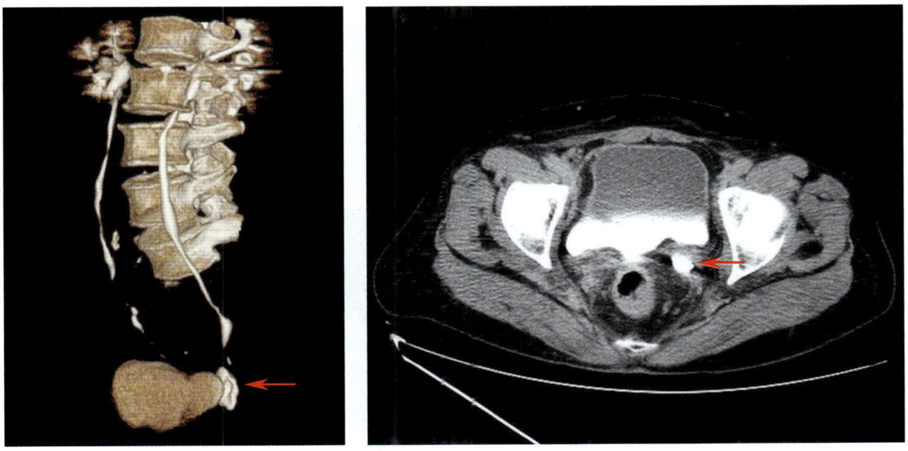

**图 11-2-3 输尿管阴道瘘的 CTU 影像**

患者，女，45 岁，腹腔镜下宫颈癌根治术后 16 天，阴道流液 1 天，CTU 可见左侧输尿管下段距离膀胱入口处约 2cm 处见对比剂渗出，范围约 1.8cm × 1.3cm × 3.5cm，呈包裹性，其位于阴道残端左后方；左侧输尿管中上段未见明显异常；膀胱未见明显异常。诊断：左侧输尿管阴道瘘。

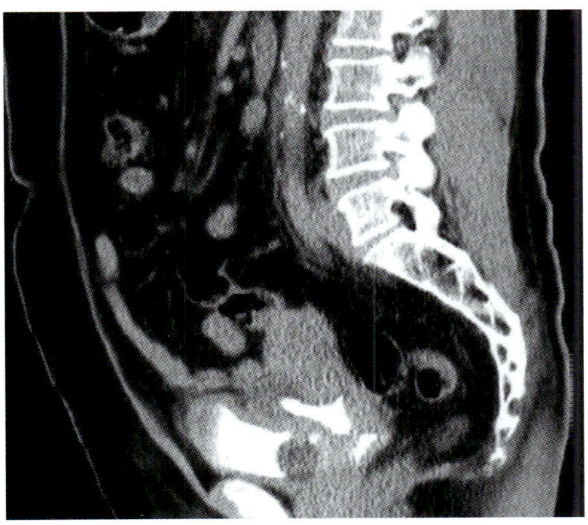

**图 11-2-4 膀胱阴道瘘的 CTU 影像**

患者，女，53 岁，绝经 2 年，因 CIN Ⅲ行宫颈 LEEP 锥切术，术后 11 天出现明显阴道流液，CTU 提示子宫膀胱间隙内见团状液体密度影，范围约 6.5cm × 4.5cm × 4.5cm，内见对比剂；子宫前峡部与膀胱后壁相通，导尿管上端穿过子宫前峡部位于宫颈内口处，阴道内亦见少许对比剂。诊断：膀胱阴道瘘。

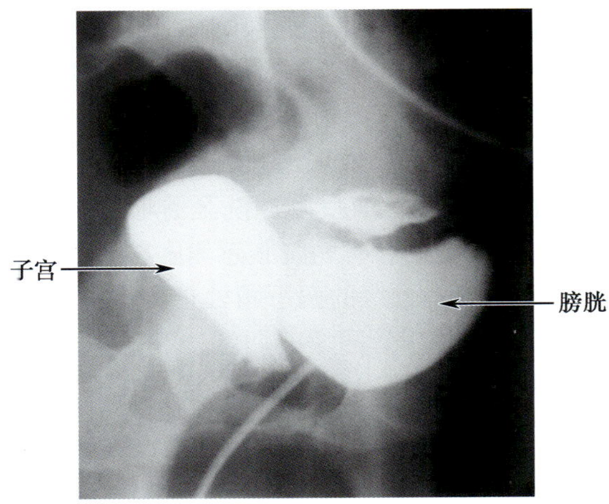


**图 11-2-5 膀胱子宫瘘的逆行膀胱造影影像**

患者，女，24 岁，剖宫产术后 5 天出现阴道流液，逆行膀胱造影可见膀胱、子宫对比剂积聚，诊断：膀胱子宫瘘。

（5）亚甲蓝试验：目的在于检查肉眼难以辨认的膀胱阴道小瘘孔、多发性小瘘孔、瘢痕中瘘孔等；鉴别膀胱阴道瘘与输尿管阴道瘘。

方法：患者取膝胸卧位，通过尿道插入导尿管，将亚甲蓝稀释液（2ml 亚甲蓝加入 500ml 生理盐水中）注入膀胱，夹住导尿管。注入过程中，观察阴道前壁、前穹窿及宫颈口有无蓝色液体流出。若阴道壁有蓝色液流出，可诊断为膀胱阴道瘘，同时可知瘘孔数目及部位。若蓝色液体从宫颈口流出，则考虑为膀胱宫颈瘘或膀胱子宫瘘。然而，无蓝色液体流出不能完全排除膀胱阴道瘘，同样不能排除输尿管阴道瘘的可能。此时可拔除导尿管，如蓝色液体迅速从尿道口溢出，也应考虑到有压力性尿失禁的可能。接近 12% 的膀胱阴道瘘患者会出现相关的上尿路症状，因此，输尿管阴道瘘常有必要进一步排除。

（6）靛洋红试验：目的在于诊断输尿管瘘。靛洋红为蓝色染料，主要由肾小管排泄，凡经亚甲蓝试验阴道无蓝色液体流出者，可静脉注入靛洋红 5ml，5 分钟后观察阴道有无蓝色液体流出，有则可诊断输尿管阴道瘘。此法也可诊断先天性输尿管开口异位于阴道者。

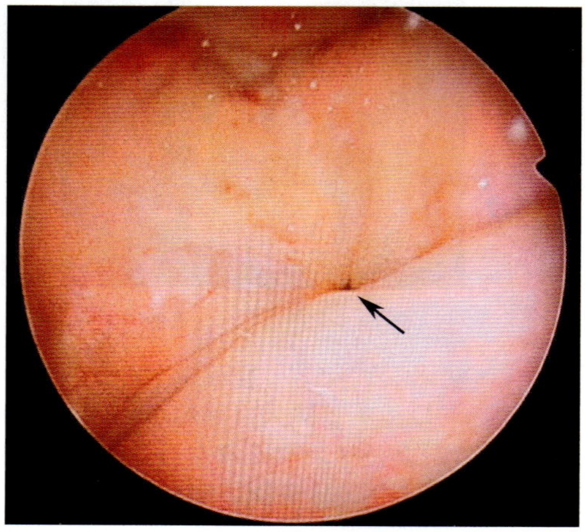

图 11-2-6 膀胱镜可检查可见膀胱瘘口（箭头所指）

（7）膀胱镜检查：所有怀疑膀胱阴道瘘的患者均须行膀胱镜检查，膀胱镜可明确瘘的性质、瘘口与输尿管开口的关系、瘘口的大小和数目，并评估是否存在膀胱内异物及肿瘤等，以免引起修补失败。当为肿瘤侵犯导致的尿瘘时，还可以判断是否存在膀胱内肿瘤转移，必要时可以取活组织送病理切片检查。应仔细在瘘孔边缘寻找输尿管开口（观察到阵发性喷尿），也可行输尿管导管插管，明确瘘孔与输尿管之间的关系，以免在尿瘘修补时缝闭输尿管开口（图 11-2-6）。

检查过程：女性尿道短，进镜容易，但注意不要滑入阴道。窥镜插入膀胱后，将镜芯抽出，如尿液浑浊，应反复冲洗至清晰后，换入检查窥镜。将生理盐水灌入膀胱，使其逐渐充盈，以不引起患者有膀胱胀感为度（一般约为 300ml）。将窥镜缓慢向外抽出，看到膀胱颈缘为止。在膀胱颈缘的两下角处将窥镜推入 2～3cm，即可看到输尿管间嵴。在时钟 5 点到 7 点的方位、输尿管间嵴的两端，可找到两侧输尿管口。按膀胱三角（包括双输尿管口）—后壁—侧壁—顶泡—前壁的顺序逐一观察，不留死角。

输尿管阴道瘘者，可在膀胱镜检查下逆行插入输尿管导管检查。顺利插入者，一般为健侧，而患侧则插入受阻，其受阻部位即瘘孔位置及与膀胱之距离。如为膀胱阴道瘘与输尿管阴道瘘并存时，通过膀胱镜检查及输尿管插管检查也多可明确诊断。

（8）实验室检查尿素氮和肌酐：收集阴道内漏出液，当怀疑腹腔尿瘘时，可送检穿刺获取的腹膜液或腹腔引流液进行生化分析。结果解读如下：①如果血清中尿素氮及肌酐的浓度和腹水中（或阴道漏出液）相近，则可确定没有漏尿。但若仍怀疑存在泌尿道损伤，则需进一步评估；②如果血清中尿素氮及肌酐正常，而腹水中或者阴道漏出液的尿素氮及肌酐水平升高至与尿液相近，则很可能存在泌尿道损伤，但这些检查结果不能提供泌尿道损伤的直接证据，仍需膀胱镜检和/或影像学检查才能确诊；③如果血清和腹水中的尿素氮及肌酐指标均升高，且与尿液中接近，则可能表示同时存在急性肾衰竭和腹腔积尿（可能由泌尿道损伤引起），此时需要进一步评估肾功能，并通过膀胱镜和/或影像学检查来进一步评估泌尿道损伤。

## 四、分娩导致的泌尿生殖道损伤

阴道分娩后，医师或助产士需要仔细检查宫颈、阴道壁、会阴体。由于产后出血，宫颈的检查和暴露相对较困难，可使用4把无齿卵圆钳顺时针钳夹宫颈，以明确是否存在宫颈裂伤及活动性出血。阴道分娩过程中，常会出现不同程度的阴道壁和会阴裂伤，鉴于肛门括约肌损伤漏诊的不良后果，对可疑肛门括约肌损伤的患者应行肛门指检。英国皇家妇产科医师学会（RCOG）于2015年对*The Management of Third-and Fourth-Degree Perineal Tears*（会阴Ⅲ度和Ⅳ度裂伤的处理指南）进行了第三次修订。具体分度如表11-2-2。直肠黏膜裂伤但肛门括约肌完整，从定义上讲不属于会阴Ⅳ度裂伤，称之为直肠扣眼裂伤，如不及时发现和修复极易发生阴道直肠瘘（图11-2-7）。

表11-2-2　RCOG（2015）指南会阴裂伤分度

| 分度 | 临床表现 |
|---|---|
| Ⅰ | 会阴部皮肤和/或阴道黏膜损伤 |
| Ⅱ | 会阴部肌肉损伤但未累及肛门括约肌 |
| Ⅲ | 损伤肛门括约肌 |
| Ⅲa | 肛门外括约肌肌层撕裂＜50% |
| Ⅲb | 肛门外括约肌肌层撕裂≥50% |
| Ⅲc | 肛门内、外括约肌均有撕裂 |
| Ⅳ | 肛门内、外括约肌以及直肠黏膜均发生损伤 |

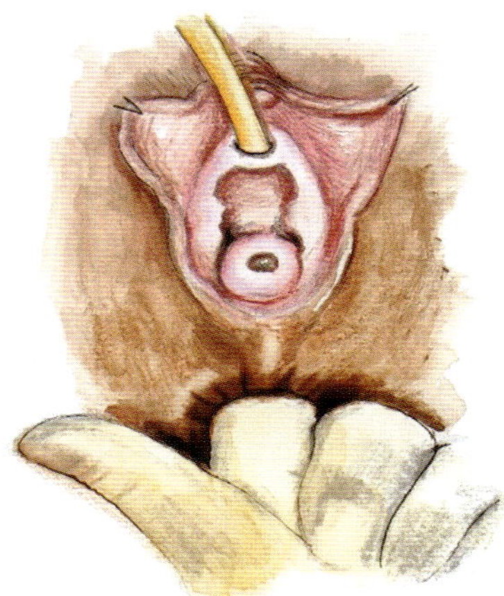

图11-2-7　直肠扣眼裂伤

## 五、治疗

### （一）外伤导致的泌尿生殖道损伤

#### 1. 女性外阴裂伤及血肿

（1）保守治疗：外阴血肿直径小于4cm、无增大趋势时可保守治疗。嘱患者卧床休息，可压迫止血，24小时内冷敷，24小时后改为热敷或超短波、红外线治疗，以促进吸收。血肿形成后最初24小时内避免抽吸血液，特别是最初数小时内切忌抽吸，因为渗出的积血有压迫出血、防止继续出血作用。血肿形成4～5天后，可在消毒下抽吸血液，以加速血肿的消退。

（2）手术治疗：外阴血肿超过5cm时不易自行吸收，或保守治疗无效而血肿外继续增大，有感染化脓倾向者，应手术治疗。

术前详细检查，常采用全麻或硬膜外麻醉下进行，包括阴道检查、直肠指检，查明除血肿外有无阴道尿道、膀胱、直肠、血管、腹腔脏器等损伤。采用膀胱截石位，先导尿。在切口最薄处或最突出处表面或阴唇间沟处做纵行切口，直达血肿腔。清除血肿腔内血块，并送细菌培养，以冷生理盐水冲洗血肿腔。仔细检查血肿腔内有无活动性出血点，若有出血点以细丝线结扎止血，如为弥漫性渗血，看不清出血点时，可放置止血材料，以纱布压迫，然后缝合关闭腔隙，不留死腔；如血肿大，可放置引流条达腔底；如已感染或化脓，清创后引流，待二期缝合。术后"丁字带"压迫固定，抗菌药物预防感染，加用止血药。

2. **阴道损伤** 麻醉状态下仔细探查阴道裂伤部位、深浅、范围；膀胱镜或者导尿检查了解膀胱、尿道情况；肛门镜或者直肠指检检查肛门直肠情况，分层缝合裂伤组织，恢复外阴与阴道正常解剖结构并注意美观（图 11-2-8）。如裂口累及直肠，应先用 3-0 肠线间断缝合裂伤处的黏膜下组织，注意勿穿过直肠黏膜，然后用 2-0 肠线间断/锁边缝合阴道黏膜层，术后 3 天控制大便。如裂口累及膀胱，则在导尿后用 3-0 可吸收线间断缝合膀胱壁或 1-0 丝线或肠线间断缝合。用 0 号肠线间断缝合黏膜下结缔组织及阴道黏膜，术后放置导尿管 7～10 天，对于后穹窿裂伤可疑腹腔组织受损者应同时行腹腔探查，如裂伤延及腹膜并达腹腔，应立即经腹或腹腔镜手术缝合裂伤。

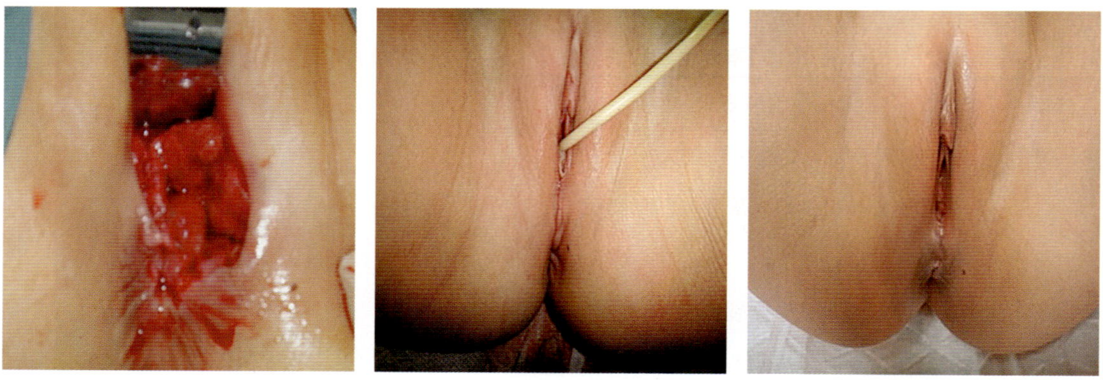

**图 11-2-8 阴道会阴修补**

患者，女，7 岁，因"性暴力伤后、外阴阴道流血 14 小时"急诊入院。患者生命体征平稳，妇科查体：会阴Ⅳ度裂伤，外阴和阴道内少量流血。全麻下经阴道检查，阴道两侧壁撕裂达穹窿 4 点至 9 点撕裂，腹膜完整。行阴道会阴修补，重塑会阴，术后一年复查愈合好，阴道无粘连。

3. **外伤性膀胱损伤** 外伤性的膀胱损伤的处理须分腹膜外和腹膜内，腹膜外的初始治疗通常仅通过留置导尿管即可治愈，但如果损伤严重或导管插入不在膀胱内，则应考虑开放修复。标准管理包括将留置导尿 2～3 周，若经导尿引流 3 个月后仍不能愈合的腹膜外破裂应考虑手术修复。任何复杂的腹膜外膀胱损伤（如膀胱内有相关骨碎片、骨盆骨压迫膀胱壁、阴道、直肠或膀胱颈损伤）都需要手术修复。在拔除导尿管前，应进行膀胱造影检查，以检查膀胱是否愈合。

腹膜内膀胱损伤需要早期插入导管，保守治疗可能导致败血症、腹膜炎和瘘管形成，通常需要进行开放式修复。但外伤导致的泌尿生殖道损伤手术修复时机存在争议，这类患者往往合并其他器官的严重损伤，原则是先处理危及生命的问题，因此大多采用耻骨上膀胱切开术和延期修复。由于损伤部位的部分愈合和纤维化，常合并膀胱颈闭锁、尿道狭窄等，临床处理相当棘手。

### （二）子宫损伤

1. **保守治疗** 适用于穿孔小，生命体征平稳，无活动性出血，无邻近重要脏器损伤者，应严密观察血压、脉搏、体温、腹痛情况及阴道流血多少，应用宫缩剂促进子宫收缩，抗菌药物预防感染，必要时住院观察5～7天。

2. **手术治疗**

（1）手术治疗的指征：①穿孔口大，有活动性出血；②人工流产负压吸引管、取环钩、卵圆钳损伤，或穿孔部位不明确，有腹腔内脏器损伤或可疑损伤时；③保守治疗过程中出现严重感染而不能控制者；④宫颈、阴道穹窿损伤，需要同时修补。手术治疗的途径可分腹腔镜或者开腹手术。

（2）腹腔镜治疗：①宫腔镜手术过程中，子宫前壁、后壁及宫底部的穿孔，常常出血不多，通过电凝一般都能止血，然而，宫角部的穿孔出血较活跃，电凝虽能止血，但可造成大范围输卵管损伤，如患者要求保留生育功能，适用腹腔镜或经腹行缝合修补术。②在放、取宫内节育器时并发单纯子宫穿孔，如果穿孔面积较小，而节育器已放到子宫外，可在腹腔镜下明确是否存在腹腔脏器损伤，同时取出节育器，并在腹腔镜下电凝或缝合止血。③人工流产手术尚未完成时发生子宫穿孔，可在腹腔镜监视下行刮宫或修补。

（3）剖腹探查术：①子宫穿孔，子宫侧壁较大的穿孔可形成阔韧带血肿，应行剖腹探查。②产时子宫破裂，破裂时间在12小时以内，裂口边缘整齐，无明显感染，需要保留生育功能者，可考虑修补缝合破口。破裂口较大或撕裂不整齐且有感染可能者，考虑行次全子宫切除术。子宫裂口已延及宫颈口，宜行全子宫切除术。剖腹探查时注意子宫破裂的部位外，应仔细检查膀胱、输尿管、宫颈和阴道，如发现有损伤，应同时行这些脏器的修补术。③滋养细胞肿瘤引起的子宫破裂，宜及时行剖腹探查术，行全子宫切除术或次广泛子宫切除术，对有生育要求者，则尽量行病灶挖出术后修补子宫。④残角子宫妊娠破裂，一旦确诊，可行残角子宫及同侧输卵管切除术，如胎儿有存活机会，可行剖宫产术后切除残角子宫。

**（三）会阴裂伤**

分娩时引起的新鲜会阴裂伤，应立即修补。由于意外伤害（如外伤或性侵）导致的会阴裂伤，也尽量争取在24小时内一期修复。如果外伤导致的生命体征不平稳、感染严重无法进行一期修复，或者第一次修补失败的患者，传统认为须待3～6个月后进行修补，这样有利于局部水肿消退，组织血供恢复，保证二次手术的成功率。但由于会阴裂伤，尤其是Ⅲ/Ⅳ度会阴裂伤对患者生活质量的不利影响，也有部分专家推荐尽早修补。

会阴裂伤的修补方式众多，常用分层修补术，以Ⅳ度会阴旧裂为例，具体手术步骤如下（图11-2-9）：①充分暴露，仔细检查阴道壁、肛门括约肌及直肠黏膜裂伤情况；②缝合直肠黏膜，用3-0可吸收缝线自直肠黏膜裂伤的边缘顶上0.5～1cm处，内翻、间断、缝合，肠腔内打结，当肛门括约肌撕裂时，3-0可吸收线对肛门内括约肌进行单独缝合；③4号丝线和3-0可吸收线缝合直肠阴道筋膜；④缝合肛门外括约肌，用Allis钳在直肠两侧凹陷处钳夹肛门括约肌断端，向中线拉拢，用不可吸收线采用端端缝合（图11-2-10）或者断端重叠缝合法（图11-2-11），在进行肛门括约肌修补时，应将线结埋于表层会阴肌肉之下，以减少术后缝线迁移；⑤检查肛门括约肌及直肠黏膜完整性，术者将一手指插入肛门，轻压直肠缝合口，判断是否缝合严密，同时感受肛门括约肌的松紧度。⑥用1-0/2-0可吸收线间断或连续锁边缝合阴道黏膜，至处女膜痕对合处，阴道应可容二指，以免术后阴道狭窄。

术后处理是保证手术成功的重要环节。①嘱患者卧床休息，减轻会阴部张力；②抗菌药物预防感染；③抑制肠蠕动，如复方盐酸地芬诺酯，延缓排便，排气后给予缓泻剂，如口服麻油，以软化大便，保持大便通畅；④留置导尿24小时，保持会阴清洁。

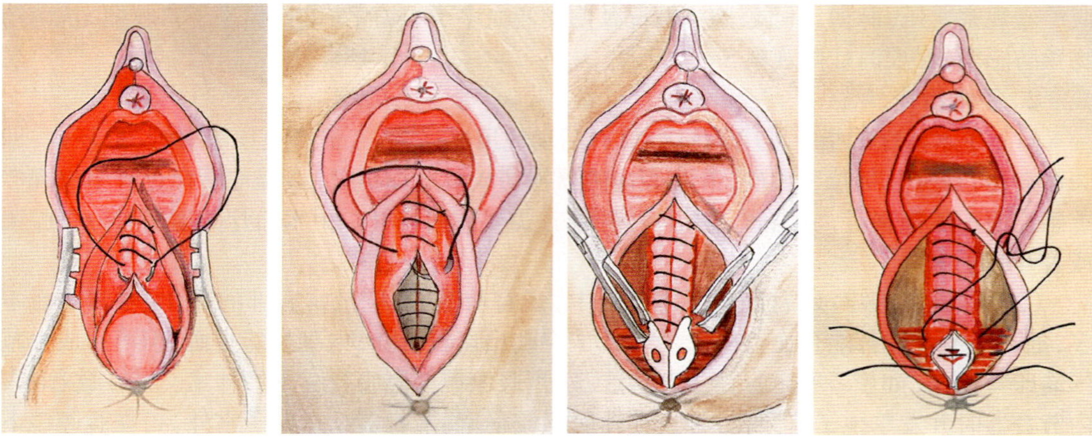

图 11-2-9 会阴裂伤修补关键技术

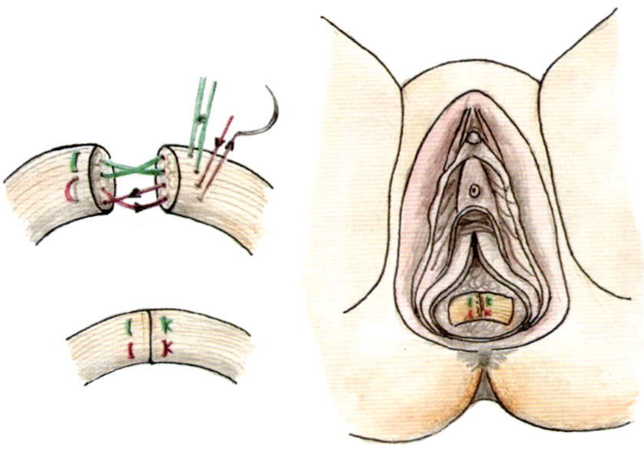

图 11-2-10 肛门外括约肌端端缝合示意图

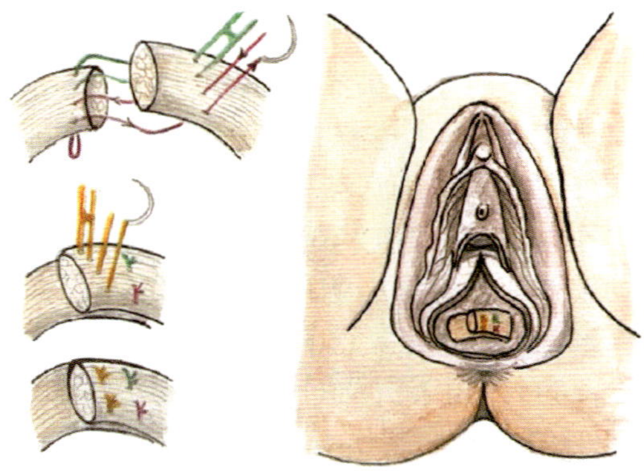

图 11-2-11 肛门外括约肌重叠缝合示意图

### （四）医源性输尿管损伤

根据输尿管损伤的部位、类型及损伤程度需采取不同的修复方法。

（1）单纯的输尿管钳夹、结扎，如果没有出现缺血坏死，可放置双 J 管引流，术后 4～6 周膀胱镜下去除。

（2）输尿管离断没有缺损时，可行端端吻合术，几种常用的输卵管端端吻合方法介绍如下（图 11-2-12）：①圆形缝合，将输尿管两端横行修剪，对合后吻合。该方法吻合简单，但容易出现吻合口狭窄纤维化。②斜形吻合，将输尿管两端斜行剪成 45°，斜面长度约 1cm，间断缝合。③匙形吻合，先将双侧输尿管剪成斜面，再在对侧开一纵行小口，长约 1～1.5cm，增加输尿管吻合口周长，使用 4-0 或 3-0 可吸收缝线进行单层缝合。④“Z”字成形吻合，将输尿管的两端不同方向剪斜口，形成输尿管瓣，交叉缝合，如整形外科“Z”字成形，延长输尿管吻合口。⑤鱼嘴状吻合，将输尿管两端修剪成鱼嘴状，以增加管径。以上吻合方式以匙形吻合最常用，但对输尿管节段进行端端吻合或端 - 侧吻合后，输尿管狭窄率均相对较高。

（3）输尿管损伤缺损位于远端 1/3 时，可行膀胱黏膜再植（图 11-2-13）。如 Lich-Gregoir 膀胱外输尿管再植术：在膀胱外侧游离输尿管，切开膀胱浆肌层至膀胱黏膜下层，向两侧潜行分离，形成 3～4cm 凹槽，将输尿管插入膀胱内，输尿管黏膜与膀胱黏膜吻合，并将输尿

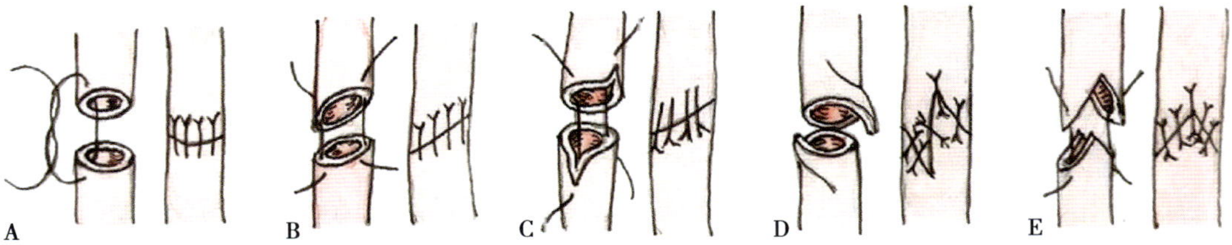


A. 圆形吻合；B. 斜形吻合；C. 匙形吻合；D. "Z" 字成形吻合；E. 鱼嘴状吻合。

图 11-2-12　常用的输卵管端端吻合方法

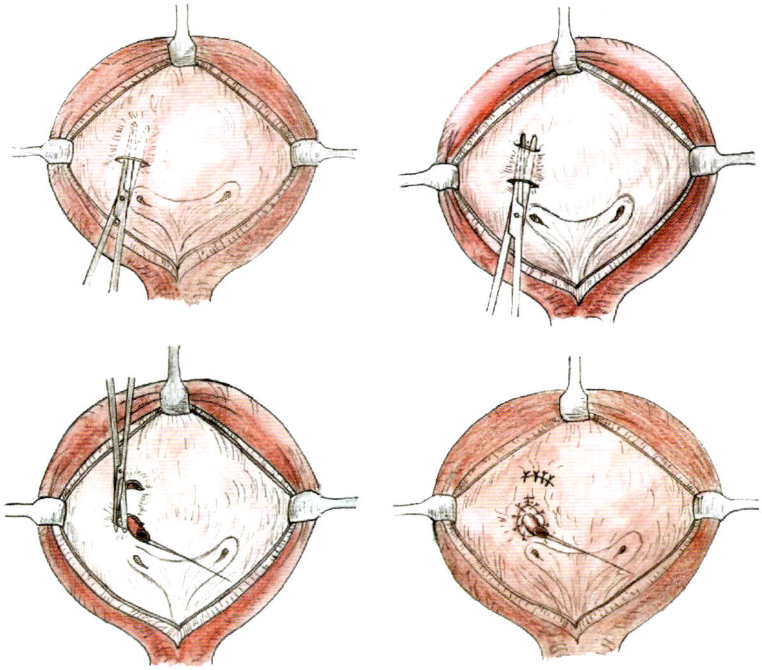

图 11-2-13　输尿管膀胱再植术

管包埋在膀胱肌层内，该方法抗返流机制肯定，成功率高。进行吻合术时，可放置输尿管支架提供支持作用，虽然这不是必需的，但可使处理输尿管更容易。再植部位旁放置一根引流管，以尽量减少漏尿对腹膜的刺激。当引流的尿量 24 小时内小于 100ml 时，移除引流管。术后通常会将导尿管和输尿管支架留置至少数周，通过静脉肾盂造影确定修复是否成功，持续渗漏则需继续放置输尿管支架，发生尿囊肿则需要经皮引流。

（4）若输尿管损伤在中段 1/3 并出现缺损，可通过膀胱腰大肌悬吊及膀胱肌瓣输尿管成形后，行输尿管端端吻合或输尿管膀胱再植。

（5）若输尿管出现长段缺损，可游离肾脏，把肾脏下移固定于腰大肌腱膜，再进行端端吻合。

（6）若输尿管出现长段损失，必要时甚至可行自体肾移植术或回肠代输尿管术。

**（五）医源性膀胱损伤**

术中发现膀胱损伤应立即修补。将导尿管留置原位，充分暴露盆腔，检查整个膀胱，应考虑到输尿管受累可能，若损伤边缘靠近输尿管开口，可先放置输尿管导管以免缝合时损伤输尿管。可吸收线单层或双层缝合膀胱，确保黏膜对合完整。如果可能，将大网膜插入修复部位，并用可吸收缝线固定到位。在伤口闭合前放置一个非吸液引流管。导尿管保持引流通畅，留置2～3周，拔管前进行膀胱造影。

**（六）医源性尿道损伤**

急性尿道损伤出现假道时，可留置导尿短管扩张尿道，若放置导尿管困难，可在膀胱镜及导丝的帮助下完成。如果尿道狭窄形成，可经尿道切开，或开放手术狭窄段切除。对于复杂的尿道损伤，通常需要行重建手术。

## 六、泌尿生殖道损伤的预防

**（一）围生期及分娩中的预防**

通过加强围生期保健，及时诊断出难产并实施有效的处理，绝大部分产科性泌尿生殖道损伤是可以避免的。预防策略是提供及时安全的分娩途径，早期发现潜在的头盆不称和畸形，以及将可能经历长时间/难产分娩的妇女转诊到有经验的机构分娩；认真仔细地孕前检查，及早发现骨盆畸形、骨盆狭小、胎位不正等因素，提前入院待产；严格掌握产程进展，第二产程不应过分延长，有明显手术指征者应尽早采取剖宫产分娩；对于分娩时间长，胎头压迫久的产妇产后予留置导尿；产钳助产、毁胎术应谨慎细致，避免锐器、骨骼碎片刺伤泌尿生殖道，产后应仔细检查软产道，若有损伤及时修补；剖宫产娩头过程中，尤其是宫口开全的情况下，避免切口撕裂，有裂伤止血时，避免盲目缝扎，应充分暴露裂口顶端及两侧缘后再行缝合。

**（二）妇科手术中的预防**

妇科手术中泌尿道损伤的发生率因手术类型和手术路径（经阴道、腹腔镜、机器人辅助或经腹部）而不同，手术指征、病理特征、解剖结构改变的程度，以及外科医师的经验都会影响泌尿道损伤的发生率。盆腔手术引起泌尿道损伤的危险因素取决于患者或手术操作的特点。

预防泌尿道损伤及其后遗症是盆腔手术的核心原则，预防分为3个层次。

一级预防——避免泌尿道损伤：一级预防为最佳方式，最重要的是术中识别膀胱和输尿管，仔细分离避免损伤，尤其是使用超声刀、双极电凝等能量器械时，须注意鉴别膀胱和输尿管。对于术前评估输尿管损伤风险大的手术，可通过术前输尿管插管来降低输尿管损伤。在腹腔镜手术中，膀胱损伤可在穿入第二套管针时发生，因此须在直视下插入第二套管针并确保放置前膀胱已排空，可避免膀胱损伤。进行腹式子宫切除术时，让第一助手持续向上牵拉子宫，以利于在结扎子宫动脉和主韧带/子宫骶韧带时膀胱和输尿管下降，以远离这些结构；腹腔镜子宫切除术期间，让第二助手持续上推子宫以完成相同的操作；进行经阴道子宫全切术时，尽可能靠近宫颈和子宫进行钳夹和缝合，从而降低输尿管损伤风险。先天性无阴道造穴或阴道闭锁切开时，找准膀胱与直肠间隙是避免损伤的关键。在行广泛性子宫切除术，处理子宫动脉及输尿管隧道时，避免输尿管鞘膜损伤和电凝伤，减少迟发性输尿管瘘。

二级预防——术中识别并修复损伤：发生泌尿道损伤时，及时进行术中诊断和处理有助于避免后遗症，如输尿管梗阻、输尿管阴道瘘或膀胱阴道瘘。方法为外科医师检查结扎残端和泌尿道结构，并需要意识到可能提示损伤的体征（如手术野发现尿液）。当怀疑为膀胱损伤时，可术中亚甲蓝灌注膀胱，若发现亚甲蓝流出，则可诊断膀胱损伤，术中及时行膀胱修补术，另外，也可通过膀胱镜检查，明确损伤的位置及与输尿管的关系。当怀疑输尿管损伤时，可行输尿管插管术，必要时也可以留置输尿管导管，降低迟发性热损伤风险。

三级预防——术后早期诊断和治疗泌尿道损伤：在手术可能损伤泌尿道时，留置导尿管可能有所帮助。如果泌尿道损伤风险高，可使用三腔导尿管，以便在怀疑膀胱损伤时注入对比剂，如果导尿管持续流出微带血性的尿液，则应立即评估有无泌尿道损伤。当明确泌尿道损伤时，选择合适时机进行修补。

（金杭美　汪银锋）

## 参考文献


[1] 刘新民. 妇科阴道手术学[M]. 北京：人民卫生出版社，2001.

[2] 赵晓昆，曹健. 医源性泌尿生殖系统损伤：病因、诊断及处理[J]. 临床泌尿外科杂志，2017，32(1)：1-6.

[3] 金杭美. 子宫损伤的原因及诊治[J]. 中国实用妇科与产科杂志，2005，21(4)：194-196.

[4] 朱兰，蒋芳. 澳洲妇科泌尿学组Ⅲ、Ⅳ度会阴裂伤相关处理的指南更新与解读[J]. 中华妇产科杂志，2013，48(11)：878-880.

[5] 王建六，廖利民，任东林. 盆底医学[M]. 北京：北京大学医学出版社，2021.

[6] BARRATT R C，BERNARD J，MUNDY A R，et al. Pelvic fracture urethral injury in males-mechanisms of injury，management options and outcomes[J]. Transl Androl Urol，2018，7(Suppl 1)：S29-S62.

[7] LV R，JIN C，SHU H，et al. Bladder neck reconstruction in girls' pelvic fracture bladder neck avulsion and urethral rupture[J]. BMC Urol，2020，20(1)：179.

[8] SMITH J，CALDWELL E，D' AMOURS S，et al. Abdominal trauma：a disease in evolution[J]. ANZ J Surg，2005，75(9)：790-794.

[9] AWOLEKE J O，IPINNIMO O M. Vulvovaginal infralevator haematoma mimicking the second stage of labour[J]. Case Rep Obstet Gynecol，2017，2017：8062793.

[10] ONEN A，OZTÜRK H，YAYLA M，et al. Genital trauma in children：classification and management[J]. Urology，2005，65(5)：986-890.

[11] CSORBA R，ENGEL J B，WIEG C. Surgical repair of an impalement genital injury from an inline skating accident in a 7-year-old prepubertal girl：a case report[J]. J Pediatr Adolesc Gynecol，2017，30(1)：e11-e13.

[12] SONMEZ G，DEMIR F，KESKE M，et al. Comparison of the effects of four treatment techniques commonly used in ureteral stone treatment on patients' daily physical functioning：an observational randomized-controlled study[J]. J Endourol，2021，35(1)：8-13 .

[13] GIUSTI G，PROIETTI S，PESCHECHERA R，et al. Total ureteral replacement by means of Boari vesical flap and psoas hitching：a case report[J]. Minerva Urol Nefrol，2014，66(1)：97-99.

[14] KUMAR S，VATSA R，BHARTI J，et al. Urinary fistula：a continuing problem with changing trends[J]. J Turk Ger Gynecol Assoc，2017，18(1)：15-19.

[15] SERNA-GALLEGOS T，JEPPSON P C. Female pelvic fistulae[J]. Obstet Gynecol Clin North Am，2021，48(3)：557-570.

[16] ALONSO GORREA M，FERNANDEZ ZUAZU J，MOMPÓ SANCHIS J A，et al. Spontaneous healing of ureterogenital fistulas：selection criteria[J]. Eur Urol，1986，12(5)：322-326.

[17] CHEN Y B，WOLFF B J，KENTON K S，et al. Approach to ureterovaginal fistula：examining 13 years of experience[J]. Female Pelvic Med Reconstr Surg，2019，25(2)：e7-e11.

[18] WHITE C，STIFELMAN M. Ureteral reimplantation，psoas hitch，and boari flap[J]. J Endourol，2020，34(S1)：S25-S30.

[19] WALL L L. Obstetric vesicovaginal fistula as an international public-health problem[J]. Lancet，2006，368：1201.

[20] VANGEENDERHUYSEN C, PRUAL A, OULD E L JOUD D. Obstetric fistulae: incidence estimates for sub-Saharan Africa[J]. Int J Gynaecol Obstet, 2001, 73: 65-66.

[21] NGONGO C J, RAASSEN T, LOMBARD L, et al. Delivery mode for prolonged, obstructed labour resulting in obstetric fistula: a retrospective review of 4396 women in East and Central Africa[J]. BJOG, 2020, 127(6): 702-707.

[22] RAJASEKAR D, HALL M. Urinary tract injuries during obstetric intervention[J]. Br J Obstet Gynaecol, 1997, 104(6): 731-734.

[23] AL WATTAR B H, AL WATTAR B, GALLOS I, et al. Rotational vaginal delivery with Kielland's forceps: a systematic review and meta-analysis of effectiveness and safety outcomes[J]. Curr Opin Obstet Gynecol, 2015, 27(6): 438-444.

[24] HAMMAD I A, CHAUHAN S P, MAGANN E F, et al. Peripartum complications with cesarean delivery: a review of Maternal-Fetal Medicine Units Network publications[J]. J Matern Fetal Neonatal Med, 2014, 27(5): 463-474.

[25] PHIPPS M G, WATABE B, CLEMONS J L, et al. Risk factors for bladder injury during cesarean delivery [J]. Obstet Gynecol, 2005, 105(1): 156-160.

[26] RIZVI J H. Genital fistulae. A continuing tragedy[J]. J Obstet Gynaecol Res, 1999, 25(1): 1-7.

[27] WALL L L, ARROWSMITH S D, BRIGGS N D, et al. The obstetric vesicovaginal fistula in the developing world[J]. Obstet Gynecol Surv, 2005, 60(7 Suppl 1): S3-S51.

[28] SAHAI A, ALI A, BARRATT R, et al. British Association of Urological Surgeons (BAUS) consensus document: management of bladder and ureteric injury[J]. BJU Int, 2021, 128(5): 539-547.

[29] GOMEZ R G, CEBALLOS L, COBURN M, et al. Consensus statement on bladder injuries[J]. BJU Int, 2004, 94(1): 27-32.


# 第三节 成年女性外阴及阴道整形

## 一、小阴唇肥大

### （一）概述

小阴唇具有保持前庭皮肤黏膜湿润，并防止外物进入阴道下段和前庭区的作用。由于个体差异，小阴唇大小和形态各异。小阴唇的平均尺寸为宽 1～1.5cm，长 3～4cm，上中下比例为 2∶3∶1（图 11-3-1）。不露出于大阴唇外侧、呈浅粉红色、对称、大小一致、内侧不完全封闭阴道口，性生活时对阴茎不产生阻碍，与会阴部整体协调。

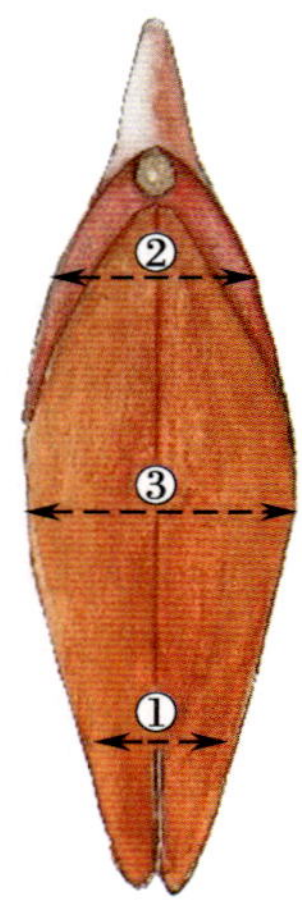


**图 11-3-1 正常小阴唇形态**

小阴唇平均宽度上中下比例为 2∶3∶1。

### （二）病因

小阴唇肥大可能是因为先天性畸形，也可能与妇科炎症有较大的关系。

1. **先天性畸形** 这类患者为先天性的小阴唇肥大，往往会给日常生活带来一定的影响。比如在走路时，小阴唇会与内裤发生摩擦，导致患者出现不适感，甚至疼痛，甚至会引起性生活不协调。

2. **妇科炎症** 有些小阴唇肥大是因为局部的炎症导致的，如患有真菌性阴道炎、滴虫性阴道炎及细菌性阴道炎都会导致患者的小阴唇局部出现肿胀。

此外，也可能是因为外阴反复摩擦刺激、性生活比较频繁，导致小阴唇受到磨损，从而引起小阴唇肥大。

### （三）诊断及手术指征

目前尚无统一的诊断标准，一般而言如果小阴唇的大小超出了大阴唇的范围就可称为小阴唇肥大。肥大的小阴唇形态各异，多数形状似长耳狗的耳朵或猪耳状。小阴唇肥大可以是对称性的，也可以是非对称性的（两侧大小不一）。

【小阴唇肥大分度】

Ⅰ度：小阴唇超过大阴唇 0～2cm。

Ⅱ度：小阴唇超过大阴唇 2～4cm。

Ⅲ度：小阴唇超过大阴唇 4cm。

小阴唇过度肥大可引起性生活的不适感与个人的卫生问题，肥大的阴唇可能被衣物划伤，慢性炎症刺激可造成皮肤皲裂或溃疡形成。这些异常情况是行小阴唇整形手术的指征，其他手术指征包括了单纯美学和/或心理因素：①一侧或双侧异常长且皱褶；②两腿并拢时，明显从大阴唇中间露出；③双侧大小或形状严重不对称；④色泽过深或双侧色泽差异较大；⑤严重下垂且感觉厚重；⑥美学导致患者心理无法接受或医学上的合理理由。

### （四）手术治疗

小阴唇整形术式众多，但主要有 4 种常用的基本手术方式。

1. **单纯切除术**　最常用的手术方法，主要适合小阴唇过长及整个外侧缘厚重且颜色过深的女性。只把外侧面切除后缝合，可使外侧的深色皮肤被切除，粉红色的小阴唇皮肤外露，术后颜色及外观有很大程度的改善，手术较为简单且时间短（图 11-3-2）。

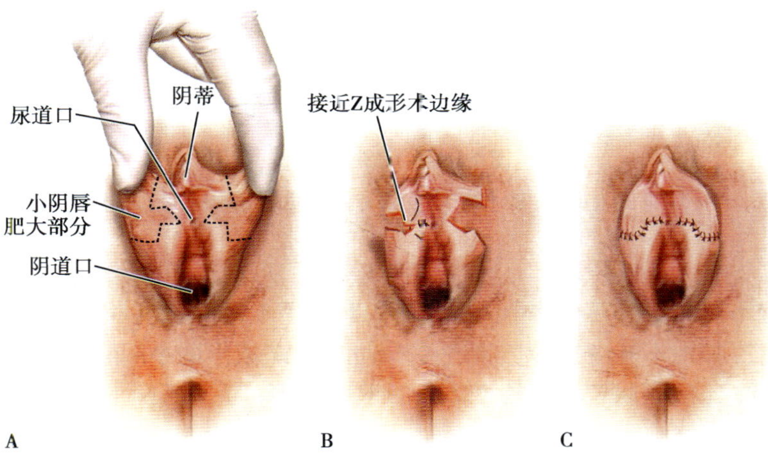


图 11-3-2　矫形手术单纯切除肥大的小阴唇皮肤

A. 标记出拟切除的多余皮肤；B. 多余皮肤已切除；C. 将阴唇边缘断端缝合。

单纯切除术的优点：①对称；②简单；③保护勃起组织；④保留压力敏感部分的勃起组织，不会出现感觉异常现象。

单纯切除术的缺点是切缘可能会有颜色差异。此外，切除过多可能引起术后小阴唇无感觉或感觉异常，应慎重决定切除程度。

**2. 楔形切除术** 主要适合小阴唇中间部分异常长的女性。楔形切除小阴唇中间部分的皮肤组织，尽量保留颜色正常的小阴唇皮肤，将剩下的小阴唇皮肤进行上下对合缝合即可。另外，如果小阴唇过长，多处不规则形状或失去弹性，也可以采取多个小的楔形切除术来矫正形状。该方法简单易操作，也是较常用的手术方法之一，对小阴唇皮肤组织损伤较小，可保持敏感性。缺点是缝合部位可留下瘢痕，并且要求保留的小阴唇外缘皮肤必须颜色和弹性均为正常。

**3. 剥离中间皮肤法** 主要适合小阴唇肥大且外缘皮肤均正常的女性，该方法只切除小阴唇中间的皮肤组织，不损伤其他组织，保留了小阴唇主要血管和神经。该方法优点是不影响小阴唇敏感性，缺点是术后外观可能比之前更厚重或产生皱褶等。

**4. Z形切除术** 该术式是楔形切除术的演变，主要适合不规则形或复杂性的小阴唇整形。切除部位往往不在小阴唇中间，而是在偏上或偏下的部位，常须应用器具切除的方法（图 11-3-3）。该方法往往要求术者具备一定的整形技术，术前需要仔细设计切除方案，否则术后较难保证双侧小阴唇外观的一致性。

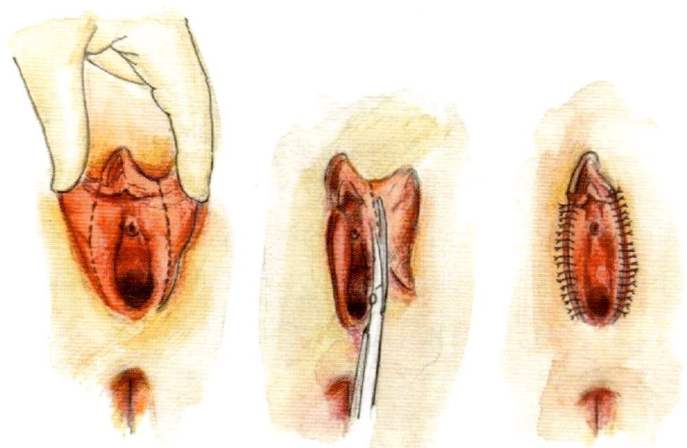

A B C

**图 11-3-3 Z形切除术**

A. 切除多余皮肤；B. 将切缘重新对合后间断缝合；C. 完成缝合整形术后的外观。

此外，针对不规则形或复杂性小阴唇畸形的整形手术，原则是以简单的切除为基础，结合多种手术方式，如由不规则楔形切除进一步演变的 W 成形的小阴唇切除术等，术前应首先考虑患者的要求，从而制定符合其个体化的手术方式。手术医师术前必须充分和患者沟通，仔细和全面地解释小阴唇组织切除多少、手术过程和术后瘢痕形成的风险，确保患者完全理解手术过程、风险、并发症和术后恢复过程。

**（五）预后及随访**

患者术后 1 天即可出院，不影响日常生活。术后 1 周复查手术情况，术后 4 周后可以进行性生活，6 周以上才能完全成形，手术效果至少要经过 3 个月才能得出准确的结论。

术后常见并发症：①小阴唇伤口渗血/血肿形成；②伤口裂开、延迟愈合和感染；③瘢痕形成；④术后伤口触痛或感觉异常；⑤术后两侧小阴唇外观不对称。

## 二、阴蒂包皮过长

### （一）概述

女性阴蒂位于小阴唇顶端，阴蒂头具有三富的神经末梢和海绵体勃起组织。阴蒂包皮呈不规则椭圆形包裹着阴蒂，起到保护阴蒂的作用。

### （二）病因

阴蒂包皮过长大多是先天发育异常造成，也有部分女性随着年龄增大，阴蒂周围血流不畅，导致阴蒂包皮下垂。此外，严重阴蒂包皮过长也可能是由于长期、难以控制的慢性炎症刺激形成增生或瘢痕所致。

### （三）诊断及手术指征

通过查体可见阴蒂包皮皱襞冗余，全部覆盖甚至超出了阴蒂头，大部分患者同时会伴有小阴唇肥大。如果阴蒂包皮过长引起了患者的不适，以及导致性欲下降，影响了性生活，则建议行阴蒂包皮整形手术治疗。

### （四）手术治疗

可通过阴蒂包皮整形手术来改善性兴奋或性高潮。通常阴蒂包皮切除术并不单独施行，而是在小阴唇整形手术过程中，同时去除阴蒂周围过多、过厚的包皮，在通过手术改善美学效果的同时，露出阴蒂头，从而提高性敏感性。

**1. 手术方法**

常用的手术方法是倒“V-U 形、Y 形、菱形”切口的阴蒂包皮整形术，这种手术方法操作简单，容易暴露出阴蒂头，不损伤神经，并且有提升小阴唇上缘的作用（图 11-3-4）。

**2. 手术技术要点**

（1）手术过程中，注意避免损伤阴蒂周围的神经和血管。

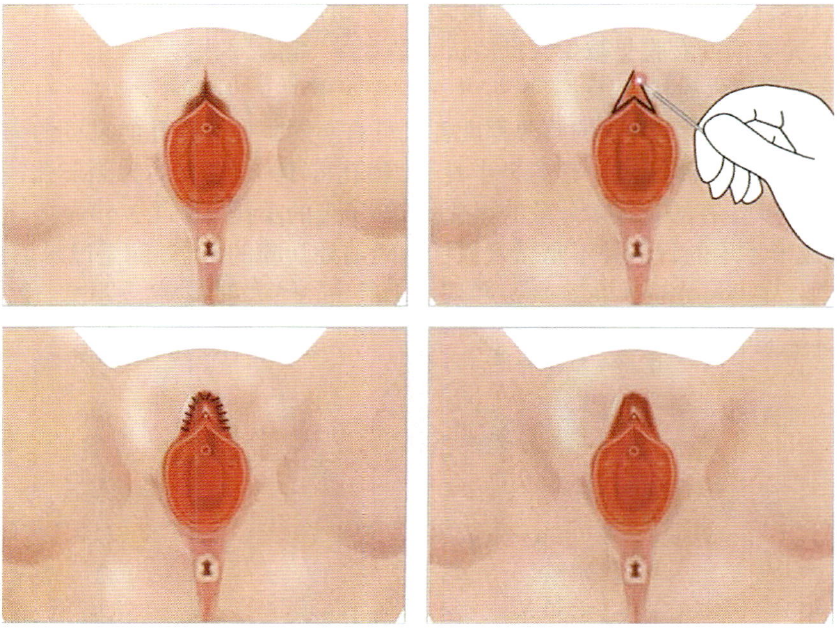

图 11-3-4　“倒 V-U 形”阴蒂整形手术示意图

（2）手术部位的设计应该包括切除松弛且多余的阴蒂包皮周围组织，切口缝痕尽可能在小阴唇和大阴唇之间的沟槽里（图 11-3-5）。

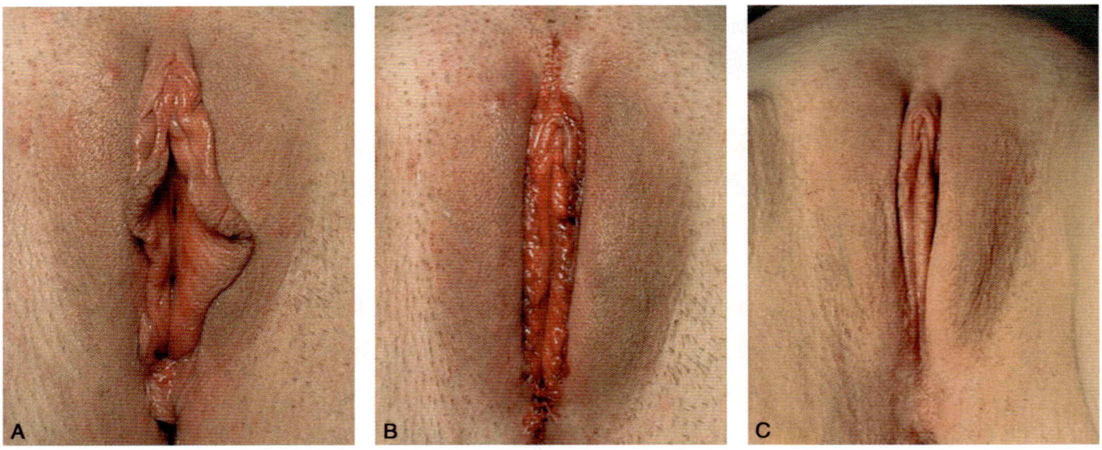


**图 11-3-5 小阴唇整形术+Y 形阴蒂成形术**

A. 术前阴唇肥厚及不对称；B. 手术后；C. 术后 15 个月。

### （五）预后及随访

患者术后 1 天即可出院，伤口愈合需要 2 周左右，手术后 4 周左右可开始性生活。通过阴蒂的作用及构造等的性知识学习，帮助患者了解性刺激和提高性欲的方法。

## 三、处女膜成形

### （一）概述

随着时代与社会文化的发展，处女膜完整与否的观念已越来越淡化，但不管在东方还是西方国家，完整的处女膜仍被少数世俗认为是女性“纯洁”的标志。

### （二）诊断及手术时机

正常处女膜孔的大小和膜的厚薄程度各人可有不同。处女膜孔的直径约为 1～1.5cm，通常为圆形、椭圆形或锯齿形；有的呈半月形，膜孔偏于一侧；有的为隔形孔，有两个小孔作上下或左右并列；有的有很多分散的小孔，像筛子上的小孔（图 11-3-6）。

处女膜成形手术的目的并不是指复原性生活前处女膜的形态，而是以术后性生活能够

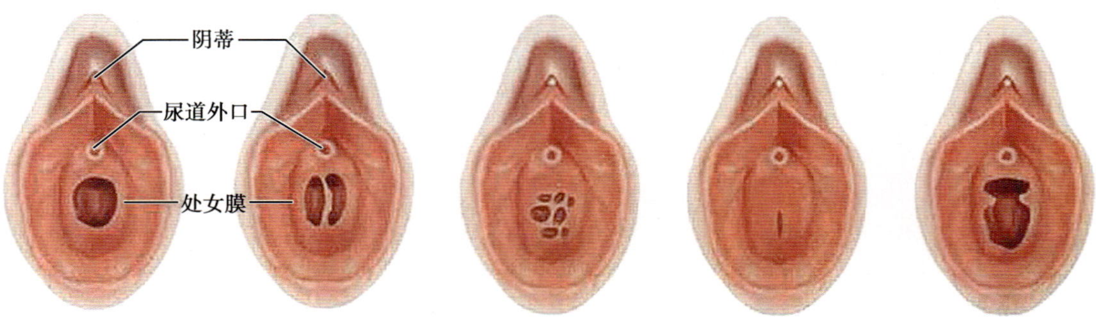


**图 11-3-6 各种正常处女膜的形态**

见红及疼痛，解除因婚前性生活所导致的心理压力为主要目的。手术的时机应选择在女性月经周期的第二周（月经干净的3～7天），此时，白带量少而稠厚，可以保持伤口相对干燥，提高愈合率。

**（三）手术方法**

推荐应用激光技术进行处女膜成形术，主要有3种常用的基本手术方式。

1. **单纯修复术**　适合于仅有处女膜撕裂的女性，固定双侧处女膜利用激光切除破裂的处女膜边缘，用5-0可吸收薇乔线单纯缝合，为了增加强度，中间部位进行减张缝合。如处女膜血供不丰富，有愈合欠佳的可能，不建议采用此手术方法（图11-3-7）。

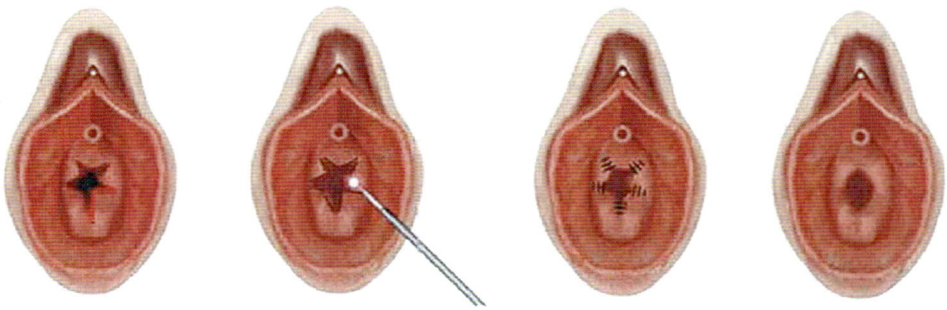

图11-3-7　激光技术在处女膜成形术中的应用

2. **隔膜成形术**　适合于几乎所有没有处女膜（经产妇）或临近结婚且以见红为目的的女性。剩余的处女膜组织与其对面的处女膜缝合，形成一种人工膜，手术形成处女膜中间细的间隔，性生活时男性性器官如不顶破此膜就不能插入阴道，该手术方式比其他手术术后见红的概率要高。

3. **黏膜双侧缝合法**　对于剩余的处女膜组织形成的裂缝较大，很难进行单纯缝合的处女膜修补术的女性，一般都可以选择此手术方法。暴露破裂的处女膜边缘后设计切口。使用激光切除处女膜边缘。用5-0薇乔线间断分别缝合前壁和后壁；一般从内往外缝合，此时缝合阴道壁下段对减轻处女膜的张力较有效。

**（四）术中技术要点**

术前谈话很重要，给患者再次充分交代处女膜的真正意义，避免进行不必要的手术。最佳的手术时机一般为婚前3个月，最少为1个月，且月经干净后3～5天，因为手术部位完全愈合需要至少3个月。推荐使用激光的方法进行处女膜成形术，可以减少术中出血及术后水肿。

**（五）术后注意事项**

术后避免剧烈运动，1个月禁忌盆浴，出院后门诊随访时严格消毒外阴部位。术后疼痛一般不明显，有些患者术后可表现为阴道少量出血，呈黑色或鲜红色，无须特殊处理。

## 四、阴道松弛

**（一）概述**

因多次分娩或频繁性生活导致阴道壁下垂、弹性消失、阴道长轴变长、肌肉收缩力下降的女性，即使自己在性生活时无任何不适，性伴侣也可能会因此不能有性生活上的满足感。经产妇虽然产后能恢复阴道收缩力，但很难达到分娩前的状态。为了性生活质量的改善，可以通过阴道整形手术使阴道腔紧致而富有弹性，增强阴道收缩力和摩擦力，从而提高双方性生活的质量。

### （二）病因及诊断

正常阴道壁上有许多“弹性纤维”支撑着阴道伸缩弹性，无数条“弹性纤维”织成密实的阴道弹力纤维网，网住阴道内壁黏膜及许多皱襞，性生活时能增加摩擦力，使双方产生快感。随着年龄的增长，由于性生活和生育，阴道弹性纤维松弛，阴道口扩张、阴道壁变脆变薄。此外，由于阴道弹性纤维网的松弛、萎缩，使得阴部末梢神经敏感度降低，变得迟钝，从而易造成女性性冷淡、性生活中无高潮等情况，同时由于阴道松弛无力“紧握”阴茎，也会造成男方性生活中的不满意，可严重影响夫妻双方的性生活质量。

### （三）非手术治疗

**1. 生活方式干预及心理疏导** 嘱患者改变不良生活习惯，如肥胖、长期便秘、慢性咳嗽、吸烟、反复流产等均是导致阴道松弛的危险因素。盆底肌锻炼（Kegel 操）：通过肛提肌的自主收缩训练，增强肌力，改善阴道松弛和控尿能力，可作为所有阴道松弛患者的辅助治疗，同时也建议在行阴道紧缩术后 2 个月开始进行辅助训练。心理疏导：阴道松弛伴发的性功能障碍会给患者带来不同程度的心理压力，因此需要注意观察患者是否存在焦虑、恐惧、抑郁等负面情况。与患者充分交流沟通，消除顾虑，增加患者对干预治疗的依从性。

**2. 物理治疗**

（1）生物反馈：借助置于阴道内的电极，检测盆底肌肉的肌电活动，并将这些信息转换为视觉和听觉信号反馈给患者，指导患者进行正确的盆底肌肉训练并形成条件反射。相比于 Kegel 训练法，生物反馈可实现针对性训练，增强盆底肌主动锻炼的效果。

（2）盆底肌电、磁刺激：电刺激治疗通过置入阴道内电极传输不同强度的电流，刺激乏力的盆底肌，改善神经肌肉的兴奋性，与生物反馈和/或 Kegel 运动结合，疗效更优。磁刺激通过磁场发生器产生脉冲磁场，可有效刺激盆底的局部神经和肌肉。该疗法患者可着衣坐于治疗椅上，会阴部位于磁场发生器中央，无须置入阴道刺激探头。电、磁刺激是盆底肌肉松弛治疗的辅助手段，对阴道松弛治疗有一定的帮助，建议年轻产后患者采用该治疗方式。

**3. 阴道内能量治疗**

（1）激光治疗：采用铒激光（Er: YAG，波长 2 940nm）或二氧化碳（$CO_2$，10 600nm）点阵激光通过选择性光热作用，在阴道黏膜形成微小热损伤区，刺激胶原收缩及胶原蛋白和弹性纤维的新生和沉积，增加阴道黏膜厚度，改善局部血运、阴道黏膜弹性及湿润，从而使阴道紧致。

（2）射频治疗：采用专用设备发出电磁波，引导局部分子运动产热，导致组织内温度升高（60°C 左右），通过热损伤修复，激活成纤维细胞，诱导新胶原产生和弹性纤维的形成，减少组织松弛，改善黏膜的机械强度，从而实现阴道紧缩。

注意事项：包括激光、射频在内的一些能量治疗操作不当可能带来一些问题，如阴道灼伤、阴道壁纤维化、瘢痕形成、阴道瘘、性交痛、其他慢性疼痛，以及对阴道微生态的影响等。阴道内能量治疗的安全性和有效性仍有待更多高质量随机对照临床试验验证，因此阴道内激光或射频治疗要严格控制治疗频次和能量大小。

### （四）手术治疗

如果当以上方法都不能很好地解决患者的阴道松弛，或者患者是较严重的阴道松弛，则可以考虑行阴道紧缩术治疗。具体手术步骤如下。

**1. 会阴皮肤切开** 术前必须充分设计手术方案，决定会阴皮肤切开范围时，不能让阴道口太小或太紧绷。可用刀片或激光作“V 字形”切口，阴部皮肤切开时，一定要暴露会阴肌与筋膜，包括肛门括约肌和中心肌腱。

2. **阴道黏膜切开**　阴道黏膜作纵向或“倒 V 字形”切口，切开黏膜的起始部位是处女膜缘，切口上端至少达到阴道后壁的 2/3（至少 5cm），然后向旁侧剥离阴道黏膜约 2cm。分离过多过深，易导致术后阴道狭窄或失去阴道皱褶而引起性交困难（图 11-3-8）。

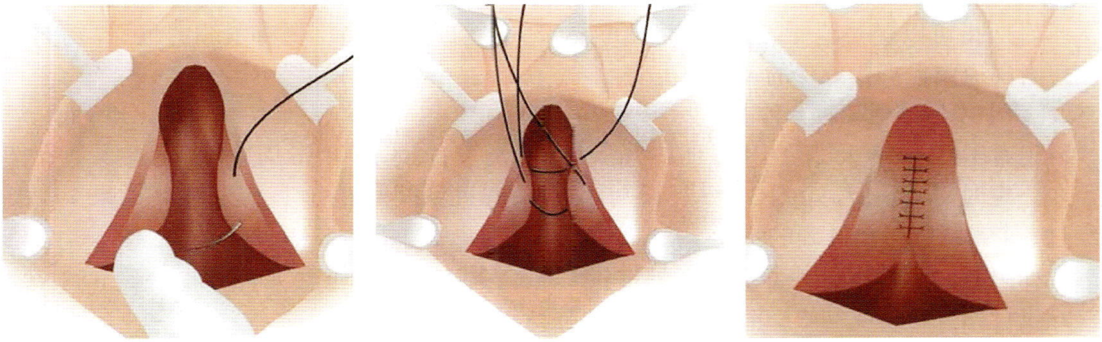

图 11-3-8　阴道黏膜及会阴皮肤切口的设计

3. **分离肛提肌和直肠前筋膜**　分离阴道黏膜至肛提肌水平，剪除多余阴道黏膜组织，此时需要避免阴道黏膜的过度切除。手术的目的是减小阴道黏膜损伤，而非单纯地缩小阴道腔，肛提肌的加固是手术的关键。

4. **缝合肛提肌和阴道黏膜**　手术的关键是必须缝合两侧肛提肌，如果只缝合直肠阴道筋膜组织，术后不久阴道松弛会再次发生。确认分离肌肉的准确位置后，使用 1-0 薇乔线缝合位于阴道腔外侧的大部分肛提肌，可 8 字缝合，缝合时注意避免直肠损伤；然后用 2-0 的薇乔线进行直肠阴道筋膜组织的间断或连续锁边缝合；最后用 4-0 薇乔线连续缝合阴道黏膜，至形成新的处女膜环为止。缝合的时候须注意的是不要过多包含两侧切口边缘部位，否则可能会导致阴道硬化（图 11-3-9）。

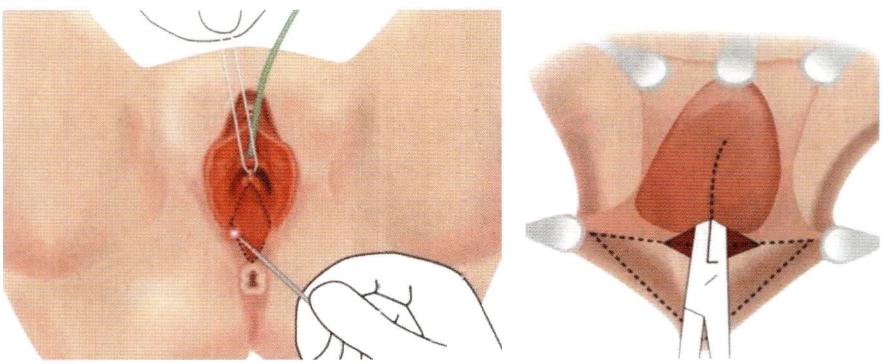

图 11-3-9　阴道整形术中缝合两侧肛提肌

5. **会阴体成形**　切除外阴多余皮肤，用 2-0 以上薇乔线间断缝合球海绵体肌和会阴浅横肌，然后对皮下组织行多层而紧密的缝合，以防止切口裂开，最后用 5-0 薇乔线连续缝合会阴部皮肤至形成新的处女膜环。

**（五）术中技术要点**

1. 术前充分设计是阴道整形术的重要部分，明确处女膜环与减少的阴道外径相关的小阴唇，是手术成功的关键因素之一。

2. 由于阴道上部 1/3 是女性性兴奋以后扩张、保留精液的部位，与性交无直接相关性，而阴道下 1/3 段的肌肉对阴茎围裹作用较强，所以阴道整形术应侧重阴道下 1/3 肌肉、黏膜的修复。

3. 阴道整形术操作中的关键步骤：①恢复自然的阴道轴；②加固肛提肌裂隙及其筋膜；③保留阴道黏膜适当而无张力；④防止阴道狭窄；⑤重建会阴体；⑥确定阴道内径的一般以手术者两指可以轻松地插入进去，此时重要的一点是阴道入口不要有紧绷的感觉；提前预测患者阴道内径需要减少的尺寸很重要。

#### （六）术后注意事项

患者术后 1～2 天即可出院，伤口愈合需要 2 周左右，术后 4～6 周后可行性生活。女性需要一定时间来适应，短则 3 个月，长则 6 个月，在此期间可能有性交痛，手术效果至少要经过 6 个月才能得出准确的结论。

如患者同时伴有其他盆底功能异常（尿失禁、盆腔脏器脱垂等），症状较轻者术后可建议其进行相关药物或盆底功能锻炼的治疗；症状较重者则可同时手术治疗。

### 五、女性外阴重建

#### （一）概述

女性外阴癌对放射治疗和化学治疗多不敏感，手术是首选的治疗方法。外阴癌的手术治疗包括外阴根治性切除及双侧腹股沟淋巴结清除术。该手术范围广泛，造成皮肤缺损，强行缝合使组织张力增高，手术切口容易坏死，感染率极高。此外，由于术后瘢痕组织增生造成外阴变形、阴道口狭窄等，严重影响了患者的生存质量，而通过临近皮瓣或肌皮瓣的转移修复可以大大降低术后感染的发生率，减轻瘢痕组织的增生等并发症发生，改善外阴的外观，在一定程度上恢复患者的性生活能力，提高患者的生活质量。

会阴区的手术重建一直是外科手术的巨大挑战，国内外就腹股沟区和大腿部的各类皮瓣已做了许多详尽的研究。会阴区“理想”的重建方法应该具有以下特点：一期能够完全修复，皮瓣具有可靠性，有正常的感觉功能，供区的创伤最小化，以及技术上操作较为简便。

目前较常用的外阴重建手术方式有股薄肌肌皮瓣移植术和腹直肌肌皮瓣移植术两种。

#### （二）股薄肌肌皮瓣移植术

1. **概述** 股薄肌属大腿内收肌群，有收髋、屈膝等功能，但均非主要作用肌，是位置最浅的扁薄带状肌。起自耻、坐骨下支，止于胫骨粗隆内侧，其解剖位置与外阴接近。股薄肌切取后对下肢功能影响不大，因此可选用带血管蒂的股薄肌肌皮瓣移植填充外阴的组织缺损，该肌皮瓣可游离范围大，不受长、宽比例及厚度限制，且有一定深度，完全能满足外阴广泛切除后充填组织缺损的要求，也可避免因皮瓣过厚导致的重建外阴臃肿。游离过程中保留了血管神经蒂，无须血管吻合，手术操作简单安全。

2. **手术方法**

（1）设计股薄肌肌皮瓣的位置及大小：首先标记外阴广泛切除术的范围，即切除边缘距肿瘤的外缘 3cm。以耻骨结节下 4～5cm 为股薄肌肌皮瓣的上界中点标志。

（2）股薄肌肌皮瓣的游离：先切开肌皮瓣的前侧皮肤、皮下组织及深筋膜，在长收肌和股薄肌之间钝性分离，然后分离出股薄肌的滋养血管和神经，并沿血管和神经向近侧端游离至血管起始部，最后切开肌皮瓣周围皮肤、皮下组织及深筋膜，于肌皮瓣上下端横断股薄肌。

（3）股薄肌肌皮瓣的转移与固定：将肌皮瓣通过隧道缓慢地移动旋转至外阴缺损区，其近侧端位于外阴前面耻骨联合处，远端位于外阴后面会阴处。全层缝合肌皮瓣与外阴切口的内外缘，胶管引流。

3. **术中技术要点**

（1）根据外阴缺损的大小标记皮瓣的大小，一般肌皮瓣边长应大于外阴缺损的10%。

（2）操作过程中随时将肌皮瓣的皮下组织与肌膜缝合，以免二者分离影响肌皮瓣的血供。在股薄肌深面进一步游离血管蒂，一般可游离5～6cm，使之完全游离便于移位于外阴缺损处，关闭供区创面，胶管引流。

（3）在游离的皮瓣处和外阴缺损处之间打一皮下隧道，该隧道宽应＞4cm（一般4～5cm），以防止其上方的皮桥坏死。

4. **术后注意事项**　患者术后取平卧屈髋位，禁下肢外展；保留硬膜外镇痛泵1周；给予低分子右旋糖酐500ml静脉滴注，每天2次；3天后每天1次至术后1周；丹参注射液12ml静脉滴注，每天1次至术后1周；罂粟碱25mg肌内注射，每6小时1次，共10次。

**（三）腹直肌肌皮瓣移植术**

1. **概述**　股薄肌肌皮瓣、股前外侧皮瓣、腹直肌肌皮瓣等均可用于外阴整形及重建。而带蒂腹直肌肌皮瓣的血运丰富，应用一侧血管蒂可以携带较大面积的肌皮瓣，用于修复整个外阴较大面积的缺损。其优点包括：①肌皮瓣包括了皮肤、皮下脂肪以及肌肉组织，供血动脉粗大，血运好，皮瓣易存活，抗感染力强；②肌皮瓣可提供的面积大，能满足绝大多数外阴创面无张力或低张力缝合切口的需要，尤其适用于放疗后的复发者；③对于尿道、阴道部分切除的患者，可以对皮瓣相应部位进行塑形，与残余的尿道、阴道缝合，行部分尿道、阴道再造术，尤其适用于同时切除肛门、直肠的患者，因此，腹直肌肌皮瓣是会阴创面覆盖及阴道再造的首选皮瓣；④腹壁供皮区拉拢缝合较容易，不必再单独对供皮区进行修复；⑤取单侧肌皮瓣就能满足创面覆盖的需要；⑥术中无须变换体位。

2. **手术方法**

（1）设计一侧腹直肌肌皮瓣的位置及大小：采用全身麻醉，患者取截石位或双腿外展位，先由妇产科医师将所有病灶切除，若涉及尿道、阴道的，切除部分尿道及阴道；若涉及肛门、直肠的，由普通外科医师将直肠切除，行结肠造瘘术。

（2）肌皮瓣的分离及转移：按设计线切开皮瓣四周皮肤、皮下脂肪及筋膜组织，在皮瓣上缘横断腹直肌前鞘和腹直肌，切断并结扎腹壁上动脉，暴露腹直肌前鞘，在距离腹白线2cm处纵向切开腹直肌前鞘，由内向外在腹直肌后鞘浅层分离腹直肌，并结扎其分支的血管。于皮瓣下缘切口至外阴创面上缘剥离皮下隧道，将肌皮瓣经隧道旋转穿出，与外阴创缘缝合，放置负压引流管。

3. **术中技术要点**

（1）术前应用多普勒血流仪标记出双侧腹壁下动脉的走行，在行腹股沟淋巴结清扫术及术后放疗时避免对血管造成损伤。

（2）根据外阴遗留创面的面积，设计一侧腹直肌肌皮瓣（根据血管情况尽量选择同侧），以腹壁下动脉穿入肌肉处为旋转点，逆行设计皮瓣；皮瓣面积应大于创面面积的10%。

（3）在分离过程中，随时将肌皮瓣的皮下组织与肌膜缝合，避免二者分离而影响肌皮瓣的血供。分离至后鞘半环线稍上方，以手指触摸再次确定腹壁下动脉入腹直肌缘处的血管走行，向下纵行充分剥离肌肉，使肌皮瓣达到最大程度的松动度。

（4）为避免术后切口疝的形成，在切取肌皮瓣时注意保留部分前鞘组织，可有效降低该并发症的发生。

**4. 术后注意事项**

（1）患者术后取平卧位，保留硬膜外镇痛泵1周；给予低分子右旋糖酐500ml静脉滴注，每天2次，3天后每天1次至术后1周；丹参注射液12ml静脉滴注，每天1次至术后1周；罂粟碱25mg肌内注射，每6小时1次，共10次。

（2）术后皮瓣比较臃肿，可在半年后因腹直肌废用性萎缩，形态得到改善，但仍有患者因为皮下脂肪过多而影响行走，需要行二次皮瓣修薄术或吸脂术。

（吕坚伟 吕香君）

## 参考文献

[1] YANG E, ZHANG H S. Individualized surgical treatment of different types of labiaminora hypertrophy[J]. Aesthetic Plast Surg, 2020, 44(2): 579-585.

[2] SIR E, GÜNGÖR M, ÜÇER O, et al. Evaluation of sexual function in women with labiaminora hypertrophy: a preliminary study[J]. Rev Int Androl, 2018, 16(2): 45-49.

[3] CLERICO C, LARI A, MOJALLAL A, et al. Anatomy and aesthetics of the labiaminora: the ideal vulva? [J] Aesthet Plast Surg, 2017, 41(3): 714-719.

[4] PAULS R N. We are the correct physicians to treat women requesting labioplasty[J]. Am J Obstet Gynecol, 2014, 211(3): 218.e1.

[5] GOWDA A U, CHOPRA N, KHALIFEH M. Indications, techniques and complications of labiaplasty[J]. Eplasty, 2015, 15: ic46.

[6] MOHAMMED H S, A SOBH A M, IBRAHIM Z M, et al. Evaluation of knowledge and practice of hymenoplasty among Egyptian gynaecologists: a cross-sectional study[J]. Eur J Contracept Reprod Health Care, 2022, 27(3): 180-183.

[7] PRAKASH V. Hymenoplasty: how to do[J]. Indian J Surg, 2009, 71(4): 221-223.

[8] PAULS R N, OCCHINO J A, DRYFHOUT V, et al. Effects of pregnancy on pelvic floor dysfunction and body image; a prospective study[J]. Int Urogynecol J Pelvic Floor Dysfunct, 2008, 19(11): 1495-1501.

[9] PEREIRA G M V, JULIATO C R T, DE ALMEIDA C M, et al. Measurement of the vaginal wall thickness by transabdominal and transvaginal ultrasound of women with vaginal laxity: a cross-sectional study[J]. Int Urogynecol J, 2022.

[10] DA SILVA LARA L A, DA SILVA A R, ROSA-E-SILVA J C, et al. Menopause leading to increased vaginal wall thickness in women with genital prolapse: impact on sexual response[J]. J Sex Med, 2009, 6(11): 3097-3110.

[11] DIETZ H P, STANKIEWICZ M, ATAN I K, et al. Vaginal laxity: what does this symptom mean? [J]. Int Urogynecol J, 2018, 29(5): 723-728.

[12] PEREIRA G M V, JULIATO C R T, DE ALMEIDA C M, et al. Effect of radiofrequency and pelvic floor muscle training in the treatment of women with vaginal laxity: a study protocol[J]. PLoS One, 2021, 16(11): e0259650.

[13] GAMBACCIANI M, LEVANCINI M, CERVIGNI M. Vaginal erbium laser: the second-generation thermotherapy for the genitourinary syndrome of menopause[J]. Climacteric, 2015, 18(5): 757-763.

[14] GASPAR A, ADDAMO G, BRANDI H. Vaginal fractional $CO_2$ laser: aminimally invasive option for vaginal rejuvenation[J]. Am J Cosmet Surg, 2011, 28(3): 156-162.

[15] MILLHEISER L S, PAULS R N, HERBST S J, et al. Radiofrequency treatment of vaginal laxity after vaginal delivery: nonsurgical vaginal tightening[J]. J Sex Med, 2010, 7(9): 3088-3095.

# 第十二章　女性性功能障碍

性是人类对于性别确认、性感觉的表达及人与人之间亲密关系认同的总和。其在人类生活里有着非常重要的地位，是表达爱情与人类繁衍的重要方法。男女之间感情加深，希望相互通过性爱来确认感情、确认自身价值、使对方获得身心满足并使自己获得愉悦。

好的性生活的标准是：对性配偶有自发的性反应，有性唤起及阴道湿润，并通过对刺激性敏感区域达到性高潮的能力。女性性生活容易受到生理功能、心理状态、外在环境、文化环境及情感等多因素的影响而出现各种异常的情况，而女性性功能障碍会对女性心理产生严重不良影响，进而影响伴侣感情，影响了女性的身心健康。

长期以来，对于女性性功能障碍的诊断和治疗缺乏相应的医学研究。与其他疾病相比，女性性功能障碍没有很统一的诊断和治疗标准，而实际患者的诉求近年来提升很明显，相当一部分工作由性教育者、心理咨询师等非医疗工作者承担，小部分妇科医师及精神科医师也承担了一部分的临床一线诊治。而大部分妇科医师对性学知识储备并不充分，患者也并不愿意过多在一般医疗机构谈论性疑惑。

对于性学的研究也更为科学化，女性的性反应周期从最早定义的性欲期—兴奋期—持续期—高潮期—消退期到近年来更新过的 Basson 周期模式，即以亲密关系为基础的亲密情感—性刺激—性唤起—情感生理满足的周期模式，说明了目前对于女性性学的研究是在性爱中，女性的满足不局限在性器官，而是使女性所需求的情感、承诺、爱护、尊重等情绪都得到满足。这也是人类性学历史上重要的研究发现之一。

目前国内使用的最多的还是 WHO 和美国精神病学会 2000 年提出的分类体系（DSM-Ⅳ-TR），将女性性功能障碍分为女性性欲障碍、女性性唤起障碍、女性性高潮障碍、性交疼痛障碍。而 2013 年 WHO 和美国精神病学会发布的最新版的分类体系（DSM-Ⅴ）已经将女性性功能障碍分为女性性兴趣或唤起障碍、女性性高潮障碍，以及盆腔疼痛或插入障碍 3 类。

## 一、定义与流行病学

女性性功能障碍（female sexual dysfunction，FSD）指女性个体不能参与其所期望的性行为，且在性行为过程中不能得到或难以得到满足，包括性欲障碍、性唤起障碍、性高潮障碍、性交疼痛和阴道痉挛。目前临床上的诊断以综合评估为主，尚无统一、广泛通用的客观生理检测。我国在 FSD 方面的临床和基础研究尚处于初级阶段，国内部分地区成年女性 FSD 患病率在 52.7%～63.7%，其中以性欲减退障碍和性高潮障碍较为多见。随着年龄增加，患病率也有所增加，绝经后的患病率达到绝经前的 3 倍。有研究表明，在成人生长激素缺乏的人群中，FSD 的患病率高达 89%。

### （一）女性性欲障碍

女性性欲障碍主要包括性欲低下、性欲亢进和性欲厌恶。

女性性欲低下（female hypoactive sexual desire disorder，HSDD）是指女性持续或反复缺乏性幻想和接受性活动，出现与其自身年龄不相符的性欲望和性兴趣淡漠，从而导致精神忧郁。在全球范围内，困扰于性欲低下的女性高达 5.4%～13.6%，育龄期女性 HSDD 患病率约 10%。

女性性欲亢进（female hypersexuality）指女性的性欲持续异常旺盛，处于一种强烈、持续的性冲动状态，远远超出正常水平即性欲要求强烈；性兴奋可出现过多、过快、过于剧烈；性反应超常可以表现为迅速而强烈，甚至亲吻、拥抱、轻触会阴部位也能产生强烈的性高潮。

性厌恶（sexual aversion disorder）是指持续或反复对性伴侣正常的性接触具有恐惧厌恶感并回避性接触，从而导致精神忧郁。性厌恶是抑郁的重要原因之一，它可以严重限制个体行使性活动的能力。性厌恶多见于女性，多为继发性的，常由创伤性的性经历所激发。

### （二）女性性唤起障碍

女性性唤起障碍（female sexual arousal disorder，FSAD）是指女性在性活动的过程中，从激发性冲动开始，直至性活动完全结束，仍然部分或完全没有达到性兴奋的程度，也没有出现性兴奋时所产生的阴道润滑、生殖器充血肿胀等性兴奋的生理反应。

### （三）女性性高潮障碍

女性性高潮障碍是指女性虽有性兴趣及要求，性欲、性唤起正常，但是在性活动时，即使接收到足够强度、有效性的性刺激并出现正常性兴奋期反应（如生殖器肿胀、阴道充分润滑）后，性高潮仍反复或者持续地出现延迟或缺乏，患者只能得到较低水平的性快感，因此很少或者很难达到对于性的满足。

### （四）性交疼痛

女性性交疼痛是指在性活动时，阴茎向阴道内插入或者在阴道内抽动时，或是完成性交之后出现的经常或反复的局部阴部或下腹部等部位轻重程度不等的疼痛不适。性交疼痛是最常见的女性性功能障碍之一，严重影响着女性的生活质量。性交疼痛主要包括两组症状：一是性交疼痛，指因性交而引起的阴道局部或下腹部的疼痛；二是性交不能，指阴茎不能触碰前庭及进入阴道，严重的性交疼痛发生时，往往出现性交不能。

阴道痉挛（vaginismus）是指阴道外 1/3 部分肌肉群反复或者持续地发生阻碍性交进行的不随意性痉挛性收缩，性交时阴道肌肉痉挛导致疼痛，进而限制了全部性反应，但性唤起、阴道滑润度、性欲及性高潮反应正常，对非性交活动可能感到满意和愉快。阴道痉挛分型可分为原发性和继发性阴道痉挛，也分完全性和境遇性阴道痉挛。

在治疗原则上，要遵循以患者为中心的个体化原则，综合考虑到患者的希望、感受、认识和价值观，也需要根据患者的情况确定分类，从而进行更有针对性的治疗。

## 二、病因与发病机制

女性性功能障碍的病因较为复杂，包括内分泌、神经、社会心理、盆底肌肉、血管、药物等因素，目前更多地认为是多种因素协同作用导致，其中心理社会因素起了重要的作用。女性性反应和高潮的形成属于条件反射，但是这样的反射容易受到情绪心理活动影响，而使这个反射出现抑制。特别是多次出现的抑制会导致即使在有效的性刺激下，女性仍无法达到既往曾出现的高潮反应。另外，除了心理影响，目前发现有很多患者存在器质性原因。因此，仔细地了解患者的情况，进行必要的检查，是诊断女性性功能障碍的非常重要的前提。心理性、器质性因素在性功能障碍中可单独起作用，也可以是共同作用。在排除男方因素及女方心理性因素原因后，临床医师也不要忽略器质性因素所造成的影响。

女性性功能与下丘脑-垂体-卵巢轴密切相关，只要其中某一环节出现异常，就可能导致性功能异常。

### （一）女性性欲障碍的病因

性欲低下的病因复杂，是多种因素共同造成的。目前认为其病因可分为功能性和器质性两大类，涉及社会心理因素、器质性因素及药物因素。性欲低下以心理因素为主，包括心理障碍、性知识与性技巧匮乏、错误的性观念、不良的生活方式及年龄等。器质性因素包括心、脑血管疾病，呼吸系统疾病，神经精神疾病，性传播疾病，内分泌疾病等，这些疾病系统性地影响了女性的神经、血管及肌肉功能。药物因素大概占20%，包括抗雄激素、抗精神病药物、镇静安眠类药物、抗高血压药物、皮质醇药物及化疗药物等。这些药物都有改变女性性欲和性快感的作用。

性欲亢进病因可分为器质性和功能性，器质性因素中的内分泌失调是女性性欲亢进最常见的病因，而生殖、神经等系统的疾病也与女性性欲亢进有关。雄激素水平过高、雌激素水平过高，以及雄激素与雌激素比例失调都会引起性欲增强。精神性疾病、颅脑外伤或手术后、克吕弗-布西综合征（Klüver-Bucy syndrome）、帕金森病、多发性硬化症、脑血管意外患者中也可表现出性欲亢进。社会心理因素方面，青少年过早接触色情读物和录像等，不正确的性诱导，加上药物因素作用，也是导致女性性欲亢进的原因。

女性性厌恶多与性心理异常相关，是患者将性的恐惧、焦虑、厌恶等情绪与性活动联系起来所产生的结果。它分为心理因素及器质性因素：心理因素与童年和青春期遭受创伤性虐待经历、错误的性观念及性教育、既往性活动中的挫折相关，从而产生性恐惧感和畏惧感；器质性因素包括体内雌激素水平下降及泌尿生殖器官外伤、手术、残疾等原因导致的性交疼痛而出现性厌恶。

### （二）女性性唤起障碍的病因

性唤起的生理反应是依赖于血管、神经系统的完整性，任何可影响这两个系统的疾病可能会导致性唤起困难，其发生的主要原因包括社会心理因素、药物因素及器质性病变，以社会心理因素为主。社会心理因素主要来自情绪的影响，如紧张、不安、焦虑、畏惧、悲伤等，均可减少泌尿生殖器官的血流量，导致性反应缺乏，引起性唤起障碍。药物因素为口服药物导致的继发性性唤起障碍，常见药物有口服避孕药物、抗胆碱能药物、抗抑郁药物、激素类药物、抗肿瘤药物等。

### （三）女性性高潮障碍的病因

女性性高潮障碍主要与社会心理因素、神经生理因素有关，其中以社会心理因素为主。社会心理因素包括错误的性认知及性知识，对性存在消极态度及焦虑、抑郁情绪，婚姻不和谐，不良生活方式，性交流匮乏，心理冲突及性伴侣自身因素。神经生理因素中，性高潮能力和性敏感区密切相关。尤其是神经分布丰富的阴蒂，触觉非常敏感。糖尿病等患者阴蒂神经末梢有损伤，可导致感觉减退。盆底肌肉强度也会影响性高潮能力，阴道4点及8点处耻骨尾骨肌上有丰富的感觉神经末梢，它的强度也是影响性高潮能力的重要因素之一。大脑是女性性高潮的重要来源。外伤、肿瘤、手术等对脑的损伤会不同程度影响性高潮能力。

另外，内分泌因素、精神药物也会对女性性高潮能力产生影响。

**（四）性交疼痛的病因**

性交疼痛的病因包括心理因素、器质性因素及混合性因素。心理因素主要包括消极性观念、性知识缺乏及其他各种心理（焦虑、抑郁、畏惧、自卑、性虐待或创伤史）、社会因素（伴侣间不信任、交流欠缺等人际交流因素）及各种因素间的交互作用。

器质性因素引起性交疼痛的因素较多：在女性性兴奋期和平台期，阴道内 2/3 段出现扩张，使子宫、阴道顶端升高，而生殖道存在畸形，如阴道下段各种先天性解剖异常、处女膜肥大或闭锁、阴道口的先天性狭窄，可能会影响正常生殖器官扩张，并导致阴道深部的性交疼痛。另外，可能导致盆腔软组织粘连的泌尿生殖手术术后及慢性感染，勃起的阴茎深插入及抽动可加重这些深部疼痛。只要能够影响阴道润滑的疾病都可能造成女性性交疼痛，如口服避孕药物及抗组胺类药物就是两个比较典型的原因，它们可造成阴茎插入阴道时或来回抽动时的灼痛感。干燥综合征、糖尿病等都可能造成阴道润滑度缺乏或者不足。盆底相关手术术后的瘢痕形成、皮赘或挛缩、处女膜痕、处女膜伞的裂伤或水肿、阴唇或阴道脓肿、阴蒂包茎、包皮过长、阴蒂神经炎、阴蒂包皮炎、前庭大腺囊肿、前庭炎、萎缩性阴道炎等均可引起性交疼痛。

阴道痉挛的病因主要分为心理性因素和器质性因素。任何造成过去或现在的阴茎插入或引起性交疼痛的盆腔器官的病理变化，均可能为引起阴道痉挛的基本原因。这些器质性因素也是最常见的引起阴道痉挛和性交疼痛的原因，如处女膜坚韧、子宫内膜异位症、盆腔或阴道感染性疾病、经阴道子宫切除术、老年性阴道萎缩引起的病理损伤等。

另外，女性妊娠和分娩给盆底带来了巨大改变，甚至影响到了女性产后的正常性功能。有相当部分的女性担心阴道分娩可能带来阴道松弛及会阴部肌肉的损伤，恐惧影响产后性生活质量而要求行剖宫产。女性在分娩、哺乳的过程中，以及喂养孩子的辛劳会导致性生活频率、欲望等的改变，对于性交疼痛问题发生率也会有相应的增高。在阴道分娩的女性中，性交疼痛与分娩过程中会阴的损伤程度有关。研究表明，剖宫产女性产后性交疼痛持续时间较短，但在产后的 3～6 个月时，阴道分娩的女性与行剖宫产的女性在性交疼痛方面无显著统计学差异。分娩时会阴侧切、严重的裂伤对盆底肌纤维及神经存在不同程度的损伤，使盆底肌肉张力下降，会阴部神经传导时间延长，从而降低盆底肌肉的收缩能力。

产后出现的性高潮障碍，大多是继发性的性高潮障碍，其主要原因有：①产后雌激素水平低、阴道黏膜弹性不佳、松弛、湿润度不良，不仅仅发生在阴道分娩女性中，选择性剖宫产同样会导致阴道及周围肌肉、筋膜在分娩后变得松弛，导致阴道的紧握力降低、控制力变差，从而可间接地影响性高潮的满意度。胎盘从中孕期起会分泌大量的松弛素及孕激素，直接使盆底组织结构、胶原纤维含量发生变化，导致盆底支持结构强度的下降。另外，盆底支持组织中的韧带、筋膜、肌肉和神经在阴道分娩的女性，尤其是难产女性中，会出现不同程度的损伤，阴道黏膜组织学检查提示阴道前壁黏膜的神经纤维分布减少。②外阴的神经影响。外阴神经是会阴蒂、阴唇和会阴的主要传入神经，它传导一些与女性性功能有关的反射通路。分娩期的外阴神经损伤有两种原因，一是神经遭到胎儿头部的挤压，导致急性神经功能紊乱和缺血性损害；二是过度牵拉造成的伤害，这主要与分娩的第二产程有关，如巨大儿、产妇用力不当、急产、产钳术、胎头吸引术等，可引起阴唇、阴蒂、会阴浅层肌群、深层肌群与肛门括约肌等组织结构损伤，以及广泛分布且丰富的神经损伤。这些损伤使在性活动中起到重要作用的组织结构在接受性刺激、性唤起过程中失去应有的性敏感作用，导致女性性唤起障碍。长期研究证据还显示这种神经异常症状也和禁欲有关。

## 三、诊断

女性性功能障碍有原发性及继发性，还可以分为器质性以及功能性，因此在诊断女性性功能障碍的时候需要进行全面完整地评估，既需要通过盆腔检查来排除器质性盆腔疾病，也需要了解患者的文化、宗教、性成长经历背景情况，并判断性功能的变化是否已经造成患者内心的痛苦，以及配偶之间的情感是否受到影响等。

### （一）临床表现

女性性欲障碍中的性欲低下主要表现为持续或反复地对性不感兴趣，缺乏性幻想，参与性活动的主观愿望和意识缺失，以及主动性行为的要求降低。功能性性欲低下可伴随心理症状，器质性性欲低下也可伴随相对应的器质性病变。根据马晓年等提出的性欲低下的临床表现，可将其分为以下 4 级。Ⅰ级：性欲较正常减弱，但可接受性伴侣的性要求。Ⅱ级：性欲在某一阶段后出现减弱或只有在特定境遇下才出现减弱。Ⅲ级：性欲一贯低下，每月性生活不足 2 次或虽然超过但是被动服从。Ⅳ级：性欲一贯低下，中断性生活 6 个月以上。

性欲亢进表现为终日沉于性兴奋之中，从各方面持续地表现出对性的强烈渴求，为了获取性满足而寻找一切可能的性交对象和性交机会。临床表现为性兴奋出现过多、过快、过于剧烈，当达不到要求时便出现焦虑、激动，甚至心慌、头昏、失眠、四肢无力等症状。患者对性活动的反应也超常地强烈，甚至拥抱、接吻也能产生强烈的性高潮。

性厌恶大多表现出回避性行为，并对性行为或性想象产生过分的焦虑和厌恶，甚至严重者表现为惊恐。程度轻微者可能可以有性高潮反应，但是在随意的性接触中无法使厌恶的情绪得以缓解，程度严重者即使是性伴侣轻柔地抚摸、拥抱也即刻会产生恶心、呕吐等反应，性器官的接触更会使其产生紧张、恐惧、不安的情绪，还会出现心慌、全身颤抖、大汗淋漓、面色苍白等表现。根据病情的程度轻重，可将女性性厌恶分为以下 4 级。Ⅰ级：在一般情况下，尚能勉强接受性接触及性活动，仅仅在特定环境下才出现对性的厌恶，即性厌恶也只是对特定的人或是在特定的环境或特定的性生活方式时才会产生。Ⅱ级：从来就对性生活持有强烈反对的态度，不情愿参加性活动，对性活动从来没有主动的要求。一般情况下，其对性生活有紧张感和焦虑感，产生有惊恐反应，并尽力地回避性生活。但在特定条件下，如在性伴侣的强烈要求下和十分温暖、安静、安全的环境下，经过较长时间的安抚与性刺激，尚能被动地接受与性伴侣的性生活。Ⅲ级：在态度上，反对任何性活动和性接触。在行动上，竭力排斥任何性活动和性接触，回避任何性活动，根本不可能接受性生活。Ⅳ级：对性活动和性接触持有反对态度，从行为上就表现为排斥，而且在实际性生活过程中，会出现各种变态性机体反应。一旦发生性活动，就出现心悸、气短、恶心、呕吐、冷汗、颤抖、僵直、晕厥等性恐惧症状。

性唤起障碍的临床表现可分为 4 级。Ⅰ级：在性生活中，女性有时或在某些特定境遇下，可出现阴道润滑不足或者反应较慢的表现。Ⅱ级：女性经常出现阴道润滑不足或者反应过慢的现象，对性生活会有一定的影响。Ⅲ级：阴道润滑不足或者反应很慢，导致表现出明显焦虑、不安或不适的情绪。Ⅳ级：阴道润滑严重不足或者几乎没有润滑反应，给性生活造成很大的困扰，也令个人或对方极大不满。

性高潮障碍临床表现也可分为 4 级。Ⅰ级：既往有过性高潮史，但目前性高潮缺失。Ⅱ级：性高潮延迟，是指在足够强度和足够时间的有效性刺激下，女性处于性兴奋期时，性反应持续 20 分钟以上，却仍难以出现性高潮。Ⅲ级：从未获得过性高潮，或者除性高潮障碍外，还同时出现性欲低下、性唤起障碍及性感缺失等，表现为全程式女性性功能障碍。Ⅳ级：从未获得性高潮，并经多种治疗仍无任何改善（此为难治性性高潮障碍）。

性交疼痛按照严重程度可分为 4 级。Ⅰ级：性交时轻度疼痛或不适感。Ⅱ级：性交阴茎插入时或抽动时即出现阴道浅部疼痛。Ⅲ级：性交时，阴道深处疼痛或者疼痛在性交结束后仍持续存在。Ⅳ级：性交疼痛严重到不能进行性交，并且在中断性交后疼痛的症状持续时间较久。

根据临床表现的严重程度可将阴道痉挛分为以下 4 级。Ⅰ级：痉挛仅限于会阴部肌肉及肛提肌群，或仅在特定的境遇下痉挛发生。Ⅱ级：痉挛不仅局限在会阴部，而且包括整个骨盆的肌群，或在多种境遇下痉挛均会发生。Ⅲ级：臀部肌肉也会发生不随意性痉挛，可见整个臀部不由自主地抬起，若痉挛频繁发生，导致性交很难完成。Ⅳ级：患者会将双腿内收并极力向后撤退整个身躯，甚至出现大叫等惊恐反应。这些反应大多不是因为实际行动所引起，而是对性伴侣或是医师的靠近出现预感性的反应，痉挛系原发性，导致性交未曾完成过。

### （二）体格检查

应对患者日常生活中与性功能有关的各种因素进行综合分析，包括详细询问病史。应询问的内容包括姓名、年龄、受教育程度、职业、患者和配偶与性相关的情况、性历史、月经生育史及接受过的治疗、婚姻关系、彼此感情、精神病史及其他全身性疾病情况，注意有无使用影响性功能的药物。使用女性性功能量表对其性功能进行评估。进行心理及精神状态检查。进行全身（包括生殖器官）的健康检查。

### （三）辅助检查

在性欲低下诊疗过程中，常规的辅助检查包括性激素、甲状腺素、血糖、血生化。还应进行包括女性生殖道血流、阴道顺应性、pH 及阴道感应阈值相关的检查。超声测定阴蒂、阴唇、尿道、阴道和子宫最大收缩期血流流速和舒张期末静脉池流速。顺应性测量仪可用于测定阴道内压力/流量的变化。生物震感阈值测量器可用于记录生殖道震动阈值。

女性在性活动中常常处于被动、接受地位，很难单凭性生活频率作出诊断。加上个人所处的环境、心理、人际关系等都存在差异，临床上难以准确和简单地去定量性欲程度。医师在病史询问时不仅要详尽，避免遗漏，更应注意保护患者的个人隐私，避免给患者增加压力。医师应当重视对患者是否具有其他精神、情感问题，如有则应进行系统评价，如抑郁症、焦虑、恐惧症中的社交恐惧、对精神活性药物等的依赖（如酒精依赖）等。值得注意的是，性欲亢进症状多来源于器质性疾病，诊断时除对患者进行全面问诊外，体格检查也十分重要，尤其是针对内分泌、神经系统及妇科检查。辅助检查上，血性激素检查，尤其是血睾酮水平和甲状腺功能的评估尤为重要。脑部 MRI 扫描及单光子放射计算机成像（SPECT）扫描有助于检测脑部血流状态及病变。

女性性唤起障碍根据患者的临床表现分级可对性唤起功能障碍作出程度诊断，还需要注意有无性兴奋、性兴趣、焦虑及整体满意度，包括详细了解家族史及与性伴侣的关系。临床诊断时除对患者进行全面问诊外，体格检查也尤为重要，尤其是针对神经系统及妇科检查。辅助检查上，血性激素检查较为重要，阴道光体积描记技术（光反射）用于阴蒂血流的测量。临床应判断症状是否与精神障碍、药物等继发性因素相关。

对于诊断女性性高潮障碍，不只需要评价性反应异常与否，更要诊断排除器质性疾病，如血管疾病、内分泌系统和神经系统病变。诊断时除对患者进行全面问诊外，体格检查也十分重要，尤其是针对内分泌、神经系统及妇科检查。阴道和阴蒂部位的温觉及震动觉阈值测定亦可作为诊断女性性高潮障碍的方法。根据病史、体格检查和实验室检查一般可作出诊断。

评价性交疼痛的生理和社会心理因素，应首先集中在对疼痛的详细描述上，应包括关于疼痛部位、性质、强度、诱发因素、持续时间等特定信息。首先，应把疼痛这一现存问题作为评价的重要出发点。疼痛的位置：当阴茎深深插入阴道之时有中线部位上的疼痛，常常提示为器质性疾病。没有明显的病理证据而出现单侧疼痛时，除了可能存在的心理因素之外，还应考虑是否与单侧卵巢的生理活动变化有关。性交后直肠疼痛需要考虑急性或慢性肛门直肠病理改变的可能。同时心理因素也不容忽视。一旦同时存在某些局部疾患、过度焦虑之类的心理因素或既往遭受过消极和痛苦的经历时，便会给女性带来疼痛或心理伤害。疼痛性质、诱发因素、持续时间、强度也须详细记录。

阴道痉挛患者性交时阴道口强烈收缩，使阴茎插入困难或引起疼痛。专科检查可包括：阴道深部触诊、内窥器检查、染色涂片检查、阴道分泌物培养等。如果患者极度恐惧阴道及生殖器官检查，必要时可采取麻醉下进行以上检查，以排除器质性病变。

## 四、治疗

### （一）非手术治疗

女性性功能障碍根据不同病因进行针对性治疗。主要包括心理治疗、行为治疗、药物治疗及原发病治疗，临床上大部分的女性性功能障碍的治疗多为联合治疗。

1. **原发病治疗**　对于器质性疾病导致的性功能障碍，首先应积极治疗原发病，包括各种慢性疾病、内分泌疾病、泌尿系统疾病、妇科疾病、外生殖器官畸形、盆底功能障碍性疾病等，都应积极治疗。另外，应培养良好的生活习惯，如吸烟、酗酒等应戒除，作息时间规律，适当体育锻炼。

2. **心理治疗**　医师应全面掌握患者患病经历与病情特点，综合分析，准确判断性心理障碍的类型和程度，制定个性化的治疗方案，同时需要强调配偶配合共同治疗。

性欲低下心理治疗具体方法有：增进感情，纠正双方错误的生活模式，帮助就诊伴侣消除婚姻及性生活中存在的心理障碍问题，使两性关系和谐。并对性知识缺乏的患者进行性知识教育，注意强调性活动过程中的“前戏”和“后戏”。性伴侣双方要勇于探索满意的性爱方式。

在性欲亢进治疗中，要注意对患者进行性知识宣教和正确性观念的引导，使患者建立起对性生活的合理认识，充分配合规范性治疗，树立起治疗信心。合理安排生活节奏，探索性行为频率和时间底线，取消色情物的刺激，综合调整造成性欲亢进的认知、信念及行为。

性厌恶及唤起障碍治疗中更要注意消除对性伴侣的敌意和偏见，走出内心的阴影，鼓励性伴侣双方共同参与到治疗过程中。阴道痉挛的心理治疗包括消除条件反射性阴道反应及恐惧因素，应强调生殖器官解剖结构为正常状态，性交失败的原因是心情太紧张或存在潜意识里的性抑制。

性健康咨询与宣教可以提高性伴侣之间的有效沟通，从而减轻患者焦虑、抑郁的心理状态。心理健康行为治疗可以帮助两性双方充分感受并理解影响人体的行为，以便纠正在性交时的逃避行为。

3. 行为疗法

（1）性感集中训练：系 20 世纪 70 年代由美国妇产科学家玛司特斯和心理学家约翰逊夫妇创立，是治疗性功能障碍的一种快速而有效的心理行为疗法。

性感集中训练又称两周强化治疗法，就是配偶双方集中接受为期两周的性治疗计划。它的一个重要原则是让患者夫妇建立一种强化意识，即在治疗中集中精力去体验愉快的性感受，而不是注意性表现的好坏，更不是追求某种难以达到的目的（如高潮的出现）。该疗法中的“集中”指意念的集中，即抛开为解决某种导致性功能障碍的不良行为而带来的紧张或焦虑情绪，只集中意念去体会渐渐增强的性感受，这将贯穿于整个治疗过程中。操作步骤：①非生殖器性感集中训练，本阶段的目的就是通过夫妇彼此的皮肤抚摸来获得性乐趣，并以此缓解患者对性的紧张、焦虑情绪。注意在这个阶段，按照广义的性观念，全身皮肤都应该接受性刺激，而抚摸时不允许接触乳房和生殖器官。而衣着多少，谁先开始，抚摸的顺序、频率、手法和抚摸时间长短都存在种种变化，这些需要医师事先和患者夫妇进行充分的讨论和做出安排，在夫妇双方都能接受的肉体接触水平上开始训练，逐步增强亲密感和愉快的性体验。②生殖器官性感集中训练，本阶段的目的仍是让患者体会性刺激的乐趣而不是把注意力放在实现某种目标上。完成第一阶段抚摸的基础上，将抚摸的范围扩大至乳房和生殖器官，目的是消除患者紧张焦虑的情绪并改善性唤起能力。采取刺激 - 停止 - 再刺激的技术能有效消除性恐惧。总之，在生殖器的触摸中，夫妇双方一定要充分照顾到对方的意愿和承受力，不要希望一次就能给对方带来令其满意的刺激，而是需要多次的训练才能达到默契的配合。③阴道容纳，目的是进一步减轻焦虑并向性交过渡，即允许阴茎插入阴道，但不要做抽动性交，故又称“插入训练”。多采用女上位进行。本阶段的主导权应主要控制在女方患者身上。在此期间丈夫应按医师的要求做到充分的放松，不应强求过早进入性交阶段，而应集中意念去体会性刺激所带来的愉快感受，和逐步增强对性激动的控制能力，等待治疗医师作出允许性交的决定。④阴道容纳合并腔内活动训练，这个阶段可允许抽动及实质性性交阶段。在本项的后期阶段，仍采用女上位并由女方先主动发起这一活动，其要点仍是把注意力放在体验性交的感受上，而不要追求某种期望的目标（如勃起的硬度、性交时间的长短、性高潮的出现等），当性活动恢复自然性后，高潮会随之到来。当达到一定的性兴奋后男方再开始活动，先慢后快，逐渐增强活动的幅度，直到性交完成。训练过程要循序渐进，坚持不懈，若在某一阶段练习不能确切完成或者有抵触，就应退回至上一阶段的训练，直到可以很好地耐受并完成为止。

（2）盆底肌群主动训练：盆底肌中耻骨尾骨肌支撑着骨盆内器官及环绕阴道，规律进行盆底肌锻炼有助于增强该肌的力量，提升性交时对阴茎的紧握作用，增强快感，从而提高性满意度。盆底肌训练可帮助提高盆底肌群的肌力，增加生殖器部位的血流，提高性活动时控制力，从而改善性功能，同时还具有增强控制排尿、排便的能力，改善盆底肌的运动功能，提高盆底肌力及阴道弹性、塑形、促进肌肉代谢的能力。盆底肌训练适用于性功能障碍，轻、中度压力性尿失禁，膀胱过度活动症，产后盆底康复，其他盆底功能障碍疾病，以及泌尿、妇产、肛肠手术的术后康复。

盆底训练前需要正确找到盆底肌群位置：寻找正确盆底肌群时，建议腹部、臀部、大腿不用力，将阴道、肛门向肚脐方向上提收紧并保持。若在排尿过程中，将阴道、肛门向肚脐方向上提收紧能够使排尿停止，将阴道、肛门放松能够使排尿继续进行，即找到正确盆底肌群。女性也可以将手洗干净后，可以试着将一至两根手指放入阴道，试着用力收缩，感受到有肌肉的收缩力即为盆底肌肉群。寻找到准确的盆底肌肉群后可进行下一步的具体训练：收缩耻骨尾骨肌，保持 3 秒，放松 3 秒，重复坚持练习，每天 3 次，每次 10 分钟；熟练以后可以把收缩和放松的时间都延长到 5～10 秒。

（3）手淫或振荡器疗法：该疗法通过对性高潮的体验来提高性欲，有助于建立起自信心和增强性欲。主要通过手指或者高频振荡促进性反应过程，增强性快感，配合自然呼吸法来解决性唤起反应弱小、性欲低下，以及阴道干涩。适当地使用可使女性达到性高潮，成功的快感及高潮体验有助于增强患者性欲望与性自信，刺激成功后可指导性配偶加入，一起体验性快感及高潮。需要注意的是，少部分人可由此产生对手淫的依赖而回避夫妻性生活（图 12-0-1）。

（4）脱敏疗法：脱敏疗法主要是一种行为干预，是性厌恶，特别是那些高度厌恶性接触，以及因焦虑而无性反应患者的治疗方法。具体操作如下：欣赏自己的裸体无反感后，熟悉生殖器结构，每天 2 次用温水冲洗外阴、大小阴唇、阴道口，直到无紧张感。每天冲洗外阴后，清洗手指后对外生殖器进行自我抚摸，由外向内，抚摸阴蒂、大小阴唇、阴道口等，再用手指伸入阴道，直到 2 个手指伸入阴道不再紧张为止。之后采用女上位姿势进行性交，成功后过渡到正常的性生活。

（5）阴蒂治疗仪：阴蒂治疗仪主要通过增加阴蒂周围负压而促进阴蒂血流的增加，有助于阴蒂海绵体充血肿胀，调节阴蒂敏感性，提高性满意程度（图 12-0-2）。

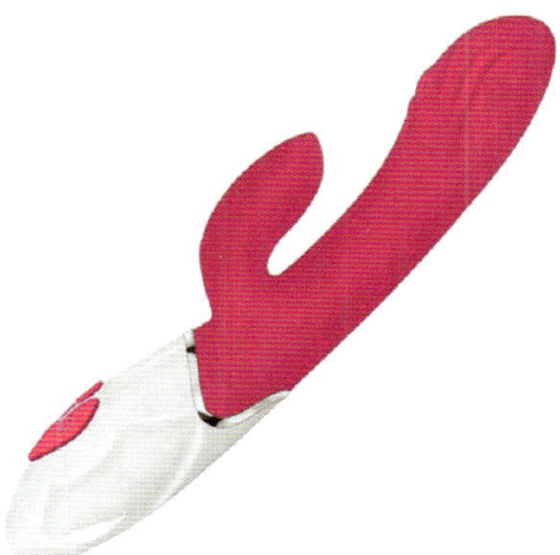

图 12-0-1　电动振荡器

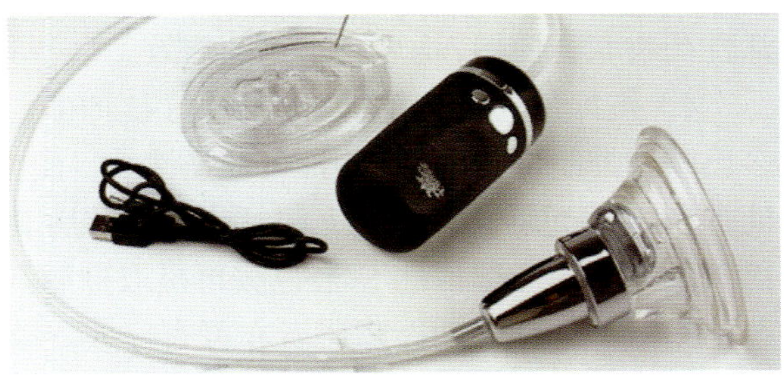

图 12-0-2　阴蒂负压治疗仪

（6）盆底生物反馈治疗仪：盆底生物反馈治疗仪可通过改善肌力，调节末梢神经敏感度，进而改善患者性满意度（图 12-0-3）。

（7）手法治疗及其他治疗：对于原发性性高潮障碍，具体治疗可采用手淫、振荡器刺激敏感区、分散注意力及盆底肌训练等。在性交过程中不能达到高潮者，可采用增强先于性交的性唤起，通过性伴侣爱抚、扩张阴道口及按压阴道 4 点、8 点位置提高阴道本体感觉，性伴侣双方采用阴蒂刺激及性交相结合方法。

性交疼痛可以使用催眠疗法、放松疗法、盆底生物反馈治疗、温水坐浴等治疗方法，必要时可行阴道扩张。对于肌源性性交疼痛的患者，可采取肌筋膜疗法治疗。针对阴道痉挛者，患者可通过对盆腔肌肉反复的“收紧-松弛”训练来达到治疗目的。此外，可使用由小到大号的阴道扩张器，对阴道肌肉逐步进行扩张治疗。据报道，肉毒毒素 A 注射治疗对于中重度阴道痉挛也有一定疗效。

（8）药物治疗

1）激素治疗：雌激素替代治疗可增加阴蒂的敏感性和性欲，减轻性交疼痛，有效地提高性欲及性活动。雌激素局部应用可以治疗阴道干涩、灼热感以及尿频、尿急。绝经期女性的性欲低下、阴道干涩和性交痛可雄激素与雌激素联合用药。对于增强阴蒂的敏感性与阴道的润滑度可局部使用睾酮的霜剂，从而提升性欲并提高性唤起能力。另外，雄激素替代治疗可用于卵巢功能或肾上腺功能不足，而对雌激素水平正常的患者只能作为辅助治疗。抗雄激素药物包括激素类环丙孕酮、雌二醇等；非激素类包括西咪替丁、螺内酯等。性唤起障碍中的激素药物治疗包括睾酮、雌激素、脱氢表雄酮、选择性雌激素受体调节剂等。非激素类药物包括中枢作用制剂、磷酸二酯酶抑制剂、前列腺 $E_1$、阴道润滑剂等。抗抑郁药物包括安非他酮、5-羟色胺能药物、心理刺激剂等。

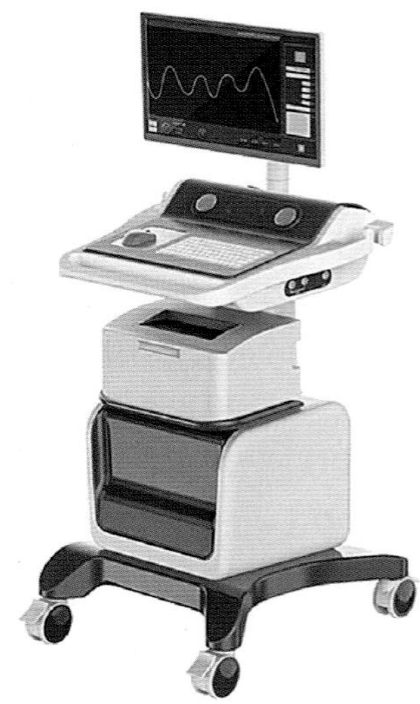

图 12-0-3 盆底生物反馈治疗仪

2）多巴胺激动剂：左旋多巴为多巴胺的前体物质，通过血脑屏障进入中枢，经多巴脱羧酶作用转化成多巴胺而改善性功能。司来吉兰为单胺氧化酶选择性抑制剂，可增加多巴胺在脑内的活动及多巴胺神经的敏感性，副作用较少。

3）西地那非：西地那非通过减少第二信使 cGMP 的降解，来增强一氧化氮介导的阴蒂海绵体与阴道平滑肌的舒张作用。治疗女性性唤起障碍，可西地那非单用或者与其他血管活性药物联合使用，均可有一定的疗效。

4）抗抑郁药与抗精神病类药物：抗抑郁药包括曲唑酮、氟西汀等。安非他酮具有加强多巴胺和抑制催乳素的作用，可增强性欲。曲唑酮具有多种潜在的促进性行为的药理作用：能抑制 5-羟色胺摄取、阻断 α1 受体，对节后 β 受体有脱敏作用，降低血中催乳素水平及多巴胺刺激作用。选择性 5-羟色胺再摄取抑制剂如氟西汀，可帮助患者改善性功能。以上这些药物对抑郁伴性功能障碍者亦可有疗效。镇静剂药物可用于更年期、内分泌失调等原因的性欲亢进。抗精神病类药物主要治疗药物为三环类抗抑郁药（如丙米嗪、地昔帕明、阿米替林等）、单胺氧化酶抑制剂及阿普唑仑。

5）酚妥拉明：酚妥拉明作为非选择性 α 肾上腺素受体拮抗剂，可起到舒张阴蒂海绵体和血管平滑肌的作用，增加阴道血流，改善性唤起能力。

6）中医药及其他治疗：中医药物（例如银杏树叶）在女性性欲低下女性患者治疗中也起到一定作用。补充生长激素可以提高 FSH 和 LH 受体的表达，提高卵巢对促性腺激素的反应性，也可以直接提高雌激素受体的表达，从而综合改善卵巢的内分泌功能。另一方面，生长激素可以通过增加肌肉含量、改善肌肉力量、促进胶原蛋白的合成，进而提升盆底肌的功能。此外，生长激素还能增加内皮型一氧化氮合酶（endothelial nitric oxide synthase，eNOS）的含量，改善血流动力学，促进阴蒂勃起。

**（二）手术治疗**

对于继发性性高潮障碍患者，要积极治疗原发病。必要时可行阴蒂包皮切除术、性敏感提升术等泌尿外生殖器官整复术，术前严格把握手术指征很重要。特别要指出的是，对于术后功能重建及手术效果的维持，需要临床手术医师重视，须指导患者坚持盆底肌群主动训练，可获得良好的治疗效果及生活质量的提升。

对于中重度压力性尿失禁，可采取手术治疗，手术治疗方案的选择详见本书女性压力性尿失禁章节。对于中老年盆底器官脱垂患者，虽然病情可能并不十分严重，不妨碍健康及日常生活，但有夫妻双方坚决要求阴道及会阴修补者，术后患者均产生外阴部较紧的舒适感，性生活明显改善，家庭美满。如外阴无严重湿疹，脱垂的子宫能回纳，均可性交。放子宫托者，可顺利取放者不妨碍性交。放子宫托者，性交前取出托，清洗备用，同时清洗分泌物，再行性交。必须注意，如果子宫嵌顿不能取出时，则不能性交，因为阴茎触及子宫托，将产生摩擦痛，甚至擦破表皮引起溃疡，损伤生殖器官。如手术治疗者（包括盆底重建和子宫切除术），术后6～8周可恢复性生活。经阴道子宫切除术后刚恢复性生活时，注意动作应温柔，阴茎插入不宜过深。刚性交时可能有出血或疼痛，2～3次性生活后无异常情况发生，可过正常的性生活。

**（三）新技术应用及展望**

目前国内也有学者对于传统的盆底肌训练进行改良，将传统的盆底肌训练与东方舞相结合，通过运动力学对机体的调节作用制定出改良型盆底优化训练疗法——赟式盆底优化训练疗法，使得盆底肌肉训练被患者更好地坚持与使用。它可有效唤醒女性深、浅肌层收缩的本体感觉，增加阴道壁的压力和阴道的血流，提升女性性功能相关指数，尤其在性欲、性唤起、性满意度、性高潮方面改善显著。赟式盆底优化训练疗法也可在改善尿失禁、膀胱过度活动症等基础上提升女性性功能指数，增强幸福感。有相关研究显示，赟式盆底优化训练疗法治疗女性性功能障碍的有效率达72.2%，优于传统盆底肌训练，治疗后可使盆底肌张力下降，Ⅰ型肌力、Ⅱ型肌力增强，女性性功能指数及配偶性满意度指标有明显改善。赟式盆底优化训练疗法作为新型行为治疗方法，常常与药物、康复治疗、手术治疗相结合，增强疗效及巩固治疗效果（图12-0-4）。

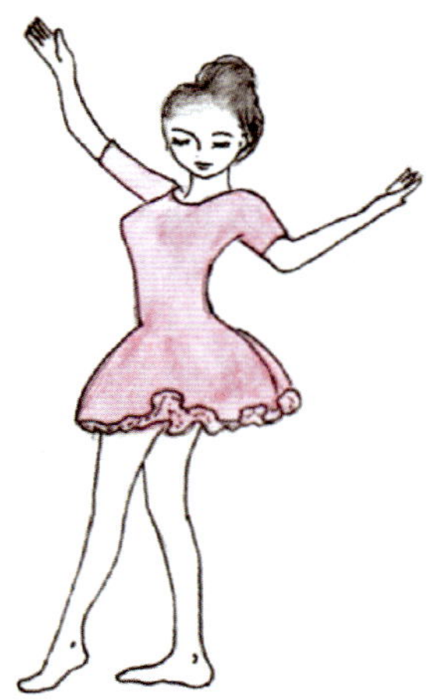

图12-0-4　赟式盆底优化训练疗法

穿高跟鞋是女性的普遍现象。国内有一项以人口为基础的横断面研究。所有参与者都完成了泌尿生殖系统痛苦调查问卷（UDI-6），其中包括人口统计数据、穿高跟鞋的信息和盆底功能信息。研究共完成调查问卷1 263人。结果表明4组的临床数据具有可比性，穿3～5cm高跟鞋的参与者UDI-6得分最低。多变量分析显示，每天穿鞋跟厚度直径（≥3cm）及穿3～5cm高跟鞋是增加盆底功能保护效果的重要因素，提示长期穿合适高度、宽度的高跟鞋有利于女性盆底功能的恢复，更有助于女性体态的保持、自信心的提升。

在性治疗新概念方面，对于“两性同治，双方提升”，也有一些创新疗法应用于临床，例如赟式性情提升配合训练疗法，由心理情感配合训练、中医穴位按摩、盆底肌群专项训练、性活动所需躯体肌群训练、腔内配合训练及体外配合训练六大部分组成，通过局部-整体-局部中西医结合，整合治疗女性性功能障碍，提升两性性和谐及满意度（图12-0-5）。

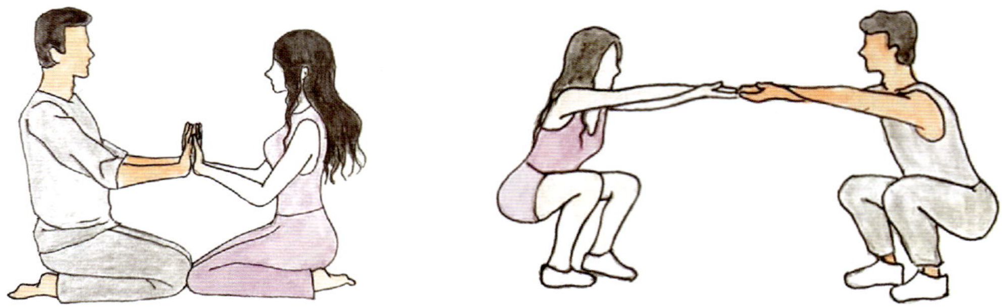

图 12-0-5 赟式性情提升配合训练系列疗法

## 五、预后及预防

良好的性健康教育、两性配合、探讨及磨合，都是预防女性性功能障碍重要的方面。另外，坚持有效的盆底肌训练是预防 FSD 的良好方法。

（王阳赟）

## 参考文献


[1] NAPPI R E, TIRANINI L, MARTINI E, et al. Medical treatment of female sexual dysfunction[J]. Urol Clin North Am, 2022, 49(2): 299-307.

[2] MASEROLI E, RASTRELLI G, DI STASI V, et al. Physical activity and female sexual dysfunction: a lot helps, but not too much J Sex Med, 2021, 18(7): 1217-1229.

[3] DA SILVA LARA L A, RUFINO A C, OLIVEIRA F F, et al. Female sexual dysfunctions: an overview on the available therapeutic interventions[J]. Minerva Obstet Gynecol, 2022, 74(3): 249-260.

[4] HEŘMÁNKOVÁ B, ŠPIRITOVIĆ M, ŠMUCROVÁ H, et al. Female sexual dysfunction and pelvic floor muscle function associated with systemic sclerosis: a cross-sectional study[J]. Int J Environ Res Public Health, 2022, 19(1): 612.

[5] SEGAT L, GROSSI F S, TEICHMANN P, et al. Therapeutic approach in female sexual dysfunctions in an outpatient clinic of sexology in the public health system: a longitudinal and prospective study[J]. Open J Obstet Gynecol, 2021, 11(12): 12-21.

[6] WHEELER L J, GUNTUPALLI S R. Female sexual dysfunction: pharmacologic and therapeutic interventions[J]. Obstet Gynecol, 2020, 136(1): 174-186.

[7] WANG Y, SHI C, WANG Y, et al. The correlation between severity of overactive bladder symptoms with female sexual dysfunction and sexual satisfaction of partners[J]. Urol Int, 2021, 105(1/2): 124-130.

[8] FAUBION S S, FAIRBANKS F, KUHLE C L, et al. Association between body mass index and female sexual dysfunction: a cross-sectional study from the data registry on experiences of aging, menopause, and sexuality[J]. J Sex Med, 2020, 17(10): 1971-1980.

[9] WANG Y, SHI C, JIAO W, et al. Wearing high heels with an appropriate height is protective for pelvic floor function[J]. Transl Androl Urol, 2021, 10(6): 2493-2499.

[10] PREDA A, MOREIRA S. Stress urinary incontinence and female sexual dysfunction: the role of pelvic floor rehabilitation[J]. Acta Med Port, 2019, 32(11): 721-726.

[11] WEINBERGER J M, HOUMAN J, CARON A T, et al. Female sexual dysfunction: a systematic review of outcomes across various treatment modalities[J]. Sex Med Rev, 2019, 7(2): 223-250.

[12] WANG Y, SHI C, ZHOU D, et al. Efficacy of optimized pelvic floor training of YUN combined with pelvic floor magnetic stimulation on female moderate stress urinary incontinence and sexual function: a

retrospective cohort study[J]. Transl Androl Urol, 2022, 11(4): 554-560.

[13] AYERS B, SMITH M, HELLIER J, et al. Effectiveness of group and self-help cognitive behavior therapy in reducing problematic menopausal hot flushes and night sweats (MENOS 2): a randomized controlled trial[J]. Menopause, 2018, 19(7): 749-759.

[14] KINGSBERG S, GOLDSTEIN I, KIM N N, et al. Female sexual dysfunction and the placebo effect: a meta-analysis[J]. Obstet Gynecol, 2018, 132(6): 1504.

[15] KINGSBERG S A, ALTHOF S, SIMON J A, et al. Female sexual dysfunction-medical and psychological treatments, committee 14[J]. J Sex Med, 2017, 14(12): 1463-1491.

[16] JANNINI E A, NAPPI R E. Couplepause: a new paradigm in treating sexual dysfunction during menopause and andropause[J]. Sex Med Rev, 2018, 6(3): 384-395.

[17] CRISTIANE C. Female sexual dysfunctions related to pain: when and how to treat pelvic floor symptoms [J]. J Sex Med, 2017, 14(5): 236-241.

[18] PARISH S J, HAHN S R. Hypoactive sexual desire disorder: a review of epidemiology, biopsychology, diagnosis, and treatment[J]. Sex Med Rev, 2016, 4(2): 103-120.

[19] LAUMANN E O, NICOLOSI A, GLASSER D B, et al. Sexual problems among women and men aged 40-80 years: prevalence and correlates identified in the global study of sexual attitudes and behavior[J]. Int J Impot Res, 2005, 17(1): 39-57.

[20] ROSEN R C, SHIFREN J L, MONZ B U, et al. Correlates of sexually related personal distress in women with low sexual desire[J]. J Sex Med, 2009, 6(6): 1549-1560.

[21] REGAN S L P, KNIGHT P G, YOVICH J L, et al. Growth hormone during in vitro fertilization in older women modulates the density of receptors in granulosa cells, with improved pregnancy outcomes[J]. Fertil Steril, 2018, 110(7): 1298-1310.

[22] BIAGETTI B, SIMÓ R. GH/IGF-1 abnormalities and muscle impairment: from basic research to clinical practice[J]. Int J Mol Sci, 2021, 22(1): 415.

[23] GÖTHERSTRÖM G, ELBORNSSON M, STIBRANT-SUNNERHAGEN K, et al. Ten years of growth hormone (GH) replacement normalizes muscle strength in GH-deficient adults[J]. Clin Endocrinol Metab, 2009, 94(3): 809-816.

[24] DOESSING S, HEINEMEIER K M, HOLM L, et al. Growth hormone stimulates the collagen synthesis in human tendon and skeletal muscle without affecting myofibrillar protein synthesis[J]. J Physiol, 2010, 588(Pt 2): 341-351.

[25] VERBEEK M, HAYWARD L. Pelvic floor dysfunction and its effect on quality of sexual life[J]. Sex Med Rev, 2019, 7(4): 559-564.

[26] UCKERT S, SCHELLER F, STIEF C G, et al. Potential mechanism of action of human growth hormone on isolated human penile erectile tissue[J]. Urology, 2010, 75(4): 968-973.

[27] 商学军，施国伟，王阳贇. 性与情的真相[M]. 北京：科学技术文献出版社，2019.

[28] 施国伟，王阳贇. 改良型盆底优化训练疗法[M]. 北京：人民卫生出版社，2018.

[29] 王阳贇. 盆底康复之路[M]. 上海：上海科学普及出版社，2019.

[30] 张彩霞，胡礼泉. 女性性功能障碍病因学研究进展[J]. 中华男科学，2002，8(2): 142-144.

[31] 焦伟，史朝亮，施国伟，等. 上海地区女性医务工作者性功能障碍现况调查[J]. 中国男科学杂志，2019(2): 36-40.

[32] 李致远，党云，朱兰，等. 甘肃省女性性功能障碍患病现况调查及分析[J]. 实用妇产科杂志，2018，34(12): 926-929.

[33] 王阳赟，周丹，施国伟，等. 贇式盆底优化训练法对改善女性性功能障碍的临床研究[J]. 中华男科学杂志，2021(11): 986-990.

[34] 焦伟，王阳贇，施国伟，等. 贇式盆底优化训练疗法治疗中青年女性特发性中度膀胱过度活动症伴性功能障碍的临床研究[J]. 中华男科学杂志，2019(8): 707-712.

# 第十三章　妇科手术与泌尿系统相关疾病

## 第一节　女性泌尿生殖道瘘

### 一、定义及流行病学

女性泌尿生殖道瘘是指女性生殖系统的空腔器官或生殖道与膀胱、输尿管或尿道之间的异常通道，以膀胱阴道瘘（vesicovaginal fistula，VVF）和输尿管阴道瘘（ureterovaginal fistula，UVF）最为常见。在发达国家，大部分泌尿生殖道瘘由医源性损伤导致，例如妇科手术和妇科肿瘤的放射治疗。在经济条件较差的发展中国家，产科性泌尿生殖道瘘的发病率较高，主要由产程延长及其他分娩损伤导致。我国 20 世纪 80 年代以前多为产科性泌尿生殖道瘘，随着近年来经济和卫生水平不断提高，医源性瘘的发病率正在逐渐上升。

#### （一）产科性泌尿生殖道瘘

产科性泌尿生殖道瘘大部分为 VVF，在发展中国家和地区（如非洲及南亚国家）孕妇中的发病率约为 0.29%～0.41%；在发达国家和地区较为少见，患病率仅为 1‰～1.57‰。产科性泌尿生殖道瘘的风险因素包括身材矮小、缺乏产前保健、社会经济地位低、失业，以及文化程度低等。

我国有关产科性泌尿生殖道瘘的记载最早可以追溯到公元 7 世纪（隋朝大业年间）巢元方所著的《诸病源候论》。20 世纪初期，采用旧式的产婆接生方法是形成产科瘘的主要原因。1949 年以后我国在农村地区全面推广新法接生，对降低产科瘘的发病率有积极作用。20 世纪 80 年代以前，由于我国总体基层医疗水平较低，部分接产人员操作不正规或不能及早发现产妇骨盆狭窄与头盆不称的情况，约 88% 的泌尿生殖道瘘为分娩损伤导致的产科瘘，其总体治愈率约为 87.71%。进入 21 世纪，手术导致的医源性瘘发病率逐渐上升，但在山区等卫生条件较差的地区，梗阻性难产所致的产科瘘仍时有发生。

#### （二）医源性泌尿生殖道瘘

医源性损伤导致的女性泌尿生殖道瘘仍以 VVF 最为常见，其次为 UVF。超过 80% 的医源性瘘由手术损伤导致，约 13% 发生在放射治疗之后。导致损伤的手术类型因各地区的实际情况而有所不同，我国的研究表明妇科手术损伤占 76.9%，以恶性疾病和良性疾病的全子宫切除术为主；产科手术损伤占 23.0%，以剖宫产术为主。

所有类型的子宫切除术后产生泌尿生殖道瘘的风险为 0.1%～4%。相比于妇科良性疾病的子宫切除术，恶性疾病的子宫切除术导致的泌尿生殖道瘘发生率更高，前者为 1/540，后者为 1/95。从 VVF 和 UVF 分开的文献报道来看，宫颈癌根治术后二者的发生率在一个数量级，为 0.9%～2.5%。相比于经阴道子宫切除术，经腹子宫切除术损伤膀胱的可能性更大，也更容易发生 VVF（前者为 1/5 000，后者为 1/600），而腹腔镜手术相比传统经腹手术更容易导致泌尿生殖道瘘。VVF 的风险因素包括既往子宫手术史、子宫内膜异位症、感染、糖尿病、动脉硬化、盆腔炎性疾病、肥胖及既往放疗史。

剖宫产术后的泌尿生殖道瘘主要为膀胱子宫瘘和 VVF，近年来发病率随着子宫下段剖宫产手术的增多而增加。剖宫产术导致的膀胱损伤发生率为 0.3%～0.47%，引发尿瘘的风险更低，多次剖宫产和子宫切口大小是主要的风险因素。

因放射治疗的剂量、位置和方式，以及所治疗恶性肿瘤分期分型的差异，放射治疗（包括新辅助放化疗）导致的泌尿生殖道瘘的发生率各文献报道异质性较大，为 0.3%～7.1%，近距离放射治疗比外射束治疗的发生率稍低，分别为 0.8% 和 1.9%。放射治疗导致泌尿生殖道瘘的风险因素包括高放射剂量、高级别肿瘤分期以及放疗后活检。

## 二、病因及发病机制

泌尿生殖道瘘的病因包括泌尿系统先天畸形（如先天性尿道下裂、先天性输尿管异位开口于侧穹窿、先天性膀胱外翻等）、创伤（如膀胱和阴道裂伤、贯通伤等）、感染（如膀胱结核）、肿瘤（如宫颈癌、阴道癌、尿道癌等）、全身系统性疾病（如白塞病）、异物（如长期放置子宫托）、药物（如氯胺酮滥用）、分娩损伤及医源性损伤等。

### （一）分娩损伤

异常分娩导致的膀胱损伤主要是分娩第一产程过程中，膀胱没有升高到骨盆外，而是位于耻骨联合和胎头之间，在头盆不称、胎位不正、阴道瘢痕等梗阻性分娩导致第二产程延长的情况下，膀胱受压时间过长而发生缺血坏死。坏死组织附近区域呈炎症反应，并逐渐液化、脱落、排出，形成瘘孔。此外，剖宫产手术、暴力牵拉胎儿、子宫破裂并发膀胱或输尿管损伤也会导致泌尿生殖道瘘。

### （二）医源性损伤

妇产科手术中膀胱是最容易受损伤的器官。全子宫切除术时下推膀胱不够充分、广泛性全子宫切除术中膀胱过度牵拉、术中通过缝线结扎控制盆腔出血、先天畸形未能正确分离组织间隙等，都会导致膀胱损伤。若术中未察觉阴道断端附近有意外的膀胱切开损伤，其形成的尿性囊肿可能最终经阴道断端引流，从而形成瘘管。烧灼或其他不当操作导致的组织坏死会促进组织纤维化和硬变，经上皮化后形成瘘管。

全子宫切除术后、盆腔恶性肿瘤的放射治疗、子宫内膜异位症病灶切除术、剖宫产及结直肠手术都可以损伤输尿管，其中全子宫切除术常损伤输尿管中下段。术中发生暴露输尿管管腔的损伤（如撕裂伤、切割伤、穿透伤等）或部分输尿管延迟坏死（如缝合结扎、游离过长破坏周围血供等），随后引起尿液外渗、尿性囊肿等并通过阴道切口或阴道断端缺血区域引流，可导致输尿管阴道瘘。

此外，广泛性全子宫切除术切除子宫主韧带时，若损伤支配输尿管的自主神经，会导致输尿管下段蠕动障碍而发生输尿管扩张、梗阻，也会导致输尿管瘘。妇科腔镜手术中电凝或电切操作处理子宫动脉和宫旁组织时，若电凝过度可能导致输尿管热损伤。若术中损伤输尿管的同时存在感染、既往放疗史或其他阻碍伤口愈合的因素，则发生输尿管阴道瘘的风险上升。

女性生殖系统与下尿路的解剖关系十分密切，因此妇科恶性肿瘤的放射治疗有可能损伤输尿管下段和下尿路。放射治疗的剂量超过 50Gy 时，对于泌尿道的毒性显著上升。与电离辐射相关的闭塞性动脉内膜炎可以持续数年乃至数十年，逐步导致血液循环障碍、组织坏死，继发瘘管形成。由此形成的瘘管其周围组织缺血严重，很难通过保守治疗自行愈合，通常需要多次手术修补并考虑使用自体肌皮瓣移植加固或填补死腔，必要时须行尿流改道手术。

其他可能导致泌尿生殖道瘘的手术有：泌尿外科手术，如悬吊手术治疗压力性尿失禁（网片侵蚀）、阴道前壁修补术、尿道憩室手术、膀胱激光疗法或活检等；普通外科手术，如腹膜后手术、血管手术等。此外也有儿童泄殖腔畸形修复手术或成人变性手术所致泌尿生殖道瘘的报道。

## 三、诊断

### （一）病史询问与体格检查

应详细询问患者是否有妇产科良性或恶性疾病，有无异常分娩史、妇产科手术史、盆腔恶性肿瘤史及放射治疗史，以及相应的手术方式、时间等，并询问有无漏尿、尿频、尿急、尿痛、腰痛、腹痛、腹胀、发热等症状。

泌尿生殖道瘘的主要临床表现是漏尿，即盆腔手术后出现阴道无痛性流液，无法控制，可以为间歇性或持续性。漏尿的体位、时间和尿量多少与瘘口的大小和位置有关：①瘘口位于膀胱三角区或颈部，则尿液不论白天或夜晚均会外漏，完全无法控制；②位于膀胱三角区以上的高位膀胱阴道瘘或膀胱子宫颈瘘等，站立时可以暂时不漏尿，平卧时则漏尿不止；③膀胱内尿瘘很小，周围有肉芽组织增生，或瘘口经修补后仍残留有曲折迂回的小瘘管者，往往仅在膀胱充盈时出现不自主漏尿，或由平卧位转为直立位或坐位时漏尿突然增多；④位于膀胱侧壁的小瘘口，取健侧卧位时可以暂时无漏尿，平卧或患侧卧位时则漏尿不止；⑤接近膀胱颈部的尿道阴道瘘，膀胱未充盈时平卧可无漏尿，站立时漏尿；⑥位于尿道远1/3段的尿道阴道瘘，一般可以控制排尿，但排尿时大部分尿液从阴道排出；⑦单侧输尿管阴道瘘，在能够自主排尿的同时，有尿液不自主自阴道间歇流出；⑧无阴道分娩史的部分患者，平卧夹紧大腿时，肛提肌的收缩和双侧小阴唇的闭合可将尿液暂时储存在阴道中内而无漏尿，当分开大腿或站立时，尿液可自阴道内溢出。

此外，局部尿液刺激和尿路感染可导致伴有外阴瘙痒及烧灼痛，或尿急、尿频、尿痛等下尿路症状。

仅有约一半的泌尿生殖道损伤可在术中及时发现，其他的泌尿生殖道瘘需要结合术后腔镜检查和影像学检查综合判断其数量、大小和位置。坏死性产科性瘘常在产后7～14天发生，此时受压迫而缺血坏死的组织脱落形成瘘管而漏尿；VVF可在子宫切除术后摘除导尿管时即发现，或在术后1～3周内发生；UVF多在术后5～14天发生；放射性瘘可在放射治疗后数月至数年发生。术后出现严重腹痛、腹胀、麻痹性肠梗阻、血尿、膀胱刺激症状、长时间发热等均须考虑泌尿生殖道瘘的可能性。

阴道窥器检查可以发现低位、大瘘孔，同时通过触摸可检查瘘口周围炎症水肿程度，但高位瘘孔往往不易查见。

染色试验可以辅助诊断。对于VVF，先经尿道置入气囊导管，气囊内注水10～15ml，轻拉导管使气囊封闭膀胱颈部，使用亚甲蓝（生理盐水稀释，100～150ml）或靛洋红逆行灌注膀胱，肉眼见阴道有蓝色液体流出，或阴道内放置纱条见染色，即证明存在膀胱损伤，可以辅助诊断VVF。此外还有“三棉球法”可用于初步判断VVF位置，即于阴道顶端、中段、远端各放置一个棉球，用亚甲蓝溶液充盈膀胱后，取出棉球，蓝染颜色最深的棉球位置即为VVF的位置。放置棉球后嘱患者走动一段时间后再取出，可以增加试验的灵敏度。

对于UVF，首先应排除膀胱存在瘘口，即上述纱条或棉球未见染色，随后可以静脉推注靛洋红，若有蓝色液体自阴道顶端流出即可辅助诊断UVF。双染料试验也可以用于鉴别VVF和UVF。嘱患者口服非那吡啶，尿液染为橙色，同时用蓝色染料灌注膀胱。若阴道内纱条染为橙色为UVF，染为蓝色则为VVF。

### （二）实验室检查

检查阴道漏液或累及的腹水中的肌酐水平，并与血清肌酐水平作对比。因尿液中的肌酐是血液中的数倍至数十倍，所以可以明确漏液是否为尿液。

### （三）腔镜检查

对于怀疑VVF的患者，可进行膀胱镜检查以明确瘘管的大小、位置、数目，以及瘘口和膀胱三角的关系。未成熟的瘘管可表现为局部大疱性水肿区域而无明显的瘘口，成熟的瘘管则有大小不定且边缘光滑的瘘口。当膀胱后壁区域有多个凹坑或孔洞时，若难以识别确切的瘘管，可以将导丝或输尿管导管通过膀胱镜的工作通道插入瘘管，在阴道中观察到导丝就可以确认VVF在膀胱和阴道两侧的确切位置。若患者有既往盆腔恶性肿瘤病史，通常需要进行瘘管活检以评估肿瘤复发的可能性。对于怀疑UVF者，可以使用输尿管镜检查有无输尿管闭锁和瘘口。

### （四）影像学检查

若怀疑存在泌尿生殖道瘘，可行CT尿路造影，也可使用静脉肾盂造影（intravenous pyelography，IVP）或排泄性膀胱尿道造影（voiding cystourethrography，VCUG）。CT尿路造影若发现阴道内显影、输尿管梗阻伴肾盏扩张或输尿管扩张，应考虑UVF。CT尿路造影同时可以评估输尿管完整性及是否存在尿性囊肿，对于有恶性肿瘤病史者亦可评估恶性肿瘤复发情况。IVP若发现输尿管显影后有显影剂外溢或充盈缺损、连续性中断等，提示UVF；VCUG若发现阴道内显影应怀疑VVF。

MRI多平面成像和水成像可以提高膀胱瘘道检出的灵敏度，MRI增强成像可以提高诊断准确性。

超声检查具有实时、动态、无创的优点。腹部超声可了解膀胱充盈度，子宫形态大小，以及阴道前壁和膀胱后壁间有无回声通道；若发现一侧肾盂积水或输尿管积水，提示有输尿管损伤的可能。经阴道或经直肠超声可以用来评估尿道或阴道的狭窄部位和程度，显示瘘管大小、部位、形态等。超声造影可以进一步提高灵敏度，有助于诊断。

放射性核素肾图可以评估分肾及总肾功能，并对上尿路梗阻情况进行评估。也可使用肾动态显像诊断上尿路梗阻，典型表现为肾盏肾盂扩张显影，显像剂浓聚、消退延缓，或梗阻上方输尿管扩张显影。

一般而言，CT尿路造影是首选的检查方法，通过对比剂外溢来明确诊断，可辅助使用亚甲蓝染色试验鉴别膀胱阴道瘘和输尿管阴道瘘。膀胱镜检查可用于进一步评估瘘口与输尿管口及尿道口的相对位置关系，瘘口的数目、大小，以及膀胱黏膜情况、有无炎症、结石、憩室等。

### （五）鉴别诊断

有多种原因可导致的尿失禁，表现为尿液从尿道口流出，无法自主控制，很容易与泌尿生殖道瘘的阴道漏尿相混淆，应仔细加以鉴别。

1. **压力性尿失禁** 临床上表现为患者咳嗽、喷嚏、大笑或站立时，尿液立即外流，一般多见于有阴道分娩史的妇女。检查无瘘口发现，但嘱患者咳嗽时即可见尿道有尿液溢出；手法恢复膀胱和尿道间的正常角度和尿道内阻力后再嘱患者咳嗽，漏尿症状消失。

2. **充盈性尿失禁** 调节膀胱功能的中枢神经和周围神经受到损害，使得逼尿肌收缩乏力而引起尿潴留，膀胱过度充盈后有尿液自尿道口不自主溢出。患者常有脊髓疾病、糖尿病或盆腔手术等相关病史，同时检查无瘘口存在，膀胱显著充盈，膀胱导尿可导出大量尿液。

3. **逼尿肌不协调性尿失禁** 逼尿肌出现不自主的阵发性收缩所致，患者无器质性病变，膀胱测压可见逼尿肌收缩异常。

## 四、治疗

此类疾病患者的异质性较大，临床上处理方法较多，不存在绝对首选的治疗方式，应在仔细进行个体化评估后积极治疗。

### （一）膀胱阴道瘘

1. **干预时机** 干预时机主要取决于瘘口周围的组织是否存在水肿、炎症和瘢痕。对于手术中及时发现或术后72小时内的膀胱阴道损伤，应立即予以修复。对于术后数天至数周内发现的膀胱阴道瘘，一般须等待3～6个月，但确定手术时机的根本原则是待手术瘢痕软化、损伤界限固定、水肿和炎症消退，以及局部无残留感染。符合以上条件即可进行手术。放疗导致的膀胱阴道瘘常伴有组织血管化情况较差，可以考虑6～12个月后再行手术。

2. **保守治疗** 对于新发的直径小于3mm的单纯膀胱阴道瘘，尤其对于留置导尿管后漏尿症状有明显改善的患者，可以留置导尿管3～4周，瘘口有可能自行愈合，愈合率约为13%±23%。大部分情况下留置导尿管无法完全解决漏尿问题，应在恰当的时机进行手术。

3. **手术治疗** 手术的目标是终止漏尿，并恢复膀胱和阴道的解剖结构和功能。主要有经腹途径和经阴道途径膀胱阴道瘘修补术两种方法，各种手术入路示意如图13-1-1。应对瘘口的位置、大小、数量、瘘口与输尿管的位置关系、损伤原因、新发或再发，以及是否需要同时行其他手术等进行综合评估，以便选择最优手术入路。患者的期望与术者相关手术经验也是影响手术方式选择的因素。与经腹途径相比，经阴道途径膀胱阴道瘘修补术的并发症发病率和再入院率都更低，平均手术时间和住院时间都更短，且平均医疗费用更低。经阴道途径的另一优点是在行重复修补手术的情形下难度更小，再次手术的成功率与首次手术类似，因此经阴道途径的膀胱阴道瘘修补术可以作为首选。

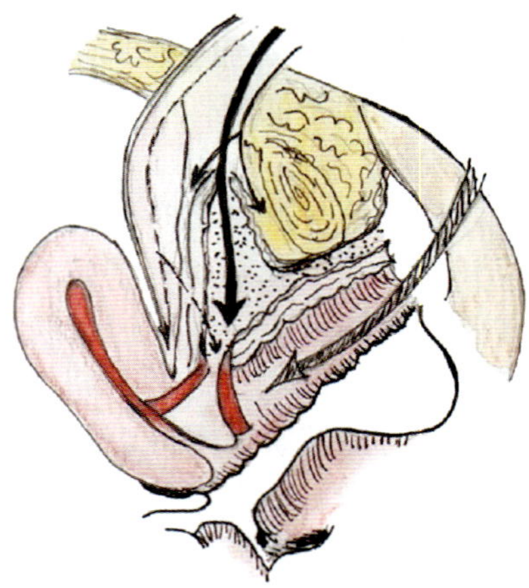

图13-1-1 泌尿生殖道瘘修补手术的各种途径

（1）经阴道途径膀胱阴道瘘修补术：Latzko手术是最经典也最为常用的术式，出血少且恢复期短。Latzko手术强调封闭瘘口、多层缝合，而不需要切除膀胱瘘口、瘘管，故简单易行，阴道壁的良好愈合是手术成功的关键。Simon手术也用于修补膀胱阴道瘘，其设计特点与阴道闭合术类似，缺点是会导致阴道长度明显缩短。Simon手术要点是在瘘口下方的正常阴道壁作一阴道环形切口，分别游离上下阴道壁，在关闭上方阴道壁后，缝合游离后阴道空间及下方阴道壁。

经阴道途径膀胱阴道瘘修补术（以 Latzko 手术为例）基本方法如下。

1）患者取截石位：充分暴露瘘口，可用阴道重锤窥器向后牵拉，或行外阴侧切（即 Schuchardt 切口）协助暴露。在瘘口周围 0.5～1cm 做环形切开，向瘘口周围充分游离阴道壁，使膀胱壁彻底游离。原位保留瘘管以防止瘘口扩大和出血，仔细对瘘口周边进行修整，去除多余瘢痕组织，保留适当宽度的瘢痕边缘用于缝合。用 3-0 可吸收线褥式缝合膀胱壁瘘口边缘，膀胱注水或稀释亚甲蓝溶液观察密闭效果。如无漏液，则多层缝合瘘口周围膀胱及阴道壁的筋膜和纤维组织，关闭游离空间。最后缝合阴道壁，在阴道内放置用聚维酮碘浸泡的阴道垫。

对于放射瘘或直径较大的复杂型瘘，可以考虑使用 Martius 阴唇脂肪垫。此法可消灭无效腔并有利于新血管生成、淋巴引流通道建立及肉芽组织形成。在大阴唇上做纵向切口，游离出切口下的纤维脂肪组织，将前部结扎以阻断阴部外动脉的血供，保留其后方发自阴部内动脉的后唇动脉血供。由阴道壁深面向大阴唇切口潜行剥离作一皮下隧道，将 Martius 瓣经此通道拉至瘘口处覆盖并间断缝合，最后缝合阴道和大阴唇切口。

2）Schuchardt 会阴切口：在肛门与左侧坐骨结节间用 0.5% 利多卡因和 1∶200 000 的肾上腺素广泛浸润切口麻醉。从大阴唇的 4 点钟位置开始到肛门与坐骨结节间穿刺针的地方做弧形切开。切口可以延长到肛门的后中线以达到广泛暴露的目的，但注意不要损伤肛门括约肌。术者左手示指深入到阴道的后方保护直肠，助手从侧面插入一左手手指帮助增加后方阴道壁张力。当术者将阴道后壁拉向下方时，助手用力压向左侧壁，帮助从阴道壁向上延伸切口。加深切口，用电刀切开侧后方的组织，将切口延伸至阴道内，切开球海绵体肌及尿生殖膈时注意电凝止血。钝性扩大切口，暴露耻骨尾骨肌肌纤维，用刀柄进入肛提肌上方的直肠旁间隙。瘘口修补完成后，将阴道壁深层缝合关闭内切口，将球海绵体肌、尿生殖膈一起缝合以消除死腔。逐层关闭外阴切口，外阴皮肤用不可吸收线间断缝合。

目前子宫切除术多采用腹腔镜技术，由此导致的膀胱阴道瘘口位置多数位于阴道顶端的大片瘢痕中，乃至穹窿的凹陷内，若按照经典 Latzko 手术方法则阴道壁愈合困难。对于此类膀胱阴道瘘，建议采用结合了 Latzko 和 Simon 手术构思的“深埋法”，其手术原则是将包括瘘口在内的整个阴道穹窿顶作为整体进行分离。此法可以明显提高首次修补成功率，并且缩小的瘘口有利于首次修补失败后再行重复修补。

3）“深埋法”的主要手术步骤：如图 13-1-2 所示，在穹窿瘢痕边缘正常阴道壁上做环形阴道壁切口，游离阴道壁 1～2cm 后，可见带瘘口的穹窿瘢痕明显上移，被瘢痕牵张的瘘口可见回缩。剪去瘘口周围 0.5cm 以外的多余瘢痕，按 Latzko 手术方法连续严密关闭瘘口，膀胱注水 200ml 观察密闭效果。缝合膀胱及阴道组织第一层，包埋消灭无效腔后继续第二层包埋，最后缝合阴道壁。

经阴道途径的缺点是会导致阴道长度缩短，但研究发现并不影响患者性生活质量，患者性功能的改善程度与手术入路的选择无关。对于高位阴道瘘，尤其在阴道深且狭窄的情况下很难充分暴露瘘口。但由于瘘口的位置高低是相对而言的，只要阴道容积满足条件，必要时辅以外阴侧切，一般可以达到手术的暴露要求，故推荐经阴道途径修补术作为首选手术方案。

（2）经腹途径膀胱阴道瘘修补术

主要适用于经阴道修补失败的复发瘘、放射治疗后的严重膀胱阴道瘘、复杂性膀胱阴

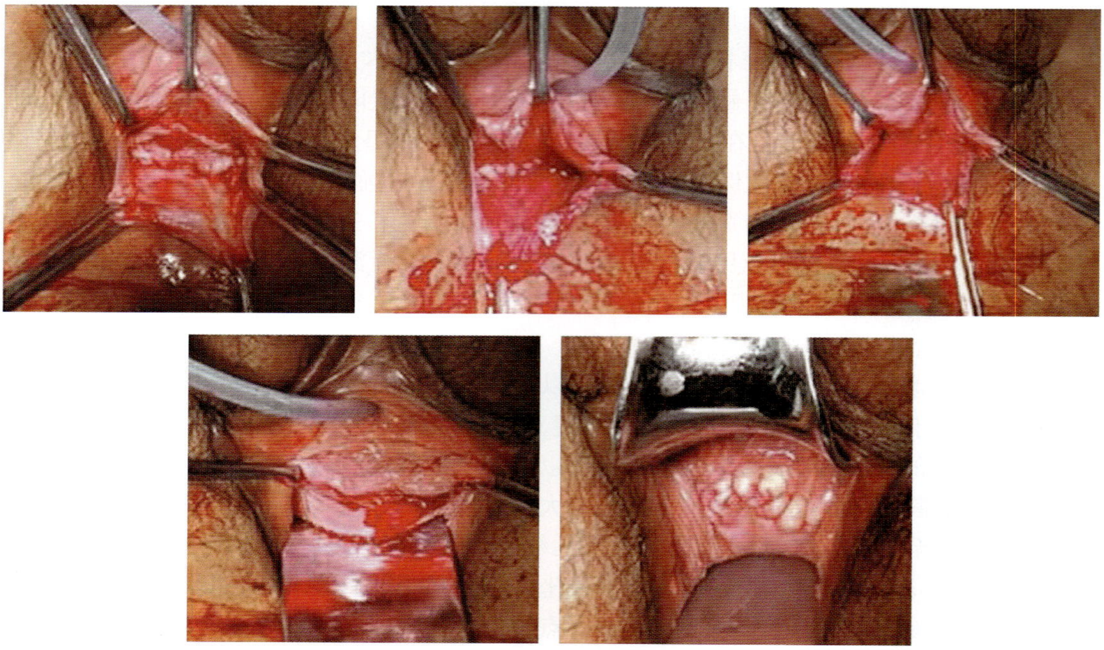

图 13-1-2 “深埋法”手术步骤

道瘘或合并肠瘘、需要同时进行膀胱扩大成形术或输尿管再植术，以及阴道条件差的患者。直径超过 5cm 的巨大膀胱阴道瘘也一般采用经腹修补术，但该类瘘修补非常困难，临床上更倾向于采用尿流改道术。经典术式为 O' Conor 手术，目的是将膀胱瘘口切除，并将膀胱从阴道壁完全游离，分别连续缝合阴道与膀胱切口，并在其间填塞大网膜等组织帮助愈合，大网膜的使用方法如图 13-1-3～图 13-1-6。

经腹途径膀胱阴道瘘修补术（以 O' Conor 手术为例）的基本方法：患者取低截石位，取下腹部正中切口，钝性将腹膜反折从膀胱顶分开，用纱布将小肠从术野推开，在膀胱顶两条牵引线之间打开膀胱，牵拉膀胱壁向两边分开，找到瘘口位置。在瘘口两侧广泛游离从而将膀胱与阴道壁分离，用另一只手的示指和中指伸入阴道帮助找到正确的膀胱阴道平面，

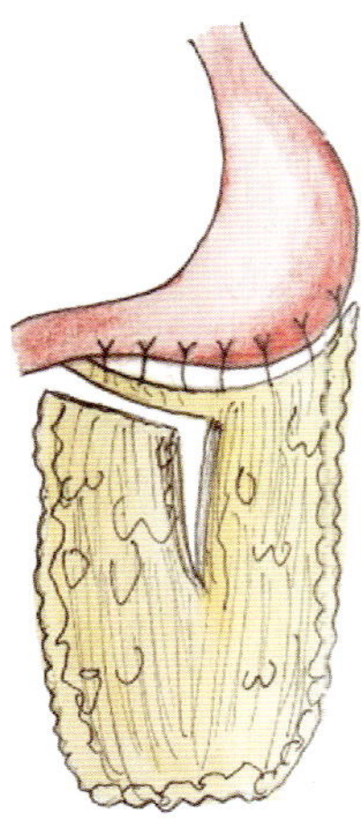

图 13-1-3 取大网膜

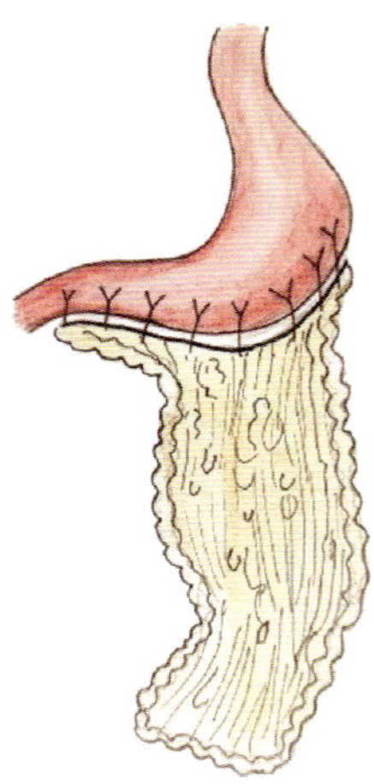

图 13-1-4 拉开大网膜

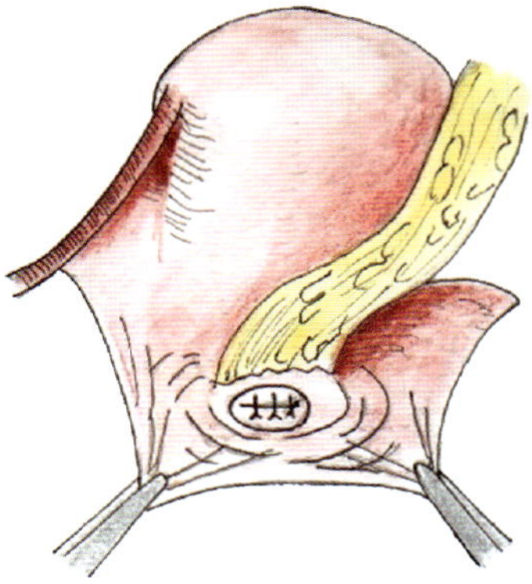

图 13-1-5　固定大网膜填于瘘口创面

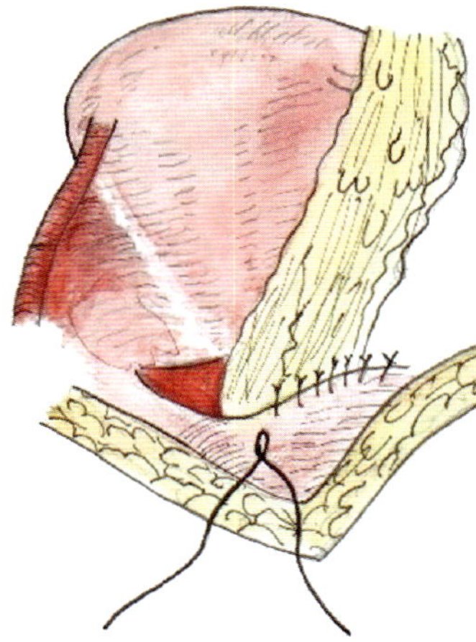

图 13-1-6　缝合子宫膀胱反折腹

或使用 Foley 导管插过瘘口到达阴道，气囊充气后牵拉 Foley 导管协助暴露。暴露程度满意时，完全切除整条瘘管。将膀胱与阴道进一步广泛分离，直到可以分别缝合。用可吸收线分两层无张力间断缝合阴道，两层相互不重叠。连续缝合关闭膀胱黏膜下层和膀胱黏膜，并从外面无张力缝合膀胱肌层和外膜。膀胱切口处分两层缝合，黏膜下层行连续缝合，肌层行间断缝合以关闭切口。可以考虑在瘘口水平横行切开腹膜形成一个带蒂瓣，拉至瘘口处缝合，从而起到加固修补的目的。

传统开腹手术和腹腔镜手术相比，二者在手术成功率上并没有统计学差异，但后者的住院时间更短，患者恢复更快。基于手术医师的经验和熟练程度，可以考虑采用腹腔镜或机器人辅助腹腔镜手术，其中机器人辅助腹腔镜手术有更为良好的视野和手腕支撑，更利于体内缝合。

（3）其他手术修补方式

经膀胱途径修补术即经腹膜外切开膀胱，仔细暴露瘘口，充分游离膀胱阴道间隙后，分别无张力连续缝合膀胱壁和阴道壁。主要用于阴道容积小，且经腹手术已经造成腹腔粘连严重的情况。但如果瘘口较大，或合并输尿管损伤，或瘘口周围组织损伤严重合并感染时，不推荐使用该术式。

尿流改道术主要包括不可控尿流改道、可控尿流改道，以及原位新膀胱的方式，适用于放疗后严重的膀胱阴道瘘，复杂膀胱阴道瘘修补失败，或局部条件差无法进行修补的情况。

血管化良好的组织皮瓣可以用于放射后损伤瘘、首次修补后的复发瘘、直径较大的瘘，以及本身组织过于纤薄难以修复的患者，但对于使用组织皮瓣是否有助于提高愈合率目前仍存在争议。经阴道途径修补术可以采用 Martius 阴唇脂肪垫（如图 13-1-7～图 13-1-9）或腹膜瓣。腹膜瓣取自膀胱后方，自阴道壁尾端游离至超过膀胱后壁，即可暴露位于膀胱子宫陷凹的腹膜缘，尤其适合修复子宫切除术后导致的高

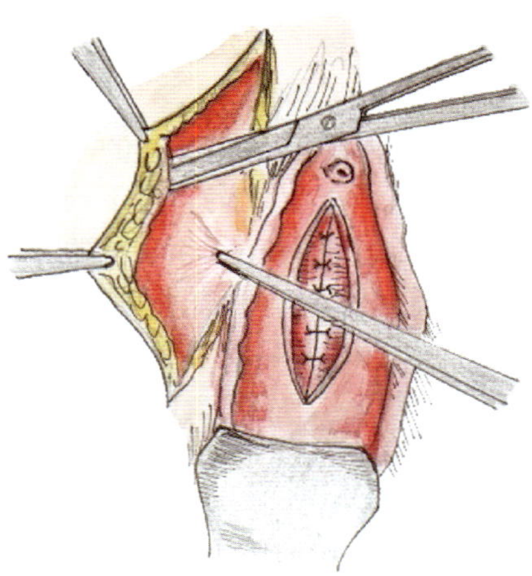

图 13-1-7　分离 Martius 皮瓣

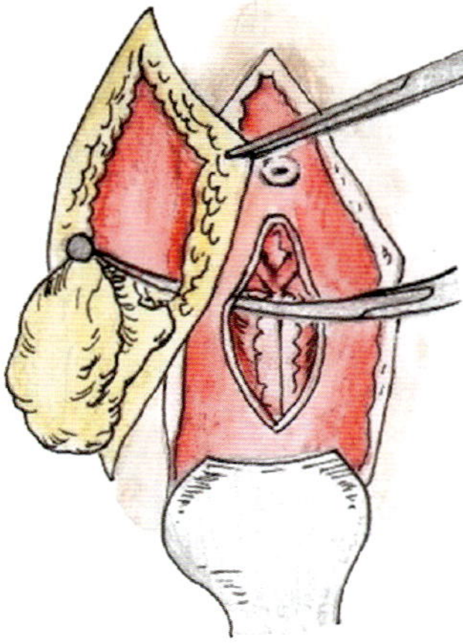

图 13-1-8 将 Martius 皮瓣送进隧道

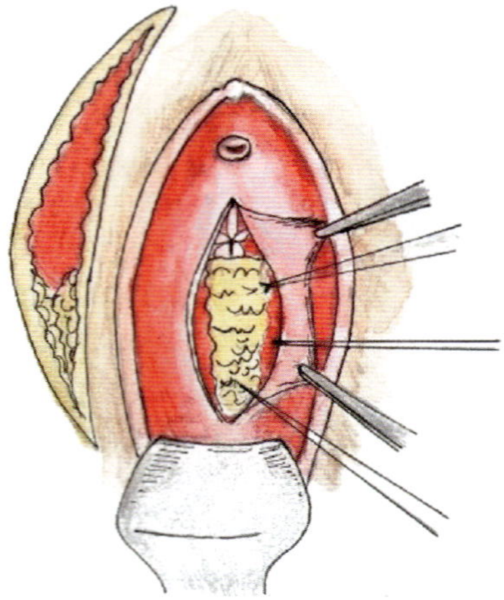

图 13-1-9 将 Martius 皮瓣固定于创面上

位膀胱阴道瘘。经腹途径修补术可以考虑使用大网膜或腹膜瓣。

**(二)输尿管阴道瘘**

1. **干预时机** 术中发现的输尿管阴道瘘往往离断严重但血供良好，应及时修复，通常预后较好。大部分输尿管阴道瘘在术后 1～3 周被发现，推荐一经发现尽早处理，但应结合输尿管损伤原因、瘘口的炎症水平、盆腔组织情况和患者全身状况综合评估。对于全身状况良好，局部炎症较轻的患者可以积极干预；对于恶性肿瘤患者或局部组织坏死严重的，可以优先选择经皮肾穿刺引流术，改善局部炎症和肾功能，择机进行二期手术。

2. **保守与手术治疗** 输尿管阴道瘘的治疗原则是终止漏尿，恢复输尿管结构的连续性，保护患肾功能，引流外渗尿液。对于术后早期发现的输尿管阴道瘘，可以考虑留置双 J 管行保守治疗，推荐留置支架的时间为 1～3 个月，其总体治愈率在 50%±18%，但存在输尿管狭窄可能。对于输尿管损伤风险较高的患者，建议由有经验的医师主刀手术，从而最大程度避免损伤，并在术中及时进行修补。对于输尿管损伤风险较低的患者，不建议在手术中常规预防性放置输尿管支架。对于输尿管损伤严重、放置支架失败、放置支架后仍旧漏尿，以及取出支架后漏尿的患者，通常行输尿管膀胱再植术，其成功的关键是输尿管与膀胱的无张力吻合并保持良好的血供。对于盆腔放疗所导致的中段及高位输尿管损伤，可以考虑使用腰肌悬吊术或膀胱 Boari 肌瓣进行修复，或使用回肠代输尿管术、输尿管皮肤永久造口术及自体肾移植等。

输尿管阴道瘘修补术的基本方法：患者取仰卧位，膀胱内灌注 200～300ml 生理盐水，使膀胱呈半充盈状态。行下腹部横切口或正中切口。解剖膀胱侧壁，向内侧推开腹膜，暴露输尿管，用 Penrose 引流管在输尿管越过髂血管处环绕输尿管并将其提起，向膀胱方向游离，直至输尿管与膀胱上蒂第一血管弓的交叉处。在其远侧与下一个血管弓之间分开输尿管上的组织，进一步用 Penrose 引流管提起输尿管分离，直至游离出足够的长度，同时切断以前手术留下的瘢痕。应在输尿管外侧游离以保护输尿管的血供。如果在膀胱后方未找到输尿管，可以尝试在盆腔边缘寻找。在瘘管上方切断输尿管，不必关闭阴道瘘口。

如果输尿管损伤小，可行输尿管膀胱吻合术；中度缺损时，例如输尿管膀胱阴道瘘，可行输尿管输尿管吻合术加膀胱腰肌悬吊术；缺损较多时，可行输尿管输尿管吻合术。

输尿管膀胱吻合术常用膀胱外隧道技术。分离输尿管四周的逼尿肌至膀胱黏膜下，切开肌层约 3cm，确保切口的方向顺着输尿管自然走行，做黏膜下剥离，使之有足够空间形成黏膜下输尿管隧道。在膀胱切口远侧黏膜做一小戳孔，用牵引线将输尿管由小戳孔带出。将输尿管末段前壁切开并修剪成铲形斜面，并与膀胱黏膜切口缘间断缝合。间断缝合膀胱肌层，将输尿管包埋在膀胱黏膜下，间断缝合输尿管鞘膜和周围膀胱肌壁。输尿管吻合口附近置腹膜外双腔负压引流管。

术后早期术侧或对侧可有轻微反流，通常可自愈。如果输尿管长度不够、隧道太短、输尿管口位置选择不合适、发生输尿管口膀胱吻合口瘘或三角区裂孔闭合不充分，则可能出现 2 月以上的持久反流，意味着手术失败。拔除尿管后早期出现的输尿管梗阻症状，包括腰部疼痛、恶心、呕吐、肠梗阻等情况应保守治疗。尿路造影或超声检查发现上尿路扩张，利尿肾图显像剂潴留加重均提示持续性梗阻。持续性梗阻多由输尿管缺血、成角或隧道狭窄引起。迟发性梗阻可能发生在术后 5 年内，因此术后需要长期随访。术后 3 月需要行静脉肾盂造影或 CT 尿路造影，每年例行检查直至术后第 5 年。

持续反流或梗阻均需要再次手术治疗。常取正中切口用膀胱内技术处理持续性反流。对发生在输尿管口的梗阻可以使用内镜治疗，如放置输尿管支架、气囊扩张或仅输尿管口切开。对与广泛的梗阻性损伤，使用膀胱外技术对未受累的输尿管段进行重新移植。如果输尿管过短，应辅以腰肌悬吊术。

伴腰肌悬吊术的输尿管膀胱再植术是在靠近膀胱赤道线处用电刀在两置留线间半斜行切开。从膀胱内设计好的新裂孔处切开膀胱黏膜，向远端分出 3cm 长的黏膜下隧道。翻转剪刀，用剪刀尖斜行戳穿膀胱壁，换成弯钳将输尿管拉入膀胱内，将膀胱黏膜与半厚的输尿管壁缝合。用两手指从膀胱内、输尿管入膀胱上方 2cm 处，将膀胱顶起推向腰肌肌腱。在髂血管的外上方将膀胱缝合固定在腰小肌肌腱和腰肌上。黏膜下连续缝合关闭膀胱切口，并间断缝合膀胱肌层和外膜。

中段输尿管损伤可以考虑使用 Boari 膀胱肌瓣。充分游离膀胱，在膀胱前壁做一矩形肌瓣，基底部至少保留 4cm 宽度从而维持肌瓣的良好血供。将肌瓣后壁与腰肌肌腱缝合固定。在肌瓣顶部做一 3cm 长黏膜下隧道，将输尿管牵入隧道，斜行修剪远端输尿管口呈铲状并与膀胱黏膜相吻合。黏膜下层连续缝合膀胱肌瓣形成管道，并间断缝合瓣管肌层和外侧浆膜层，置入双 J 管作为支架引流。关闭膀胱，吻合口处放置腹膜后引流管。

腹腔镜下与开放手术行输尿管再植术相比，患者的住院时间更短、恢复更快，值得临床推广。对于成人而言，行非抗反流型输尿管再植术是安全有效的，术后可能存在轻微反流，但不会对患者的肾功能造成实质影响，同时具备简单易行的优点。

回肠替代一般作为输尿管修补手术的最后手段，在其他手术治疗方案均无效时才考虑使用。由于回肠代输尿管术有发生溶质重吸收致代谢紊乱的可能，术前应充分评估患者的肾功能是否适合手术、能否代偿可能的代谢紊乱；评估膀胱容量及功能，以便考虑利用腰肌悬吊术或 Boari 肌瓣来缩短需要插入的肠管长度，最大程度降低代谢紊乱的风险；此外还应明确患者有无炎性肠病等消化系统疾病，以避免在术中使用病变的肠管。回肠替代有完整顺蠕动间置术及 Yang-Monti 术两种方式，其中 Yang-Monti 术因需要插入的肠管长度较短而具备一定优势，但尚无证据证实二者有显著的优劣之分。Yang-Monti 术的原则是将一段短而粗的回肠重建为长而细的管道。将一段 2～3cm 的回肠沿对系膜缘切开，沿与系膜缘垂直的轴线包绕导尿管重新缝合成管腔，即 Yang-Monti 管，其管口周长为原肠管长度（2～3cm），其长度则为原肠管管口周长，一般可至 8～10cm。此时系膜血供位于 Yang-

Monti 管中央，易于与肾盂/近端输尿管和膀胱相吻合。近端吻合时常规留置输尿管支架管，远端与膀胱吻合时可选择做抗反流处理。将回肠输尿管置于腹膜后间隙，结肠原位附置于腹膜边缘，关闭腹直肌筋膜和皮肤。

**（三）其他泌尿生殖道瘘**

1. **膀胱子宫瘘** 膀胱子宫瘘的位置易发生于膀胱后壁中线或子宫宫颈内口上方，由于宫颈口的类括约肌作用，临床上患者的尿失禁情况不明显而是出现经期血尿和继发闭经，称为 Youseff 综合征。这类瘘管在阴道检查时不易发现，容易漏诊。

约 5% 的患者在膀胱留置导尿管 8 周左右可以自行愈合，也有使用性激素诱导产后闭经而使瘘口成功愈合的病例报道，包括使用雌激素、雌激素联合孕激素及黄体生成素类似物（例如亮丙瑞林）。手术修补仍然是主要的治疗方式，可以在剖宫产 48 小时内进行早期修补，或者在 2～3 月待炎症减轻后进行延迟修补。手术方式同样有经阴道途径、经膀胱途径和经腹途径等，但以经腹途径为主流，要点是对膀胱和子宫分别进行游离和多层缝合，并注意辨别瘘口与膀胱三角的关系。对于临近绝经的经产妇与子宫条件差者，可以同时行子宫切除术后再行修补。由于膀胱子宫瘘较为少见，尚未有研究探讨开放手术和腹腔镜手术的优劣，多由手术医师根据经验决定。

2. **尿道阴道瘘** 具体手术方式需要根据瘘口的大小、位置、组织缺损程度进行个体化评估，最常使用经阴道途径。手术目标在于恢复无痛、无梗阻的尿道和自主控尿，手术要点是在阴道和尿道之间建立手术平面，分别闭合阴道壁和尿道壁。由于中远段尿道周围结缔组织薄弱，术中可以考虑使用组织肌瓣如阴道推进皮瓣、Martius 皮瓣或腹直肌肌瓣等覆盖和填充，以提供更好的血供和组织容量。阴道推进皮瓣是在阴道前壁做平行的双横切口，形成阴道黏膜的双蒂桥状皮瓣，固定于尿道缝合口之上，再在双蒂皮瓣之上缝合阴道前壁，是最为简单的一种处理方式。

经阴道途径手术是首选，首次成功率超过 70%，远超过经腹途径。尽管手术闭合成功率较高，但 52% 的患者术后并发压力性尿失禁，可以进一步通过悬吊术处理。

**（四）术后并发症**

关于泌尿生殖道瘘修补术后并发症的治疗和管理多依赖于各中心的经验，尚无基于循证的可推荐的处理方式。VVF 修补术后可能出现的并发症包括：①尿失禁持续存在或复发；②下尿路症状持续存在或出现新的下尿路症状，例如膀胱过度活动症和压力性尿失禁；③感染相关疾病，如伤口感染、尿路感染、肾盂肾炎及尿脓毒血症；④输尿管梗阻；⑤出口梗阻，如尿道口狭窄、尿道狭窄及膀胱颈梗阻；⑥膀胱挛缩；⑦阴道狭窄（手术矫正过度导致的纤维化）；⑧性功能障碍，如阴道痉挛和性交痛；⑨其他罕见并发症，如肉芽肿、憩室形成；⑩神经系统并发症，如足下垂、神经源性膀胱；⑪复杂的神经病理性膀胱功能障碍和尿道括约肌功能不全；⑫社交孤立、离婚等导致的心理创伤及精神疾病；⑬不孕不育。

**（五）围手术期管理**

围手术期管理应注意以下几个方面。

1. **术前准备** ①术前应给予抗生素控制泌尿生殖道的活动性感染，但尚无高级别的证据支持预防性使用抗生素；②老年或闭经患者，宜提前 1～2 周给予己烯雌酚 0.5mg/d 或己烷雌酚 3mg/d，使阴道上皮增厚以利于分离或缝合；③术前 3 天用 1∶5 000 高锰酸钾溶液坐浴，每天 1～2 次；④术前 2 天进食清淡少渣饮食，术前晚行灌肠 1 次；⑤术前依次用肥皂水和清水清洗外阴、阴道及股内侧，再用 1∶2 000 苯扎溴铵溶液或 500mg/L 聚维酮碘溶液冲洗消毒。

2. **术后处理**　①留置导尿管引流，因新缝合的膀胱壁排尿功能欠佳，可能导致尿潴留和感染而影响伤口愈合，故术后膀胱充分引流十分重要。平均而言，简单的泌尿生殖道瘘须引流10～14天，复杂者须引流14～21天。②保持外阴清洁，外阴、尿道外口每天用聚维酮碘溶液擦拭，清除分泌物，防止上行感染。③可适当使用抗菌药物预防感染。④对于术前已经服用雌激素的患者，术后应继续服用1个月左右。

## 五、预后及预防

### （一）预后

泌尿生殖道瘘的治愈率与瘘口的性质、大小、修补次数、周围组织瘢痕程度及血供情况均有关，且手术方法众多，文献中的结局指标和随访时间各异，因此难以准确评估其预后，总体平均治愈率约为84%～90%，放射性瘘治愈率约为76%。

年龄大于50岁、既往有泌尿生殖道瘘修补手术史、环周瘘、中重度阴道瘢痕、尿道长度小于1.5cm是修补术后发生残余尿失禁的危险因素。对于产科性瘘，首次分娩、无产前护理、死产、产后留置膀胱导尿管时间大于1周、尿道旁瘘、复杂型瘘、存在组织坏死等均与手术修补失败有关。

对泌尿生殖道瘘进行分类有助于判断预后和长期跟踪随访，但目前尚无统一的分类标准，对于VVF常用的是Waaldijk和Goh分型。Waaldijk分型基于瘘管的大小和部位，将其分为3个主要型别：Ⅰ型是没有尿道受累的VVF；Ⅱ型是累及尿道的VVF，又按照有无尿道环周及尿道中远段受累分为ⅡAa、ⅡAb、ⅡBa和ⅡBb四型；Ⅲ型是除VVF外的其他泌尿道瘘。Goh分型分为Ⅰ型～Ⅳ型，除了考虑瘘管的大小、有无尿道受累外，还考虑了瘘口纤维化的程度。Goh分型的级别越高，患者术后发生残余尿失禁的风险就越大。

此外，还有WHO分型，将泌尿道瘘分为简单型（直径小于4cm的单发瘘、无环周缺损、不累及输尿管、首次修补等）和复杂型（直径大于4cm、多发瘘、有环周缺损、首次修补失败、放射瘘等）两种，复杂型瘘的首次手术成功率更低。WHO分型对于尿瘘成功闭合的预测准确率为63%。上述3种分类最初都是针对产科性泌尿道瘘建立的，但对于医源性瘘也有一定的指导意义。

确定性治疗后瘘管仍持续存在时，应考虑患者是否有其他因素，例如是否患有恶性肿瘤、营养问题、瘘口部位存在未识别异物以及组织缺血等。

### （二）预防

对于医源性泌尿生殖道瘘，仔细计划并严格执行妇科手术和/或放射治疗，可降低瘘管形成的风险。术前应详细了解病史，认识泌尿生殖系统畸形或疾病可能引起的解剖结构的变化或移位，熟悉输尿管易于损伤的部位，了解能量器械（如单极或双极电凝、激光、超声刀等）的热损伤范围（平均约为2mm）。术中应明确解剖关系后再操作，术中出血时切忌在出血点盲目大块钳夹或缝扎。对于难度较大的妇科手术，应在术后检查两侧上段输尿管是否有增粗或蠕动异常，如怀疑输尿管损伤应立即进一步探查。放射治疗时，恰当安放阴道内放射源，勿使其倒向前穹窿，并注意放射剂量不可过高。有子宫托的患者应定期取出。

术中对于膀胱损伤的及时识别和修复对于预防VVF至关重要。国外学者提出了预防VVF的5个要点：①及时发现膀胱损伤，如有必要可以使用活性染剂；②严密缝合膀胱；③使用合适的膀胱引流装置；④识别膀胱损伤后尽可能避免阴道切开；⑤术后无间断膀胱引流。子宫切除术后若出现严重腹痛、腹胀、麻痹性肠梗阻、血尿或严重的膀胱刺激症状，应及早检查是否存在膀胱损伤。

对于输尿管易发生损伤的部位应仔细操作，可以有效避免输尿管损伤。易发生输尿管损伤的部位包括：①输尿管跨过髂血管处，在根治术清扫髂外和髂总动脉淋巴结时易伤及；②骨盆漏斗韧带内下方，在大型肿瘤如大型阔韧带内子宫肌瘤、卵巢肿瘤和附件粘连于骨盆入口时，输尿管可能贴在肿瘤或炎性包块的后壁或侧壁，靠近骨盆漏斗韧带，如不注意可能将输尿管与卵巢血管一并钳夹切断；③阔韧带后叶底部、卵巢小窝处，若阔韧带后叶的卵巢肿瘤与盆腔有粘连，分离粘连时可能伤及；④子宫动脉与输尿管交叉处，子宫切除术处理子宫血管时最易伤及；⑤膀胱脚、宫颈膀胱韧带处，此处静脉丛较丰富，若广泛性全子宫切除术中此段输尿管分离不当而出血，急于钳夹止血时可伤及；⑥子宫骶韧带侧，全子宫切除术中钳夹切断子宫骶韧带时，若钳夹组织过宽可伤及；⑦宫颈主韧带，全子宫切除术中切断宫颈主韧带时，若钳夹未紧贴宫颈或分离较宽而碰破宫颈阴道支血管，导致大量出血，急于钳夹止血时可伤及。

对于产科性泌尿生殖道瘘，应改善并加强围生期护理，有指征时及时行剖宫产术，减少梗阻性分娩。子宫下段横切口剖宫产时应先拨正右旋子宫，避免切口撕裂。怀疑有膀胱损伤者，应留置导尿管充分引流尿液，预防尿瘘发生。泌尿生殖道瘘患者治愈后再次分娩时，宜行剖宫产。

（罗德毅）

## 参考文献


[1] 沈宏，吕坚伟，姚友生，等. 膀胱及输尿管阴道瘘诊治专家共识[J]. 中华泌尿外科杂志，2018，39(9)：641-643.

[2] ABRAMS P，CARDOZO，L，WAGG A，et al. Incontinence 6th Edition[M]. Bristol UK：International Continence Society，2017.

[3] HILLARY C J，OSMAN N I，HILTON P，et al. The aetiology，treatment，and outcome of urogenital fistulae managed in well-and low-resourced countries：a systematic review[J]. Eur Urol，2016，70(3)：478-492.

[4] 张月婷，沈宏，陈悦悦，等. 医源性泌尿生殖道瘘及损伤的单中心 10 年数据分析并文献复习[J]. 临床泌尿外科杂志，2019，34(06)：426-430.

[5] FORSGREN C，ALTMAN D. Risk of pelvic organ fistula in patients undergoing hysterectomy[J]. Curr Opin Obstet Gynecol，2010，22(5)：404-407.

[6] HILTON P，CROMWELL D A. The risk of vesicovaginal and urethrovaginal fistula after hysterectomy performed in the English National Health Service：a retrospective cohort study examining patterns of care between 2000 and 2008[J]. BJOG，2012，119(12)：1447-1454.

[7] CHEN Y，XU H，LI Y，et al. The outcome of laparoscopic radical hysterectomy and lymphadenectomy for cervical cancer：a prospective analysis of 295 patients[J]. Ann Surg Oncol，2008，15(10)：2847-2855.

[8] YAN X，LI G，SHANG H，et al. Complications of laparoscopic radical hysterectomy and pelvic lymphadenectomy：experience of 117 patients[J]. Int J Gynecol Cancer，2009，19(5)：963-967.

[9] HERBERT A，WIJLAARS L，ZYLBERSZTEJN A，et al. Data resource profile：Hospital Episode Statistics Admitted Patient Care(HES APC)[J]. Int J Epidemiol，2017，46(4)：1093-1093i.

[10] KETTACHE R，MERAD A，BUCHHOLZ N N P. Surgical management of youssef' s syndrome：a case report[J]. Urol Int，2020，104(9/10)：833-836.

[11] CHILL H H，KARAVANI G，REUVENI-SALZMAN A，et al. Urinary bladder injury during cesarean delivery：risk factors and the role of retrograde bladder filling[J]. Int Urogynecol J，2021，32(7)：1801-1806.

[12] SALMAN L, AHARONY S, SHMUELI A, et al. Urinary bladder injury during cesarean delivery: maternal outcome from a contemporary large case series[J]. Eur J Obstet Gynecol Reprod Biol, 2017, 213: 26-30.
[13] 骆毅，于兰馥，骆曼林. 女性泌尿科学[M]. 北京：人民卫生出版社，1987.
[14] 徐丛剑，华克勤. 实用妇产科学[M]. 4版. 北京：人民卫生出版社，2018.
[15] PARTIN A W, DMOCHOWSKI R R, KAVOUSSI L R. Campbell-Walsh-Wein Urology[M].12th ed. Philadelphia: Elsevier, 2021.
[16] 夏至军，宋悦. 女性泌尿盆底疾病临床诊治[M]. 北京：人民卫生出版社，2016.
[17] HILTON P. Urogenital fistula in the UK: a personal case series managed over 25 years[J]. BJU Int, 2012, 110(1): 102-110.
[18] OSTRZENSKI A, OSTRZENSKA K M. Bladder injury during laparoscopic surgery[J]. Obstet Gynecol Surv, 1998, 53(3): 175-180.
[19] O'BRIEN W M, LYNCH J H. Simplification of double-dye test to diagnose various types of vaginal fistulas[J]. Urology, 1990, 36(5): 456.
[20] 孙颖浩，黄健. 中国泌尿外科和男科疾病诊断治疗指南：2019版[M]. 北京：科学出版社，2020.
[21] WARNER R, BEARDMORE-GRAY A, PAKZAD M, et al. The cost effectiveness of vaginal versus abdominal repair of vesicovaginal fistulae[J]. Int Urogynecol J, 2020, 31(7): 1363-1369.
[22] 沈宏. 经阴道途径膀胱阴道瘘修补术[J]. 中国医师杂志，2017，19(3)：329-331.
[23] 孙颖浩. 吴阶平泌尿外科学[M]. 北京：人民卫生出版社，2019.
[24] HINMAN F. 泌尿外科手术图谱[M]. 关志忱，梅骅，译. 2版. 北京：人民卫生出版社，2005.
[25] 格雷厄姆. 格林泌尿外科手术学[M]. 王共先，周晓晨，傅斌，译. 西安：世界图书出版公司，2013.
[26] MOHR S, BRANDNER S, MUELLER M D, et al. Sexual function after vaginal and abdominal fistula repair[J]. Am J Obstet Gynecol, 2014, 211(1): 74.e1-74.e6.
[27] TENGGARDJAJA C F, GOLDMAN H B. Advances inminimally invasive repair of vesicovaginal fistulas [J]. Curr Urol Rep, 2013, 14(3): 253-261.
[28] HARDING C K, LAPITAN M C, ARLANDIS S, et al. EAU Guidelines on Management of Non-Neurogenic Female Lower Urinary Tract Symptoms(LUTS)[M]. Arnhem: EAU Guidelines Office, 2021.
[29] 梅骅，陈凌武，高新. 泌尿外科手术学[M]. 3版. 北京：人民卫生出版社，2008.
[30] 李博雅，贺庆，彭聊，等. 腹腔镜与开放输尿管膀胱再植术治疗输尿管阴道瘘的临床效果对比分析[J]. 临床泌尿外科杂志，2021，36(12)：923-926.
[31] 李博雅，贺庆，吴家沛，等. 非抗反流型输尿管膀胱再植术在医源性输尿管阴道瘘中的应用：单中心经验[J]. 现代泌尿外科杂志，2021，26(1)：27-30.
[32] MILANI R, COLA A, FRIGERIO M, et al. Repair of a vesicouterine fistula following cesarean section[J]. Int Urogynecol J, 2018, 29(2): 309-311.
[33] YOKOYAMA M, ARISAWA C, ANDO M. Successful management of vesicouterine fistula by luteinizing hormone-releasing hormone analog[J]. Int J Urol, 2006, 13(4): 457-459.
[34] NIËL-WEISE B S, VAN DEN BROEK P J. Antibiotic policies for short-term catheter bladder drainage in adults[J]. Cochrane Database Syst Rev, 2005, (3): CD005428.
[35] BENGTSON A M, KOPP D, TANG J H, et al. Identifying patients with vesicovaginal fistula at high risk of urinary incontinence after surgery[J]. Obstet Gynecol, 2016, 128(5): 945-953.
[36] BENSKI A C, DELAVY M, ROCHAT C H, et al. Prognostic factors and long-term outcomes of obstetric fistula care using the Tanguiéta model[J]. Int J Gynaecol Obstet, 2020, 148(3): 331-337.
[37] BROWNING A. Risk factors for developing residual urinary incontinence after obstetric fistula repair[J]. BJOG, 2006, 113(4): 482-485.
[38] GOH J T. A new classification for female genital tract fistula[J]. Aust N Z J Obstet Gynaecol, 2004, 44(6): 502-504.
[39] FRAJZYNGIER V, LI G, LARSON E, et al. Development and comparison of prognostic scoring systems

for surgical closure of genitourinary fistula[J]. Am J Obstet Gynecol, 2013, 208(2): 112.e1-112.e11.
[40] HUTCH J A, NOLL L E. Prevention of vesicovaginal fistulas[J]. Obstet Gynecol, 1970, 35(6): 924-927.

## 第二节 女性盆腔术后排尿功能障碍

常见女性盆腔手术按照系统疾病主要可分为女性生殖系统妇科手术、盆底疾病脏器脱垂修复手术、泌尿系统相关手术。对于不同类型的手术，患者自身状况不同，疾病性质不同，手术范围不同，解剖变化和组织损伤不同，均可能导致术后短时或长期排尿功能障碍。

### 一、定义和流行病学

#### （一）定义

1. **术后尿潴留（postoperative urinary retention，POUR）** 指在术后膀胱充盈但不能排尿。

2. **术后新发膀胱过度活跃（overactive bladder，OAB）** 指术后出现膀胱储尿期症状，如尿频、尿急、夜尿增多等。

3. **术后漏尿（尿瘘）** 术后出现阴道漏尿，多与手术损伤膀胱、输尿管或尿道形成泌尿生殖道瘘有关。最常见的相关手术为妇科子宫切除术，部分相关为尿失禁和脏器脱垂修复手术、尿道憩室手术、肠道或血管手术。

4. **术后尿失禁** 术后出现无法自主控尿，可表现为压力性尿失禁、急迫性尿失禁或混合性尿失禁。

#### （二）流行病学

1. POUR 女性盆腔手术后 POUR 总体发生率从 2.1%～80% 不等，因手术的类型与患者的个人情况不同而有差异，包括年龄、术中对膀胱周围神经组织的解剖及损伤程度、阿片类药物的使用及手术后并发症。有文献显示，行盆腔脏器脱垂（pelvic organ prolapse，POP）修复术后，无论是否伴随行抗尿失禁手术，手术后尿潴留发生的概率从 29%～62% 不等。在仅接受经阴道 POP 修复而不进行抗尿失禁手术的女性中，尿潴留率稍低，范围为 29%～32%。根治性子宫切除术联合盆腔淋巴结清扫通常应用于治疗早期宫颈癌，而经腹根治性子宫切除术后排尿功能障碍的发生率可达 41%。根治性子宫切除术后最常见的下尿路症状是尿潴留，远远高于因子宫脱垂施行的子宫切除术与因良性疾病（子宫肌瘤、子宫腺肌病、异常子宫出血等）施行的单纯子宫切除术。

2. **术后新发 OAB** 据文献报道，行尿道中段悬吊术（midurethral sling，MUS）的患者中，术后初发尿急、尿频的概率为 2%～15%。对于先前存在的混合性尿失禁或 SUI 合并 OAB 的患者，行 MUS 治疗 SUI 可能会使下尿路症状恶化。

3. **术后漏尿（尿瘘）** Forsgren 等报道泌尿生殖道瘘发生率为 0.1%～4%。一项对近两年腹腔镜子宫切除术进行评估的前瞻性多中心研究发现，腹腔镜和开腹子宫切除术的术后泌尿生殖道瘘发生率分别为每 1 000 次手术 13.9 例和 0.4 例。美国一项研究显示，单纯全子宫切除术后医源性泌尿生殖道瘘的发生率为 0.5%，而广泛子宫切除术高达 10%。盆腔器官脱垂和抗尿失禁手术在阴道手术时的输尿管损伤发生率为 2.6%～5.1%，一些临床危险因素被认为会增加妇科手术中医源性 LUT 损伤的风险，这些危险因素包括晚期盆腔恶性肿瘤、子宫内膜异位症、既往盆腔放疗史和既往盆腔手术史。

4. **术后尿失禁**　主要发生于生殖系统相关手术后，根据文献报道，其在子宫切除术后发生率约为 8.1%。在 POP 手术纠治后，新发尿失禁可达 20%。

## 二、病因及发病机制

1. POUR　女性盆腔和盆底手术可能会因为排尿反射的中断、围手术期药物的使用、麻醉导致膀胱的充盈感缺失、交感和副交感神经的失衡、影响会阴体松弛的体位因素（固定位、仰卧位排尿）、会阴和下腹部的疼痛等原因导致 POUR 发生。脏器脱垂行盆底重建手术后 POUR 的相关危险因素包括：高龄、较低的体质量指数、术前较高的膀胱残余尿、重度膀胱膨出、术中严重失血、同时行 Kelly 尿道折叠术、术后盆腔血肿、术后导尿管安置时间短。除此之外，阿片类药物服用量增加会使 POUR 的发生风险增加 1.5 倍。根治性子宫切除术可直接切断支配膀胱和尿道的盆腔内脏神经，导致患者的膀胱排空效率低下，从而导致复发性尿路感染和需要使用自身清洁间歇性导尿术相关的症状出现，根治性子宫切除术后的辅助放疗也会加剧膀胱顺应性的下降。

手术损伤盆内脏神经的相关机制为盆内神经为副交感神经的节前纤维，起源于脊髓 $S_2$～$S_4$ 副交感核，主要分布于主韧带的下半部外侧面、宫骶韧带中下部外侧面和膀胱宫颈韧带的深层膀胱静脉内侧。近盆侧壁处切除全部主韧带，并游离上 1/2 阴道壁，很容易损伤部分或全部盆丛神经及其分支；膀胱宫颈韧带连接于阴道前壁、宫颈前外侧壁、尿道后壁和膀胱底壁之间，有盆丛分支和膀胱下动脉由此经过。手术中切断膀胱宫颈韧带时，其内的神经和血管也一同被切断，失去这些神经的支配，膀胱和尿道可能会产生一系列紊乱，导致相应的膀胱收缩力、顺应性下降，在临床上表现为排尿困难、尿潴留、尿流力量下降、借助腹压排尿等。Ⅲ型子宫颈癌根治手术时，支配膀胱、尿道的盆丛、腹下神经及其换元分支的交感神经被切断，使膀胱体上的 β 受体失去去甲肾上腺素的刺激，导致膀胱紧张度升高，膀胱应力性松弛特性丧失，尿动力学检查可表现为膀胱容量、顺应性下降，膀胱压力异常升高；位于尿道平滑肌的 α 受体失去去甲肾上腺素的刺激，会导致尿道平滑肌收缩减弱，尿动力学检查可表现为最大尿道压和最大尿道闭合压下降。同时，切断盆腔内脏神经及其延伸的盆丛和换元分支的副交感神经，使膀胱壁上的胆碱能受体失去了乙酰胆碱的刺激，会造成膀胱收缩力低下和感觉功能减退，尿动力学检查可表现为逼尿肌压力、最大尿流率下降，残余尿量、排尿时间、膀胱排尿感容量增加。

2. **术后新发 OAB**　目前认为新发 OAB 涉及以下两方面原因：其一，术后盆底肌肉和/或逼尿肌的神经支配变化；其二，某些手术并发症或者术式相关，如尿道中段悬吊带移位过于靠近膀胱颈刺激尿道内口神经敏感性，手术导致耻骨后血肿的围手术期并发症，宫颈癌根治和/或放射治疗后出现神经源性膀胱导致相关症状。

3. **术后漏尿（尿瘘）**　主要类型为术后膀胱阴道瘘和输尿管阴道瘘。据四川大学华西第二医院妇产科 2009—2019 年单中心统计报告显示，妇产科术后尿瘘患者中腹腔镜手术、妇科开腹手术、剖宫产术、阴式手术后的占比分别为 55.38%、18.48%、23.07%、3.07%，所有术式中恶性肿瘤手术占比最高，为 54%，损伤部位最多的为输尿管。在盆底重建手术中，合并脱垂诊断的患者发生下尿路损伤的概率更高。文献报告泌尿生殖瘘的主要高危因素除了首推医源性创伤外，还包括子宫广泛切除术、腹腔镜或经腹子宫切除术、医源性泌尿及肠道损伤、术后感染，以及高龄、有吸烟史、憩室炎与盆腔粘连等。

4. **术后尿失禁**　根据文献报道，相关原因如下：手术导致尿道解剖位移、尿道后角改变，导致控尿能力下降，如POP治疗采用的阴道封闭或半封闭手术；POP纠治术后暴露了原本就存在的隐匿性尿失禁；恶性肿瘤相关的根治性手术改变了膀胱的神经支配，导致膀胱失神经改变而萎缩，膀胱容量下降出现充盈性尿失禁；慢性尿潴留后也会出现充盈性尿失禁。

## 三、诊断及治疗

### （一）POUR

#### 1. 诊断

（1）病史及体格检查：患者盆腔术后出现下腹胀痛或不适感，查体方面，下腹叩诊浊音平脐估计尿量最少已达500ml。触诊可触及明显充盈的膀胱，深触诊一般会有明显的不适，也可引发迷走神经反射。

（2）超声诊断：超声检查测定残余尿是术后尿潴留的主要诊断方式，与插入尿管测定的残余尿相比减少了尿道感染和损伤。

（3）尿管导尿：尿管导尿同时具备诊断和治疗的作用，但属于侵入性手段，会有潜在并发症，比如感染、尿道损伤、患者不适等。

**2. 治疗** 术后尿潴留的识别，首先寻找患者尿潴留的危险因素，术前应考虑患者年龄、是否有神经系统或其他合并症、是否有特殊服药；术中须重视输液量、手术时间、麻醉方法及使用药物的剂量和持续时间；注意术后镇痛方式与镇痛药物的应用。术后尿潴留的治疗分为药物治疗、导尿管留置治疗、辅助治疗等。

（1）药物治疗：应用α受体阻滞剂：均可降低尿道与膀胱颈部内压，改善梗阻性尿潴留效果尚可。应用药物时需要注意其可能造成体位性低血压（可参考本节尿失禁治疗α受体阻滞剂使用部分）。溴吡斯的明，可以增加膀胱肌肉的张力，主要用于手术后非梗阻性尿潴留，术前应明确储尿期膀胱处于低压状态，无尿路梗阻，无输尿管反流。

（2）留置导尿和膀胱造瘘：大多数妇科手术前会常规留置导尿管，其留置的时间与手术方式相关。不复杂的手术仅需要短时间导尿，复杂手术根据具体情况需要保留导尿管5～7天。导尿管拔出后应用超声检测膀胱残余尿量。总体而言，短期留置导尿是安全的，但长期留置导尿或膀胱造瘘均可有较多并发症。长期留置尿管者菌尿（$10^5$个/ml）发生率可达100%，多种细菌寄生并具有耐药菌。对长期留置导尿或膀胱造瘘的患者每年至少应随访一次，随访内容包括尿动力检查、肾功能检测、全尿路影像学检查。成人留置导尿推荐使用12～16F全硅胶或硅化处理的尿管，无菌导尿技术有助于保持闭合引流系统的无菌状态，水囊注水5～10ml固定尿管，减少球囊对膀胱颈的压迫。导尿管应定期更换，硅胶导尿管应为首选，建议2～4周更换一次，乳胶导尿管每1～2周更换一次。长期卧床的老弱患者可进行留置导尿。

（3）间歇性导尿：间歇性导尿是POUR最重要的治疗手段，由患者本人或者家属进行导尿操作，可以使患者避免较长时间留置尿管。术后使用间歇性导尿需要满足一定的条件，对于出现排尿功能障碍的POUR患者，应首先排除泌尿系器官的损伤（如膀胱破裂、尿道损伤等），在生命体征稳定后，如果不存在间歇性导尿禁忌，应尽早开始间歇性导尿。

1）POUR进行间歇性导尿的前提条件包括：①规律饮水，确保24小时尿生成量不能低于1200ml。每4～6小时导尿1次，可以根据导出的尿量进行适当增减，每次导出的尿量以不超过安全膀胱容量为准，在初期可使用超声或膀胱容量测定仪测定膀胱容量，帮助患者确定恰当的导尿时机。②尿动力学确诊患者的安全膀胱容量至少大于 200ml，容量过小或压力过高者应采取药物或外科治疗扩大膀胱容量后再进行间歇性导尿。③患者病情稳定，不需要抢救、监护治疗或大量的输液治疗。创造良好的间歇性导尿条件可能需要联合其他的治疗手段，如抗胆碱能药、$\beta_3$ 受体激动剂或 A 型肉毒毒素膀胱壁内注射或手术治疗。间歇性导尿的并发症包括疼痛（感觉功能保留患者）、泌尿系感染和尿道狭窄。

2）POUR 间歇性导尿的禁忌证包括：①尿道或膀胱损伤（尿道出血、血尿）、尿道畸形、尿道狭窄、尿道炎、尿道脓肿、尿道肿瘤等；②膀胱容积过小、压力过高、顺应性低；③严重膀胱输尿管反流和肾积水；④并发尿道狭窄；⑤盆腔手术后盆底肌肉或严重痉挛；⑥严重尿失禁；⑦有严重出血倾向。

3）POUR 术后间歇性导尿注意事项：①充分润滑，亲水涂层可降低插管过程中导尿管表面与尿道黏膜间的摩擦力，血尿和尿道损伤等并发症较少。麻醉润滑剂可使患者放松，降低插管难度。②间歇性导尿插管过程有任何问题，或发现尿液中含血凝块或碎片（沉渣）时，提示当前的直径不合适。③间歇性清洁导尿（clean intermittent catheterization，CIC）操作方法为先清洗双手、会阴及尿道外口，充分润滑尿管，经尿道插管，轻柔操作，缓慢插入导尿管，避免损伤尿道黏膜，完全引流尿液后，轻微按压耻骨上区，同时缓慢拔出导尿管，尿管完全拔出前夹闭尿管末端，完全拔出尿管，防止尿液返流。间歇性无菌导尿（sterile intermittent catheterization，SIC）：按常规无菌导尿术进行。患者自己施行的 CIC 可称为自家 CIC，为大部分患者采用的方法。部分患者通过训练可完成自家 SIC。④对于间歇性导尿的患者每年至少应随访一次，随访内容包括体检、实验室检查、泌尿系超声及尿动力学检查。

（4）预防尿路感染：尿路感染和术后尿潴留相互影响，尿路感染会影响逼尿肌的收缩功能，诱发尿潴留的发生，而尿潴留也可以导致尿路感染，术后应常规使用抗生素。

（5）行为疗法：基于神经系统疾病引起的下尿路功能障碍的现状，仅在合理的条件下，可使用行为疗法，其通过日常生活习惯的调整，可改善疾病治疗效果并提高生命质量。

1）膀胱训练：包括定时排尿和提示性排尿。定时排尿是指在规定的时间间隔内排尿，主要适用于认知或运动障碍导致尿失禁的患者，同时可能是大膀胱容量伴感觉减退患者的首选训练方法。提示性排尿指教育患者想排尿时能够请求他人协助，需要第三方的协助方能完成，该方法适用于认知功能良好、但高度依赖他人协助的患者。推荐将膀胱训练作为其他治疗方法的辅助。具体膀胱训练方案目前尚无统一定论，应依据尿动力学检查结果，结合患者实际情况而定。患者对此类治疗的依从性尚未可知。

2）生活习惯调整：保证如厕便利，提高患者的活动能力；调整药物的治疗方案，尤其是影响尿液的生成速度和/或膀胱功能的药物须再次评估；日间膀胱感觉异常，则考虑在固定时间内排尿或多次排尿，以降低残余尿液量；记录膀胱日记，调整饮水习惯，平衡液体的出入量，避免咖啡、浓茶等膀胱刺激饮品的摄入。

3）盆底肌肉锻炼：盆底肌训练主要包括凯格尔（Kegel）训练和阴道重力锥训练等，常联用盆底电刺激、生物反馈或不同方式的组合。使用该类方法以增强盆底与括约肌力量，从而改善尿失禁，通过盆底肌训练增强盆底肌肉的收缩力和耐力，适用于不同的患者群体。而盆底肌群组织的功能改善与下尿路症状的改善或生活质量问卷评分的提高密切相关。

4）盆底生物反馈：生物反馈是采用一系列治疗步骤，利用电子仪器准确测定神经、肌肉和自主神经系统的活动，并把这些信号有选择地放大成视觉和听觉信号，反馈给受试者。神经源性膀胱患者可以通过装置建立外部反馈通路，代偿已经受损的内部反馈通路，用可感知信号来反馈提示盆底肌肉活动状态，经过训练提高盆底肌肉和肛提肌强度及功能，从而达到盆底康复和改变排尿习惯的目的。盆底生物反馈可以减少神经源性膀胱患者的药物用量，提高患者的生活质量。

女性盆腔手术后排尿困难患者使用生物反馈的条件：①有可以测量的生理指标，而且该生理指标功能上应与治疗的目标症状有密切关系；②所选的生理指标可以改变，且变动能通过一种信号被感觉器官所感觉；③所涉及的神经系统必须是完整无损的，允许感觉的传入和运动的传出；④患者能够集中注意力，有改变测量指标的能力，如收缩和放松肛门外括约肌。

5）骶神经调节术：骶神经调节术通过使用电极将微小脉冲电流持续作用于特定的骶神经，改变神经细胞的电生理特性，进而影响到脊髓神经上行传导系统信号，使不正常的骶神经反射弧恢复，调节尿道括约肌及盆底肌肉等效应器官的功能，以改善排尿和储尿功能。盆腔手术后出现排尿困难或尿潴留，可以尝试骶神经调节术，手术分为两期完成。目前耗材价格昂贵，目前国内未广泛使用。

### （二）术后新发 OAB

#### 1. 诊断

（1）病史及症状评分

1）病史：患者既往有盆腔手术的病史，出现以尿急为主的临床症状，常伴有尿频和夜尿增多，排除其他可能疾病。膀胱过度活动症患者通常不得不经常排空膀胱来缓解症状，因此排尿次数增加（每天排尿通常大于 8 次）。

如患者尿急不能被抑制，无法迅速到达厕所，就出现漏尿现象，临床称之为湿性 OAB；大部分患者会存在尿急症状，但没有漏尿现象发生，称为干性 OAB；部分患者没有尿急，但带有明显的尿意，有资料称之为感觉为主的 OAB，但笔者认为该类患者有不同的发病机制，是否将此也纳入 OAB 疾病系列仍值得探讨。

2）症状评分：目前有很多的工具评估 OAB 的症状，例如症状评分（symptom score）及排尿日记，由排尿日记可以了解患者何时去解尿、排尿的间隔多久，以及每次的排尿量有多少，也可以间接获得患者的功能性膀胱容量（function bladder capacity），了解患者尿急与急迫性尿失禁的次数。排尿日记的记录天数存在争议，国外学者多建议 7 天的记录日期，但其依存性相对较低，国内学者多以 2～3 天排尿日记为主，具有良好的临床指导价值。OAB 症状评分量表在设计上比较严谨，例如 Overactive Bladder Symptom Score（OABSS）、Overactive Bladder Questionnaire（OAB-q）、Primary OAB Symptom Questionnaire（POSQ）、Urgency Questionnaire（UQ）、Indevus Urgency Severity Scale（IUSS）、Overactive Bladder Symptom Composite Score（OAB-SCS），其中 OABSS 由于简单和准确率高，在国内应用较广，主要包括：①夜尿部分，0～2 分；②白天尿频部分，0～3 分；③尿急部分，为 0～5 分；④急迫性尿失禁部分，0～5 分。最高的分数是 15 分，其中第三项为 OAB 必须存在的项目，如果分数大于或等于 2 分，即每周 1 次或 1 次以上的尿急，而且 OABSS 总分在 3 分或 3 分以上，就可确定为膀胱过度活动症。在膀胱过度活动症的诊断中，除了要诊断是否为膀胱过度活动症，还要确定其严重程度。OABSS 得分小于等于 5 分为轻微症状，6～10 分为中等的症状、大于或等于 12 分为严重症状。

（2）体格检查：特殊体格检查，原盆腔手术区域伤口愈合情况。泌尿及女性生殖系统、神经系统检查。

（3）实验室检查：尿常规。

（4）泌尿外科特殊检查：尿流率、泌尿系统超声检查（包括剩余尿测定）。

（5）选择性检查：①病原学检查，疑有泌尿或生殖系统炎症者应进行尿液、尿道及阴道分泌物的病原学检查。②细胞学检查，疑有尿路上皮肿瘤者进行尿液细胞学检查。③尿路X线平片、静脉尿路造影、泌尿系内腔镜、CT及MRI检查，了解盆腔原病变有无复发、有无盆腔积液，怀疑泌尿系其他疾病者。④，目的是确定有无下尿路梗阻，评估逼尿肌功能。尿动力学检查并非常规检查项目，但在以下情况时应进行检查，如尿流率减低或剩余尿增多、在任何侵袭性治疗前、对筛选检查中发现的下尿路功能障碍需要进一步评估等。⑤其他检查尿培养、血生化等。

**2. 治疗**

（1）行为治疗

1）饮食习惯的改变：在平常所喝的饮料中，咖啡、茶、酒精及其他含咖啡因的饮料等，都可以刺激膀胱，应该尽量减少这些饮料的摄入。对于夜尿的患者在睡前尽量不要喝水，以减少夜间小便次数。

2）膀胱训练：①延迟排尿，进行膀胱训练，向患者说明不要一直注意膀胱。很多患者也提到，忙碌的时候就不会想去上厕所，如厕间隔时间可以拉得很长，但晚上在家不忙的时候，如厕频率增加。因此很重要的治疗内容是重新学习和掌握控制排尿的技能，逐渐使每次排尿量大于300ml，打断精神因素的恶性循环，并降低膀胱的敏感性。对于有低顺应性膀胱的患者，特别是充盈期末逼尿肌压大于40cm$H_2O$（3.92kPa）者，不适合做此项训练。患者应坚持按计划实施延迟排尿训练并配合做好排尿日记的记录。②定时排尿，此方法可以减少尿失禁次数，提高生活质量。特别适用于尿失禁严重且难以控制者，但是不适用于伴有严重尿频患者。

3）生物反馈治疗。

4）盆底肌训练。

5）其他行为治疗：如催眠疗法。

（2）药物治疗

1）M受体阻滞剂：控制逼尿肌的主要亚型为M3受体，在某些特定的病理状态下M2受体对逼尿肌的收缩也有介导作用，M3受体分布于膀胱逼尿肌和唾液腺，选择性M受体阻滞剂通过拮抗特异性M受体抑制逼尿肌收缩，从而改善膀胱感觉功能，抑制逼尿肌不稳定性收缩。选择性M受体阻滞剂一线药物有托特罗定（tolterodine）、索利那新（solifenacin）和曲司氯铵（trospium chloride），其他还包括奥昔布宁（oxybutynin）和丙哌维林（propiverine）等。不良反应包括口干、便秘、视物模糊等，禁忌证包括尿潴留、闭角性青光眼、药物过敏和严重性巨结肠等。

2）$\beta_3$受体激动剂：β受体激动剂能诱导膀胱逼尿肌松弛，从而改善膀胱储尿功能，增加膀胱容量和延长排尿间隔，且基本不影响膀胱排空。目前国内常用米拉贝隆（mirabegron），是首个国际上获得批准用于成人OAB治疗的β受体激动剂。

（3）A型肉毒毒素多点注射膀胱逼尿肌：对严重的逼尿肌不稳定有一定疗效。

（4）神经调节：骶神经电调节治疗，对部分顽固的尿频及急迫性尿失禁等患者有效。

（5）外科手术

1）手术指征：应严格掌握，仅适用于严重低顺应性膀胱，膀胱容量过小，且危害上尿路功能，经其他治疗无效者。

2）手术方法：逼尿肌横断术，膀胱自体扩大术，肠道膀胱扩大术，尿流改道术。

（6）针灸治疗：常用腧穴包括八髎、三阴交、水道、会阳、气海、关元、中极、膀胱俞、夹脊等穴。八髎穴为膀胱经腧穴，实际是刺激穴下的阴部神经末梢和来自膀胱的传入神经末梢，被动引起逼尿肌和尿道括约肌节律性收缩舒张运动，协调两者之间的功能；三阴交是足三阴经交会穴，足三阴经循行少腹或阴器，能通调下焦气机；水道穴疏通水道，可以治疗大小便不利；会阳穴隶属足太阳膀胱经，其下有臀大肌，分布有尾骨神经，深部有阴部神经干，刺激也可引起逼尿肌和尿道括约肌运动；气海穴是为人体任脉上的主要穴道之一，位于腹白线上，其周围有第十一肋间神经前皮支的内侧支，关元穴与气海穴相邻，周围有十二肋间神经的前皮支的内侧支；中极穴为膀胱募穴。气海、关元、中极三穴有培元固本、补益下焦之功作用，可以改善神经源膀胱患者泌尿生殖系统症状，调节泌尿系统功能；膀胱俞位于骶棘肌起部和臀大肌起部之间，穴位周有臀中皮神经分支，主治夜尿、膀胱肾脏疾病；夹脊穴分布于从第一胸椎至第五腰椎棘突下两侧，腰部夹脊穴是相应节段神经丛从脊髓分出处，针灸可直接刺激支配膀胱的交感神经，从而解除逼尿肌、括约肌痉挛，协调收缩节律，促进排尿。女性盆腔术后治疗腧穴选取原则不一，穴位及手法亦有变化，配伍繁杂，临床实践中往往多法配合，但总的取穴原则是辨证与辨病相结合，脏腑辨证和经络辨证相结合，并参考现代解剖学理论取穴。因此，不同的取穴和手法会影响针刺治疗效果。

**（三）术后漏尿（尿瘘）**

**1. 膀胱阴道瘘**

（1）诊断

1）病史：在盆腔手术后 0～10 天左右，膀胱阴道瘘主诉为阴道不自主漏尿，多见手术损伤形成瘘孔未良好修补，漏尿量的多少因瘘孔的部位、大小和患者体位而变化。部分患者膀胱仍能保留一定量的尿液，能自控排尿。膀胱阴道瘘的瘘孔大者，完全失去自控性排尿；瘘孔小或瘘管弯曲者，漏尿量少，可出现平卧时不漏尿，站立后才漏尿。

2）查体：可看到尿液从阴道流出，外阴及臀部皮肤因尿液的浸渍可继发皮炎、阴道结石形成。

3）影像学检查：首选 IVP 或泌尿系统增强 CT 及三维重建，通过对比剂的外泄部位来明确诊断，同时可鉴别输尿管阴道瘘；膀胱亚甲蓝注水试验也有助于膀胱阴道瘘的诊断。

4）膀胱镜检查；膀胱镜检查的目的是进一步明确瘘口的数量、位置、大小及与输尿管开口的距离、瘘口周围组织条件等。建议同时行阴道镜检查，了解阴道内瘘口位置、大小及阴道内组织情况，观察是否有阴道结石、阴道狭窄等，有助于治疗方案的确定。

（2）治疗：膀胱阴道瘘手术治疗的目的是确切修补防止术后复发，达到解剖和功能上的恢复。除手术中即刻发现的膀胱阴道瘘应立即修复外，其他医源性损伤产生的瘘一般须等待 3～6 个月，待手术瘢痕软化。

1）保守治疗：对术后即刻发现的瘘口＜3mm 的单纯性膀胱阴道瘘可留置导尿管 3～4 周，同时应用抗生素预防感染。若留置尿管后仍有阴道漏尿，则建议行手术修补。

2）经腹途径膀胱阴道瘘修补术：适用于阴道条件差的患者、合并输尿管梗阻或输尿管瘘需要同时行输尿管再植的患者、复杂性膀胱阴道瘘或合并肠瘘及其他需要手术的腹腔内疾病的患者、膀胱子宫瘘及经阴道修补失败的复发瘘患者等。

3）经膀胱途径膀胱阴道瘘修补术：适用于瘘口位于膀胱三角区上部、膀胱底部的高位膀胱阴道瘘，阴道狭窄暴露困难无法经阴道修补的膀胱阴道瘘，膀胱子宫瘘及经阴道修补失败的复发瘘。该术式降低了损伤输尿管的可能，但当瘘口较大，合并输尿管损伤或瘘口周围组织损伤粘连严重合并感染时，不推荐应用该术式。

4）经阴道途径修补术：对于熟练的外科医师，该手术适用于大部分膀胱阴道瘘，患者应有足够大的阴道容积，必要时可行会阴侧切。要求阴道壁柔软，血供未受损，瘘口周围有足够的正常阴道壁。放疗患者须仔细评价。对于非巨大的膀胱阴道瘘（瘘口直径<2.5cm），瘘口周围瘢痕化较轻，进行重复修补手术的患者可优先选择该术式。对于有多次经腹手术史，腹腔内脏器粘连严重，腹膜后组织血供较差的患者，推荐首选经阴道修补治疗。

5）尿流改道：复杂型膀胱阴道瘘修补失败或局部条件差难以进行修补的情况下可选择行尿流改道手术。

**2. 输尿管阴道瘘**

（1）诊断

1）病史：输尿管阴道瘘主要是盆腔手术损伤输尿管所致，约90%的输尿管损伤发生于经腹全子宫切除术。

2）临床症状：阴道漏尿同时可自行小便是输尿管阴道瘘的典型临床症状，漏尿一般发生在术后1～3周，早期输尿管阴道瘘在漏尿症状之前患者常有发热、腹痛、腰痛等症状。

3）影像学检查：常规超声检查可提示患侧有肾盂积水，进一步通过IVP或CT尿路造影检查，如发现输尿管显影后有对比剂外溢或输尿管膀胱连续性中断，将有助于输尿管阴道瘘的明确诊断。

4）膀胱镜检查：膀胱镜检查对阴道瘘的诊断尤为重要，通过膀胱镜检查，可以观察膀胱内情况，部分输尿管阴道瘘患者同时伴有膀胱阴道瘘；还可以观察双侧输尿管开口排尿情况，结合亚甲蓝试验可鉴别膀胱阴道瘘与输尿管阴道瘘；膀胱镜下可尝试性进行患侧输尿管置管。

（2）治疗：输尿管阴道瘘的治疗原则是恢复输尿管的连续性，保护患肾功能，引流外渗尿液。如术中及时发现的输尿管损伤应立即修复；对于延迟发生的输尿管阴道瘘的处理时机，应尽可能越早越好，但还需要考虑输尿管损伤的时间和类型，以及盆腔组织情况和患者的一般状况，同时患者的原发病情及相关后续治疗也应作为综合参考依据。

1）输尿管阴道瘘的治疗方法取决于输尿管损伤的部位、时间及程度。对于术中发现的输尿管损伤，应即刻处理，如输尿管血供相对较好，且损伤范围不大，可选择单纯输尿管损伤修补术或输尿管端端吻合术。如损伤范围较大则不建议行输尿管端端吻合术，推荐行输尿管膀胱再植术。如输尿管损伤水平较高，可行膀胱壁肌瓣输尿管吻合术。严重的高位输尿管损伤较罕少见，可行回肠代输尿管或自体肾移植处理。对于术后发现的输尿管阴道瘘，如输尿管损伤较轻，输尿管连续性较好，可通过输尿管镜置入输尿管支架，推荐留置支架时间为3个月，部分瘘口较小的患者可通过输尿管支架引流完全自愈。对于输尿管损伤严重者，如输尿管完全离断或接近离断，以及输尿管损伤段完全闭锁等情况，或输尿管支架无法置入时推荐积极手术治疗，手术方式包括输尿管膀胱再植术、膀胱壁肌瓣输尿管吻合术、回肠代输尿管术及输尿管皮肤永久造口术等。

2）临床处理时应根据患者全身和局部情况选择合适的治疗方法：对于全身情况较好、局部炎症不明显的患者，一经诊断，应积极做出处理。但对于全身情况较差或局部组织炎症严重，组织广泛坏死的患者，优先处理原则是通过经皮肾穿刺引流术引流尿液，控制炎症，改善肾功能，待患者全身情况改善、稳定后再行二期手术。对于恶性肿瘤术后的患者，考虑其全身整体状况及可能要接受放化疗，易导致输尿管阴道瘘复发或病情迁延不愈等情况，建议行输尿管皮肤永久造口等尿流改道手术。

**（四）术后尿失禁**

**1. 诊断** 女性盆腔术后可能出现各种类型的尿失禁，其中包括压力性尿失禁、急迫性尿失禁、混合型尿失禁、充盈性尿失禁和神经源性尿失禁。对不同尿失禁的诊断和治疗是不同的，急迫性尿失禁及神经源性尿失禁已在其他章节进行阐述，本节不再赘述。

（1）病史及检查

1）病史：应仔细询问既往是否有盆腔手术病史，有无明显漏尿病史，漏尿时有无伴随症状（如剧烈运动时漏尿），是否伴有尿急、尿频、排尿困难。

2）全身体检：神经系统检查包括下肢肌力、会阴部感觉、肛门括约肌张力；咳嗽漏尿试验，腹部伤口愈合情况，检查注意有无尿潴留体征。

3）外科检查：外阴部有无长期感染所引起的异味、皮疹；双合诊了解子宫水平、原手术区域有无压痛、原手术区域大小和盆底肌收缩力等；肛门指诊检查括约肌肌力及有无直肠膨出。

（2）排尿日记：连续记录国际尿失禁咨询委员会尿失禁问卷表简表（ICI-QSF）。ICI-QSF 分为 4 个部分，记录尿失禁及其严重程度，对日常生活、性生活和情绪的影响。

（3）实验室检查：血、尿常规，尿培养和肝、肾功能等一般实验室常规检查。

（4）超声检查：了解泌尿系统情况，特别是膀胱及残余尿量。

（5）尿动力学检测

（6）CT 检查：了解原盆腔手术区域是否有病变存在。

（7）临床分类

1）尿失禁分度：轻度，一般活动及夜间无尿失禁，腹压增加时偶发尿失禁，无须佩戴尿垫；重度，起立活动或卧位体位变化时即有尿失禁，严重影响患者的生活及社交活动。

2）尿动力学分型：Ⅰ型：腹压漏尿点压（abdominal leak point pressure，ALPP）$\geqslant$90cmH$_2$O（8.82kPa）压力性尿失禁；Ⅱ型：60cmH$_2$O（5.88kPa）$<$ALPP$<$90cmH$_2$O；Ⅲ型：$\leqslant$60cmH$_2$O。目前认为大多数女性压力性尿失禁患者可同时存在盆底支持功能受损和尿道括约肌缺陷。

**2. 治疗**

（1）保守治疗

1）盆底肌训练（pelvic floormuscle training）：对女性盆腔手术后尿失禁有很好的治疗作用，适用于各种类型的压力性尿失禁。停止训练后症状常有反复，长期有效性缺乏证据，必须要使盆底肌达到相当的训练量才可能有效。目前尚无统一的训练方法，可参照方法：持续收缩盆底肌（提肛运动）2～6 秒，松弛休息 2～6 秒，如此反复 10～15 次。每天训练 3～8 次，持续 8 周或更长时间。盆底肌训练也可采用特殊仪器设备，通过生物反馈实施。与单纯盆底肌训练相比，生物反馈更易于掌握。

2）减肥：肥胖女性盆腔手术后发生尿失禁的概率较高，减轻体质量有助于预防压力性尿失禁的发生。患有压力性尿失禁的肥胖女性，减轻体质量 5%，尿失禁次数将减少 50%。

3）阴道重锤训练：原理为向阴道内放入重物，为避免重物脱出而加强盆底肌收缩，以训练盆底肌。此类治疗一般依从性较差，对重度尿失禁疗效不佳，盆腔手术合并阴道封闭手术患者无法完成该治疗。

（2）药物治疗

1）度洛西汀：对压力性尿失禁患者，度洛西汀治疗与改善生活质量有关，可减少 50%

的尿失禁发作，目前尚无法确定疗效是否持久，有 1/3 的用药患者报告存在明显副作用。用法：口服每次 40mg，每天 2 次，须维持治疗至少 3 个月。服用药物后多在 4 周内起效，可改善压力性尿失禁症状，结合盆底肌训练可获得更好的疗效。度洛西汀的副作用主要包括恶心、呕吐、口干、便秘、乏力、头晕、失眠等。

2）雌激素：可以刺激尿道上皮生长；增加尿道黏膜血供；影响膀胱尿道旁结缔组织的功能；增加支持盆底结构肌肉的张力；提高 α 肾上腺素受体激动剂的治疗效果，因此可以很好地改善盆腔手术后尿失禁症状。一般选择经阴道使用雌激素，配合盆底肌肉训练和 α 肾上腺素受体激动剂可提高疗效。子宫内膜癌、卵巢癌、乳腺癌术后使用须先咨询相应专科医师。

3）盐酸米多君：选择性激活膀胱颈和后尿道的 α 受体，使平滑肌收缩，尿道阻力增加，可改善压力性尿失禁症状，口服每次 2.5mg，每天 3 次。因副作用较大，不建议长期使用，常见副作用包括心悸、头痛、血压升高、口干、尿潴留、便秘、尿频、肢端发冷。严重器质性心脏病、急性肾脏疾病、嗜铬细胞瘤或甲状腺功能亢进的患者，卧位高血压患者不建议使用本药。

4）α 受体阻滞剂：不同组织器官含有的 α 受体亚型有所差异。膀胱颈以 α1A 亚型为主，而膀胱肌层以 α1D 亚型为主，α 受体阻滞剂通过阻滞分布在膀胱颈部平滑肌表面的肾上腺素受体，松弛平滑肌，达到缓解膀胱出口动力性梗阻的作用，减少残余尿量，改善尿失禁症状，同时可以缓解储尿期的膀胱刺激症状。根据尿路选择性可将 α 受体阻滞剂分为非选择性 α 受体阻滞剂（酚苄明）、选择性 α 受体阻滞剂（多沙唑嗪、阿夫唑嗪、特拉唑嗪）、高选择性 α 受体阻滞剂（坦索罗辛、萘哌地尔、赛洛多辛）。α 受体阻滞剂常见不良反应包括乏力、困倦、头晕、头痛、体位性低血压等，应注意老年患者更容易发生低血压。

（3）手术治疗

1）无张力尿道中段吊带术（tension-free vaginal tape，TVT）：TVT 是盆底手术后压力性尿失禁的主要治疗手段，本节将对该手术作为详细阐述。TVT 基于尿道中段吊床理论，认为腹压增加时，伴随腹压增加引起的尿道中段闭合压上升是控尿的主要机制之一。盆底手术后压力性尿失禁 TVT 短期疗效均在 90% 以上，最大优势在于疗效稳定、损伤小、并发症少。目前常用有 TVT、TVT-O、TOT 及单切口吊带等等。

TVT 术前一般评估：①病史，全身情况，漏尿次数及严重程度；是否有排尿困难，尿痛，尿急等症状；有无合并其他类型尿失禁；有无慢性咳嗽和便秘；既往手术史，特别是盆腔手术史；生育史、生育方式，第二产程是否困难等。②查体，一般状态、全身检查、专科检查和神经系统检查。仔细检查原盆腔手术切口愈合情况，外阴有无皮肤感染、皮疹；有无盆腔器官脱垂及程度，双合诊了解子宫位置、大小和盆底肌收缩力；肛门指诊检查肛门括约肌肌力，有无直肠膨出；外阴皮肤感觉、球海绵体肌反射等。③咳嗽漏尿试验。在膀胱良好充盈的情况下进行咳嗽漏尿试验，仔细观察漏尿量及尿道活动度，中段尿道高活动性，咳嗽时阴道前壁无膨出或外卷，可认为是成功的前兆。单独尿流动力学腹部漏点压的测定对预测 TVT 术后效果的价值有限，活动度大的患者术后成功率更高。尿道高活动性的老年女性和年轻女性的治愈率并没有统计学差异，但老年女性术后出现排空障碍和新发尿急的概率要高于年轻女性。棉签试验有一定的不适感，作为可选择检查，棉垫试验在术前并无必要。④一般术前实验室检查，特别是尿常规检查。泌尿系感染必须在术前充分治疗，原盆腔手术伤口如果为感染状态必须治愈后再行尿失禁手术。⑤尿流动力学检查。尿流动力学检查为怀疑合并其他下尿路功能障碍的补充检查，对术后症状预测有帮助，有助于患者并发症的分析。⑥泌尿系超声。泌尿系超声残余尿测定为术前常规检查，可判断是否存在膀胱排空障碍，是否有肾积水、泌尿系结石等其他疾病，一旦发现存在须重新制定治疗措施。

术前特殊情况评估：①尿道活动度较差的患者，要考虑固有括约肌障碍的可能，须行尿流动力学检测，手术尽可能选择经耻骨后 TVT 术，避免使用 TOT（TVT-O）或 SIMS 手术方式。②合并尿道憩室或者膀胱（尿道）阴道瘘尽可能不要同期手术，选择分期手术，应首先治疗尿道憩室和膀胱（尿道）阴道瘘，同期手术会增高术后伤口感染或吊带侵蚀的概率。③有宫颈癌、直肠癌、盆腔或阴道放疗史的患者，要根据具体情况决定手术方式。如阴道条件差，血供不良，阴道黏膜菲薄，其术后伤口不愈合的风险较大，应尽可能避免合成吊带手术，可以选择其他手术方式。④合并Ⅱ度及以上前盆脱垂（阴道前壁脱垂）的患者必须同时行盆底脱垂治疗，否则术后容易发生排尿困难或尿潴留。也可先行盆底脱垂修复手术，特别是经阴道手术，大部分患者盆底手术后尿失禁可明显好转，术前可与患者充分沟通，选择同期手术或分期手术均可。⑤神经源性膀胱合并 SUI 患者在充分评估后，可行尿道中段无张力吊带系列手术（3 种方式均可），但须告知患者术后有尿潴留风险，有需要长期间歇性导尿可能。⑥以 SUI 为主的混合性尿失禁，其术后的生活质量有明显提高。单纯 SUI 患者术后 2% 的患者会出现新发尿急的症状，远期大约 6% 的患者会有尿失禁复发的症状。

TVT 术后管理及并发症处理膀胱损伤：主要发生在经耻骨后 TVT 术后，常见于有腹部或盆腔手术病史的 SUI 患者，文献报道其发生率约 2.54%。术中发现是避免术后并发症的关键，如手术中发现不正常血尿或阴道伤口有淡红液体流出，则提示膀胱损伤，膀胱镜应作为经耻骨后 TVT 的常规检查，要特别警惕个别患者穿刺针仅损伤膀胱肌层，但未穿破膀胱的现象，此类患者易发生迟发性膀胱吊带侵蚀。防治措施：①长针头从腹壁穿刺点沿耻骨后方穿刺路径注入生理盐水，每侧 20ml，形成人工水囊扩大膀胱与耻骨之间的间隙。②穿刺时保持膀胱处于空虚状态，用导引杆将膀胱推向穿刺针相反的一侧约 45°（可用膀胱镜闭合器作为导引杆），穿刺针紧贴耻骨面，确保穿刺过程在耻骨后间隙内完成。③发生穿孔时，拔出穿刺针，可将阴道端穿刺孔多层可吸收线缝合，然后重新游离，再次穿刺，术后留置导尿管 10～14 天，拔除尿管前持续应用抗生素（含静脉抗生素 5 天），口服 M 受体阻滞剂或者 $\beta_3$ 受体激动剂。

经耻骨后 TVT 术耻骨后出血（耻骨后血肿）的发生率并不低，文献报道大约为 4%，但需要再次外科干预的患者较少。临床主要表现为下腹胀痛、排尿不畅，彩超可以明确诊断。防治措施：①有轻微临床症状可不予处理，大多可自行吸收，疼痛明显可口服非甾体抗炎药。②出血量较多时，检查有无术前常规检查未发现的凝血障碍性疾病，如存在问题，请专科协助治疗。③阴道填塞，膀胱充盈 250～300ml 液体。福莱导尿管（Foley catheter）气囊注水 60ml，适当牵引导尿管，牵引力 500g 左右。④若病情稳定，耻骨后血肿一般无须特殊处理，多可自行吸收。若血肿液化，吸收困难，症状明显，可行超声引导下穿刺引流。⑤如出血量较大，患者血压、红细胞比容及血红蛋白较大幅度降低，需要手术治疗或血管介入治疗。个别患者围手术期摄入液体过少，血压发生变化，在实验室检查前，快速大量静脉非红细胞液体输注可能会造成红细胞比容和血红蛋白过度下降假象。

对于吊带侵蚀，膀胱、尿道及阴道吊带侵蚀发生原因较多，包括非大网孔网片吊带编织过于紧密、术中损伤未及时发现、吊带放置不平整、吊带与组织相容性差发生排异反应、术中游离过于广泛或分层游离影响皮瓣血供、吊带过紧对尿道产生长时间压迫、术后因排尿困难或尿道狭窄行尿道扩张术，以及有宫颈、直肠放疗史或雌激素的缺乏导致阴道黏膜壁菲薄，血供及延展性差，不易愈合等。防治措施：①如局部有感染，及时清理感染灶，控制感染。②尽可能使用大网孔超细纤维轻质网片，吊带侵蚀若首先暴露于阴道，小于 0.5～1.0$cm^2$ 的侵蚀可使用雌激素软膏涂抹 1～3 个月。保守治疗无效或侵蚀面积大于 1.0cm$^2$ 应尽早手术治疗，剪除超出阴道壁的网片，重新多层缝合，利用自身组织做好尿道的支撑，缝合时避免张力过高，必要时行阴道皮瓣转移，大部分患者术后尿失禁不会复发。③膀胱或尿道侵蚀网片，可使用膀胱镜下剪除或激光烧灼，形成结石可行气压弹道或钬激光碎石术。

排尿困难及尿潴留在 TVT、TOT（TVT-O）、SIMS 手术均有发生，但耻骨后 TVT 术较多，其发生与吊带过紧、膀胱收缩力差及术后尿道水肿都可能相关，是 TVT 术常见和初学者最担心的并发症之一，发生率为 0.6%～26%。防治措施：①对于术前就已发现膀胱残余尿量较多，排尿速度较慢的患者，尽可能选择其他治疗方式，如治疗无效，患者手术意愿强烈，应充分告知术后有尿潴留的风险，可能需要长期间歇性导尿。有文献报道膀胱容量大（>800ml）、残余尿量多（>100ml）、尿流率低（<15ml/s）的患者术后发生尿潴留风险较大。②手术后早期排尿困难存在伤口水肿的可能，可留置导尿或者间歇性导尿，3 周后如排尿困难仍然存在，残余尿量较多则须行吊带松解术。具体操作为于正中切口旁 1.5～2.0cm 触摸到吊带，纵行切开阴道壁约 1.5cm，剪断吊带，残端向尿道正中游离 1.0cm。也可从正中原切口进入，但寻找吊带有时较为困难，特别对于轻质网片，松解吊带后，SUI 一般不会复发。③SUI 合并Ⅱ度以上前盆脱垂须同时行盆底脱垂修复手术，否则术后发生尿潴留的可能性较高，也可先行盆底脱垂修复手术，术后重新评估尿失禁情况，判断是否需要再次手术治疗 SUI。④神经源性膀胱合并 SUI，术后部分患者须长期口服 M 受体阻滞剂，存在尿潴留可能，术前应明确告知术后有长期间歇性导尿的可能，患者可以选择自己的生活方式和治疗方案。⑤术后仅有排尿困难而无尿潴留者须进一步观察，可口服 α 受体阻滞剂，如出现膀胱过度活动症状，要考虑术后高压排尿可能，也需要松解吊带，建议复查尿流动力学或膀胱镜，明确有无梗阻存在。长期尿道扩张或口服 α 受体阻滞剂并不能缓解吊带所造成的排尿困难，长期膀胱出口梗阻合并膀胱过度活动时，治疗更加困难。

术后尿失禁有两种可能，一种为术后尿失禁未缓解或者部分缓解。另一种为术后尿失禁复发。出现术后尿失禁不缓解的可能原因：术后新发尿急、术前存在膀胱过度活动。术后尿失禁复发与多种因素有关，如尿道括约肌功能障碍、盆腔器官脱垂、吊带放置过松或位置不正确（未放置在尿道中段，过于靠近膀胱颈或者尿道外口）、膀胱过度活动、患者激素水平下降和吊带移位等等。防治措施：①术后即刻出现的尿失禁，应检查膀胱残余尿量，排除充盈性尿失禁的可能。如残余尿量过多，按排尿困难处理；残余尿量正常，可口服抗生素、M 受体阻滞剂或 $\beta_3$ 受体激动剂，进行盆底肌肉锻炼如凯格尔训练或生物反馈、电刺激；阴道局部外用雌激素软膏以改善阴道及尿道黏膜状态，大多症状可以缓解。②术后尿失禁复发，须寻找其原因，如为典型的 SUI 症状，首先给予保守治疗，包括盆底肌肉锻炼，口服盐酸米多君或度洛西汀，局部外用雌激素软膏。保守治疗无效者需要再次行手术治疗，建议选择不同路径的手术方式，部分患者行原吊带折叠术也有良好的效果。如为急迫性尿失禁，可使用 M 受体阻滞剂或 $\beta_3$ 受体激动剂，要考虑吊带所造成的新发尿急可能。保守治疗无效，在充分论证后可调整吊带位置或去除吊带。③其他方式如膀胱颈部注射填充剂，人工括约肌等治疗 SUI 术后复发价格昂贵，在国外有病例报道，国内应用较少。

吊带相关大腿内侧、腹股沟疼痛主要发生在经闭孔吊带术后，发生率约为 4%～10%，单中心报道其大多在术后 2 周至 2 个月内逐渐缓解，多因为手术中吊带穿过了大腿内侧肌群，对肌肉群、肌腱和闭孔神经的分支产生压迫所致。防治措施：①手术体位。大腿尽可能外展与腹壁成直角，充分暴露大腿内侧肌肉并使其保持一定张力，穿刺点选择因人而异，不可机械地依照产品说明书选择大腿皱褶外 2.0cm 为穿刺点，应选择肌肉最薄弱部分穿刺，一般选择短收肌和长收肌下方与大腿皱褶交界的凹陷处。②术后疼痛对症处理。可用非甾体抗炎药局部热敷，也可采用利多卡因+地塞米松疼痛点封闭，大多可以缓解。③疼痛持续不缓解者需要再次手术去除疼痛侧吊带，去除吊带后由于瘢痕形成，短期内仍会感疼痛，应对症处理。

术后伤口感染的原因较多，包括：患者一般情况较差，阴道壁慢性炎症血供不良，阴道壁过薄；既往有盆腔肿瘤放疗病史；糖尿病、长期服用免疫制剂或手术中阴道壁分层游离等。术后伤口感染临床发生率并不高，一般小于 1%。防治措施：①吊带手术属于植入物性手术，感染预防为关键，保证术前泌尿系无感染，术中阴道切口有足够的血供及厚度，无菌手术原则等。②术后可适当延长外阴消毒时间（本中心术后使用Ⅲ型安尔碘消毒 1～2 周），两周内每 2 天温水坐浴或阴道冲洗 1 次，使阴道分泌物能充分稀释引流。③一般感染口服抗生素，局部消毒，涂抹抗生素软膏如莫匹罗星、红霉素等；若局部脓肿形成则需外科引流，必要时剪除局部吊带。④肥胖女性的手术成功率可以和正常体质量女性一致，但手术创面感染和坏死性筋膜炎的发生率要高于正常体质量女性。因此，对于病态肥胖患者，抗生素预防性治疗标准要进行调整。

其他并发症如输尿管损伤、闭孔血管损伤、髂外血管损伤、肠道损伤等，一般发生率较低，应根据具体情况处理。输尿管损伤可留置双 J 管或行输尿管再植术；闭孔血管及髂外血管损伤，保守治疗无效时须行介入治疗；肠道损伤需要行肠道修补术或肠造口术。

2）耻骨后膀胱颈尿道悬吊术（MMK 手术）及 Cooper 韧带悬吊术（Burch 手术）：依据压力传导理论而设计的，手术通过抬高膀胱颈，恢复正常的膀胱尿道后角，使膀胱和尿道上段成为腹腔内功能性器官，并加强了尿道的支撑以对抗腹压对尿道的作用，达到稳定尿道和膀胱的作用，从而达到治疗尿失禁的目的。手术治愈率为 72%～87%，主要复发因素为高龄、全身疾病及日常负重影响等。

3）尿道填充剂注射术（injection of urethral bulking agents）：在内镜直视下，将填充物注射于尿道内口，使尿道腔拉长、变窄，以延长功能性尿道长度，增加尿道内口的闭合，达到治疗压力性尿失禁目的。常用注射材料有硅胶粒、聚四氟乙烯和碳包裹的锆珠等，其他可用注射材料有自体脂肪或软骨、鱼肝油酸钠和肌源性干细胞等。尿道填充剂注射术创伤小，严重并发症发生率低，并可多次重复进行。但其疗效有限，近期疗效 30%～50%，远期疗效差。可选择性用于膀胱颈部移动度较小的Ⅰ型和Ⅲ型压力性尿失禁患者，尤其是伴有严重合并症不能耐受麻醉和开放手术者。

## 四、预后及预防

本章节的相关尿路症状都和盆腔或盆底手术有关，充分做好术前评估，制定最适宜的手术方案，熟悉解剖并仔细操作，手术范围适度，以及采用医师最擅长的手术方式来治疗疾病，都可以尽可能地减少手术并发症和后遗症问题，也就是最好的预防措施。若发生相关尿路症状，做好全面评估，积极与患者交流，缓解其抑郁和焦虑情绪，一人一策，积极治疗，尽可能减少远期问题和恶化医患关系。

在盆腔疾病和并发相关尿路症状的手术治疗中，还有以下建议供参考：①妇科肿瘤的根治性手术实施中，根据病情考虑选择保留盆内脏神经可以一定程度上减少手术对于尿路功能的影响。在盆底重建手术中选择膀胱镜检查也已被证明可以提高对医源性损伤下尿路检测的灵敏度，所以，在抗尿失禁手术和盆腔脏器脱垂修复手术修复时可以常规使用膀胱镜检查来及时发现问题并及时纠治。②POUR 会导致多种泌尿系统的并发症，包括尿路感染，进一步导致医院就诊率或再次入院率升高，患者不满意率增加等问题。在长期安置尿管和自身清洁间歇性导尿的对比选择中，建议选择后者以获得较好的生活质量。康复治疗和必要的早期手术调整可以适度地改善预后。③放置合成的尿道中段网片后，患者出现短期排尿功能障碍是常见的，如果 POP 与 SUI 临床症状有改善，可采取期待治疗 6 周。但是，如果尿潴留（不能排空膀胱）或排尿后膀胱残余尿量多，应给予早期干预。一项对 600 例接受尿道中段悬吊手术治疗的中年妇女的前瞻性随机对照试验结果显示，术后第 1 天膀胱排尿功能不全者的比例为 20%，第 2 周为 6%，第 6 周为 2%；网片植入后，很少患者再接受网片松解术。在排尿基线正常的妇女中，尿道中段悬吊手术后导致的排尿功能障碍大多可自发消退。④盆底手术实施之前应全面评估各脏器功能状况，尽量发现如 POP 手术前的隐匿性压力性尿失禁、糖尿病患者或者神经损伤患者 SUI 手术前的膀胱顺应性差的情况等，以避免手术决策失误导致术后排尿功能障碍。

（李旭东）

## 参考文献

[1] SIRISREETREERUX P, WATTANAYINGCHAROENCHAI R, RATTANASIRI S, et al. Medical and non-medical interventions for post-operative urinary retention prevention: network meta-analysis and risk-benefit analysis[J]. Ther Adv Urol, 2021, 13: 17562872211022296.

[2] SAGUAN D, NORTHINGTON G, CHINTHAKANAN O, et al. Latrogenic lower urinary tract injury at the time of pelvic reconstructive surgery: does previous pelvic surgery increase the risk? [J]. Int Urogynecol J, 2014, 25(8): 1041-1046.

[3] TURNER L C, KANTARTZIS K, SHEPHERD J P. Predictors of postoperative acute urinary retention in women undergoingminimally invasive sacral colpopexy[J]. Female Pelvic Med Reconstr Surg, 2015, 21(1): 39-42.

[4] BAESSLER K, WINDEMUT S, CHIANTERA V, et al. Sexual, bladder and bowel function following differentminimally invasive techniques of radical hysterectomy in patients with early-stage cervical cancer[J]. Clin Transl Oncol, 2021, 23(11): 2335-2343.

[5] WU E, HIGH R, LEWIS C, et al. Retropubic mid-urethal slings and *de novo* urinary urgency and frequency: the role of retropubic hematomas[J]. Neurourol Urodyn, 2021, 40(6): 1686-1694.

[6] BURKHARD F C, BOSCH J L H R, CRUZ F, et al. EAU Guidelines on Urinary Incontinence in Adults[M]. Arnhem, The Netherlands: European Association of Urology, 2017.

[7] GILD P, KLUTH L A, VETTERLEIN M W, et al. Adult iatrogenic ureteral injury and stricture-incidence and treatment strategies[J]. Asian J Urol, 2018, 5(2): 101-106.

[8] QUEZADA Y, KARRAM M, WHITESIDE J L. Case report: diagnosis and management of peritonel vaginal fistula[J]. Jminim Invasive Gynecol, 2015, 22(1): 134-136.

[9] 马玲，李花，穆兰芳，等. 宫颈癌患者术后盆底功能障碍性疾病的危险因素分析[J]. 中国现代医学杂志，2018，28(27)：89-93.

[10] SHIN J H, GWAK C H, PARK M U, et al. Effects of different types of hysterectomies on postoperative urodynamics and lower urinary tract symptoms[J]. Investig Clin Urol, 2022, 63(2): 207-213.

[11] 张羡，李囡，黄新可，等. Ⅲ型子宫切除术对患者下尿路功能的影响及其机制研究[J]. 中国病理生理杂志，2014，30(4)：8-13.

[12] 张月婷，沈宏，陈悦悦，等. 医源性泌尿生殖道瘘及损伤的单中心 10 年数据分析并文献复习[J]. 临床泌尿外科杂志，2019，34(6)：426-430.

[13] ANGLIM B C, RAMAGE K, SANDWITH E, et al. Postoperative urinary retention after pelvic organ prolapse surgery: influence of peri-operative factors and trial of void protocol[J]. BMC Womens Health,

2021, 21(1): 195.

[14] NORTON P A, NAGER C W, CHAI T C, et al. Risk factors for incomplete bladder emptying after midurethral sling[J]. Urology, 2013, 82(5): 1038-1043.

[15] CHAPPLE C, SCHNEIDER T, HAAB F, et al. Superiority of fesoterodine 8mg vs 4mg in reducing urgency urinary incontinence episodes inpatients with overactive bladder: results of the randomised, double-blind, placebo-controlled eight trial[J]. BJU Int, 2014, 114(3): 418-426.

[16] IBEANU O A, CHESSON R R, ECHOLS K T, et al. Urinary tract injury during hysterectomy based on universal cystoscopy[J]. Obstet Gynecol, 2009, 113(1): 6-10.

[17] TUNITSKY-BITTON E, MURPHY A, BARBER M D, et al. Assessment of voiding after sling: a randomized trial of 2 methods of postoperative catheter management after midurethral sling surgery for stress urinary incontinence in women[J]. Am J Obstet Gynecol, 2015, 212(5): 597.e1-597.e9.

[18] FERRANTE K L, KIM H Y, BRUBAKER L, et al. Repeat post-op voiding trials: an inconvenient correlate with success[J]. Neurourol Urodyn, 2014, 33(8): 1225-1228.

[19] 黄健, 王建业, 孔垂泽, 等. 中国泌尿外科和男科疾病诊断治疗指南: 2019 版[M]. 北京: 科学出版社, 2018: 345-365.

[20] 李旭东, 王明珠, 刘润明, 等. 单切口吊带术治疗女性压力性尿失禁中期疗效和安全性分析[J]. 现代泌尿外科杂志, 2015, 20(10), 708-711.

[21] PETROS P, ULMSTEN U. An integral theory of female urinary incontinence. Experimental and clinical considerations[J]. Acta Obstet Gynecol Scand Suppl, 1990, 153(1): 7-31.

[22] DELORME E. DROUPY S. TAYRAC R, et al. Transobturator tape (Uratape): a new minimally-invasive procedure to treat female urinary incontinence[J]. Eur Urol, 2004, 45(2): 203-207.

[23] RACHANENI S, LATTHE P. Does preoperative urodynamics improve outcomes for women undergoing surgery for stress urinary incontinence? A systematic review and meta-analysis[J]. Br J Obstet Gynaecol, 2015, 122(7): 8-16.

[24] DRAKE M, NITTI V, GINSBERG D, et al. Comparative assessment of the effificacy of onabotulinumtoxina and oral therapies (anticholinergics and mirabegron) for overactive bladder: a systematic review and network meta-analysis[J]. BJU Int, 2017, 120(4): 611-622.

[25] PRIETO J, MURPHY C, MOORE K N, et al. Catheter designs, techniques and strategies for intermittent catheterisation: what is the evidence for preventing symptomatic UTI and other complications? A cochrane systematic review[J]. Eur Urol Suppl, 2014, 13(9): 1217-1233.

[26] SUNG V W, BORELLO-FRANCE D, DUNIVAN G, , et al. Methods for a multicenter randomized trial for mixed urinary incontinence: rationale and patient-centeredness of the ESTEEM trial[J]. Int Urogynecol J, 2016, 27(5): 1479-1490.

[27] MILANI R, MANODORO S, COLA, A, et al. Management of unrecognized bladder perforation following suburethral tape procedure[J]. Int J Gynacol Obstet, 2018, 142(1): 118-119.

[28] NICE Guidance: Urinary incontinence and pelvic organ prolapse in women: management: © NICE (2019) Urinary incontinence and pelvic organ prolapse in women: management[J]. BJU Int 2019, 123(9): 777-803.

[29] KLUTKE C, SIEGEL S, CARLIN B, et al. Urinary retention after tension-free vaginal tape procedure: incidence and treatment[J]. Urology, 2001, 58(5): 697-701.

[30] 吕坚伟, 女性压力性尿失禁吊带手术并发症相关热点研究进展[J]. 现代泌尿外科杂志, 2016, 21(12): 904-907.

[31] BRAZZELLI M, JAVANBAKHT M, IMAMURA M, et al. Surgical treatments for women with stress urinary incontinence: the ESTER systematic review and economic evaluation[J]. Health Technol Assess, 2019, 23(7): 301-306.

[32] ITKONEN M, MENTULA M, RAHKOLA P, et al. Tension-free vaginal tape surgery versus polyacrylamide hydrogel injection for primary stress urinary incontinence: a randomized clinical trial[J]. J Urol, 2020, 203(9): 372-378.

# 第十四章　女性妊娠与泌尿系统疾病

## 第一节　女性妊娠期泌尿系结石

### 一、病因与流行病学

妊娠期泌尿系结石又称妊娠期尿石症，包括妊娠前发生的结石持续存在至妊娠期间与妊娠期内的新发结石。妊娠期泌尿系结石临床较少见，妊娠期内女性患病率为0.03%～0.8%，其中症状性结石的发生率为1/500～1/3 000。平均发病年龄为27岁，白人较有色人种的发生率高。多次妊娠的妇女发病率比初次妊娠高约3倍，24%～30%患者既往存在结石病史。妊娠尿路结石主要由磷酸钙组成，输尿管结石更为常见，与肾结石的比例为2∶1。最新研究显示，妊娠期发生症状性肾结石的风险较非妊娠女性更高，尤其是妊娠中、晚期的发生率分别是非妊娠女性的2倍和2.7倍。妊娠合并尿路结石会影响母体和胎儿的健康，肾绞痛、泌尿系感染及梗阻的发生易导致不良分娩结局的风险增加，这使得临床的准确诊治尤为重要。

妊娠期泌尿系统显著的解剖生理学改变是肾盏、肾盂和输尿管的扩张。主要由机械因素和内环境因素的共同作用导致：①妊娠期母体心输出量增加引起肾血浆流量的增加，导致肾小球滤过率增加30%～50%，因此，尿量也随之增加。在妊娠晚期约90%的妊娠妇女可以观察到上尿路的扩张，并且可能会持续到产后12周。②妊娠期黄体分泌的孕激素增多，肾盂及输尿管平滑肌扩张且蠕动减少，使尿液滞留。③妊娠子宫直接压迫输尿管引起生理性肾积水。因右侧髂总血管、卵巢静脉压迫和子宫右旋，右侧肾积水往往比左侧更重，而左侧因乙状结肠遮挡，积水稍轻。但多个研究发现，妊娠期左右两侧的输尿管结石发生率无明显差别，因此尿液滞留对结石形成的影响仍有争议。

在妊娠期间，尿液中促进结石生成的代谢物质和抑制因素相互平衡。肾血浆流量和肾小球滤过率的增加导致了钠、钙和尿酸的滤过负荷增高，出现高钙尿症和高尿酸尿症。同时妊娠期因甲状旁腺激素分泌的抑制，减少了肾脏对钙的重吸收；胎盘产生的循环1，25-二羟胆钙化醇的增加，促进了肠道钙的吸收，这些因素进一步加剧了高钙尿症。妊娠期的这些生理改变是增加泌尿系结石形成风险的因素。然而，妊娠期枸橼酸盐、镁盐、糖蛋白在尿液中浓度也同时升高，这些是抑制结石形成的因素，即尿液中促进和抑制结石形成的成分均增多，因此，促进结石生成的生理变化可被抑制因素的增加与尿量增加所抵消。报道显示，妊娠期尿石症的发生率与非妊娠育龄期妇女相同，妊娠状态并不增加尿石症的发病风险。需要注意的是，虽然枸橼酸盐是结石形成的抑制剂，但它也会导致尿液pH升高，增加磷酸钙结石析出的风险。

此外，高龄产妇、代谢性疾病史、遗传因素、环境因素及生活饮食习惯都会对妊娠期泌尿系结石的形成产生一定的影响。

## 二、妊娠期对疾病进展的影响

妊娠合并泌尿系结石的患者，其结石可能在妊娠前就存在，仅是在妊娠期发病。未妊娠前发现有结石患者是否可以妊娠，需要根据结石的大小、位置、数量，以及对肾功能的影响等来决定。在未治愈前不宜妊娠者包括：①肾盂结石；②多发肾结石；③输尿管结石。上述结石易造成孕期肾绞痛发作、尿路梗阻/感染、肾功能损害，故应积极治疗，尽量消除风险后再妊娠。

妊娠期泌尿系结石症状的特异性不高，大约 28% 有症状的妊娠结石患者可能被误诊为憩室炎、阑尾炎和胎盘早剥，这是因为诊断会受到妊娠生理变化的影响：①妊娠期不断增大的子宫可能会掩盖部分症状体征，孕中晚期因子宫对膀胱的压迫可导致生理性的尿频、尿急症状，结石嵌顿引起疼痛的感觉和定位也会随着孕期进展随之发生变化；②妊娠早期体内人绒毛膜促性腺激素、雌激素、孕激素水平升高，会造成胃肠道功能紊乱，从而出现恶心、呕吐、厌食；③妊娠期输尿管扩张，肌张力减弱，故而结石引起疼痛的发作和血尿症状较非妊娠妇女减少，甚至可无症状；④妊娠期存在生理性肾积水，尿液中葡萄糖、氨基酸和水溶性维生素等物质增加，有利于细菌生长，增加了尿路感染的发生率。而感染与结石相互促进，使得妊娠期输尿管结石患者泌尿系感染的发生率高达 20%～45%。同时，妊娠期结石引发的尿路感染易导致全身症状甚至感染性休克，这和妊娠期氧化应激水平增高，以及盆腔血供和淋巴循环丰富、感染易扩散有关。

妊娠期泌尿系结石患者本身若无严重症状和难以纠正的并发症，均可继续妊娠。但如果治疗疾病需要长时间应用某些对胎儿生长发育有不良影响的药物，或需要经历复杂的手术或抢救过程时，要结合患者病情与意愿，慎重决定是否终止妊娠。

## 三、妊娠期对疾病诊断的特殊注意点

### （一）病史采集

对于妊娠期泌尿系结石患者，与非妊娠期患者相似，采集病史须了解患者的年龄、籍贯、职业、饮食饮水习惯、既往疾病用药史、家族史、有无泌尿系症状、排石碎石史。除此之外，同时还须注意其受孕后是否改变了饮食习惯，如过量补钙，以及相关产科和妊娠史等。

### （二）临床表现

典型的妊娠期输尿管结石的临床表现以放射至腰背、下腹部或大腿外生殖器的绞痛或胀痛、肾区叩击痛、血尿和下尿路症状为特征，也可能伴有恶心、呕吐或寒战、发热，但很少以腰腹痛为唯一症状表现。患者体征亦可与一般尿石症绞痛发作相似，如腹部压痛（输尿管点压痛）、肋脊点压痛、肋腰点压痛和肾区叩痛等。

值得注意的是，上述常见的症状和体征可能会被患者的妊娠状态所掩盖，因为妊娠期发生的解剖和生理变化本身就可能引起腰/腹痛、恶心呕吐和下尿路症状。虽然肾绞痛是孕妇因非产科腹痛而入院的最常见因素，也是妊娠期尿石症患者最常见的症状，但其他急腹症也会出现类似症状，这使得妊娠期尿石症患者的诊治非常具有挑战性。正确、及时地诊断至关重要，反复肾绞痛会使得胎膜早破、早产风险高达 80%，泌尿科医师在检查妊娠泌尿系结石患者时必须保持警惕。

**（三）实验室检查**

1. **尿常规**　妊娠期结石患者血尿发生率约为 95%，脓尿发生率约为 42%，有脓尿者提示合并尿路感染；尿 pH 则可能提示结石成分（如 pH＜5 提示尿酸结石，pH＞7 则提示感染性结石）。

2. **中段尿培养和药敏试验**　可发现致病菌并提供敏感抗生素指导。

3. **血常规检测**　可检测患者有无贫血及感染。

4. **血肝、肾功能、电解质检测**　在存在严重梗阻、感染时对全面评估病情及结石病因诊断提供依据。自行排出或外科手术取出的结石可进行结石成分分析；24 小时尿量及尿电解质分析推荐用于妊娠前易患结石的妇女。

**（四）影像学检查**

对于妊娠患者泌尿系结石的诊断，主要关注的是辐射暴露的影响。胎儿辐射暴露导致突变的致畸、致癌作用是显著的，包括流产、先天畸形、生长发育迟缓、严重的精神障碍等，这些影响取决于胎龄和暴露水平，尽管 50mGy 以下的射线量不增加胎儿异常的发生率，但妊娠早期，尤其孕 15 周前绝对禁止使用放射线。孕周＜3 周，胚胎对极度敏感，会致胚胎死亡；孕 3～8 周，胚胎处于器官发生期，放射线易致胎儿畸形；孕 8～15 周，放射线导致胎儿智力障碍发生率高。因此泌尿系超声（ultrasound，US）是首选的影像学诊断方法，它没有任何电离辐射暴露，并提供了肾、输尿管、盆腔系统的详细信息，还可以作为鉴别诊断的手段。普通超声诊断结石的灵敏度为 34%，特异度为 86%。其不足之处在于：无法区分妊娠期生理性肾积水和结石梗阻引起的积水，也不能很好判断位置隐匿的输尿管结石。故临床推荐一些新的方法来提高超声的诊断能力。彩色多普勒成像能通过显示输尿管口弹射状的喷尿，间接提示输尿管是结石梗阻还是生理性扩张。双平面超声还能通过测定肾动脉阻力指数（resistive index，*RI*），提高泌尿系结石诊断的准确率。*RI* 在妊娠前后没有显著变化，肾积水明确的前提下同时伴有单侧 *RI* 升高提示尿路梗阻可能，因而可以通过比较双侧 *RI* 来区别生理性肾积水和梗阻性肾积水。当阻力指数变值 $\Delta RI$（梗阻侧 *RI*– 健侧 *RI*）≥0.06 时，诊断输尿管结石的灵敏度为 95%，特异度为 100%。经阴道超声频率高，图像清晰，探头更接近盆段输尿管，可更好地显示远端输尿管结石；腔内超声显像技术可以通过膀胱镜进入，有效定位梗阻。这些都增加了超声诊断的价值。

磁共振尿路显影（magnetic resonance urography，MRU）不依赖电离辐射和对比剂，能清楚地显示泌尿集合系统，通常作为诊断妊娠期泌尿系结石的二线方案。MRU 能对输尿管扩张部位、程度及性质进行准确判断，尤其是辨别妊娠肾积水和结石相关梗阻，其灵敏度达 100%，病因诊断率达 93%，是超声检查很好的补充手段。MRU 使用电磁波，临床未见对胎儿及孕妇的危害。结石在 MRU 影像中表现为高信号尿液中的充盈缺损，研究表明 $T_2$ 加权快速自旋回波（fast spin echo，FSE）序列在识别较小结石方面很有价值。磁共振成像（magnetic resonance imaging，MRI）序列如弛豫增强快速采集（rapid acquisition with relaxation enhancement，RARE）、半傅里叶快速采集单次激发快速自旋回波（half-Fourier acquisition single-shot turbo spin-echo，HASTE）等目前已经可以有效诊断梗阻及结石。为了避免对胚胎的毒性作用，妊娠期不推荐使用钆增强 MRI。

虽然电子计算机断层扫描（computed tomography，CT）是检测泌尿系结石的金标准，但传统 CT 检查的放射剂量较大，不建议将其作为孕妇患者的一线影像学检查。对孕妇进行低剂量 CT 评估尿石症的研究发现，与 MRI 和 US 相比，低剂量 CT 可以有更高的特异度和阳性预测值（>95%）。因此建议低剂量CT可作为妊娠中晚期泌尿系结石的二线诊断方法，或复杂病例诊断的最后备选方案。目前各地对低剂量CT定义有所不同，综合7项研究（1 104例患者），推荐认为：低剂量CT的有效剂量定义为<3.5mSv，超低剂量CT定义为<1.9mSv，从诊断可靠性及对胎儿毒性的角度来看，应该可以安全地适用于妊娠期泌尿系结石。

腹部平片（kidney ureter bladder，KUB）和静脉肾盂造影（intravenous pyelography，IVP）过去曾作为二线检查的选择，但两者仍使胎儿受到电离辐射暴露，同时由于肠道或胎儿骨骼的重叠影像，结石的检测可能会受到限制，故一般不考虑使用。核素扫描尽管可以对肾积水的妊娠患者进行功能评估，然而放射性同位素会随尿液排泄在孕妇膀胱积聚对胎儿造成辐射，因此也不予推荐。

**（五）鉴别诊断**

须注意妊娠期泌尿系结石相关诊断的鉴别，不同的病因可能导致的结局差异很大。尿石症患者许多常见的临床体征和症状可能被患者的妊娠状态掩盖。妊娠期间易出现生理性血尿、无症状细菌尿或者膀胱刺激征，会给诊断带来干扰。随着妊娠的进展，结石引发疼痛的感知和定位可能会改变，易与其他疾病导致的腰腹痛相混淆。以腰背痛就诊的患者须注意疼痛的性质，是否存在叩痛；以肉眼血尿就诊的患者需要关注血尿的特点，如是否全程血尿，是否有血块及形状等。孕妇的生理及病理情况比较复杂，需要鉴别的疾病包括急腹症的鉴别和妊娠相关疾病的鉴别。

1. **急性胆囊炎** 一般为饱餐或过度疲劳后发生，夜间多见，疼痛多为突发性右上腹疼痛，也可见于上腹部正中或剑突下，阵发性加剧。疼痛可放射至右肩部右肩胛下角或右腰部，少数患者可放射至左肩部。70%～90%的患者可有恶心和呕吐；80%左右的患者出现寒战发热；25%左右的患者合并黄疸。严重感染时可出现休克。体征主要为右上腹明显压痛，右季肋下可触及肿大的胆囊；并发腹膜炎时可有腹肌紧张和反跳痛，部分患者墨菲征阳性。妊娠晚期由于增大的子宫掩盖，腹部体征可不明显。血常规白细胞计数升高，超声检查可见胆囊肿大、壁厚、收缩不良或合并胆石。

2. **胆石症** 胆道结石引起的胆绞痛有时会与输尿管结石引起的绞痛相混淆。但胆绞痛的发作大多在饱餐或进高脂肪餐后数小时内，或在腹部受到震动中发作；疼痛多在中上腹或右上腹，常放射至右肩胛处或右肩部，有恶心、呕吐、发热等症。胆结石患者尿中一般无红细胞、白细胞，且询问有胆结石病史，墨菲征常呈阳性，超声提示胆囊壁增厚及结石声像可协助诊断。

3. **急性胰腺炎** 尿石症有时须与胰腺炎急性发作进行鉴别。急性胰腺炎最常见的症状为上腹部疼痛、恶心和呕吐。但急性胰腺炎常不易诊断，故对有急性上腹痛患者，均应考虑有急性胰腺炎的可能。早期多次测定血清或其他体液淀粉酶含量对诊断有帮助，必要时行腹部超声或CT、MRI检查可协助鉴别诊断。

4. **急性阑尾炎** 妊娠合并阑尾炎较常见且严重。由于子宫增大，使阑尾及大网膜位置改变而造成临床表现不典型，若医师无丰富的临床经验，易造成误诊或延误治疗。阑尾易穿孔，炎症不易局限，易发展成为弥漫性腹膜炎、脓毒血症甚至感染性休克，造成胎儿死亡、流产或早产。

5. **卵巢囊肿蒂扭转** 妊娠期卵巢囊肿蒂扭转也是妊娠期急腹症的病因之一，有下腹痛、恶心、呕吐等症状。常在患者突然改变体位时，或妊娠期、产褥期的子宫大小、位置改变时发生。卵巢囊肿扭转的蒂由骨盆漏斗韧带、卵巢固有韧带和输卵管组成。发生急性扭转后静脉回流受阻，瘤内极度充血或血管破裂瘤内出血，致使瘤体迅速增大，后因动脉血流受阻，瘤体发生坏死变为紫黑色，可破裂和继发感染。有时不全扭转可自然复位，腹痛随之缓解。根据患者病史，以及急剧发作的腹痛、盆腔触及包块和宫角蒂部的压痛可作出诊断。卵巢囊肿蒂扭转一经确诊，应尽快行剖腹手术。

6. **胎盘早剥** 轻型胎盘早剥由于症状与体征不够典型，诊断往往有一定困难，应仔细观察与分析。重型胎盘早剥的症状与体征比较典型，诊断多无困难。对可疑及轻型患者行B型超声检查，可确定有无胎盘早剥并估计剥离面大小。若有胎盘后血肿，超声声像图显示胎盘与子宫壁之间出现液性暗区，界限不太清楚，对可疑及轻型胎盘早剥的诊断有较大帮助。重型患者的超声声像图则更加明显，除胎盘与宫壁间的液性暗区外，还可见到暗区内有时出现光点反射（血肿机化）、胎盘绒毛板向羊膜腔凸出，还可以观察胎儿的状态（有无胎动及胎心搏动）。

## 四、妊娠期对疾病治疗的特殊注意点

妊娠期泌尿系结石患者的临床处理较复杂，需要麻醉科医师、放射科医师、产科医师和泌尿科医师的密切合作。妊娠合并泌尿系结石治疗的目的是缓解疼痛、解除梗阻、控制感染、维持肾脏功能及避免不良妊娠事件，不刻意追求结石治愈。如暂时无须急诊手术，应在分娩后再取石。

### （一）保守治疗

妊娠期泌尿系结石应根据结石大小、梗阻部位、是否存在感染、有无肾功能损害和临床症状来确定治疗方法。单纯无症状的输尿管结石患者可予以观察等待，至产后处理。建议患者采取健侧卧位，减轻患侧输尿管及肾盂压力，以利于积水引流，嘱患者多饮水或适量补液（每天 2 000～3 000ml），增加尿量，促进体内钙盐及矿物质排出。目前有症状妊娠期尿石症患者的初始治疗也倾向于保守治疗。研究发现 48%～84% 的患者在经水化及镇痛等保守治疗后可自行排出结石。保守治疗主要包括补液、药物治疗及等待观察。建议对于早孕反应轻、无呕吐的患者每天口服补液 2～3 L，若口服补液不足，可予以静脉补液，足量补液可加速肾及输尿管尿液流动，提高自行排石率。

药物治疗的原则包括：按照孕周、过敏史、给药途径、剂量等确定药物对孕妇及胎儿的毒性[须参照妊娠期药物分级，目前国内尚不完善，可参考美国食品药品监督管理局（FDA）的妊娠期药物分级]；应使用疗效确定、可反复应用的常用药，减少药物意外发生的可能性；妊娠期血容量增加、肾血流增多等情况可能需要加大药物剂量，在此基础上仍应采用最小有效剂量。

1. **解痉镇痛药** 在妊娠期可选择对乙酰氨基酚或阿片类镇痛药物。由于致畸作用，可待因在妊娠早期禁用。非甾体抗炎药可能引起羊水过少、早期自发流产以及胎儿心脏畸形等，在妊娠期亦为禁忌。在出现剧烈疼痛时，可使用患者自控的镇痛泵或硬膜外麻醉止痛。解痉药可以选择间苯三酚、孕酮。间苯三酚是一种亲肌性平滑肌解痉剂，使异常痉挛的平滑肌松弛，对生理收缩的平滑肌影响极小，没有抗胆碱副作用，不会引起血压降低、心率增快、心律失常等症状，在妊娠期可反复使用。孕酮有松弛缓解输尿管平滑肌的痉挛、扩大输尿管管径、拮抗醛固酮产生排钠利尿，以及代偿性增加输尿管蠕动、促进结石排出的作用，同时还具有保胎功效。α受体阻滞剂和钙通道阻滞剂为妊娠B类药物，通常使用较为安全。钙通道阻滞剂在妊娠期间也常用于治疗早产和妊娠高血压。α受体阻滞剂和钙通道阻滞剂都抑制输尿管的蠕动活动，增加结石上方的压力，可在结石周围建立一个压力梯度，从而促进结石排出。但使用上述药物排石仍属"超说明书"用法，临床上仍须慎重权衡利弊。另外，硫酸镁具有较好的松弛平滑肌、缓解肾绞痛、促进排石、防治宫缩、镇静安胎的多重作用，适合妊娠期顽固性肾绞痛的治疗，但心率＜60次/min、尿量少于25～30ml/h、低血压、低血钙和肾功能不全者应禁用。

2. **抗生素** 约50%的妊娠期输尿管结石患者伴随泌尿道感染，最常见的致病菌是大肠埃希菌，其次为肠球菌属、凝固酶阴性葡萄球菌、肺炎克雷伯菌、铜绿假单胞菌等，使用抗生素时须根据细菌培养及药敏结果合理选择，同时须考虑患者与胎儿的安全。目前被证明对妊娠安全的抗生素包括青霉素类、头孢类、大环内酯类及呋喃妥因类；禁用氨基糖苷类、四环素、氯霉素、氟喹诺酮类和磺胺类药物。

### （二）外科治疗

有症状的妊娠尿石症患者绝大多数为上尿路结石，经保守治疗后仍有1/3的患者需要外科干预，主要包括如下情况：①合并疼痛、发热及持续呕吐，保守治疗无效时；②出现产科合并症；③患者为孤立肾或双侧输尿管结石影响肾功能时；④大于1cm的输尿管结石。外科治疗的措施包括：置管引流术和碎石取石术。

置管引流术包括经尿道输尿管支架置入术和经皮肾穿刺造瘘术。两者都建议在局麻下进行，其疗效相同，泌尿外科医师可以根据具体情况及手术条件来选择。因为考虑到妊娠期生理状态下支架管周围有晶体沉积结壳的风险，故文献推荐合并肾积水的患者在孕22周前采用经皮肾穿刺造瘘术，在妊娠期晚期则采用留置输尿管内支架管术，以避免频繁更换双J管增加侵入操作感染风险和患者痛苦。但综合对比两者的操作风险及对孕妇的生活质量影响，国内专家可能更倾向于创伤更小的双J管内引流术式。超声引导下经皮肾穿刺造瘘术一般在积水或感染比较严重、逆行经尿道输尿管支架管放置失败的情况下采用，孕妇可取侧卧、斜卧位或斜俯卧位。支架管留置时间和更换频率以本身材质和孕妇的代谢体质为评估条件，建议每4～8周随访观察，视情况决定更换还是继续留置。

无法耐受双J管或肾造瘘手术者，可以选择麻醉下经尿道输尿管镜碎石手术（ureteroscopic lithotripsy，URL）。由于妊娠期输尿管生理性扩张，URL安全有效，较少发生并发症。美国妇产科医师学会ACOG委员会建议任何非紧急手术都选择在妊娠中期进行，以将早产和自然流产的风险降到最低。在进行手术之前，均须由产科医师会诊评估患者及胎儿状态；在术中均监测宫缩及胎心情况，必要时多学科合作进行围手术期准备与评估。全身麻醉和区域麻醉对胎儿是相对安全的。在碎石工具选择上，气压弹道和钬激光是妊娠期碎石合适的方式。

虽有少数文献或个例报道，但2021年欧洲泌尿外科诊疗指南指出，体外冲击波碎石术及经皮肾镜取石术仍为妊娠患者的绝对禁忌证。此类手术易产生并发症，增加胎儿及母体的危险。同样，腹腔镜、开放手术亦不推荐。虽然目前研究认为孕妇与非孕妇合并泌尿系结石手术并发症发生率相当，但对于妊娠期泌尿系结石患者的手术治疗仍须谨慎，最安全的处理方式是待分娩后择期再行取石手术。

### （三）并发症的处理

妊娠期泌尿系结石引起的急性肾绞痛具有多种潜在的并发症风险，这些并发症的发生与尿石症并不一定有直接关系。妊娠期尿石症常见的并发症包括尿路感染引起的脓毒症、高血压和先兆子痫等。同时患者受孕期间可能会出现血液系统疾病，如妊娠期贫血；因为妊娠是一种高凝状态，孕妇发生血栓栓塞事件的风险也更大。此外，妊娠会导致一些心肺变化，包括心输出量增加、肺功能储备减少导致的耗氧量增加、呼吸性碱中毒和增加碳酸氢盐排泄。妊娠期并发症需要及时处理，否则会影响妊娠结局，导致流产或早产等不良结果。

1. **脓毒血症**　输尿管结石引起的梗阻可能会导致尿源性脓毒血症的发生，一旦出现脓毒血症需要及时进行外科引流解除梗阻，包括经尿道输尿管支架管置入或经皮肾穿刺造瘘术，并进行有效的抗感染治疗。若出现脓毒症休克还需要进行早期液体复苏。复苏目标为稳定中心静脉压在 8～12mmHg。若使用晶体及胶体复苏后仍不能充分恢复灌注压（平均动脉压 65～70mmHg），则使用升压药，首先选去甲肾上腺素，同时进行早期胎儿监护；治疗时须联合重症医学科及产科共同制定治疗策略。

2. **妊娠期高血压和先兆子痫**　妊娠期高血压疾病的治疗目的是控制病情，延长孕周，尽可能保障母子安全。治疗时应综合考虑孕周、疾病的严重程度及治疗效果。治疗基本原则是休息、镇静、预防抽搐，有指征地降压和利尿、密切监测母子情况，适时终止妊娠。应根据病情严重程度，进行个体化的治疗。

（1）一般治疗：孕妇应注意休息，以侧卧位为宜，但是子痫前期患者不建议绝对卧床休息；保证摄入足量的蛋白质和热量；不建议过度限制食盐摄入。

（2）药物治疗：由于个体差异大，用药不存在绝对的最好、最快、最有效，除常用非处方药外，应在医师指导下充分结合个人情况选择最合适的药物。

1）降压药：降压的目的是预防心脑血管意外和胎盘早剥等严重母胎并发症。收缩压≥160mmHg 和/或舒张压≥110mmHg 的孕妇应进行降压治疗；收缩压≥150mmHg 和/或舒张压≥100mmHg 的非严重高血压建议及时降压治疗；收缩压 140～150mmHg 和/或舒张压 90～100mmHg 不建议治疗，但对合并脏器功能损害者可以考虑降压治疗；受孕前已用降压药治疗的孕妇应继续降压治疗。

2）硫酸镁：该药物主要用于控制子痫抽搐及防止再抽搐；预防伴严重表现子痫前期发展成为子痫；伴严重表现子痫前期患者临产前用药，预防产时子痫或产后子痫。

3）镇静药：用于缓解孕产妇的精神紧张、焦虑症状、改善睡眠，当应用硫酸镁无效或有禁忌时可用于预防并控制子痫。

4）利尿剂：子痫前期孕妇不主张常规应用利尿剂，但是当孕妇出现全身性水肿、肺水肿、脑水肿、肾功能不全、急性心功能衰竭时，可酌情使用呋塞米等快速利尿剂。

子痫前期孕妇经积极治疗但母胎状况无改善或者病情持续进展，终止妊娠是唯一有效的治疗措施。

3. **妊娠期贫血**　妊娠期贫血多发于妊娠晚期，主要是营养不良和叶酸缺乏所致，而极少部分由维生素 $B_{12}$ 缺乏引起。治疗原则包括：加强孕期营养指导，改变不良饮食习惯，多食新鲜蔬菜、水果、瓜豆类、肉类、动物肝脏及肾脏等食物；于妊娠后半期每天给予叶酸 5mg 口服，或叶酸 10～30mg 每天 1 次肌内注射，直至症状消失、贫血纠正；若治疗效果不显著，应检查有无缺铁，可同时补给铁剂；维生素 $B_{12}$ 100μg 肌内注射，每天 1 次，共 2 周。以后改为每周 2 次，直至血红蛋白恢复正常；有神经系统症状者，单独用叶酸有可能使神经系统症状加重，应引起注意；血红蛋白＜60g/L 时，可少量间断输新鲜血浆或浓缩红细胞。

4. **妊娠期静脉血栓栓塞症（venous thromboembolism，VTE）**　血栓形成机制包括高凝状态、静脉淤滞和血管损伤。这 3 种因素在妊娠期间不同程度地存在，导致孕妇成为血栓栓塞性疾病的高危人群，其风险为非孕期的5～6倍。静脉血栓一旦确诊，就应根据其种类及病情采取积极治疗，以防止血栓继续发展和脱落而造成肺栓塞。治疗包括一般治疗和抗凝治疗。一般治疗包括：绝对卧床休息1周，对发病7天以后患者也应卧床休息1周，但不应长期卧床，以防新的血栓形成；抬高患肢，有利于静脉回流和消肿；下肢可使用弹力绷带，促进静脉回流，一直用到血栓彻底吸收为止；用硫酸镁（50%）液加温到50℃左右湿敷，硫酸镁有解痉止痛和消肿作用，纱布干了即换，1天反复多次；镇静止痛，可用阿司匹林、布洛芬口服；抗感染治疗，使用抗生素治疗或预防感染；抗凝治疗可选择低分子肝素或普通肝素，抗凝治疗时间一般要持续6个月，分娩后可改为华法林治疗。

## 五、预后及预防

妊娠期泌尿系结石就诊过程中常规检查受限，使用一些药物或手术治疗可能对胎儿的发育造成影响。因此，建议女性在孕前常规检查泌尿系超声，以排查泌尿系结石，减少疾病进展对孕妇及胎儿的影响。对于妊娠期症状性泌尿系结石患者，若保守治疗无效则早期干预会有可能取得更好的结果，因为这可以降低尿路感染、脓毒血症和其他并发症的风险；研究显示妊娠妇女的结石可能会增加先兆子痫发生率和剖宫产率，造成低体质量儿、早产、流产或胎儿异常的发生风险上升，虽然这种风险实际上非常低（0～1%）。产科监护的配备提供了妊娠期结石的治疗保障。仔细选择患者，由经验丰富的医师提供多学科决策与密切的随访观察对于孕妇与胎儿取得良好预后至关重要。

妊娠期高钙血症及高尿酸、高pH的生理状态和泌尿系结石多伴发感染的因素易引起输尿管支架管及肾造瘘管结石垢形成而造成梗阻。建议留置支架管的孕产妇术后多饮水、控制饮食中钙摄入以减少支架管梗阻发生，并定期复查，间歇性更换，直到结石得到最终治疗。输尿管镜碎石术后的孕妇一般建议术后2～4周复查尿常规及泌尿系超声，如无梗阻、感染及残石者可予拔除双J管，定期随访。

尽管针对非妊娠患者的一些泌尿系结石预防措施，包括改变生活习惯和调整饮食结构等，可能对妊娠患者有用，然而临床上通常不会在妊娠期间进行这种全面的结石代谢评估。考虑到孕产妇的特殊生理状态，这类评估及任何需要根据评估结果启动的预防措施都应推迟到产后数月再实施。妊娠泌尿系结石患者需要进行密切的产后随访，积极治疗受孕期间未处理的结石；当结石已排出或得到治疗时，仍需要密切随访以确保肾积水问题得到解决，并提供个体化、风险适宜的结石预防策略，因为产次仍然是未来泌尿系结石形成的重要风险因素。

（俞蔚文 严春晖）

## 参考文献

[1] MEHER S, GIBBONS N, DASGUPTA R. Renal stones in pregnancy[J]. Obstet Med, 2014, 7(3): 103-110.

[2] BUTLER E L, COX S M, EBERTS E G, et al. Symptomatic nephrolithiasis complicating pregnancy[J]. Obstet Gynecol, 2000, 96(5 Pt 1): 753-756.

[3] ORDON M, DIRK J, SLATER J, et al. Incidence, treatment, and implications of kidney stones during pregnancy: a matched population-based cohort study[J]. J Endourol, 2020, 34(2): 215-221.

[4] SEMINS M J, MATLAGA B R. Kidney stones and pregnancy[J]. Adv Chronic Kidney Dis, 2013, 20(3):

260-264.
[5] GORTON E, WHITFIELD H N. Renal calculi in pregnancy[J]. Br J Urol, 1997, 80 Suppl 1: 4-9.
[6] ROSS A E, HANDA S, LINGEMAN J E, et al. Kidney stones during pregnancy: an investigation into stone composition[J]. Urol Res, 2008, 36(2): 99-102.
[7] THONGPRAYOON C, VAUGHAN L E, CHEWCHARAT A, et al. Risk of symptomatic kidney stones during and after pregnancy[J]. Am J Kidney Dis, 2021, 78(3): 409-417.
[8] DURE-SMITH P. Pregnancy dilatation of the urinary tract. The iliac sign and its significance[J]. Radiology, 1970, 96(3): 545-550.
[9] MAIKRANZ P, HOLLEY J L, PARKS J H, et al. Gestational hypercalciuria causes pathological urine calcium oxalate supersaturations[J]. Kidney Int, 1989, 36(1): 108-113.
[10] EVAN A P. Physiopathology and etiology of stone formation in the kidney and the urinary tract[J]. Pediatr Nephrol, 2010, 25(5): 831-841.
[11] STOTHERS L, LEE L M. Renal colic in pregnancy[J]. J Urol, 1992, 148(5): 1383-1387.
[12] GILSTRAP L C, CUNNINGHAM F G, WHALLEY P J. Acute pyelonephritis in pregnancy: an anterospective study[J]. Obstet Gynecol, 1981, 57(4): 409-413.
[13] KHALID S, AHMAD S. Correction of iron deficiency anemia in pregnancy and its effects on superoxide dismutase[J]. Pak J Pharm Sci, 2012, 25(2): 423-427.
[14] LEE M S, FENSTERMAKER M A, NAOUM E E, et al. Management of nephrolithiasis in pregnancy: multi-disciplinary guidelines from an academic medical center[J]. Front Surg, 2021, 8: 796876.
[15] ANDREOIU M, MACMAHON R. Renal colic in pregnancy: lithiasis or physiological hydronephrosis? [J]. Urology, 2009, 74(4): 757-761.
[16] LEWIS D F, ROBICHAUX A G, JAEKLE R K, et al. Urolithiasis in pregnancy. Diagnosis, management and pregnancy outcome[J]. J Reprod Med, 2003, 48(1): 28-32.
[17] SHOKEIR A A, MAHRAN M R, ABDULMAABOUD M. Renal colic in pregnant women: role of renal resistive index[J]. Urology, 2000, 55(3): 344-347.
[18] SPENCER J A, CHAHAL R, KELLY A, et al. Evaluation of painful hydronephrosis in pregnancy: magnetic resonance urographic patterns in physiological dilatation versus calculous obstruction[J]. J Urol, 2004, 171(1): 256-260.
[19] WHITE W M, JOHNSON E B, ZITE N B, et al. Predictive value of current imaging modalities for the detection of urolithiasis during pregnancy: a multicenter, longitudinal study[J]. J Urol, 2013, 189(3): 931-934.
[20] RAY J G, VERMEULEN M J, BHARATHA A, et al. Association between MRI exposure during pregnancy and fetal and childhood outcomes[J]. JAMA, 2016, 316(9): 952-961.
[21] SEMINS M J, MATLAGA B R. Management of urolithiasis in pregnancy[J]. Int J Womens Health, 2013, 5: 599-604.
[22] ISHII H, ABOUMARZOUK O M, SOMANI B K. Current status of ureteroscopy for stone disease in pregnancy[J]. Urolithiasis, 2014, 42(1): 1-7.
[23] ROB S, BRYANT T, WILSON I, et al. Ultra-low-dose, low-dose, and standard-dose CT of the kidney, ureters, and bladder: is there a difference? Results from a systematic review of the literature[J]. Clin Radiol, 2017, 72(1): 11-15.
[24] BIYANI C S, JOYCE A D. Urolithiasis in pregnancy. Ⅰ: pathophysiology, fetal considerations and diagnosis[J]. BJU Int, 2002, 89(8): 811-818.
[25] PARULKAR B G, HOPKINS T B, WOLLIN M R, et al. Renal colic during pregnancy: a case for conservative treatment[J]. J Urol, 1998, 159(2): 365-368.
[26] BURGESS K L, GETTMAN M T, RANGEL L J, et al. Diagnosis of urolithiasis and rate of spontaneous passage during pregnancy[J]. J Urol, 2011, 186(6): 2280-2284.
[27] BROUSSARD C S, RASMUSSEN S A, REEFHUIS J, et al. Maternal treatment with opioid analgesics and risk for birth defects[J]. Am J Obstet Gynecol, 2011, 204(4): 314.e1-314.e11.

[28] WEBER-SCHOENDORFER C, HANNEMANN D, MEISTER R, et al. The safety of calcium channel blockers during pregnancy: a prospective, multicenter, observational study[J]. Reprod Toxicol, 2008, 26(1): 24-30.
[29] SRIRANGAM S J, HICKERTON B, VAN CLEYNENBREUGEL B. Management of urinary calculiin pregnancy: a review[J]. J Endourol, 2008, 22(5): 867-875.
[30] MOKHMALJI H, BRAUN P M, MARTINEZ PORTILLO F J, et al. Percutaneous nephrostomy versus ureteral stents for diversion of hydronephrosis caused by stones: a prospective, randomized clinical trial[J]. J Urol, 2001, 165(4): 1088-1092.
[31] ACOG Committee on Obstetric Practice. ACOG Committee Opinion No.474: nonobstetric surgery during pregnancy[J]. Obstet Gynecol, 2011, 117(2 Pt 1): 420-421.
[32] BOZKURT Y, PENBEGUL N, SOYLEMEZ H, et al. The efficacy and safety of ureteroscopy for ureteral calculi in pregnancy: our experience in 32 patients[J]. Urol Res, 2012, 40(5): 531-535.
[33] ABEDI A R, ALLAMEH F, RAZZAGHI M R, et al. The efficacy and safety of laser lithotripsy in pregnancy[J]. J Lasers Med Sci, 2017, 8(2): 84-87.
[34] ROSENBERG E, SERGIENKO R, ABU-GHANEM S, et al. Nephrolithiasis during pregnancy: characteristics, complications, and pregnancy outcome[J]. World J Urol, 2011, 29(6): 743-747.
[35] SEMINS M J, MATLAGA B R. Kidney stones during pregnancy[J]. Nat Rev Urol, 2014, 11(3): 163-168.
[36] DAI J C, NICHOLSON T M, CHANG H C, et al. Nephrolithiasis in pregnancy: treating for two[J]. Urology, 2021, 151: 44-53.

## 第二节 女性妊娠期泌尿系肿瘤

妊娠期合并恶性肿瘤发生率较低，合并泌尿系统肿瘤更是罕见，其确切发病率尚不清楚。妊娠合并肿瘤的发生率虽然很低，但鉴于生育年龄延迟的趋势，两者并发的概率逐渐增高。女性妊娠期泌尿系肿瘤的诊治给临床医师带来许多挑战，这些肿瘤在孕妇中罕见，而且它们的症状可能类似于常见的妊娠相关疾病，也经常见于一些良性疾病当中，因此，容易导致诊断延迟。肾细胞癌是妊娠期最常见的泌尿系恶性肿瘤，其次是膀胱癌和肾上腺肿瘤，输尿管和尿道等其他泌尿道的恶性肿瘤在妊娠期女性中很少见。在女性妊娠期泌尿系肿瘤的诊治过程中，需要考虑的问题包括影像学检查的安全性、治疗对胎儿和孕妇健康的影响、手术干预的理想时机和预后，以及每种治疗方法的可能结果。针对妊娠期女性在检查手段及治疗方案的选择上与非妊娠期患者存在较大的差异，本章将从病因与流行病学、妊娠期对疾病进展的影响、诊断、治疗及预后预防等方面进行阐述。

### 一、病因与流行病学

妊娠期合并恶性肿瘤发生率较低，约为2.35/10 000人，其中常见的是乳腺癌、恶性黑色素瘤、子宫颈癌、甲状腺癌、淋巴瘤及白血病等，妊娠合并泌尿系统肿瘤罕见，其确切发病率尚不清楚，但一些专家估计大约每1 000 000例妊娠中有13例。这些肿瘤在孕妇中罕见，而且它们的症状可能类似于常见的妊娠相关疾病，例如镜下血尿、腰痛、高血压、心悸、体质量增加和高血糖，也经常见于一些良性疾病当中，如泌尿道感染、肾结石和先兆子痫，所以导致诊断往往会延迟。

#### （一）女性妊娠期肾脏肿瘤

妊娠期合并肾脏肿瘤最常见的病理类型是肾细胞癌。肾细胞癌是起源于肾实质肾小管上皮细胞的恶性肿瘤，又称肾腺癌，简称为肾癌，占肾脏恶性肿瘤的 80%～90%，包括起源于肾小管不同部位的各种肾细胞癌亚型，但不包括来源于肾间质以及肾盂肾盏变移上皮细胞的各种肿瘤。既往研究显示，已发表的妊娠期肾肿瘤病例回顾中，肾细胞癌占肾肿瘤的 50%，血管平滑肌脂肪瘤是第二常见的肿瘤，其余还包括肾母细胞瘤、腺瘤、血管肉瘤、类腺癌、纤维瘤等。据中国肿瘤登记年报的资料显示，1998—2014 年我国肾癌的发病率呈上升趋势，发病年龄可见于各年龄段，高发年龄为 50～70 岁。肾细胞癌的发病率男女患者比例约为 2∶1，男性明显多于女性，因此妊娠期合并肾细胞癌的发病率更低。

肾癌的病因未明，其发病与遗传、吸烟、肥胖、高血压及抗高血压治疗等有关，遗传性肾癌或家族性肾癌占肾癌总数的 2%～4%。顾方六提出：体重增加时发生肾癌的危险性也上升；钙摄入有可能减少肾癌的发生；乙烯雌酚可诱导仓鼠形成肾皮质癌。妊娠期孕妇体质量逐渐增加、胎盘及卵巢合成大量雌激素、孕妇血清钙降低等因素均有可能促进肾癌的发展。目前，有几种可能的机制可以解释妊娠期肾癌风险增加。首先，体质量指数的增加及妊娠期高血压和糖尿病的风险增加是潜在的危险因素。在流行病学调查中，这些因素与正常人群中肾脏恶性肿瘤发展之间的关系正在逐渐确立。其次，妊娠的特点是新组织和血管结构的生成，血管生成的相关因素增加可能在肾细胞癌的发生中起作用，位于 3p25 的肿瘤抑制基因 *VHL* 在希佩尔 - 林道病（von Hippel-Lindau disease，VHL 病）中丢失，可导致血管内皮生长因子的过表达和血管生成增加，但这种疾病在妊娠期的发病率尚不清楚。最后，雌激素和孕酮对肾癌可能有潜在的影响。动物研究表明，给予雌激素可使肾癌细胞增殖，而孕酮或睾酮可使肿瘤消退，但目前这只是一个假设，前期支持基础薄弱。

血管平滑肌脂肪瘤是妊娠期第二常见的肾脏肿瘤，约占孕妇所有肾脏肿块的 25%。血管平滑肌脂肪瘤可能与结节性硬化症有关，然而，这些肿瘤中的大多数在受孕期间是没有症状的，主要是通过腹部超声在检查中偶然发现的。

### （二）女性妊娠期膀胱肿瘤

世界范围内，膀胱癌发病率居恶性肿瘤的第 9 位，在男性排名第 7 位，女性排在第 10 位之后，发病率男性高于女性。膀胱癌男性发病率为女性的 3～4 倍。2012 年世界膀胱癌年龄标准化发病率男性为 16.9/10 万，女性为 3.7/10 万，年龄标准化死亡率男性为 4.5/10 万，女性为 1.1/10 万。妊娠期合并膀胱癌罕见，1927 年 Waser 第一次报道了妊娠期合并膀胱癌的病例。截至目前，文献报道的病例数不超过 40 例。膀胱癌极少发生在妊娠期，可能与膀胱移行细胞的癌基因被雌激素抑制有关。膀胱癌的发生是复杂、多因素、多步骤的病理变化过程，既有内在的遗传因素，又有外在的环境因素。较为明确的两大致病危险因素是吸烟和长期接触工业化学产品。

膀胱癌包括尿路上皮（移行）细胞癌、鳞状细胞癌和腺细胞癌，其次还有较少见的小细胞癌、混合型癌、癌肉瘤及转移性癌等。其中，膀胱尿路上皮癌最为常见，占膀胱癌的 90% 以上，膀胱鳞状细胞癌比较少见，占膀胱癌的 3%～7%。同非妊娠期膀胱肿瘤相似，妊娠期合并膀胱肿瘤病理类型主要为尿路上皮癌，其次为腺癌，极少数报道由血吸虫感染导致的鳞状细胞癌。

### （三）女性妊娠期肾上腺肿瘤

肾上腺肿瘤主要包括肾上腺皮质肿瘤（肾上腺皮质腺瘤和肾上腺皮质癌）、肾上腺髓质肿瘤（良性嗜铬细胞瘤和恶性嗜铬细胞瘤）、肾上腺外副神经节瘤和其他肾上腺肿瘤。按内分泌功能状态可分为功能性和非功能性，其中多个内分泌器官受累者称为多发性内分泌肿瘤综合征。妊娠期常见的肾上腺肿瘤主要包括肾上腺偶发瘤、肾上腺皮质肿瘤伴库欣综合征（Cushing's syndrome，CS）、肾上腺皮质肿瘤伴原发性醛固酮增多症（primary hyperaldosteronism，PHA）、嗜铬细胞瘤及肾上腺皮质癌（adrenocortical carcinoma，ACC），其中肾上腺皮质癌罕见，发病率不足 1/1 000 000。肾上腺偶发瘤越来越多通过超声在受孕患者及普通人群中被发现。在一项大规模的妊娠期肾上腺肿物患者的系列报道中，发现 42.7% 的病例诊断为肾上腺腺瘤，10.2% 的病例诊断为肾上腺癌，26.5% 的病例为双侧肾上腺增生，11.8% 的病例诊断为库欣病。值得注意的是，非妊娠与妊娠期发生 CS 的病因有着明显差异。与非妊娠 CS 不同，肾上腺腺瘤为妊娠期 CS 的主要病因，占 40%～50%，库欣病仅占 33%。妊娠期嗜铬细胞瘤的发病率约为每 50 000 例足月妊娠中有 1 例，在对 30 246 例妊娠的 22 年回顾中，报告的发病率为 0.007%。两项大型综述报告显示，妊娠期间发现嗜铬细胞瘤的患者平均年龄约为 27 岁，产次与妊娠期间嗜铬细胞瘤的发病率无关。

## 二、妊娠期对疾病进展的影响

### （一）妊娠期临床症状混淆影响肿瘤的进展

女性妊娠期泌尿系肿瘤的诊治给临床医师带来许多挑战。这些肿瘤在孕妇中罕见，而且它们的症状可能类似于常见的妊娠相关疾病，从而延误肿瘤的早期发现和早期治疗。一些症状如镜下血尿、腰痛、高血压、心悸、体质量增加和高血糖，也经常见于一些良性疾病当中，如泌尿道感染、肾结石和先兆子痫，容易导致诊断延迟。约 20% 的肾癌还有一种特殊的肾外表现——副瘤综合征，而妊娠期妇女有部分人会出现高血压、高血糖，这些与副瘤综合征表现非常相似，如果妊娠期合并肾癌出现副瘤综合征表现，人们往往首先想到可能是妊娠期高血压疾病或妊娠期糖尿病，就会忽略可能是肾癌的副瘤综合征的表现，导致延误诊治。妊娠期膀胱肿瘤主要临床表现同非妊娠期患者相比并无特异性，主要表现为无痛性血尿，但相关文献报道，约有 22% 的患者被误诊为阴道出血。CS 是各种病因导致的肾上腺皮质在长时间内分泌过量糖皮质激素，可以称之为皮质醇增多症。因为 CS 的主要症状，如向心性肥胖、皮肤痤疮、多毛、体质量增加、高血压等可与正常妊娠表现相似，导致妊娠合并 CS 的患者常被漏诊。嗜铬细胞瘤的典型症状，如高血压、心悸或出汗过多也可以归因于妊娠期高血压或先兆子痫，因此，嗜铬细胞瘤也经常在妊娠期间延误诊断或漏诊，这可能导致分娩时出现高血压危象或心力衰竭。

### （二）妊娠干扰腹部查体对肿瘤进展的影响

随着妊娠时间的逐渐增加，胎儿逐渐增大，对腹部脏器会造成一定的影响，比如会压迫腹部脏器，或者使腹部脏器变形、移位等，对肿瘤的查体及干预造成一定的影响。例如妊娠期膀胱癌患者由于增大子宫的影响，此体征不易检查到。有时膀胱移位会使病变难以诊断或定位。膀胱癌患者触及盆腔包块多是局部进展性肿瘤的证据。此外，在妊娠期会出现体质量增加速度过快、腹部有紫纹、向心性肥胖及四肢肌肉萎缩等情况，造成了妊娠合并肾上腺腺瘤导致的库欣综合征在诊断上存在较大困难，因为两者体格检查上容易混淆而造成了肿瘤的诊断延误，促进了肿瘤的进展。

### （三）妊娠限制检查的选择对肿瘤进展的影响

妊娠期女性在检查手段及治疗方案的选择上与非妊娠期患者存在较大的差异，对于妊娠期女性，X 线、CT 和静脉尿路造影由于其具有放射性损害，有导致胎儿畸形的风险，不推荐为妊娠期，特别是妊娠期前 3 个月合并泌尿系肿瘤的诊断方法，对于发生于子宫前方的膀胱癌则更加不合适。因此，在临床诊断方法上，超声是妊娠期常规产检项目。但超声的灵敏度不高，且受腔内气体的干扰而影响了早期肿瘤的发现。磁共振检查（MRI）可以提供关于肿瘤大小、位置、质地、与周围组织关系以及淋巴结转移情况等重要信息，因此，在超声不能明确诊断时应考虑采用 MRI 检查。但应避免反复长时间扫描，因为目前仍无法完全排除 MRI 对于胎儿的损害。有学者建议在孕期前 3 个月应避免使用 MRI 检查。腹部 CT 检查对于子宫和胎儿的辐射暴露剂量为 18～25mGy，除非特殊紧急情况，如严重的肿瘤破裂出血，一般不用于妊娠期肾脏肿瘤的诊断。膀胱尿道镜可以直观了解肿瘤大小、数目，留取病变组织行病理检查，故仍被推荐为妊娠期膀胱肿瘤诊断的金标准，但其是否会诱发流产，目前尚无明确报道。因此，妊娠限制了肿瘤常规检测方法的使用，可能造成了肿瘤的误诊或错失了早期诊断的机会，从而造成了肿瘤进展。但也有学者报道，与非妊娠女性相比，妊娠女性肾癌术后的存活率更高，这可能是妊娠期间常规使用超声检查，能够早期发现肾脏肿块，从而提高了术后生存率。

**（四）妊娠干扰肿瘤的早期治疗影响肿瘤进展**

虽然妊娠并非手术的绝对禁忌，但对肿瘤治疗方案及干预时机的选择有很大影响，这也影响到肿瘤的进展。选择治疗方案须综合考虑母体的心血管系统、神经系统、呼吸系统、代谢功能，以及胎儿的发育等整体情况。术中可能出现的低血压或低血容量会导致胎儿发生低氧血症，大剂量麻醉药物可能对胎儿心血管及神经系统发育产生抑制的风险，手术还有可能引起流产等，这些因素对医务人员和患者及其家属选择治疗肿瘤的方案和时机时造成很大影响，通常在孕早期应避免手术干预，而孕中期可以相对安全地进行干预。如果肿瘤是在孕中期或孕晚期确诊的，最好在妊娠 28 周胎肺成熟后进行干预。早期治疗可能危及胎儿生命，而延迟治疗可能会错过最佳的治疗时机，或者无法像非妊娠患者那样能选择最好的治疗方案，进而导致疾病进展甚至危及孕妇的生命。此外，化疗药物在药物的妊娠分类中多为 D 类，且能从乳汁排泄，所以妊娠期（特别是前 3 个月）和哺乳期一般不进行化疗，也不鼓励妊娠期间进行膀胱腔内灌注化疗。膀胱癌标准方案推荐膀胱内卡介苗免疫治疗，然而，该治疗尚未在妊娠患者中进行全面研究，卡介苗在药物的妊娠分类中为 C 类，是否从乳汁排泄尚未知。诸多禁忌都可能导致对肿瘤无法进行早期诊断和治疗，以及精准有效地综合治疗，从而造成肿瘤进展。

**（五）妊娠期血流动力学改变对肿瘤进展的影响**

受孕期间孕妇的心血管生理学有着显著变化，其特点是血容量平均增加约 1 450ml，心输出量增加，这可能与肿瘤进展有一定的相关性。一些专家提出，与妊娠相关的血流动力学变化，例如肾血流量增加和血管生成，可能导致血管平滑肌脂肪瘤出血。此外，妊娠的特点是新组织和血管结构的生成，血管生成的相关增加可能在肾细胞癌的发生中起作用，3p25 的肿瘤抑制基因 *VHL* 在 VHL 病中丢失，这导致血管内皮生长因子的过表达和血管生成增加。有研究发现妊娠期盆腔恶性肿瘤（如膀胱癌），生长更迅速，更易发生浸润和转移，可能是妊娠期盆腔充血、血液供应丰富所致。而妊娠期血小板减少，静脉血液淤滞，出血风险增加，因此，膀胱切除术应该在分娩后 3～4 周进行，此时盆腔充血、盆腔静脉扩张和严重失血的风险会降低，另一方面，在子宫增大的情况下进行膀胱切除术在技术上也存在较大的困难。

**（六）妊娠期激素水平改变对肿瘤进展的影响**

受孕时体内多种激素水平升高，尤其是雌孕激素会明显增高，由此才能够保证胎儿正常发育，甲状腺激素和胰岛素由于孕妇新陈代谢的增快，分泌也会增多，但这些激素分泌增多都是生理性的，等到分娩后激素会逐渐恢复到正常水平。

在受孕期间催乳素处于比较低的状态，等到分娩后由于乳汁的分泌，催乳素会增高，雌激素会降低。目前有研究表明激素水平的变化对肿瘤进展有一定程度的影响。动物研究表明，给予雌激素可使肾癌细胞增殖，而孕酮或睾酮可使肿瘤消退，但目前这只是一个假设，前期支持基础薄弱。仓鼠使用乙烯雌酚可诱导形成肾皮质癌。妊娠期孕妇体质量逐渐增加、胎盘及卵巢合成大量雌激素、孕妇血清钙降低等因素均有可能促进肾癌的发展。在流行病学调查中，*BMI* 的增加及妊娠期高血压和糖尿病的风险增加与正常人群中肾脏恶性肿瘤发展之间的关系正在逐渐确立。受雌激素大量分泌的影响，妊娠期肾上腺皮质中层束状带分泌糖皮质醇增多 3 倍，同时外层球状带分泌的醛固酮也增多 4 倍，这些改变给妊娠期的 CS 及 PHA 的诊断带来困难。在正常人群中，对于分期相同的膀胱癌，女性的预后比男性差，性激素可能是导致这一结果的重要原因。

## 三、妊娠期疾病诊断的特殊注意点

及时诊断对于最大限度地减少肿瘤治疗的不良反应和改善患者的预后至关重要。妊娠期肿瘤的临床症状不典型，容易与妊娠期一些反应混淆，从而导致肿瘤的诊断延迟，以及误诊和漏诊。

### （一）临床症状及检查

血尿是膀胱癌最常见的症状，尤其是间歇全程无痛性血尿，膀胱癌患者亦有以尿频、尿急、排尿困难和盆腔疼痛为首发表现，为膀胱癌另一类常见的症状，常与弥漫性原位癌或浸润性膀胱癌有关。妊娠期膀胱肿瘤主要临床表现同非妊娠期患者相比并无特异性，主要表现为无痛性血尿（80%～90%）。但相关文献报道，约有 22% 的患者被误诊为阴道出血，另有以反复尿路感染为主要症状的报道。膀胱癌患者触及盆腔包块多是局部进展性肿瘤的证据，对于妊娠期膀胱癌患者，由于子宫增大的影响，此体征不易检查到。受孕期间，会有上尿路的生理性扩张，容易误认为是膀胱癌浸润输尿管口的迹象。

经典的血尿、腰痛、腹部肿块“肾癌三联征”的临床出现率已经不到 15%，这些患者诊断时往往为晚期。国外报道无症状肾癌的发现率逐年升高（约占 50%）。10%～40% 的患者出现副瘤综合征，表现为高血压、贫血、体质量减轻、恶病质、发热、红细胞增多症、肝功能异常、高钙血症、高血糖、血沉增快、神经肌肉病变、淀粉样变性、溢乳症、凝血机制异常等改变。30% 为转移性肾癌，可由于肿瘤转移所致的骨痛、骨折、咳嗽、咯血等症状就诊。同样的，在妊娠期肾肿瘤患者中同时出现疼痛、肿块及血尿这些肾脏肿瘤临床表现经典三联征的情况很少，既往文献报道中，有的患者以可触及的腹部肿块为首要症状，原因是妊娠期间增加了腹部查体。

### （二）实验室检查

实验室检查项目是对患者术前一般状况、肝肾功能，以及预后判定的评价指标。常规的实验室检查项目包括尿素氮、肌酐、肝功能、全血细胞计数、血红蛋白、血钙、血糖、血沉、碱性磷酸酶、乳酸脱氢酶和肿瘤血液指标等，以及一些肾上腺激素，如血浆/尿液皮质醇、醛固酮、血 CRH、ACTH、24 小时尿液中儿茶酚胺及其代谢物香草扁桃酸、肾上腺素、去甲肾上腺素、多巴胺等。这些检查在妊娠期肿瘤中均可适用。不推荐其他检查，如胰高血糖素刺激试验和可乐定抑制试验，因为它们不能确认诊断并可能诱发高血压危象。

### （三）影像学检查

泌尿系肿瘤的临床诊断主要依靠影像学检查。对于妊娠期妇女，X线和CT检查不是常规检查方法。超声和MRI无电离辐射，在妊娠期间被认为是安全的。妊娠期间大多数泌尿系肿瘤是通过超声检查发现的，这是孕妇最安全的成像方式。值得注意的是，大多数产科医师将超声限制在骨盆，目前不鼓励这种做法。在妊娠期间除了常规的胎儿超声检查外，还应至少进行一次腹部和骨盆的完整超声扫描，以免延误诊断，尤其是存在腰痛或腹痛、血尿或高血压情况时。彩色多普勒超声检查可显示肿瘤基底部血流信号，但膀胱肿瘤血流征象对术前肿瘤分期、分级帮助不大。总之，超声检查不仅可以发现膀胱癌，还有助于膀胱癌分期，了解有无局部淋巴结转移及周围脏器侵犯，尤其适用于妊娠期合并膀胱癌患者，但有时因膀胱移位会使病变难以诊断或定位。一旦在超声检查中检测到泌尿系统恶性肿瘤，进一步影像学检查最安全的方式是MRI。最好在妊娠3个月后进行。在受孕期间，避免应用钆增强的磁共振，尤其在最初的24周内，因为钆被胚胎吸收后通过尿路系统排出，可被胎儿吞咽并进入胎儿循环。在动物模型中，大剂量使用钆剂会导致胚胎缺陷及生长迟缓，它也以低浓度排泄到母乳中。由于受孕期间的辐射暴露没有经过证实的安全阈值，因此孕妇应该完全避免使用涉及电离辐射的成像方法，例如X线检查或CT。有研究表明，如果能做好腹部防辐射保护，胸部X线片对于子宫及胎儿的放射剂量可降至0.000 4mGy。腹部CT检查对于子宫和胎儿的辐射暴露剂量为18～25mGy，因此除非特殊紧急情况如严重的肿瘤破裂出血，一般不用于妊娠期肾脏肿瘤的诊断。妊娠期合并膀胱癌的诊断方法，目前也有学者认为低剂量非增强螺旋CT对妊娠妇女也是相对安全的，但是需要严格掌握适应证。一项回顾性研究评估了产前辐射暴露与随后儿童癌症之间的关系，该研究对接受有限腹部X线并随访40年的双胞胎进行了评估。作者估计胎儿接受的平均辐射剂量为10mGy（范围1.6～40mGy）。统计分析表明，接触辐射暴露的双胞胎儿童发生实体癌症和白血病的相对风险分别是没有接触辐射暴露的双胞胎儿童的3.2倍和1.6倍；接触辐射暴露的儿童发生恶性肿瘤的相对风险是所有儿童的2.4倍。美国妇产科学院关于受孕期间诊断成像的指南指出，小于50mGy的辐射暴露与胎儿异常或流产的增加无关，应避免使用放射性同位素。

### （四）特殊检查

在临床诊断方法上，超声作为妊娠期常规产检项目，可应用于肾脏肿瘤的诊断，其灵敏度可达82%。此外，超声引导下肾肿物穿刺活检术相对安全，对于肿块性质不确定的情况下，可以使用，但值得注意的是，活检阴性并不能排除肾细胞癌。膀胱超声可以诊断膀胱肿瘤，经直肠超声显示膀胱三角区、膀胱颈较清楚。经尿道超声须在麻醉下进行，因此应用不太广泛，但其具有影像清晰、分期准确性较高的优点。国外报道经尿道超声判定肿瘤分期，与病理分期相比，结果显示非肌层浸润性肿瘤准确率为94%～100%，肌层浸润性肿瘤准确率为63%～96.8%。膀胱尿道镜可以直观了解肿瘤大小、数目，并留取病变组织行病理检查，故仍被推荐为诊断的金标准，但其是否会诱发流产目前尚无明确报道，临床使用时须考虑此风险。如有条件，建议使用软性膀胱镜检查，与硬性膀胱镜相比，该方法具有损伤小、视野无盲区、相对舒适等优点。特别是窄带成像（narrow-band imaging，NBI）膀胱镜成像清晰，对于早期病变的识别有较大优势。尿细胞学检查可能有用，但它不能替代膀胱镜检查，因为它对癌症的灵敏度和特异度较低，尤其在低级别肿瘤的情况下。

## 四、妊娠期对疾病治疗的特殊注意点

### (一)女性妊娠期肾脏肿瘤

妊娠期合并肾细胞癌应该综合影像学检查结果评价临床分期(clinical stage grouping,cTNM),根据cTNM分期初步制定治疗原则。依据术后组织学确定的侵袭范围进行病理分期(pathological stage grouping,pTNM)评价,如pTNM与cTNM分期有偏差,按pTNM分期结果修订术后治疗方案。对于临床评估可切除的肾肿瘤,目前推荐予以肾根治性切除术或保留肾单位手术。而手术时机则须根据个体情况综合考虑,因素包括:妊娠时期、肿瘤分期,以及患者个人意愿。从外科医师及麻醉医师的角度上讲,妊娠并非手术的绝对禁忌,但须综合考虑母体的心血管系统、神经系统、呼吸系统、代谢功能及胎儿的发育等整体情况。术中予以呼吸支持,预防母体出现低血压/低血容量对于预防胎儿发生低氧血症至关重要,同时需要时刻关注大剂量麻醉药物对于胎儿心血管及神经系统发育抑制的风险。临床医师在管理妊娠期肾细胞癌患者时必须牢记以下事实并结合实际因素综合考虑:首先,母亲的安全应该永远放在首位;其次,肾细胞癌平均每年生长0.28cm,肿瘤倍增时间在300天左右,因此,大多数肾的小肿块生长速度较慢,不需要紧急干预,可以安全观察到妊娠完成,或者28周之后再行处理;最后,随着围生期护理的改善,胎儿存活率正在提高,在妊娠28周左右,超过90%的婴儿可以在现代护理下得以存活。

如果肾细胞癌在妊娠早期被诊断出来,并且发现是局限性的(Robson 1期或2期),那么可以考虑在妊娠中期进行干预(根治性肾切除术或保留肾单位手术)。如果疾病处于晚期(第3期或4期),则应优先考虑孕妇的健康,终止妊娠,然后对肾癌进行适当治疗。如果在妊娠中期诊断为肾细胞癌并且处于1期或者2期,则应进行根治性肾切除术或保留肾单位手术,并可以继续妊娠。另一种选择是继续妊娠,直到胎儿肺成熟(妊娠28周),如果随后分娩,则进行根治性肾切除或保留肾单位手术。对于3期或4期肿瘤,则需要终止妊娠,然后根据阶段对肾细胞癌进行适当的治疗。如果在妊娠晚期诊断为肾细胞癌并且处于1期或2期,建议继续妊娠到胎儿肺成熟,然后在剖宫产时或术后3~4周进行根治性肾切除术或保留肾单位手术。产前使用皮质类固醇可改善胎儿肺成熟度。如果是妊娠晚期处于3期或4期的肾癌,不推荐终止妊娠,可以在28周后分娩,根据肾癌的分期进行治疗,由于预后较差,应选择个体化治疗。干扰素α治疗在转移性肾细胞癌患者中的反应率较差,因而其反应率在孕妇中也不会太高。干扰素治疗已被证实可安全用于患有丙型肝炎、慢性粒细胞白血病的孕妇中,而不会对胎儿有不良影响。在转移性肾细胞癌患者中,白细胞介素2的反应率约为20%,但它具有显著的全身毒性,只能在三级护理中心进行。动物实验发现白细胞介素2疗法会导致孕鼠的胎盘剥离,并且在反复自然流产的女性中发现血清白细胞介素2水平升高。在转移性肾细胞癌患者中使用酪氨酸激酶抑制剂等靶向药物取得了积极的治疗结果,但没有关于这些药物在妊娠期使用的安全性数据。因此,对于希望能够维持妊娠的晚期或转移性肾癌孕妇,目前尚无有效的全身治疗方案。针对肾癌骨转移的姑息性放疗,如果转移病灶远离子宫,在完善保护措施的基础上,可以考虑使用。

目前,没有研究对妊娠期间手术是经腹腔途径还是经腹膜后途径进行比较,然而,经腹膜后途径能够将手术限制在腹膜后,对子宫的干扰更少,并且与经腹腔途径比较,可以有效增加静脉回心血量。在仰卧位时,孕期的子宫会压迫下腔静脉,导致回心血量减少。另外,对于手术方式是采用开放手术还是腹腔镜手术仍有争议,尽管有一些在受孕期间经腹腔镜或后腹腔镜进行根治性肾切除术成功案例的报道，但临床医师需要考虑气腹对子宫胎盘灌注和胎儿的潜在不良影响，以及用气腹针意外伤害子宫的风险，这对胎儿可能是致命的。腹压升高会导致胎盘灌注改变，注入二氧化碳可能会扰乱酸碱平衡。动物实验表明，低于15mmHg（1mmHg=133.322Pa）的腹内压对子宫胎盘血流和胎儿没有不良影响。在一项包括超过200万例孕妇的研究中，经腹腔镜或开腹途径在非产科适应证手术后，对胎儿畸形率或存活率的影响没有显著差异。在选择经腹腔镜还是开放手术时，手术的安全性、临床医师的专业知识和围手术期护理都应被考虑。

对于妊娠期合并的肾血管平滑肌脂肪瘤，如果病变直径小于4cm，自发破裂或出血的风险非常小，在这种情况下，可以继续妊娠，并且可以在产后通过栓塞或保留肾单位手术来处理病变。直径大于4cm的血管平滑肌脂肪瘤有发生自发性破裂、出血和休克的风险。一些专家提出，与妊娠相关的血流动力学变化，例如肾血流量增加和血管生成，可能导致血管平滑肌脂肪瘤出血。一些学者建议如果在妊娠前检测到这些病变，则进行栓塞治疗。妊娠期间破裂的血管平滑肌脂肪瘤可以保守治疗、栓塞治疗或者进行紧急的肾切除术或保留肾单位手术。当破裂的血管平滑肌脂肪瘤接受保守治疗后再次出血，随后接受选择性栓塞治疗时，有研究者计算出动脉造影期间子宫的平均吸收剂量为6.2mGy，即几乎相当于受孕期间的有限尿路造影，被认为是安全的。在受孕期间因血管平滑肌脂肪瘤破裂导致腹膜后大出血的一系列病例中，所有患者均进行了紧急肾切除术，最后妊娠结局良好。作者指出，出血几乎只发生在较大的、单一的、单侧病变且没有结节性硬化症的患者中，如果这一假设是正确的，那么妊娠前的预防性栓塞可能不会对所有血管平滑肌脂肪瘤患者有益。在一些较大的、单一的、单侧病变的患者中，应该在妊娠中期进行保留肾单位手术。

一些研究报告了妊娠期间的肾肉瘤，这些肿瘤多具有侵袭性，需要用化疗及放射疗法进行治疗。必须向患者和家属充分解释受孕期间化疗的影响，并且谨慎决定是否继续受孕。在大多数情况下，临床医师应建议患者终止妊娠并采用多学科联合方法治疗这些肉瘤。

### （二）女性妊娠期膀胱肿瘤

妊娠期膀胱癌患者的治疗与非妊娠患者的治疗相似。尽管与妊娠相关的充血和潜在的膀胱变形可能会带来技术上的困难，但在妊娠期间在局部或全身麻醉下行经尿道膀胱肿瘤切除术是安全的。并没有研究报道妊娠患者行经尿道膀胱肿瘤切除术会出现严重并发症，经生理盐水冲洗的双极电切被认为是一种安全的手术方式。在非妊娠期膀胱肿瘤患者中，应用激光切除膀胱肿瘤虽然已被广泛应用，但目前未见激光在妊娠期膀胱肿瘤患者中的应用报道，仅有钬激光在妊娠期尿路结石患者中的应用报道，已被证实是安全有效的。

术后治疗取决于组织病理学结果和妊娠阶段。如果组织病理学结果证实为非肌层浸润性膀胱癌，应使用风险分级作为选择治疗的指南。对于低危膀胱癌，即$pT_a$（无固有层侵犯）、低级别、单个乳头病变小于3cm、非原位癌的患者，无论处于妊娠早、中、晚期，均应进行经尿道膀胱肿瘤切除术，并在术后3个月进行膀胱镜检查。对于中危膀胱癌，即高级别$pT_a$、$pT_1$（侵犯固有层）、多灶性病变大于3cm的患者，如果患者处于妊娠早、中期可进行经尿道膀胱肿瘤切除术，术后4～6周进行二次电切以对疾病进行重新分期，如果二次电切后分期没有进展，可行膀胱镜检查随访，如果出现浸润性病灶，分期升级，则需要终止妊娠，尽早行根治性膀胱切除术。如果处于妊娠晚期，则应在28周分娩后进行二次电切，如果疾病没有进展，则行膀胱镜检查随诊，如果疾病进展，则尽早行根治性膀胱切除术。对于高危、非肌层浸润性膀胱癌，即高级别$pT_1$、原位癌、病变大于3cm或实体瘤的患者如果处于妊娠早期，在初次电切后 4～6 周进行二次电切，如果发现疾病进展，须终止妊娠并尽早行根治性膀胱切除术。如果处于妊娠中期，当二次电切未发现肿瘤，则行膀胱镜检查随诊并在分娩后进行卡介苗膀胱腔内免疫治疗。如果分期升级，则终止妊娠，早期行根治性膀胱切除术。如果疾病处于妊娠晚期，则在 28 周分娩后进行二次电切，并根据二次电切结果决定下一步方案（卡介苗免疫治疗或根治性膀胱切除术）。

不鼓励妊娠期间进行膀胱腔内灌注化疗，化疗药物在药物的妊娠分类中多为 D 类，且能从乳汁排泄，所以妊娠（特别是前 3 个月）和哺乳期一般不进行化疗。标准方案推荐膀胱腔内卡介苗免疫治疗，然而，该治疗尚未在妊娠患者中进行全面研究，卡介苗在药物的妊娠分类中为 C 类，是否从乳汁排泄尚未知。曾有学者报道案例，膀胱内卡介苗免疫疗法用于一名患有膀胱癌的孕妇，患者在受孕前有一个孤立的病变，在受孕期间发现多灶性原位癌，患者接受了两个为期 6 周的卡介苗免疫治疗疗程，没有出现重大不良反应，并且足月分娩了一个健康的孩子。产后进一步行经尿道电切、膀胱内卡介苗治疗及干扰素治疗。

对于妊娠期合并肌层浸润性膀胱癌（发生在 20%～30% 的膀胱癌患者中），应考虑早期行根治性膀胱切除术，这个选择需要与患者及其家人充分讨论。如果在妊娠早期、中期发现肌层浸润性膀胱癌，应终止妊娠并根据疾病分期进行治疗，淋巴结阴性患者需要根治性膀胱切除术。如果在妊娠晚期诊断出肌层浸润性疾病，则应在妊娠 28 周后进行剖宫产，然后进行根治性膀胱切除术。根治性膀胱切除及盆腔淋巴结清扫是肌层浸润膀胱肿瘤的标准治疗方案。对于女性患者，该手术将同时切除阴道前壁、子宫、卵巢及盆腹膜，一些专家建议在剖宫产时进行根治性膀胱切除术，然而，根据我们观察，在子宫增大的情况下进行膀胱切除术在技术上存在很大困难，膀胱切除术应该在分娩后 3～4 周进行，此时盆腔充血、盆腔静脉扩张和严重失血的风险会降低。局部晚期和淋巴结阳性患者预后很差，对于患有此类恶性肿瘤的孕妇，应终止妊娠并按照标准方案治疗膀胱癌。化疗及放疗可以减少局部复发及肿瘤进展的风险，但由于其自身具有的毒性，故仅推荐在产后使用。以顺铂为主的多药物化疗可用于≥$T_{3b}$ 期的肿瘤，放疗可用于控制局部病灶，但并不能提高生存率，且对有再生育意愿的患者禁用。

**（三）女性妊娠期肾上腺肿瘤**

大多数肾上腺偶发瘤在妊娠期间进行密切观察是安全的。妊娠期间，对于直径小于 3cm、无功能的偶发瘤的处理仅需要密切观察，这些病变需要在分娩后重新评估。但也有专家提出，妊娠期间雌激素的大量分泌可能会影响肾上腺细胞的增殖和功能，因此，建议应密切监测偶发瘤改变，因为其中约 20% 可能是嗜铬细胞瘤。

对于妊娠期 CS 患者，孕妇和胎儿风险均增加，孕妇高血压、糖尿病、心衰等发生率约 70%，胎儿发育迟缓发生率为 26%，易流产，早产者约 43%～60%，围生期病死率为 15.4%，其中约半数为死产。对于 CS 的积极治疗可使活产率由 76% 提高至 89%。如果在孕早期发现肿瘤，应选择药物治疗。如果在孕中期发现肿瘤，应行手术治疗，腹腔镜肾上腺切除术是安全的，手术时机为妊娠第 12～24 周。如果在妊娠晚期发现肿瘤，应选择药物治疗维持至分娩，待分娩同时或分娩后尽早行手术切除。药物治疗中最常用者为美替拉酮，被认为不影响胎儿发育，但可能引起肾上腺皮质功能减退，并加重高血压诱发先兆子痫。美替拉酮及酮康唑均被报道过成功用于妊娠期合并 CS 的治疗，但其均为妊娠期 C 类用药，不能排除其对胎儿的致畸作用。其原理主要通过抑制皮质醇合成酶起作用，起效快速，但在库欣病患者可能出现 ACTH 的过量分泌（所谓的逃逸现象）。副作用包括头痛、头晕、胃肠道反应及肝功能损害等。禁用氨鲁米特和米托坦。

妊娠期合并 PHA 治疗上可采取控制血压及补钾的对症保守治疗。螺内酯可通过胎盘屏障，在动物模型上具有男性胎儿女性化的作用，美国 FDA 将其列为妊娠期 C 类用药，但有研究报道一例因巴特综合征而使用大剂量螺内酯的妊娠妇女，生产 2 例正常男婴，长期随访发现两例男婴均正常进入青春期发育阶段。依普利酮被报道成功用于治疗 1 例妊娠期合并 PHA 患者的高血压及低钾血症。如果超声或 MRI 明确单侧肾上腺存在占位性病变，同时高血压及低钾血症不能通过药物控制，此时可行手术治疗，尽可能保留肾上腺组织。腹腔镜与开放手术疗效一致。疑多发性醛固酮瘤（aldosteronoma，APA）者，推荐患侧肾上腺全切除术。孕中期患者行肾上腺切除术是安全的。

妊娠合并嗜铬细胞瘤病情经过险恶，胎儿和母体的病死率高，临床容易误诊，及时治疗至关重要。妊娠期嗜铬细胞瘤的治疗取决于妊娠的阶段。如果在孕早期发现嗜铬细胞瘤，应立即开始药物治疗以稳定血压并控制全身症状。选择的药物应该是 α 受体阻滞剂如酚苄明，剂量为 10mg，每天 2 次，可根据需要增加剂量。值得注意的是，据报道酚苄明对大鼠有致突变作用，但尚未报道该药物在妊娠期的不良反应。稍后加入选择性 β 受体阻滞剂，如阿替洛尔或美托洛尔，以减少酚苄明引起的心动过速。普萘洛尔过去曾被有效使用，但它与宫内发育迟缓有关。此外，β 受体阻滞剂可能会减慢胎心率并增加子宫肌层收缩力，这可能会导致早产。值得注意的是，β 受体阻滞剂不应在 α 受体阻滞剂之前使用，否则会导致无对抗的 α 肾上腺素受体刺激，从而导致严重的血管收缩和死亡。哌唑嗪是另一种用于控制妊娠期高血压的有效药物。应避免在妊娠早期进行肾上腺切除术，因为这种手术结果可导致胎儿死亡，风险为 20%～44%。

如果在妊娠中期诊断出嗜铬细胞瘤，应在充分准备后进行开腹或腹腔镜肾上腺肿瘤切除术。成功的肾上腺切除术可使进一步的妊娠过程更安全。与肾脏手术相似，肾上腺切除术应优先通过腹膜后途径和侧卧位进行。如果在孕中期或孕晚期诊断出嗜铬细胞瘤，应该在 α 受体阻滞剂及 β 受体阻滞剂治疗情况下，继续妊娠至胎肺成熟。尽管嗜铬细胞瘤患者可经阴道分娩，但会增加高血压危象和休克的风险，因此，妊娠合并嗜铬细胞瘤时一般不宜自然分娩，有充分准备的计划剖宫产是首选。肿瘤出血、妊娠子宫的压力或剧烈的胎动可引发危象，对母亲或胎儿可能是致命的，所以如果产前未能诊断出嗜铬细胞瘤，孕妇及胎儿病死率会明显升高。早期发现嗜铬细胞瘤对一个好的妊娠结果是至关重要的。如果在妊娠 24 周前切除肿瘤，胎儿存活率有望超过 80%。随着对嗜铬细胞瘤临床认识的提高、影像学及定位研究的使用增加，以及术前准备和术中护理的改进，嗜铬细胞瘤孕产妇及胎儿病死率均已明显降低。在报告的妊娠期恶性嗜铬细胞瘤患者中，未发生胎儿或母体的不良事件，但没有长期随访数据。嗜铬细胞瘤在成功切除后可以在妊娠期复发，所以在后续检查中应注意仔细观察。另一种办法是终止妊娠，然后切除肾上腺肿瘤。治疗应该个体化，并且与患者及其家属进行充分沟通。

妊娠期合并肾上腺皮质癌预后极差，因此有学者认为一旦明确诊断，应即刻行根治性手术治疗，而不应考虑妊娠的情况。药物治疗方面，研究表明米托坦可用于非妊娠患者肾上腺皮质癌术后的辅助治疗，然而由于其具有致畸作用，在对妊娠患者的使用上仍存在较大争议。

**（四）心理干预**

妊娠期间诊断出肿瘤，将对患者、胎儿，以及患者伴侣和家人的生活产生深远的影响。在某些情况下，孕妇或其家属强烈要求保护胎儿，尤其当孕妇被诊断出患有不可切除的局部或转移性恶性肿瘤时，情况将变得尤为困难。在不危及胎儿安全和未来发育的情况下明确治疗母体的最佳方法对临床医师和患者都是一个巨大的挑战。所以妊娠期肿瘤患者可能面临诸多心理问题，需要及时咨询心理医师。理想情况下，妊娠期间的肿瘤治疗决策过程应该涉及肿瘤心理学家、多学科团队和患者家属。

## 五、预后及预防

有学者报告了在妊娠期间或分娩后接受根治性肾切除术的肾细胞癌患者和非妊娠女性有相似结果；而另有学者报道，与非妊娠女性相比，妊娠女性肾癌术后的存活率更高，这可能由于妊娠期间常规使用超声检查，可以早期发现肾脏肿块，从而提高了术后生存率。妊娠期膀胱癌患者的预后和非妊娠期患者相近，但值得注意的是，在正常人群中，对于分期相同的膀胱癌，女性的预后比男性差，性激素可能是导致这一结果的重要原因。据报道，妊娠期膀胱癌患者的平均年龄约为 30 岁。未发现产次与膀胱癌的发生之间存在关联，而且似乎妊娠与膀胱癌的严重性及复发的频率并无关联。

大多数妊娠期泌尿系肿瘤经过合理治疗后，其预后与一般人群无差异。早期筛查和及时干预对成功治疗至关重要。随着现代新生儿监护技术的发展与进步，对胎儿成熟度的要求及终止妊娠的孕周都明显缩短，这就为在允许的时间内进行期待治疗争取了时间。

泌尿系肿瘤的发生是复杂、多因素、多步骤的病理变化过程，既有内在的遗传因素，又有外在的环境因素，其具体病因尚不明确。目前较为明确的是吸烟和肥胖是肾癌的危险因素，吸烟和长期接触工业化学产品是膀胱癌的危险因素，因此对于妊娠期女性，戒烟、避免肥胖和避免长期接触工业化学产品是预防泌尿系肿瘤的重要方法。

总之，妊娠期是女性一个非常特殊的阶段，在疾病的发展、诊断及治疗上与非妊娠患者有极大的差别，对其诊治既要考虑疾病的治疗，又要考虑孕妇和胎儿的安全因素，因此是临床医师所面临的一个难点。泌尿系统肿瘤可以发生在妊娠期间，其症状可能被误认为是常见妊娠相关疾病的症状。因此，在妊娠期间除了常规的胎儿超声检查外，还应至少进行一次腹部和盆腔的完整超声扫描，以免延误诊断。超声检查和磁共振在妊娠期间是安全的，应避免使用电离辐射的影像学检查如 X 线和 CT。目前没有证据表明妊娠期间肿瘤发生的风险会增加，或者这些肿瘤的表现与一般人群不同。除了罕见的肾上腺皮质癌外，大多数泌尿系统肿瘤不会穿过胎盘屏障伤害胎儿。治疗上需要泌尿科医师与产科同事一起合作，可以安全有效地处理这些肿瘤，前提是治疗的时机和程度要根据妊娠阶段仔细调整。在孕中期或孕晚期早期进行手术干预是安全的，麻醉和术后护理的改进使妊娠期间手术干预变得可行，并可将并发症发生率降到最低。局限性肾细胞癌可以在孕中期通过根治性肾切除术或保留肾单位手术安全地治疗。妊娠期腹腔镜手术不会增加并发症，但会导致子宫胎盘功能不全、腹压升高和酸中毒，危及胎儿安全。大多数妊娠期间的非血尿性膀胱癌不是肌层浸润性的，经尿道膀胱肿瘤切除术在受孕期间是安全的，膀胱腔内灌注治疗的安全性尚未在妊娠患者中进行评估。妊娠期间的嗜铬细胞瘤是一个具有挑战性的情况，经适当评估后，应开始药物治疗，以稳定血压，并尽快进行肾上腺切除术，以避免高血压对受孕造成不良影响。尽管妊娠期间泌尿系肿瘤发病率很低，但应牢记此类肿瘤的可能性，尤其在当前妊娠女性的平均年龄日益增高的情况下。如果泌尿系肿瘤在妊娠期间被发现并得到适当的治疗，是可以获得良好结果的。

（周祥福　苏 宇）

# 参考文献

[1] 郭应禄，张心湜. 吴阶平泌尿外科学[M]. 北京：人民卫生出版社，2019.
[2] KHOCHIKAR M V. Management of urological cancers during pregnancy[J]. Nat Rev Urol，2010，7(4)：195-205.
[3] ACOG committee on Obstetric Practice. ACOG Committee Opinion. Number 299，September 2004(replaces No. 158，September 1995). Guidelines for diagnostic imaging during pregnancy[J]. Obstet Gynecol，2004，104(3)：647-651.
[4] BELLMUNT J，FLODGREN P，ROIGAS J，et al. Optimal management of metastatic renal cell carcinoma：an algorithm for treatment[J]. BJU Int，2009，104(1)：10-18.
[5] VAN BASTEN J P A，KNIPSCHEER B，DE KRUIF J. Case report：retroperitoneoscopic tumour nephrectomy during pregnancy[J]. J Endourol，2006，20(3)：186-187.
[6] LEE D，ABRAHAM N. Laparoscopic radical nephrectomy during pregnancy：case report and review of literature[J]. J Endourol，2008，22(3)：517-518.
[7] MANNELI M，BEMPORAD D. Diagnosis and management of pheochromocytoma during pregnancy[J]. J Endocrinol Invest，2002，25(6)：567-571.
[8] SPAHN M，BADER P，WESTERMANN D，et al. Bladder carcinoma during pregnancy[J]. Urol Int.2005，74(2)：153-159.
[9] BINBAY M，YURUK E，UCPINAR B，et al. Laparoscopic partial nephrectomy for renal-cell carcionma during pregnancy[J]. J Endourol Case Rep，2016，2(1)：18-20.
[10] BOUSSIOS S，PAVLIDIS N. Renal cell carcinoma in pregnancy：a rare coexistence[J]. Clin Transl Oncol，2014，16(2)：122-127.

# 第十五章　女性泌尿外科护理

## 第一节　女性泌尿外科护理标准与特点

女性泌尿外科是近年来泌尿外科亚专业领域的新专科，也是泌尿外科和妇科穿插的专业，妇科学与泌尿科学是两个独立的学科，但在胚胎发育期，生殖系和泌尿系就有密切的联系，在解剖上互相毗邻，在功能上互相关联，在某些疾病的发生、发展及治疗等方面也互相有影响。随着人类寿命不断延长，人们生活质量和健康意识也有了极大地提高，尿失禁及盆底功能障碍在中老年女性患者中急剧增加，女性泌尿外科中的各种疑难杂症也对泌尿外科医师提出了新的挑战。针对女性泌尿外科疾病的症状特点，优质护理对改善患者生活质量具有重要的意义。如：女性各种下尿路排尿功能障碍、女性复杂性尿路感染、女性泌尿生殖道的修复与重建等。此外，临床发现女性尿失禁患者多数同时伴有子宫脱垂、膀胱膨出、大便失禁等盆腔多个系统疾病，女性泌尿外科的研究范畴已从单纯的女性尿失禁扩展到了女性盆腔医学及盆底重建外科，涉及盆底功能障碍、直肠结肠功能障碍、大便失禁、阴道直肠瘘等手术相关领域。

女性泌尿外科通常涉及患者的隐私部位，手术本身造成的创伤，以及患者的高度敏感性往往会造成围手术期出现较大情绪波动，甚至出现身体上的应激反应，如心悸、失眠、烦躁、焦虑、血压升高等。若应激反应过重还可能影响手术安全，对术后恢复不利。另外，患者多为老年人，常年受疾病困扰，生活质量下降，对疾病、手术的不了解加上手术费用、手术效果的不确定性等，患者常表现为焦虑、恐惧、抑郁等心理状态。因此应对患者术前、术后实施充分地心理评估，做好患者不良心理状态和行为的观察与护理措施，对患者的心理进行一定的安抚，进一步增强患者的手术治疗信心。术前可根据患者年龄和认知程度，用简便易懂的语言重点向患者介绍手术的过程、手术方案的优点及良好预后，结合成功手术病例，使之建立信心，以最佳的心态接受治疗。女性患者在围手术期时，护理人员要积极地与患者沟通，消除患者术前的恐惧心理。另外，护理人员要密切留意患者的病情变化，做好常规检查。术后要细心护理，密切留意尿液颜色、血压等，防止相关并发症的出现，预防手术切口感染。与患者家属共同对患者进行术后康复治疗，并叮嘱患者家属可适当帮助患者进行辅助活动。如指导患者翻身，防止出现压疮。术后应密切关注患者病情并配备急救器械和药物，及时处理意外情况并记录，加强出院健康指导交代复查和随访流程等。特殊护理：根据每一位患者的实际病情，制订专门的针对性的护理方案。护理质量评价标准是衡量护理工作的准则，也是指导护理工作的指南。护理质量评价多应用基础护理质量指标，将女性泌尿外科疾病护理常规、管道护理、质量标准应用到临床上，不仅提高了护士的护理技能，而且患者及其家属的满意度也越来越高。除外科一般常规护理外，还应注意以下几个方面。

1. 鼓励患者多饮水，但肾功能不全、高血压、青光眼等患者应限制饮水量。

2. 观察患者排尿情况，注意有无尿液颜色改变、尿潴留等异常现象，如有异常情况应及时通知医师并配合处理。

3. 协助做好各项检查和诊疗。检查前向患者及家属讲解检查、治疗的目的和可能发生的不良反应，以消除其思想顾虑，取得配合。正确采集血、尿标本，确保数据准确，为诊断提供可靠依据。

**4. 各种引流管的护理**

（1）妥善固定引流管，确保引流通畅，防止牵拉、弯折、受压、脱落及引流液反流。如有引流不畅，应及时调整引流管的位置，冲洗引流管或重新留置。

（2）观察引流液的颜色、性质和量，如发现引流液异常，应及时报告医师来进行处理。

（3）正确维护留置导尿管，无菌操作下留置导尿管后，保持引流系统的密闭性。如果违背了无菌原则、引流装置断开或发生尿液漏出，须在无菌操作下更换无菌的导尿管及引流装置。使用已连接好的、密封的导尿管进行留置导尿。保持尿流通畅，避免导尿管及引流管扭曲。引流袋始终低于膀胱水平，避免接触地面。应使用个人专用的收集容器及时清空集尿袋中尿液。清空集尿袋中尿液时，要遵循无菌操作原则，防止尿袋开放活塞接触未灭菌的集尿容器。在导尿及集尿的过程中，采取标准的预防措施，无须常规使用复杂的导尿装置。常规更换导尿管及引流袋，并不推荐固定更换的时间间隔，而推荐依据临床指征进行更换，例如发生感染、梗阻或密闭的引流装置开放。除非具有临床指征（如术后拔除导尿管后发生菌尿症的患者），否则无论短期或长期使用导尿管的患者，均不应常规使用抗菌药物来预防导尿管相关性泌尿道感染。留置导尿管后，不要使用消毒剂清洁尿道周边区域来预防泌尿道感染。每天洗澡时清洁导管的表面或使用清水/生理盐水清洁导管表面，保持每天的卫生是较为合理的预防方法。清洁后的尿道周围区域和导管表面，喷洒长效抗菌材料进行护理。除非可能发生导尿管的阻塞（如膀胱手术后出血），否则不推荐行膀胱冲洗。若有发生导尿管阻塞的可能，推荐行闭合性的膀胱持续冲洗。不推荐常规行抗菌药物膀胱冲洗治疗，不推荐常规使用抗菌药物灌注引流管及尿袋。此外还应注意：①留置尿管患者每天会阴护理2次。②所有引流袋每天更换，更换时严格无菌操作。放置引流袋平卧时应低于患者耻骨联合，站立位时应低于尿道口。导尿管留置时间可根据导尿管的材料及患者病情进行选择。

（4）冲洗护理：正确接通管道，细头进粗头出，冲洗速度适宜，及时续添冲洗液，无滴空现象，准确记录出入液量，注意出入量平衡，流出不畅、疑有阻塞时用灌注器冲洗，用过的空瓶、注射器及时清理。

（5）造瘘护理：遵医嘱定时放尿，尿液浑浊时用生理盐水或甲硝唑冲洗，长期带管者每4～6周更换造瘘管，拔管前先夹管，观察患者排尿是否通畅，造瘘口周围皮肤是否清洁干燥，敷料浸湿时及时更换。

**5. 病情观察**　定时巡视病房，及时了解患者的病情和心理，尽量满足患者需要。

（1）观察生命体征的变化，定时测量血压。血压高者应积极防治，防止意外发生。

（2）女性泌尿系患者有随时发生出血的可能，应密切观察患者脉搏、血压的变化。

（3）经泌尿系器械检查、治疗后的患者有可能发生尿频、尿急、尿痛、血尿、无尿、呕吐、寒战、发热等反应，应密切观察患者的生命体征，应根据病情嘱咐并协助患者多饮水，必要时报告医师，按医嘱进行处理。

6. 正确采集血、尿标本，了解采集标本的注意事项，确保数据准确，为诊断提供可靠依据。

**7. 健康宣教**

（1）向患者讲解泌尿系感染的健康宣教知识及意义，为手术顺利实施做好准备。

（2）了解患者所患疾病种类及饮食要求，指导患者合理进食。

（3）随着年龄增长，人体生理发生变化，胃肠蠕动功能逐渐减慢，有发生便秘的可能。指导习惯性便秘患者多食用粗纤维易消化的食物，以保持排便通畅，减轻腹压。

（4）盆底肌训练：很重要，对所有的压力性尿失禁患者都是基础性的训练，需要临床护士重点掌握指导患者，方法为：①排空膀胱，着宽松服装。②身体放松，采用坐位、仰卧位或站立位等舒适体位。坐位时，坐在椅子上，两脚展开与肩同宽，伸展背部，扬起面部，放松肩部，腹部放松。仰卧位时，两膝轻微立起，两肩展开，腹部放松。站立位时，手、脚与肩同宽展开，倚靠在桌子上，将身体重心放在手腕上，伸展背部，扬起面部，肩、腹部放松。③收缩骨盆底肌肉 5 秒（让患者做收缩肛门，同时收缩尿道的动作），开始可只收缩 2～3 秒，逐渐延长时间至 10 秒。④放松盆底肌肉 10 秒（放松肛门、尿道），休息 10 秒，即完成 1 次盆底肌训练。⑤连续做 15～30 分钟，每天重复 3 组或每天做 150～200 次。

女性泌尿外科手术的开展也使得女性泌尿手术护理技术不断地发展、创新与进步，使其除了具有最初的各种优势外，还增添了经济、简便、减少并发症、复发率较低等优点。这种不断发展的女性泌尿手术护理技术全面有效地提高患者治疗后的生活质量，从而发挥着比以往女性泌尿手术护理更为重要的临床护理应用价值。所以有必要进一步加强临床护士的临床操作知识水平及临床经验，加强临床护理效果，并随时观察患者的病情变化，以便能够更好地照顾患者，减少术后并发症的发生，帮助患者尽快恢复健康。

（盛 夏）

## 参考文献

[1] 李博. 女性泌尿外科疾病的诊治范畴[J]. 山东医药 2011，51(39)：101-102.
[2] 王显荣. 子宫切除术后的心理分析及护理干预[J]. 医学信息(中旬刊)，2011，24(9)：4486-4487.
[3] 王建业，张耀光，宋波，等. 我国泌尿外科尿控及女性泌尿外科学领域的发展现状与展望[J]. 中华泌尿外科杂志，2012(9)：647-650.
[4] 陆嘉萍. 优质护理服务在女性泌尿系统疾病手术围手术期中的应用[J]. 中国保健营养，2019，29(22)：213-214.
[5] 夏晔. 优质护理服务在泌尿外科护理中的临床应用[J]. 中外女性健康研究，2015(1)：96，136.
[6] 留置导尿护理指南[M]// 黄健，王建业 孔垂泽，等. 中国泌尿外科和男科疾病诊断治疗指南：2019 版. 北京：科学出版社，2018：808-825.
[7] 中华护理学会. 成年女性压力性尿失禁护理干预：T/CNAS 08-2020[S]. 北京：中华护理学会，2021.

# 第二节　女性尿失禁的护理

## 一、概述

### （一）定义与分类

尿失禁（urinary incontinence，UI）是指尿液不自主地从尿道口流出的现象，根据体征及尿流动力学表现可分为压力性尿失禁（stress urinary incontinence，SUI）、急迫性尿失禁（urge urinary incontinence，UUI）、混合性尿失禁（mixed urinary incontinence，MUI）、神经源性尿失禁和其他形式的尿失禁，其中最常见的是 SUI，且女性群体发病率远高于男性，给患者的身心健康带来了严重的困扰。

1. **压力性尿失禁**　指喷嚏、咳嗽或运动等腹压增高时出现尿液不自主地从尿道口漏出的现象。尿流动力学特点是逼尿肌无收缩的前提下，尿液不自主漏出。根据病情复杂程度，SUI 又可分为非复杂性 SUI 和复杂性 SUI。复杂性 SUI 是指 SUI 同时存在泌尿系感染、下尿路症状、盆腔脏器脱垂等影响下尿路功能的病史，或既往有抗尿失禁手术或其他盆腔大手术史。

2. **急迫性尿失禁**　指伴随尿急或紧随其后出现不自主漏尿的现象。尿流动力学特点是逼尿肌过度活动。

3. **混合性尿失禁**　指同时伴有压力性尿失禁和急迫性尿失禁的现象。

### （二）流行病学与病因学

1. **流行病学**　因女性尿失禁患者就诊率并不高，尤其是在我国的农村地区。为便于开展流行病学调查，通常使用调查问卷的方式诊断尿失禁，因此使用不同调查问卷而进行的研究得出的流行病学调查结果差异常较大。如有学者使用“1 年内任何非随意尿液漏出或 1 个月内发生漏尿 2 次以上”的定义，因此流行病学结果也存在一定的偏差。国外学者 Siracusano 等指出：尿失禁的总患病率为 20%，宋岩峰等调查结果显示尿失禁的患病率（18～87 岁，平均 40±11 岁）为 18.5%（65 岁以上老年女性的患病率高达 51.1%），其中压力性、急迫性和混合性尿失禁的患病率分别为 9.1%、2.4%、7.0%。因此，医务人员非常有必要对女性尿失禁进行宣教，提高患者对疾病的认知，以尽早干预，提高生活质量。

2. **病因学**

（1）危险因素

1）年龄：随着年龄增长，女性尿失禁的患病率逐渐升高，高发年龄为 45～55 岁。年龄与尿失禁的相关性可能与随着年龄的增长而出现的雌激素减少、盆底肌松弛和尿道括约肌松弛有关。

2）分娩：分娩的次数、初次生育年龄、分娩方式、胎儿的大小及妊娠期间尿失禁的发生率与产后尿失禁的发生有显著相关性。分娩的次数与尿失禁的发生率呈正相关。分娩时年龄过大，尿失禁发生的概率大。经阴道分娩的女性比剖宫产的女性更容易发生尿失禁，未生育女性发生尿失禁的风险最小。使用助产钳、胎头吸引器和缩宫素等加速产程的助产技术有增加尿失禁的风险。此外，婴儿出生体质量过大也是尿失禁的高危风险之一。

3）盆腔脏器脱垂：盆腔脏器脱垂与压力性尿失禁发生机制类似，因此在进行尿失禁评估时，同时需要对是否伴有盆腔脏器脱垂进行细致的检查。

4）肥胖：已经明确肥胖是尿失禁的致病因素或加重尿失禁的程度，可能的机制是肥胖所增加的重量可以向下挤压盆底组织，使盆底的肌肉、神经和其他结构长期受到向下的牵拉作用有关。

（2）发病机制

1）正常排尿过程：女性排尿过程是多器官多系统的复杂过程，包括神经系统、膀胱、尿道、盆底肌肉及周围结缔组织。在正常情况下，膀胱具有良好的顺应性，尿道也能保持一定的压力防止因腹压突然增高所致的尿液不自主流出。其中尿道括约肌主要位于尿道中段，在腹压增高时发挥作用防止尿液流出。此外，在肛提肌收缩时，盆底肌肉将尿道向耻骨联合方向牵拉，形成了“吊床”结构，可起到压迫尿道前后壁，防止腹压增高时尿液流出。

2）女性压力性尿失禁的发病机制：自1913年，研究者提出过众多的理论假设与研究模型，但质量效果一般。直至近10年，尿道中段在女性控尿作用机制中的凸显，随之尿道中段无张力悬吊术治疗方式的提出，女性压力性尿失禁的治疗效果才有了明显提高。

3）女性急迫性尿失禁的发病机制：目前认为逼尿肌的过度活动是女性急迫性尿失禁的主要发生机制，逼尿肌过度活动是指膀胱充盈期内逼尿肌的不自主收缩。据此，又可根据是否存在神经源性因素分为神经源性和非神经源性的逼尿肌过度活动。神经源性逼尿肌过度活动又可根据神经系统损害的水平分为脊上神经损害（如脑卒中、帕金森病等）和骶上神经损害（如脊髓损伤、脊髓肿瘤等）。针对神经源性逼尿肌过度活动须尽早发现膀胱内压力增高所致的上尿路梗阻。

## 二、评估

### （一）病史与体格检查

尽管缺乏高水平的支持证据，但全面的病史和体格检查的价值仍然是毋庸置疑的。非神经源性下尿路症状的病史应包括尝试区分和量化储尿、排尿和排尿后症状，以及性功能、胃肠道和神经系统症状。应了解患者所有的相关病史（疼痛、血尿、神经系统症状或相关功能障碍、盆腔手术或放疗史），吸烟状况、并发症和体质量指数也应如实记录。

### （二）体格检查

临床检查应包括腹部检查和泌尿生殖系统检查，对盆腔器官脱垂（pelvic organ prolapse，POP）也应进行基本的评估。检查全身情况包括：下肢肌力、会阴部感觉、肛门括约肌及病理征等。专科检查时，应重点检查有无盆腔脏器脱垂及程度，双合诊了解子宫水平、大小和盆底肌收缩力等；肛门指诊了解肛门括约肌肌力及有无直肠膨出。其中压力诱发试验及膀胱颈抬举试验是诊断压力性尿失禁的两个常用专科检查方法。压力诱发试验：患者仰卧，双腿屈曲外展，观察尿道口，嘱患者咳嗽或用力增加腹压时有尿液漏出，腹压消失后漏尿也同时消失则为阳性。阴性者站立位再行上述检查。检查时应同时询问漏尿时或之前是否伴有尿急和排尿感，若有则可能为急迫性尿失禁或合并急迫性尿失禁。膀胱颈抬举试验：患者取截石位，先行压力诱发试验，若阳性，则将中指及示指插入患者阴道，分别放在膀胱颈水平尿道两侧的阴道壁上，嘱患者咳嗽或做瓦尔萨尔瓦动作增加腹压，有尿液漏出时用手指向头腹侧抬举膀胱颈，如漏尿停止，则为阳性。

### （三）问卷调查

相较于传统的尿动力学检查方法，患者对尿失禁严重程度的主观感受和临床检查结果往往存在很大差别，以患者为主导的评估问卷能够准确可靠、真实地反映出患者尿失禁的症状严重程度等，可以辅助诊断并为选择合适的干预方式提供指导。此外，尿失禁症状评估量表具有灵敏度和特异度高、可操作性强及省时省力等特点，广泛用于尿失禁的流行病学调查、尿失禁人群筛查和相关临床研究。主要的评估工具包括：国际尿失禁问卷-女性下尿路症状、尿失禁诊断问卷、3 个尿失禁问题和国际尿失禁咨询问卷简表。其中，国际尿失禁咨询委员会尿失禁问卷表简表较为常用，该表是 2004 年国际尿失禁咨询委员会形成并通过的第一份世界通用的尿失禁评估量表。主要用于评估女性尿失禁的发生频率、尿失禁的病因，以及尿失禁对生活质量的影响。该简表在中老年女性尿失禁人群中较为适用，并且可以作为质量干预的评价指标。

### （四）膀胱日记

中等质量的观察研究表明，膀胱日记具有令人满意的重复性、可行性、可靠性和有效性，甚至具有治疗作用。最佳的日记持续时间通常为 3～7 天。

### （五）尿液分析和尿路感染

尿路感染（urinary tract infection，UTI）是女性下尿路症状的常见原因，既有的女性下尿路症状可能会因尿路感染而加重。尿亚硝酸盐和白细胞酯酶阴性可排除女性的菌尿，而无症状细菌尿的治疗对老年人并无益处。

### （六）残余尿量

残余尿量是指患者排尿后仍残留在膀胱中的尿量，残余尿量与尿路感染、上尿路扩张和肾功能不全有关。残余尿量可通过超声或一次性导尿测得。当尿失禁患者手术治疗后，也常常监测残余尿量以评估尿失禁改善程度与尿潴留并发症的发生风险。

### （七）尿动力学

术前尿流动力学可帮助区分尿失禁类型，但对尿失禁手术的治愈率或并发症发生率没有影响。术前伴有逼尿肌过度活动使得压力性尿失禁手术的治疗效果存在不确定性。治疗非复杂性压力性尿失禁时，通常无须进行尿动力学检查。相较于传统尿动力学检查，动态尿动力学检测在诊断压力性尿失禁方面更有优势。动态尿动力学检测是指在患者日常活动中，尿液自然充盈膀胱的条件下，可对尿动力学参数进行较长时间的检测方法，可以避免医疗环境下患者紧张、非生理性膀胱充盈、患者体位受限及观察时间过短等限制因素。

### （八）尿垫试验

两个系统综述评估了尿垫试验的效用。研究表明尿垫试验具有很高的诊断准确性，但所使用的参数（膀胱容量和激发程度）的标准化差异降低了它们在日常临床实践中的实用性。通常使用标准化运动方案的 1 小时尿垫试验。尿失禁量为结束时尿垫重量与试验前尿垫重量之差，可分为：①轻度尿失禁，1 小时漏尿≤1g；②中度尿失禁：1g＜1 小时漏尿＜10g；③重度尿失禁：10g≤1 小时漏尿＜50g；④极重度尿失禁：1 小时漏尿≥50g（表 15-2-1）。

表 15-2-1　1 小时尿垫试验流程

| 时间 /min | 操作 |
|---|---|
| 0 | 称尿垫的净重、穿上尿垫；15min 内饮完 500ml 水；静坐或静卧 |
| 15 | 连续步行 30min；上下台阶（1 节）1 次 |
| 45 | 在椅子上反复坐下、起立 10 次；深咳 10 次；原地走 1min；弯腰分 5 次捡起掉在地上的物品；用流水洗手 1min |
| 60 | 结束并称重尿垫 |

### （九）影像学检查

如怀疑由上尿路异常或输尿管阴道瘘因素引起的下尿路症状或尿失禁，可行静脉肾盂造影或泌尿系 CT 等影像学检查。超声检查可用于评估盆底肌及其功能。

## 三、治疗与护理

### （一）生活方式调节

**1. 减重** 来自系统综述和随机对照试验（RCT）的证据表明，尿失禁的患病率随着体质量指数的增加而升高，肥胖是女性压力性尿失禁的危险因素。肥胖可导致腹压增高，以及膀胱内压增高、尿道下移和盆底肌张力增高，最终导致盆底及尿道的功能障碍。手术或非手术的方式减重，均可以改善肥胖妇女的尿失禁。减重对于预防和治疗尿失禁具有重要意义。

**2. 减少液体摄入** 限制液体量摄入常常是尿失禁患者改善症状最常用的策略，较少的液体摄入量可明显降低逼尿肌过度活动和压力性尿失禁患者的排尿频率，尿失禁发作的频率也相应减少。但应维持日常基本需要量及 24 小时尿量的正常值。

**3. 其他**

（1）减少咖啡因摄入：大量研究报道了咖啡因与尿失禁之间的关系，咖啡因摄入量高与尿失禁存在相关性，减少咖啡因的摄入量将有助于改善尿失禁。

（2）增加体育锻炼：定期规律的中等强度的体育锻炼可以降低中老年女性尿失禁的发生率。

（3）戒烟：吸烟是盆底肌肉功能障碍所致尿失禁的危险因素之一。吸烟诱发的咳嗽导致腹压增高，从而增加尿失禁的发病率或加重原有症状。

### （二）行为与物理治疗

**1. 盆底肌锻炼** 一项系统综述比较了盆底肌训练组与对照组，发现盆底肌训练组中压力性尿失禁患者治愈的概率是对照组的 8 倍（56% vs. 6%）。目前尚无统一的训练方法，但目的都是必须使盆底肌达到一定的收缩训练量（可参照如下流程：持续收缩盆底肌，即提肛运动 2～6 秒，反复 10～15 次，每天训练 3～8 次，持续 8 周以上）。

**2. 电刺激治疗** 电刺激治疗是通过电流刺激盆底肌肉群和神经，增强盆底肌肉力量，提高尿道闭合压，改善尿失禁症状，通常与盆底肌锻炼联合使用。

**3. 激光治疗** 激光治疗是近年发展的治疗尿失禁的新技术，临床上使用的激光类型主要是 Er：YAG 铒激光和点阵 $CO_2$ 激光，可经阴道或经尿道实施，利用激光的能量重建尿道括约肌周围胶原蛋白结构，促进尿道成纤维细胞增殖，加强盆底支撑结构，以改善尿失禁控尿能力。激光治疗压力性尿失禁操作简单，无须麻醉，风险小，不良反应少，无严重不良反应。与手术相比，激光治疗对轻中度压力性尿失禁效果较好。一项针对 161 例绝经期女性压力性尿失禁患者接受点阵 $CO_2$ 激光治疗后的长期随访研究发现，其治疗效果可维持 3 年以上。

**4. 间歇性清洁导尿** 在膀胱不完全排空（即残余尿量异常）引起尿失禁时，可通过间歇性清洁导尿来缓解症状。但如果出现尿道破裂或撕裂及膀胱内高压，则需要持续尿管引流以避免肾损害。针对间歇性导尿出现的尿路感染，仅有临床症状时才需要接受治疗。推荐使用预润滑型一次性使用导尿管，症状性尿路感染反复发作患者尤为适用。在不损伤尿道前提下，选用大管径的一次性导尿管，确保尿液的顺畅引流。在开始间歇性导尿开始前，建议清洁尿道周围，在导尿前和导尿期间，使用排尿日记来监测患者液体摄入量和尿液生成量。同时也建议入睡前行间歇性导尿，将有助于减少夜尿次数。一般而言，建议导尿的频次首先要满足单次尿液导出量不超过500ml，通常24小时内需要导尿4～6次。

（三）药物治疗

1. **雌激素**　一项系统综述观察了绝经后妇女使用雌激素治疗的情况，有17项研究关注了压力性尿失禁，并报告雌激素治疗后在短期内得到改善。雌激素可刺激尿道上皮生长，增加盆底肌肉张力，与α肾上腺素受体激动剂协同改善尿失禁症状。阴道内局部应用较口服制剂效果好。但雌激素长期使用也存在风险，即增加了患子宫内膜癌、乳腺癌和心血管系统疾病的风险。

2. **度洛西汀**　度洛西汀可提高尿道括约肌的静息张力和收缩强度，与改善压力性尿失禁患者的生活质量有关。一项研究表明，与安慰剂相比，度洛西汀对患有压力性尿失禁的妇女具有显著疗效，但不良事件的风险较高，常在1个月内发生，恶心、呕吐等胃肠道症状是其常见的副作用。

（四）外科治疗

1. **手术治疗的适应证**　非手术治疗效果差或不能维持者；中重度压力性尿失禁，严重影响生活质量者；伴有盆腔脏器脱垂等盆底功能障碍者。

2. **常见的手术方式**　阴道前壁修补术、耻骨后膀胱颈尿道悬吊术、膀胱颈或尿道吊带术、无张力尿道中段吊带术，其中无张力尿道中段吊带术是远期疗效最佳的手术方式之一。无张力尿道中段吊带术常用的手术路径为耻骨后路径和经闭孔路径。两种手术路径效果均较好，在并发症方面，耻骨后尿道中段吊带术主要为膀胱穿孔和排尿障碍。而经闭孔尿道中段吊带术虽然降低了膀胱损伤的风险，但术后下肢疼痛较为常见。有研究表明，短期经耻骨后尿道中段吊带术较经闭孔尿道中段吊带术效果更好，出现并发症后更易拆除。

（五）尿失禁的常规护理措施

1. **注意水的管理**　每天饮水量须有明确的管理，水的摄入需要适量。水摄入过少，尿液浓度高，尿路刺激症状会加重，对肾脏功能和身体健康均会有影响，但是水摄入过多会加重尿失禁症状。

2. **适当运动**　如果患者是压力性尿失禁，蹦跳等运动需要适当控制，蹦跳或者快走等会增加腹压，从而加重尿失禁。

3. **局部尿液收集**　女性可以用纸尿裤或者吸收垫进行处理，以免尿液散落，引起泌尿系感染或者皮肤受损。

4. **锻炼肌肉力量**　指导患者进行盆底部肌肉的锻炼，以增强控制排尿的能力。具体方法：患者取立位、坐位或卧位，试作排尿动作，先慢慢收缩肛门，再收缩阴道、尿道，产生盆底肌上提的感觉，在肛门、阴道、尿道收缩时，大腿和腹部肌肉保持放松，每次缩紧不少于3秒，然后缓慢放松，每次10秒左右，连续10～15遍，以不觉疲乏为宜，每天进行5～10次。同时训练间断排尿，即在每次排尿时停顿或减缓尿流，以及在任何“尿失禁诱发动作”，如咳嗽、弯腰等之前收缩盆底肌，从而达到抑制不稳定的膀胱收缩，减轻排尿紧迫感程度、频率和溢尿量。病情允许时，鼓励患者做抬腿运动或下床走动，以增强腹部肌肉张力。

5. **皮肤护理**　保持皮肤清洁干燥，经常清洗会阴部皮肤，勤换衣裤、床单、衬垫等。

（六）围手术期护理

1. **术前护理**

（1）术前评估：手术前应加强与患者和家属的沟通，评估阴道手术史、盆腔手术史、耻骨后手术史等。进行必要的心理疏导，做好健康教育。

（2）术区皮肤管理：如患者外阴周围皮肤存在尿布疹、失禁相关性皮炎等皮肤问题，术前应积极治疗，保持会阴区皮肤干燥，维持局部皮肤完整性。

（3）预防血栓形成：建议护士术前采用血栓风险评估量表［卡普里尼评分（Caprini Score）］评估高风险人群，并做相应的预防性抗血栓方案。

（4）预防性抗感染治疗：选择合适的给药时机，保证手术时抗菌药物血药浓度达峰。

（5）阴道冲洗：对于有阴道切口或者使用经阴道器械的手术，推荐进行阴道无菌准备（术前3天开始使用稀释至500mg/L的聚维酮碘溶液阴道冲洗，经期或阴道有血性分泌物慎用，碘过敏患者可以选择生理盐水或氯己定进行阴道冲洗）。

**2. 术后护理**

（1）阴道伤口护理：目前所有术式常规都要阴道填塞聚维酮碘纱布，以起到压迫止血和保持阴道清洁无菌的状态，一般术后1～2天拔除。

（2）尿管护理：保持尿管引流通畅，观察引流液的颜色、性质和量。通常术后1～2天拔除尿管，让患者自行排尿，拔除尿管后鼓励患者多饮水，观察尿失禁改善情况。

（3）功能锻炼：指导患者术后康复训练，完成膀胱功能训练和盆底肌训练。

（4）出院宣教：术后禁重体力活动4周，禁性生活1个月。

（5）术后常见并发症观察与处理

1）排尿困难：多与悬吊过紧有关，另有部分患者可能与术前膀胱逼尿肌收缩力受损、膀胱出口梗阻相关，此类患者需要进一步进行尿流动力学检查。针对术后早期出现的排尿困难症状，可行间歇性导尿。少数患者出现尿潴留，可在局麻下经阴道松解吊带或切断吊带。

2）膀胱穿孔：常见于刚开展尿失禁手术的单位，因手术经验不足所致。术中反复膀胱镜检查可有效减少膀胱穿孔的发生。如术中发现膀胱穿孔，则应重新寻找穿刺路径，并保留尿管3天。如术后发现，则应取出吊带，留置尿管1周，待二期手术。

3）出血：出血及耻骨后血肿多与穿刺时过于靠近耻骨后或存在瘢痕组织有关，当耻骨后间隙出血时，可将膀胱充盈2小时，同时在下腹部按压，阴道内填塞子宫纱条，严密观察，多能自行吸收。

4）其他并发症：包括对置入吊带的异物反应或切口延迟愈合、吊带侵蚀入尿道或阴道、肠穿孔、感染等，最严重的是髂血管损伤。

（6）术后随访：建议术后6周内至少进行1次随访，了解有无并发症。随访内容还应包括连续72小时排尿日记和1小时尿垫试验及生活质量评分等。门诊随访时建议完善尿动力学检查，如尿流率、超声测定残余尿量等。国际尿失禁咨询委员会尿失禁问卷表简表见前表6-1-1。

（张丽鹏）

## 参考文献

［1］谢克基. 女性压力性尿失禁流行病学［J］. 国际泌尿系统杂志，2007（2）：227-230.

［2］BROWN J S, MCNAUGHTON K S, WYMAN J F, et al. Measurement characteristics of a voiding diary for use by men and women with overactive bladder［J］. Urology, 2003, 61（4）：802-809.

[3] NYGAARD I, HOLCOMB R. Reproducibility of the seven-day voiding diary in women with stress urinary incontinence[J]. Int Urogynecol J Pelvic Floor Dysfunct, 2000, 11(1): 15-17.
[4] BRIGHT E, COTTERILL N, DRAKE M, et al. Developing and validating the International Consultation on Incontinence Questionnaire Bladder Diary[J]. Eur Urol, 2014, 66(2): 294-300.
[5] JIMENEZ-CIDRE M A, LOPEZ-FANDO L, ESTEBAN-FUERTES M, et al. The 3-day bladder diary is a feasible, reliable and valid tool to evaluate the lower urinary tract symptoms in women[J]. Neurourol Urodyn, 2015, 34(2): 128-132.
[6] ARINZON Z, SHABAT S, PEISAKH A, et al. Clinical presentation of urinary tract infection (UTI) differs with aging in women[J]. Arch Gerontol Geriatr, 2012, 55(1): 145-147.
[7] BUCHSBAUM G M, ALBUSHIES D T, GUZICK D S. Utility of urine reagent strip in screening women with incontinence for urinary tract infection[J]. Int Urogynecol J Pelvic Floor Dysfunct, 2004, 15(6): 391-393.
[8] OUSLANDER J G, SCHAPIRA M, SCHNELLE J F, et al. Does eradicating bacteriuria affect the severity of chronic urinary incontinence in nursing home residents? [J]. Ann Intern Med, 1995, 122(10): 749-754.
[9] AL AFRAA T, MAHFOUZ W, CAMPEAU L, et al. Normal lower urinary tract assessment in women: I. Uroflowmetry and post-void residual, pad tests, and bladder diaries[J]. Int Urogynecol J, 2012, 23(6): 681-685.
[10] KRHUT J, ZACHOVAL R, SMITH P P, et al. Pad weight testing in the evaluation of urinary incontinence [J]. Neurourol Urodyn, 2014, 33(5): 507-510.
[11] DUMOULIN C, CACCIARI L P, HAY-SMITH E J C. Pelvic floor muscle training versus no treatment, or inactive control treatments, for urinary incontinence in women[J]. Cochrane Database Syst Rev, 2018, 10(10): CD005654.
[12] CODY J D, JACOBS M L, RICHARDSON K, et al. Oestrogen therapy for urinary incontinence in post-menopausal women[J]. Cochrane Database Syst Rev, 2012, 10(10): CD001405.

## 第三节　女性尿流改道造口的护理

根治性膀胱切除尿流改道腹壁造口术属永久性尿流改道，可提高患者生存率，在一定程度上避免转移或复发。由于盆腔血运丰富、女性器官的存在等特点使女性膀胱癌患者行根治性膀胱切除尿流改道腹壁造口术时手术难度更大，术中更易出血，并发症发生率相对较高。女性患者由于自身形象损伤，会出现自卑、抑郁等心理，且术后需要终身佩戴集尿袋，极易导致患者产生诸多不良情绪，严重影响患者健康恢复和生活质量，因此，应加强女性根治性膀胱切除尿流改道腹壁造口术患者的术前、术后、出院及延续护理，减少术后并发症的发生，从而提高患者生活质量，促进患者身心健康。

### （一）术前护理

#### 1. 术前评估

（1）既往史：了解患者是否有糖尿病、高血压、心脏病、出血性疾病、过敏史、手术史，以及是否服用抗凝药物等。

（2）营养状况：采用营养筛查工具评估患者是否存在营养不良或营养风险。

（3）心理评估：通过评估患者职业、个人经历、文化程度、社会关系、家庭环境等方面，了解患者心理精神状态与治疗配合程度，以便对患者进行全面、系统、深入地分析及指导。

（4）泌尿系统：评估血尿的性状、颜色；有无膀胱刺激征和排尿困难症状。

（5）肠道系统：了解患者肠蠕动情况，判断有无肠鸣音、腹泻、便秘，观察有无异常腹部体征。

（6）呼吸系统：有无吸烟史、支气管哮喘病史、肺功能损害等，术前进行对症治疗。

（7）腹部形态、预定造口位置及周围皮肤。

**2. 术前准备**

（1）术前检查：全面了解女性患者泌尿系统一般情况，完善双肾输尿管膀胱 CT、尿常规、尿脱落细胞学、尿液 FISH 检测等检查，并进行骨扫描、胸部 CT 等检查，判断肿瘤有无转移情况。术前进行膀胱肿瘤活检，了解患者肿瘤组织学类型及病理分级，制定手术治疗过程相应的护理计划。70 岁以上老年女性患者行肺功能检测，根据检测结果评估手术风险，预防术后并发症的发生。

（2）肠道准备：有报道显示，将肠道加速术后康复（enhanced recovery after surgery，ERAS）措施应用于尿流改道患者，可促进肠功能恢复，减少术后肠道并发症发生。参照《中国加速康复外科围手术期管理专家共识》，术前不行机械性肠道准备。

（3）禁饮禁食：术前 6 小时内禁食固态食物，2 小时内禁水；未合并糖尿病者，麻醉前 2 小时口服葡萄糖液。

（4）皮肤准备：术前一日手术部位备皮，嘱患者沐浴后更换清洁衣裤。

**3. 心理护理** 术前对患者进行疾病相关知识讲解，帮助患者了解尿流改道术后造口的目的、方法、意义；与患者沟通交流，了解其心理状况，提高其对疾病认知水平。鼓励患者表达自我感受，倾听患者内心诉说，辅助患者宣泄紧张、焦虑、恐惧等不良情绪，耐心为患者进行解答和疏导，并通过讲解良好的预后案例等心理护理措施，让患者逐渐树立起勇敢生活的信心，以最佳精神状态配合医护人员的治疗和护理。

**4. 造口定位**

（1）造口定位目的：便于患者的自我护理；便于造口用品的使用；能够预防并发症的发生，减轻患者痛苦；尊重患者的生活习惯，提高患者生活质量。

（2）造口定位原则：患者术后不同体位都可以看清楚造口；造口位于腹直肌处，平整皮肤的中央，且此处的皮肤无凹陷、皱褶、骨性突起或瘢痕；患者造口术后不能影响其穿戴衣服。

（3）造口定位方法

1）定位前宣教：告知患者及家属术前造口定位的目的及相关护理知识；讲解造口袋的作用，并进行模拟操作示范；给予患者心理护理并获得家属支持。

2）定位时间：术前 1 天，肠道准备前，由造口治疗师、医师、责任护士共同组成的造口定位团队共同完成。若定位时间过早，则易导致标识不清晰；若定位时间过晚，则会造成评估不全面、患者不易适应和接受。

3）定位流程：①向患者及家属介绍手术方式，展示造口护理用品和使用方法，定位前嘱患者洗澡及排空膀胱。②对患者视力情况、肢体活动情况、宗教信仰、职业特点、家庭和社会支持、衣着习惯、腰带位置等进行评估。③用物应准备造口袋、防水透明敷料、尺子、记号笔、乙醇擦拭纸等用物。④充分暴露腹部皮肤，观察患者在不同体位（卧位、半卧位、坐位、站立位等）时腹部情况。⑤造口位置选择：确定腹直肌位置，嘱患者平卧，头部抬高 30°左右，双手掌十指交叉放在枕部，让患者做咳嗽动作，此时在患者脐部两侧的腹壁可触摸到较坚硬的组织随着咳嗽动作在起伏，在此范围内至脐部两侧标记为腹直肌的位置；也可让患者双手上举平放，低头并眼睛注视脚尖，造口治疗师手掌合拢放于患者脐下腹部，此时应能摸到一条纵行收缩的肌肉，即为腹直肌。回肠膀胱造口定位位置：脐与右髂前上棘连线内上 1/3 交界处腹直肌上或肚脐、髂前上棘、耻骨联合 3 点形成三角形的 3 条中线的相交点。双侧输尿管皮肤造口定位位置：脐与左右两侧髂前上棘连线内上 1/3 交界处腹直肌上，还应注意观察两侧底盘是否重叠，如果重叠，则需重新调整造口位置。⑥确定造口位置：患者取不同体位（卧位、半卧位、坐位、站立位、蹲位），询问患者能否看清造口，造口应位于平整皮肤中央，皮肤健康，避免定位点在瘢痕、皱褶、骨突出、系腰带处等不利于佩戴造口袋的位置。⑦标记：用记号笔标记，覆盖防水透明敷料保护。

**5. 健康教育**

（1）术前访视：参与术前谈话，利用解剖图谱向患者及家属讲解造口手术的原因及重要性，介绍造口护理相关知识。

（2）术前嘱患者加强营养，注意休息和适当活动，提高患者抗感染能力。

（3）戒烟，早晚刷牙，饭后漱口，保持口腔卫生。注意保暖，预防上呼吸道感染。

（4）指导患者做各种功能训练，包括呼吸功能训练、床上翻身、床上排便等。

（5）模拟训练：指导患者及家属进行更换造口袋模拟训练，让患者及其家属更容易接受造口。

**（二）术后护理**

**1. 体位与活动** 严密观察患者生命体征，保持病房卫生和环境干净整洁，为患者做好术后心理和生活指导，并注意预防并发症。术后，麻醉清醒、血压平稳后，可取半卧位，以利于引流。快速康复外科理念表明患者早期下床活动能够增加心肺功能、加快意识恢复，并且促进心情愉悦，术后 24 小时内可给予患者按摩下肢，协助患者床上活动，24 小时后患者可下床行走。

**2. 疼痛护理** 术后应保持病房内环境安静舒缓，给患者创造一个舒适、轻松的恢复环境。护理人员应协助患者采取合适体位，降低腹部伤口张力，缓解患者疼痛。指导患者咳嗽、打喷嚏时轻按腹部伤口，避免撕裂伤口引起疼痛。可适当进行一些放松患者心态、转移注意力的活动，比如听一些较为宁静、舒缓的音乐，使患者的神经系统得以调节，最终达到缓解患者疼痛的目的。若疼痛较为剧烈，应立即报告医师，必要时给予镇痛药物。

**3. 引流管护理** 妥善处理各种引流管，防止其受压、堵塞或扭曲，对伤口引流液的颜色和量进行仔细观察，观察有无出血情况，若引流液增多且呈鲜红色应及时汇报医师。腹腔引流管拔除时间往往根据实际引流的情况而定，当引流液无色且量少时可拔除，一般留置时间为 5～7 天。胃肠减压装置留置时间为 24 小时，早期移除鼻胃管可促进患者胃肠功能的恢复，降低肠梗阻发生率，减少并发症的发生。

**4. 饮食护理** ERAS 理念强调早期进食应遵循少量多次的原则，一般做法为：术后 12 小时患者可首先试饮 30ml 水，如患者无恶心、呕吐、腹胀等不适，可在术后 24 小时逐渐增加进食量至正常饮食。为促进患者肠道功能恢复，可嘱患者咀嚼口香糖。正常进食后鼓励患者多饮水，以产生自然冲洗的作用。多摄入高热量、高蛋白、富含膳食纤维的各类食物，且多进食新鲜水果和蔬菜，防止大便干燥，以免排便困难使腹压增高，从而引起手术切口继发性出血和漏尿。

**5. 心理护理** 研究表明，膀胱肿瘤患者尿流改道术后，女性比男性更易出现失望、抑郁的心理，可能是女性对身体外形的改变上比男性更加敏感，她们会因为造口的存在感到自卑和羞耻，在这些负面情绪的影响可能导致她们逐渐远离正常的社交生活。针对女性患者感情丰富的特点，应多听取患者内心的想法，理解患者并给予安慰和劝导，帮助患者接受自我形象的改变，学会自我管理腹壁造口，树立生活的信心。帮助患者建立新的人际关系，使患者从精神上感受到护理人员及家属的关心和照顾，消除恐惧、紧张心理，提高患者及家属对疾病的家庭管理能力。

**6. 造口护理**

（1）造口评估：回肠膀胱造口位于右下腹，造口突出腹壁 1.5～2.5cm，直径约 2～3cm，造口黏膜正常颜色呈粉红色、淡红色或牛肉红色，光滑湿润，血运良好，形状呈圆形或椭圆形，观察造口周围皮肤平坦且坚实，无发红、皱褶、凹陷等。术后初期会分泌白色或淡黄色肠黏液，每天清洗 1～2 次。造口袋内尿液颜色清亮，无浑浊，尿液达到造口袋 1/2 满时须立即排放。输尿管皮肤造口位于左下腹或右下腹或左右各一，有单侧、双侧之分，造口平坦且乳头较小，与回肠膀胱造口相比，更易发生造口回缩、狭窄。

（2）造口袋更换时间：造口底盘佩戴时间不宜过长，当底盘中心孔边缘泡白超过 1cm 时应及时更换，以免引起底盘渗漏。造口袋更换提倡一日一袋，以减少泌尿系统感染，更换时间以清晨醒后空腹时更换最佳。

（3）造口袋的更换方法：佩戴 - 揭除 - 检查（Apply-Remove-Check，ARC）。

造口袋更换流程

1）佩戴（Apply）：用生理盐水 / 温水清洗造口及周围皮肤，保持皮肤的清洁和干燥；用造口测量尺测量造口的大小、形状，在造口底盘上绘线标记；沿记号线修剪造口底盘，底盘的开口与造口黏膜之间保持 1～2mm 空隙；撕去粘贴面上的膜，按照造口位置由下而上粘贴底盘，使底盘完全贴合皮肤；关闭造口袋开口，将造口袋连接环的底部与底盘扣紧，用手掌轻柔按压造口袋处 1～3 分钟。

2）揭除（Remove）：在确认锁扣被打开后，由上而下轻柔撕离已用的底盘和造口袋，并观察内容物。

3）检查（Check）：检查底盘黏胶及造口周围皮肤的情况。

**7. 输尿管支架管护理** 输尿管支架管管腔直径一般为 5～8mm，易发生堵塞，造成引流不畅而引起肾积水、尿路感染等并发症。应指导患者多饮水，每天饮水量＞2 000ml，以产生自然冲洗的作用；妥善固定管道，防止扭曲、打折和脱落；严密观察尿量，如尿量突然减少或无尿时，应及时报告医师。术后需要长期留置输尿管皮肤造口支架管，每月应更换一次，防止输尿管狭窄，促进引流，避免引起感染。术后 12～14 天拔除回肠膀胱造口支架管，拔管前行逆行造影，证实输尿管通畅、无吻合口瘘后执行拔管。

**8. 并发症护理**

（1）肠梗阻

1）术前应了解患者营养状态、有无腹盆部手术及腹膜炎等病史，评估术后肠梗阻风险。

2）术后给予静脉营养药物、减轻肠道水肿，加强腹部体征的观察，每天询问患者肛门排气情况，有无腹胀、腹痛、恶心、呕吐症状。

3）妥善固定胃肠减压管，保持通畅，并观察引流液的颜色、性状、量。

4）术后为预防肠梗阻，饮食应遵循少食多餐、循序渐进的原则，从流食到半流食逐渐过渡到普食。肠功能逐渐恢复后可进食流质食物（如面汤、稀粥等）；手术 1 周后可进食清淡、软烂食物（如面条、面片等）；手术 2 周后可进食含优质蛋白、低脂及膳食纤维丰富的食物；患者康复后，可以进食少渣类食物（如高热量、高维生素、高蛋白食物等）。

5）向患者耐心讲解早期床上活动的重要性，鼓励患者床上活动，有利于肠蠕动，促进肠功能恢复，病情允许时尽早下床。

6）中医治疗：采取足三里按摩配合腹部按摩等中医方法促进肠蠕动。

（2）出血：术后密切观察腹部体征，有无腹痛、腹胀，以及伤口引流管中液体的量、颜色、性状，伤口敷料的情况，如伤口敷料出现渗血、渗液，引流量增多，及时汇报医师，给予处理。

（3）感染

1）观察体温变化情况，加强基础护理，保持切口清洁，敷料渗湿后及时更换。

2）保持引流管通畅及妥善固定。

3）抗感染治疗。如有体温升高，引流物为脓性并有切口疼痛，多提示存在感染，应尽快通知医师给予处理，根据分泌物培养及药敏结果选择敏感抗菌药物。

（4）下肢深静脉血栓

1）根据VTE评分，采取下肢深静脉血栓形成的预防措施，包括基本预防：抬高下肢20°～30°、早期下床活动、病情允许的情况下适量补液等；物理预防：使用梯度压力弹力袜、间断气囊压迫、下肢静脉泵；药物预防：应用抗血小板药、抗凝药物、Xa因子抑制剂、维生素K拮抗剂。

2）注意保护静脉，尽量避免在下肢静脉穿刺或同一静脉反复穿刺。

3）饮食护理：嘱患者少食用高脂肪类食物，多食用纤维素丰富类食物，多饮水，保持大便畅通，避免排便困难导致腹内压增高诱发下肢深静脉血栓。

4）抗凝及溶栓护理：观察有无牙龈出血、皮肤突然出现青紫瘀斑等，及时追踪患者血小板计数及凝血酶原时间，由医师调整抗凝及溶栓药物的使用剂量。

**（三）出院指导**

**1. 日常生活指导**

（1）评估：出院前评估患者或家属是否掌握更换造口袋方法并能独立完成更换、造口护理基本知识、造口及其周围并发症的识别、是否知晓造口专家门诊时间及复诊时间。

（2）饮食：进食清淡易消化食物，均衡饮食，少量多餐，切忌暴饮暴食。增加高蛋白食物，如鱼肉、鸡蛋，多食白肉（鸡肉、鸭肉、鱼肉），少食红肉（牛肉、羊肉、猪肉），多食新鲜蔬菜、水果，多饮水，每天饮水量在2 000ml左右。

（3）着装：以柔软、舒适、宽松为原则，避免穿紧身的衣裤以免摩擦或压迫造口，女性患者可选择连衣裙。

（4）沐浴：手术缝线完全拆除、伤口完全愈合后可以洗澡，采用淋浴方式，使用防水袋保护造口袋的前提下进行淋浴，严禁泡浴，避免感染。

（5）工作：在医师同意下可恢复正常工作，应避免举重物等重体力劳动，防止引起造口旁疝或造口脱垂等并发症。

（6）体育锻炼：可进行适当有氧运动，如游泳、太极拳等，避免碰撞激烈、增加腹压的运动，如篮球、哑铃等。

（7）旅游：乘坐车、船、飞机等交通工具对造口均无影响，建议将造口用品放在随身行李内以便随时更换，同时应备好造口袋，以备紧急之需。

（8）性生活：手术切口愈合、体力恢复后，可尝试恢复性生活。对于女性患者，由于手术切除了部分阴道，会使得阴道过小或过紧，发生阴道干涩等问题从而出现性交痛，可以使用润滑剂或更换体位来缓解。亲密的身体接触及性生活不会损伤造口，选择合适的体位可以减轻对造口的压力。性生活前应排空造口袋，保持造口袋清洁。

（9）避免增加腹内压：如出现便秘、咳嗽等，应及早处理；咳嗽、打喷嚏时可用手捂住造口，并嘱患者佩戴腹带，防止出现造口旁疝等并发症。

2. **建立造口患者随访档案** 登记造口患者信息，随访资料归档，便于追溯患者出院后的恢复情况。

3. **发放造口护理知识宣传册** 让患者及家属自主学习、了解、掌握造口护理的基本知识和方法，并告知患者及家属购买造口用品途径，建议通过正规途径购买，防止质量问题。

**（四）延续护理**

1. **电话随访** 在患者出院后2天进行第1次随访，出院后1个月内每7天1次，之后每15天1次，连续6个月。随访内容包括患者造口自我护理情况、造口护理用品使用情况、并发症的防治、心理康复、日常生活指导等。

2. **造口门诊** 由造口治疗师坐诊，对患者的病情及造口情况做出专业诊疗、处置，为患者提供面对面的专业检查和指导支持，减少造口及其周围皮肤并发症的发生。

3. **上门随访** 在患者出院后7天进行第1次随访，出院后第1个月每7天1次，出院后2～3个月每15天1次，3个月后每30天1次，连续6个月。造口治疗师应对高龄、无照顾者、行动不便或卧床的患者进行有计划性地、主动地家中随访，提供技术支持和帮助，增进护患感情，并提高患者自我护理的能力。

4. **融媒体宣传** 医护人员定期在微信、抖音等互联网平台以图片、文字、视频等形式分享造口袋更换方法、造口患者康复指导与造口并发症处理案例等相关知识，使造口患者足不出户得到专业指导，进而提高造口患者健康知识水平，降低造口并发症的发生。

5. **“造口阳光之家”与“造口联谊会”** 建议每月举办1次“造口阳光之家”，每年举办1～2次“造口联谊会”，邀请医护人员、造口患者及家属、社会志愿者共同参与。内容包括医师及造口小组专题授课、造口患者经验分享与答疑解惑等。建立医护患间的交流，增加患者自我管理能力，从而提升患者的生活质量。

6. **世界造口日活动** 世界造口日由国际造口协会于1993年倡议并得到世界卫生组织认可，旨在让造口患者和造口工作者加强联系和交流，对全社会进行造口知识宣传，每3年举行1次，时间为当年10月的第1个星期六。

**（王 敏）**

## 参考文献

[1] 于浩，薛苗新，李锴文，等. 改良腹腔镜下根治性膀胱切除+盆腔淋巴结清扫术治疗女性膀胱癌的安全性和有效性[J]. 中华泌尿外科杂志，2017，38(5)：337-341.

[2] 王海燕，宋秀玲，林转章. 内行患者计划对膀胱癌腹壁造口患者病耻感的影响[J]. 齐鲁护理杂志，2018，24(12)：101-103.

[3] 伊克热穆·海拉提，拜合提亚·阿扎提，李晓东，等. 术前营养风险对膀胱癌根治术患者预后的影响[J]. 临床泌尿外科杂志，2019，34(3)：206-209，214.

[4] 魏亮，王东文. 加速术后康复理念在泌尿外科的发展现状与展望[J]. 中华泌尿外科杂志，2017，38(5)：398-400.

[5] CHENAM A，CHAN K G. Enhanced recovery after surgery for radical cystectomy[J]. Cancer Treat Res，2018，175：215-239.

[6] 程茹，付丽，张金英. 个体化肠道快速康复外科措施在回肠膀胱术患者中的应用[J]. 护理研究，2019，33(12)：2164-2166.

[7] 陈慧，王良梅，吴玲，等. 机器人辅助腹腔镜下膀胱全切输尿管腹壁造口术前定位方法及其效果[J]. 护理研究，2018，32(17)：2789-2791.

[8] 中华护理学会. 成人肠造口护理标准：T/CNAS 07-2019[S]. 北京：中华护理学会，2019.

[9] 王辰辰，郝玲玲，张小青，等. 机器人辅助腹腔镜下膀胱切除回肠造口术不同定位方法的应用研究[J]. 护理研究，2022，36(3)：545-549.

[10] 马娥，杨明莹，王剑松，等. 术前定位对膀胱癌尿流改道腹壁造口患者生命质量的影响[J]. 医学与哲学，2017，38(3)：46-50.

[11] 李晓露，涂桂红，王娅妮. 基于时效性激励理念的延续性护理在食管癌放疗并发放射性食管炎患者中的应用[J]. 齐鲁护理杂志，2019，25(23)：14-16.

[12] 殷月，邓雨芳，张红梅，等. 思维导图式健康教育在肠造口患者出院准备度中的应用[J]. 齐鲁护理杂志，2021，27(12)：4-6.

[13] 付智慧. 个性化护理对泌尿外科患者围手术期生理应激和满意度的影响[J]. 现代中西医结合杂志，2017，26(36)：4100-4102.

[14] 王青青，霍孝蓉，吴玲，等. 造口患者社会心理适应水平与自我效能的关系及影响因素研究[J]. 中华现代护理杂志，2018，24(9)：1017-1021.

[15] LITZELMAN K，BLANCH-HARTIGAN D，LIN C C，et al. Correlates of the positive psychological byproducts of cancer：role of family caregivers and informational support[J]. Palliat Support Care，2017，15(6)：693-703.

[16] 黄健，王建业，孔垂泽，等. 中国泌尿外科和男科疾病诊断治疗指南：2019 版[M]. 北京：科学出版社，2019.

[17] 尤宁宁，初苗苗，尹丽达. 延续护理在膀胱癌尿流改道腹壁造口术患者中的应用[J]. 齐鲁护理杂志，2020，26(10)：68-70.

[18] 夏洁，李光焰，周红娟，等. 基于微信平台的延续性护理在肠造口患者院外自我护理中的应用[J]. 齐鲁护理杂志，2017，23(4)：35-37.


# 第四节　女性根治性膀胱切除术围手术期营养支持

## 一、概论

膀胱癌是我国泌尿外科临床上最常见的恶性肿瘤之一，女性的发病率低于男性，其中肌层浸润性膀胱癌致死率极高。根据肿瘤的浸润深度和侵犯范围，选择外科手术、肿瘤放化疗以及相关支持学科的多学科联合治疗（multi-disciplinary treatment，MDT）可以获得最佳的治疗效果。

根治性膀胱切除术（radical cystectomy，RC）和尿流改道（urinary diversion，UD）是治疗肌层浸润性膀胱癌和高危非肌层浸润性膀胱癌的金标准，但这种手术方式创伤大、过程复杂，且患者需要经历漫长的恢复期。尤其女性患者由于盆腔血运丰富、女性器官的存在等，使女性膀胱癌患者行根治性膀胱切除术时手术难度更大，术中更易出血，导致并发症的发生。该类患者围手术期时常发生营养不良，主要认为与恶性肿瘤高分解代谢状态引起机体消耗增加及厌食、恶心、呕吐、吸收障碍等有关，虽然目前 RC 死亡率相对较低（2009 年 1.5%，2003 年 3%），但发现有高达 64% 的患者出现术后并发症，其中 13% 是术后 90 天内出现严重并发症，包括伤口感染、肠梗阻、直肠损伤和心肺并发症等。膀胱癌多发于老年人，患者伴有严重的营养不良和体质量下降的比例高，这可能是肿瘤所致，此外还包括厌食症、肿瘤分解代谢效应、营养代谢异常、疼痛以及焦虑或抑郁等原因。例如肌少症是营养不良导致肌肉量减少的一种疾病，目前被认为是导致根治性膀胱切除术后患者出现并发症和生存风险的可能因素。由此会增加患者住院时间和住院费用，并影响预后，营养干预对一些其他类型肿瘤患者是有益的，因此对于根治性膀胱切除术后患者也具有临床价值。

营养干预是肿瘤综合治疗的基础性措施和常规手段，贯穿于肿瘤治疗与康复的全过程，包括膳食指导、营养教育和营养支持。通过营养达到治疗疾病目的的营养支持即是营养治疗，包括改善患者营养状况和临床结局。早期经口营养是手术患者首选的营养方式，可避免在大手术的术后过程中出现营养不足的风险。考虑营养不良和进食不足是术后并发症的危险因素，早期肠内营养对有营养风险的手术患者尤其重要。研究证实，合理的肠外营养和肠内营养可以改善有营养风险患者的临床结局，营养支持已成为围手术期常用的治疗手段之一。

## 二、术前营养支持

### （一）营养筛查

营养状况是影响患者手术结局的关键因素之一，研究表明营养不良是术后感染风险增加、伤口愈合不良、住院时间延长及病死率增加的独立风险因素。

美国肠外肠内营养学会（American Society for Parenteral and Enteral Nutrition，ASPEN）结合医疗、营养、用药史、体格检查、人体测量学和实验室数据等综合评定，将营养不良分为饥饿相关、慢性疾病相关和急性疾病/创伤相关的营养不良。

欧洲肠外肠内营养学会（European Society for Parenteral and Enteral Nutrition，ESPEN）或者欧洲临床营养与代谢学会（European Society for Clinical Nutrition and Metabolism）建议采用以下指标判断患者是否存在重度营养风险：6 个月内体质量下降 10%～15% 或更多；患者进食量低于推荐摄入量的 60%，持续＞10 天；体质量指数＜18.5kg/m$^2$；血清蛋白＜30g/L（无肝肾功能不全）。对术前评定营养不良的患者，建议术前给予 7～14 天营养支持以改善营养状态。

为了准确而全面地评估患者营养状态，ESPEN 专家组提出营养风险筛查工具 NRS2002（见附表 15-4-1）。术前应采用 NRS2002 对所有患者进行营养风险筛查，对营养不良患者行营养支持治疗。

NRS2002 评分由 3 个部分构成：营养状况评分、疾病严重程度评分和年龄评分，总评分为 0～7 分。对有严重营养不良风险的患者（NRS2002≥5 分）进行术前营养支持，可将术后并发症发生率降低 50%；根据患者个体情况设定每天营养目标，推荐术前 7～10 天行肠内营养治疗；若仍无法满足基本营养需求（＜推荐摄入量的 60%），推荐术前 7～10 天联合肠外营养治疗；NRS2002≤3 分的患者，推荐高蛋白、高热量、高维生素类的饮食，例如鸡蛋、牛奶、水果蔬菜等，避免辛辣刺激性的食物。

若 NRS2002 评分≥3 分，确定患者存在营养不良风险，须制订营养支持计划，术前营养支持的方式优先选择经口营养或肠内营养，改善术前脏器功能及内稳态，显著提高免疫功能和手术耐受力；评分＜3 分，确定患者为无营养风险，暂不需要进行临床营养支持，但后续仍需要定时进行营养筛查。通过该工具筛选出的有营养风险患者的术后病死率、并发症发生率有所增加，住院时间有所延长。

### （二）术前蛋白质供给

加速术后康复（enhanced recovery after surgery，ERAS）的目标在于减少手术及相关措施对机体的应激，尽可能使机体的内在生理功能保持在稳定状态，使机体迅速从被手术扰乱的不平衡情况恢复过来，减少并发症，缩短手术后康复的时间；“临床营养支持”的理论与措施的进一步发展，使危重症患者和手术患者能得到合理有效的营养支持；“围手术期处理”的理念对手术前的处理与术后的监护都从理论和措施上提出了要求，有助于手术治疗的成功。因此三者的理论综合在一起，涵盖了手术治疗的整个过程，使手术获得良好、合理的效果。基于此，国内已有针对RC围手术期ERAS的专家共识。

当机体处于应激状态时，蛋白质需要量显著升高，主要由肝脏急性期的蛋白质合成。这些合成的蛋白质参与免疫调节和伤口愈合。应激患者的蛋白质供给推荐口服营养补充（oral nutritional supplements，ONS）强化蛋白质摄入，2～3次/d，蛋白质≥18g/次。为达到蛋白质18g/次的标准，在标准整蛋白制剂基础上额外添加蛋白粉。肿瘤患者也需要充足的蛋白质维持基础的合成代谢。研究结果表明每餐中摄入25～35g蛋白质可最大限度地刺激肌肉蛋白的合成。因此，建议非肿瘤患者术前每餐保证≥18g的蛋白质摄入，肿瘤患者术前每餐≥25g的蛋白质摄入以达到每天蛋白质需要量。

#### （三）术前营养支持途径

对于低营养风险的患者，推荐术前进食高蛋白质食物（如鸡蛋、鱼、瘦肉、奶制品）和含碳水化合物的饮食，摄入目标能量为25～30kcal/（kg·d）和蛋白质量为15g/（kg·d）.

对于高危营养风险的患者，由于可能存在厌食、进食量少或消化道不全梗阻等原因，摄入蛋白质目标量至少为12g/（kg·d），另外推荐术前使用高蛋白ONS或免疫营养，建议每天保证3顿ONS，且每天ONS的热量至少400～600kcal；或者放置肠内营养管，开始≥7天的管饲肠内营养支持；如果ONS和肠内营养支持2种方式仍达不到蛋白质和/或热量要求（＜推荐摄入量的50%），建议术前行肠外营养支持以改善营养状况。

#### （四）术前营养支持时间

存在营养不良的患者术前使用ONS应≥7天。关于术前肠外营养使用的时间，研究结果表明营养不良患者在接受胃肠手术前给予持续7～14天肠外营养效果最佳。为避免严重营养不良患者发生再喂养综合征等并发症，肠外营养能量应逐渐增加。对于重度营养不良患者，术前进行10～14天的营养治疗是有益的，部分患者可延长至4周。营养不良的改善有利于减少手术风险。

#### （五）术前饮食指导

研究证据表明缩短术前禁食时间和术前口服碳水化合物饮品无法显著改善患者营养状况，术前禁食旨在术前的代谢准备。缩短术前禁食时间可减轻手术应激反应，缓解胰岛素抵抗，减少蛋白质损失和禁食对胃肠功能的损害，而且禁食增加了患者的不适感，包括口渴、饥饿、头痛和焦虑等，因此对于术前无胃肠梗阻及胃排空障碍的患者，无须术前隔夜禁食。推荐在术前10小时口服12.5%碳水化合物饮品800ml，术前2小时口服12.5%碳水化合物饮品400ml。无误吸风险的患者可在麻醉前2小时饮用清流质，麻醉前6小时进食固体食物（A级推荐，ESPEN实用指南强共识）。

### 三、术后营养支持

#### （一）术后营养支持指征

术前已经开始营养支持者，术后应继续；严重营养不良而术前未进行营养支持者（如急诊手术患者），术后应进行营养支持；手术后估计超过1周无法进食者；术后出现严重并发症者致机体代谢需要量激增者。

### （二）术后早期恢复口服营养及蛋白质补充

术后早期恢复经口进食是安全的，且对术后恢复至关重要。术后早期经口进食能够减少术后并发症、缩短住院时间、降低住院费用。术后 24 小时内恢复肠内营养可减少恶心、呕吐发生率、术后吻合口瘘和术后病死率。术后 24 小时即开始给予患者少量糖盐水口服，48 小时后进食肠内营养液，肛门排气后逐渐由全流食、半流食过渡至普食；出现并发症的患者给予胃肠减压。早期肠内营养（EN）可刺激小肠蠕动，促进肠黏膜细胞生长与胃肠激素分泌，缩短肛门排气、排便时间。在有效的 EN 支持下，蛋白质合成可减轻吻合口水肿，提高机体创伤修复能力与抗感染能力。同时，应用 EN 完成围手术期的营养支持可避免大量静脉补液导致的老年患者心脏负荷过重。

在一项 11 名 RC 术后无营养支持患者研究中，有证据表明在治疗前存在蛋白质消耗。术后 14 天，几乎一半的患者会出现显著的蛋白丢失，并且蛋白丢失与术后并发症有关；术后 6 个月，患者全身蛋白完全恢复。

术后早期蛋白质摄入应足量，摄入量不足将会导致瘦体重（lean body mass）的丢失，阻碍机体功能的恢复。对于 65 岁以上的患者，无论给予的热量是否充足，只要给予蛋白质就可帮助维持机体的瘦体重，减少给予能量物质不足而引起虚弱的风险。因此，除存在肠道功能障碍、肠缺血或肠梗阻者，多数患者都推荐在手术当天通过餐食或 ONS 摄入高蛋白质营养。推荐应用成品营养制剂，不推荐常规应用传统的“清流质”和“全流质”，因后者无法提供充足的营养和蛋白质。另外，术后足量的蛋白质摄入比足量的能量物质摄入更重要。

### （三）术后营养支持途径

患者在术后接受营养支持时，摄入热量的目标量为 25～30kcal/（kg·d）、摄入蛋白质的目标量是 15～20g/（kg·d）。当患者口服营养能够摄入＞50% 的营养目标量时，首选 ONS 和蛋白粉营养辅助（2～3 次 /d）来满足蛋白质及能量需要量；当经口摄入＜50% 营养目标量时，需要通过管饲肠内营养进行营养支持；如果口服和管饲肠内营养仍无法达到 50% 的蛋白质或热量的需要量＞7 天时，则应启动肠外营养。当术后 5～7 天内经口服和 / 或肠内无法满足能量需求时，预计营养治疗持续时间＞7 天才应启动肠外营养。该原则对于营养状况良好的患者同样适用。若出现喂养不耐受（如恶心呕吐、腹胀腹痛、肛门排气排便明显减少、鼻胃管引流量明显增多、胃残余量＞500ml、腹部影像学异常等），则需要考虑终止或减少导管喂养。对于营养不良的患者，术后营养支持应当持续实施 4 周或更长时间，具体持续时间应根据手术情况和患者营养不良的程度决定。

## 四、出院后营养支持

### （一）出院后营养支持与随访

多数 RC 术后患者经口营养摄入量都不充足，出院后问题更加凸显。对于术后出现并发症的患者，出院后体质量会继续丢失，存在营养状况进一步恶化的风险，患者出院后需要继续进行营养随访。

### （二）出院后营养支持时机

如果患者术后体质量明显减轻，建议增加蛋白质和热量的摄入量，从而满足康复的需要。对于大多数手术患者，出院后应长期重视营养支持，促进尽快恢复。由于术后患者缺乏饮食恢复指导，可出现包括食欲减退、持续恶心及阿片类药物引起的便秘等症状，尤其是老年患者。研究表明使用 ONS 可减少住院时间，降低医疗费用。ONS 强化蛋白质补充应作为术后患者出院后饮食计划的重要内容，推荐接受 4 级手术的患者术后应用 ONS 4～8 周；推荐严重营养不良、术后（包括 ICU）住院时间长的患者，术后应用 ONS 3～6 个月。

附表 15-4-1　NRS2002 营养风险筛查

| 营养状态受损评分： | |
|---|---|
| 无（0 分） | 正常营养状态 |
| 轻度（1 分） | a. 3 个月内体质量丢失＞5%；b. 食物摄入为正常需要量的 50%～75% |
| 中度（2 分） | a. 2 个月内体质量丢失＞5%；b. 食物摄入为正常需要量的 25%～50%；c. $BMI$＜20.5kg/m$^2$ |
| 重度（3 分） | a. 1 个月内体质量丢失＞5%；b. 前一周食物摄入为正常需要量的 25% 以下；c. $BMI$＜18.5kg/m$^2$ |
| 疾病严重程度评分： | |
| 无（0 分） | 正常营养需要量 |
| 轻度（1 分） | a. 髋骨骨折；b. 慢性疾病有并发症；c. COPD；d. 血液透析；e. 肝硬化；f. 糖尿病；g. 一般恶性肿瘤；h. 其他 |
| 中度（2 分） | a. 腹部大手术；b. 脑卒中；c. 重度肺炎；d. 血液恶性肿瘤 |
| 重度（3 分） | a. 颅脑损伤；b. 骨髓移植；c. APACHE 大于 10 分的 ICU 患者 |
| 年龄评分： | |
| 0 分 | 年龄＜70 岁 |
| 1 分 | 年龄≥70 岁 |
| 总评分： | |

注：总评分包括 3 部分的总和，即疾病严重程度评分＋营养状态受损评分＋年龄评分。

（鲍　慧）

# 参考文献


[1] ALFRED WITJES J, LEBRET T, COMPÉRAT E M, et al. Updated 2016 EAU Guidelines on Muscle-invasive and Metastatic Bladder Cancer[J]. Eur Urol, 2017, 71(3): 462-475.

[2] SHABSIGH A, KORETS R, VORA K C, et al. Defining early morbidity of radical cystectomy for patients with bladder cancer using a standardized reporting methodology[J]. Eur Urol, 2009, 55(1): 164-174.

[3] STEIN J P, SKINNER D G. Results with radical cystectomy for treating bladder cancer: a 'reference standard' for high grade, invasive bladder cancer[J] BJU Int, 2003, 92(1): 12-17.

[4] HENRY C. Chapter 4, Effect of malnutrition on cancer patients[M]//SHAW C . Nutrition and Cancer. Hoboken: Wiley-Blackwell, 2011: 46.

[5] SMITH A B, DEAL A M, YU H, et al. Sarcopenia as a predictor of complications and survival following radical cystectomy[J]. J Urol, 2014, 191(6): 1714-1720.

[6] 刘坤，徐宗源，孟峻嵩，等. 术前营养风险对根治性全膀胱切除术后并发症发生率的影响[J]. 北京大学学报（医学版），2015，47(5)：800-803.

[7] AWAD S, LOBO D N. What's new in perioperative nutritional support? [J]. Curr Opin Anaesthesiol, 2011, 24(3): 339-348.

[8] SCHIESSER M, KIRCHHOFF P, MÜLLER M K, et al. The correlation of Nutrition Risk Index, Nutrition Risk Score, and bioimpedance analysis with postoperative complications in patients undergoing gastrointestinal surgery[J]. Surgery, 2009, 145(5): 519-526.

[9] MCCLAVE S A, KOZAR R, MARTINDALE R G, et al. Summary points and consensus recommendations from the North American Surgical Nutrition Summit[J]. JPEN J Parenter Enteral Nutr, 2013, 37(5 Suppl): 99S-105S.

[10] WEIMANN A, BRAGA M, HARSANYI L, et al. ESPEN Guidelines on Enteral Nutrition: Surgery including organ transplantation[J]. Clin Nutr, 2006, 25(2): 224-244.

[11] BRAGA M, LJUNGQVIST O, SOETERS P, et al. ESPEN Guidelines on Parenteral Nutrition: Surgery[J]. Clin Nutr, 2009, 28(4): 378-386.

[12] 中国机器人辅助根治性膀胱切除术专家协作组. 中国机器人辅助根治性膀胱切除术专家共识[J]. 中华泌尿外科杂志, 2018(1): 2-5.

[13] WOLFE R R. The underappreciated role of muscle in health and disease[J]. Am J Clin Nutr, 2006, 84(3): 475-482.

[14] WISCHMEYER P E, CARLI F, EVANS D C, et al. American Society for Enhanced Recovery and Perioperative Quality Initiative Joint Consensus Statement on Nutrition Screening and Therapy Within a Surgical Enhanced Recovery Pathway[J]. Anesth Analg, 2018, 126(6): 1883-1895.

[15] MCCLAVE S A, TAYLOR B E, MARTINDALE R G, et al. Guidelines for the Provision and Assessment of Nutrition Support Therapy in the Adult Critically Ill Patient: Society of Critical Care Medicine (SCCM) and American Society for Parenteral and Enteral Nutrition (A.S.P.E.N.)[J]. JPEN J Parenter Enteral Nutr, 2016, 40(2): 159-211.

[16] DEUTZ N E, SAFAR A, SCHUTZLER S, et al. Muscle protein synthesis in cancer patients can be stimulated with a specially formulated medical food[J]. Clin Nutr, 2011, 30(6): 759-768.

[17] MILLER K R, WISCHMEYER PE, TAYLOR B, et al. An evidence-based approach to perioperative nutrition support in the elective surgery patient[J]. JPEN J Parenter Enteral Nutr, 2013, 37(5 Suppl): 39S-50S.

[18] FUKUDA Y, YAMAMOTO K, HIRAO M, et al. Prevalence of malnutrition among gastric cancer patients undergoing gastrectomy and optimal preoperative nutritional support for preventing surgical site infections[J]. Ann Surg Oncol, 2015, 22 Suppl 3: S778-S785.

[19] Veterans Affairs Total Parenteral Nutrition Cooperative Study Group. Perioperative total parenteral nutrition in surgical patients[J]. N Engl J Med, 1991, 325(8): 525-532.

[20] BOZZETTI F, GAVAZZI C, MICELI R, et al. Perioperative total parenteral nutrition in malnourished, gastrointestinal cancer patients: a randomized, clinical trial[J]. JPEN J Parenter Enteral Nutr, 2000, 24(1): 7-14.

[21] WEIMANN A, BRAGA M, CARLI F, et al. ESPEN Guideline: clinical nutrition in surgery[J]. Clin Nutr, 2017, 36(3): 623-650.

[22] LJUNGQVIST O. Modulating postoperative insulin resistance by preoperative carbohydrate loading[J]. Best Pract Res Clin Anaesthesiol, 2009, 23(4): 401-409.

[23] TWEED T, VAN EIJDEN Y, TEGELS J, et al. Safety and efficacy of early oral feeding for enhanced recovery following gastrectomy for gastric cancer: a systematic review[J]. Surg Oncol, 2019, 28: 88-95.

[24] SUN H B, LI Y, LIU X B, et al. Impact of an early oral feeding protocol on inflammatory cytokine changes after esophagectomy[J]. Ann Thoracic Surg, 2019, 107(3): 912-920.

[25] BEVILACQUA L A, OBEID N R, SPANIOLAS K, et al. Early postoperative diet after bariatric surgery: impact on length of stay and 30-day events[J]. Surg Endosc, 2019, 33(8): 2475-2478.

[26] LEWIS S J, ANDERSEN H K, THOMAS S. Early enteral nutrition within 24 h of intestinal surgery versus later commencement of feeding: a systematic review and meta-analysis[J]. J Gastrointest Surg, 2009, 13(3): 569-575.

[27] PU H, DOIG G S, HEIGHES P T, et al. Early enteral nutrition reduces mortality and improves other key

outcomes in patients with major burn injury[J]. Crit Care Med, 2018, 46(12): 2036-2042.

[28] BRAGA M, LJUNGQVIST O, SOETERS P, et al. ESPEN Guidelines on Parenteral Nutrition: surgery[J]. Clin Nutr, 2009, 28(4): 378-386.

[29] ABUNNAJA S, CUVIELLO A, SANCHEZ J A. Enteral and parenteral nutrition in the perioperative period: state of the art[J]. Nutrients, 2013, 5(2): 608-623.

[30] MARIK P E. Enteral nutrition in the critically ill: myths and misconceptions[J]. Crit Care Med, 2014, 42(4): 962-969.

[31] MATHUR S, PLANK LD, HILL AG, et al. Changes in body composition, muscle function and energy expenditure after radical cystectomy[J]. BJU Int, 2008, 101(8): 973-977.

[32] WEIMANN A, BRAGA M, HARSANYI L, et al. ESPEN Guidelines on Enteral Nutrition: Surgery including organ transplantation[J]. Clin Nutr, 2006, 25(2): 224-244.

[33] GILLIS C, CARLI F. Promoting perioperative metabolic and nutritional care[J]. Anesthesiology, 2015, 123(6): 1455-1472.

[34] MARIETTE C, DE BOTTON M L, PIESSEN G. Surgery in esophageal and gastric cancer patients: what is the role for nutrition support in your daily practice? [J]. Ann Surg Oncol, 2012, 19(7): 2128-2134.

[35] PETERSON S J, TSAI A A, SCALA C M, et al. Adequacy of oral intake in critically ill patients 1 week after extubation[J]. J Am Diet Assoc, 2010, 110(3): 427-433.

[36] REIJNIERSE E M, VERLAAN S, PHAM V K, et al. Lower skeletal muscle mass at admission independently predicts falls and mortality three months post-discharge in hospitalised older patients[J]. J Gerontol A Biol Sci Med Sci, 2019, 74(10): 1650-1656.

[37] SÁNCHEZ-RODRÍGUEZ D, ANNWEILER C, RONQUILLO-MORENO N, et al. Prognostic value of the ESPEN consensus and guidelines for malnutrition: prediction of post-discharge clinical outcomes in older inpa-tients[J]. Nutr Clin Pract, 2019, 34(2): 304-312.

[38] BALLESTEROS-POMAR M D, MARTÍNEZ LLINÀS D, GOATES S, et al. Cost-effectiveness of a specialized oral nutritional supplementation for malnourished older adult patients in Spain[J]. Nutrients, 2018, 22, 10(2): 246.

[39] ELIA M, PARSONS E L, CAWOOD A L, et al. Cost-effectiveness of oral nutritional supplements in older malnourished care home residents[J]. Clin Nutr, 2018, 37(2): 651-658.

[40] HATAO F, CHEN K Y, WU J M, et al. Randomized controlled clinical trial assessing the effects of oral nutritional supplements in postoperative gastric cancer patients[J]. Langenbecks Arch Surg, 2017, 402(2): 203-211.

# 索 引

N



P



Q



R



S